中国海洋大学出版社
·青岛·

图书在版编目(CIP)数据

临床医学影像诊断技术 / 孟庆民等主编. —青岛：
中国海洋大学出版社,2019.8
ISBN 978-7-5670-2329-1

Ⅰ.①临… Ⅱ.①孟… Ⅲ.①影象诊断 Ⅳ.
①R445

中国版本图书馆 CIP 数据核字(2019)第 161763 号

出版发行	中国海洋大学出版社			
社 址	青岛市香港东路 23 号		**邮政编码**	266071
出 版 人	杨立敏			
网 址	http://pub.ouc.edu.cn			
电子信箱	369839221@qq.com			
订购电话	0532—82032573(传真)			
责任编辑	赵 冲 矫 燕		**电 话**	0532—85902349
印 制	北京虎彩文化传播有限公司			
版 次	2019 年 9 月第 1 版			
印 次	2019 年 9 月第 1 次印刷			
成品尺寸	185 mm×260 mm			
印 张	42.75			
字 数	1050 千			
印 数	1～1000			
定 价	128.00 元			

发现印装质量问题,请致电 15689725662,由印刷厂负责调换。

《临床医学影像诊断技术》编委会

孟庆民 男,1971 年 6 月出生,1993 年 7 月毕业于泰山医学院放射系医学影像专业,医学硕士。现就职于泰安市中心医院,介入放射科副主任,副主任技师。中华医学会介入影像技术专委会委员,山东省放射技术学会委员,泰安市放射技术学会副主任委员兼秘书。擅长 DSA 图像的研究与分析及 DSA 设备的使用与维护。特别是对冠状动脉的 DSA 成像颇有造诣。参与国家自然科学课题、省自然科学课题各 1 项(均为第 2 作者),获泰安市科技进步二等奖 1 项、三等奖 3 项。其中主持完成的科研项目《基于区域分割的 DSA 图像伪彩色处理的研究及应用》,获泰安市科技进步三等奖。出版著作 2 部,其中《数字减影血管造影技术进展》系 DSA 专著,担任第一主编。在省级以上专业期刊发表本专业论文 15 篇。

洪　波 男,1975 年 7 月出生,1999 年 7 月毕业于贵阳医学院。现就职于贵州省安顺市人民医院,核医学科主任,副主任技师。贵州省医学会核医学分会委员,2018 年 8 月获得贵州省卫生与计划生育委员会评选的贵州省第二届"百名优秀医生-医技达人"称号。研究方向:核医学体外免疫分析。专长:核医学体外免疫分析,核素显像操作(SPECT-CT 的操作),^{131}碘治疗甲状腺疾病。在省级以上专业期刊发表本专业论文 10 余篇。

王　亮 男,1976 年 1 月出生,2011 年 7 月毕业于内蒙古医科大学,影像医学与核医学专业,硕士研究生。现就职于内蒙古自治区人民医院影像医学科,副主任医师。从事 CT、MRI 影像诊断工作 15 年,擅长各系统常见病及少见病的影像学诊断,特别是中枢神经系统及腹盆部疾病的 CT、MRI 影像诊断,对盆腔肿瘤及其分期有较深入的研究。作为主要成员参与完成省、市级科研项目 2 项,并顺利通过国家卫计委的科研鉴定。目前主持院内科研基金 1 项。在国内外专业期刊发表论文 10 余篇,其中 SCI 收录论文 1 篇,核心期刊 5 篇,参与编写影像学专著 1 部,主编医学影像学专著 1 部。

前　言

随着社会的进步,医学有了突飞猛进的发展,特别是在医学影像方面的进展更是日新月异,成为医学领域中发展最快的临床科学之一。医学影像学新理论、新技术、新方法不断在医学影像领域得到广泛推广与应用。医学影像诊断技术不仅为研究病变的发生、发展提供了丰富信息,在治疗方面也日益显现出它的优势。为适应临床应用和学科发展的需求,我们组织了一批具有丰富临床经验的医务工作者,在广泛参考国内外最新文献资料的基础上,结合各自的临床工作经验和业务专长,编写了本书。

本书在编写过程中注重医学影像学的基本理论和操作方法,具有实用性和适应性。主要以人体各系统疾病的影像诊断为线索,介绍医学影像学各种检查的基础知识、基本理论和最新发展概况,以及常见病变的诊断与鉴别诊断,包括超声多普勒检查、X线检查、CT检查、磁共振检查。

由于编者水平有限,书稿虽经多次修改,仍可能存在疏漏与不妥之处,敬请广大读者和各位专家同仁提出宝贵意见。

编者

2019 年 6 月

目　录

第一章　超声波成像技术

第一节　概　述

一、超声波的成像原理

(一)超声波成像系统的基本概念

1.超声

超声是一种人耳听不到的声音。

2.超声波

超声波是一种人耳听不到的波。它由高频声源产生,并通过传播介质进行传播。

3.超声波的声强

超声波的声强被用于了解超声波在介质中传播的强度。超声波在介质中传导时,它的能量从一个较小的单元传导到另一个较小的单元,并且向远处播散与传导。人们将单位时间内通过垂直于超声波传导方向单位面积的能量称为声强。

4.超声波的声压

超声波的声压是指传播介质中有超声波传播时的压强与没有超声波传播时的静压强之差。

5.超声波的传播速度

超声波在各种介质中的传播速度依次为:固体、液体、气体。超声波的传播速度还与温度有关,即当温度升高时,其传播速度加快;当温度降低时,其传播速度减慢。超声波在软组织中的传播速度平均为 1 540 m/s。

6.超声波的频率

频率是指单位时间内质点振动的次数,单位为赫兹(Hz)。

7.超声波的波长

在波动的同一方向上,相邻的两个相位差 2π 的质点,其振动的步调是完全一致的,它们两者之间的距离被称为波长,这一距离正好是一个完整波的长度。

8.超声波的周期

波动传过一个波长距离所需的时间。即一个完整波经过某一质点所需的时间,被称为波的周期。

9.超声波的阻抗

超声波的阻抗可被定义为:介质的密度与声波的传导速度的乘积。它可以帮助人们了解介质的密度与弹性。

人体软组织超声波的阻抗平均为 1.63×10^5 g/(cm^2 · s);人体骨组织超声波阻抗为 5.57×10^5 g/(cm^2 · s)。

10.超声波的反射与折射

患者在进行超声波检查时,当超声波从一种特性阻抗的介质传播到另外一种特性阻抗的介质时,其中的一部分能量被界面反射回来,而另一部分能量被传送到界面的另一侧介质中。

(1)超声波垂直入射时的反射与折射。垂直入射的超声波在到达界面时,因界面两侧的介质特性阻抗不同,其超声波的反射情况也各不相同。①不发生反射,即没有回波。当界面两侧的介质特性阻抗相同或接近时发生此种现象,超声波从第一种介质全部进入第2种介质,即超声波全部透射。②全反射,即没有透射。例如当超声波从空气传播到软组织中时,或从软组织传播到骨骼、结石等时,即超声波从较小特性阻抗介质传播到较大特性阻抗介质时,超声波几乎全部被反射。反之,当超声波从较大特性阻抗介质传播到较小特性阻抗介质时,超声波也几乎全部被反射。③第3种情况是介于上面两种情况之间,即部分反射、部分透射。

(2)超声波斜入射时的反射与折射。当患者进行超声波检查时,超声波斜入射进入人体时,超声波的反射系数、折射系数不但与界面两侧介质的特性阻抗相关,而且与超声波的入射角度也有很大的关系。当超声波的入射角度过大时,使透射的超声能量大为减少,从而造成影像质量下降。

11.超声波的衰减

衰减是指超声波在介质中传播时,它的强度随着传播距离的增大而减小的现象。超声波衰减原因:①机体软组织对超声波的吸收造成超声波的衰减,机体软组织在吸收了超声波以后,将其转化为热能。②不均匀的介质引起超声波的反射与折射造成超声波的衰减。③由于超声波在传播过程中,其波阵面积不断扩大造成超声波的衰减。

12.超声波的散射

超声波在传播时,如果与小于其波长的微粒子相遇,这些直径小于波长的微粒子就会吸收超声波的能量。这些微粒子吸收了超声波的能量后,向各个方向散射超声波,形成球面波。该现象被称为超声波的散射。例如,红细胞就是一种微粒子,其反射超声波的散射强度与超声波频率的4次方成正比,而与距离的平方成反比。

13.多普勒效应

多普勒先生发现:当声源或接受声波的听者与传播声波的介质相对运动时,或两者都相对于介质运动时,听者听到的声音频率与声源发出的声音频率存在差异。其差值的大小与声源、听者与声音的传播介质之间的运动速度有关。

临床上利用这一现象制造了超声波多普勒扫描仪,用于检查人体内的运动器官,如心脏、血管、胎儿、横膈等。

14.动态频域成像技术

在一般情况下,超声波频率越高图像分辨率越好,但其穿透力越差;超声波频率越低图像分辨率越差,但其穿透力越好。如果使用动态频域成像技术可在不同深度范围内消除这种现象,将两者完美地结合在一起,使超声波扫描检查得到的二维图像的质量大为提高。

15.加倍接收处理技术

通常的超声波发射与接收信息是相同的。使用了加倍接收处理技术以后,探头所接收到的超声波信息是其发射信息的两倍,这使时间分辨率和线密度得到了提高。

16.动态线密度控制技术

采用动态线密度控制技术对图像进行局部放大,图像的线密度将增加三倍,被放大过的图像能做到不失真。

17.快速三维立体成像技术

快速三维立体成像技术的优点：①能做到实时快速自由旋转；②操作方便；③各种探头都可应用该技术；④可进行全方位立体旋转，还可进行任意角度的选择做 6 个切面，并且一次可显示 4 幅图像；⑤图像真实感较强；⑥既可以对组织进行三维重建，也可以对血管进行三维重建。

18.噪声消除技术

在彩色模式情况下，利用一种噪声消除装置检测并消除随机噪声。

19.最大分辨率技术

采用以下方法可提高灰度成像的空间分辨率与对比度分辨率：①采用超宽频带超高频成像，改善纵向分辨率；②采用宽孔径与低压值，可改善横向分辨率；③采用超宽动态范围，可提高正常组织与异常组织之间的对比度分辨率。

20.超高频成像技术

采用较高频率的电子线阵探头，二维超声波成像探头的频率最高可达 15 MHz。

21.自动化技术

选择此按钮，即可自动选择感兴趣的编码信息，将需要观察的组织与结构自动调节至最佳状态。

22.有源面阵探头

与传统的单排探头不同，它的晶片数可达到 1 024 阵元。这种探头改善了图像的对比与细节分辨率，其图像不管是近场还是远场，都比较清晰。

(二)超声波的成像原理

以 B 超为例，简单介绍一下超声波的工作原理。用 B 超进行人体扫描时，由超声波发射装置发出高频电脉冲信号，该高频电脉冲信号控制换能器产生超声波束。当超声波进入人体后，如果遇到声特性有差异的界面就会发生反射形成回波。

换能器将该回波接收，被接收的回波经高频放大器、检波器和视频放大器等处理后，被显示在显示器上，或储存在磁盘上。

1.超声波的产生与发送

如果将交变电场加在压电材料上，它就会不停地进行压缩与拉伸，从而引起振动，其频率与电场频率相同。当振动在介质中传播时，就形成了超声波。

2.超声波的信号采集

当超声波进入人体后，如果遇到声特性有差异的界面就会发生反射形成回波。探头将回波接收，并将其送到处理器中进行处理。

3.超声波信号的处理

为使接收放大器有比较大的动态范围和信号的频带问题，一般情况下用宽带对数放大器对采集到的信号进行放大。与此同时，为了弥补超声波信号在组织中不断衰减的情况，将放大器的放大倍数以超声波的传播距离为函数。即超声波的传播距离越远，其放大倍数越大；超声波的传播距离越近，其放大倍数越小。

4.超声波影像的储存与输出

将采集到的模拟信号经模拟/数字转换器转换成数字信号，并对图像进行预处理、储存和后处理等。再将数字信号经数字/模拟转换器转换成模拟信号,最后将该模拟信号显示在显示器上,或用打印机打印出来。

二、超声波成像系统的主要设备

(一)探头

1. 探头的种类

探头的种类有:①凹晶片单片聚焦探头;②声透镜单片聚焦探头;③阵列式聚焦探头;④直聚焦探头;⑤斜聚焦探头;⑥纵波聚焦探头;⑦横波聚焦探头;⑧平面聚焦探头;⑨曲面聚焦探头等。

2. 探头的基本结构

下面以压电探头为例,简单介绍一下探头的基本结构。探头由晶片、吸收块、外壳与基座等部分组成。

(1)晶片。由压电陶瓷片组成,并在陶瓷片上镀一层金属银,该银层起着电极的作用。用导线将这两个电极分别与基座和外壳连接。压电陶瓷片由锆钛酸盐、石英晶体、酒石酸钠晶体、钛酸钡陶瓷、压电薄膜等组成。

(2)吸收块。又称阻尼块,由钨粉、石墨粉和树脂黏结而成。

(3)外壳。包在探头四周,对探头起保护作用。

(4)基座。起固定探头和接地的作用。

3. 一体化探头

一体化探头又被称为三维容积探头。它由一个二维探头与摆动装置组合在一起形成。在给患者进行扫描检查时,把该种探头指向所要检查的部位,它就会自动采集三维图像信息。现在生产的三维超声波探头,不移动探头即可获得三维容积数据,并可实时成像与显像。

(二)聚焦器

聚焦器的作用为在聚焦区得到较高能量的超声。聚焦技术有:机械聚焦、电子聚焦、二维聚焦。

1. 机械聚焦

(1)声透镜聚焦,将凹面声透镜安装在压电元件的表面,使压电元件产生的超声波发射折射,如果声透镜材料的声速比人体软组织的声速大时,就产生了声束聚焦作用。

(2)声反射镜聚焦。当平行的超声波束射到声反射镜上时,声反射镜将超声波束反射到抛物面上,再经过抛物面将其聚焦到焦点上。

(3)曲面发射直接聚焦。凹面压电材料产生的超声波具有聚焦作用。

2. 电子聚焦

(1)单个焦点聚焦技术。用一定的延迟状态控制每一个换能器的工作顺序,使产生的超声波束在某一地方最窄。如果将每一个延迟线的状态保持不变,那么所产生的超声波束将只有一个焦点。

(2)变化孔径的聚焦技术。该技术的原理为:孔径较小的换能器对近距离容易聚焦,而对较远距离的超声波束则容易发散;孔径较大的换能器对近距离难以聚焦,而对较远距离的超声波束则容易聚焦。采用组合发射超声波可以增大有效孔径,并使超声波束在远场的扩散角变小。但是,孔径越大,超声波束越宽,造成图像清晰度下降。根据这一原理,对超声波束进行分段聚焦。当距离较近时,只使少数的阵元进行接收,使超声波束收敛并抑制较强回波;当距离较远时,用较多的阵元进行接收。这种改变有效孔径,即减少或增加接收阵元数进行聚焦的方法被称为变化孔径聚焦技术。

(3)动态聚焦技术。在进行超声波成像时,由于多元换能器存在着衍射作用,使超声波束的扩散度增大。克服这一现象的方法是:固定超声波的发射焦点,在接收回波时快速改变焦距,即每个距离段工作的换能器数目相同,用改变每个阵元延迟电路的延迟时间,达到使超声波聚焦的目的。

3.二维聚焦

二维聚焦的方法有两种:①用 8 个左右的同心环晶片组成环状换能器,环之间的电子延时实现聚焦。②二维阵列换能器,使长、短轴都实行电子聚焦,即二维聚焦。

(三)打印机

激光打印机又称激光型多幅照相机或称数字摄影机。激光打印机是将影像信息传递给胶片,并使其成像的设备。

(四)控制台

超声波扫描仪控制台的主要作用是控制产生超声波、处理对患者进行扫描检查后返回的超声波信息。同时还兼有输入扫描参数、显示和储存图像。下面简单介绍三个主要部分的构成。

1.视频显示系统

视频显示系统由字符显示器、调节器、视频控制器、视频接口和键盘等组成。该系统具有人机对话、控制图像操作、输入和修改患者数据;产生和输送至视频系统的视频信号;传送视频系统和显示系统处理器之间的数据和指令等功能。

2.电视组件系统

电视组件系统由存储器及其控制、输入输出、模/数转换、模拟显示、字符产生和选择、窗口处理和控制等组成。该系统具有以下功能:①储存和显示图像;②窗口技术处理等。

3.软盘系统

软盘系统被安装在操作台上,用以储存和提取图像信息。

三、超声波成像的检查方式

(一)手工扫描检查

超声波探头被固定在机械臂上,在给患者进行超声波扫描检查时,检查人员将扫描探头用手抓住。该机械臂可沿 X、Y 轴自由运动,并且可在垂直方向上进行自由旋转,同时还可以打成任意角度。

(二)机械扫描检查

在给患者进行超声波扫描检查时,用机械扫描代替手工扫描。机械扫描与手工扫描相比有如下的优点:①自动扫描;②操作方便;③成像速度快;④实时成像;⑤便于动态器官的观察。

1.摆动式

摆动式用电动机带动并控制超声波换能器按设定的角度来回摆动。

2.转子式

转子式将 3 个或 4 个性能相同的换能器同时安装在一个转子上,用电动机带动其旋转,并对其进行控制。在转子旋转的过程中,这些换能器只有一个工作,但它们进行轮流工作。

(三)电子扫描检查

电子扫描检查是通过电子手段控制换能器产生扫描的超声波束,以实现自动扫描的目的。

1. 直线电子扫描

直线电子扫描用数十个超声波换能器组成线形换能器阵列,而每一个换能器都与一个电子开关连接。当电子开关导通时,相应的换能器就工作。在接收回波时,它与接收放大器的输入端连接;在发射超声波时,它与发射电路的输出端连接。当电子开关打开时,相应的换能器停止工作。按照电子开关的工作方式将直线电子扫描分为:顺序扫描、交错扫描、飞跃扫描。

2. 扇形电子扫描

扇形电子扫描利用不同的时间延迟,控制每一个换能器发射超声波的时间,并将每一个换能器发射的超声波在空间上进行叠加后,就形成了有一定角度偏转的超声波束。用不同的时间延迟组合,可产生不同角度偏转的超声波束。

3. 凸形电子扫描

凸形电子扫描将几十个换能器均匀分布在一个凸形表面,而每一个换能器都与一个电子开关连接。当电子开关导通时,相应的换能器就工作。在接收回波时,它与接收放大器的输入端连接;在发射超声波时,它与发射电路的输出端连接。当电子开关打开时,相应的换能器停止工作。

四、超声波对人体的损伤

当在人体内传播的超声波辐射功率超过一定的阈值时,就会对人体产生一定的损伤。大多数情况下,是以热能的形式对机体组织产生危害。

软组织在吸收了超声波以后,使软组织内的分子发生无规则的运动,并产生热能。由于软组织散热性能较差,造成热能在局部积聚,并使局部组织温度升高。研究表明:当温度超过42℃时,就有可能会导致组织细胞死亡,它还与该温度的持续时间有关。因此,应尽量缩短超声波扫描检查的时间。当温度升高时,还可导致人体内部环境的改变,这一改变可造成化学变化紊乱,即正常的化学反应消失;原来没有的化学反应产生了。

超声波在人体组织中传播时,由于其超声波的震荡、压力,以及机体组织对超声波的直接吸收,可改变分子的内部结构,而这些改变是不可恢复的。

另外,在超声波声场为负压时,液体内会产生大量的气泡,并且这些气泡会迅速膨胀。当超声波声场的压力由负变正时,这些气泡迅速收缩,部分气泡发生破裂,并伴有光、电、冲击波、高速微射流等对周围的组织细胞造成严重损害。

五、超声波成像的质量控制

(一)伪影

超声波的伪影是通过扫描获得的图像与组织的解剖断面不完全符合。形成伪影的原因有:超声波声特性阻抗的不连续性形成的伪影、组织超声波声速的差异形成的伪影、超声波电扫描局限形成的伪影等。

(二)图像的分辨率

分辨率是指分辨物体细节的能力。分辨物体细节的能力既有空间的属性又有时间的属性。因此,分辨率又被分为空间分辨率和时间分辨率。

超声波扫描检查的是一个立体空间,沿超声波声束轴线方向的分辨率称纵向分辨率;在超声波声速扫描平面内与超声波声轴垂直的分辨率称侧向分辨率。例如线阵换能器的长轴(长度)方向。垂直于超声波束轴的平面上,在探头短轴方向上的分辨率为横向分辨率。

影响空间分辨率的因素有声学和电学两个因素,而分辨率的高低由声学系统决定。脉冲超声波在人体组织中传播时,在声特性阻抗不同的界面上会产生反射回波。将分辨声波传播方向的两个界面的最小距离称为轴向分辨率。提高超声波的发射频率和减少发射脉冲的持续时间,可提高轴向分辨率。

侧向分辨率和横向分辨率由声场特征决定,提高侧向分辨率的方法是:提高工作频率,增大孔径。

时间分辨率指获得信息的时间间隔的长短。超声波成像时间分辨率常常由人体的生理变化速度、人的响应速度所决定。当超声波成像速度大于生理变化速度时,超声波成像系统可以将生理现象的非平稳过程当做平稳过程来处理。当超声波成像速度大于人的响应速度时,超声波成像系统可以对生理现象进行实时观察。

目前,为消除时间分辨率的限制,在数字超声波束形成中采用多波束发射,接受则采用并行处理,这样可将时间分辨率提高 1 倍。

(三)信号的放大

由于超声波在界面发生的反射作用、超声波束在传播过程中的衰减、机体组织超声回波幅度差异的存在、发射窄束超声波束(有利于改善图像的纵向分辨率)等原因,采集到的图像信息一般较弱,必须对获取的图像信息进行放大。通常情况下多采用宽带对数放大器对获取的信息进行放大。

(四)增益补偿

由于超声波的强度与其传播的距离成反比,因此,超声波在机体组织中的传播距离越远,其强度越弱,获得的信息也就越弱。为了消除这种影响,将放大器的放大倍数设计为超声波传播距离的函数,即超声波传播的距离越远,其信号被放大的倍数越大;反之,超声波传播的距离越近,其信号被放大的倍数越小。

第二节 三维超声波成像技术

一、静态结构三维超声波成像技术

(一)信息采集

1.机械驱动扫描检查

超声波扫描检查探头被固定在超声波扫描仪的机械臂末端上,由计算机内特定的扫描程序控制步进电动机带动探头做平行扫描检查、扇形扫描检查和旋转扫描检查。扫描检查时的运动轨迹是预先设计好的。

(1)机械驱动扫描检查方法的优点：①计算机容易对所获取的二维图像进行空间定位；②信息处理与三维图像重建速度快；③重建的三维图像准确性较高。

(2)机械驱动扫描检查方法的缺点：①机械装置体积较大、较重，且不易于探头匹配；②扫描检查时噪声较大；③扫描检查方式单一，信息采集部位难以确定，且扫描检查时间受到限制。

2.自由扫描检查

(1)声学定位扫描检查。将一个声发射装置安装在超声波探头上，并在检查床的上方安装多个声音接收装置，通过测量声传播中不同的时间延迟来估算出探头所处的空间位置。扫描检查不受限制，但空间定位的精确度较差。

(2)磁场空间定位扫描检查。用磁场空间定位系统进行定位。电磁场发生器由计算机控制产生电磁波，并向空间发射形成电磁场。再在探头上安装一套空间位置感测器。在给患者进行超声波扫描检查时，计算机即可感测到探头的运动轨迹，再由探头的运动轨迹确定图像的空间位置。磁场空间定位扫描检查的优点在于：体积较小、重量较轻、操作灵活、采集信息方便等。

(二)定量测量

直接利用三维超声波图像进行各种数据测量。

(三)图像处理技术

1.未知数值的推测

未知数值的推测是信息采集的逆过程，数字图像是离散场，只有少数位置的数值是已知的，而原始的场是连续的。在进行三维图像重建时，常常需要用已知任意一点位置的值来推测未知的值。推测未知数值的方法很多，运算量和效果差异也比较大。最简单的方法是用最近邻的数值来推测未知数值，任意一点就用最近的一个采样点的值来替代。最常用的是线性(liner)推测法，假设相邻采样点之间的变化全是线性的，这种方法计算快、效果好。高次的多项式推测法，计算量较大，但效果不一定比线性好。

2.高通滤波与低通滤波

三维图像的滤波与二维图像滤波是基本一致的，滤波又分为高通滤波和低通滤波。滤波器的种类也比较多，其中的非线性滤波器可以满足某些特殊要求，例如去除噪声、保持边缘细节等。

(1)低通滤波。低通滤波被用于去除图像中的噪声；也被用于获取更大的图像，以便进行图像分析。

(2)高通滤波。高通滤波被用于锐化图像或提取物体边缘。

3.图像分割

在进行图像处理与分析时，常常需要将人体体素数据进行区域分割，把医师与技术员感兴趣的区域挑出来。在对人体体素数据进行区域分割时要求采用自动化分割的方法进行分割，并保证对图像进行正确分割。由于人体解剖结构的变化差异较大，因此，在进行图像分割时同时满足以上两项要求难度较大。为了同时满足以上两项要求，并保持图像分割的正确性，有时还需进行手工分割。但手工分割的速度太慢，影响了图像的处理速度。为了提高图像处理速度，在保证图像正确分割的情况下，应尽量进行自动分割操作。

图像分割的方法有：①阈值分割法，适用于同一物体内灰度较一致，或不同物体间灰度明显的情况；②种子限域生长分割法，适用于软组织的图像分割，因为软组织的密度差别不明显；

③自动边缘检测分割法,用户只需提供曲线的起点和终点,计算机就可自动沿着检测到的物体边缘划分;④多参数分割法,用两种或两种以上的图像,在两个或两个以上参数构成的参数空间上指定物体的取值范围,就更容易进行对图像正确分割了;⑤数学形态学分割法,在用阈值分割法对物体进行初步分割后,再对其进行一些数学形态学操作,以按需要改变其连通性。

4.重合处理

假如要利用不同设备采集的三维图像信息,或同一设备不同时间采集的三维图像信息进行三维图像重建时,由于两个图像中人体的空间位置可能不一致。在进行图像的三维重建之前,应首先对它们进行匹配。即进行变换,使一个图像经过变换后与另一个图像尽可能地进行物体的重合。

(四)三维图像重建技术

1.表面重建成像

以 CT 三维图像重建技术为例,简单介绍一下表面重建成像技术。通过确定兴趣区所要显示结构的实际密度所包含的最高和最低 CT 值,设定最高和最低阈值水平,然后标定兴趣区所要显示的结构,重建程序将根据代表该结构密度范围对所有邻近像素进行识别,将阈值范围内的连续性像素构筑成单个的三维结构模型,产生一个标记的成像源以显示用灰阶编码的表面显示图像。可以用多个 CT 阈值进行表面遮盖显示,并对不同 CT 值的结构用彩色显示。表面遮盖显示能极好地显示复杂结构,尤其是结构重叠区域的三维关系。但是这种以 CT 阈值为参数的图像处理,丢失了大量与 X 线衰减有关的信息,对设定阈值以外的像素不能显示,小的血管也难以显示,重度狭窄可表现为血管腔闭塞,血管壁钙化和管腔内造影不能区分,所以对狭窄的管径有可能显示不清,尤其是在只设定单一阈值水平时。

表面重建三维图像的步骤:首先,用采集到的密度数据信息进行图像的表面重建,即重建出三维物体表面;然后再进行表面再现。根据光照模型确定的算法给物体表面加阴影,投影在平面屏幕上。表面遮盖显示重建出的立体三维图像直观、真实感较好。

表面重建的目的在于求出三维物体的表面几何形状。计算机既可用大量的小片拼接来表示三维物体的表面几何形状,又可以用小立方体拼接来表示三维物体的表面几何形状,但表示的基本单元上都必须有法矢量。

表面重建数据之间采样间隔的大小有两种情况:假如采样间隔是基本相同的三维灰度图像,只需指定一对阈值就可分割出三维物体表面;假如采样间隔是较大的断层图像,为了得到效果较好的重建三维图像,应先在断层图像上分割感兴趣区,然后再对这些二维的感兴趣区进行基于形状的未知数值的推测,并将这些推测出的数值插入。

用表面重建成像法重建出的三维图像结果的好与坏,与图像的分割有关。图像分割得越好,重建的三维图像质量越高。假如采用阈值分割法对图像进行分割的话,则阈值对三维物体的尺寸影响较大。法矢量计算得是否准确对表面遮盖显示法的最终效果也有较大的影响。

表面重建成像的特点:①适应人的视觉习惯,立体形态的真实感效果较好,表面遮盖显示法特别适用于物体空间结构较复杂的情况;②该法使用的加速硬件造价要求不高,即在低价的加速硬件上就能实现复杂的人机交互操作;③容易进行定量测量和对三维物体操作;④在进行三维物体表面分割时,分割参数对结果影响较大,并且需要繁琐的人工操作;⑤部分容积效应对显示结果影响较大,细小的血管容易产生狭窄、堵塞状的伪像,误诊率较高;⑥伪像的真实感较强,应引起特别的重视;⑦结果图像不提供密度信息。

该重建法适用于含液性结构和被液体包绕的结构。

2.透明成像

由于实质性器官在进行超声波扫描检查时为实质性均匀回声,重建出的三维图像无法观察到器官与组织的内部结构,采用透明成像技术,可以观察到器官的内部结构。

(1)透明成像的方法。①最大回声模式:它可以显示沿每条声束上的最强回声之三维结构;②最小回声模式:它可以显示沿每条声束上的最低回声之三维结构;③X线模式:它可以显示沿每条声束上的灰阶平均值,重建出与X线相类似的扫描检查图像。

(2)透明成像的临床意义。①可以观察到器官内血管结构改变的立体形态;②可以观察到器官内组织结构或病变与血管结构的空间位置关系。

3.多普勒血流

三维成像技术首先用超声波多普勒扫描仪采集血管成像信息,再利用计算机的三维重建特殊软件重建出器官血管的三维立体结构,用于了解器官的血液供应情况。

多普勒血流三维成像的临床意义:①了解移植器官的血流灌注情况,诊断有无排斥反应;②了解移植器官的血流灌注情况,诊断实质性器官有无梗死情况;③观察肿瘤滋养血管的三维结构,判断肿瘤的大小、形态和位置等情况。

(五)图像的显示与储存

计算机将重建好的超声波三维图像显示在监视器上,或储存在计算机的硬盘上,或用激光打印机打印成图片供医师们诊断。可以从任意方向和任意角度对超声波三维图像进行显示与观察,也可以从任意方向和任意角度对超声波三维图像进行切割显示与观察器官和病灶的大小、形态、体积、内部结构等信息。

二、动态结构三维超声波成像技术

(一)信息采集

下面以心脏三维超声波检查为例,简单介绍一下动态结构三维超声波的信息采集方法。

1.三维超声波扫描检查的窗口

(1)经食管超声波扫描检查窗。将全平面经食管探头插入患者食管内进行超声波扫描检查。其优点为:消除了肋骨、肺、脂肪对超声波影像的影响,其图像质量最好。

(2)经胸壁超声波扫描检查窗。经胸壁全平面超声波扫描检查探头,或扇形扫描探头。

2.动态结构三维超声波成像信息的获取方法

(1)经食管平行扫描检查方法。将探头插入食管,并将探头沿食管上下移动,以获取各个不同水平高度的系列二维横断图像,现已不再使用。

(2)扇形扫描检查方法。首先将探头固定,然后在某一方向上变动扫描检查角度进行扇形扫描检查。

(3)旋转扫描检查方法。首先将探头固定,然后由计算机检测系统控制探头操作柄上的步进电动机,使探头按设定的程序进行180°的旋转,可得到系列夹角相等、轴心固定的二维图像。

3.动态三维超声波的扫描检查方法

首先将探头固定在胸壁上,并将固定点作为轴心,然后顺时针方向将探头转动180°,每隔3°左右扫描一幅二维图像,计算机利用图像三维重建软件进行图像立体三维重建。在相同的扫描范围内,采集到的二维图像越多,重建出的三维图像质量越好。

(二)定量测量

直接利用三维超声波图像进行各种数据测量。

(三)图像处理技术

请参阅静态结构三维超声波成像技术的内容。

(四)超声波血管三维图像的重建

在进行血管系统三维立体图像重建时,应选择一个能充分显示主动脉瓣的切面,分别从主动脉瓣上短轴、主动脉瓣下短轴及主动脉瓣长轴等不同角度对主动脉瓣进行重建,重建时仔细调节灰度阈值及透明度,以增强图像的实体感并减少伪影。

(五)图像的显示与储存

计算机将重建好的超声波三维图像显示在监视器上,或储存在计算机的硬盘上,或用激光打印机打印成图片供医师们诊断。可以从任意方向和任意角度对超声波三维图像进行显示与观察,也可以从任意方向和任意角度对超声波三维图像进行切割显示与观察器官和病灶的大小、形态、体积、内部结构等信息。

三、三维超声波成像的优缺点

(一)三维超声波成像的优点

与二维超声波成像方法相比,三维超声波成像有以下的优点:①更清晰地观察人体各器官与病灶的形态、大小等指标;②更清晰地观察人体各器官、病灶与相邻解剖结构的关系;③可以从不同的角度观察病灶;④能够显示二维超声波不能显示的病灶;⑤可以观察到器官与病灶的全貌。

(二)三维超声波成像的缺点

与二维超声波成像方法相比,三维超声波成像有以下的缺点:①三维图像的好与坏,受二维图像质量的影响;②图像质量受多种因素影响,影响三维图像质量的因素比二维多;③由于其具有操作较复杂、费用高、检查时间长等缺点,一时难以在较大范围内推广应用。

第二章 介入性超声检查技术

第一节 总 论

　　介入性超声检查技术是指在实时超声影像监视下,将穿刺针或导管准确地插入人体内各种病变器官或组织内,进行穿刺抽液、组织学活检、置管引流及肿块消融等各种诊断和治疗的技术。该技术产生于 20 世纪 60 年代初期,70 年代中期以来得到了迅速发展,其特点是导向准确、操作简便、微创、费用低廉,现已成为临床各系统疾病的一种重要诊疗手段。

一、仪器设备

　　(1)超声仪器高分辨率实时灰阶超声诊断仪或彩色多普勒超声诊断仪,配有穿刺引导功能。

　　(2)穿刺探头选择专业线阵、凸阵及相控阵穿刺探头或附设穿刺引导系统探头。

二、穿刺针具及导管

　　1.穿刺针

　　PTC 针、多孔穿刺针,主要用于穿刺细胞学检查、抽吸液体及注药,可有各种规格,如 18 G、14 G 等。

　　2.组织活检针

　　组织学活检常采用的一种特制的粗针:Tru-cut 针(组织切割槽针),规格不同用于不同的组织学活检,如肾脏活检可用 16 G、肿瘤活检一般用 18~20 G。

　　3.套管针

　　套管针用于各种腔隙液体的引流和灌洗。

　　4.导管

　　导管常用猪尾形导管,用于引流液体,有多个侧孔,末端卷曲呈猪尾巴状,不易滑脱,一般为带穿刺针组件,可用一步法直接进入积液内,也可用两步法(Seldinger 经皮穿刺插管法)。一般来讲,两步法套装多一根导丝和扩张器。

三、活检枪

　　1.可重复性

　　使用活检枪可反复使用,工作原理是自动活检枪内有两根联动弹簧,分别与针芯和针管相连。穿刺前两根弹簧均处于压缩锁定状态。当穿刺针尖到达靶点,触发按钮,弹射针芯刺入病灶,连带触发弹射针管切割嵌入针芯凹槽内的软组织,在瞬间完成手动操作切割组织的全过程。

　　2.一次性

　　使用活检枪针枪一体化,出厂时已消毒,使用方便,但不能反复使用。

四、技术原则

1.超声仪的调试及穿刺探头的配置

穿刺前应该调试好仪器,使图像显示清晰,探头选择要合适,腹部穿刺一般用 3.5～5 MHz 凸阵探头,浅表器官用 7.5～10 MHz 高频线阵探头,经直肠可选择 5～7 MHz 探头。穿刺导向器要事先校正好进针角度。

2.穿刺点与穿刺途径的选择

(1)进针点的选择,必须要经过对解剖和重要结构的详细观察,穿刺路径应该避开重要脏器、大血管、肠管、肋骨等,尽量缩短穿刺距离,肿瘤穿刺时表面最好经过一段正常组织,防止出血和肿瘤种植转移。

(2)上腹部穿刺应避免损伤肺和进入胸腔,应在肺底强回声处以下 3 cm 处进针。

(3)胃肠道肿瘤或病变部位穿刺,需使用细针。腹膜后穿刺,尽量避开胰;腹膜后脓肿部位穿刺,不应从前腹壁插管。肾脏穿刺,可用俯卧位、侧卧位,避免穿刺针道通过腹膜腔。

(4)胆囊穿刺有可能引起胆漏,并发胆汁性腹膜炎,进针宜选择胆囊体颈交界区的肝脏胆囊床入路。

五、术前准备

1.患者术前常规准备

(1)了解患者病史,查阅相关门诊资料,熟悉病情,明确介入操作的目的。

(2)询问局部麻醉药物过敏史,有无服用抗凝药物史,术前常规停用抗凝药(如阿司匹林等)一周。

(3)术前常规检查血常规、凝血功能、心电图,年迈体弱或衰竭患者需检查心、肺、肝、肾功能。

(4)术前谈话,向患者及其家属介绍本次操作的目的、过程、可能并发症,签署知情同意书。

2.穿刺路径及操作过程

穿刺路径及操作过程的模拟设计:介入性超声检查医师对患者进行一次有针对性检查,复查病灶,严格掌握适应证,决定操作后,尽快制订手术计划,对穿刺路径进行模拟设计,包括皮肤穿刺点、进针角度、穿刺深度,向助手详细介绍穿刺流程,力求穿刺时一次精准到位。

3.针具及药品准备

(1)组织活检针规格的选择,如肾活检可用 18～16 G 针,常规用 18 G 针。PTC 针一般用 18 G,猪尾形导管一般用 8F 导管。

(2)2%利多卡因、碘伏、75%乙醇、无水乙醇、急救药品(常规抢救药品、抗过敏药物、止血药物等)。

六、基本技术操作

(1)常规消毒、铺巾。

(2)无菌穿刺探头准备,将无菌隔离套套在涂有耦合剂的相应探头上,再安装穿刺部件。

(3)局部麻醉。

(4)穿刺。

七、并发症

1.发热

发热常见于肿瘤消融治疗的患者,一般常规观察即可,不必特殊处理。

2.疼痛

治疗区的轻微疼痛,一般注意观察即可,如果疼痛逐渐加剧,需要重视并查出病因。

3.出血

出血主要是穿刺部位出血、血肿,肝活检发生率0.35%,肾3.0%~10%、甲状腺6.4%~26.2%,肿瘤消融0.09%~0.96%。一般由于穿刺针误伤较大血管、病灶血管丰富、患者凝血功能异常、术后局部压迫不当造成。

4.感染

严格遵守无菌原则,发生感染的可能性还是很小的,对体质衰弱的患者可以术前预防性给予抗生素。

5.肿瘤细胞

肿瘤细胞播散、种植。

6.外周神经损伤

外周神经损伤主要是甲状腺穿刺治疗时注意避免损伤喉返神经。

7.死亡

发生率极低,主要由出血所致。术前严格把握适应证、术后及时随访患者,可有效降低严重并发症致死的风险。

第二节 超声引导下穿刺活检

超声引导下穿刺活检是在局部麻醉下通过超声引导穿刺病变组织以获取少量细胞或组织,进行病理学和免疫组织化学等检查的一种操作技术,其适应证广、损伤小、操作简便且检查结果可靠。

一、超声引导下经皮肝穿刺活检

(一)概述

近年来,由于高分辨率超声仪器的使用及穿刺针具的改进,尤其是自动活检枪的应用,穿刺组织学活检的有效性和安全性显著提高。此外,众多的研究表明在对肝脏肿瘤的诊断水平方面,组织学活检明显优于细胞学活检。因此,超声引导下经皮肝穿刺活检的应用越来越普遍,而细针抽吸细胞学检查的应用逐渐减少。

超声引导下经皮肝穿刺活检是在局部麻醉下利用活检装置自动切割或抽吸式穿刺肝脏,获取少量肝组织,进行病理学和免疫组织化学等检查的一种操作技术,是各种肝实质病变最可靠的诊断方法之一,具有适应证广、损伤小、操作简单和检查结果迅速可靠等特点。肝组织病理学检查在肝疾病的诊断、分类及预后判断上占有重要的地位,是明确诊断、评估疾病程度及判定治疗效果的重要依据。

(二)目的

(1)明确肝局灶性病变的性质、病理类型及分化程度。

(2)鉴别肿瘤为原发性或继发性。

(3)了解肝组织损害程度,明确肝损害的病因。

(4)评估慢性乙型肝炎的炎症分级及纤维化程度分期。

(5)指导临床合理治疗及判定疗效。

(6)评价射频、微波等各种微创治疗的疗效。

(三)适应证

超声引导下经皮肝穿刺活检一般适用于超声可见的肝内占位性病变或肝弥散性病变,以下情况尤为适用。

(1)各种影像学检查诊断不一致的肝内占位性病变。

(2)临床表现和检查结果不一致的肝内占位性病变。

(3)肝硬化背景下的不能排除的恶性结节性病变。

(4)需要病理组织结果指导消融后续治疗的肝内占位性病变。

(5)需要病理组织结果指导化疗的肝内占位性病变。

(6)原发灶不明的肝内转移性占位性病变。

(7)可长期追踪但影像学检查不能确诊的良性病灶。

(8)肝弥散性病变需明确组织病理学诊断者。

(9)慢性肝炎肝纤维化程度的动态监测。

(10)原因不明的黄疸且已排除肝外胆道梗阻者。

(11)各种治疗前需明确诊断者。

(12)手术未取活检或活检失败者。

(13)恶性肿瘤治疗的疗效评估。

(14)肝移植后不明原因的肝功能损害。

(四)禁忌证

(1)一般情况差,不能耐受穿刺,呼吸无法配合者。

(2)有明显出血倾向及凝血功能障碍者。

(3)严重肝硬化及大量腹腔积液者。

(4)位于肝脏表面、穿刺路径上没有正常肝组织病变者。

(5)胆囊或膈肌周围感染等,穿刺后易发生继发感染者。

(6)肿瘤内血管丰富,或肿瘤组织邻近大血管,穿刺难以避开者。

(7)严重肝外阻塞性黄疸者。

(五)术前准备

1.患者准备

(1)检查血常规、凝血功能及血型,必要时查心电图。对有明显出血倾向及凝血功能障碍的患者应给予术前对症或预防性处理。

(2)患者需禁饮食 4 h 以上。

(3)询问有无抗凝药物使用史和药物过敏史。服用抗凝药物的患者,停用抗凝药物 3～5 d。

(4)症状较重的咳喘患者应在症状缓解后再行穿刺。

(5)向患者说明穿刺过程,取得患者配合。

(6)术前常规签署知情同意书。

2.器械准备

(1)选用可供导向穿刺的探头或导向器。

(2)无菌活检装置,包括活检枪及活检针等。

(3)承载标本的滤纸片和标本盒。

(4)无菌穿刺包和探头无菌隔离套。

3.预备药品

预备药品如常规抢救药品、麻醉药物、抗过敏药物、止血药物等。

(六)操作方法

(1)患者一般取仰卧位,常规扫查整个肝区,观察病灶的数量、大小、位置、形态、边界、内部回声、肿块内部及周边血流等情况。

(2)选择穿刺病灶,避开血管、肠管、胆管、胆囊、膈肌等重要器官,选择进针点及穿刺路径。

(3)患者取最佳体位,充分暴露肝区。常规消毒、铺巾,用无菌塑料套包住探头后再次确定进针点及穿刺路径,利多卡因局部麻醉至肝被膜。

(4)进针时嘱患者屏气配合,当观察到穿刺针到达病灶边缘时,触发扳机,仔细观察穿刺针所在位置后退针,可选取肿块不同区域进行2～3次穿刺取材,观察针槽内组织的颜色、质地和长度,大致判断所取组织是否满意,把标本和纸片放入 95％乙醇溶液或甲醛溶液固定后送病理检查。对弥散性肝损害患者,刺入一段肝组织后,启动穿刺针,取材。

(5)取材次数一般不超过 3 次。每次取材,应对活检针进行清洁处理,防止针道种植转移。

(6)穿刺后适当压迫穿刺部位,观察生命体征等 30 min 以上,超声确认穿刺部位肝脏无出血后可用轮椅或平车送回病房。嘱患者平卧 4 h 以上。

(七)注意事项

(1)严格掌握适应证与禁忌证。

(2)穿刺前检查活检装置和导向器的配套情况。

(3)注意穿刺进针方向与引导线有无误差。

(4)术前训练患者屏气,以便配合操作。

(5)进针前全面了解病灶内部及周围血管、胆管的走行,选择合适的穿刺路径和通道,以防止出血等并发症的发生。

(6)嘱患者放松,使身体呈舒适状态。由于患者呼吸易造成病灶移动,甚至划伤肝包膜或其他脏器,故确定患者完全屏气后方可进针。

(7)对于混合性及已发生囊性变的较大肿瘤应多方向、多部位取材,取材要有足够的代表性,以免取材组织为坏死组织而影响诊断。

(8)尽量选取带有少量正常组织的穿刺通道,操作迅速,以减少针道种植转移的发生。

(9)调整穿刺针角度时不能在肝表面进行,以避免划破肝被膜而引起出血。

(10)对可疑为非均匀性脂肪肝的病灶,不仅要对局限性低回声区取材,也要对外周高回声区取材,以免因取材差异造成诊断不准确。

(11)术后嘱患者卧床休息 4 h 以上,并监测生命体征,避免因过早活动而造成穿刺点出血。

(12)选择合适的穿刺针,通常情况下,穿刺针内径粗者,所取标本更令人满意。肝脏占位性病变首选 18 G 活检针。

(13)超声造影引导可提高穿刺活检阳性率。

(八)不良反应和并发症预防

主要并发症包括局部疼痛、出血、感染、腹腔脏器损伤、针道种植转移等。

1.局部疼痛

局部疼痛最常见,但较轻微。术前详细向患者解释穿刺步骤,缓解其紧张情绪,减少疼痛的发生。在穿刺前对穿刺路径上各层次做充分的浸润麻醉,以避免疼痛。

2.出血

出血占全部并发症的 50% 以上,但严重出血者少见。

选择穿刺适应证、穿刺路径和取材靶区,是降低出血风险的有效措施。对有出血倾向者尽可能避免使用 18 G 或以上穿刺针,并减少穿刺次数。避免直接穿刺位于肝表面的病变,途经正常肝组织穿刺等措施可减少出血的发生。在进针和退针瞬间,患者应屏气以防止针尖划破肝表面。多次取材时,禁忌在同一穿刺点附近反复穿刺活检。穿刺时用彩色多普勒引导以避开肝内大血管、异常血管及较表浅的血管,可减少出血的发生。用 Tru-cut 粗针活检后可先将针芯取出,在退出针鞘前,向针鞘内灌注 12.5% 孟氏液或推注明胶海绵微粒及其他止血药,以封堵针道、防止出血。

3.感染

探头及穿刺针等要严格消毒,穿刺过程严格遵循无菌原则,通常可以避免感染发生。

4.腹腔脏器损伤

超声引导下经皮肝穿刺活检可能会误伤肝内血管、胆管或肝外器官,而引起胆漏、气胸等并发症。术前应选择最佳的体位、进针角度和深度,术中清晰显示穿刺针的行进路径,尽量减少不必要的穿刺进针,以防止腹腔脏器的损伤。

5.针道种植转移

选择较短的射程、最短的穿刺距离、较少的穿刺次数,在满足诊断需要的前提下,活检针外径的选择应遵循"宁细勿粗"的原则,降低针道种植转移的概率。对于可切除的肿瘤,应将穿刺径路尽量选择在手术可切除的肝段内。应用引导针,也可以减少针道种植转移的发生。

(九)穿刺活检后的护理

术后要注意监测患者血压、脉搏、呼吸等生命体征,及时发现并发症。并发症约 60% 发生于术后最初 2 h 内,80% 发生于术后最初 4 h 内。

二、超声引导下经皮肾穿刺活检

肾弥散性病变主要是指累及双侧肾小球的各种疾病,多有相似临床表现,如血尿、蛋白尿、高血压等,但病因、发病机制、病理改变、病程和预后均不同,可分为原发性、继发性和遗传性肾小球病。肾活检病理学诊断现已成为肾疾病临床诊断和研究必不可少的手段,使肾小球疾病从临床诊断提高到组织病理学诊断的新水平,为治疗方案的选择及预后评估提供重要依据。目前,肾活检最常用的方法为超声引导下经皮肾穿刺活检。

(一)目的

超声引导下经皮肾穿刺活检是获取肾组织的主要手段,获取组织进行病理学诊断可确定疾病的病理学类型,对选择针对性治疗方案及判断预后有重要意义。

(二)适应证

(1)原发性肾病综合征。

(2)肾小球肾炎导致快速进展的肾衰竭。

(3)累及肾的全身性免疫性疾病,伴有蛋白尿、异常的尿沉渣或肾衰竭。

(4)病因不明的肾小球性蛋白尿,伴异常的尿沉渣或持续性蛋白尿。

(5)持续性或复发性肾小球性血尿。

(6)高血压伴肾功能损害原因不明者。

(7)肾炎、肾病的鉴别和分型。

(8)鉴别肾移植排斥反应、环孢素毒性、原有肾疾病复发或新的肾病变、原因不明的肾功能减退。

(9)原因不明的急性肾衰竭少尿期,伴蛋白尿,肾小球性蛋白尿,肾大小正常且无梗阻因素时。

(10)累及肾的系统性疾病,如红斑狼疮、结节性动脉周围炎等。

(11)其他可能有意义的适应证如下:①单纯性肾小球性蛋白尿>1.0 g/24 h,但尿沉渣正常;②缓慢进展的肾小管间质疾病;③肾大小正常的病因不清的肾衰竭;④疑为遗传性、家族性的肾小球疾病;⑤糖尿病肾病。

(三)禁忌证

(1)各种原因的凝血功能障碍均属禁忌证,必须纠正后才可施行肾穿刺活检,以免术后出血不止。

(2)高血压是肾炎和肾病的常见症状,对严重高血压患者,肾活检前应控制血压。

(3)孤立肾或另一侧肾功能丧失虽非绝对禁忌证,但肾穿刺活检后,有时会出现氮质血症或尿毒症。

(4)萎缩性小肾由于肾组织萎缩,结构不清,取材肾皮质甚薄,不易取得所需组织,活检不易做出鉴别。

(5)多囊肾。

(6)大量腹腔积液、肾周积液、全身多器官衰竭、妊娠等。

(7)神志不清、不能配合操作者。

(四)术前准备

1.实验室检查

患者知情同意后,检查血常规、凝血功能和肾功能,排除凝血功能障碍;尿常规,怀疑有尿路感染时应行中段尿细菌培养。

2.患者准备

训练患者呼气后屏气动作。有严重高血压时先控制血压。接受透析的患者穿刺前后3 d

暂时停用抗凝药物。器械选择自动穿刺活检枪和一次性穿刺活检针，一般成人选用 16 G 活检针，儿童可用 18 G 活检针。也可采用一次性自动弹射活检枪。准备加压包扎用的腹带。

3.超声检查及定位

了解双侧肾大小及肾内结构，排除穿刺活检禁忌，测量肾实质厚度、肾下极至皮肤的距离。

（五）操作方法

（1）患者取俯卧位，腹部肾区垫平枕，使背部弓起，肾脏紧贴腹壁，避免穿刺时肾滑动移位。肾穿刺活检一般先选右肾，穿刺点选在肾下极实质较宽厚处并避开肾窦回声，确定穿刺点及穿刺路径后，做好体表标志。

（2）常规消毒、铺巾，2％利多卡因做穿刺点浸润局部麻醉，之后用尖刀切皮。

（3）嘱患者屏气，超声引导活检枪配 16 G 活检针沿穿刺引导线经腹壁及肾周脂肪囊后快速刺入浅层肾实质内，激发活检枪后立即拔针即可，一般穿刺 2～3 针。穿刺过程可在两人配合下或一人左右手配合下完成。由两人配合者，一人负责定位和固定探头，另一人进行穿刺活检。由一人操作者，左、右手分司上述两人职责。

（4）穿刺完毕后，穿刺点用乙醇消毒，加压包扎，可用腹带包扎腰腹部，平卧休息 24 h。术后严密观察血压、脉搏和尿液性状等。有肉眼血尿时，应延长卧床时间，一般在 24～72 h 内肉眼血尿可消失。

（5）将穿刺标本分为 3 份，分别送光镜（甲醛固定）、免疫荧光（0.9％的氯化钠注射液处理）、电镜（戊二醛固定）检查，送检标本需冷藏。

（六）注意事项

（1）穿刺部位的选择与穿刺成功率和并发症的发生有密切关系。穿刺点应选择在肾下极无肾窦回声部位，该处肾实质宽厚且无大的血管，容易取到较多肾小球组织。若穿刺点过高，达到肾窦区，会造成标本长度不够，含髓质多而皮质少，且易损伤肾盏，发生大量血尿或持续血尿；若穿刺点过低，接近肾边缘，容易导致穿刺失败。此外，穿刺深度不要过深，以针尖达肾脏前缘为宜。

（2）术后患者平卧休息 24 h，密切观察生命体征、腹部情况及尿液性状等。多饮水，对 24 h 后仍有肉眼血尿者应继续卧床休息 3 d，在 1 周内应少活动，3 个月内不剧烈活动和进行体力劳动。

（七）不良反应和并发症预防

1.疼痛

少数患者在活检部位有轻微的钝痛，一般 2～5 d 可消失，若疼痛长期持续存在，应予以关注，需排除肾周血肿或血肿机化牵拉邻近组织所致。

2.感染

感染并不常见，只要严格遵守无菌操作原则，一般可以预防，对出现感染症状者应给予抗生素治疗。

3.血尿

血尿是经皮肾穿刺活检的主要并发症，由于穿刺针直接穿刺肾组织，穿刺后几乎所有患者都有镜下血尿，可持续数小时至 2 d，肉眼血尿早年发生率较高，近年来由于活检器具及技术改进，已呈明显下降趋势。

穿刺时，尽量避开集合系统，术后多饮水，均可减少血尿的发生。

4.出血

出血包括穿刺点出血、肾被膜下出血及血肿形成。

穿刺针划伤肾被膜是造成肾被膜下血肿的重要因素,肾周围血肿发生率为 1% 左右,与操作者技术熟练程度及患者配合程度有关,另外与穿刺部位的选择有关,如切割肾包膜可导致出血。

5.动静脉瘘

经皮肾穿刺活检后的动静脉瘘多发生在 3 级分支以下,大多数没有临床症状,无症状者多可自行愈合,少数未能自愈者伴有长期肉眼血尿。穿刺后在肾区出现杂音者应警惕此并发症。缺乏影像引导、穿刺技术不良及适应证选择不当是其主要原因,目前已很少见。穿刺后彩色多普勒超声检查能早期发现动静脉瘘形成。

6.肾撕裂伤

肾撕裂伤多由于穿刺时患者剧烈咳嗽导致,患者的配合、术前训练十分重要。

7.其他脏器损伤

常由盲目穿刺、引导不准确或穿刺过程中穿刺针偏离引导线导致。

三、超声引导下甲状腺穿刺活检

甲状腺穿刺组织学活检是用具有切割作用的穿刺针切取甲状腺组织供组织病理学检查,适用于经细胞学检查未明确诊断的患者。目的如下。

(1)通过超声引导下甲状腺结节性病变经皮穿刺抽吸细胞学检查和组织学检查,进行甲状腺结节性病变的鉴别诊断和病理诊断。

(2)通过超声引导下甲状腺弥散性病变经皮穿刺抽吸细胞学检查和组织学检查,进行甲状腺弥散性病变的鉴别诊断和病理诊断,为临床手术治疗提供有效的依据。

(3 超声引导下甲状腺细针穿刺抽吸细胞学活检是甲状腺肿大及甲状腺结节性疾病的常规检查方法,通过该项检查可以明确甲状腺疾病的病理性质,指导临床治疗,甲状腺囊性病变及某些良性结节还可以通过穿刺或硬化技术进行治疗。

(一)适应证

(1)高危人群,其直径为 5～9 mm 结节并具有可疑恶性超声特征者。

(2)高度怀疑转移的颈部淋巴结。

(3)直径>1 cm 的结节具有微钙化。

(4)直径>1 cm 的实性低回声结节。

(5)直径 1～1.5 cm 的等回声或高回声实性结节。

(6)直径 1.5～2.0 cm 的囊、实性结节并具有可疑恶性超声特征者。

(7)弥散性甲状腺疾病。

(8)甲状腺癌外科手术后新发病灶。

(二)禁忌证

1.绝对禁忌证

①患者不合作;②原因不明的出血病史;③怀疑血管瘤或其他的血管肿瘤;④超声引导下不能确定活检的合适部位;⑤出血倾向(凝血酶原时间比正常对照值延长 3～5 s、血小板计数 $<50×10^9$/L、出血时间≥10 min);⑥甲状腺或肿瘤组织血流异常丰富;⑦严重高血压(收缩压

>180 mmHg)者。

2.相对禁忌证

相对禁忌证如局部皮肤感染,女性处于月经期等。

(三)术前准备

(1)患者知情同意,检查凝血功能及血常规。

(2)指导患者反复练习呼气后屏气动作,以配合穿刺术。

(3)备齐急救药品及用物。

(4)穿刺用品应备齐,包括无菌穿刺包、消毒手套、2%利多卡因、标本固定液、22～27 G 穿刺针(结节较大、血供少者也可用 18～21 G 穿刺针)等。

(四)操作方法

(1)患者取仰卧位,肩部垫高,使头部呈过伸位,充分暴露颈前区。

(2)常规消毒、铺巾,超声探查甲状腺,用 2%利多卡因由皮肤至甲状腺被膜行局部麻醉。

(3)操作者一只手固定超声探头,另一只手持 22～27 G 穿刺针沿着扫描平面斜行插入,实时观察。

当针尖到达结节中心时停止进针,在不同针道于 5 s 内来回提插 4～5 次(无负压或负压状态下),迅速退针,用纱布压迫进针点。

(4)回抽预备的注射器,使注射器内充满空气,套上针头,使针头斜面向下对准载玻片,快速推动注射器活塞,将吸取物推射到载玻片的一端,并用另一块载玻片将标本均匀涂抹开,立即置于固定液中 10 min,若条件允许,建议由病理科医师马上看片,确定涂片质量及细胞数。

(5)同样体位、同样方法穿刺结节,不超过 4 针。

(6)穿刺结束后,以创可贴保护穿刺点,用手压迫 15 min,观察患者情况。

(7)若为甲状腺囊性病变,则将穿刺针置于结节中央固定,缓慢抽吸,吸尽囊液送病理学检查。

(五)注意事项和并发症

1.注意事项

(1)操作者位于患者头侧易于操作,通常由上极向下极穿刺,甲状腺或结节较大者可任意改变方向穿刺,但应避开气管和大血管。

(2)嘱患者尽量平静呼吸,如吞咽或咳嗽应立即将穿刺针拔出。

(3)若结节内伴有钙化,应尽量在钙化灶周边穿刺。

2.并发症

(1)皮下或包膜下出血:血肿发生率低,一般不严重。压迫止血是关键,多由压迫不及时或压迫部位不准确引起。多在数日内消退,不需要特殊处理。

(2)局部不适或疼痛:少数患者在穿刺后可出现轻度疼痛或不适,疼痛可向耳后及颌下放射,一般不需要处理。如疼痛明显可用一般止痛药物处理。

(3)气管损伤:可引起咳嗽或咯血,嘱患者安静休息,避免紧张。

四、超声引导下淋巴结穿刺活检

(一)目的

(1)判断淋巴结有无病变。

(2)判断淋巴结病变性质及来源。

(3)对于淋巴结液化性病变可以穿刺抽液行细菌培养及药敏试验。

（二）适应证

(1)可疑淋巴结核患者。

(2)出现不明原因的淋巴结肿大、疼痛等不适，经临床检查、正规抗生素治疗后无明显缩小。

(3)临床和影像学高度怀疑恶性肿瘤，原发灶无法或不便取活检，怀疑颈部淋巴结转移者。

(4)对恶性肿瘤病史患者，评估淋巴结转移情况，明确肿瘤分期及指导治疗。

（三）禁忌证

(1)用临床常规检查方法已可达到目的者。

(2)有出血倾向的患者，如血友病、凝血酶原时间延长、血小板计数减少者。

(3)严重心、肺、肾疾病或其功能衰竭者。

(4)穿刺处局部感染者。

(5)严重高血压(收缩压＞180 mmHg[①])者。

(6)神志不清或不能合作的患者。

（四）术前准备

(1)向患者交代穿刺注意事项、可能出现的并发症，签署知情同意书。

(2)常规检查出凝血功能、血常规。

(3)常规灰阶超声探查包块的位置、大小、边界、数量、内部回声、后方回声，有无钙化及与周围脏器及血管的关系。用彩色多普勒观察包块内部及周边血流情况。

(4)选择最佳穿刺点、途径及方式。

（五）操作方法

(1)常规消毒、铺巾。

(2)探头表面涂以耦合剂，然后用无菌薄膜套包裹。

(3)准备无菌穿刺包。

(4)据穿刺部位摆好体位，充分暴露穿刺部位。

(5)取合适的穿刺路径，避开重要器官及大血管，选择进针点。

(6)以 2% 利多卡因局部逐层麻醉。

(7)根据淋巴结大小选择活检枪射程。

(8)用 18 G 穿刺针沿探头扫描平面进针，针杆尽可能与探头表面平行。

(9)在超声引导下进针至肿大淋巴结边缘，激发活检枪后快速退针，取出组织条，每例患者常规穿刺 2～4 次，每次穿刺后确认组织条是否完整。

(10)将所取组织即刻置于滤纸片上，浸泡于甲醛溶液中固定后送病理学检查。如所取组织过少，或有液化坏死，可抽吸做细胞涂片或细菌培养及药敏试验。

(11)穿刺结束后，于穿刺点贴创可贴，局部压迫 30 min，患者无明显不适方可离开。

（六）注意事项和并发症

---

①临床上仍习惯用毫米汞柱，1 kPa＝7.5 mmHg。全书同。

1.注意事项

(1)仪器调整到图像最佳状态,包括近距离图像放大,调整聚焦及进针深度,使针道和针尖清楚显示。

(2)取材与超声引导最好由一人操作,做到心中有数,目标明确。

(3)对于多发淋巴结肿大,声像图类型相同的选择具有代表性、风险较小的淋巴结穿刺,不同声像图类型的淋巴结应分别穿刺。

(4)淋巴结坏死时,标本不连续,呈碎屑样,此时应从病灶周边取样,若为多个淋巴结肿大,可对其中一个进行活检。

(5)穿刺前要对区域淋巴结进行全面观察,选择结构形态及血流异常的淋巴结进行穿刺,尽可能选择多普勒超声显示有血流的部位进行穿刺,对于淋巴结化脓者,可先抽脓后穿刺活检。

(6)浅表部位只要可以避开大血管,宜用粗针。

(7)把握进针深度,避开血管及周围脏器。

2.并发症

(1)穿刺部位疼痛、触痛、出血、感染。

(2)周围重要血管、组织器官损伤。

(3)迷走反射。

(4)伤口愈合延迟或不愈合。

(5)肿瘤针道种植转移。

五、超声引导下胸、肺部穿刺活检

【胸壁、胸膜病变】

(一)目的

(1)明确胸壁、胸膜病变性质、组织学类型及来源,指导临床治疗。

(2)介入性超声治疗术后评价疗效。

(二)适应证

(1)影像学检查或其他检查方法无法确定性质的胸壁、胸膜病变。

(2)手术、放疗或化疗前需要明确肿瘤性质、组织学类型或转移肿瘤原发组织来源者。

(三)禁忌证

(1)有严重出血倾向者。

(2)近期内严重咯血、呼吸困难、剧烈咳嗽或不能合作者。

(3)病灶超声显示不清者,或超声显示的病变受肋骨遮挡,缺乏合适进针入路者。

(四)术前准备

(1)术前检查血常规、出凝血功能等。

(2)穿刺前均应做胸部 X 线摄片、CT 或 MRI 检查,根据 X 线、CT 或 MRI 检查显示的病变位置从不同角度进行全面超声扫查,了解病灶位置、范围、形态、内部结构及与周围肺组织的位置关系,确定穿刺部位和进针路径。

(3)术前向患者做好解释工作,签署手术知情同意书,训练患者学会屏气等,使患者配合。过分紧张者,术前 30 min 肌内注射地西泮 10 mg。

(4)准备仪器与器械,一般选取频率 2.5～3.5 MHz 的低频凸阵探头引导,若为浅表肿瘤(如胸壁肿瘤)可选择频率 7～10 MHz 的高频线阵探头,18 G 或 21 G 穿刺针,活检枪,无菌隔离套等。

(五)操作方法

(1)根据术前 X 线、CT 或 MRI 检查显示的病变部位选取体位,经超声多切面扫查定位,确定穿刺点、穿刺路径、进针深度,避开大血管和周围正常肺组织。

(2)常规消毒、铺巾,2%利多卡因局部麻醉,超声扫查再次确定穿刺点、穿刺路径及进针深度,尖刀切皮。

(3)嘱患者屏气,将穿刺针迅速刺入病灶内或增厚的胸膜内,扣动扳机,完成一次活检。在针槽内将组织条置于滤纸片上并浸泡于甲醛溶液中送组织学检查,将针芯内残余组织成分涂片 2～3 张,用甲醛溶液固定后送细胞学检查。一般取 2～3 针。

(4)术后局部加压包扎,平卧 1～2 h,避免剧烈咳嗽及运动,注意观察有无气胸等并发症发生。

(六)注意事项与并发症

1.注意事项

(1)选取皮肤至穿刺部位距离最短的穿刺路径,全程实时监测,当针尖显示不清时,禁止盲目进针或取样,根据探头平面位置结合声像图调整进针角度直至清晰显示针尖。

(2)对于较小的病变,可采用大角度倾斜进针或与胸壁平行的方向进针,以增加穿刺针尖到病灶的距离。

(3)应在肋骨上缘进针,避免伤及肋间血管与神经。

(4)尽量选择病灶边缘血流信号较丰富并能避开大血管及病灶内坏死液化区域取样,采取多部位穿刺,以提高穿刺成功率与确诊率。

(5)使用自动活检枪活检时,一定要估计好射程,并且必须确保在射程内没有肋骨、血管和肺组织。

(6)尽可能选择局部胸膜增厚明显或局部有积液的部位穿刺,以免伤及肺组织而形成气胸。

(7)制作细胞学涂片时涂片要薄而均匀,组织条需保持完整。

2.并发症

(1)气胸:是胸壁及胸膜穿刺活检的主要并发症。由于超声能实时监控进针途径和深度,避开含气肺组织,可最大限度减少气胸发生。小量气胸不须治疗,可自行吸收恢复;中至大量气胸应行胸腔闭式引流。

(2)出血:由于穿刺过程中未能避开大血管所致。少量出血在局部加压包扎后可自行停止。

患者平静呼吸,避免剧烈咳嗽,必要时可加用止血药物。中、大量出血除上述处理外,应输液、监测生命体征和血常规,并请相关专科会诊。

(3)感染:注意无菌操作,术后应用抗生素预防,一般可避免发生。

(4)肿瘤种植转移:发生率极低。

【肺部肿瘤】

(一)目的

(1)明确肺部病变性质、组织学类型及来源,指导临床治疗。

(2)介入性超声治疗术后评价疗效。

(二)适应证

(1)超声能显示的周围型肺肿瘤及合并肺不张的中央型肺肿瘤。

(2)纤维支气管镜难以到达或取材失败的周围型肺肿瘤。

(3)手术、放疗或化疗前需确定肿瘤性质、组织学类型或转移癌的原发组织来源者。

(三)禁忌证

(1)有严重出血倾向者。

(2)近期内严重咯血、呼吸困难、剧烈咳嗽或不能合作者。

(3)有严重心肺疾病者。

(4)超声难以显示的病变;部分可显示病变,但受肋骨遮挡,缺乏合适进针入路者。

(5)伴有大量胸腔积液的肺肿瘤。

(四)术前准备

(1)术前检查血常规、凝血功能等。

(2)穿刺前均应做胸部 X 线、CT 或 MRI 检查,根据 X 线、CT 或 MRI 检查显示的病变部位,选择靠近病变处肋间进行超声扫查,显示肿块后,从不同角度全面扫查,了解病灶位置、范围、形态、内部结构、与周围组织的位置关系和血管分布情况,确定穿刺部位和进针路径。

(3)术前向患者做好解释工作,签署手术知情同意书,训练患者学会屏气等,使患者配合。过分紧张者,术前 30 min 肌内注射地西泮 10 mg。

(4)准备仪器与器械,一般选取低频凸阵探头引导,探头频率 2.5～3.5 MHz,若为周围型肺肿瘤可选择高频线阵探头,探头频率 7～10 MHz,18 G 穿刺针,活检枪,穿刺架,无菌隔离套等。

(五)操作方法

(1)根据术前 CT 或 MRI 检查显示的病变部位选取体位,经超声多切面扫查定位,确定穿刺点、穿刺路径及进针深度,避开大血管和周围正常肺组织。

(2)常规消毒、铺巾,2%利多卡因局部麻醉,超声扫查再次确定穿刺点、穿刺路径及进针深度,尖刀切皮。

(3)嘱患者屏气,将穿刺针迅速刺入病灶内,扣动扳机,完成一次活检。在针槽内将组织条置于滤纸片上并浸泡于甲醛溶液中送组织学检查,将针芯内残余组织成分涂片 2～3 张,用甲醛溶液固定后送细胞学检查。一般取 2～3 针。

(4)术后局部加压包扎,平卧 1～2 h,避免剧烈咳嗽及运动,注意观察有无气胸等并发症发生。

(六)注意事项与并发症

1.注意事项

(1)选取皮肤至穿刺部位距离最短的穿刺路径,全程实时,当针尖显示不清时,禁止盲目进针或取样,根据探头平面位置结合声像图调整进针角度直至清晰显示针尖。

(2)应从肋骨上缘进针,避免伤及肋间血管与神经。

(3)尽量选择病灶边缘血流信号较丰富并能避开大血管及病灶内坏死液化区域取样,采取多部位穿刺,以提高穿刺成功率与取材满意率。

(4)合并肺不张的中央型肺肿瘤穿刺时要注意避开不张肺组织内丰富的血管。

(5)若合并大量胸腔积液,可先行胸腔积液穿刺抽吸再行穿刺活检。

(6)制作细胞学涂片时涂片要薄而均匀,组织条需保持完整。

2.并发症

(1)气胸:是肺部肿瘤穿刺活检的主要并发症,由于超声能实时监控进针途径和深度,避开含气肺组织,可最大限度减少气胸发生。小量气胸不须治疗,可自行吸收恢复,中至大量气胸应行胸腔闭式引流。

(2)出血:包括咯血和胸腔内出血,多穿刺过程中未能避开大血管所致。少量出血在局部加压包扎后可自行停止。

大量出血或咯血应嘱患者平静呼吸,避免剧烈咳嗽,加用止血药物,必要时请相关专科会诊。

(3)感染:注意执行无菌操作,术后应用抗生素,一般可避免发生。

(4)肿瘤种植转移:发生率极低。

【纵隔肿瘤】

(一)目的

(1)明确纵隔病变性质、组织学类型及来源,指导临床治疗。

(2)介入性超声治疗术后评价疗效。

(二)适应证

(1)超声能显示的纵隔肿瘤。

(2)手术、放疗或化疗前需确定肿瘤性质、组织学类型,或转移瘤需要明确原发组织学来源者。

(三)禁忌证

(1)后纵隔病灶不宜穿刺。

(2)患者肥胖、肺部气体干扰、骨骼遮盖致超声无法显示病灶。

(3)位置较深、体积较小且靠近大血管或心脏,穿刺活检有较大风险者。

(4)重度肺气肿、肺源性心脏病及严重呼吸功能障碍患者。

(5)剧烈咳嗽,无法控制者。

(6)意识或精神障碍,无法配合者。

(四)术前准备

(1)术前检查血常规、凝血功能等。

(2)穿刺前均应做胸部 X 线片、CT 或 MRI 检查,根据 X 线、CT 或 MRI 检查显示的病变位置进行超声扫查,显示肿块后,从不同角度全面扫查,了解病灶位置、范围、形态、内部回声及与周围组织结构的位置关系,确定穿刺部位和进针路径。

(3)术前向患者做好解释工作,签署手术知情同意书,训练患者学会屏气等,使患者配合。过分紧张者,术前 30 min 肌内注射地西泮 10 mg。

(4)准备仪器与器械,选取低频凸阵探头引导,探头频率 2.5~3.5 MHz,18~21 G 穿刺针,活检枪,穿刺架,无菌隔离套等。

(五)操作方法

(1)根据术前 CT 或 MRI 检查显示的病变部位选取体位,经超声多切面扫查定位,确定穿刺点、穿刺路径及进针深度,避开心脏、大血管和肺组织。

(2)常规消毒、铺巾,2%利多卡因局部麻醉,超声扫查再次确定穿刺点、穿刺路径及进针深度,尖刀切皮,嘱患者屏气,将穿刺针迅速刺入病灶内,扣动扳机,完成一次活检。在针槽内将组织条置于滤纸片上并浸泡于甲醛溶液中送组织学检查,将针芯内残余组织成分涂片2～3张,用甲醛溶液固定后送细胞学检查。一般取2～3针。

(3)术后局部加压包扎,平卧1～2 h,避免剧烈咳嗽及运动,注意观察有无出血、气胸等并发症发生。

(六)注意事项与并发症

1.注意事项

(1)纵隔病灶一定要用超声明确与大血管、心脏的关系后才可穿刺。

(2)操作敏捷,尽量缩短穿刺针在病灶内的停留时间。

(3)纵隔肿瘤组织来源复杂,如淋巴瘤的各种亚型及胸腺瘤,不仅需做细胞形态学检查,还应结合免疫组织化学检查。

(4)胸骨旁、胸骨上窝、锁骨上窝和背部为常用的纵隔超声窗。前纵隔肿块常用经胸骨旁进针路径,必须经彩色多普勒超声引导以避免伤及内乳动脉,否则可能导致致命的出血。

(5)较大病灶往往伴有坏死,需借助彩色多普勒超声选择血流信号丰富又能避开大血管分支的区域,以多点、多角度取材,提高组织病理学确诊率。

(6)穿刺标本放置时避免挤压,组织挤压后对于淋巴瘤、胸腺瘤及小细胞未分化癌的鉴别将更加困难。

(7)由于胸部病变受到肋骨、胸骨及锁骨的影响,需要选择尽可能小的探头,置于骨间隙,使探头表面完全与皮肤接触,避开骨骼干扰,使穿刺针与声束的角度尽可能小,与皮肤近垂直方向进入。

(8)在保障安全前提下,尽量采用较粗口径的穿刺针以得到足量的标本,也是获得确切诊断的重要条件。但对于直径≤3.0 cm 的肿块宜选用细针穿刺,避免刺伤正常肺组织,造成气胸等。

2.并发症

(1)气胸:发生率较高,但由于超声能实时监控进针途径和深度,避开含气肺组织,可最大限度减少气胸发生。小量气胸不需要治疗,可自行吸收恢复,中至大量气胸应行胸腔闭式引流。

(2)出血:包括咯血和胸腔内出血,多由穿刺过程中未能避开大血管所致。少量出血在局部加压包扎后可自行恢复。大量出血或咯血应嘱患者平静呼吸,避免剧烈咳嗽,必要时可加用止血药物。

(3)感染:注意执行无菌操作,术后应用抗生素预防,一般可避免发生。

(4)肿瘤种植转移:发生率极低。

第三节　超声引导下穿刺抽吸和置管引流

一、超声引导下腹部脓肿穿刺抽吸和置管引流

腹部脓肿由腹盆部炎性疾病、创伤、手术或空腔脏器穿孔引起,按部位不同分为腹腔脓肿、腹膜后脓肿、盆腔脓肿和脏器内脓肿。腹部脓肿是一种严重的感染性疾病,若不能得到及时、有效的诊断和治疗,病死率可达 80%。随着介入性超声技术的发展,目前超声引导下穿刺抽吸和置管引流已成为腹部脓肿的首选治疗方法。

(一)目的
(1)彻底引流脓液。
(2)脓腔减压。
(3)有效控制感染。
(4)局部冲洗和用药。

(二)适应证
(1)超声检查能够显示的腹部脓肿,使用抗生素治疗效果较差者。
(2)有安全穿刺路径。
(3)较小或多发脓肿,可采用多次分别抽吸引流,较大脓肿可采用置管引流。

(三)禁忌证
(1)有严重出血倾向者。
(2)脓肿早期、脓肿尚未液化,以实性炎症包块为主者,暂缓穿刺治疗。
(3)有大量腹腔积液者。
(4)穿刺针道无法避开大血管及重要脏器者。
(5)恶性肿瘤合并感染者。
(6)不能除外动脉瘤或血管瘤合并感染者。

(四)器具
(1)穿刺针 14～18 G。
(2)导丝直径 0.09 cm 或 0.12 cm,前端柔软呈 J 形。
(3)导管 8～16 F,长 15～30 cm,前端带侧孔的直形或猪尾形导管。

(五)术前准备
(1)检查血常规、出凝血时间。病情复杂、超声显像欠满意者,行增强 CT 扫查有助于评估腹腔内脓肿情况。
(2)患者禁食 8～12 h,腹胀明显者,应事先服用消胀药或清洁灌肠。
(3)拟行冲洗或注药者,准备 0.9%的氯化钠注射液和抗生素。
(4)经直肠穿刺引流者,治疗前 1 d 口服抗生素,穿刺前要清洁灌肠。
(5)向患者进行必要的解释,消除其紧张情绪。
(6)术前签署知情同意书。

(六)操作方法
(1)先超声扫查,确定脓肿所在的位置、大小、数目及与周围脏器和血管的关系,根据脓肿

的位置选择距离最近而又安全的穿刺路径。有条件时应参考 CT 图像。

(2)常规消毒、铺巾,局部麻醉,用无菌隔离套包裹探头,在超声引导下用 16 G 或 18 G 穿刺针诊断性穿刺脓腔,抽出脓液即可确诊。

(3)抽吸冲洗。若脓腔较小(直径<5 cm),脓腔孤立,可一次性抽吸干净,再用替硝唑(或甲硝唑)或庆大霉素溶液(0.9%的氯化钠注射液 100 mL 含庆大霉素 4 万 U)或稀释聚维酮碘(碘伏)盐水反复冲洗脓腔后抽尽,然后拔针。

(4)置管引流。若脓肿较大(直径≥5 cm),或经反复穿刺抽吸后未能治愈者,或考虑与消化道、胆管等腔道相通者,可行超声引导下穿刺置管引流。根据脓肿大小、位置,脓液黏稠度,引流时间长短,穿刺的难易度,选择套管针直接穿刺法或 Seldinger 法置管,置管后持续引流,间断冲洗。目前以 Seldinger 法最常用,选用猪尾形和球囊导管可减少引流管脱落。

(5)将引流管缝合固定在皮肤上,接无菌引流瓶或引流袋并计量。

(6)穿刺抽出的脓液应常规送细菌培养,以指导临床使用抗生素。

(七)注意事项和并发症

1.注意事项

(1)对于直径<5 cm 的脓肿,宜采用超声引导下穿刺抽吸,直径≥5 cm 的脓肿则需要采用置管引流。应用穿刺冲洗法者,穿刺 2 次以上、抽吸不能治愈的脓肿,也应考虑置管引流。

(2)穿刺前选择最佳穿刺点和穿刺路径是穿刺成功和减少并发症的关键。如路径尽量避开膈窦和胸膈角,以免引起脓胸或化脓性心包炎;位于肝表面的脓肿路径要尽量通过一些正常肝组织,避免在肝表面的脓肿处穿刺进针,否则易使脓液外漏、污染腹腔。

(3)脓肿的引流,在考虑到超声引导可行入路的同时,应注意置管的位置,置管尽可能位于脓腔最低点,以便引流。

(4)如果脓肿由多个脓腔构成,必须对每个脓腔分别进行穿刺或置管引流。

(5)虽然可以经胃对深部脓肿做细针穿刺,但对脓肿置管引流不允许贯穿任何空腔脏器,必要时可经肝进行穿刺,应选择最直接的途径,同时避开肝内管道。

(6)留置导管期间,开始每天用 0.9%的氯化钠注射液或抗生素溶液冲洗脓腔 2~3 次,保持导管通畅,使坏死物、碎屑被冲出,随着脓腔逐渐缩小,可适当减少冲洗次数。

(7)冲洗时经常会遇到由于脓液黏稠堵塞而产生活瓣作用,使冲洗液容易注入而不易抽出,遇到此种情况时,切勿盲目注入过多液体,而且必须记录冲洗液出入量,避免注入量大于抽出量,否则会使脓腔内压过高而导致脓液外溢,甚至脓肿扩散破溃。

(8)当脓液黏稠、不易抽出时,可注入糜蛋白酶或玻璃酸酶(透明质酸酶),12~24 h 后再抽吸。若引流仍不通畅,可考虑更换更粗的引流管。

(9)对未充分液化和局限的脓肿穿刺或不适当的高压冲洗,均有可能使病原菌大量进入血液循环,引起菌血症,甚至脓毒血症。

(10)对腹膜后和肾脓肿进行穿刺置管时尽量不经过腹腔,以免造成腹腔感染。

(11)若怀疑胸腹壁、腹膜后等部位的脓肿为结核杆菌所致的寒性脓肿,可进行诊断性抽吸,不宜做脓腔冲洗甚至置管引流,以防窦道形成。

(12)超声复查脓腔消失,每日引流液少于 10 mL,体温和白细胞恢复正常,行夹管 2~3 d 后临床症状无反复者,可考虑拔管。

(13)治疗前应让患者或其亲属知情,了解治疗的目的、方法、疗效及治疗过程中可能发生的不适症状、并发症及意外情况等,患者或其亲属表示同意治疗后签署知情同意书。告知患者和家属引流管的保护和护理方法。

2.并发症

超声引导下腹部脓肿穿刺的并发症显著减少,文献报道腹部脓肿经皮穿刺置管引流的并发症发生率约8.6%。常见的并发症如下。

(1)感染扩散:对未充分液化和局限的脓肿穿刺或不适当的高压冲洗,有可能导致病原菌大量进入血液循环,引起菌血症,甚至脓毒血症,患者出现高热、寒战等症状。此外,由于感染扩散,可能在其他部位形成新脓肿,也可发生腹膜炎。

(2)出血:由于彩色多普勒超声的引导,损伤大血管已很少见,但必须高度重视,误伤血管会引起腹腔内出血,主要发生在粗针穿刺或置管引流时。

(3)气胸、脓胸、肋膈窦损伤:对膈下脓肿穿刺置管引流时,进针点过高可能误伤胸膜或肺,引起气胸或脓胸。因此,超声引导穿刺必须避开含气肺组织和肋膈窦,选择肋膈窦以下肋间穿刺较适宜。

(4)其他并发症:如胃肠穿孔、肠瘘、腹膜炎及针道周围感染等,较为罕见,多数是由于穿刺路径选择不当或监视引导不准确所致。

(八)临床疗效

(1)超声引导下穿刺抽吸和置管引流与外科手术引流相比,具有操作简便、微创、安全、疗效可靠、疗程短等优点,可为腹部脓肿提供及时诊断和有效治疗。

(2)该技术使患者可以在最小创伤下,达到与手术引流相媲美的治疗效果。据统计,该技术可使82%~98%的腹腔脓肿免除外科手术,尤其对于术后及年老体弱、危重患者具有特殊的应用价值,不仅减轻了患者的痛苦,而且避免了因再次手术带来的风险。

(3)少数情况下脓肿太小、位置深在、隐藏及受肺或胃肠内气体干扰,或患者过度肥胖,脓肿显示不清,无安全路径等,使该技术在使用上受到一定限制。对于弥散性多发小脓肿或脓肿有多个分隔性小房或合并有窦道、瘘管等复杂情况,采取单纯经皮置管引流方法效果不佳时,应及早行手术切开引流。

二、超声引导下经皮经肝胆管穿刺引流术

以往胆管引流需依靠开腹手术完成,超声引导下经皮经肝胆管穿刺引流术(PTBD)是在经皮经肝穿刺胆管造影术的基础上发展而来的。近年来,高分辨率实时超声仪的应用和导管治疗技术的发展,使得PTBD可以在不依赖于胆管X线造影的先决条件下直接完成。

(一)目的

(1)引流胆汁,降低黄疸,改善肝功能。

(2)引流胆道和减压,控制感染。

(3)建立胆道造影通道,实施胆道造影,显示胆道树,了解梗阻部位、程度、长度、原因。

(4)为胆道支架置入或取出建立通道。

(二)适应证

凡胆管梗阻导致胆汁淤积并且不能手术或不宜马上手术者,均适用于PTBD治疗;凡胆道疾病需要了解胆道情况,均可行PTBD引流管造影。主要适应证如下。

(1)各种良性或恶性病变引起梗阻性黄疸,肝内胆管直径在6 mm以上需要行术前胆道减

压或姑息性胆道引流者。

(2)胆道梗阻合并化脓性胆管炎,尤其是高龄和休克等危重患者,须紧急行胆道减压引流者。

(3)超声检测肝内胆管直径>4 mm,但肝门区胆管直径>10 mm,且细针诊断性胆管穿刺抽出混浊或脓性胆汁者。

(4)胆道疾病需经 PTBD 引流管造影显示胆道病变情况者。

(三)禁忌证

绝对禁忌证很少,具体包括以下几种情况。

(1)有严重出血倾向及全身衰竭,无法耐受手术者。

(2)有大量肝前腹腔积液者。

(3)神志障碍不能配合穿刺者。

(四)器具

(1)穿刺针 17 G 或 18 G,长 20 cm,针尖呈斜面,带有针芯。

(2)导丝直径 0.035 in(0.9 mm),长 40~60 cm,前端柔软呈 J 形。

(3)引流管 7~8F,前端卷曲成猪尾状,有侧孔。

(4)扩张管特氟隆制,6~8 F,长 10~15 cm。

(5)套管针可选 17 G 或 18 G 穿刺针,紧套于针外壁的导管为聚乙烯或四氟乙烯薄壁导管,长度与穿刺针相同,管尖呈锥形,前端可卷曲成猪尾状,有侧孔。

(五)术前准备

(1)常规检查血常规、凝血功能、肝肾功能。

(2)黄疸严重者术前 3 d 开始肌内注射维生素 K,术前 2 d 静脉滴注胆道排泄性抗生素。

(3)术前禁食 8~12 h,术前测血压、心率。

(4)详细了解患者病情,结合超声检查资料选择相应穿刺部位及进针路径。

(5)术前向患者做必要的解释,如患者情绪紧张,可用小剂量镇静药,根据操作需要,教会患者如何配合穿刺。

(6)急性化脓性胆管炎通常伴有高热、脱水等症状,术前应快速静脉滴注加有抗生素和肾上腺皮质激素的液体,如有低血压应予以纠正,注意防止弥散性血管内凝血(DIC)的发生。

(7)凝血功能欠佳又须紧急置管者,术前予以凝血酶原肌内注射或静脉推注。

(8)术前签署知情同意书。

(六)操作方法

1. 穿刺靶胆管的选择

(1)扫查应容易显示靶胆管,并距皮肤较近。

(2)管径相对较粗(≥4 mm),迂曲较少。

(3)穿刺路径无较大血管和肿瘤。

(4)穿刺针与胆管长轴夹角要适当,一般以小于 70°为宜,且方向应有利于将引流管送入肝门部或胆总管内。

2. 常规消毒

常规消毒、铺巾,局部麻醉,超声引导采用套管针法或 Seldinger 法完成穿刺置管引流。

(1)套管针法:超声引导下将套管针刺入胆管,拔出针芯,见胆汁流出后,将针尖斜面转向肝门,将导丝由针孔引入胆管内,然后向前推套管,放入合适位置后将穿刺针和导丝一并拔出。对于胆管扩张明显,且不要求置管较深的病例,可不用导丝,将金属穿刺针退出后直接将引流管推向肝门部的远端胆管,最后将引流管外露端缝合固定于皮肤上。

(2)Seldinger法:超声引导下将18 G穿刺针刺入靶胆管,拔出针芯,见胆汁流出后,将针尖斜面转向肝门,插入导丝,拔出针鞘,用扩张导管扩张针道,顺导丝插入引流管(该方法更加安全,适用范围更广)。

3.固定

将引流管缝合固定在皮肤上,接无菌引流瓶或引流袋并计量。

(七)注意事项和并发症

1.注意事项

(1)穿刺中经常发生以下情况,显示器上可见穿刺针已进入胆管,而回抽未见胆汁。此现象为部分容积效应所致,穿刺针其实并未真正进入胆管。预防方法是显示靶胆管后左右侧动探头,在靶胆管显示最清晰时穿刺,此时靶胆管已位于声束中央,同时操作者应体会穿刺针进入胆管时的突破感。

(2)局部麻醉必须到达肝包膜,避免针尖刺入肝包膜时患者因疼痛而深呼吸,使肝脏发生运动。

(3)穿刺时要求患者平静呼吸,以免深吸气情况下皮肤与肝之间产生错动,使置管困难。

(4)避免将肝左右管、肝总管作为靶胆管,否则易发生胆漏。

(5)为了减少出血并发症,应尽可能减少进针次数,避免误伤大血管。重新穿刺时,穿刺针不必退出肝包膜外。一般穿刺3~5次不成功,应暂停置管计划。

(6)术后卧床24 h,观察胆汁的成分,是否混有血液成分,并密切观察引流量,以防引流管堵塞或脱落。

(7)术后继续使用广谱抗生素和维生素K 3 d以上。

(8)引流管脱落多发生在术后1周以内,在此期间应根据情况进行X线或超声造影检查,以便尽早发现并校正引流管的位置。

(9)当肝内胆管扩张不明显时(靶胆管内径<4 mm),应待其扩张后再进行穿刺置管,若病情需要立刻进行治疗,建议在超声引导下穿刺,在X线监视下置管,可增加成功率,降低并发症的发生率。

(10)治疗前应让患者或其亲属知情,了解治疗的目的、方法、疗效及治疗过程中可能发生的不适症状、并发症及意外情况等,患者或其亲属同意后签署知情同意书。告知患者和家属引流管的保护和护理方法。

(11)注意穿刺时切勿经过肋膈角进针,避免形成胆漏。

2.并发症

(1)胆漏和胆汁性腹膜炎:最主要的并发症,与胆道梗阻后胆道腔压力较高、穿刺直接损伤胆管及放置引流管不顺利或置管后短期内脱管有关。一般胆漏并不一定引起严重的胆汁性腹膜炎而导致患者休克和死亡,关键是要早期发现,如果患者出现右上腹剧烈疼痛和明显肌紧张,强烈提示有胆漏发生,应尽早进行超声检查,并经引流管造影,了解引流管位置,保证胆道外引流通畅。若腹腔内有积液,要在超声引导下做腹腔穿刺抽液及置管引流,病情严重者应转手术治疗。

(2)胆道内出血:原因是置管操作过程中损伤血管,继而形成假性动脉瘤等。如果引起压力性坏死而再次损伤胆管或胆道恶性肿瘤侵犯时便易发生胆道出血,引流管内涌出大量血液。胆汁内混有少量血液可不做特殊处理,若涌出大量血液应立即将引流管封闭,同时采用血管造影下肝动脉栓塞控制胆道出血。

(3)腹腔内出血:较少见,常发生于粗针穿刺或因各种原因引起的置管操作失败,肝表面留下裂隙等造成,通常不引起严重症状,采取非手术治疗即可,出血严重而不能停止者可采用血管造影下肝动脉栓塞或手术治疗。

(4)菌血症:临床上有明显急性胆道感染表现而需行 PTBD 者应限于胆道引流,不宜行造影检查。否则,推注造影剂后可急剧增加胆道内压,使小胆管与肝血窦间形成解剖性吻合,造成感染胆汁直接流入静脉即发生术后菌血症。

(5)胆管-门静脉瘘:胆管与门静脉紧贴,穿刺针穿透胆管后很容易进入门静脉,以致压力较高的胆汁经针道进入门静脉,致患者出现寒战、高热,继而发生菌血症;当门静脉压力高于胆道压力时,门静脉血液进入胆道,出血量大时可在胆道内形成大量凝血块,引起胆道系统感染和黄疸加重。临床上可采取调整引流管位置并更换更粗的引流管等方法压迫止血。

(6)引流管堵塞或脱落:大多发生在远期,可冲洗或更换引流管,必要时重新置管。

(7)其他:如低血压、气胸等,一旦发生要立即处理。

(八)临床疗效

(1)重度黄疸的患者施行手术病死率较高,PTBD 可使胆管减压,改善肝肾功能、全身营养状况和免疫功能,为手术治疗创造条件,减少术后并发症,提高术后存活率。

(2)对于不能手术的患者,PTBD 可以作为姑息性治疗措施,起到改善症状并延长生命的作用,同时为胆道支架的置入建立良好通道。

(3)对急性化脓性胆管炎患者,传统采用胆总管切开引流术作为急救措施,但对年老体弱和休克患者其危险性甚高,PTBD 操作简便、治疗时间短、创伤小,可在床旁施行,便于急诊、危重或高龄患者的治疗,可作为急性化脓性胆管炎患者首选的胆道引流术。

三、超声引导下经皮经肝胆囊穿刺引流术

超声引导下经皮经肝胆囊穿刺引流术(percutaneous transhepatic gallbladder drainage,PTGD),又称超声引导下经皮胆囊造口术,是一种简便的胆囊穿刺置管引流技术,主要用于治疗患有急性胆囊炎而手术风险很高的危重和老年患者,对低位胆道梗阻患者也可达到胆道引流的作用。

(一)目的

(1)胆囊引流减压,控制感染。

(2)对低位胆道梗阻患者引流胆汁,减轻黄疸,改善肝功能。

(二)适应证

超声引导下经皮经肝胆囊穿刺引流术是结石性或非结石性胆囊炎、胆管炎、胆道梗阻的一种方便的减压方法。

(1)急性胆囊炎症状危重或年老体衰,或合并有心、肾、肝等脏器疾病,不能耐受外科手术者。

(2)胆总管下段梗阻,胰头癌、胆管癌或结石嵌顿引起胆总管梗阻合并胆囊肿大者,尤其是做经皮经肝胆管插管引流失败而病情危重者。

(3)急性化脓性胆管炎,胆石症并发急性胆管炎病例,肝内胆管扩张并不明显而胆囊显著肿大者,用超声引导做胆囊引流比 PTBD 更简单而效果相同。

(4)妊娠期急性胆囊炎有效地减轻症状,待产后行胆囊切除术。

(三)禁忌证

(1)有凝血功能障碍者。

(2)全身衰竭不能耐受经皮经肝穿刺者。

(3)有大量腹腔积液者。

(4)胆囊充满结石或无结石但胆囊腔过小者。

(5)由于胃肠道气体、肋骨干扰,或患者过于肥胖导致胆囊显示不清者。

(6)无安全穿刺路径者。

(四)器具

同 PTBD。

(五)术前准备

(1)常规检查血常规、凝血功能、肝肾功能。

(2)积极纠正严重的内科并发症。

(3)术前禁食 8～12 h,测血压、心率。

(4)急性化脓性胆囊炎通常伴有高热、脱水症状,术前应快速静脉滴注加有抗生素和肾上腺皮质激素的液体,如有低血压应予以纠正,注意防止 DIC 的发生。

(5)术前签署知情同意书。

(六)操作方法

(1)穿刺前先用普通探头扫查胆囊,选择最佳穿刺点和穿刺路径,原则上选择经肝脏胆囊床进入胆囊。然而,解剖学上的胆囊床超声难以判别,一般可选择右侧季肋部扫查胆囊体部的中心或近颈侧的体部作为穿刺部位。

(2)常规消毒、铺巾,局部麻醉,超声引导下采用套管针法或 Seldinger 法完成穿刺置管引流。

1)套管针法:超声引导下将套管针刺入胆囊,见胆汁后,向前推套管,放到合适位置后将穿刺针拔出,最后将引流管外露端缝合固定于皮肤。

2)Seldinger 法:超声引导下将 18 G 穿刺针刺入胆囊,拔出针芯,见胆汁后插入导丝,拔出针鞘,用扩张导管扩张针道,顺导丝插入引流管。

3.将引流管缝合固定在皮肤上,接无菌引流袋。

(七)注意事项和并发症

1.注意事项

(1)要力求一次穿刺置管成功,尽可能减小粗针对肝脏和胆囊的损伤。

(2)局部麻醉需达肝包膜,避免针尖刺入肝包膜时患者因疼痛而深呼吸,使肝发生移动。

(3)穿刺时要求患者平静呼吸,以免皮肤与肝之间产生错动使置管困难。

(4)穿刺和置管过程应有满意的超声监视,要避免用力过猛而贯穿胆囊后壁。

（5）置入的引流管在胆囊腔内应有一定的长度，以防脱出。

（6）术后卧床休息 24 h，密切监测生命体征并观察症状，术后 4～6 h，可以出现手术局部和肩部疼痛。

（7）PTGD 后 1 周应进行胆囊造影，判断胆囊管的通畅程度、有无胆囊管结石和观察引流管位置，术后 2～3 周试行闭管，待胆囊管通畅且胆囊造口窦道形成后方可拔出引流管。

（8）长期置管引流患者，须 3 个月更换一次引流管。

（9）治疗前应让患者或其亲属知情，了解治疗的目的、方法、疗效及治疗过程中可能出现的不适症状、并发症及意外情况等，患者或其亲属表示同意治疗后签署知情同意书，并告知患者和家属引流管保护和护理方法。

2.并发症

超声引导下经皮胆囊造口术的并发症较少，通常发生于手术即刻或数天内。

（1）胆漏是最常见的并发症之一，处理同 PTBD。

（2）胆道内出血发生率较低，约占 10％，多发生于术后 24 h 内，一般症状较轻，如血块未造成胆道梗阻，则无须特殊处理。

（3）其他少见并发症包括迷走神经反射、脓血症、胆汁性腹膜炎、气胸、肠管穿孔、继发感染和引流管脱出等。

（4）远期并发症为引流管脱出和复发性胆囊炎。

（八）临床疗效

PTGD 是一种应急治疗措施，常用于高龄、危重而不宜进行外科手术的患者，通过胆囊引流减压，达到控制感染、改善肝功能和全身情况的目的，为手术创造条件。通过留置在胆囊内的导管，还可进行胆道系统造影，抽吸胆汁做细胞学或细菌学检查，以进一步明确病变性质和病因，还可通过导管进行溶石疗法和扩张取石。

四、超声引导下经皮肾盂穿刺造瘘术

以往须借助 X 线平片定位进行肾盂穿刺，既不能观察到肾盂的解剖结构，又无法看到穿刺针的路径和针尖达到的位置，显然有很大的盲目性。近年来，临床上多采用超声引导下穿刺，该法可以清晰显示肾及其周围结构，引导术者选择最安全的路径和部位穿刺，操作过程简便而安全。

（一）目的

（1）尿路造影。

（2）尿液实验室检查和尿流动力学检查。

（3）引流尿液，改善肾功能。

（4）对感染性疾病进行引流减压，控制感染。

（5）通过造瘘口对肾盂和上尿路疾病进行诊断和治疗。

（二）适应证

（1）急性上尿路梗阻引起的尿闭，挽救肾功能。

（2）不宜手术的上尿路梗阻患者和恶性肿瘤患者的姑息性经皮尿流改道治疗。

（3）肾盂积脓或肾脓肿时，用此法减压、引流、冲洗、控制感染，避免手术或为进一步的手术治疗创造条件。

(4)积水肾引流后的功能评价,作为是否保留病肾的依据。

(5)输尿管手术后因水肿或炎症引起的尿路梗阻,采用本方法促进炎症消除,避免再次手术。

(6)输尿管损伤后出现尿外渗,使用本技术临时转移尿流方向,促进愈合。

(7)肾移植术后出现肾盂积水、积血或积脓等并发症,采用此方法促使肾功能恢复。

(8)经皮肾镜检查或取石的术前准备。

(9)药物溶石或肿瘤化疗。

(三)禁忌证

(1)有严重出血倾向者。

(2)无安全的穿刺路径。

(3)非梗阻原因引起的严重肾衰竭者。

(4)未控制的严重高血压患者。

(5)穿刺局部皮肤感染或严重皮肤病者。

(四)器具

(1)穿刺针一般选用 18～20 G 穿刺针,可通过针芯置入导引钢丝即可。

(2)导丝直径 0.035 in(0.9 mm),长 40～60 cm,前端柔软呈 J 形。

(3)导管单纯引流可选用口径较细的引流管,常用 6～10 F 的猪尾形或球囊导管。

(4)扩张管特氟隆材质,6～8 F,长 10～15 cm。

(5)套管针可选用 17 G 或 18 G 穿刺针,紧套于针外壁的导管为聚乙烯或四氟乙烯薄壁导管,长度与穿刺针相同,管尖呈锥形,前端可卷曲成猪尾状,有侧孔。

(五)术前准备

(1)常规检查,如血、尿常规,凝血功能,肝肾功能等,若患者有凝血功能异常,应先予以纠正。

(2)尿路影像学检查(包括超声、X 线尿路造影、CT、MR 尿路造影等),以明确病肾和上尿路的一般状态(肾的位置、外形、大小,肾盂和输尿管有无积水、梗阻程度等),估计可能发生的严重并发症,准备相应的急救药物,必要时备血。

(3)对体质虚弱、高龄等具有感染高危因素的患者,应预防性使用抗生素。

(4)对小儿或过分紧张的患者,术前半小时给予镇静药。

(六)操作方法

(1)患者取俯卧位或侧卧位,俯卧位者腹部垫高,侧卧位者将侧腰部垫高,穿刺前先用普通探头扫查。

(2)选择最佳穿刺点和穿刺路径,一般应选择侧腹膜或后腹膜腔进针,以免发生尿性腹膜炎。

(3)常规消毒、铺巾,局部麻醉,采取套管针法或 Seldinger 法完成穿刺置管引流。套管针法适用于中度到重度积水的置管引流;Seldinger 法适用于各种程度积水的置管引流。

1)套管针法:先用尖头手术刀或粗针刺破穿刺点皮肤,再选用带有塑料外鞘的导管针穿刺扩张的肾盏,进入肾盂后,一边向前轻轻推进外鞘,一边拔出针体,外鞘作为导管留置于肾盂内,或经外鞘插入引流管。

2)Seldinger 法:最常用,超声引导下将穿刺针刺入扩张的肾盂,拔出针芯,见尿液后插入导丝,拔出针鞘,用扩张导管扩张针道,顺导丝插入引流管。

(4)将引流管缝合固定在皮肤上,接无菌引流袋。

(七)注意事项和并发症

1.注意事项

(1)造瘘部位尽可能选在后侧方无血管区,穿刺针通过中下部肾盏或肾盏与漏斗部交界处,以防损伤叶间动脉或弓状动脉。

(2)穿刺路径必须注意避开肝、脾和结肠。

(3)用彩色多普勒超声引导,避免损伤血管。

(4)穿刺须避开胸膜腔,尽可能不经过腹膜腔。

(5)进针时应尽量一次到位,若出血较多应及时冲洗,防止血块堵塞引流管,并使用利尿药,术后注意监测血压。

(6)对梗阻肾进行引流时,由于突然减压,可能出现大量尿液引流,术后应及时纠正水和电解质紊乱。

(7)对于肾盂积脓患者,尤其应注意穿刺动作要轻柔,穿刺通道建立后要及时减压,避免引起肾盂内压急剧增高的操作,防止肾盂内脓液逆流入血,导致脓毒血症。

(8)双侧肾积水时穿刺肾盂的选择:①一般不做双侧肾盂同时穿刺造瘘;②双侧肾积水程度均较严重时,宜先穿刺积水程度相对较轻侧肾盂或梗阻发生较晚侧肾盂,以挽救可能尚未完全丧失功能的肾;③双侧肾积水程度较轻者,宜先穿刺积水相对较重侧肾盂,以减轻积水对肾功能的损害。

(9)术后绝对卧床 24 h 以上,严密观察血压、心率变化。

(10)术后常规连续使用抗生素 3 d,必要时延长使用时间。

(11)对需长期置管引流患者,必须注意保持引流管畅通无菌,定期更换引流管。

(12)治疗前应让患者或其亲属知情,了解治疗的目的、方法、疗效,以及治疗过程中可能发生的不适症状、并发症及意外情况等,患者或其亲属表示同意治疗后签署知情同意书,并告知患者和家属引流管的保护和护理方法。

2.并发症

(1)出血:最常见且最严重,可发生在操作过程中,也可发生在拔管时,或在其后延迟出血。若尿液混杂血量增多,而尿量又不多,可能是由于引流管侧孔在肾实质内,必须调整引流管位置。为了防止血凝块阻塞引流管,应用 0.9% 的氯化钠注射液冲洗;如果引流量不多但血细胞比容下降,应做超声检查确定是否有内出血。严重出血常由大血管损伤引起,有些患者可通过插入更粗的引流管以堵塞通道,达到止血的目的,如无法止血则要进行血管栓塞或外科手术治疗。

(2)感染和脓毒血症:多发生在脓肾患者,可能与操作技术不良引起肾盂过度扩张、肾盂内压力剧增有关,一旦发生感染,应延迟拔管。此外,如果发生肾周脓肿,应给予引流治疗。

(3)肾周血肿:小血肿可不予处理,较大的血肿应抽吸干净或切开清除。

(4)尿外渗、肾盂穿孔:多数由于操作不当造成。

(5)血管并发症:如动静脉瘘、假性动脉瘤,主要原因是用较粗的穿刺针引起血管损伤,或者糖尿病、高血压等其他肾硬化类型病变损害了血管壁的弹性,血管并发症是造成后期出血的主要原因,须行外科手术或血管栓塞治疗。

(6)引流管滑脱和堵塞:引流管置入深度要适当,过深会影响引流,过浅则容易滑脱。治疗后发生引流不畅者应及时用注射器抽吸或经引流管注入少量 0.9% 的氯化钠注射液进行冲洗,防止血块或组织碎屑堵塞引流管。

(八)临床疗效

超声引导下经皮肾盂穿刺造瘘术克服了传统静脉肾盂造影和体表标志定位穿刺的盲目性,能简便准确地完成经皮肾盂穿刺、尿液引流,使患者有时间等待进一步的治疗,已取代了创伤较大的外科肾切开术。

五、肝、肾囊肿穿刺诊断及硬化治疗

肝、肾囊肿是临床常见病和多发病,人群发病率高,肾囊肿在 50 岁以上人群中检出率高达50%。在形态学上,单纯性肝、肾囊肿是具有完整结构的液性包块,属良性病变。囊内液体因与囊壁及周围脏器组织存在着一定程度的进出交换而保持容量相对稳定,故临床表现为囊肿即使增大也较缓慢。较小囊肿可无临床症状而不需要治疗。部分囊肿可因囊壁细胞的分泌及周围组织液体的进入相对增多而增大,因占位效应产生压迫症状,挤压周围组织或器官,如门静脉、胆管、肾盂、输尿管等,甚至引起相应组织、器官功能受损。

超声诊断肝、肾囊肿极为敏感,且易与实性肿块鉴别。应用超声引导行囊肿穿刺抽液进行生化、细菌学、细胞学等项检查,能够明确各种囊性病变的性质,并且对有适应证的囊肿进行经皮穿刺引流,注入无水乙醇硬化治疗已成为目前临床腹腔脏器囊肿治疗的首选方案。

(一)目的

囊肿治疗的目的是使囊腔缩小或闭合,从而减轻和消除相应的临床症状。囊肿穿刺抽吸硬化治疗的基本原理是打破原有囊液的进出平衡且硬化剂导致囊壁组织变性坏死,虽因囊壁组织短时间无菌性炎症反应渗出增多而表现为"囊腔再现"(非复发),但随着炎性反应减退、渗出被周围组织吸收,最终因减少和阻断了囊液的产生和进入而使囊壁萎缩及囊腔逐渐缩小或闭合。事实上,部分单纯性囊肿仅经反复穿刺抽吸致囊压减低、囊壁老化亦可使囊腔逐渐缩小甚至闭合。

(二)适应证

(1)肝囊肿直径>5 cm,肾囊肿直径>4 cm 的单发或多发的单纯性囊肿。

(2)肝、肾囊肿引起明显临床症状者,如上腹不适、腹痛、血尿、腰背酸痛等。

(3)压迫周围脏器引起继发性并发症者,如胆道梗阻、胃肠梗阻、肾盂积水、高血压等,或影响肝肾功能,需要临床干预治疗者。

(4)囊肿合并感染者。

(5)多囊肝、多囊肾:为缓解因占位效应引起压迫症状或影响脏器功能者,对较大囊肿(直径>5 cm)可行抽吸减压治疗。硬化剂是否使用及用量多少应参考患者具体肝、肾功能情况而定。

(三)禁忌证

(1)有严重出血倾向,出凝血功能障碍者。

(2)对乙醇过敏者。

(3)囊肿与胆道、肾盂有交通者。

(4)肿瘤性囊肿。

(5)肾功能受损害者。

(6)穿刺路径不能避开大血管、胆管等重要脏器者,或囊肿位于穿刺不易达到部位者。

(7)一般状况差,不能配合完成穿刺过程者。

(四)术前准备

(1)穿刺前应先了解病史(包括麻醉药品、乙醇过敏史),审核是否适合进行超声引导下穿刺,确定无明确禁忌证存在。

(2)常规进行血常规、尿常规、凝血功能、肝肾功能、血压及心电图检查。超声不能排除肾积水和肾盂源性囊肿时应做静脉肾盂造影检查。

(3)常规禁食 4～6 h。

(4)治疗前须与患者或家属签署知情同意书。

(5)临床常用针具有 18～21 G PTC 针、21 G 多孔穿刺针(乙醇针)、16～18 G 塑料套管针及 6～10 F 猪尾形导管等。具体选用应视囊肿所在部位(涉及穿刺路径及损伤大小)、体积大小(与无水乙醇用量及术后不良反应有关)及便利性(使用者习惯)并结合具体硬化方式方法而定。

(6)多用无水乙醇注射液作为硬化剂。

(五)治疗方法

1.常规法

(1)穿刺时尽量抽净囊液(使用套管针或置管引流)。

(2)麻醉囊壁(2%利多卡因 5～10 mL)。

(3)注射无水乙醇(常规用量为准备抽出囊液量的 1/4,囊内单次无水乙醇注射量不宜超过 100 mL)。

(4)抽出所注无水乙醇,再重复 1～2 次(末次保留 3 min)。

(5)抽出残余液体,结束治疗。

2.置换法

此法最重要的是避免针尖脱出囊腔。

(1)穿刺尽量抽出大部分囊液(但应始终能看到针尖位于囊腔内)。

(2)麻醉囊壁(2%利多卡因 5～10 mL)。

(3)注入无水乙醇(用量同"常规法")。

(4)抽出所注无水乙醇,再重复注射至囊液变清。

(5)抽出残余液体,结束治疗。

(六)操作常规

(1)患者体位视囊肿所在部位和穿刺进针路径而定,多选择俯卧位或侧卧位。

(2)一般应选择侧腹膜或后腹膜腔进针。如必须经腹腔穿刺,应在充分考虑避免不必要损伤的基础上确定穿刺点、进针路径及囊肿的进针点,注意避开胆管、血管和邻近器官。对于部分或大部分凸出肝、肾表面的囊肿,穿刺点应选择在凸起囊壁与脏器实质交界处,尽量不要经过脏器实质,以免引起出血。

置针(置管)角度必须预先考虑囊液抽出及囊壁塌陷后,囊肿及脏器移位(回位)方向和幅度,防止针尖(导管)脱出囊腔、乙醇外溢。

(3)常规消毒、铺巾，局部麻醉穿刺点。

(4)实时超声监视下穿刺囊肿抽吸或置管引流，并行常规硬化治疗(肾囊肿硬化治疗前须行蛋白定性试验，以排除肾盂源性囊肿)。

(5)治疗后应常规观察2~4 h，必要时行超声检查。

(七)注意事项和并发症

1. 注意事项

(1)严格掌握适应证和禁忌证。

(2)注入无水乙醇前应确保针尖或导管在囊腔内，不能确定时禁止注入。可在超声监视下试验性地注入少量0.9%的氯化钠注射液，如见囊腔充起且注入液可顺利抽出方可注射硬化剂。

(3)肾囊肿硬化治疗前应常规行蛋白定性试验及尿氨定性试验。尿蛋白定性试验阳性，尿氨定性试验阴性方可注入无水乙醇行硬化治疗。

(4)囊肿合并感染者可行抗菌药物冲洗，是否行硬化治疗可视感染程度而定。

(5)穿刺时最好能经过一段正常组织再进入囊中，以减少硬化剂渗漏，且尽量不经过肾集合系统，以免损伤肾盂。

(6)若囊周血管较多，穿刺应在彩色多普勒超声评估后进行，可用18 G针，血管较丰富或需经过集合系统时采用21 G针。

2. 并发症及其处置

(1)囊内出血：出血多因误伤囊壁及相应脏器实质引起，多数继续采取无水乙醇硬化治疗，出血即可停止。

(2)发热：少数患者可因无水乙醇硬化治疗后致热物质吸收而体温升高，一般不超过38 ℃，多无须特殊处理。

(3)醉酒样反应：少数患者对乙醇耐受性低，可产生皮肤潮红、头晕、呕吐、多语等症状，采取对症处理即可。

(4)疼痛：少数患者出现较为剧烈的疼痛，多因无水乙醇漏出刺激肝肾被膜所致，症状可在短时间内消失。

(5)血尿：肾囊肿硬化治疗后可有一过性的镜下血尿，多无须特殊处理。

(八)疗效判断

(1)术后可分别于1周、1个月、3个月、6个月、12个月随诊复查超声，观察囊肿的缩小、闭合程度。囊腔闭合或复查囊腔直径缩小至3 cm以下，随访不再增大者，认为临床治愈。

(2)硬化治疗后囊肿闭合时间比较规律，直径<6 cm的囊肿一般于3~5个月内闭合；直径6~10 cm的较大囊肿常需6~10个月闭合；直径>10 cm的囊肿闭合时间多在12个月以上。

六、盆腔囊肿穿刺治疗

(一)目的

在超声引导下以最小的损伤、最少的痛苦对妇科囊性病变进行治疗。

(二)适应证

经阴道或经腹壁穿刺可及且能避免损伤其他脏器、血管的妇科良性囊性病变，尤其是术后并发、复发的病变,主要包括以下几种情况。

(1)盆腔包裹性积液(持续存在,有症状,非手术治疗无效)。

(2)卵巢巧克力囊肿(囊液极黏稠似淤泥者不适合)。

(3)卵巢单纯性囊肿(囊壁薄且光滑,无乳头及实性凸起,持续存在3个月以上不消失)。

(4)宫颈及阴道囊肿。

(5)盆腔脓肿,包括输卵管积脓。

(6)症状性输卵管积水。

(7)巨大卵巢黄素囊肿。

(8)巨大疼痛性淋巴囊肿等。

注意,多房囊肿介入性治疗费时长且效果较差;无症状的手术后包裹性积液可先观察。

(三)禁忌证

(1)不能除外卵巢恶性肿瘤的囊性包块(囊壁及分隔不规则增厚、囊内有乳头样凸起等)。

(2)囊性畸胎瘤。

(3)对乙醇过敏者。

(四)术前准备

1.治疗

治疗应安排在非月经期,卵巢巧克力囊肿最好在月经干净后尽早进行。

2.术前化验检查

血常规、凝血功能、血清四项(乙肝、丙肝、艾滋病、梅毒)及肿瘤标志物(CA125)等。

3.向患者及家属介绍

介入性超声治疗的特点,术中、术后可能遇到的问题及各种并发症等,取得患者的理解与配合。

4.治疗前再次行超声检查

了解病变的位置、大小、囊液黏稠程度,据此决定使用的穿刺针型号及穿刺路径等,准备好治疗需要使用的相关药品。

(五)操作方法

1.穿刺路径及体位

病变位于盆腔前上部接近前腹壁者选择经腹壁途径穿刺,患者取平卧位;病变位于盆腔底部靠近阴道穹窿的已婚患者,选择经阴道途径穿刺,患者取膀胱截石位。

总之,穿刺途径以距离最短,又能避开其他重要脏器为宜。若两个途径均可,应首选经阴道途径穿刺,因其能清晰显示病变,囊液易抽净,治疗过程受肠管影响小,更能保证治疗效果。

2.消毒与麻醉

用碘伏消毒,经腹壁途径穿刺可用2%利多卡因于穿刺点局部浸润麻醉,亦可不进行麻醉,经后穹窿进针者不用麻醉。

3.穿刺抽液及冲洗

根据病变位置、大小与囊液黏稠度选择不同长度与粗细的一次性PTC针,经腹壁穿刺可选用较短(如15 cm长)的针,经阴道穿刺至少应选用18 cm长的针,囊液黏稠者需选用较粗的针(如16 G),病变体积小、张力低的囊肿可选用非常细的21 G针,一般囊肿则选用18 G针。进针时宜采用快速有力的手法,针尖进入囊腔后调整至囊腔中心,拔出针芯,针尾连接塑料延长管及注射器,将囊液抽吸干净。若囊腔内的液体为黏稠的陈旧性积血或脓液,需注入0.9%的氯化钠注射液或抗生素反复冲洗囊腔,至冲洗液干净清亮后完全抽出。

4.硬化治疗

硬化治疗以无水乙醇为硬化剂,单次注入量为抽出囊液量的 $1/4 \sim 2/3$,较大囊肿单次注入量以不超过 60 mL 为宜。注入的硬化剂留置 3 min 后完全抽出。若抽出无水乙醇的量多于注入量的10%,说明囊液残留过多,无水乙醇被稀释,应计为一次无效硬化治疗,重新注入硬化剂。

5.其他

囊内用药。盆腔脓肿在冲洗干净后注入抗生素留置,有药敏试验结果的据此使用敏感抗生素,无药敏试验结果的常规使用甲硝唑注射液和庆大霉素治疗。

6.单纯抽液及置管引流

巨大卵巢黄素囊肿及妇科恶性肿瘤淋巴清扫术后出现的持续性症状性淋巴囊肿,单纯抽液即可,无须进行硬化。单纯抽液仅能短时间缓解症状,需反复穿刺抽液的巨大持续性症状性淋巴囊肿及晚期妇科恶性肿瘤顽固性腹腔积液的患者还可采用置管引流的方法,使不断产生的液体随时流出,从而减轻患者的痛苦。

(六)注意事项和并发症

1.注意事项

(1)选择穿刺路径时一定要注意避免损伤肠管、膀胱、血管等重要脏器,一定要在能清楚显示的条件下进行穿刺;要选择合适的针具,囊液黏稠时若选用细针可能无法完成治疗,经阴道穿刺若选用的针太短,有可能出现治疗过程中针尖脱出囊腔导致治疗失败。

(2)病变为多房囊肿时应对每个囊腔分别行穿刺抽吸硬化治疗,治疗开始前仔细检查设计好的治疗方案,应由近及远、由大到小进行治疗,尽可能一次经皮或经阴道穿刺,在囊腔内部通过改变针尖的方向和位置逐个完成全部囊腔的治疗,尽量避免每次都退出病变后再重新穿刺。在抽液及硬化治疗整个过程中注意调整针尖位置,使其始终位于囊腔中央部位,以免针尖贴壁致使囊腔内液体不能完全抽净或刺穿囊壁。

(3)无水乙醇作为硬化剂,注入囊腔后患者都会有不同程度的疼痛反应,多数患者能耐受,但个别患者疼痛反应剧烈,可能导致硬化治疗失败。硬化治疗疼痛反应多发生在开始注入无水乙醇时,随着无水乙醇留置时间的延长疼痛会逐渐减轻;或采用少量多次注入、短时间留置的方法,可使部分患者慢慢适应无水乙醇硬化时的疼痛,提高成功率。对于经以上处理仍不能耐受无水乙醇者,可考虑选择其他刺激性小的硬化剂。

(4)当囊液过于黏稠(如巧克力囊肿)时,可在抽出少量囊液后注入肝素或尿激酶使囊液稀释后再抽吸。

(5)囊肿体积巨大者,单次穿刺硬化治疗常不能达到治愈的效果,可间隔一段时间(2~3个月)后重复硬化治疗,以提高治愈率。

(6)巨大囊肿的穿刺抽液治疗抽液速度一定不要过快,以防腹压骤降等并发症发生。

2.并发症

(1)阴道壁损伤出血或腹壁针眼出血:经阴道途径穿刺者,穿刺针及引导架有可能划伤阴道壁,应在阴道窥器暴露下放置附上引导架的阴道探头,且尽量一次放置到后穹窿的预定进针点,避免大范围盲目调整探头位置,探头位置固定好后再将穿刺针沿引导架进行穿刺,治疗结束后应检查有无阴道壁及腹壁针眼处出血,发现有活动性出血者,应及时用纱布加压止血,嘱患者卧床休息,出血多能自行停止。

(2)无水乙醇吸收与刺激反应:部分患者特别是无水乙醇保留过多者治疗后会出现无水乙醇吸收反应,如头晕、恶心、呕吐、心动过速等,个别患者拔针后甚至出现一过性虚脱,为微量无水乙醇刺激针道所致,以上症状经卧床休息和对症处理多可缓解。

(3)发热:少数患者有治疗后吸收热,体温通常不高于38 ℃,多持续3 d左右消失,若体温持续不降,伴有血常规增高,盆腔压痛、反跳痛,提示继发感染,非手术治疗不奏效时,应及时于穿刺引流后采用抗生素灌洗留置并配合全身抗生素治疗。

(4)其他:偶尔会发生少量乙醇漏至盆腔、盆腔内出血、膀胱损伤等并发症,术后应积极对症处理,严密观察患者生命体征、有无腹痛、盆腔内积液量及尿液颜色改变等。

门诊患者治疗后应观察0.5 h,生命体征平稳及一般状况良好者可离开,并交代注意事项。只要严格掌握穿刺适应证和操作方法,妇科囊性病变的介入性超声治疗是安全的,术后很少发生严重并发症。

(七)疗效评价

通常在介入性超声治疗3个月后进行初步疗效评价,疗效评价标准:囊肿消失为治愈;体积缩小>1/2为有效;体积不缩小或缩小<1/3为无效。未达治愈的患者,可以进行重复介入性治疗。

七、心包穿刺和置管引流

(一)目的

(1)进行心包腔抽吸和引流,消除心脏压迫。

(2)确定心包积液类型(渗出液或漏出液),有无心包内占位性病变、心包腔粘连和心包膜增厚。

(3)必要时可同时行心包腔内药物注射。

(二)适应证

1.诊断性心包穿刺

(1)中量(舒张末期积液厚度1～2 cm)或大量心包积液(舒张末期积液厚度>2 cm)的性质鉴别。

(2)心包组织学活检或心包内占位性病变组织学活检。

2.治疗性心包穿刺

(1)心脏压塞(二尖瓣舒张期过瓣血流速度频谱显示吸气和呼气时相峰值速度差异>25%,肝静脉前向血流呼气时相消失,右心室壁和右心房壁塌陷,室间隔与左心室后壁同向运动和心脏摆动等)引流减压。

(2)恶性心包积液置管引流。

(3)心包腔药物冲洗。

(4)恶性心包积液药物注射,治疗性心包腔闭合。

(5)少量心包积液导致的急性心脏压塞。

(三)禁忌证

(1)少量心包积液(积液厚度<1 cm)。

(2)严重心包粘连。

(3)严重出血倾向。

(4)严重多器官或心肺功能衰竭。

(四)术前准备

(1)签署心包穿刺和(或)心包置管引流知情同意书。

(2)常规体检,检查血常规、出凝血时间、血压和常规心电图。

(3)体位:①半卧位或坐位(剑下穿刺);②左侧卧位(心尖穿刺)。

(4)标定穿刺位点。

(5)设计穿刺路径及预测穿刺深度。

(6)穿刺位点消毒。

(7)穿刺器具和引流导管准备如下。

1)穿刺针:18 G,长度18～20 cm。

2)导丝:前端柔软呈J形。

3)引流管:一次性中心静脉导管或猪尾形导管,16 G或7 F。

(8)消毒体表和引导穿刺的超声探头或采用无菌隔离套。

(9)准备量杯,准备细胞学、组织标本及生化检测采样瓶。

(10)依据不同心包病变类型和治疗目的准备相应的心包腔注射药物(抗生素、抗肿瘤药物、激素)。

(五)操作方法

1. 超声心动图探查区域

剑下探查区、胸骨旁探查区和心尖探查区。

2. 超声心动图观察

(1)超声心动图观察切面:剑下四腔心切面;胸骨旁左心室长轴切面;胸骨旁左心室心尖、乳头肌和二尖瓣口短轴切面;心尖左心室长轴、两腔和四腔切面。

(2)超声心动图观察内容。

1)心包积液量及其分布。明确舒张末期或收缩末期心包积液厚度。

2)心包有无增厚及粘连分隔。

3)心包内有无占位性病变。

4)观察心脏摆动情况,重点观察心脏房室壁与心包壁层的时间和空间位置关系。

3. 常规

消毒、铺巾,局部麻醉(1%～2%利多卡因)。

4. 呼吸控制

保持呼吸平静,应在呼气末期停止吸气时进针,以减少穿刺针对肝脏和肺脏的损伤机会。

5. 心电图和血压监控

观察有无室性心律失常出现;观察有无血压突然降低或增高。

6. 进针位点、角度和方向控制

(1)心尖区肋间或剑下:①心尖区肋间垂直进针;②剑突下区与胸壁成30°～40°,向左肩方向进针。

(2)在超声心动图监控下,选用最短预估穿刺距离、心包积液舒张期最大宽度和心脏房室壁最小摆动幅度切面引导进针。

（3）避开肺或肝组织的遮挡。

（4）进针方向和已进针体尽量与心室壁平行，减少心脏损伤机会。

（5）保持针管负压，在超声心动图引导下缓慢进针直至突破感或落空感出现和液体抽出。

7.进针深度判断

依据超声心动图测量预估和实时超声图像显示针尖位置，掌控进针深度。

8.置入

对于置管引流或心包腔内药物注射的患者，应在超声心动图引导下采用 Seldinger 法置入，即在超声引导下将穿刺针刺入心包积液，拔出针芯，见抽出少量积液后插入导丝，拔出针鞘，用扩张导管扩张针道，顺导丝插入引流管，接引流瓶并计量。

（六）注意事项和并发症

1.注意事项

（1）负责心包穿刺的医师必须事先检查超声心动图，以全面了解情况。预备急救设备和药品。

（2）由于心包积液变化较快，心包穿刺前必须重复进行超声心动图检查。

（3）穿刺针不易过深，达到积液即可。抽取过程中应密切监视针尖位置，切勿让针尖触及心脏。

（4）心包积液置管引流，应在超声心动图引导下将引流导管置于心包低位，以利于心包积液的有效引流。

（5）长期置管引流心包积液者，应当采用抗生素预防感染。

（6）抽液和注射应缓慢进行，避免过快抽吸或注射刺激心脏，导致血流动力学不稳和心律失常。

（7）抽液和引流速度均不宜太快。特别是抽取大量积液时，抽出液体达 100～150 mL 后，应减慢速度或间歇引流，避免心腔体积和回心血量瞬间巨变。

2.并发症

（1）冠状动脉和（或）心肌损伤、急性血性心脏压塞。

（2）肝脏或肺脏损伤、破裂。

（3）严重室性或房性心律失常。

（4）右心室和右心房急性扩张伴心力衰竭。

（5）先天性心包缺失导致左心耳或右心耳嵌顿。

（6）胸膜破裂致心包积液漏入胸膜腔。

（7）心包积液引流导管感染或刺激反应。

第四节　超声引导消融治疗

超声引导消融治疗主要包括化学消融和热消融两种。化学消融是通过化学物质（如无水乙醇、醋酸或高温盐水)产生的细胞毒性而使细胞质脱水、细胞蛋白变性和血管血栓形成,进而促使肿瘤细胞坏死。热消融利用电、光、声等能源导入肿瘤组织内制造热场,从而原位灭活肿瘤细胞,主要包括微波消融、射频消融、高强度聚焦超声、激光消融等,它是利用热能导入肿瘤组织中使其产生凝固性坏死。

微波消融(nucro wave ablation,MWA)利用微波的热效应,在影像技术引导下,将置入式微波天线插到肿瘤组织中在极短时间内产生 65 ℃~100 ℃ 的局部高温,使肿瘤组织发生完全凝固性坏死,从而达到肿瘤原位灭活或局部根除的目的,而周围正常组织不受损伤或损伤较小,具有微创、痛苦小、操作简便、可反复施行、疗效确切等优点,为肿瘤的局部治疗提供了一种新途径,主要用于实体瘤的治疗,如肝、肾、肺、骨骼、甲状腺等部位的肿瘤。

射频消融(radio frequency ablation,RFA)利用热能损毁肿瘤组织,由电极发出射频波使其周围组织中的离子和极性大分子振荡撞击、摩擦发热,将肿瘤区加热至有效治疗温度范围并维持一定时间以杀灭肿瘤细胞。

同时,射频热效应能使周围组织的血管凝固,形成一个反应带,使其不能向肿瘤供血而防止肿瘤转移。目前,RFA 治疗领域已从最初的肝肿瘤发展到肾、肾上腺、肺、骨、甲状腺、乳房等部位的肿瘤。

高强度聚焦超声(high intensity focused ultrasound,HIFU)是将高声强超声聚焦后,形成一个焦点,焦点处能量极高,当它作用于人体内肿瘤组织时,由于瞬态的高温(60 ℃以上)和空化效应,导致蛋白质变性,使肿瘤组织发生不可逆性凝固性坏死,从而达到灭活肿瘤组织的目的。目前已经成功应用于肝、肾、胰腺、前列腺、乳房、骨骼、子宫等部位的良、恶性实体肿瘤的治疗。

激光消融(laserablation,LA)与其他热消融疗法相比组织凝固范围较小,疗效与其输出功率和作用时间有关,较大肿瘤消融时间长,疗效有限,但激光纤维纤细,适宜于小肿瘤和精细部位的消融治疗。

一、经皮穿刺无水乙醇注射疗法治疗原发性肝癌

(一)目的

超声引导下经皮穿刺无水乙醇注射疗法(percutan eousethanol injection therapy,PEIT)治疗原发性肝癌是将无水乙醇注入肝癌病灶内,致使癌细胞变性、坏死和瘤内微血管栓塞、蛋白凝固,进一步引起癌组织缺血、凝固性坏死,从而达到治疗目的的非手术治疗方法。大量临床资料显示其疗效可与外科根治手术相媲美,尤其适合于下列情况:肝内多发病灶或肝硬化、肝功能差、高龄肝癌患者但不适合手术者,或不愿手术的肝癌患者。

(二)适应证

PEIT 治疗原发性肝癌的适应证取决于肝癌病灶体积大小、数目、门静脉有无癌栓及肝功能等级、凝血功能等相关因素。

1. 目前 PEIT 治疗肝癌公认的适应证

(1)直径≤3 cm 的小肝癌。

(2)癌结节数目≤3 个。

(3)无大量腹腔积液等全身恶病质者。

(4)凝血功能基本正常者。

2.相对适应证

肿瘤较大或病灶超过 3 个,但一般情况较好、无明显恶病质、肝功能 Child 分级为 A 或 B 级,且无其他适宜的治疗方法者。

(三)禁忌证

有下述情况不应行 PEIT 治疗。

(1)巨大肝癌。

(2)弥散性肝癌或合并广泛性门静脉癌栓。

(3)合并凝血功能障碍性疾病,有明显出血倾向,血小板计数$<50×10^9/L$。

(4)出现肝外转移且无法手术切除或采取其他方法治疗者。

(5)严重乙醇过敏者。

(6)严重肝功能不全,全身情况差且已出现恶病质者,如重度黄疸或大量腹腔积液不能耐受 PEIT 治疗者。

(四)术前准备

PEIT 治疗原发性肝癌的术前准备包括以下几个方面。

(1)询问患者既往病史,如有无高血压、心脏病史等及有无乙醇过敏史。

(2)向患者及家属讲解治疗过程中可能发生的危险和并发症,签署知情同意书。

(3)进行相关检查,包括血常规、凝血功能及肝功能与甲胎蛋白(AFP)检查,结合相关影像学检查(既往超声报告、CT 等检查资料)进行评估;术前进行彩色多普勒超声检查或加做超声造影检查,以便在治疗前对患者情况进行评估,事先预计操作中可能遇到的困难,并进一步确定患者是否适合 PEIT 治疗。

(4)尽可能对病灶进行超声引导下穿刺活检以获得明确的病理诊断,其主要目的是避免治疗前误诊,亦有利于术后的疗效评价与相关资料的积累。

(5)准备相关治疗物品,包括穿刺包、消毒液、探头无菌隔离套、治疗车、无水乙醇、胶布及麻醉药等。此外,超声介入室还应备有抗过敏性休克及镇痛药、止血药、氧气等应急抢救药物与设施。

(五)操作方法

(1)进行常规全面彩色多普勒超声检查,重点扫查所要治疗的肝癌病灶。

(2)选择最佳的穿刺路径与穿刺点,体表标记后按常规消毒、铺巾,局部注射麻醉药至肝包膜。

(3)在超声引导下从体表定位标记处进针,将细针刺入肝癌病灶后部,退出针芯,接上抽入无水乙醇的针筒,缓慢注入无水乙醇并边注射边缓慢退针,注射过程中观察无水乙醇弥散的范围,注射完毕后插入针芯,退针,至肿瘤边缘稍做停顿,监视有无药物外渗,若无则继续退针。

(4)如患者感觉疼痛,可当穿刺针退至近肝包膜时抽出针芯,接上利多卡因,边推注边将穿刺针退至体外。退针后再次消毒穿刺点,然后用纱布覆盖穿刺点并用胶布固定。

(5)所有患者于治疗后留观 $20\sim30$ min,患者无发热、疼痛、出血或气促等不适与并发症方可离去。

超声引导穿刺是 PEIT 治疗成功与否的关键步骤,其主要原则如下:①选择安全且距离较短的穿刺点与穿刺路径。其原则是在能够避开血管、相邻脏器和穿刺障碍物如肋骨或气体等的前提下,尽可能缩短穿刺距离。②清晰的超声引导监视声窗。整个穿刺过程应该在超声的监视下进行,以确保穿刺的安全。肝包膜下肝癌应尽量使穿刺先经过一定厚度的正常肝组织(一般建议至少 1.0 cm)再进入肝癌病灶,以防止无水乙醇漏出。

(六)注意事项和并发症

PEIT 治疗原发性肝癌病灶,其关键在于尽可能使无水乙醇弥散和包绕整个肝癌病灶,确保肿瘤组织全部坏死,从而达到治疗目的。

1. 注意事项

(1)对于小肝癌(直径≤3 cm),超声引导穿刺时可刺入癌灶中心,在同一点注射无水乙醇基本上就能使其弥散整个病灶,而对于较大的癌灶应采取多点注射。

(2)若患者出现较明显的疼痛或其他明显不适应停止注射。

(3)应缓慢注射,以便无水乙醇在肿瘤组织内均匀浸润。注射时如发现无水乙醇沿着针道逆流,应减慢注射速度或停止注射。

(4)注射结束后,穿刺针应在原位停留 1~2 min。待无水乙醇弥散后再拔针,若癌肿病灶体积较大可采取逐步分段拔针,如此操作可防止由于快速拔针引起无水乙醇溢出包膜而导致的剧烈腹痛。

(5)治疗结束后,留观 20~30 min,应仔细观察患者的生命体征如心率、血压等,患者一般情况稳定后方可离开。

(6)部分患者 PEIT 治疗后肝功能(主要是转氨酶)可轻度改变,此情况主要发生在肝癌体积较大伴肝硬化、无水乙醇注射量较大时,如出现此情况,再次治疗时无水乙醇量应适当减少,治疗后可服保肝药。

2. 并发症

PEIT 治疗原发性肝癌较常见的不良反应与并发症有发热、疼痛、肝功能损害等。

(1)发热:可能与肿瘤组织坏死有关,一般多为低热,给予对症治疗即可,个别患者可服用退热药。

(2)疼痛:疼痛部位常在穿刺点、上腹部,偶可在肩部,一般无须特别处理,嘱咐患者静卧0.5 h 以上即可自行缓解,如患者疼痛无法忍受,可行吸氧、注射止痛药。

(3)肝功能损害:部分患者对无水乙醇不耐受,治疗后偶可出现醉酒状态,轻度肝功能受损一般无须特殊处理,治疗后可自行好转。

(4)其他并发症:伴有冠心病、高血压、糖尿病的个别患者可出现短暂心房纤颤、一过性高血压与低血糖等症状,应严密观察患者,以便早期发现并对有基础疾病的患者采取个体化治疗,以减少并发症的发生。

(七)疗效评价

PEIT 治疗原发性肝癌的疗效评价最常用的手段为影像学检查,包括彩色多普勒超声、CT或增强 CT、MRI 及超声造影等。一般于介入性治疗疗程结束后 1 个月进行。

(1)彩色多普勒超声显示癌肿回声增高,血供的信息有一定参考价值。

(2)增强 CT、MRI 对消融治疗疗效评价有重要的应用价值。

(3)实时超声造影评价肿瘤介入性治疗效果有较高的实用价值,有助于判断疗效或发现残留癌组织。

(4)甲胎蛋白(AFP)测定是判断 PEIT 治疗原发性肝癌疗效较为可靠的一项指标,但不适用于术前无 AFP 升高患者。经 PEIT 治疗后 AFP 开始持续下降或降至正常水平,为治疗有效;若不能降至正常水平或下降后又升高甚至仅为低度水平 AFP 波动,则常提示仍有残存癌细胞或复发或可能存在门静脉分支癌栓,必要时需进一步治疗。

(5)因取材代表性问题,病理组织不作为常规判断疗效的方法之一,但研究表明超声造影有助于取材部位的选择,提高残留组织检出率。

二、肝肿瘤微波消融治疗

(一)目的

超声引导下肝肿瘤微波消融治疗对单发小肝癌可获得根治,对于复发病灶及不能手术者可达到减瘤目的。微波消融治疗途径主要有经皮、经腹腔镜、经开腹手术,以经皮穿刺微波消融治疗应用最多。

(二)适应证

1.一般适应证

(1)直径≤5 cm 的单发肿瘤结节或最大直径≤3 cm 的 3 个以内的多发结节,无血管、胆管侵犯或远处转移,肝功能 Child 分级为 A 或 B 级的肝癌患者。

(2)无严重肝、肾、心、肺、脑等器官功能障碍和凝血功能障碍者。

(3)手术切除后复发或中晚期肝癌不能手术切除者。

(4)肿瘤距肝门部总肝管、左右肝管的距离至少 5 mm。

(5)对邻近心、膈、胃、肠管、肾上腺、胆囊、肝门部、大血管等重要结构的肿瘤灶,可采取消融治疗结合无水乙醇注射治疗。

(6)对于 3 个以上的多发病灶或单个病灶直径>5 cm 者的肿瘤灶,可先行肝动脉化疗栓塞后再行微波消融治疗。

(7)可作为肝移植等待供肝期间的术前治疗。

2.相对适应证

对于肿瘤病灶较大、数目较多,但一般情况较好、无明显出血倾向、肝功能 Child 分级为 A 或 B 级,不适宜手术切除和肝动脉化疗栓塞者,可行微波消融姑息性治疗,以缓解病情。

(三)禁忌证

(1)巨块型或弥散性肝癌,合并门静脉主干及主要分支或肝静脉癌栓。

(2)肝功能 Child 分级为 C 级。

(3)不能纠正的严重凝血功能障碍。

(4)近期有食管胃底静脉曲张破裂大出血者。

(5)严重的心、肺、肝、肾衰竭,不能耐受手术者。

(6)合并活动性感染尤其是伴有胆道系统感染者。

(7)顽固性大量腹腔积液,合并肝性脑病或恶病质者。

(四)术前准备

(1)详细询问病史和进行体格检查,充分了解患者的病情和心理状况。

(2)检查血常规,凝血功能,血型,甲胎蛋白(AFP),癌胚抗原(CEA),心、肺、肝、肾功能,血糖等,并行心电图(ECG)、彩色多普勒超声或超声造影、增强 CT 或 MRI 等检查。

(3)实施肿瘤消融治疗前,应向患者和家属告知治疗目的、过程、风险、可能发生的并发症及预防措施等,征得患者及家属的同意并在手术知情同意书上签字。

(4)治疗前行穿刺活检以明确病变的病理学性质。

(5)有凝血功能障碍或低蛋白血症者,术前应予以纠正。

(6)准备彩色多普勒超声诊断仪,3.0～3.5 MHz 低频凸阵探头,无菌隔离套,穿刺架;微波消融治疗仪;一次性微波消融针;消毒包,主要包括弯盘、镊子、尖手术刀、缝合针线等。

(7)监护及抢救用多功能监护仪、氧气通道、麻醉机、除颤器、吸引器及急救药品,在消融过程中进行心电、呼吸、血压、脉搏、血氧饱和度监测。

(8)根据消融范围必须超出肿瘤边缘 0.5 cm 以上的原则,结合 CT、MRI、超声等影像学检查提供的肿瘤大小、形态、部位信息等制订微波消融治疗方案。

(五)操作方法

(1)术前禁食 8～12 h,禁水 4 h。消融治疗前给予镇静药,对有出血倾向者,术前用维生素 K 和巴曲酶(立止血)等,建立静脉通道。

(2)经皮微波消融治疗一般采用利多卡因局部麻醉,可静脉注射镇静镇痛药,必要时行静脉全身麻醉。静脉麻醉用药可采用芬太尼和咪达唑仑,也可用药效更强、作用时间更短的丙泊酚等。

(3)根据病变部位不同,取仰卧位或侧卧位,超声扫查选择最佳穿刺点和进针路径。常规消毒、铺巾,2%利多卡因局部浸润麻醉,辅以静脉麻醉。

(4)超声引导下将消融针穿刺至肿瘤最深部,布针范围应从三维空间热场上完全覆盖病灶,采用由深至浅分段凝固、多点多部位凝固,根据肿瘤大小和形态选择不同功率-时间组合,一般使用 50～60 W 作用 300 s,有效的微波消融应完全灭活肿瘤及肿瘤边缘的正常肝组织 0.5 cm。通常情况下,单针穿刺消融适用于直径≤2 cm 的结节,对直径>2 cm 的肿瘤需施行多针组合穿刺消融,完成 1 点治疗后,针尖后退约 1 cm,再次重复以上消融治疗步骤。肿瘤直径<3 cm 时行 1～2 点消融,直径为 3～5 cm 者行 2～3 点消融,直径>5 cm 者行 4～8 点消融,多发肿瘤可一次凝固治疗 1～3 处。治疗结束后对针道行高功率凝固,避免出血或针道转移。若肿瘤内或周边有较大穿行血管,可首先选取大功率 70～80 W 作用 100 s 以阻断血供,防止出血。治疗完毕,拔针时仍保持微波辐射,以预防针道出血和肿瘤种植。消融时最好导入测温针来监测微波辐射区域温度。

(5)微波消融治疗术中超声评价,超声显示微波辐射区呈高回声,与病变组织脱水、变性、组织水分汽化等有关,之后逐渐减低,呈低回声。消融治疗后,可借助彩色多普勒血流成像或超声造影评估病灶坏死情况,后者可显示组织的微循环灌注,更加可靠准确。

(6)消融结束后拔出微波消融针,局部包扎,嘱患者卧床休息,注意观察生命体征及腹部情况等,超声检查腹腔有无积液。治疗后应至少住院观察 1 d。需要再次治疗者,可在前次治疗后 1 周左右进行。

第三章 甲状腺超声检查及诊断

第一节 解剖生理与正常声像图

一、解剖与生理概要

甲状腺(thyroid)是人体最大的内分泌腺体,合成的甲状腺激素包括甲状腺素(T_4)和三碘甲状腺原氨酸(T_3)。甲状腺位于气管前,分左右两叶,由峡部连着,上端达到甲状软骨中部,下端在第六气管软骨环,峡部位于第二和第三气管软骨环之前,厚度因人而异,有的人峡部不发达,只见结缔组织。甲状腺重 12~20 g,每侧叶长 3~6 cm,宽 2~3 cm,厚 1~2 cm;峡部高、宽各约 2 cm,厚约 0.2 cm。每叶又分为上下两极、内外两面和前后两缘,呈下宽上尖的锥体形。有些人峡部有一垂直向下的锥体叶,长短不一,长者可达到舌骨,为胎生初期甲状腺舌管的残余物,随年龄增长而萎缩。

甲状腺血管分为动脉和静脉,上、下动脉和静脉伴行。甲状腺的血流供应非常丰富,主要来自两侧的甲状腺上动脉和甲状腺下动脉,甲状腺上动脉是颈外动脉第一分支,沿喉侧下行,到达甲状腺两叶上极时,分成前后支进入腺体的前、背面。甲状腺下动脉起自锁骨下动脉,呈弓形横过颈总动脉后方,再分支进入甲状腺两叶的背面。有的人可有不对称的甲状腺最下动脉,起自头臂干或主动脉弓,在气管前面上行至甲状腺峡部或一叶下极。甲状腺共有 3 对静脉,即甲状腺上静脉、中静脉和下静脉。甲状腺上静脉自甲状腺上部发出,与甲状腺上动脉并行,并注入颈内静脉,或在颈总动脉分支处注入面总静脉。

甲状腺中静脉有的缺如,有的很粗,常自甲状腺侧叶的中下 1/3 交界处发出,向外直注颈内静脉。甲状腺下静脉自甲状腺下方发出,分别注入左右无名静脉。在气管和食管间两侧的沟内有喉返神经通过。喉返神经起自迷走神经,上行至甲状腺两叶的背面交错于甲状腺下动脉之间。喉上神经亦起自迷走神经,分内、外两支,内支为感觉支,经甲状舌骨膜而进入喉内,分布在喉的黏膜上;外支为运动支,下行分布至环甲肌,与甲状腺上动脉贴近。

甲状腺的淋巴管网极为丰富,引流的淋巴结较多,汇合流入沿颈内静脉排列的颈深淋巴结。气管前、甲状腺峡上方的淋巴结和气管旁、喉返神经周围淋巴结也收集来自甲状腺的淋巴。

甲状腺功能主要分泌甲状腺激素和降钙素。由食物中摄入的无机碘化物经胃肠道吸收进入血液,迅速被甲状腺摄取浓集。

然后即借过氧化酶作用由无机碘化物释放出高活性游离碘;继借碘化酶作用,又迅速与酪氨酸结合成一碘酪氨酸(T_1)和二碘酪氨酸(T_2)。1 个分子的 T_1 和 T_2 耦联成三碘甲状腺原氨酸(T_3);2 个分子的 T_2 耦联成四碘甲状腺原氨酸(T_4)。T_3 和 T_4 都是甲状腺激素,并与甲状腺球蛋白密切结合,储存在甲状腺滤泡内的胶体中。甲状腺球蛋白的分子较大(分子量约为680 000),不能透过毛细血管壁,必须经蛋白水解酶作用,甲状腺激素才能与甲状腺球蛋白解离,释放入血液。血液中甲状腺激素 99.5％以上与血清蛋白结合,其中 90％为 T_4,10％为 T_3。T_3 的量虽远少于 T_4,但 T_3 与蛋白结合较松,易于分离,且其活性强而迅速,因而其生理作用较 T_4 高 4～5 倍。

甲状腺激素能加速一切细胞的氧化率,全面增高人体的代谢,促进蛋白质、糖和脂肪的分解。如果甲状腺激素增多,会引起人体尿氮排出增加,肝内糖原降低,储蓄脂肪减少,使氧的消耗或热量的放出增加。

另外促进尿量排出增多。但甲状腺功能减退时,就会引起人体代谢降低以及体内水的蓄积,临床上出现黏液性水肿表现。下丘脑控制和调节腺垂体(垂体前叶)分泌甲状腺激素合成和分泌。

二、甲状腺正常声像图

(一)甲状腺比邻结构

甲状腺两侧叶前方显示的低回声为胸骨舌骨肌及胸骨甲状肌,外前方为胸锁乳突肌,两侧叶后方相对称的低回声为颈长肌,左侧叶颈长肌前方、甲状腺内后缘为食管,颈总动脉位于甲状腺后外方,颈内静脉在颈总动脉外前方。峡部的后方为气管,呈弧形强回声带,后方逐渐衰减呈无回声区。

(二)甲状腺被膜及实质

甲状腺横切呈蝶形,左右对称,纵切呈锥体状,上极尖小,下极较平整。甲状腺被膜为一高回声带,实质为细小密集均匀分布的中等回声

(三)甲状腺血管

甲状腺上动脉为颈外动脉第一分支,向内下方行走到达甲状腺上极后分为前、后、内 3 支。甲状腺下动脉起自锁骨下动脉分支甲状颈干,到达甲状腺下极背侧分为上、下两支。甲状腺上、下动脉的平均内径约 2 mm,收缩期峰值流速为 20～30 cm/s。甲状腺静脉 3 对。高频彩色多普勒超声检查显示甲状腺内血流分布稀疏呈点状、条状血流信号。

三、甲状腺正常值

正常甲状腺侧叶上下径为 4～6 cm,前后径为 1.5～2.0 cm,左右径为 2.0～2.5 cm,峡部的前后径为 0.2～0.6 cm,左右径为 1.2～2.0 cm,上下径为 1.5～2.0 cm。正常人甲状腺大小变异较大,高瘦者侧叶长径可达 7～8 cm,而矮胖者侧叶长径可小于 5 cm。甲状腺侧叶前后径差异相对较小、侧叶前后径不能超过 2 cm。甲状腺测量前后径意义最大,其次是左右径,一般不需测量上下径。

第二节 仪器和检查方法

一、仪器

采用高频探头,直接对甲状腺进行探测,最好使用彩色多普勒超声诊断仪。

二、检查方法

采取仰卧位,颈后垫上枕头,使头略向后仰转向对侧,充分暴露颈前区。先从上向下横切扫查,取最大的横切面测量左右甲状腺的前后径;再作左右两侧叶纵切扫查,取最大长径测量上下径。从上向下扫查峡部,显示峡部最厚处测量厚度。需反复从不同的角度对甲状腺进行纵切和横切,仔细观察甲状腺形态、边界、内部回声以及有无结节。

对甲状腺内显示异常回声要描述其部位、大小或范围、形状、边界、内部回声、有无钙化及钙化类型等。

甲状腺上动脉的彩色多普勒超声探测:通过颈动脉纵切和横切,显示颈外动脉第一分支即为甲状腺上动脉。甲状腺下动脉彩色多普勒超声探测:取甲状腺的横切面,在充分暴露甲状腺峡部情况下,在甲状腺外侧颈总动脉深部有一条横向走行的动脉为甲状腺下动脉,然后纵切追踪观察其近端和远端。近端与甲状颈干连接,远端在甲状腺下极背侧分为上下2支。

彩色多普勒超声显示甲状腺内的血流供应程度,频谱多普勒测量甲状腺上、下动脉的血流速度、阻力指数等。

第三节　甲状腺疾病

一、甲状腺先天性发育异常

甲状腺先天性发育异常(thyroid congenitalabnormality)主要是指甲状腺不发育或发育不良、异位甲状腺、甲状腺缺如及甲状腺舌管囊肿。

(一)甲状腺不发育或发育不良

甲状腺不发育或发育不良(thyroid no development or dysplasia)会造成合成甲状腺激素的一些酶缺乏,导致甲状腺激素的合成发生障碍,临床表现是智力低下,生长发育迟缓和基础代谢低下。

T_3 和 T_4 减低,TSH升高和血清甲状腺球蛋白缺乏。甲状腺不发育的超声表现在甲状腺部位探查不到甲状腺组织。甲状腺发育不良超声显示甲状腺明显小于正常大小,而结构无明显异常,常合并异位甲状腺。

(二)异位甲状腺

异位甲状腺(ectopic thyroid)是一种胚胎发育异常的疾病,女性发病是男性的4倍,异位甲状腺可正常也可发育不良,产生甲状腺功能减退,同时,异位甲状腺也可发生各种疾病。

超声表现:①甲状腺正常部位探查不到甲状腺组织或显示甲状腺明显小于正常。②可在舌颈部、纵隔、胸骨后缘、心包旁、主动脉旁以及卵巢和腹股沟区探查到异位甲状腺,但异位甲状腺90%位于舌根部。③异位甲状腺超声表现与正常甲状腺回声相同,为均匀密集中等回声,边界清楚,显示丰富血流信号。④异位甲状腺发生各种病变时,声像表现类似正常部位甲状腺各种疾病超声图像。

（三）甲状腺舌管囊肿

1.甲状腺舌管囊肿（cyst of thyroglossal duct）

甲状腺舌管囊肿因在胚胎的开始形成甲状腺，在咽底部（相当于舌盲孔处）的内胚胎层增生，当形成甲状舌管后下降到正常甲状腺处，发育成甲状腺峡部和左右叶，而甲状舌管在胚胎5～6周时，即开始退化、闭锁、消失。

一旦甲状舌管退化停滞，可在出生后有不同程度保留，部分扩张成甲状舌管囊肿。

2.超声表现

（1）在甲状腺上缘正中或左右侧，显示一个无回声区，包膜完整，内可显示细小浮动光点，部分患者暗区内显示出强回声光点。

（2）囊肿可圆形，也可不规则形。

（3）囊肿内有残留的甲状腺组织时，其内可显示正常甲状腺组织结构。

（4）当囊肿合并感染时，内显示大小不等的强光点。

二、单纯性甲状腺肿

单纯性甲状腺肿（simple goiter）亦称地方性甲状腺肿或胶样甲状腺肿，在我国山区农村甚多。病变早期，甲状腺为单纯弥散性肿大，到后期呈多结节性肿大。甲状腺功能一般无改变。

（一）病因病理及临床表现

碘的缺乏使垂体前叶促甲状腺激素分泌增加，刺激甲状腺使工作过度紧张，因而发生代偿性增生肿大。在离海较远的山区的水和食物，所含碘量不足，造成较多人患此病。特别在青春期、妊娠期、哺乳期和绝经期，身体代谢旺盛，甲状腺激素的需要量增加，碘供应不足，使促甲状腺激素分泌增多，促使甲状腺肿大。

部分单纯性甲状腺肿大也可由于甲状腺激素生物合成和分泌过程中某一环节的障碍，使甲状腺物质中的过氯酸盐、硫氰酸盐、硝酸盐等妨碍甲状腺摄取无机碘化物，磺胺类药、硫脲类药及含有硫脲的蔬菜（萝卜、白菜）能阻止甲状腺激素生物合成，增强了垂体前叶促甲状腺激素的分泌，促使甲状腺肿大。有的单纯性甲状腺肿与隐性遗传有关，过氧化酶或蛋白水解酶先天性缺陷，造成甲状腺激素生物合成或分泌的障碍。

单纯性甲状腺肿主要病理改变是甲状腺滤泡高度扩张，允满大量胶体，滤泡壁细胞变为扁平，显示出了甲状腺功能不足表现。单纯甲状腺肿一般是整个甲状腺无痛性弥散性肿大，质软，表面光滑。

（二）超声表现

（1）双侧甲状腺呈对称性不同程度弥散性增大，表面光滑。

（2）轻度单纯性甲状腺肿内部回声均匀，病情较长或病变较重者，内部普遍回声不均匀，回声光点增强。

（3）彩色多普勒表现为双侧甲状腺血流显像无明显改变。

（4）甲状腺上下动脉血流速度、频谱形态无异常。

（三）鉴别诊断

1.与桥本甲状腺炎鉴别

两者均为弥散性肿大，桥本甲状腺炎回声不均匀，呈网状回声，多以峡部增厚明显。

2.与毒性甲状腺肿鉴别

毒性甲状肿有明显临床表现,彩色多普勒显示内部血流丰富,呈"火海征",血流速度增快,而单纯性甲状腺肿无这些表现

三、结节性甲状腺肿

结节性甲状腺肿(nodular goiter)是促甲状腺激素(TSH)的长期刺激使甲状腺组织反复增生,从而单纯性甲状腺肿发展到后期就形成单个或多个结节。是种良性增生性疾病,约占人群的5%。由于病变累及范围及所处病程的不同阶段而表现复杂多样的声像图。结节一般多发,大小不等。

(一)病因病理及临床表现

由于长时间反复缺碘、补碘,引起反复甲状腺增生与不均匀复原反应交替进行,从而导致甲状腺肿大甚至变形,结节与纤维组织形成,因所处的病情阶段不同,少数腺上皮增生可形成乳头状结构,结节周围或结节间表现各不相同,结节内部可出血、囊性变、纤维组织增生钙化、坏死等。临床表现主要是甲状腺两侧叶不对称增大,一般为多结节,大小不等,质地不等,结节太大可有压迫症状。

(二)超声表现

两侧甲状腺呈不对称性增大,表面不光滑,腺体内部回声多增粗,内可见一个或多个结节,分布不均匀。结节内部回声多种多样,可呈低回声、等回声及稍高回声。可能与腺泡数量及其内部的胶质含量以及纤维组织所占比例有关。结节也可呈囊性、囊实性、实性,内部可出血(突然明显增大)。边缘和内部可有弧形或颗粒状、斑状钙化伴声影。少数腺上皮增生可形成乳头状结构。

(1)结节边界清晰,有不完整的包膜。

(2)结节以外的甲状腺组织可均匀、尚均匀或不均匀,或者显示散在的点状或条状的高回声。

(3)结节周围可显示环绕血管,以增生为主的结节内部可见轻度或明显的血流信号,但结节周边血流多于内部血流信号,呈彩球状超声表现;若结节以退化为主,超声图像为囊状、囊实状,结节内多无血流信号或少许血流信号,只显示结节周边血流环绕。显示环绕之结节周边和内部血流速度多数无变化,少数患者可稍增快,阻力指数增高,尤其周边可呈高阻力型频谱,主要原因是肿大的滤泡、增生纤维组织等压迫小的血管所致。

(三)鉴别诊断

结节性甲状腺肿需与甲状腺腺瘤、甲状腺癌进行鉴别。

特别要强调的是有相当一部分人的结节可出现钙化,需与甲状腺癌的钙化鉴别。增生结节的钙化是由于结节出血或纤维化,类胶质浓缩所致滤泡内钙化以及草酸钙结晶、纤维化区萎缩的滤泡发生钙化、血管壁的小钙化。结节的钙化一般呈弧形、环状、斑块状、粗大点状,极少数可呈小钙化,需结合其他超声图像特征进行分析。

四、甲状腺腺瘤

甲状腺腺瘤(adenoma)起源于甲状腺滤泡上皮组织,是甲状腺常见的良性肿瘤,病因不十分清楚。超声检查有时难以与甲状腺结节、滤泡性腺瘤以及滤泡性甲状腺癌鉴别。

(一)病因病理及临床表现

甲状腺腺瘤一般有完整包膜,分3种主要类型:乳头状、滤泡状和Hurthle细胞性腺瘤。根据滤泡大小又将分成巨滤泡性或胶质性,胎儿性或小滤泡性及胚胎性,还有非典型性腺瘤。乳头状瘤较少见,多呈囊性,又称乳头状囊腺瘤。滤泡性腺瘤最常见,组织高度分化接近正常组织。少部分病例可发生功能性甲状腺腺瘤(毒性腺瘤),出现甲亢症状,约有10%的腺瘤可以癌变。甲状腺腺瘤为甲状腺良性肿瘤,以女性多见,可发生任何年龄,以中青年为多发。腺瘤生长缓慢,一般无自觉症状,多偶然发现,部分患者在体检时被医师发现。腺瘤可突然出血,引起肿物迅速增大。

(二)超声表现

(1)甲状腺内显示圆形或椭圆形肿块,有完整粗细相等包膜,边界光整,一般单发,极少多发。

(2)滤泡状腺瘤内可显示均质的低回声,但多为等回声或高回声,周边有声晕。

(3)出现囊性变时显示囊实回声或囊性回声,实性部分可为低回声、等回声、高回声、不均匀回声,但边界清楚,有光滑的包膜。

(4)后方回声可增强或无变化,出现粗大钙化时后方出现衰减。

(5)彩色多普勒显示周边的声晕是包绕的血流,一般大于1/2圈,外周血流显像多于内部。

(6)脉冲多普勒探测周边血流速度大于内部,周边和内部一般呈低阻力频谱,内部血流峰值一般呈后移。

(三)鉴别诊断

1.与结节性甲状腺肿相鉴别

整个甲状腺回声均匀时出现单发性结节,有包膜,多为腺瘤。

2.与甲状腺癌鉴别

后者无包膜,边界不整齐,呈锯齿状,内部呈低回声,一般可显示微小钙化,后方回声多衰减。内部血流多于周边,血管形态不规则、杂乱,呈高阻力型血流频谱。癌肿较大出现动静脉瘘时,同时可探测到高速低阻血流频谱。

3.与滤泡状甲状腺癌鉴别

两者均有低回声晕,后者的晕不光滑,较厚,不是包绕的血管,内部血流较丰富,阻力指数高。触诊了解肿块质地和活动度也可帮助诊断,最好进行超声引导下穿刺活检。

五、毒性弥散性甲状腺肿

毒性弥散性甲状腺肿(Graves病或Basedow病)即突眼性甲状腺肿简称甲亢,指甲状腺呈高功能的一种器官特异性自身免疫疾病,甲状腺激素分泌增加而导致的高代谢和基础代谢增加。

(一)病因和病理及临床表现

该病为自身免疫疾病,研究证明,本病是在遗传的基础上,因感染、精神创伤等因素而诱发,属于抑制性T淋巴细胞功能缺陷所致的一种器官特异性自身免疫性疾病。发病机制现未完全阐明。

本病多见于20~40岁青年女性,男女比例约1:5。甲状腺体积弥散性、对称性肿大,为正常甲状腺2~3倍,质软,随吞咽上下移动,少数可出现甲状腺不对称大,由于甲状腺的血流量增加,上下外侧可闻及血管杂音和扪及震颤,尤以腺体上部较明显。食欲增多但消瘦,乏力和易疲劳,脾气急躁,易生气,常失眠,双手常有细微而有节律的颤抖,心动过速,心慌,怕热,易出汗。眼球突出,眼裂开大,皮肤温暖而潮湿,手掌出汗,常为红色。血清 T_3、T_4 水平增高,促甲状腺素降低,甲状腺吸^{131}I率增高,血清甲状腺刺激性抗体阳性。

(二)超声表现

(1)甲状腺呈对称性、均匀或不均匀性肿大。

(2)两侧甲状腺边缘相对不规则,可出现分叶状,包膜欠光滑,边界欠清晰。

(3)甲状腺内可呈分叶状回声,上、下甲状腺动脉增粗,甲状腺内可显示扩张血管。

(4)年龄较大、病程较长者,双侧甲状腺可显示散在局灶性低回声及高回声。

(5)经治疗反复发作者,腺体回声不均匀、增强,出现增强光带,或出现散在网格状、蜂窝状回声,有的患者类似桥本甲状腺炎回声。

(6)彩色多普勒表现整个甲状腺血液供应明显增多,呈"火海征",甲状腺包膜周围出现彩色血流包绕。

(7)甲状腺上、下动脉流速明显加快,阻力减低,甲状腺内动脉的血流速度增快,呈低阻力血流频谱。

(三)鉴别诊断

与亚急性甲状腺炎鉴别如下。

(1)亚急性甲状腺炎只出现炎症区局部增大。

(2)显示增大部呈片状低回声,边界较模糊。

(3)彩色多普勒显示整个甲状腺血流供应无增加或病灶区轻度增加。

(4)甲状腺上动脉流速正常或轻度增快。

(5)探头挤压痛明显

六、亚急性甲状腺炎

亚急性甲状腺炎(subacute thyroiditis),又称 De Quervain 甲状腺炎、肉芽肿甲状腺炎、巨细胞性甲状腺亚炎。

(一)病因病理及临床表现

本病的真正病因尚未完全阐明,一般认为与病毒感染有关。主要理由如下,①发病前常有上呼吸道感染史,发病率在夏季最高,与肠道病毒的感染发病的高峰有相关性。②患者血中存在病毒抗体。病理切片见到透明胶质,其中有散在的灰色病灶,显示胶质有不同程度消失。显微镜下见病灶部出现肉芽组织,有大量炎症细胞、组织细胞和多形巨细胞。患者多为女性,年龄多在 20~50 岁,临床表现为甲状腺局部肿痛,压痛明显,开始局限甲状腺某一部位,后来累及一侧或对侧,早期血沉明显增快,甲状腺摄^{131}I率明显降低,白细胞上升,血清 T_3、T_4、AST、ALT、CRP、TSH、γ 球蛋白等指标有不同程度增高,病程 7 d 内达到高峰,随后出现 TSH 降低。病情一般持续 2~3 个月,可自行缓解消失。

(二)超声表现

(1)患侧甲状腺肿大,甲状腺与颈前肌之间的间隙模糊或消失,

(2)甲状腺内显示低回声区,形状不规则,呈片状,边界较模糊,探头挤压疼痛。

(3)甲状腺内低回声可单发或多发,也可相互融合,低回声区被称为"冲洗征"("wash-out"

sign),可从一侧蔓延到另一侧甲状腺。

(4)彩色多普勒显示病灶内血流轻度增多或无明显改变。

(三)鉴别诊断

1.与结节性甲状腺肿鉴别

结节性甲状腺肿可出现低回声结节,但边界清楚,边缘回声增强。彩色多普勒显示周边血流供应多于内部,无挤压痛。

2.与甲状腺癌鉴别

甲状腺癌为低回声,呈圆形或椭圆形,内多有微小钙化,内血流丰富,阻力指数增高。

第四节　甲状腺的介入性超声

甲状腺的介入性超声主要有介入性超声诊断和治疗。介入性超声的诊断是指在超声引导下经皮穿刺抽吸细胞学检查和超声引导下经皮穿刺组织学活检术;介入性超声治疗是指甲状腺囊性病变的囊液的抽吸、药物灌注治疗,以及非囊性结节的药物注射治疗等。

一、超声所用的仪器和设备

(一)超声仪器

要求使用的仪器图像清晰、分辨率高,彩色多普勒能显示出周围大血管走行和内部血流供应情况。具有高频探头。

(二)配有穿刺探头和穿刺架

甲状腺的位置比较浅,可配有高频穿刺探头或高频探头配有穿刺架。

(三)穿刺针具

穿刺针根据外径大小,可分为粗针和细针两类,通常把外径等于或大于 19 g(对应于国产 10 号针,外径 1.0 mm)称粗针,而小于 19 G 者称细针。

现在消毒常用的针具有多种类型,根据介入的需要,医师进行选择。

(1)超声引导下抽吸细胞学检查,用的是一次性细针。因为甲状腺病变浅,一般采用注射器替代细针,可达到同样效果。

(2)组织学活检目前临床上采用一次性活检针,应用最多的是自动活检枪和半自动活检针。

(3)甲状腺囊性病变的囊液抽吸、药物灌注治疗,以及非囊性结节的药物注射治疗,可采用注射器,操作方便易行。

二、超声引导下甲状腺穿刺技术

(一)操作方法

1.间接引导穿刺

是用超声选择穿刺点、角度及深度,并在体表做穿刺点的标记,操作者根据标记进针。一般用于较大量积液的抽吸或引流。

2.使用导向器穿刺

探头配有穿刺架,可提高穿刺准确性,减少并发症。

3.徒手穿刺

在超声引导下进行操作,方便、灵活。多数医师选择这种方法,这种方法靠穿刺者经验,操作时穿刺针与超声声束必须在同一切面上,要显示出穿刺针。

(二)穿刺点和进针路径的选择

甲状腺穿刺一般采取穿刺针与声束平行的长轴入路进针,这样有利于穿刺针进路的观察,可以选择上、下两极,或左、右两侧的进针点。注意避开血管和重要组织、器官和穿刺障碍物,尽量选择进针最近部位。

(三)穿刺针具的监视

一开始进针就要注意观察针尖,如果针尖显示不清时,可轻微提插穿刺针,牵动穿刺针周围组织运动产生运动回声,也可摆动穿刺针。

(四)彩色多普勒的应用

彩色多普勒可观察到穿刺部位与大血管的关系,以及病变部位血流供应情况,可以选择最佳穿刺部位,有效地避免损伤血管。

三、甲状腺介入性超声患者的术前准备和术后随访

(一)术前准备

做血小板、出凝血时间检查,了解有无出血病史。一定要对患者做好详细解释工作,征求患者同意,签好知情同意书。

(二)穿刺操作后的护理与随访

术后要密切观察患者血压和脉搏的变化,有无不良反应,有利于及时发现并发症。

四、介入性超声在结节良恶性鉴别中的应用

甲状腺结节超声检查难以鉴别良恶性时可采取超声引导下穿刺进行细胞学、组织病理学检查。应用甲状腺的介入超声有超声引导下细针抽吸细胞学检查、组织切割活检和超声引导细针抽吸细胞学材料做特殊检查等。

(一)细胞学检查

超声引导细针抽吸活检是一种微创安全的检查方法,对鉴别甲状腺良恶性病变十分有效,有很高的敏感性和特异性,在临床上得到广泛应用。

1.适应证

甲状腺内发现单发结节,实性低回声,边缘不清。多发性结节中其中有含钙化结节,不支持增生结节。囊实性结节需要除外囊性乳头状癌等。

2.禁忌证

凝血功能障碍的患者、严重心或肺功能不全患者、患者不能合作等。

3.器械的选择

(1)操作方法的选择:一般选用高频线阵探头引导徒手穿刺。

(2)穿刺针的选择:穿刺抽吸细胞学检查通常选用 20～22 G(国产型 7～9 号)活检针。可

选用不同长度,一般为 4～10 cm。选用 10 mL 注射器。

4. 穿刺抽吸方法

根据病灶的位置、大小及性质,可选用间接、徒手或穿刺导向装置引导活检的方法进行操作。

(1)选择好穿刺靶目标,初步确定进针部位和径路,必要时用记号笔标记穿刺点。

(2)常规消毒、铺巾,换用穿刺探头或装上穿刺架。测量穿刺路径长度,确定进针深度。

(3)必要时局部麻醉。

(4)超声清楚显示病灶时,嘱患者屏气,在超声监视下进针,直至穿进病灶内。

(5)锋利的针尖使组织细胞分离并进入针腔,接上 10 mL 注射器在保证负压的情况下,使针尖切割缘在病灶内急速做小幅度上下提插和旋转 3～4 次,然后减除负压后,穿刺针连同针管一起拔出。

(6)立即将针腔内吸取的组织置于载玻片上,均匀涂片,并用 95％的乙醇或 10％甲醛溶液固定。

5. 穿刺非抽吸技术

非抽吸技术是穿刺不进行抽吸,不连接注射器,在靶病灶内做几次上下提插或旋转,可有少量液体进入针管内,拔出穿刺针后,把针管内液体进行涂片。

6. 注意事项

(1)穿刺时避开大血管、神经及重要器官。

(2)抽吸物保持在针腔内,立即涂片固定。

(3)拔针后要充分压迫止血,防止发生皮下出血。

7. 并发症

(1)少数患者穿刺抽吸活检后的 1～3 d 内会出现颈部不适、酸胀,偶有耳部疼痛。

(2)一般不出现穿刺抽吸活检发生的针道播散。

五、甲状腺超声引导穿刺组织切割活检

在超声引导下穿刺组织切割活检可获得病理诊断,现已广泛应用,为甲状腺良恶性诊断提供了依据。

(一)适应证

对甲状腺结节超声检查时难以鉴别良恶性的情况下,可采取超声引导下穿刺组织活检。抽吸细胞学未能得到确诊的病例改用穿刺组织活检。

(二)禁忌证

禁忌穿刺活检的疾病:有出血倾向、大量腹腔积液、肝功能异常,阻塞性黄疸及其他严重疾病。

(三)器械选择

尽量使用细针及自动活检枪。

(四)穿刺活检方法

细针组织活检主要使用 Sure-cut 针,粗针组织活检主要使用 Tru-cut 槽针。粗针穿刺时,可用尖头手术刀在皮肤上做 2 mm 左右小切口。细针穿刺时,可以直接刺入。针尖进入皮下后,嘱患者屏气,在超声监视下将针推入病灶内,到达靶目标时停止进针,先将针鞘的针芯推入

病灶,然后再推进针鞘切割组织。完成后在患者屏气状态下拔出穿刺针。取出的组织条,按病理检查目的处理标本。有时可根据需要重复穿刺2～3针。

(五)注意事项

(1)穿刺时避免患者咳嗽,头部不能动。

(2)避开大血管,穿刺角度要尽量大,距皮肤最近。

(3)在肿块实性部位取材,多处取材。

(4)使用活检枪时要计算好深度,射入的方向要准确,千万避免射到肿块外。

(六)并发症及预防

1.出血

出血是常见的并发症,活检时一定要在彩超监视下,避开血管。粗针活检出血易发生,实验研究表明14 G明显高于18 G和21 G针,而18 G和21 G针间无明显差异。所以尽量用18 G针进行活检。

2.感染

要严格消毒,避免穿刺针具灭菌不严格引起炎症。

3.肿瘤种植

耐心向患者解释,通过针道肿瘤种植危险性较小,可以不必担心。Tao总结2 500例经皮肿瘤穿刺中,无1例沿针道种植。

六、介入性超声在甲状腺结节性疾病治疗中的应用

甲状腺良性结节治疗的选择,一般采取外科手术治疗,其次为放疗和甲状腺素治疗。手术治疗是创伤性方法,会出现术后瘢痕和医源性甲减。近年来对甲状腺大的囊性结节采用超声引导下注射药物已取得了明显的效果。

(一)超声引导下注射无水乙醇治疗甲状腺结节

无水乙醇注射治疗甲状腺结节属于微创治疗,安全、有效、方便、直观,具有很高的临床应用价值。

1.适应证

(1)甲状腺囊性结节,包括结节囊性变、甲状腺脓肿、甲状腺先天性囊肿、甲状腺腺瘤出血、囊性变。

(2)甲状腺高功能结节。

2.禁忌证

(1)乙醇过敏史禁用。

(2)怀疑甲状腺癌。

3.仪器设备

高频探头进行引导穿刺,一般选用7～9号针头,10 mL注射器。

4.操作方法

先测量结节大小,测量结节三径线(A、B、C),根据椭圆公式($V=A×B×C×0.52$)。

计算出结节体积,注射无水乙醇量一般为结节体积的20％～50％。根据所用穿刺针的类型、乙醇的分布情况,患者的耐受性和结节的大小,分次注入,乙醇注入量主要标准是弥散范围不超出结节。一般要多次注射,1周可进行1～2次,总共需注射治疗4～8次。

操作时,患者平卧,充分暴露颈前部,局部常规消毒、铺巾,超声定位。一般不需要麻醉,在超声监视下进行麻醉。对囊性结节先抽出囊液观察性状、颜色,将抽出的液体置于抗凝试管中,离心沉淀后做涂片检查;对混合性结节,在抽液前或后对实质部分穿刺进行细胞学检查,若涂片未发现异型细胞或滤泡样瘤细胞,可继续进行下一步的治疗。对于囊性结节或囊实性结节,先抽尽囊液,再用2%利多卡因2~4 mL冲洗囊腔,可防止无水乙醇刺激引起的疼痛,按抽出液量的1/3~1/2注入无水乙醇,保留2~5 min后抽出,重复2~3次,至冲洗呈褐色,留置0.5~1.0 mL于囊内。实性结节注入无水乙醇时,观察其弥散范围,采用调节进针深度(先远侧后近侧),旋转针尖方向或多点进针等方法,使乙醇在结节内均匀弥散,至整个结节在图像上变强回声。退针时注入2%利多卡因2 mL以免乙醇通过针道溢入正常组织引起疼痛。

每次操作在10~15 min完成,术后局部压迫止血10~20 min后,覆盖无菌敷贴,观察发音是否正常,观察穿刺点有无渗液、血肿。

5.注意事项

(1)一定要看到乙醇灌注弥散,显示不清应该停止注射。

(2)靠甲状腺后方的结节注射乙醇时,特别注意乙醇朝后方溢出。

(3)每次穿刺要选择不同的穿刺点,避免被注射过的部位发生重复性治疗。

6.并发症

(1)注射无水乙醇治疗甲状腺囊肿很少产生不良反应,对囊实性病变引起的不良反应的发病率在9%左右,多数短暂轻微。注射部位烧灼感、轻微疼痛,有的出现颌下及耳后区域疼痛。一般不需镇痛药物。较大的结节注射乙醇量较大,1~3 d内有发热情况。

(2)少部分人会出现轻度吞咽困难、头痛,局部出血。

(3)有极少数出现严重甲状腺中毒报道,可以应用他巴唑和β受体阻断药控制中毒症状。

(4)可出现一过性发音困难,有的可造成暂时性喉返神经损伤,一般1~3个月内声带麻痹可完全恢复。

(5)极少见可出现注射侧永久性面瘫及颈内静脉血栓形成。

(二)超声引导下注射高渗溶液治疗甲状腺囊性结节

50%葡萄糖溶液、10%氯化钠溶液等可作为硬化剂治疗甲状腺囊性结节。均是通过高渗透性作用,导致囊壁脱水,蛋白质凝固变性,细胞破坏,囊壁硬化闭合,停止分泌囊液,达到治疗目的。有学者对31例患者,34个甲状腺囊性结节进行注入高糖硬化治疗。随访3个月至1年,疗效为97%,其中囊肿消失25例,占73.5%,无特殊并发症发生。

(三)超声引导下其他方法治疗甲状腺结节

近年来对甲状腺结节的治疗方法越来越多,有细胞间质激光消融术、射频消融术和高强度聚集超声等。激光消融术是在超声引导下,将激光纤维束经穿刺针送入甲状腺结节内,通过激光热效应烧灼周围组织,使细胞坏死,以达到治疗的效果。射频消融术和高强度聚集超声治疗甲状腺结节是一项新的技术,临床治疗的病例不很多,有待于进一步积累经验。

第四章　甲状旁腺超声检查及诊断

甲状旁腺为内分泌腺,主要调节钙的代谢,对维持机体血钙的平衡具有重要作用。20 世纪 90 年代,高频彩色多普勒超声的普遍应用,使人们对甲状旁腺的形态、大小、内部回声及血液供应等有了深入的了解。由于超声检查具有无创、方便及价廉等优点,能够较为准确地对甲状腺病变进行定位,可发现小至 0.5 cm 的病变,使其已发展成为公认的甲状旁腺疾病的首选影像学检查方法。

第一节　解剖生理与正常声像图

一、解剖

(一)位置

甲状旁腺位于甲状腺侧叶的后方,多居于甲状腺真假被膜之间。其前方为甲状腺,后卜方为颈长肌,内侧为气管,左内后方为食管,外侧为颈总动脉与颈内静脉。

上一对甲状旁腺与甲状腺侧叶共同来源于第四咽囊,在胎儿期移行甚小,因此位置比较恒定,多位于甲状腺侧叶后缘上中 1/3 交界处,相当于环状软骨下缘水平。

下一对甲状旁腺与甲状腺峡部及胸腺共同来源于第三咽囊,在胎儿期甲状旁腺也可随胸腺降入纵隔,因此位置变化较大。大约有 60% 紧靠着甲状腺侧叶后缘的下极,约相当第四气管软骨环的高度,26%~39% 可出现在甲状腺胸腺韧带中或见于胸腺舌叶;更为罕见的位于纵隔内的胸腺中,还有一些未下移的甲状旁腺位于颈上外侧区,沿甲状腺下极高度以上颈总动脉的行程分布。据 Iisselstyn 等甲状旁腺手术统计,异位甲状旁腺约占 20%。

(二)数目

甲状旁腺为扁圆形,90% 人群有 4 个甲状旁腺,每侧上、下两个,分别称为上甲状旁腺和下甲状旁腺。3% 人群发现有 3 个甲状旁腺,一些人可多于 4 个。有时可在胸腺中发现第 5 个甲状旁腺。

(三)形态和大小

甲状旁腺呈棕黄色或暗红色,质软。有薄层结缔组织被膜,血管、神经和淋巴管随结缔组织间隔出入腺体。成人每个甲状旁腺重 25~40 mg,4 个共重 120~140 mg。一般长 3~6 mm,宽 2~4 mm,厚 0.5~2 mm。儿童甲状旁腺的重量和大小约为成人的一半。

(四)甲状旁腺的血液供应

上一对甲状旁腺由甲状腺上动脉或甲状腺下动脉或两者的吻合支供应,下一对甲状旁腺由甲状腺下动脉发支供应。甲状旁腺的静脉回流同甲状腺的静脉,分别回流至颈内静脉和头臂静脉。

二、生理

甲状旁腺素(PTH)由甲状旁腺主细胞分泌,具有升高血钙、降低血磷的作用。甲状旁腺素的分泌主要受血钙浓度的负反馈调节,并与甲状腺 C 细胞分泌的降钙素,以及 $1,25\text{-}(OH)_2\text{-}$维生素 D_3 共同调节钙磷代谢,控制血浆中钙和磷的水平。其主要途径有以下几种。

(一)对骨的作用

1.快速效应

在 PTH 作用后数分钟发生,主要是增强骨细胞膜上钙泵的活动,将钙转运入细胞外液,进而使骨质内的磷酸钙溶解。

2.延缓效应

在 PTH 作用后 $12\sim14$ h 发生。PTH 刺激破骨细胞活动增强,使骨组织溶解,骨钙大量入血。

(二)对肾的作用

促进肾远球小管对钙的重吸收,使尿钙减少,血钙升高,抑制近球小管对磷的重吸收,促进尿磷排出,血磷降低。

(三)对小肠的作用

PTH 增强肾内羟化酶活性,使 $1,25\text{-}(OH)_2\text{-}$维生素 D_3 合成增加,促进肠道对钙、磷的吸收。

三、正常声像图

由于正常甲状旁腺体积过小(平均为 5 mm×3 mm×1 mm),且与周围组织不能形成良好的反射界面,故超声很难显示。有学者报道,正常甲状旁腺回声与甲状腺相近或略低,多为边界清楚的卵圆形或圆形均匀的实性低回声。

第二节 仪器调节和检查方法

一、仪器调节

通常选用频率为 $7.5\sim10.0$ MHz 的线阵探头,为提高图像分辨率也可用更高频率的探头。

当正常位置未能发现甲状旁腺时,可选用 3.5 MHz 的扇形探头对患者锁骨后及胸骨后进行扫查寻找有无异位甲状旁腺。

二、检查方法

患者一般无特殊准备。通常患者取仰卧位,颈后垫以小枕使头略向后仰,充分暴露颈部。

(一)正常位置甲状旁腺的扫查

先自上而下对甲状腺进行横断扫描,在甲状腺内后方仔细寻找甲状旁腺,然后再对甲状腺进行纵向扫描,应特别注意甲状腺下极周围,有时较低位的下甲状旁腺病变易与周围的软组织结构混淆。

(二)异位于颈部的甲状旁腺病变的扫查

颈部的常见异位部位为甲状腺内、颈动脉鞘内、食管后、胸骨上窝等处,对这些可能异位的部位均应仔细扫查,并尽可能扩大颈部的扫查范围。

(三)锁骨或胸骨遮盖的异位甲状旁腺病变的扫查

锁骨后方、胸腺及前纵隔也是异位甲状旁腺的好发部位,应尽可能对这些部位进行扫查,特别是当患者有明显的甲状旁腺功能亢进的症状和体征而超声未发现正常位置的甲状旁腺增大时。应嘱患者做吞咽动作,使病灶提升,同时采用扇形探头(扫查方向朝向足侧)在胸骨上窝、锁骨上方进行探测,有可能发现异位于该处的病灶。但应注意,超声对这些异位部位的甲状旁腺病变的诊断能力有限。

第三节　甲状旁腺疾病

一、原发性甲状旁腺功能亢进

(一)病理和临床表现

本病是由于甲状旁腺腺瘤、增生或腺癌自主性地分泌过多的甲状旁腺素,不受血钙的反馈作用,使血钙持续增高所致。

$80\%\sim90\%$的原发性甲状旁腺功能亢进患者是由于单发腺瘤引起,其他患者则由增生或多发腺瘤引起,由腺癌引起非常少见。实验室检查有高血钙(>2.75 mmol/L(11 mg/dL))和低血磷(<0.97 mmol/L(3 mg/dL))。临床表现为疲乏、恶心、呕吐、骨骼疼痛,身材变矮、易发生病理性骨折以及尿路结石或肾实质钙盐沉积。

(二)超声表现

1.甲状旁腺腺瘤

(1)典型声像图表现

1)肿瘤位于甲状腺与颈长肌、颈总动脉与气管之间,属于正常位置。

2)与甲状腺实质回声相比,肿瘤为均匀低回声,边界清晰、规则,可见包膜回声,少数内部可伴有钙化灶。

3)肿瘤形态为椭圆形、三角形或不规则形,其长轴与身体矢状面平行。

4)肿瘤与甲状腺之间存在双层中强回声带,这可能是由于紧密相邻的甲状腺被膜与甲状旁腺腺瘤的包膜所致。

5)肿瘤前缘常有明显的血管绕行(实为甲状腺被膜血管),可测出动脉频谱,并可见多条动脉分支进入瘤体内,内部一般可见丰富的血流信号。有时可显示腺瘤的蒂部。

(2)非典型声像图表现

1)肿瘤邻近无甲状腺结构,属于异位。

2)肿瘤与甲状腺实质的回声水平相接近,或内部出现囊性变。

3)肿瘤周边有低回声晕。

2.甲状旁腺增生

可显示数个甲状旁腺不同程度增大,形态呈椭圆形或不规则形,内部为均匀低回声或等回声,一般无囊性变或钙化灶,血供不如腺瘤丰富。

3.甲状旁腺癌

(1)肿瘤较大,形态不规则或呈分叶状。

(2)内部为不均匀低回声,可伴有囊性变或钙化灶。

(3)肿瘤可侵犯邻近的解剖结构,如甲状腺、血管或肌肉等。

(4)CDFI:癌灶内部及周边血供丰富,分布不规则。

(5)可发现同侧颈部淋巴结转移灶,表现为多个淋巴结肿大,长短径之比小于2,皮质为不均匀低回声,髓质强回声消失或变窄,CDFI显示血流信号分布紊乱,非淋巴门处见穿支血管。

(三)诊断与鉴别诊断

1.甲状旁腺腺瘤与增生的鉴别

据张氏统计55例甲状旁腺功能亢进患者,认为腺瘤一般大于2 cm,而增生一般小于2 cm,腺瘤一般为单发,而增生一般为多发。

2.甲状旁腺腺瘤与腺癌的鉴别

根据肿瘤内部回声明显不均、有钙化灶、侵犯邻近解剖结构和颈部淋巴结转移灶有助于提示腺癌。

(四)其他检查

1.实验室检查

血钙大于2.75 mmol/L,血磷小于0.97 mmol/L,血甲状旁腺素增高,尿钙、尿磷增多。

2.放射性核素检查

放射性核素检查包括^{125}I(碘)和^{75}Se(硒)蛋氨酸计算机减影技术、^{99m}Tc(锝)和^{201}TI(铊)双重同位素检影扫描、^{99m}Tc-MIBI(甲氧基异丁基异腈)。可检出1 cm以上的病变和发现异位的病灶。

3.CT检查

对颈部的甲状旁腺病变定位意义不大。对异位于胸骨后的甲状旁腺病变的定位帮助较大。

4.选择性甲状腺静脉取血测定iPTH浓度

血iPTH的峰值点反映病变甲状旁腺的位置,增生和位于纵隔的病变则双侧甲状腺上、中、下静脉血的iPTH值常无明显差异。

二、继发性甲状旁腺功能亢进

本病因严重肾功能不全、维生素D缺乏、骨病变等原因引起的低血钙所致的甲状旁腺代偿性肥大和功能亢进。甲状旁腺一般表现为增生,其声像图表现如前所叙。

三、甲状旁腺功能亢进症危象

甲状旁腺功能亢进症患者血钙异常增高,同时有严重的临床危象表现。国外文献报道,此病占原发性甲状旁腺功能亢进症患者的1.6%～6.2%。血钙浓度≥3.75 mmol/L。患者主要有厌食、恶心、呕吐、多饮、多尿、表情淡漠、精神萎靡、神志恍惚、昏睡或烦躁。其声像图表现与原发性甲状旁腺功能亢进症相同。

四、多发性内分泌腺瘤

多发性内分泌腺瘤的甲状旁腺功能亢进以增生为多见,腺瘤也常多发。其声像图表现与原发性甲状旁腺功能亢进相同。

第四节　甲状旁腺疾病的超声诊断临床价值

由于高频超声具有较高的分辨率,且有价廉、方便和无创伤性等优点,已成为甲状旁腺功能亢进肿物术前定位的首选检查方法。综合国内外文献报道,高频彩色超声检查可显示 5 mm左右的病灶,对甲状旁腺疾病的诊断敏感性可达 90% 以上。如在颈部探测未发现肿大甲状旁腺,基本上能排除正常位置的甲状旁腺病变;如甲状旁腺功能亢进诊断明确,而超声在颈部未发现异常增大的甲状旁腺,则需辅以 CT 成像,核素显像技术等检查手段寻找异位于胸腺内、甲状腺内、颈动脉鞘的结缔组织内、食管后及前纵隔等处病灶。

甲状旁腺功能亢进的超声定位,除了与检查者的经验和仔细程度有关外,尚有以下几项重要因素。

一、颈部正常组织结构的影响

早期虽有报道将颈长肌、食管等正常组织结构误认为甲状旁腺肿物,然而,由于超声仪的改善和对甲状旁腺的毗邻结构有较熟悉的认识,有经验的超声医师已很少犯这样的错误。可通过吞咽来鉴别食管。颈长肌为低回声,其内有许多平行排列的线状中强回声。

二、肿物内部回声和边界的影响

多数甲状旁腺肿物为低回声,与甲状腺间隔有条状中强回声,能较好定位。但当甲状旁腺肿物与甲状腺实质的回声水平接近时,或肿物呈混合性回声或大部分囊性变时,可将其误诊为甲状腺结节。有些肿物周边有低回声晕,可与甲状腺结节相混淆。笔者曾遇见 1 例类似患者,周边低回声为周围组织粘连所致。

三、肿物位置的影响

对超声检查来说,正常位置的甲状旁腺肿物明显较异常位置的容易发现和判断。笔者等(1994)曾报道 12 例异位甲状旁腺肿物,超声仅发现 2 例。由于异位甲状旁腺的发生率并不少见,占 10%～20%,所以甲状旁腺可能发生的异位部位都应尽可能地进行扫查。可发生的异位部位有甲状腺上极之上、甲状腺内、食管气管沟内、咽及食管之后、颈动脉鞘内、甲状腺下极下方的脂肪组织内、纵隔等。超声可以显示异位于颈部的甲状旁腺肿物,采用扇形探头向足侧扫查,同时嘱患者作吞咽动作使肿物位置上移,有的异位于胸骨后或锁骨后方的甲状旁腺肿物也可显示。当超声判断这些部位的肿物来源有困难时,可行超声导向下穿刺活检。异位于胸骨后的甲状旁腺肿物超声无法显示,应行 CT 或其他检查。

四、肿物大小的影响

超声可以显示 0.5 cm 左右的甲状旁腺肿物,尤其是位于正常位置和甲状腺的大小与结构正常的情况下。很显然,甲状旁腺肿物越大,超声越容易发现。但当甲状旁腺肿物巨大时,特别是同侧甲状腺受压移位、变小的情况下,与甲状腺肿物不易鉴别,应引起重视。

五、肿物数量的影响

当多个腺体发生肿物时,超声常常难以全面正确地做出判断。因为,多个腺体受累常常是增生,而增生病灶一般较小,有的腺体仅轻微增大甚至正常大小,超声对增生的显示率较低。张氏(1992)统计 10 例甲状旁腺增生患者的超声敏感性仅为 35.7%。

六、甲状腺肿大的影响

由于甲状腺肿大致使其腺体增厚,这样,为了显示甲状旁腺病变,迫使采用更低频率的探头,从而使分辨率降低;另外,靠近甲状腺背侧的甲状腺结节,甲状腺呈分叶状等因素都将给甲状旁腺肿物的辨认带来困难,尤其是在其病变较小的情况下。

七、颈部外科手术的影响

由于颈部外科手术后解剖关系紊乱和瘢痕的影响,可造成假阳性。当然,有些患者曾因甲状旁腺功能亢进进行过颈部外科手术,术后又出现甲状旁腺功能亢进,多数是由于多发增生或异位所致。

第五节　甲状旁腺疾病的影像学检查比较

目前临床常用的甲状旁腺功能亢进的病灶定位的检查方法有超声、核素显像、CT 和选择性甲状腺静脉取血测 PTH 等。如前所述,超声可作为甲状旁腺疾病的首选检查手段,在临床上发挥重要作用。关于超声检查对甲状旁腺病变定位的优缺点前面已经叙述,不再赘述。

CT 成像速度快,分辨率高,易于发现软组织病变,对寻找异位甲状旁腺有明显优势,对较小病变检出的敏感性和特异性尚不理想。但是,超声和 CT 成像均属形态学检查方法,其检出率主要取决于腺体大小和病灶与邻近组织的密度差异,易受操作者经验的影响。

核素显像技术是利用甲状旁腺对药物的吸收与排泄速度功能进行显像,其敏感性明显受病变大小与病变细胞活性高低的影响,在诊断异位甲状旁腺方面具有一定优势。但是,也有文献报道,核素对病理甲状腺组织,如甲状腺肿、慢性甲状腺炎、甲状腺肿瘤等亦有一定的亲和力,故可导致假阳性。

第五章　乳腺超声诊断

第一节　乳腺超声检查基础

一、超声检查的特点

(1)超声检查前不需要特殊准备,检查方便,必要时可随时进行检查。

(2)检查时患者无痛苦。超声检查没有放射性损伤问题,一般检查也不需要使用造影剂。

(3)与 X 线检查相比,患者没有乳房受压的不舒服感觉,也不会像进入 X 线检查室那样狭小暗环境及较大噪声引起的精神紧张。

(4)不受骨骼、气体的影响,容易得到优质的软组织图像。

(5)使用高频探头,可得到浅层器官的优质图像。

(6)由于多切面、多方向、实时扫查,可观察到病变的立体结构,尤其适用于观察乳腺导管及血管等管腔结构的连续性。

(7)可观察到沉淀物的移动性。

(8)在穿刺过程中可实时观察针尖位置。

(9)由于仪器的小型化,可以在检查室以外的病房及门诊进行检查,也可以跟随检查车出诊检查。

二、检查医师的心理准备

1.对检查者的基本要求

(1)避免引起患者不舒服和情绪不安。

(2)注意检查所见与记录报告并不完全相同。

(3)发现一个病变后不要忽视进一步检查。

2.检查医师的心理准备

(1)大多数患者对自己的病情会感到不安,通常比我们想象的要严重,尤其是乳房与其他部位不同。毫不夸张地说,大部分人怀疑自己得了乳腺癌,医师要避免使用增加患者不安的言行,与同事的交流也要十分注意。

(2)引起患者紧张的一个原因是较凉的耦合剂。最好在检查前将耦合剂适当加温,但多数仪器没有加温功能。当然还应该避免引起患者不舒服的言行。特别是男性检查人员应该意识到患者是女性,因此要用合适的态度进行检查。

(3)检查的目的是发现病变及判断病变的性质,而填写记录报告是向他人传达诊断信息,两者不应混淆,绝对不能在检查前就填写记录报告。

(4)如果发现一个病变就认为完成了检查任务,这样便容易在后面的检查中变得草率。有时病变并不限于此处,必须在整个检查过程中都要认真、细致。

三、检查仪器的准备

1. 超声仪器的分类

(1)有时检查浅表器官是将高频探头接在腹部或综合超声诊断仪上使用。

(2)探头有两种,一种是电子线阵探头,另一种是机械扇形扫查探头。

(3)环阵探头,是将压电晶片呈同心圆的方式排列,扫查方式属于机械扇形扫查。

(4)使用频率主要为 7.5～12.0 MHz,从理论上讲,高频探头可增加图像的分辨率,但却降低了扫查的深度。

(5)检查时希望使用扫描幅度比较宽的探头,其宽度以 5 cm 较为合适。

2. 连接器的必要性

近年来的探头都没有自备的连接器,多是探头与皮肤直接接触(直接法)。理由是超声对浅层结构有良好的分辨率,但是在实际工作中有许多病例需要连接器。一些皮肤有改变的病例,例如皮下的病变及突向皮肤的肿瘤等,由于直接法不能清晰显示病变,常常得不到满意的超声图像。

四、乳房肿瘤的表现与描述用语

1. 扫查中注意事项

(1)为了能全面扫查乳房,探头要在同一部位反复扫查。

(2)扫查容易出现遗露的部位是乳腺的外缘及乳头的下方。在检查结束前要再一次确认这些部位是否确实已经检查过。

(3)要特别注意,探头与皮肤垂直时检查效果最好,但习惯了腹部检查的医师往往有探头倾斜的习惯,要特别注意。

(4)探头左右倾斜易获得需要的图像,但探头倾斜时不容易获得良好的图像,检查者自己都不容易察觉。

胸大肌和肋骨等深部结构清晰程度是判断图像良好的一个参考指标。

(5)检查所需要的时间,在筛查时,两侧乳房一般需要 3～5 min。

2. 形状

(1)观察肿瘤整体的外形。

(2)表现为圆形或椭圆形、多结节形(分叶形)、多角形及不规则形。

(3)多结节形(分叶形)表现为"弧形",多角形表现为"棱角",同时也可表现为既有"弧形"也有"棱角",这种情况可理解为不规则形。

3. 纵横比(depthwidthratio,D/W)

(1)纵横比是描述肿瘤形状的一个客观指标。

(2)纵横比为肿瘤最大切面的纵径除以横径。

4. 肿瘤边界(boundaryzone)

(1)肿瘤的轮廓可以清楚显示的为边界清晰,肿瘤的轮廓不能清楚显示的为边界不清晰。

(2)肿瘤与正常组织的分界部为肿瘤边缘,可用"光滑""粗糙"来描述。

边界不清晰,边界清晰,边缘粗糙,边缘光滑。

5. 肿瘤边界强回声图像

(1)"不规则带状的边缘回声"被认为是肿瘤向周围组织浸润的表现。

（2）发生原理为细小的肿瘤灶浸入脂肪组织所致。

6.肿瘤内部回声（internalechoes）

（1）内部回声是从肿瘤内部的返回的声束。

（2）内部回声用均匀程度及回声水平两方面进行评价：①均匀性：可表现为均匀和不均匀；②回声水平：表现为无回声、低回声、等回声及强回声。

7.钙化（calcification）

（1）乳腺癌经常伴有细小钙化灶，大小 $100\sim500\ \mu m$。

（2）超声图像表现为点状强回声，通常不伴有声影。超声检查发现钙化灶后要按照以下两点进行评价。①由于是切面图，若在一幅图像发现钙化灶，仅表明有钙化灶肿瘤的一部分。②诊断仪器将构成图像的各种因素放大后再进行观察。

（3）纤维腺瘤等良性疾病的钙化灶多比较粗大，同时伴有声影。

8.声影表现

后方回声（posteriorechoes）

（1）后方回声是肿瘤后方回声的总称，为肿瘤后方回声与相同深度的周围组织回声水平进行比较。

（2）可以间接得到肿瘤内部的组织特征。

（3）肿瘤组织比周边组织透声性好，则表现为肿瘤后方回声增强；若比周边组织透声性差，则后方回声衰减。

（4）后方回声增强的肿瘤，其内部回声较为均匀，或者为含有不均匀的液体或黏液等透声性非常好的物质。

（5）后方回声衰减的肿瘤，可能是肿瘤内含有多种成分的结缔组织结构。

（6）由于后方回声受超声束通过组织距离的影响，所以肿瘤厚度不同而后方回声水平也不同。

9.乳腺前方边界回声中断

（1）乳腺组织与皮肤之间组织的边界为乳腺前边界。

（2）肿瘤突破乳腺前边界，向皮下脂肪组织突出称为乳腺前方边界中断。

（3）肿瘤从乳腺向外突出，但只要有很薄的乳腺组织覆盖着肿瘤，就不能被称为乳腺前边界中断。

五、乳癌的检查

1.考虑有乳癌的诊断

（1）望诊、触诊或者通过望诊、触诊怀疑有异常情况时，才去进行乳房 X 线摄影和超声的检查是不够的。

（2）在望诊、触诊的同时广泛采取乳房 X 线摄影，这在发现钙化灶方面是较好的方法，但是在显示肿瘤上差一些。虽然乳癌多发生在 40 岁以上的妇女，由于此年龄段乳腺结构比较密集，因此与高龄者相比肿瘤更不易显示出来。

（3）伴有钙化灶的乳癌多为非浸润性乳管癌，为了挽救生命，若发现浸润现象便可考虑为乳腺癌。

（4）我国每年约 35 000 人患乳癌，其中约 10 000 人死于该病。乳癌直径不超过 2 cm 者，其 10 年生存率约在 90%;若发现时乳癌直径不到 2 cm,便进行治疗则死亡者可减少到 3 500 人,即 6 500 人被挽回了生命。

(5)为早期发现乳癌,首先应普及有效的自我检查方法,其次是高质量的超声检查。

2.乳腺癌的超声普查

(1)使用实时超声诊断设备。

(2)一位医师每日检查人数不应超过 50 人。

(3)进一步检查率应不超过 5%。

(4)囊肿及伴有粗大的钙化灶、小于 5 mm 且已明确不是乳癌的结节,短期内不需要进一步检查。

(5)尽量避免轻易使用乳腺症这样的病名。

(6)乳癌的检出率在 0.5% 以上。

六、诊断程序

(1)乳腺疾病的超声图像大体上分为肿瘤性病变、弥散性病变及导管内病变。肿瘤又分为局限性肿瘤、中间型肿瘤及浸润性肿瘤。

(2)这种分类虽然使诊断比较容易,但不能鉴别肿瘤的良性或恶性。事实上要判断乳腺肿瘤的性质是很困难的。

(3)看到图像后,不要急于鉴别良性或恶性,要在完整观察病变后,再慎重地做出组织学推断。

(4)待组织学推断后肿瘤的良性或恶性就会自然地清楚了。

第二节　正常乳腺超声检查

一、正常乳房

1.乳房的解剖

(1)乳房由皮肤、乳腺、脂肪组织及结缔组织构成,其中还有血管、淋巴管及神经。

(2)成年妇女的乳房包括 15～20 个乳腺腺叶,每个乳腺腺叶又分成许多小叶。

(3)每个小叶有一根导管称为乳管。

(4)乳腺由库柏韧带吊挂连接,呈帐蓬状。

2.正常乳腺的声像图

(1)依次可显示皮肤、浅筋膜、皮下组织、库柏韧带、乳腺、乳腺后脂肪、深筋膜、乳腺后间隙、胸大肌及肋骨。

(2)乳腺比脂肪组织回声强,内部可见散在的不规则低回声,为乳腺导管及其周围组织。

(3)皮下脂肪组织内可显示由库柏韧带连续的浅筋膜,该层呈线状强回声。

(4)乳腺后脂肪组织是乳腺与深筋膜之间的脂肪组织,在乳腺萎缩的老年人和肥胖者可以显示出。

(5)乳腺后间隙是指深筋膜与胸大肌筋膜之间厚 1～2 mm 的低回声区。

二、妊娠、哺乳期乳房

1.妊娠期、哺乳期的乳房

(1)乳腺在妊娠初期开始有腺体及腺管增生,同时伴有结缔组织减少。

(2)哺乳期腺体增生,大多数不显示间质,乳腺管内充满乳汁。

2.妊娠期、哺乳期乳房的声像图

(1)妊娠期乳期:腺体增生部分表现为斑点状低回声。

(2)哺乳期乳房:乳腺明显增厚,乳腺整体回声一致,其中可见汇集到乳头的扩张导管。

三、乳腺所属淋巴结的分类

1.乳腺所属淋巴结的名称

(1)腋窝淋巴结。

Ⅰ类:胸小肌外侧缘的外侧。

Ⅱ类:胸小肌背侧及胸大肌之间(Rotter 淋巴结)。

Ⅲ类:胸小肌内侧缘的内侧。

(2)锁骨下淋巴结:最上部的锁骨下淋巴结(Halsted 淋巴结)

(3)胸骨旁淋巴结。

(4)锁骨上淋巴结。

四、乳腺所属淋巴结的检查方法

1.乳腺所属淋巴结的检查

超声检查包括腋窝Ⅰ类、Ⅱ类、Ⅲ类,胸骨旁,锁骨上淋巴结。

2.腋窝淋巴结

(1)Ⅰ类的检查:患者将双腕交叉置于头上,探头放在腋窝处便可检查淋巴结。

(2)Ⅱ、Ⅲ类的检查:检查体位,将两臂分开,手放松置于腰部。在锁骨下横扫时可显示出胸小肌。然后探头向头侧移动可显示出腋动脉,再向头侧倾斜可显示出腋动脉及分出的胸肩峰动脉分叉处。

边考虑解剖结构边扫查,在胸小肌的背侧与胸大肌之间显示的淋巴结为Ⅱ类。胸小肌的内侧与胸肩峰动脉根部显示的淋巴结为Ⅲ类。

(3)之后可取相同部位进行纵向扫查。

3.胸骨旁淋巴结

(1)进行肋间的横切扫查及胸骨旁的纵向扫查。

(2)横切扫查时可显示胸内侧静脉、胸内侧动脉的横切面。

(3)肋间筋膜与胸膜之间的间隙称为乳房区(internal mammary area),在此处可扫查到淋巴结。淋巴结总会位于胸内静脉的内侧、胸内静脉与胸内动脉之间及胸内动脉的外侧的某处。

(4)纵扫时清晰显示低回声区是胸内静脉与胸内动脉。扫查淋巴结的位置由此稍稍移动即可。

4.锁骨上淋巴结

(1)锁骨上淋巴结检查的方法是探头完全置于锁骨上,覆盖死角。

(2)最好使用窄幅的探头。

第三节　乳腺良性疾病超声检查

一、囊肿（cyst）

1.囊肿的临床特征

(1)在组织学上囊肿为乳腺增生症的一部分,临床上对于已明确的个别病变也使用囊肿作为诊断病名。

(2)大部分为扩张的乳腺导管,囊壁为扁平上皮细胞。

(3)内容物为淡黄色透明液体,也有呈褐色的混浊液体。尤是在内容物特别黏稠时通常被称为浓缩囊肿。

(4)可触及的囊肿,为表面光滑、可移动的肿块。

(5)经常为多发。

2.囊肿的声像图

典型的囊肿图像如下。

(1)内部为无回声,伴有后方回声增强。

(2)形状为圆形或椭圆形。

(3)边界清晰、边缘光滑,可见侧方声影。

不典型的囊肿声像图如下。

(1)表现为结节状的囊肿较为多见。

(2)小囊肿、扁平状的囊肿多不伴有后方回声增强。

(3)内部有回声的囊肿。

(4)浓缩囊肿多表现为内部可见回声,后方回声不变或减弱。

(5)有一些病例囊壁可见钙化。

二、乳腺症（mastopathy）

1.乳腺症的临床特征

(1)乳腺症是乳腺发病率最高的疾病,但定义却比较模糊。

(2)临床常见症状有硬结、疼痛(自发疼痛、压痛)、乳头分泌物。不要认为只有出现乳房痛才是乳腺症。

(3)在组织学上是由7种病变构成的一组病变群。这7种病变分别为大汗腺化生、闭塞性乳腺症、囊肿、导管乳头状瘤病、纤维腺瘤病、小叶增生症、硬化性乳腺症。

(4)发病原因,可能是性激素水平不平衡,尤其是雌激素水平相对过剩所致。

(5)乳腺症并不是一种疾病,而是在正常组织中发生的特殊情况。

2.乳腺症的声像图

(1)乳腺症作为超声诊断名称虽然被广泛使用,但在临床上常会引起混乱。

（2）有学者认为乳腺症作为诊断名称使用仅仅是为了与乳癌诊断的鉴别。

（3）在临床检查中豹纹状回声也经常见于正常乳腺,并不是乳腺增生症的特有表现。

（4）在发现囊肿时,虽然也可以认为是乳腺症,但还是应诊断为囊肿,而不用乳腺症作为诊断病名。

（5）仅仅在与乳腺癌,尤其是与非浸润型导管癌不易鉴别的病例,检查初期可使用乳腺症这一名称,以便与癌症相区别。

（6）特别是在普查时要尽最避免诊断为乳腺症,在没有进一步检查时,这种诊断名称常会引起患者不安而再到医院就诊,甚至会造成医疗部门的忙乱。

三、纤维腺瘤(fibroadenoma)

1.纤维腺瘤的临床特征

（1）纤维结缔组织成分与腺上皮成分共同增生所形成的良性肿瘤。

（2）在乳腺纤维腺瘤中,实性良性肿瘤发病率最高。又可分为 4 个亚型,即管内型、管周围型、类脏器型和乳腺症型。

（3）年龄分布:以 10～30 岁多发,50 岁以上发病率较低。

（4）肿瘤表现为与周围边界清晰、可活动的球形结节。

（5）经常多发,双侧可见。

（6）年轻者发现的病变常常比较大,被称为巨大纤维腺瘤或年轻纤维腺瘤。

2.纤维腺瘤的超声图像

纤维腺瘤的典型图像如下。

（1）形状为圆形及椭圆形,边缘光滑。

（2）纵横比一般不超过 0.6。

（3）乳腺前方境界线未见中断。

（4）内部回声均匀,回声水平较实性腺管癌高,而较黏液癌低。

（5）后方回声轻度增强或不变。

其他类型的纤维腺瘤如下。

（1）表现为结节形的纤维腺瘤。

（2）少数纵横比值高,个别＞1.0。

（3）个别病例可见后方回声衰减。

（4）乳腺症型纤维腺瘤表现为边缘粗糙、内部回声不均匀的肿瘤,多与癌症不易鉴别。

四、分叶状肿瘤(phyllodestumor)

1.分叶状肿瘤的临床特征

（1）尽管有时被称为分叶状囊肉瘤,但还是使用分叶状肿瘤的名称为好。

（2）虽然组织学上属于纤维腺瘤类,但它与纤维腺瘤比较,非上皮的纤维间质明显增生,经常表现为叶状结构。

（3）结缔组织中非上皮成分有恶性倾向。肿瘤可分为良性、恶性及临界性病变 3 种类型。

（4）肿瘤边界清晰,与纤维腺瘤比较呈明显的结节状。肿瘤多数较大,经常超过 10 cm。恶性分叶状肿瘤的生长速度,较良性分叶状肿瘤要快。

（5）各年龄段均可发病,以 40～50 岁常见。恶性分叶状肿瘤的发病年龄段常较良性分叶状肿瘤要高。

(6)经常复发,复发的肿瘤恶性程度将会增加。

2.分叶状肿瘤的声像图

(1)外形为多结节状。

(2)边缘光滑。

(3)与纤维腺瘤比较内部回声不均,常可见到液体潴留形成的裂隙。

(4)多数较小的病灶与纤维腺瘤很难鉴别。

(5)不易鉴别良性、恶性。

五、错构瘤(hamartoma)

1.错构瘤的临床特征

(1)有明显包膜的肿瘤。

(2)与乳房组织成分相同或部分组织缺失,各组织成分的比例与正常乳房有明显不同。

(3)肿瘤整体为脂肪瘤样,其中含有少量乳腺组织的称为腺脂肪瘤;肿瘤整体为纤维腺瘤样,其中含有少量脂肪组织的称为纤维腺脂肪瘤;脂肪瘤中含有软骨成分的称为软骨脂肪瘤。

(4)错构瘤有各种名称,如脂肪瘤错构瘤、腺瘤错构瘤、软骨错构瘤等。

2.错构瘤的声像图

(1)表现为边缘光滑的椭圆形肿瘤,其外形特征与典型的纤维腺瘤相同。

(2)内部回声的特点为强回声、低回声同时存在。

(3)强回声部分为脂肪与腺组织,或者脂肪与纤维组织细条状交错。也就足"脂肪＋a"的区域表现为强回声。

六、导管内乳头状瘤(intraductalpapilloma)

1.导管内乳头状瘤的临床特征

(1)表现为导管内乳头状增生的以腺上皮样肿瘤。

(2)40～50岁多发。

(3)病变多发生在乳头附近,经常伴有乳头异常分泌。

(4)病变多发时,称为导管内乳头状病或导管内多发乳头状瘤。

(5)囊肿内显示肿瘤称为囊肿内乳头状瘤。

2.导管内乳头状瘤的声像图

(1)导管内乳头状瘤的声像图分为以下3个类型。

1)囊肿内肿瘤(囊肿内乳头状瘤)。

2)实性肿瘤。

3)导管内隆起性病变。

(2)囊肿内乳头状瘤,可见囊肿内突出的肿瘤图像,相对囊肿,肿瘤的大小不一。与囊肿内癌的鉴别非常重要。

(3)实性肿瘤的形状为类圆形,内部回声比较均匀,纵横比较纤维腺瘤大。多发生在乳头旁,经常可见到乳头肿瘤侧导管扩张。

(4)导管内隆起性病变多伴有乳头的异常分泌物,与非浸润性导管癌不易鉴别。

七、导管腺瘤(ductaladenoma)

1.导管腺瘤的临床特征

(1)该病于 1984 年由 Azzopardi 首先提出,它与乳癌容易混淆。

(2)是与导管内乳头状瘤一类的病变。

(3)病理学所见:在大部分病例中可见到玻璃样变的增生纤维组织相互融合,容易表现为浸润的假像,可见高度核异常型的大汗腺化生。

(4)由于该病少见,无论是超声图像还是在组织学检查上均容易与癌症相混淆。

2.导管腺瘤的声像图

(1)由于肿瘤乳腺向脂肪层突出,表现为纵长的类圆形,容易误诊为实性管状腺癌。

(2)如果仔细观察,可发现向脂肪层突出部位的乳腺前方境界线仍完整。

八、乳腺纤维病(fibrousdisease)

1.乳腺纤维病的临床特征

(1)表现为纤维化、增多间质的玻璃样变及小叶萎缩的病变,此时可考虑为炎性病变。

(2)有的病例由糖尿病引起,被称为糖尿病乳腺病。

(3)临床主诉为有时伴有疼痛,有肿瘤,较硬,边界不清晰,形状不规则,活动度差,触诊所见与浸润癌非常相似。

2.乳腺纤维病的声像图

(1)表现为边界不规则的低回声区,经常伴有后方回声衰减。

(2)必须与硬癌和浸润性小叶癌进行鉴别。肿瘤生长局限于乳腺内,肿瘤的中心部分整体回声较淡可作为鉴别要点。

十、乳腺炎(mastitis)

1.乳腺炎的临床特征

(1)乳腺炎一般为哺乳期的疾病,也见有中年期的病例。

(2)哺乳期的乳腺炎是乳汁分泌的局部受阻,细菌由乳头逆行感染所致。

(3)中年期的乳腺炎,可能是由于导管上皮细胞增生伴有导管狭窄,引起导管内分泌物潴留即导管扩张症,详细原因尚不清楚。

(4)常见症状为皮肤红肿、疼痛,同时伴有发热,容易诊断,重要的是与炎性乳癌的鉴别。

2.乳腺炎的声像图

(1)乳腺炎常形成脓肿,脓肿为形态不规则的无回声区,其内可见变性物质形成的强回声散在分布。

(2)可见蜂窝组织炎引起皮肤和囊肿周边回声减低,脂肪组织回声水平增强。

十一、男性乳腺发育症(gynecomastia)

1.男性乳腺发育症的临床特征

(1)是指男性的乳腺肥大。

(2)青春期及老年人有多发的趋势。

(3)原因是内分泌失调,尤其是雌激素过剩。雌激素过剩的原因之一是肝损害引起肝对雌激素灭活的功能减低。

（4）乳晕下方可触及圆盘状结节，伴轻度疼痛。

（5）多为一侧发病。

（6）在组织学上，可见导管的扩张及间质的胶原纤维的肿胀、增生，一般见不到小叶结构。

（7）本症与女性青年性乳腺肥大症的组织学表现相同。

2.男性乳腺发育症的声像图

（1）多表现为扁平的椭圆形低回声肿块。

（2）有的表现为与女性乳腺同样厚度的乳腺图像。

（3）青春期、老年期病例的声像图无明显差异。

十二、妊娠期、哺乳乳期的乳腺疾病

1.积乳

（1）发生在哺乳期的乳腺，乳液在局部停滞、潴留所形成的肿块。

（2）内容物经常发生干酪样变性。

（3）在超声图像上，可显示局限性肿块，初期表现为囊肿样无回声，随时间推移内部出现不均匀回声。

（4）该病发生于哺乳期，结合临床容易与其他疾病鉴别。

2.纤维腺瘤

（1）纤维腺瘤在哺乳期、妊娠期时明显增大。

（2）进一步发展出现肿瘤内导管扩张，肿瘤内可见到囊肿样无回声区。

（3）哺乳结束后可完全恢复原状。

十三、乳房异物(foreignbody)

1.石蜡注入法

（1）石蜡注入法是用较粗的针将石蜡及硅树脂类物质注入乳腺后方的丰乳方法。

（2）由于常会出现乳房硬化、变形等不良反应，现已不再使用。

（3）油性物质引起的肉芽，也就是油性肉芽肿形成，根据注入的物质不同，其肉芽肿的名称也不同，如石蜡瘤及硅胶肉芽肿等。

（4）超声表现为前方边界不清晰的强回声，后方回声缺失。

2.假体置入法

（1）假体置入法，是将硅胶和生理盐水封入袋状假体再置入乳房的方法，是现在使用最多的一种丰乳方法。

（2）以前是置入到乳腺后间隙，现在主要是使用胸大肌下方置入假体的方法。

（3）在超声图像上表现边界清晰。

（4）内部回声类型，根据内容物的不同而异，多数表现为无回声。

3.脂肪注入法

（1）脂肪注入法，是将患者自身的腹部及大腿部的脂肪吸出，注入乳房的丰乳方法。

（2）如果注入的脂肪部分发生坏死，或随时间推移大部分被吸收，这就相当于只置入了剩余部分脂肪。

（3）在图像上，多表现为类圆形肿块，内部回声为高、低混合回声。

(4)部分表现为无回声,应与多发囊肿相鉴别。注入的脂肪位于乳腺后方是鉴别的要点。

十四、乳腺外的良性疾病

1.脂肪瘤

(1)脂肪层内边界清晰的肿瘤,有独特的柔软性,活动度较大。

(2)超声图像表现为椭圆形、边缘光滑的肿瘤,较小的肿瘤多表现为强回声,较大的肿瘤多表现为与周围的脂肪组织同等水平的回声。

2.脂肪坏死

(1)称为脂膜炎。

(2)因钝器伤或挤压伤引起。

(3)触诊时,可触及边界不清的肿块,在硬度上常常误认为乳癌。

(4)患者本人常常没有外伤的感觉,与乳癌的鉴别非常重要。

(5)超声图像表现为皮下脂肪层内的高水平回声区,其中心部位常可见到低回声区。

3.粉瘤

(1)皮肤上发生的肿瘤,为毛囊或皮脂腺的潴留囊肿。

(2)内容物为脂肪、角化的上皮、皮脂,分泌有黏稠物质等。

(3)有时发生炎症形成脓肿。

(4)超声图像表现为皮肤及皮下组织内可见圆形或椭圆形低回声肿块。

第四节　乳腺恶性疾病超声检查

一、乳腺癌的组织学分类

(1)乳腺癌是发生于乳腺导管上皮的恶性肿瘤,也就是腺癌,约占乳腺恶性肿瘤的99%。

(2)乳腺癌的组织类型很多,广泛使用的是《临床病理乳腺癌诊疗常规》中的"乳腺肿瘤的组织学分类"标准。

(3)乳腺癌分为非浸润癌、浸润癌、Paget 病三大类。

(4)非浸润癌分为非浸润性导管癌和非浸润性小叶癌。浸润性癌分为浸润性导管癌和特殊型癌。

(5)浸润性导管癌又分为乳头状管状腺癌、实性管状癌、硬癌型,特殊型癌再分为黏液癌等11型。

(6)浸润性导管癌占全部乳腺癌的80%。

(7)浸润癌有几种组织类型同时存在的情况可按占优势组织类型的面积进行再分类。

乳癌的组织学分类如下。

1.非浸润性癌(noninvasive carcinoma)

(1)非浸润性导管癌(noninvasive ductal carcinoma)。

(2)非浸润性小叶癌(lobular carcinoma in situ)。

2.浸润癌(invasive carcinama)

(1)浸润性导管癌(invasive ductal carcinoma)。

1)乳头状管状腺癌(papillotubular carcinoma);

2)实性管状癌(solid-tubular carcinoma);

3)硬癌(scirrhous carcinoma)。

(2)特殊型(special type)。

1)黏液癌(mucinous carcinoma);

2)髓样癌(medullary carcinoma);

3)浸润性小叶癌(invasive lobular carcinoma);

4)腺样囊性癌(adenoid cystic carcinoma);

5)鳞状细胞癌(squamous cellcarcinoma);

6)梭形细胞癌(spindle cell carcinoma);

7)大汗腺样癌(apocrine carcinoma);

8)伴有骨、软骨化生的癌(carcinoma with cartilaginous and/or osseous metaplasia and/or osseous metaplasia);

9)导管癌(小管癌,高分化腺癌)(tubular carcinoma);

10)分泌癌(幼年性癌)(secretory carcinoma/juvenile carcinoma)。

3.乳头 Paget 病(Paget's disease)。

二、乳头状管状腺癌(papillotubular carcinoma)

1.乳头状管状腺癌的临床特征

(1)扩展方式以导管内扩展为主。

(2)肿瘤特征为乳头状增生及管腔形成的癌,组织形态多种多样。

(3)乳头管状、乳头状、粉刺状、筛状等结构或单一或混合存在,有时同时伴有实性增生。

(4)粉刺样癌也将在这一章节中描述。

(5)浸润灶非常小的病灶称为微小浸润癌。

2.乳头状管状腺癌的声像图

(1)表现为边缘粗糙、形状不规则的肿瘤,可经常见到钙化灶。

(2)粉刺样癌多表现为扁平的不规则低回声肿瘤,大多数伴有钙化灶。

(3)微小浸润癌的声像图表现与非浸润性导管癌相同。

三、实性管状腺癌(solid-tubular carcinoma)

1.实性管状腺癌的临床特征

(1)表现为实质性的肿瘤,对周边组织挤压性或膨胀性生长。

(2)病灶呈髓样或腺腔不明显的小导管内实性生长。

(3)病灶周边有比较清晰的边界。

(4)中心部分可发生坏死及纤维化。

2.实性管状腺癌的声像图

(1)多表现为边界清晰、边缘光滑的局限性肿瘤。

(2)肿瘤多为类圆形或者多角形,常常为不规则形。

(3)纵横比较纤维腺瘤要高。

(4)内部为极低回声。

(5)多数后方回声增强。

四、硬癌(scirrhouscarcinoma)

1.硬癌的临床特征

(1)癌细胞的数量少,可见或小块状或条索状间质浸润,伴有间质纤维组织的增生。

(2)由于上述成分,可将其分为狭义的硬癌和广义的硬癌。

(3)狭义硬癌的导管内癌病灶非常少,可见高度的间质浸润。

(4)广义硬癌是乳头状管状腺癌或实性管状腺癌,间质弥散性浸润的面积占大部分。

2.硬癌的声像图

(1)边界不清晰,边缘粗糙,表现为常见的浸润型肿瘤。

(2)多表现为纵长的形状。

(3)多伴有后方回声衰减,衰减程度随肿瘤间质纤维组织量的多少而不同。

(4)肿瘤边缘部分多为强回声,强回声的宽度随脂肪浸润的程度不同而不同。

五、黏液癌(mucinouscarcinoma)

1.黏液癌的临床特征

(1)是浸润癌的一种特殊类型,约占全部乳腺癌的3%。

(2)以产生黏液为特征,组织学表现为癌细胞排成小巢状,漂散于黏液中。

(3)与其他乳癌相比,淋巴结转移的机会较低,预后尚好。

(4)可触及肿瘤边界清晰的局限性球状结节。

(5)分为纯黏液型及混合型,混合型是指肿瘤中有浸润型导管癌形态的细胞存在。

2.黏液癌的声像图

(1)表现为边界清晰的局限性肿瘤。

(2)乳癌中黏液癌的内部回声水平有最高的倾向。

(3)小的黏液癌内部回声均匀,大的黏液癌内部回声不均匀。

(4)在实性肿瘤中后方回声增强的程度最强。

六、浸润性小叶癌(invasivelobularcarcinoma)

1.浸润性小叶癌的临床特征

(1)由小叶内导管上皮发生的肿瘤,与一般的导管癌有很大不同。

(2)与欧美地区乳癌的发病率(10%)相比,以往较低,仅为1%～2%,但近年来的发病率已明显增加,现已达到5%。

(3)癌细胞非常小,单行排列或弥散浸润在间质纤维组织中,间质纤维组织较多。

(4)癌细胞为实性的灶状排列,基本上不形成管状。

2.浸润性小叶癌的声像图

(1)表现为与硬癌同样的浸润性肿瘤,比硬癌更扁平。

(2)与少见的硬癌相同,为纵横比高的肿瘤。

(3)扁平的肿瘤间质比较少时,与导管内进展型的肿瘤,也就是乳腺导管管状腺癌不易鉴别。

七、非浸润性导管癌(non-invasive ductal carcinoma)

1.非浸润性导管癌的临床特征

(1)导管原位癌(ductal carcinoma in situ 称为 DCIS)。

(2)癌细胞局限于导管内,未见癌细胞向间质浸润。

(3)当病灶完全切除时,理论上讲治愈率为100%。

(4)近年来随着影像诊断的不断进步,这种类型的肿瘤检出率也在不断提高。其检出率约占全部乳腺癌的 10%。

(5)病理组织亚型有筛状型、粉刺样型、乳头型、低乳头型、实性型、平坦型等。

2.非浸润性导管癌的声像图

有学者将非浸润性导管癌分为以下 5 种类型。

(1)扩张导管集合型:可见在局限的区域内集中着扩张的导管。

(2)扁平不规则低回声型:肿瘤局限在乳腺内,表现为扁平状不规则的低回声区。病变组织类型多为粉刺样型及筛状型。

(3)扩张导管内隆起型:是发生在从乳头起连续于扩张导管内的病变。大部分伴有乳头异常的分泌物。与导管内乳头状瘤的图像类似,两者常难鉴别。

(4)囊肿内肿瘤型:表现为囊肿内隆起型肿瘤。触诊及乳腺 X 线钼靶摄影可以发现局限性肿瘤,但不能判断肿瘤的性质。超声检查此型有明显的优势。

(5)实性肿瘤型:癌细胞充满多个扩张的导管间隙,形成集合在一起的肿瘤。虽然在组织学上见不到乳腺前方境界线的中断,但在超声图像上有时可见乳腺前方境界线不连续的情况,这时与浸润癌难以鉴别。

3.囊肿内肿瘤的良恶性鉴别

(1)在囊肿内肿瘤中,应对囊肿内乳头瘤与囊肿内癌作鉴别诊断。

(2)囊肿内乳头状瘤与囊肿内癌两者向囊内突起部的形状并不相同,前者呈类圆形,而后者呈不规则形且基底部较宽。

4.5 种类型的发生率

超声检查中 5 种类型的非浸润性导管癌其发生率大体情况如下。

(1)扩张导管集合型 5%。

(2)扁平不规则低回声型 40%。

(3)扩张导管内隆起型 10%。

(4)囊肿内肿瘤型 15%。

(5)实性肿瘤型 20%。

5.超声普查中发现非浸润性导管癌

一般说,虽然超声检查可发现非浸润性导管癌,但乳腺 X 线钼靶摄影对于有钙化灶的非浸润性导管癌检出是有价值的。

首先,由于导管内隆起型肿瘤几乎全部病例均有乳头异常分泌的症状,因此,普查时没有必要立即进行临床普通检查。囊肿内肿瘤型及实性肿瘤型在超声检查中容易被发现。如果经验丰富的话扁平不规则低回声型肿瘤也可以在超声检查中发现。扩张导管集合型的诊断稍稍困难,理论上非浸润性导管癌约 90% 可以被发现。提高发现率的关键是要提高探头的频率。触诊不易发现的扁平不规则低回声型肿瘤超声检查也可以发现。

八、炎性乳癌(inflammatory carcinoma)

1.炎性乳癌的临床特征

(1)乳癌的一种类型,由于乳腺表现为大范围红肿等临床症状,所以将其命名为炎性乳癌。

(2)炎性乳癌的组织有多种类型,以硬癌最为多见,约 80%。其次为浸润性小叶癌。

(3)作为组织学特征,大部分病例可见真皮内淋巴管癌栓。

(4)预后极差。

2.炎性乳癌的声像图

(1)以明显的皮肤增厚为特征。皮肤回声减低。

(2)肿瘤位置较深,伴有声影,多表现为不清晰的低回声图像。

(3)脂肪组织的回声水平上升,肿瘤与乳腺的分界不清。

九、男性乳癌

1.男性乳癌的临床特征

(1)在全部乳癌中,男性乳癌不到 1%。

(2)发病年龄比女性高 10~15 岁。

(3)肿瘤大部分发生在乳晕的下方,这是由于男性乳晕下方只有瘢痕样组织而没有乳腺其他组织解剖学原因。

(4)男性乳癌虽有各种组织学类型,但由于男性乳腺缺少腺小叶,所以小叶癌极少见。

(5)肿瘤容易被发现,由于乳腺组织少,肿瘤早期即可发生局部浸润。

2.男性乳癌的声像图

(1)表现为与女性乳癌相同的肿瘤图像。

(2)在大部分病例中,病变与皮肤及胸大肌接近,检查时要仔细观察有无浸润。

十、乳癌的其他表现

1.导管内扩散

(1)虽然乳癌多向乳头侧的导管内扩散,但肿瘤会向周围其他方向的导管扩散,扫查时仍不能忽视。

(2)见到导管内扩散的病灶回声时,从理论上说很难发现首先扩张的导管。因此,应考虑到实际的扩散范围要比超声扫查得到的扩张范围要大,只有这样的想法才是安全的。

2.皮肤浸润

(1)必要时应鉴别肿瘤只是与皮肤接触,还是已有皮肤浸润。

(2)发生肿瘤浸润时,可观察到真皮的线状回声消失,肿瘤侵入皮肤。多数皮肤的回声水平减低。

3.胸大肌浸润

(1)可见筋膜的回声消失,肿瘤侵入胸大肌。

(2)由于后方回声衰减,不易显示出肿瘤,这时用手握住肿瘤可观察到肿瘤与胸大肌之间的可动性。

4.库伯韧带突起的图像

(1)在乳癌的超声图像中有时可见库伯韧带连续地突起。

(2)成因有以下3点。①乳癌沿着库伯韧带的间质浸润。②库伯韧带内的导管内肿瘤灶。③库伯韧带内的淋巴管。

(3)硬癌、浸润性小叶癌间质浸润最多。

(4)如果见有非浸润性导管癌应视为导管内肿瘤灶。

十一、恶性淋巴瘤(malignantlymphoma)

1.恶性淋巴瘤的临床特征

(1)乳腺原发的淋巴瘤几乎全部是非霍奇金淋巴瘤,大部分为B细胞型淋巴瘤。

(2)肿瘤细胞在原有的导管结构之间包围增生。

(3)以中、老年女性多发。

(4)肿瘤比较局限,与乳癌相比比较柔软。肿瘤的剖面为均匀的实性,呈灰白色或淡黄白色。

2.恶性淋巴瘤的声像图

(1)表现为回声水平非常低的局限性肿瘤。

(2)形状多为类圆形,肿瘤较大时可呈分叶状。

(3)肿瘤细胞致密且透声性好,后方回声增强。

(4)上述表现,有时与实性管状腺癌、囊肿不易鉴别。

第六章 妇科疾病超声诊断

第一节 子宫平滑肌瘤

一、概述

子宫肌瘤是育龄期妇女常见的良性肿瘤,由平滑肌和结缔组织组成。30 岁以上的妇女发病率为 20% 左右,按子宫肌瘤生长的部位,分为宫体肌瘤和宫颈肌瘤;按肌瘤与子宫肌壁的关系又可分为肌壁间肌瘤、浆膜下肌瘤和黏膜下肌瘤。浆膜下肌瘤和黏膜下肌瘤分别继续向浆膜或宫腔面生长,会形成一蒂与宫体相连,称带蒂浆膜下肌瘤或黏膜下有蒂肌瘤。子宫的肌瘤有多个时,称子宫多发肌瘤。

二、临床病理

(一)子宫平滑肌瘤

临床要点如下。

①女性最常见的肿瘤之一,最常见的子宫体肿瘤;②好发于育龄期;③下腹痛和压迫感,子宫出血,盆腔肿物等;④可致不孕或妨碍孕妇妊娠。

病理变化如下。

1.肉眼病变

①子宫黏膜下、肌壁间(最常见)和浆膜下,单个或多发性圆形或类圆形结节,质韧;②黏膜(内膜)下肌瘤,结节状或息肉样突入子宫腔(以至达到子宫颈外口),常继发溃疡、感染、出血;③浆膜下肌瘤,可有蒂,突入腹腔并可扭转;偶可脱离子宫体,位于盆腔内(阔韧带、腹膜、大网膜等),称为寄生性平滑肌瘤;④切面:白或淡粉色,边界清楚(无明显的真包膜),编织状或旋涡样纹理,可继发红色变性(肿瘤出血性梗死并溶血)、液化、透明变性、水肿、黏液样变性、囊性变、脂肪变性、脂肪浸润和钙化等。

2.光镜病变

(1)典型病变:①瘤细胞形似正常平滑肌细胞(长梭形,胞核杆状、两端钝圆)束状交错、编织样排列。②瘤细胞核形态温和(非典型性平滑肌瘤例外),很少核分裂象(<4/10 HPF)妊娠或孕激素类药物可致核分裂象稍多;核分裂象活跃的平滑肌瘤例外。③瘤细胞间有多少不等的结缔组织,血管很少。④无凝固性坏死(重要指标)。

(2)组织学变型。

1)核分裂活跃的平滑肌瘤(mitotically activele iomyoma):①肿瘤较小,多位于子宫内膜下方(黏膜下肌瘤);②瘤细胞核分裂活跃(可达 15/10 HPF),核无异型或轻度异型;③无坏死和边缘浸润;④临床过程良性;⑤患者较年轻。

2)富于细胞性平滑肌瘤:①瘤细胞丰富、密集,较肥大,形状、大小较一致,束状排列不明显;②瘤细胞核较大但无明显异型,很少(<5/10 HPF)或不见核分裂象;③间质很少;④无凝固性坏死;⑤需与平滑肌肉瘤鉴别(应在肿瘤的不同部位多取材、制片观察,核分裂象≥10/HPF时,需考虑平滑肌肉瘤的可能性)。

3)出血性富于细胞的平滑肌瘤和激素诱发性变化:或称卒中性平滑肌瘤(apopleclic leiomyoma)。①平滑肌瘤继发重度出血,可血肿形成。甚至穿破肿瘤;②非出血区域的瘤细胞较密集,核分裂较活跃,但无异型;③发生于妊娠、口服避孕药妇女的子宫平滑肌瘤。

4)上皮样平滑肌瘤主要(>75%)为上皮样瘤细胞,具有典型平滑肌瘤的形态。瘤细胞无异型、无凝固性坏死,核分裂不活跃,分为3个亚型(常混合存在)。

A.上皮样细胞型(平滑肌母细胞瘤):①瘤细胞圆或多角形,胞质丰富、红染、边界清楚。核周胞质可透明;②核圆或卵圆形、居中或偏位,核膜明显、小核仁。

B.透明细胞型(透明细胞平滑肌瘤):瘤细胞形似上皮样细胞型者,胞质透明、胞核小而圆、结构不清。

C.丛状型(丛状平滑肌瘤):①上皮样细胞,透明细胞或两者的移行形态的瘤细胞呈丛状(分支状条索)或巢状排列,其外有平滑肌、小血管包绕;②肿瘤间质为透明变性的胶原纤维;③总是良性;④直径<1 cm的丛状平滑肌瘤称为丛状微小瘤,多位于子宫壁的浅肌层(子宫内膜下方),常单个,偶尔多个。

提示:上皮样平滑肌瘤恶性潜能未定的指标(具有≥2项):①直径>6 cm;②核分裂象2~4/10 HPF;③细胞中~重度异型;④无凝固性坏死,患者需密切随查。

核分裂象≥5/10 HPF的上皮样平滑肌肿瘤:常转移,应考虑为上皮样平滑肌肉瘤。

5)黏液样平滑肌瘤:①瘤细胞内外含有大量黏液;②瘤细胞无异型、无核分裂象;③肿瘤质软、半透明。

6)非典型性平滑肌瘤(alypiral leiomyoma):或称多形性、奇异性或合体细胞性平滑肌瘤(pleomorphic,bizarre or syniplaslic leiomyoma):平滑肌瘤背景中,单个散在或成片分布奇形怪状的瘤细胞:①胞质嗜酸性;②胞核巨大(可多个)、深染、核广,明显核内假包涵体;③不见或极少见核分裂象<5/10 HPF,一般为0~1/10 HPF;④无凝固性坏死。

(诊断非典型平滑肌瘤时,要多做切片观察并行免疫组化检测,以除外平滑肌肉瘤。)

7)脂肪平滑肌瘤:①平滑肌瘤内含多量脂肪细胞(多灶性或弥散性分布);需与脂肪瘤鉴别(子宫很少脂肪瘤)。②少见,发生于绝经后妇女。

(3)生长方式变型

1)弥散性平滑肌瘤病:①大量密集的平滑肌细胞小瘤结(可相互融合),弥散于子宫壁的平滑肌组织内(可压迫相邻的血管),形似浸润性生长;②子宫显著均匀性增大;③需与平滑肌肉瘤鉴别。

2)分割性平滑肌瘤(dissecting leiomyoma):或称绒毛叶状分割性平滑肌瘤。①子宫壁的平滑肌瘤呈舌样突入周围平滑肌组织中,以至突入阔韧带和盆腔内(即形成许多结节分割子宫肌层并突向子宫外),直径10~25 cm;②瘤细胞较其周围的平滑肌细胞大,无异型,无核分裂象,呈旋涡样排列,无坏死。

3)静脉内平滑肌瘤病:①子宫的典型平滑肌瘤(来源于子宫壁平滑肌或静脉壁的平滑肌)侵入肌壁静脉内生长;②静脉内含平滑肌瘤条索(蚯蚓样旋绕)或结节,可由子宫壁静脉扩展至盆腔静脉、下腔静脉以至达于右心腔,导致静脉回流受阻,可致命;③可呈现各种组织学变型,常继发明显纤维化和透明变性;④瘤细胞无异型,核分裂象<5/10 HPF,无坏死(借此可与平滑肌肉瘤鉴别)。

4)良性转移性平滑肌瘤:非常少见。子宫的平滑肌瘤呈良性形态,切除子宫后,在肺、肝和盆腔淋巴结等处发生多个形态良性的转移性小平滑肌瘤。尚不明确这是否:①平滑肌瘤真性"良性转移";②多灶性平滑肌瘤;③子宫静脉内平滑肌瘤并脱落片块所致远隔部位栓塞抑或为高分化平滑肌肉瘤等(诊断本型平滑肌瘤应认真除外子宫小灶性高分化平滑肌肉瘤。)

3.平滑肌瘤恶变

①平滑肌瘤恶变较少见,可发生于多发性平滑肌瘤中的一个;②恶变平滑肌瘤的切面呈肉瘤样:失去原有编织状结构而显匀细、质软,可继发出血、坏死,边界不清,呈浸润性生长;③瘤细胞密集,排列紊乱,核明显异型,可较多多核瘤巨细胞,核分裂象5~10/10 HPF。

(二)恶性潜能未定平滑肌肿瘤

①按照目前病观诊断标准不能明确区分良、恶性的平滑肌肿瘤,预后难测。②瘤细胞丰富、异型,核分裂象很少;或瘤细胞轻至中度异型、核分裂象5~10/10 HPF。

已存在多年的平滑肌瘤突然长大时,应警惕其恶变的可能性。

(三)子宫平滑肌肉瘤

临床要点如下。

①子宫最常见的肉瘤;②几乎皆发生于成人(多50岁左右);③多于始发时即为肉瘤,仅偶尔来自平滑肌瘤恶变;④下腹痛和压迫感,子宫出血,盆腔肿物等;⑤局部播散可致胃肠道或泌尿道病征;⑥易转移,最常血道转移至肺。

1.肉眼病变

①肿瘤多为单发性较大结节,较软;②切面匀细、粉或淡红色,鱼肉样,可呈编制状结构,常出血、坏死和囊性变,界限不清或不规则,可侵及子宫外结构。

2.光镜病变

癌细胞:①丰富,不同程度异型;②核分裂象>10/10 HPF(黏液样和上皮样平滑肌肉瘤<5/10 HPF,可见病理性核分裂象);③浸润性生长,可侵犯血管。

3.组织学变型

(1)黏液样平滑肌肉瘤:①平滑肌细胞肿瘤,间质富含黏液,肉眼呈胶胨样,可形成囊腔;②核异型,多不明显,核分裂象较少<5/10 HPF;可明显核异型并较多核分裂。

(2)上皮样平滑肌肉瘤:①瘤细胞具有上皮样平滑肌瘤的形态特点,呈现一定程度的异型;②核分裂象稍增多(2~4/10 HPF,一般<5/10 HPF);③直径通常>6 cm。

(3)巨细胞性平滑肌肉瘤:含大量多核巨细胞,呈平滑肌分化,排列较规则。

4.病理鉴别诊断

子宫的平滑肌瘤和恶性潜能未定平滑肌肿瘤。

(1)子宫平滑肌肿瘤良、恶性的病理鉴别的要点是对于肿瘤细胞:①凝固性坏死;②核分裂活性;③核异型性的综合评估。肿瘤细胞凝固性坏死是首要的鉴别指标。

(2)肿瘤细胞凝固性坏死:①坏死细胞灶呈现残影;②坏死细胞灶与其周围的存活肿瘤细胞截然分界;③坏死细胞灶周围少见出血和炎症反应,无明显修复性增生(肉芽组织、纤维化和透明变性等)。

(3)无凝固性坏死平滑肌肿瘤的病理诊断表述。

1)瘤细胞:①无凝固性坏死;②弥散性中至重度异型;③核分裂象≥10/10 HPF 时,诊断为平滑肌肉瘤。

2)瘤细胞:①无凝固性坏死;②弥散性中至重度异型;③核分裂象＜10/10 HPF 时,诊断为"非典型平滑肌瘤",具有低度复发危险(atypical leiomyoma with low risk of recur-rence)。

3)瘤细胞:①无凝固性坏死;②无明显异型;③核分裂象＞15/10 hPF 时,可诊断为核分裂活跃的平滑肌瘤,对肿瘤性质的诊断经验有限。

三、超声表现

1.子宫的形态改变

子宫的形态改变及大小与肌瘤生长的部位、大小、形态及数目有关。浆膜下肌瘤可使子宫局部表面降起,多发肌瘤可使子宫表面凸凹不平。黏膜下肌瘤或肌壁间肌瘤可使子宫整体增大呈球形。肌壁间小肌瘤及向宫腔内生长的肌瘤可使宫体均匀性增大,各径线测值也均相应增大,而较大的肌壁间肌瘤及向浆膜方向生长的肌瘤以及浆膜下肌瘤,可使子宫体不规则性增大。但蒂较长的浆膜下肌瘤,因蒂较长不易发现,则子宫外形可无明显改变,只表现子宫周围瘤体结构,同时可引起相邻器官改变。如向前压迫膀胱产生压迹。

2.子宫内膜线变化

根据肌瘤部位不同,宫腔内膜线向前或向后移位。如前壁肌壁间肌瘤可造成宫腔线变形或相对向后移位;黏膜下肌瘤因存在于宫腔内,可使正常的两层子宫内膜分离,导致宫腔线分离。

3.肌瘤的形态、大小及内部回声

肌瘤一般为圆形或椭圆形,内部回声多为低回声或等回声的实性结节,亦可表现为中等回声。边界清晰,周边可见假包膜形成的低回声晕,无变性的肌瘤内部回声相对较均匀。

4.彩色多普勒血流图

彩色多普勒探查子宫动脉血流频谱由正常情况的高阻力型改变为舒张末期低阻力型,并与肌瘤的增多及体积增大成正比,以适应肌瘤血供日益增多的需要。应用彩色多普勒技术还可观察子宫肌瘤病灶的供血情况;显示肌瘤周边及内部不同流速的血流信号。

当肌瘤发生变性时主要表现为肌瘤内部回声不均匀,其回声可变化不一,常见的有:①生长较大而迅速的肌瘤较易发生透明变性,即缺血部分的肌瘤组织水肿、变软、旋涡状结构消失,主要为肌瘤内部较低回声,随着缺血坏死的加重,变性组织发生液化形成囊性变,甚至出现无回声的表现,形态多不规则,后方可出现增强效应。囊腔内尚可见散在点片状强回声,此为破碎组织,但肌瘤的形态及边界不变。②当肌瘤早期变性坏死后,可因血液循环障碍出现钙盐沉积的强回声光团,或点状强回声,后方出现声影,与脂肪变性的强回声可依此鉴别。声影可使肌瘤内部结构显示不清,彩色多普勒显示钙化及变性肌瘤血流减少。③肌瘤红色变性多见于妊娠期或产后,为肌瘤变性的一种特殊类型,可引起急腹症表现。声像图表现与肌瘤液化相似,无明显特征,内部回声可不均匀,多普勒可出现明显的高速低幅频谱形态。

第二节　子宫腺肌病

一、概述

子宫腺肌病是子宫内膜在子宫肌层内的良性侵入,伴随着平滑肌增生。发生机制大多数学者认为是内膜基底层组织向肌层的浸润性生长。发病年龄为 30～50 岁的经产妇或多次刮宫后,发病率有报道最高者 88%,平均 20% 左右,约一半以上合并子宫肌瘤,少数合并盆腔子宫内膜异位症。

腺肌病的临床表现与其病理变化有关。

1. 痛经

痛经为最常见的一个重要症状,多为继发性,且进行性加重。原因是肌层内的内膜病灶有周期性出血。患者需卧床休息或服用止痛药物,疼痛常随月经周期而加重。由于雌激素水平不断增高,使异位的子宫内膜增生、肿胀,再受孕激素影响则出血刺激局部组织,以致疼痛。此外,这些出血灶张力很大,使子宫有痉挛性的收缩产生痛经。有学者认为,痛经与内膜病灶浸润的深度有关。月经过后,异位内膜逐渐萎缩而痛经消失。

2. 月经过多

月经过多为腺肌病的主要症状,原因是:①宫腔面积增大,出血增多;②肌层内有内膜病灶,不能使子宫肌层有效地收缩;③雌激素水平增高,内膜增生过长。认为月经过多与腺肌病累及肌层的广度有关;重症 82.3%、轻症 23.3% 出现月经过多。

3. 子宫增大

子宫的形态及质地改变是由于肌层中内膜腺体的侵入引起肌层反应性的增生所致,依侵入子宫部位不同可表现为子宫呈球形均匀性增大或局限性不规则改变,其特点是子宫的大小及质地随月经周期而改变,这对诊断有很大意义。子宫腺肌病常常同时并发子宫肌瘤,文献报道约 50%。

二、临床病理

(一)临床要点

①多>40 岁;②可并发外在性(主要是卵巢)子宫内膜异位症(15%～40%病例);③子宫增大,痛经和月经过多。

(二)病理变化

1. 肉眼病变

①弥散型(常见;子宫弥散均匀地球形增大、质硬,可并发平滑肌瘤);②局限型(或称子宫腺肌瘤;子宫结节性增大,肌层内有一个或多个平滑肌瘤样结节,大小不等;③切面,子宫肌壁增厚(可 6～7 cm),肌束呈旋涡、编织状走行,有界限(无假包膜),散在含陈旧性出血(暗红或蓝色)的小腔或裂隙,可形成较大囊腔。

2. 光镜病变

①于子宫内膜基底层以下至少 2 mm(相当于一个 100 倍视野,需在不同部位多测量几个视野)或更深处的子宫肌层中出现子宫内膜的腺体和间质;②异位的子宫内膜常呈增生期形

态；③偶尔继发恶变(1.3%～2.9%)，可为腺癌、肉瘤或癌肉瘤。

（三）病理鉴别诊断

①子宫低度恶性间质肉瘤；②子宫特发性肌层肥大（子宫肥大症；子宫均匀增大，肌壁厚＞2 cm，平滑肌细胞肥大、纤维组织增生、新生血管周围弹力纤维成团增生）。

三、超声表现

1.子宫大小

子宫均匀性增大、不均匀性增大或大小基本正常，外部轮廓尚清晰，子宫增大是由于异位的子宫内膜周期性出血，引起纤维组织增生所致，由于异位内膜受月经周期的影响，因此可在不同时期出现变化；月经期见子宫明显增大且有散在的细小暗区，经期过后逐渐缩小。肌壁增厚以后壁为主，回声略强，界限欠清晰。

2.子宫肌层回声

子宫肌层回声强弱不均，局限型子宫腺肌病者多数可见后壁回声增强区，因周围无假包膜而界限不清。但当合并肌瘤时，则肌瘤结节形态较规则，回声略低，边界清晰。弥散型子宫腺肌病患者，可见子宫肌层分散的细小点状回声，部分患者可探查到较小的低回声宫腔，似超声显示率较低；月经前后图像可发生变化，即月经期有散在小的暗区且子宫增大明显，其后则逐渐减小。

有学者根据手术病理结果并回顾性分析子宫腺肌病图像，将子宫腺肌病声像图特征分为5型：Ⅰ型为弥散型，Ⅱ型为腺肌瘤型，Ⅲ型为腺肌瘤内囊肿型，Ⅳ腺肌瘤病（息肉型），Ⅴ型为腺肌病（肌瘤型）。应用经腹超声与经阴道超声联合扫查，可提高对本病的诊断正确率。

3.子宫内膜变化

弥散型子宫腺肌病由于肌壁的改变呈均匀性，前后壁增大一致，因此子宫内膜居中，位置无明显改变。但当病灶局限时，则可引起宫腔线移位，常因后壁病变多见，故内膜向前移位。

4.彩色多普勒超声检查

一般无特异表现，病灶周围无血管绕行，且血管分布稀少。

第三节　子宫内膜炎

一、概述

子宫内膜炎可分为急性、慢性和老年性3种。急性子宫内膜炎：多由产褥感染、流产、宫腔内手术、坏死的内膜息肉、黏膜下子宫肌瘤引起；慢性子宫内膜炎：除结核性子宫内膜炎外，长期存在输卵管卵巢炎症，宫内节育器，分娩或流产后少量胎盘组织残留等，均可导致慢性子宫内膜炎；老年性子宫内膜炎：老年妇女由于雌激素水平低落，子宫内膜容易感染，发生老年性子宫内膜炎。当炎症发展至严重阶段时可影响子宫肌层，形成子宫肌炎，甚至宫腔积脓。

二、临床病理

（一）急性子宫内膜炎

急性子宫内膜炎为化脓性炎症。多发生于产后、宫腔术后或流产后。常见为链球菌、葡萄球菌、大肠埃希菌、淋球菌感染。置入节育器后可致一过性急性子宫内膜炎，继而转为慢性炎症、消退，全身症状可明显，一般不行活检。

（二）慢性非特异性子宫内膜炎

慢性非特异性子宫内膜炎泛指组织学病变不具病因提示意义的子宫内膜慢性炎症。可源于子宫内膜急性炎症的慢性迁延。

病理变化如下。

光镜病变：①炎症累及子宫内膜基底层（月经期不脱落）；②子宫内膜间质内散在淋巴细胞、浆细胞浸润灶；③浆细胞浸润是诊断慢性子宫内膜炎的重要指标，单纯的淋巴细胞浸润不足以诊断慢性子宫内膜炎。

（三）老年性子宫内膜炎

萎缩变薄的内膜中，淋巴细胞、浆细胞弥散性浸润，内膜表面可有鳞状上皮化生和溃疡形成。

（四）流产后子宫内膜炎

临床要点如下。

①发生于自然流产、人工流产或引产分娩后；②阴道不规则少量出血。

病理变化如下。

光镜病变。

(1)确诊依据于慢性非特异性子宫内膜炎的背景病变中，检见：①胎盘绒毛（或其退变残影）。②滋养细胞（或其退变残影）。退变的蜕膜和绒毛具有间质结构残影和表皮滋养细胞残影，应注意选取灰白色内膜组织和凝血块制作切片检查（胎盘绒毛常位于凝血块中）。

(2)在透明变性血管或纤维素样物附近检见散在或成片退变蜕膜组织时，在有可靠相关临床资料支持下，可考虑为流产所致的慢性子宫内膜炎。

（五）结核性子宫内膜炎

1.概述

①多发生于育龄妇女（妇女不孕的主因之一），绝经后妇女结核病少见；②女性生殖器结核病先感染输卵管，其次为子宫内膜、卵巢、子宫颈、阴道和外阴；③子宫内膜结核病常为继发性（多由输卵管结核病蔓延所致，偶由血行播散感染），常伴发于输卵管结核病。

2.病理变化

①子宫内膜功能层的结核病灶随月经周期脱落，在月经周期约前 15 d 内常不见典型结核性肉芽肿；刮宫活检时间宜在月经周期后半个月（尤宜于月经来潮之前），早取材时会仅见内膜非特异性炎症或是结核性病变较小、轻微，易漏诊。②除非全身性重症结核病或绝经后妇女结核病，不常见干酪样坏死。③腺腔内较多中性粒细胞渗出时，对于结核病的诊断有提示意义。④子宫内膜活检组织中，呈现局灶性间质纤维化和淋巴细胞、浆细胞浸润，病灶周围腺上皮分泌反应欠佳，而远隔区域腺上皮分泌良好时，有可能为子宫内膜结核病的遗存病变，提醒临床医师注意结核病可能性，并做病原学检查，进一步确诊。

三、超声表现

超声检查可见子宫增大,轮廓尚清晰,子宫内膜肿胀增厚,回声增强不均匀,伴有不规则的液性暗区(宫腔积液或积脓),当子宫肌层受侵犯时可见肌层增厚,内部回声减低不均匀,部分患者可同时伴有盆腔脓肿。

第四节　子宫内膜息肉

一、概述

子宫内膜息肉是子宫内膜息肉样局灶性增生,约 20% 为多发,好发于宫角及子宫底部,可长出宫颈内口。本病可发生于青春期后任何年龄段,以 35 岁以上妇女多见,单发较小的子宫内膜息肉常无临床症状,多由其他疾病切除子宫后被检出,或在诊刮后发现,多发性弥散型常见,经期延长,月经淋漓不尽,月经增多或经期出血,这与子宫内膜面积增加及内膜过度增生有关,较大息肉或突入宫颈管的息肉,容易继发感染、坏死,引起不规则出血并伴有恶臭的血性分泌物。部分绝经后妇女出现出血及黏液性白带。

二、临床病理

①子宫内膜的良性结节性隆起;②多来源于内膜基底层增生;③好发于 40 岁和 50 岁年龄组;④大小不等,有蒂或无蒂,灰红色,质软,顶部常糜烂、出血,可经子宫颈外长入阴道内。

基本组织学特点:①由子宫内膜的腺体和间质组成;②绝大部分甚至全部(横切面上)被覆子宫内膜表面上皮;③间质致密,不同程度纤维化(将内膜组织分隔),含厚壁动脉;④腺体多处于静止状态,可较正常内膜腺体迂曲、扩张或显著增生,一般无周期性变化(偶尔呈现分泌和化生)。

子宫内膜息肉偶尔发生恶性肿瘤,例如浆液性腺癌、恶性中胚叶混合瘤(癌肉瘤)等。

子宫内膜息肉分以下 5 种类型。

(一)增生性息肉

增生性息肉是最常见类型。①腺体增生(似子宫内膜增生),无异型,形状不规则,较密集,胞核假复层排列,可见核分裂象;②腺体(偶尔在表面上皮)呈现化生(鳞化、嗜酸性细胞变、纤毛细胞化生等);③间质中等量、致密,形似增生期内膜的间质;较大息肉的间质中可见成堆厚壁动脉;④增生性息肉与子宫内膜增生的鉴别,在于前者有息肉样物形成,能检见未被息肉累及的子宫内膜(常为增生期形态或萎缩,偶尔呈现分泌)。

(二)萎缩性息肉

萎缩性息肉或称静止性息肉。①多由增生性息肉转变而来,常见于绝经后妇女;②息肉由萎缩的腺体组成,被覆低柱状上皮,常呈圆形扩张,无核分裂象;③间质纤维化,致密。

(三)功能性息肉

功能性息肉发生于绝经前妇女。息肉中的腺体和间质对卵巢激素呈周期性反应。息肉与其周围的子宫内膜的形态相似,两者的鉴别在于前者具有息肉样外观,腺体排列紊乱(不与表面上皮垂直走行),间质致密、含有厚壁动脉(也可水肿、蜕膜样变)。处于分泌期形态的功能性息肉,其腺体的分泌性发育差于周围的正常内膜(这种息肉于刮宫破碎时,会误诊为非同步性子宫内膜)。

(四)子宫内膜和子宫颈内膜混合性息肉

起源于子宫颈上部的内膜和子宫体下部的内膜,兼有这两种内膜的腺体,多含致密的纤维性间质。

(五)腺肌瘤性息肉

腺肌瘤性息肉或称息肉样腺肌瘤、子宫内膜腺肌瘤,息肉间质含不规则平滑肌束,后者与后壁动脉紧密连接,多是大个增生性息肉的间质部分性平滑肌化。

(六)非典型息肉样腺肌瘤

腺肌瘤性息肉的变性。

1.临床要点

①不常见;②好发于绝经前或围绝经期(平均年龄约40岁);③常发生于子宫的下部,也可发生于子宫体;④个别病例与Turner综合征有关,是雌激素长期刺激子宫内膜的并发症;⑤非侵袭性生长,刮宫可治愈。

2.病理变化

光镜病变:①富于细胞的平滑肌包绕被覆非典型上皮的增生腺体;②腺体无序性分布,形似子宫内膜的单纯性非典型增生;③腺上皮增大、复层、核圆、染色质细致呈空泡样、核仁明显,胞质嗜酸性,常鳞化(非角化性细胞巢,巢中心可有坏死);④间质的大部分区域不见内膜间质,主要由成束交织走行的平滑肌(不同于正常子宫肌层或腺肌瘤性息肉时的长束状排列)组成,平滑肌核分裂较活跃(可达2/10 HPF),无病理性核分裂象;⑤息肉呈现增生期、分泌期或妊娠期形态,或显著增生,不侵犯其周围的子宫内膜;⑥偶尔发生与本型息肉有关的子宫内膜腺癌。

3.病理鉴别诊断

①腺肉瘤;②癌肉瘤;③高分化性子宫内膜样腺癌等。

三、超声表现

子宫有轻度增大或不明显,形态尚规则,子宫肌层厚度、回声均无改变;正常宫腔线消失、变形,被不规则的光团及暗区所取代。较明显的息肉与子宫内膜有清楚的分界线,大小不一,一般体积很小,多小于1 cm,最大者可达5 cm,位置以宫腔内居多,亦可在宫颈内外口处,息肉通常为舌形或类圆形。

若息肉阻塞宫颈口可造成宫腔内分泌物潴留,此时超声图像为低或无回声的宫腔积液。彩色多普勒往往能探测息肉蒂部血流,但无特殊表现。

第五节　子宫内膜增生

一、概述

子宫内膜增生与雌激素刺激有关。临床主要表现为月经量增多,经期延长或不规则阴道流血。当雌激素水平急剧下降时增生的子宫内膜退变、坏死、出血。妇科检查可以没有任何阳性体征。部分患者仅表现为子宫增大、质地较软。

二、临床病理

(一)概述

子宫内膜增生与卵巢雌激素分泌过多有关,包括子宫内膜由良性增生至癌前(非典型)增生的病变谱系,又称为子宫内膜增生症、子宫内膜增生过长。患者月经紊乱,发生功能性子宫出血。

病理变化如下。

1.肉眼病变

①子宫内膜明显增厚(3~12 mm,可达 20 mm);②子宫腔表面大部分光滑,可形成息肉(可达子宫颈口);③常出血,水肿。

2.光镜病变

(1)基本病变:①内膜的正常分层(基底层、海绵层和致密层)不清。②内膜的腺体、间质皆增生;腺体呈增生期形态,显著增多、拥挤,形状不规则(分支多、互相吻合),核受挤压;腺体:间质>3:1(正常增生期内膜大致为 1:1)。③腺上皮增生,常见核分裂象,外生性出芽或向腔内呈乳头状或成簇生长,腺体内连接,腺体内增生上皮"搭桥",形成筛状结构。④呈绒毛状、腺管状增生的腺上皮,互相连接形成复杂的"迷宫"样图像。

(2)组织学类型:子宫内膜增生的类型如下。

A.典型增生单纯性增生。

B.复杂性增生(腺瘤性增生)。

C.非典型增生。

D.非典型单纯性增生。

E.非典型复杂性增生(腺瘤性增生)。

(二)子宫内膜典型增生

子宫内膜单纯性增生包括既往诊断的轻度增生和腺瘤性增生。

(1)内膜腺体:①管状或囊性扩张,伴少量单一性分支或乳头结构,无异型;②与间质比率>3:1;③排列拥挤(背靠背者少见)。

(2)腺上皮细胞:①无异型;②胞核假复层(形似中晚增生期),染色质细致,核仁不明显;③核分裂象常见。

(3)可与复杂性增生或非典型增生并存。

子宫内膜复杂性增生包括既往诊断的中度增生和腺瘤性增生如下。

1)内膜:①复杂的腺体分支;②腺上皮突入腔内,进而"搭桥"呈筛状结构;③与间质比率>

3 : 1;④排列拥挤(背靠背者少见)。

2)腺上皮细胞同单纯型子宫内膜增生;可伴化生。

3)间质萎缩,含泡沫细胞。

(4)可与复杂性增生或非典型增生并存。

(三)子宫内膜非典型增生

基本病变如下。

1.腺上皮细胞异型

①大小不等,复层排列,极向较紊乱;②核大(核、浆比值增大)圆或趋圆,空泡状,染色质粗糙、深染、贴附于核膜;③核仁明显;④核分裂象增多;⑤胞质丰富、淡染或嗜酸性。

2.腺体

①结构复杂(出芽、分支、乳头状、成簇、筛状等),"迷宫"样排列;②背靠背。

3.间质

①稀少,腺体间质>3:1之比;②泡沫细胞较多(与雌激素水平增高有关,明显增多提示增生的腺上皮易于癌变);③无异型细胞浸润。

分级如下。

1.轻度非典型增生

(1)腺体:形状稍不规则。

(2)腺上皮:①假复层;②核稍异型,长圆形、极向紊乱不明显,核、浆比值稍增大,核仁无明显增大。

2.中度非典型增生

(1)腺体:①形状较不规则;②呈出芽、分支或乳头状结构。

(2)腺上皮:异型较明显,核仁清楚,

3.重度非典型增生

(1)腺体:①形状明显不规则;②呈出芽、分支或乳头状结构;③间质少,背靠背明显,成实性细胞团;④共壁生长,可形成筛状结构;⑤无浸润间质。

(2)腺上皮:①核增大、核、浆比值增大,圆形,染色质增粗,核膜厚,核仁明显,核极向稍紊乱。

(3)需与高分化子宫内膜腺癌鉴别(重要的病理诊断难点);主要鉴别点:非典型增生的腺体无内膜间质浸润。

子宫内膜非典型单纯性增生:组织结构上为单纯性增生,细胞学上呈现非典型增生,很少见。

子宫内膜非典型复杂性增生:组织结构上为复杂性增生(腺瘤性增生),细胞学上呈现非典型。可伴灶性非子宫内膜样分化(例如桑葚样化生)。常见,尚存少许间质,无浸润间质。

子宫内膜重度非典型增生与子宫内膜高分化腺癌的鉴别诊断如下。

(1)子宫内膜增生经由非典型增生发展为癌是一连续的谱系过程。介于子宫内膜显著非典型增生与其高分化腺癌之间形态上的交界性病变是病理诊断上的一个重要难点。两者最重要的指标是异型腺体是否浸润间质和肌层,刮宫检材浅表、破碎,难以判断有无浸润,只根据刮宫检材尤难鉴别。因此,刮宫检材难免发生过诊断或低诊断。

(2)刮宫标本中提示为高分化腺癌的病变:①腺上皮显著异型,毛玻璃样(泡状)核,紊乱。

②腺体共壁,形成筛状结构;腺体融合,形成迷宫样结构或条索、实性团片广泛性乳头状结构(特别是微乳头形成)。④广泛性鳞化(显著桑葚样化生,充满腺腔,埋于间质内),>1/2 个低倍视野。⑤固有间质消失,异型腺体周围呈现纤维母细胞和多量胶原纤维并可透明变性(提示浸润间质)。

三、超声表现

超声检查子宫形态规则,大小正常,或轻度增大;肌层回声无改变,内膜厚度增加可均匀,大多数学者认为在 0.8~2.0 cm,增生明显者可为 1.4~1.6 cm。内膜与肌层间的回声增强,"三线征"显示清晰,回声可均匀或不均匀伴有小的囊腔,有不规则出血时则结构模糊不清。内膜增厚甚至呈球样回声团,周围有整齐低回声带,动态观察其增生的子宫内膜可随月经周期而改变。典型的内膜增生经阴道超声检查,图像表现为内膜均匀性增厚,回声增强,呈椭圆形或圆形。囊性增生时,其内有大小不等的液性暗区,多时呈蜂窝状,内膜回声与子宫肌层分界清晰。

第六节 宫颈炎

一、概述

正常宫颈回声较子宫体稍强,且致密,常可以见到带状宫颈管回声和宫颈内膜回声,宫颈管血流较宫体稀疏。慢性宫颈炎是宫颈受细菌、病毒、真菌等病原体反复感染,侵入宫颈黏膜引起宫颈形态学改变,是已婚妇女最为常见的良性病变。

临床表现为白带增多、脓性或血性白带为主要症状,另外,还出现性交后出血、腰骶部疼痛、继发不孕等。主要诊断根据妇科阴道窥器检查,发现宫颈糜烂、肥大、息肉或宫颈腺囊肿可以诊断。

二、临床病理

(一)非特异性子宫颈炎

1.急性子宫颈炎

子宫颈充血、水肿,可糜烂或溃疡,分泌物增多。

病理变化如下。

光镜病变:子宫颈黏膜上皮变性、坏死、脱落,间质淤血、水肿,较多中性粒细胞浸润。

2.慢性子宫颈炎

子宫颈黏膜充血、肿胀,呈颗粒状或糜烂状。

病理变化如下。

光镜病变:子宫颈黏膜间质单核细胞、淋巴细胞、浆细胞浸润,表面被覆腺上皮不同程度增生和鳞状上皮化生。

常见类型:①子宫颈腺囊肿(纳氏(Nabothian)囊肿,子宫颈腺囊性扩张);②子宫颈息肉

（子宫颈黏膜腺体和间质纤维结缔组织呈外向性局限性增生）；③子宫颈糜烂（临床上常见的糜烂实为假性糜烂，子宫颈阴道部黏膜表面被覆的鳞状上皮损伤，被子宫颈管黏膜表面被覆的柱状上皮取代，间质常无明显炎症）。

（二）病毒性子宫颈炎

1.人乳头状瘤病毒感染（尖锐湿疣）

临床要点如下。

(1)由人类乳头状瘤病毒（HPV）引起的性传播疾病，也可通过非性接触或间接感染发病。

(2)好发于外生殖器和肛门周围的皮肤、黏膜，偶见于口腔、乳房等处。

(3)皮损：①初起为淡红色小丘疹；②随后增大、增多，呈粉红、灰白或灰褐色丘疹，或形成小而尖的乳头状、鸡冠状或菜花状赘生物，或散在性表面粗糙的斑块；③痒感、异物感、压迫感或疼痛；④常出血；⑤常为多发性。

病理变化如下。

光镜病变。

(1)皮肤或黏膜鳞状上皮乳头状增生：①表面角化过度、角化不全、角化不良和（或）单个细胞角化；②棘细胞层增厚；③基底细胞增生。

(2)上皮表层或中上层出现散在或聚集的挖空细胞（具病理诊断意义的特征性改变）：①较大；②核轻度异型，大而深染，可≥2个/HPV，边缘不齐呈毛毛虫样；③核周有空晕，空晕内显丝、带状胞质；④胞核呈HPV6/11原位杂交阳性。

2.巨细胞病毒感染

巨细胞病毒感染性传播疾病，可仅感染子宫颈。

病理变化如下。

光镜病变：①子宫颈管内膜隐窝的上皮细胞可见巨大的嗜碱性核内包涵体，偶见胞质内包涵体；②间质淋巴细胞、浆细胞浸润，可有淋巴滤泡形成。

病理鉴别诊断如下。

宫颈原位腺癌。

3.腺病毒感染

病理变化如下。

光镜病变：子宫颈黏膜的柱状上皮细胞可见嗜酸性分叶状核内包涵体，核周有空晕，染色质集于核膜处，胞核清亮。无多核巨细胞，核不呈毛玻璃样。

4.单纯疱疹病毒感染。

（三）细菌性子宫颈炎

1.结核性子宫颈炎

①常源于女性生殖器宫结核病的直接蔓延，或肺、消化道、腹腔、输卵管结核病的血道、淋巴道播败；②子宫颈外口凹凸不平，呈现细小颗粒或溃疡；③结核性肉芽肿和干酪样坏死。

2.淋病性子宫颈炎

子宫颈管黏膜非特异化脓性炎症。

（四）真菌性子宫颈炎

为白色念珠菌感染。子宫颈红肿，表面被覆薄层灰白色渗出物。光镜下可见菌丝和芽孢。

(五)衣原体性子宫颈炎

病理变化如下。

光镜病变:①子宫颈黏膜间质淋巴细胞致密性浸润,反应性淋巴滤泡形成,可见上皮内微脓肿(约半数病例);②上皮细胞坏死,并可有溃疡形成。

(六)滴虫性子宫颈炎

(1)子宫颈黏膜红肿,颗粒状,可糜烂;灶性坏死和非特异性炎症。

(2)确诊需要检见滴虫。

(七)梅毒性子宫颈炎

一期梅毒(硬下疳)和二期梅毒(梅毒疹)均累及子宫颈,主要为小动脉内膜炎和动脉炎,多量浆细胞浸润。

(1)由苍白螺旋体引发、累及全身的性传播疾病。

(2)包括胎传梅毒和自得(获得性)梅毒。

(3)自得梅毒分为三期

1)一、二期梅毒(早期梅毒):①常在感染后 2 年内发病;②主要侵犯皮肤、黏膜。

2)三期梅毒(晚期梅毒):①感染 2 年以后发病;②侵犯皮肤、黏膜;③侵犯骨骼、心脏、血管、神经系统和眼等。

(4)胎传梅毒无一期病变,其他同自得梅毒。

临床要点如下。

梅毒的皮肤、黏膜损害。

1.一期梅毒硬下疳

①主要发生于外生殖器,偶见于唇、舌、喉、肛门和女性乳头;②单个(偶2~3 个)糜烂性丘疹或浅溃疡,无症状,自愈(历时 5~7 周);③局部淋巴结常无痛性肿大。

2. 二期梅毒

(1)多样化皮疹(梅毒疹):①包括斑丘疹、丘疹、脓疱疹等;②对称性广泛分布。

(2)黏膜损害:唇炎、喉炎、黏膜斑。

(3)肛门、女性生殖器等潮湿摩擦处扁平湿疣。

(4)全身淋巴结可肿大。

3.三期梅毒

①结节性梅毒疹(皮肤和皮下组织内、浅在性);②树胶肿(皮下组织内、深在性)。

病理变化如下。

1.一期梅毒(硬下疳)

(1)皮损(糜烂性丘疹或浅溃疡)边缘处表皮:①棘层肥厚,向心性渐薄;②表皮水肿、炎细胞(浆细胞为主)浸润。

(2)皮损处真皮:①血管内皮细胞增生;②血管周围淋巴细胞和浆细胞密集性浸润。

2. 二期梅毒(梅毒疹)

(1)斑疹性梅毒疹:非特异性病变;①真皮浅层毛细血管内皮细胞肿胀,淋巴细胞、浆细胞周围血管性浸润(以浆细胞为主);②表皮无异常。

(2)丘疹性梅毒疹

1)真皮:①弥散性毛细血管内皮细胞肿胀、增生;②血管周围见大量淋巴细胞、浆细胞并浸润管壁;③偶见上皮样细胞性小肉芽肿散在。

2)表皮:增生,呈银屑病样病变。

(3)脓疱性梅毒疹:①表皮:角层下脓疱,可累及毛囊;②真皮:血管扩张,胶原纤维明显肿胀。

(4)扁平湿疣:形似丘疹性梅毒疹,唯表皮增生显著。

(5)浸银染色:皮疹处真皮内偶见螺旋体。

3.三期梅毒(结节性梅毒疹和树胶肿)

(1)基本病变:①真皮深部或皮下组织内上皮样细胞肉芽肿形成,其内可有干酪样坏死,外围以大量淋巴细胞、浆细胞浸润;②闭塞性小动脉炎;③较明显纤维化;④病变内不见螺旋体。

(2)结节性梅毒疹:①真皮内上皮样细胞肉芽肿;②不见或轻微干酪样坏死;③浸银染色,不见螺旋体。

(3)树胶肿:①广泛性干酪样坏死;②可累及皮下组织。

特殊检查如下。

(1)组织切片 Warthin-Starry 浸银染色偶见螺旋体。

(2)梅毒螺旋体血清学检查(阳性)。

(八)子宫颈放疗后反应性病变

继发于子宫颈癌的放射治疗。

病理变化如下。

光镜病变。

(1)恶性肿瘤细胞变性、坏死。

(2)间质:①血管扩张,水肿;②慢性炎细胞浸润;③坏死区巨噬细胞反应;④不同程度的纤维组织增生;⑤细胞核大而形态怪异的纤维母细胞("放射性"纤维母细胞)。

三、超声表现

(一)宫颈糜烂

宫颈糜烂直至宫颈外口处的宫颈阴道部外观呈颗粒状的红色区,临床医生用阴道窥器检查宫颈时发现宫颈糜烂即可确诊。

(二)宫颈管炎

宫颈管炎主要表现为宫颈肥大,故又称宫颈肥大。由于慢性炎症刺激,宫颈组织充血、水肿,腺体和间质增生,使宫颈体积增大、变硬。

超声表现:宫颈横径、前后径及长径均有不同程度增大,纵切面宫颈与宫体比例增大,常超过 1/3,横切面直径大于 3.0 cm,宫颈的外形规则,各层次清晰,宫颈管的梭形结构存在,但回声可以稍增强或增强、分布不均匀。彩色多普勒见宫颈内血流不丰富,仅在急症发作时血流信号增多。

(三)宫颈管囊肿

宫颈管囊肿又称纳氏囊肿(Nabothian),是宫颈糜烂愈合新生的鳞状上皮过度增生覆盖宫颈管腺口或伸入腺体,将腺口阻塞,腺体分泌物引流障碍滞留形成囊肿。大多无临床症状。宫颈纳氏囊肿无重要临床意义,无须特殊治疗。

超声表现:边界清晰的无回声囊肿位于宫颈外口或宫颈管内,宫颈的前唇和后唇内单一或多个圆形无回声区,直径可从数毫米到数厘米,边界清,后方伴增强效应,有时合并感染囊肿呈低回声,少部分因黏液内容物可呈低回声,没有血流信号。绝大多数宫颈囊肿不需要进一步评价,但对于特别大或内部有回声增强的囊肿需要与恶性腺癌鉴别,低分化腺癌会侵及宫颈内膜腺体,在宫颈处形成多房性囊性肿物,故宫颈内膜腺体囊肿回声的任何增强、体积过大或有实性成分都提示恶性可能。

(四)宫颈息肉

宫颈息肉是宫颈管黏膜增生形成的局部突起病灶,是常见的阴道淋漓出血的原因之一。好发:围绝经期(40~60 岁),多产妇女,以宫颈管黏膜型最为常见。

位于宫颈管内较大的息肉可以通过阴道镜发现,表现为宫颈管内不均匀低或高回声,边界较清,蒂部位于宫颈管内,较小或位于宫颈外口的息肉超声难以诊断;经阴道超声见宫颈管内小的珍珠样肿物,边界清,周边可见液性暗区,肿物可经宫颈外口突入阴道内。彩色多普勒如显示蒂内有血管,是最佳的影像学诊断证据。

第七节　子宫内积血及子宫残留物

一、概述

子宫内积血是妇科较常见的症状,引起宫内积血的主要原因是经血通道受阻,如处女膜闭锁,因人流、引产术后及取环等,有时会使宫颈阴道粘连,特别是感染后导致经血流出受阻,不能向外排出积血而潴留于宫腔内,另外产后及子宫破裂时宫腔内也有不同程度的积血。

二、超声表现

宫内积血的超声表现:宫内积血时宫腔内可见不规则的无回声及细小密集的点状较强回声(为血凝块),常伴有子宫增大。宫腔内积血应与子宫积脓鉴别,宫腔积脓是由于宫腔内感染所致,临床表现为患者下腹部胀痛并发烧症状,阴道有脓性分泌物。超声表现为子宫增大,宫腔内为低回声并有散在的点状或小片状弱回声。

宫腔内残留超声表现:子宫增大,宫腔内可见较强的不规则团块状回声及低回声或无回声,有时伴有宫腔内积血。

第八节　宫内节育器

一、概述

宫内节育器避孕法是我国育龄期妇女最常用节育方法,超声检查可直观地显示节育器的位置,借此判断宫内节育器有无下移、嵌顿、脱落、带环妊娠等。

节育器的种类:随着科技发展,节育器材料也随之改进,制造工艺不断进步,外形更新,以达到更好的避孕效果,不良反应和并发症很少发生。到目前已经推出四代宫内节育器。第一代宫内节育器为"惰性"节育器;第二代为"活性"节育器,在支架上负载有活性抗生存物质;第三代是指无支架含铜宫内节育器;第四代为活性宫内节育器,由进口钛合金丝支架及内部经过特殊工艺处理的高纯纳米铜制成。

二、超声表现

由于宫内节育器的形状、质地不同,其超声表现也不尽相同,金属圆环和宫形环在二维超声扫查子宫纵切面表现为宫内两个分离的强回声,在其后方由于产生多重反射形成彗星尾征。T型环在子宫纵切面显示为宫腔内线状或串珠状强回声,横切在宫腔底部显示条形强回声,在子宫冠状位扫查时显示节育器的形状,如V形、T形等,在前屈或后位子宫容易显示,塑料节育器在不同切面扫查表现为宫腔内强回声,其后方不伴有彗星尾征。

位置正常的节育器声像图表现为节育器强回声位于宫腔中心,其周围内膜显示为低回声的晕环,在子宫纵切面可判断宫内节育器在宫腔内的位置。正常位置的宫内节育器应全部位于宫腔内,且节育器最下缘不低于宫颈内口,如若不符合上述标准,考虑宫内节育器位置下移。

三、节育器异位的超声表现

宫内节育器不在子宫腔内正常位置时称为节育器异位,包括节育器移位、嵌顿、外移。

1. 节育器移位

宫内节育器移位包括:低置、斜置、宫颈内置。

宫内节育器低置是指节育器从正常宫腔内位置下移,超声表现为节育器上缘与宫底间有内膜回声,纵切面节育器上缘至宫底浆膜层的距离大于 17 mm,少数子宫肥大者可大于 20 mm。对于宫底子宫肌瘤或宫底腺肌瘤妇女,主要看节育器上缘与宫腔底部间有无内膜回声,有即为下移。

宫内节育器斜置是节育器位置脱离宫腔中心位置,偏于宫腔一侧,整个节育器在纵切时位于宫腔线的外侧处。

宫颈管内置是节育器位置不在宫腔内而向下移位,子宫良性疾病节育器下移至宫颈管内,或脱出宫颈外口至阴道内。

2. 节育器嵌顿

由于节育器过大或放置时操作不当损伤子宫壁,导致部分或全部节育器嵌入子宫肌层内,为节育器嵌顿。超声表现为节育器偏离宫腔中心部位,嵌入肌层或接近浆膜层,对临床取环失败、可疑节育器嵌顿时,可行经阴道超声扫查,能更清楚地显示节育器嵌顿的部位和程度,以便制订合适的取环术途径。

3. 节育器外移

节育器穿透子宫肌壁、浆膜层造成穿孔而致节育器外移,超声表现子宫内无节育器强回声,在子宫旁、子宫直肠窝或腹腔内见到节育器回声图像。

4. 带环妊娠

当节育器太大或太小,与宫腔大小不符或节育器下移时,节育器不能与宫腔广泛接触,偶尔可出现受精卵在子宫内着床致带环妊娠,孕囊一般位于节育器上方或一侧,节育器的位置与孕囊的关系决定对妊娠的影响,早期妊娠节育器在妊娠囊以外时,对妊娠影响不大,有较高的妊娠成功率,但若两者较近或节育环突入孕囊内,将影响胚胎的发育,引起流产。因此,希望继续妊娠时,应定期超声检测至孕中期,观察节育器的位置改变,如节育器位置继续下移将会影响妊娠结局。

第九节　宫腔超声

宫腔超声是高频与微型相结合的探头。20 世纪 60 年代 VonMiscky 首次应用装在金属杆顶端的超声探头行宫腔内检查。

1972 年,Bom 率先使用实时宫腔内探头。

一、宫腔内超声探头

可由 3 组晶片组成:第 1 组晶片位于探头顶部,频率 7.5 MHz,90°;第 2 组晶片位于宫体中部,频率 7.5 MHz,150°;第 3 组晶片位于宫颈内口水平,频率 10 MHz,150°。

二、方法

(1)排空膀胱,取膀胱截石位。

(2)常规消毒、铺巾。

(3)用探针探查子宫深度。

(4)探头直径 7 mm,需用 Hegas 扩张宫颈至 8 号。探头 2～3.5 mm 者,不须扩张宫颈。

(5)将探头经宫颈放置在宫腔底部,启动第 1 组晶片,观察宫底部,启动第 2 组晶片,观察宫腔中下部,启动第 3 组晶片,观察子宫内及宫颈口情况。

(6)宫腔探头是高频与微型相结合,频率 12.5 MHz 及 15～20 MHz,直径 2 mm。操作时将探头置于宫底,在缓慢退出过程中,可在垂直于探头的方向进行 360°实时扫描观察宫腔系列横切面图像。

三、宫腔超声临床应用

(1)宫腔内病变,如子宫肌瘤和腺肌瘤的诊断和鉴别诊断;子宫内膜增生过长和内膜息肉的诊断;子宫内膜癌的诊断,并观察浸润情况,宫内节育器的位置,观察有无嵌顿情况;宫腔粘连或出血的检查;人工流产后出血及滋养细胞疾病的诊断。

(2)宫颈癌浸润情况的检查。

(3)了解早期胚胎发育情况,但只适用于孕 7～8 周的胚胎检查;异位妊娠时,观察宫腔情况及子宫内膜变化。

四、宫腔超声局限性

(1)探头频率高,虽提高了纵向分辨率,但相应降低了侧向分辨率。由于分辨率随距离增加而降低,因此,适宜于对微小病变的观察,不适用于较大病变的检查。

（2）扫查半径小，仅适用于子宫内膜及肌层病变的检查，不能做附件的超声检查。

（3）须无菌操作，禁忌原有急性、亚急性炎症病例的检查。

（4）存在一定的风险，如对宫颈癌、子宫内膜癌有引起癌细胞扩散的危险，有引起子宫损伤及穿孔的可能；对早期胚胎有引起流产、出血，羊水外漏的可能等。

第十节　子宫颈癌

一、概述

子宫颈癌又称宫颈浸润癌，是女性最常见的生殖道恶性肿瘤，全世界每年新发现宫颈癌约46.6万，并有上升和年轻化的趋势。宫颈癌的病因尚未完全明了，目前研究认为，其发生与性生活紊乱、过早性生活、生育年龄过早、性生活过密、人类乳头状瘤病毒（HPV）等感染有关。

临床主要表现如下。

1. 主要症状

早期宫颈癌多无症状。

有些患者有类似宫颈炎的症状，一旦出现，主要表现是阴道流血、分泌物增多及疼痛。①阴道流血。宫颈癌患者中85%有阴道流血，主要是接触性出血。老年妇女则表现为绝经后阴道流血，出血极不规则，一般是先少后多、时少时多，个别患者有初次接触性出血即为大量，常由小动脉破裂所致。菜花型患者出现症状较早，出血量也较多，严重者可致贫血；浸润型或无性生活者可始终无阴道出血。②阴道分泌物增多。80%以上患者有此症状。可出现在流血前或后，最初表现为白带增多，呈白色稀薄状，不久后癌组织继发感染及坏死，则分泌物可出现恶臭、量多如淘米水样，间或混杂少量血液。感染也可向上累及子宫内膜，若炎性渗液因宫颈阻塞则形成宫腔积脓。患者多有轻度发热及下腹疼痛不适，严重者可发生盆腔腹膜炎、脓毒血症或败血症。③疼痛。为晚期症状，癌组织侵犯宫颈旁组织或骨盆壁及神经、血管则症状极严重。若髂血管受压迫回流受阻，可出现下肢肿胀和疼痛。侵犯输尿管可引起肾盂积水，两侧均受阻时引起尿闭及尿毒症，为晚期宫颈癌死亡的原因之一。

2. 其他症状

晚期癌瘤侵犯到膀胱时，患者可出现尿频、尿痛或血尿，并出现瘘道。侵犯直肠引起便血、排便困难。

二、临床病理

上皮性肿瘤和相关病变。

（一）鳞状上皮病变

1. 鳞状上皮乳头状瘤

鳞状上皮乳头状瘤多发生于子宫阴道端黏膜的鳞、柱状上皮交界处，与 HPV 感染无关。

病理变化如下。

(1)肉眼病变:单发或多发性菜花状肿物,米粒或黄豆大小,质软,灰红色,蒂较宽。

(2)光镜病变:①乳头被覆增生的鳞状上皮(无异型);②乳头的中轴为纤维血管束,其中含大量纤维组织时,称为纤维上皮性息肉。

病理鉴别诊断如下。

①尖锐湿疣;②疣状癌。

2.鳞状上皮化生

子宫颈管黏膜表面固有的柱状上皮和子宫颈管腺体,部分性或全部地被复层鳞状上皮细胞代替;鳞化细胞源于储备细胞(位于子宫颈管黏膜表面柱状上皮下和子宫颈管腺体的下方)的转型性分化。

病理变化如下。

(1)成熟性鳞状上皮化生或称完全性鳞状上皮化生:①鳞化上皮细胞无异型,呈现明显的正常层次分化(基底细胞层、棘细胞层和浅表层);②鳞化上皮细胞表面无柱状上皮细胞。

(2)未成熟性鳞状上皮化生:或称不完全性鳞状上皮化生。①子宫颈表面固有柱状上皮细胞下方呈现几排核居中的多边形鳞状样细胞,无异型,无鳞状上皮的正常层次分化;②尚存柱状上皮细胞:数虽渐少,黏液分泌渐弱,终致散在一些小黏液团。

(3)鳞状上皮化生累及腺体:子宫颈黏膜表面的鳞化上皮细胞(成熟性或未成熟性)沿子宫颈内膜腺体与腺体基底膜之间蔓延,部分性或全部地取代腺体(甚至形成外有基底膜包绕的细胞巢)。

3.子宫内膜化生

①子宫颈呈现子宫内膜腺体;②腺上皮细胞可假复层,核膜圆形;③子宫内膜腺体细胞无明显的黏液分泌,无子宫内膜间质;④需与子宫内膜异位和子宫颈腺体非典型增生鉴别。

4.移行上皮化生

①子宫颈间有的鳞状上皮或腺上皮被形似泌尿道移行上皮细胞代替;②化生细胞胞核较拥挤,具有核沟(咖啡豆样);③需与子宫颈上皮内瘤变(CIN)鉴别。

5.子宫颈鳞状上皮内瘤变(CIN)

子宫颈鳞状上皮的上皮内瘤变(CIN):①大致相当于通常所谓的非典型增生,好发于子宫颈鳞状上皮与柱状上皮的交界处。②分为Ⅰ、Ⅱ、Ⅲ级,级别越高,发展为鳞状上皮原位癌和浸润癌的机会越大;CINⅠ多可自然消退。③CIN合并高危型(16、18或23型)HPV感染时,恶变倾向较高。④阴道脱落细胞学检查可发现CIN(非典型增生有助于及时发现子宫颈的癌前病变和早期癌);确诊必须依靠病理组织学检查。

CIN两级分类法:低级别CIN(对应于CINⅠ)和高级别CIN(对应于CINⅡ和CINⅢ)。

病理变化如下。

CINⅠ:鳞状上皮棘细胞层的下1/3区域细胞核明显异形(罕见异常分裂象),上2/3区域轻度异形(有成熟现象,相当于鳞状上皮轻度非典型增生)。

CINⅡ:鳞状上皮棘细胞层的上层、下层细胞核异形均明显,核分裂象一般限于上皮下2/3区域,上皮上1/2有成熟现象,相当于鳞状上皮中度非典型增生。

CINⅢ:鳞状上皮棘细胞层的大部分或全层细胞明显异形,易见病理性核分裂象,并可出现于上皮各层,为鳞状上皮重度非典型增生和原位癌。

子宫颈原位癌累及腺体:子宫颈黏膜原位癌癌细胞沿子宫颈内膜腺体与腺体基底膜之间

蔓延(未穿破基底膜),部分性或全部地取代腺体(甚至形成外有基底膜包绕的异形细胞巢)。

病理鉴别诊断如下。

子宫颈鳞状上皮化生。

6.鳞状细胞癌

临床要点如下。

主要为阴道不规则出血或阴道血性排泄物,以及性生活接触性出血等。

病理变化如下。

(1)肉眼病变:①内生浸润型;②溃疡型;③菜花型。

(2)光镜病变

1)基本病变:①细胞明显异型,核、浆比值增大;②鳞状上皮细胞极向、层次紊乱;③异型上皮细胞破坏基底膜,浸润间质;④间质内部异型细胞巢(癌巢);⑤癌巢间明显纤维化(癌性间质)。

2)早期浸润型鳞状细胞癌:癌细胞浸润间质的深度<基底膜之下3~5 mm,无血管浸润,无淋巴结转移。需与鳞状上皮化生累及腺体、鳞状上皮CINⅢ(重度非典型增生和原位癌,尤其原位癌累及腺体)等鉴别。

3)浸润型鳞状细胞癌:癌浸润间质的深度>基底膜之下5 mm,伴有临床症状。

4)分级:①高分化鳞癌(Ⅰ级,或称角化型鳞癌,放射治疗不敏感);②中分化鳞癌(Ⅱ级,或称大细胞非角化型,尤明显角化,细胞异型和核分裂象较明显);③低分化鳞癌(Ⅲ级,或称小细胞型,瘤细胞小梭形)。

少见类型:①湿疣性癌;②乳头状鳞状细胞癌(活检取材表浅时可不显示间质浸润;病理诊断需较大的包括肿瘤基底在内的送检组织);③淋巴上皮瘤样鳞癌(形似鼻型淋巴上皮癌(又称大圆形细胞癌);需与非角化鳞状细胞癌、毛玻璃细胞癌(分化差的腺鳞癌)鉴别;④疣状癌;⑤基底细胞鳞状细胞癌(形似子宫颈原位鳞癌的细胞,很少形成角化珠)。

(二)腺上皮病变

1.子宫颈管内膜息肉

(1)病理变化。

1)肉眼病变:多单发,圆、卵圆或瓜子形,可略呈分叶状,常有蒂,灰红或粉红色,较光滑。

2)光镜病变:①息肉表面被覆柱状上皮,常鳞化;②间质急性、慢性细胞浸润,可见腺体增生和鳞化。

(2)类型①腺瘤样型;②腺囊肿型;③肉芽型;④血管瘤样型;⑤纤维型;⑥蜕膜样型(见于妊娠期,腺上皮细胞可呈现A-S现象)等。

2.苗勒管上皮乳头状瘤

(1)临床要点。

①罕见;②发生于儿童(多2~5岁)。阴道出血或排液;③位于子宫颈前唇或后唇,或由子宫颈管突入阴道。

(2)病理变化。

1)肉眼病变:较小(直径1~2 cm),较脆,息肉样或乳头状。

2)光镜病变:①多呈细分支乳头;②乳头被覆单层扁平、立方或柱状上皮(胞质可含黏液),可灶性鳞化;③乳头的纤维血管常水肿,多种炎细胞浸润。④间质偶钙化、砂粒体形成或骨化。

(3)病理鉴别诊断：绒毛腺型乳头状腺瘤。

3.子宫颈腺上皮内瘤变(CGIN)

①CGIN是指子宫颈腺上皮不同程度非典型增生，是腺癌的癌前病变；②包括子宫颈腺上皮非典型增生和原位腺癌；③最常见于鳞-柱上皮交界处，可累及黏膜表面和浅表隐窝的上皮；④受累及腺体的腺上皮细胞核深染、增大，明显假复层，一般无筛状和乳头状结构；⑤需与炎症性或刺激反应性增生鉴别(常伴有炎症或可刺激上皮增生的病变)。

病理变化如下。

CGIN的两级分类法(低级别CGIN和高级别CGIN)较实用，三级分类法的重复性差。

低级别CGIN：①异型腺体常呈小叶状分布；②细胞核轻度增大、变长、深染；③可见核分裂象，很少见病理性核分裂象。

高级别CGIN：①上皮细胞可复层，核、浆比值增高，核排列紊乱(失极性)；②浆黏液含量明显减少；③可见病理性核分裂象；④一般无筛状结构；⑤异型腺体不浸润黏膜下间质，无纤维组织反应性增生(见于浸润癌)。

CGIN常为子宫颈管内膜型，子宫内膜样型和肠型者较少见。

4.原位腺癌相当于CGINID

(1)病理变化。

①上皮细胞一般为复层。长轴与基底垂直；核深染、伸长或多形，位于基底；胞质一般不含黏液；②肠型上皮可含杯状细胞和潘氏细胞；③核分裂象易见；④常见筛状结构；⑤肿瘤性腺体位于正常腺体位置，深度不超过腺体隐窝最深处；⑥半数原位腺癌伴有CIN病变；⑦免疫组织化学染色：CEA阳性。

(2)病理鉴别诊断。

①子宫颈微腺性增生；②子宫颈管腺性增生；③子宫颈中肾管增生。

5.腺癌

临床要点如下。

①主要为白带增多、水样或稀薄黏液；②可阴道出血(滴血或接触性出血)。

病理变化如下。

(1)肉眼病变：①多发生于子宫颈外口；②结节状、菜花状或溃疡，少数仅子宫颈肥大。

(2)光镜基本病变：①异型细胞形成的腺体呈结节状或灶状增生；②腺体结构异型；③较细的乳头状增生；④同一腺腔内呈现多种类型上皮细胞；⑤瘤细胞浸润性生长；⑥间质明显纤维化；⑦典型腺癌不难诊断，高分化腺癌易误诊(需与子宫颈腺体非典型增生、子宫颈微小腺体增生、子宫颈腺体妊娠反应(A-S反应)等鉴别)。

早期浸润性腺癌：间质浸润灶非常微小(浸润深度超过最深部的正常腺体隐窝)。腺腔结构明显不规则，常有锐角凸缘，可见筛状结构、乳头状或实性结构。

(3)组织学类型：最常为子宫颈黏液腺癌和子宫内膜样腺癌(占子宫颈浸润性腺癌的90%以上)。罕见者包括：①微偏型腺癌；②绒毛腺性乳头状腺癌；③透明细胞腺癌；④浆液性乳头状腺癌；⑤中肾样腺癌等。

1)子宫颈黏液腺癌：占宫颈腺癌的70%。又分为子宫颈管上皮型和肠上皮型。

A.子宫颈管上皮型：①癌细胞形似子宫颈管上皮细胞；②腺体结构复杂，可有乳头或筛状结构；③细胞核异型性明显，易见核分裂象；④胞质黏液含摄多少不等，有些间质中可见黏液湖。

B.肠上皮型:①癌细胞形似结肠癌细胞,常含杯状细胞和(或)潘氏细胞;②少数为印戒细胞亚型。

2)子宫颈内膜样腺癌:占宫颈腺癌的30%。①形似子宫的子宫内膜样腺癌;②需与子宫的子宫内膜样腺癌浸润子宫颈鉴别;③仅高分化者有可能与子宫颈管型腺癌鉴别。

3)微偏型腺癌:或称"低离正"性腺癌,曾称为恶性腺瘤。①组织学形态较温和(易漏诊,诊断上应警觉);②内生性侵袭性生长,可早期转移;③常需多次活检明确诊断;④患者有大量黏液性白带或阴道排液;⑤子宫颈异常肥大,或呈结节状,质硬。

镜下病变:①瘤细胞及其腺体结构形似子宫颈正常黏液腺,胞核仅轻微异型(稍大、深染、核仁明显等),核居于腔缘,偶见核分裂象;②增生腺体结构异型(具有诊断意义),成角(一端呈锐角)、不规则分支状、鸡爪状、伸向腔内小乳头、大腺体套叠小腺体、腺体旁出芽或融合呈桥状等;③增生腺体位于子宫颈较深处(内2/3,提示浸润性生长,具有诊断意义),可与间质内的血管、神经纤维密切接触(提示肿瘤侵犯);④间质水肿或纤维组织增生等;⑤腺上皮细胞呈CEA阳性,ER阴性,Ki-67阳性细胞常多于5%。

4)绒毛腺性乳头状腺癌:①由复杂分支乳头和腺管组成绒毛腺性结构;②乳头被覆的腺癌细胞常为高柱状,呈假复层或复层排列;③乳头中轴的间质为促纤维增生性或黏液样;④浸润性生长,常呈现推挤状边界。

5)透明细胞腺癌:多认为源于苗勒管的胚胎残余。①透明癌细胞胞质富含糖原,核圆、深染、居中;②靴钉状细胞:胞质稀少,核深染、突向腺腔或囊腔;③常单层排列,可形成腺管、囊样结构、乳头或实巢。

6)浆液性乳头状腺癌:形似卵巢浆液性乳头状腺癌,可见砂粒体。

7)中肾样腺癌:①常为子宫颈侧壁深在性小结节(晚期可形成溃疡);②呈现许多小腺管,被覆低立方异型细胞(不含黏液,腺腔含嗜酸性透明物),可形成突向腔内的乳头状或肾小球样的结构,或聚成实巢(分化差者)。

(三)其他上皮性肿瘤

(1)腺鳞癌腺样癌巢与鳞状细胞癌巢混在,两者可移行。

(2)毛玻璃细胞癌或称玻璃样细胞癌。分化很低的腺鳞癌。

病理变化:①癌细胞大、多边形,境界清楚,成片排列;②胞质丰富,均质性毛玻璃样或细颗粒状;③核大,圆或卵圆形,核仁清楚,核分裂象多见;④间质常有大量浆细胞、嗜酸性粒细胞浸润。

(3)腺样囊性癌。

(4)腺样基底细胞癌病理变化如下。

1)肉眼病变:形似皮肤基底细胞癌,

2)光镜病变:①由一致大的圆或椭圆形细胞构成细胞巢;②巢中可见被覆立方或柱状上皮的微囊或小囊腔,巢周癌细胞呈栅栏状排列;③癌细胞胞质少,核小而深染,核分裂象少见;④近表面的细胞巢可鳞化。

(5)类癌。

(6)小细胞癌(弥散性神经内分泌肿瘤)。

(7)未分化癌。

由非小细胞组成,缺乏腺癌、鳞癌和其他类型癌(包括神经内分泌细胞肿瘤)的分化。

三、超声表现

早期宫颈癌病灶较小,宫颈形态、大小正常,宫颈管梭形结构仍存在,二维超声检查对宫颈CIN、原位癌、早期浸润癌意义不大,诊断主要依赖于细胞学和组织病理学检查。

随着病程进展,当肿块增大引起宫颈形态改变,经阴道超声结合彩色多普勒可以对肿瘤的大小、形态、部位、内部回声及血流情况进行观察,表现如下。

1.宫颈大小

表现为进行性增大,可为对称或不对称增大,形态不规则,部分整个宫颈增大呈桶状,宫体相对没有变化,所以宫体小而宫颈大,子宫整体形态似烧瓶状。

2.宫颈回声

宫颈回声不均匀,可见不规则的实质性团块,常以低回声为主,内可见散在的强回声点或斑。肿块边界不清、无包膜,形态不规则,肿块向宫颈管深部浸润,宫颈正常结构常受累消失。

3.宫颈周围表现

宫颈癌灶向上侵犯宫体,表现为宫体增大,局部回声不均匀与宫颈肿块相连续,宫体的正常结构消失,内膜增厚回声均匀,宫旁侵犯时宫颈浆膜层局部连续性中断,宫颈肿块向外凸起,宫旁出现不规则的低回声肿块。侵犯膀胱时,膀胱后壁正常壁连续性中断,肿块凸向膀胱内。肿块压迫输尿管出现输尿管扩张和肾盂积水的声像图。阴道侵犯时,表现为宫颈与阴道前后壁穹窿间的强回声界面消失,回声不均匀。侵犯直肠时,表现为宫颈肿块与直肠界限不清,直肠壁局限性增厚。

4.彩色血流显像

早期患者宫颈癌灶血流信号稍增多,呈星点状或短棒状分布,中晚期癌灶内可见丰常的血流信号,多为低阻频谱形态。

第十一节　子宫内膜癌

一、概述

对Ⅰ期及以上的子宫内膜癌,超声有较高的诊断率,尤其判断肌层浸润程度方面,经阴道超声判断肌层浸润准确率达 88.9%。子宫内膜癌的确诊主要依靠病理诊断,影像学的价值主要在于术前评估病变的分期,内膜癌最特异性的超声表现为肿瘤浸润肌层或突破基底膜的低回声晕。

临床表现如下。

极早期患者可无明显症状,仅在普查或其他原因作妇科检查时偶然发现。一旦有症状出现,则通常表现为:①子宫出血。绝经期前后出现不规则阴道出血为主要症状,出血常为少量至中等量,大出血不多见,年轻及近绝经期患者常易误诊为月经不调,个别有月经不规律。绝经后多出现间断或持续性阴道出血,晚期出血中可杂有烂肉样组织。但此病患者一般无接触性出血。②阴道排液。腺癌初期仅生长于宫腔内,故仅表现少量血性白带,但后期发生感染、坏死,则有大量恶臭的脓血样液体排出。有时因宫颈管被癌组织阻塞可发生子宫腔积脓。临床表现为发热、腹痛、血白细胞增高等。③疼痛。晚期多半因出血、排液淤积宫腔,刺激子宫不规则收缩而引起阵发性疼痛。如向周围组织侵犯可出现腰骶部、下腹向下肢放射性疼痛;④其他。晚期患者可在下腹部触及增大的子宫或邻近器官转移所致的包块,如压迫髂外血管或闭孔神经可导致该侧下肢肿痛,而压迫输尿管则可引起该侧肾盂、输尿管积水或致同侧肾萎缩。也可出现全身衰竭表现。

二、子宫内膜癌的超声分期

国际妇产科联合会(FIGO)标准:Ⅰa指肿瘤限于内膜层,Ⅰb指浸润肌层小于1/2,Ⅰc指肌层浸润大于1/2;参照该标准将子宫内膜癌的超声分型分为Ⅰa、Ⅰb、Ⅰc三类,其共同特征为子宫内膜不同程度增厚,而不论回声是否均匀,宫腔内是否有积液。Ⅰa期表现为内膜与肌层之间低回声,分界清晰、完整无中断;Ⅰb期表现为内膜边界欠清,与肌层界限中断,或内膜回声呈锯齿状侵入肌层,浸润程度小于全肌层的1/2;Ⅰc期表现为子宫内膜形态不规则,与肌层分界不清,最薄处肌层厚度不及最厚处的1/2。此外,肌壁间肌瘤或黏膜下肌瘤、腺肌病使局部肌层变薄或变形时,将影响超声诊断的准确性。经阴道超声作为一种无创、价廉、非侵入、可重复的检查手段,具有明显的优势,而且不受肥胖、腹部积气、后位子宫的影响,大大优于经腹超声。

三、临床病理

子宫内膜癌的类型:①子宫内膜样腺癌(最常见);②黏液腺癌;③浆液性腺癌;④透明细胞腺癌;⑤混合细胞腺癌;⑥鳞状细胞癌;⑦移行细胞癌;⑧小细胞癌;⑨未分化癌,其他类型癌。

Ⅰ型子宫内膜癌:子宫内膜癌的主要类型。①包括子宫内膜样腺癌(最常见)和黏液腺癌;②雌激素(内源或外源)依赖性,与子宫内膜增生、非典型增生有关,常阳性高表达ER、PK,P53阴性表达;③多为高、中分化,恶性程度较低(低级别恶性肿瘤);④患者较年轻。

Ⅱ型子宫内膜癌:子宫内膜癌的少见类型。①包括浆液性腺癌和透明细胞腺癌;②与雌激素有密切关系,伴子宫内膜萎缩,ER、PR阴性或弱表达,P53阳性表达;③高侵袭性(高级别恶性肿瘤);④患者年龄较大。

(一)子宫内膜样腺癌Ⅰ型子宫内膜癌

临床要点如下。

①多见于老年(绝经后)妇女;②子宫出血(尤其绝经后出血),阴道排液;③月经过多(少数);④下腹疼痛等。

病理变化如下。

1.肉眼病变

①子宫增大,内膜增厚、表面粗糙,继发出血、坏死和溃疡形成;②局限型或弥散型生长;③多发生于子宫体上段(局限型者尤多位于子宫底和子宫角),其次为子宫后壁,较少发生于子宫前壁;④局限型者,呈不规则息肉、结节、乳头或菜花状突入宫腔;⑤弥散型者,范围广泛或多灶性,可充满子宫腔,侵及肌壁深层,以至于达浆膜层引发穿孔,或蔓延至子宫颈;⑥位于子宫体下段者可呈息肉状长入子宫颈管,易误诊为子宫颈息肉或子宫颈癌;⑦切面:肿瘤与肌层分

界不清,继发出血、坏死和感染。

早期病变:病变范围小而表浅,内膜粗糙,无明显肿物。有的小腺癌,可被诊断性刮宫(尤其多次诊刮)完全清除,以致对于切除子宫标本仔细多处取材不见癌灶。

不同组织学类型子宫内膜腺癌的肉眼形态基本相同。

2.光镜病变

(1)典型子宫内膜样腺癌:①不同程度异型的子宫内膜样腺体浸润由纤维组织形成的间质(异型腺体周围无子宫内膜固有间质细胞);②增生腺体密集性背靠背(其间无或几乎无间质),融合成迷宫样、筛状结构,或"出芽"生长形成分支状结构;③复杂的乳头状分支结构:乳头中央纤维血管轴心可很纤细、几乎无血管;有的呈绒毛管状结构;④广泛鳞状上皮化生(桑葚样化生)并有核异型;⑤毛玻璃样核(泡状核)瘤细胞(少数病例);⑥癌周内膜常增生。

(2)组织学分级:依据肿瘤的组织结构和瘤细胞异型程度。肿瘤组织结构与肿瘤细胞异型程度不一致时,应依据肿瘤细胞的异型程度。高分化腺癌预后较好,中、低分化腺癌易转移。

高分化腺癌:①瘤细胞形似子宫内膜腺上皮,可见核分裂象;②多呈大小不等的密集腺管,可迷宫样、筛状或致密细长乳头状排列(以乳头状排列为主者称为绒毛腺样型);③一般只侵及浅肌层(肌层的内 1/3);肿瘤是否浸润肌层及其浸润深度是影响预后的重要因素。

中分化腺癌:①肿瘤结构和瘤细胞核的异型程度介于高、低分化腺癌之间;②部分瘤细胞呈腺管、乳头状排列,部分形成实性团块。

低分化腺癌:①瘤细胞多聚成条索或实团,仍见子宫内膜样腺癌的典型构形(管状、筛状和乳头状结构等);②胞核显著异型,易见核分裂象,可见多核瘤巨细胞;③常继发出血、坏死。

3.组织学亚型

(1)绒毛管状型腺癌:又称高分化乳头状腺癌。以细长乳头状结构为主。酷似结肠绒毛管状腺癌结构。

(2)分泌型子宫内膜样腺癌:较少见。①常多灶性出现于典型子宫内膜样腺癌,或为肿瘤的一部分;②形似分泌期子宫内膜,癌细胞胞质具有核上、核下空泡,肿瘤性腺体的腔内可含分泌物(PAS 和 Alcian 蓝染色阳性、黏液卡红染色阴性);③多发生于绝经期前或应用孕激素治疗子宫内膜样癌后的患者。

(3)纤毛细胞型腺癌:①常局灶性出现于典型子宫内膜样腺癌,或为肿瘤的一部分(纤毛细胞占优势者极少见);②肿瘤性腺体呈现胞质丰富、明显嗜酸性的纤毛细胞,胞核圆、卵圆或不规则形,胞质可含空泡;③多为高分化和中分化腺癌,癌细胞实性片块状聚集,偶见小腺腔;④需与子宫内膜非典型增生伴纤毛化生鉴别。

(4)腺癌伴鳞状分化:较常见。①鳞化表现为成熟型(具有角化、细胞间桥,细胞边界清楚、胞质嗜酸性)和非成熟型(细胞短梭,核较小,胞质较丰富,稍嗜酸性,无明确角化和细胞间桥);可轻度异形或灶性坏死;②伴发良性鳞状分化者,称腺棘癌。③兼有腺癌和鳞癌者(混在或分隔),称为腺鳞癌;④高分化腺癌常伴良性鳞化,低分化腺癌常伴发鳞癌(腺鳞癌);⑤恶性程度:多认为与腺癌成分级别有关。

(5)子宫内膜样腺癌伴有性索样分化:子宫内膜样腺癌中含有形似卵巢支持细胞瘤的结构,见于少数病例。

(二)黏液性腺癌Ⅰ型子宫内膜癌

病理变化如下。

光镜病变：①常为典型子宫内膜样腺癌中呈现黏液性腺癌灶；②可呈局灶性肠型（含杯状细胞）。

病理鉴别诊断如下。

①子宫颈高分化黏液腺癌（子宫颈菜花状肿瘤，单一性黏液腺癌等）；②伴有黏液分化的子宫内膜复杂性增生（异型不明显，无浸润间质）；③转移性腺癌（需结合临床）等。

（三）浆液性腺癌

Ⅱ型子宫内膜癌，或称浆液性乳头状腺癌，高侵袭性。

病理变化如下。

光镜病变：形似卵巢浆液性乳头状癌。①以复杂分支的乳头状结构为主，乳头轴心较宽而短；②癌细胞明显异型，核大、染色质粗、核仁突出，形可怪异；核分裂象多，常有非典型核分裂象；③含砂粒体（约1/3的病例）；④癌周内膜常萎缩。

浆液性子宫内膜上皮内癌：或称原位子宫内膜癌、表面浆液性癌。①子宫内膜表面上皮细胞和腺体上皮细胞异型，形似浆液性乳头状腺癌，但无浸润间质；②被视为浆液性乳头状腺癌的前驱病变或原位癌；③常与浆液性乳头状腺癌（偶与透明细胞腺癌）共存；④可向子宫外播散（常累及腹腔）。

病理诊断与鉴别。

①绒毛管状子宫内膜样腺癌（乳头状结构较单一，含筛状结构和鳞化，癌细胞异型不明显，无砂粒体，较少浸润肌层、淋巴管，癌周内膜常增生）；②子宫内膜转移癌（尤其卵巢浆液性乳头状癌，需结合临床）。

（四）透明细胞腺癌

Ⅱ型子宫内膜癌，少见，多发生于绝经后妇女。

病理变化如下。

光镜病变：形同卵巢、子宫颈和阴道的透明细胞腺癌；①瘤细胞明显核异型（核大、圆或不规则形，核仁显著等）；②包括：透明细胞（多边形，胞质透亮、富含糖原），鞋钉样细胞（大胞核突向腔内）和嗜酸性细胞（偶见，胞质丰富、含嗜酸性颗粒，少数肿瘤可以嗜酸性细胞为主）；③瘤细胞呈腺管、小囊、乳头状或实性团状排列。

组织学亚型：①乳头型（单纯乳头型者较少见）；②腺样型（小管、腺泡或囊状结构为主）；③实体型（片块状或巢状结构为主，其中可见微腺或小腔隙并含PAS阳性的"靶样"嗜酸性物）；④混合型（以上任何2型同时存在，较常见）。

病理鉴别诊断如下。

①浆液性（乳头状）腺癌（常与透明细胞癌混在，刮宫检材中很难鉴别，两者的治疗原则和预后无大区别）；②分泌型子宫内膜样腺癌（多发生于绝经前，核异型不明显，形态结构较简单，ER、PR性）；③黏液性腺癌（胞质黏液卡红染色阳性）；④转移至子宫内膜的肾透明细胞癌；⑤子宫内膜非典型A-S反应等。

（五）混合细胞腺癌

混合细胞腺癌或称混合性腺癌。①见于Ⅰ型和Ⅱ型子宫内膜癌，其中较少的肿瘤成分至少应占10%（病理诊断报告中应注明肿瘤各组成类型的比例）；②Ⅱ型肿瘤多于25%者提示预后较差。

（六）鳞状细胞癌

鳞状细胞癌很少见，多发生于老年妇女。拟诊断子宫内膜的原发性鳞癌时，需认真除外子宫颈鳞癌蔓延至子宫内膜和子宫内膜腺鳞癌。

（七）移行细胞癌

移行细胞癌很少见。①肿瘤的绝大部分（多于90%）呈现形似尿路上皮的移行细胞，常呈乳头状结构；②子宫内膜样腺癌（有时透明细胞腺癌或浆液性腺癌）可呈现少量移行细胞分化，视为伴有移行细胞分化的混合细胞腺癌；③需与来自卵巢、膀胱的转移性移行细胞癌鉴别。

（八）小细胞癌

小细胞癌多发生于老年妇女。形似肺等其他部位的小细胞癌，属于神经内分泌癌，侵袭性强，需除外来自子宫颈小细胞癌蔓延至子宫体。

（九）未分化癌

未分化癌包括：①伴有神经内分泌分化的未分化癌；②不伴有神经内分泌分化的未分化癌；③巨细胞性未分化癌（可含滋养细胞样分化细胞，需与绒毛膜癌鉴别）。

（十）其他

子宫内膜疣状癌；移行细胞癌等。

三、超声表现

1. 子宫变化

当病变早期仅限于宫腔时，肌层回声均匀，内膜与肌层之间界线尚清晰，子宫可无明显改变，形态规则，边界清晰；中晚期由于癌组织不断增大并向肌层浸润，可造成子宫增大和形态改变，此时，肌层回声偏低且不均匀，肌层与子宫内膜分界不清，彩色多普勒探查可见低阻力型血流。

2. 子宫内膜变化

早期局限型内膜癌与肌层界线不清，内膜结构不规则增厚且回声增强，多不均匀，病灶可突向宫腔；而弥散型内膜癌，除宫腔内癌灶外，在肌层内可探及形态不规则的回声减低区，与肌层分界更加不清。彩色多普勒示癌周血管明显，分布紊乱，呈高速低阻力型血流频谱表现。

子宫内膜癌晚期，因癌组织不断增大，内部可发生缺血、坏死，显示病变内部回声减低区，而病变区多回声不均匀且形态欠规则，此时，彩色多普勒检查可见宫壁血管增粗，呈明显低阻力型血流频潜。若内膜癌向周围浸润生长时，则可在宫旁探及低回声包块，形态不规则，内部回声不均匀，与子宫界限不清，可为囊实混合性包块。

第十二节 滋养细胞疾病概述

一、妊娠滋养细胞的发育与分化

妊娠滋养细胞由胚胎外胚层细胞演化而来。可分为细胞滋养细胞，由胚囊外与子宫内膜接触的一层扁平细胞演变而来;合体滋养细胞在受精 7～8 d 由着床部位滋养细胞分化而成;细胞滋养细胞和合体滋养细胞出现在绒毛形成前,又称为绒毛前滋养细胞。中间型滋养细胞由位于绒毛外与胎盘床相连的锚定绒毛部位的细胞滋养细胞分化而成。

在正常妊娠时,滋养细胞对胚胎的着床和发育起重要作用,与其功能一致,滋养细胞为滋养干细胞,具有增生活力。合体滋养细胞为分化成熟的细胞,能合成各种妊娠相关的激素,完成母胎间的物质交换,中间型滋养细胞具有种植和侵袭能力。这些细胞在增生和侵袭超过一定限度时,便形成疾病。

二、妊娠滋养细胞疾病的发生与发展

(一)WHO 组织学分类

近年来 WHO 的组织学分类增加了上皮性滋养细胞肿瘤和转移性葡萄胎。对一些疾病的生物学行为有了新的界定,如将侵袭性、转移性葡萄胎和胎盘部位滋养细胞肿瘤定位交界性或生物学行为未定。上皮性滋养细胞肿瘤定为恶性。同时对滋养细胞疾病的归类做了调整。

(二)各种妊娠与妊娠滋养细胞疾病的相互关系

葡萄胎的发生是因妊娠后胎盘绒毛滋养细胞增生、水肿而形成的。部分性葡萄胎的发生机制至今尚不明确,而妊娠滋养细胞肿瘤 60% 继发于葡萄胎,30% 继发于流产,10% 继发于足月妊娠或异位妊娠;葡萄胎后发生妊娠滋养细胞肿瘤的临床诊断与发生时间有密切关系,继发于葡萄胎后 6 个月至 1 年者,绒癌和侵袭性葡萄胎均有可能;继发于流产、足月妊娠、异位妊娠后的组织学诊断则成为绒癌。

三、临床病理

临床病理包括:①水泡状胎块(葡萄胎);②侵袭性水泡状胎块(侵袭性葡萄胎);③绒毛膜癌;④胎盘部位滋养细胞肿瘤;⑤上皮样滋养细胞肿瘤;⑥杂类滋养细胞病变。

第十三节　葡萄胎

一、完全性葡萄胎

(一)概述

葡萄胎是指妊娠后胎盘绒毛滋养细胞增生,间质水肿,形成大小不一的水泡,水泡由细蒂相连成串,形似葡萄,故称葡萄胎,亦称水泡状胎块。完全性葡萄胎无正常绒毛及胎块成分。

临床表现:①停经后阴道出血为最常见症状,常在停经 8～12 周开始出现不规则阴道出血,量多少不定,反复发作。②子宫异常增大。变软子宫异常增大,常大于孕周,由于绒毛水泡样变性和宫腔内积血所致。少数患者子宫小于孕周,可能为水泡状物退变萎缩所致。③腹痛。患者常感下腹部胀痛,由于子宫生长速度较快,刺激子宫平滑肌收缩而引起疼痛。④贫血及感染。反复而大量的出血可导致患者贫血,贫血后抵抗力下降,阴道内的细菌上行感染,引起宫腔及盆腔炎症。⑤妊娠高血压综合征。约 50% 的患者会在妊娠中晚期出现高血压、水肿、蛋白尿等表现。⑥转移灶表现。恶性葡萄胎或绒癌最常见的转移部位是肺脏,其次为脑、外阴、宫颈、肝脏、消化道及至全身各部位的转移肺脏转移时,可出现胸痛、咳嗽、咯血等症状,脑转移可出现头痛、呕吐、偏瘫、失语其至昏迷现象,肝转移可出现肝区疼痛、黄疸等,消化道转移时可引起呕吐或血便现象,化验血 HCG 异常升高。

(二)临床病理

葡萄胎分为:①完全性水泡状胎块;②部分性水泡状胎块。

临床要点如下。

①发病高峰年龄:30 岁左右;②常发生于妊娠第 11～25 周;③闭经,阴道出血和(或)阴道排出水泡状物;④可发生先兆子痫、妊娠剧吐、甲状腺功能亢进等;⑤子宫超月份增大,无胎音;⑥尿妊娠试验稀释(200 倍)阳性;⑦血 HCG 持续明显升高;⑧2%的完全性葡萄胎可发展为绒毛膜癌,部分性葡萄胎一般不发展为绒毛膜癌。

病理变化如下。

1. 肉眼病变

①子宫腔刮出物为大量葡萄样水泡状物、半透明;子宫腔内的胎盘绒毛全部呈现葡萄簇样水肿,未侵入子宫肌壁内;②不见胎盘和胚胎成分。

2. 光镜病变

①所有绒毛不同程度水肿、扩张,间质中央池形成;②滋养细胞(包括细胞性滋养细胞、合体和中间型滋养细胞)不同程度增生;③绒毛间质无血管。

(三)超声表现

(1)子宫大于孕周,子宫浆膜层完整光滑,肌层回声均匀。子宫腔内充满大小不等的无回声区,直径 0.3～2.0 cm,似蜂窝状,宫腔最低点常可见到不规则的液性暗区,此为内出血积聚在宫腔内所致,由于其透声好,子宫后方常回声增强。

(2)卵巢黄素囊肿。约 60%的患者可显示一侧或双侧囊肿,囊肿为多房性无回声区,形态可不规则,其内可见带状强回声分隔,直径在 5 cm 或更大,大者可充满腹腔。清宫后卵巢囊肿可自行消失。

(3)血流表现。子宫肌壁内血流信号较非孕期丰富,子宫动脉舒张期血流增加,阻力下降;宫腔内蜂窝状暗区内几乎无血流信号,其间偶可见细小网状血流信号,自宫壁有细条状血流信号伸入宫腔内。黄素囊肿见细条状血流信号分布于放射状的囊壁间隔上,容易记录到动脉性频谱。

二、部分性葡萄胎

(一)概述

部分性葡萄胎胎盘绒毛部分变化,胎盘部分绒毛水肿,未受累的绒毛形态正常,但血管消失,胚胎胎儿早期死亡。

临床表现部分性葡萄胎常缺乏葡萄胎的典型症状,甚至有时患者的症状和体征像不完全流产或稽留流产,相比完全性葡萄胎,部分性葡萄胎停经时间较长,常在 12 孕周后才出现症状。阴道出血时间也较迟,且出血点较少,血色暗红;妊娠反应一般不重,妊娠呕吐少见;子宫大小与停经月份相符或小于停经月份,一般也不伴黄素囊肿。

发病率极低,但其具有潜在的恶变性倾向。

(二)临床病理

部分性水泡状胎块的病征不如完全性者明显,临床上易被诊为不完全性流产或过期流产。

1.肉眼病变

①子宫刮出物中部分绒毛水肿或呈水泡状;子宫腔内的部分胎盘绒毛呈现葡萄簇样水肿,未侵入子宫肌壁内;②常含变性胚胎和胎盘。

2.光镜病变

①正常绒毛与水肿绒毛混在;②水肿绒毛:间质水肿较轻、中央池形成,滋养细胞灶性轻度增生,可见滋养细胞团(滋养细胞包涵体),血管内可见胎儿的有核红细胞。

病理鉴别诊断如下。

①水肿性流产(绒毛水肿程度轻,间质无中央池形成,无滋养细胞增生,术后血 HCG 含量逐渐下降,绒毛胎盘碱性磷酸酶免疫组化染色呈局灶性阳性(部分性水泡状胎块弥散性阳性反应));②绒毛滋养细胞增生(见于早期妊娠绒毛,滋养细胞多呈极向生长(水泡状胎块的增生滋养细胞分布于绒毛周围))。

(三)超声表现

(1)子宫略大或等于正常妊娠月份。

(2)宫腔内可见胎儿常发育迟缓或为死胎,并显示一部分正常胎盘组织,另一部分胎盘呈水泡样改变,其间无明显的界限。

三、侵袭性葡萄胎

(一)概述

侵袭性葡萄胎是指葡萄胎组织侵入子宫肌层引起组织破坏,部分侵蚀性葡萄胎并发子宫外转移,又称转移性葡萄胎。

侵袭性葡萄胎继发于葡萄胎之后,恶性程度一般不高,多数仅造成局部侵犯,仅 4% 的患者并发远处转移,预后较好。

临床表现葡萄胎排空 9 周以上,6 个月内 HCG 持续高水平或曾一度下降后又上升。临床均要考虑侵蚀性葡萄胎可能,确诊需要组织学检查,子宫肌层或子宫外病灶中见到绒毛或退化的绒毛阴影。

(二)临床病理

葡萄胎或称侵袭性葡萄胎、恶性葡萄胎、破坏性绒毛膜腺瘤。

临床要点如下。

①发病年龄与完全性水泡状胎块相似;②占水泡状胎块的 5%～10%;③几乎皆继发于水泡状胎块(有 15%～30% 的完全性水泡状胎块患者可发展为浸润性水泡状胎块);④因肿瘤侵入肌层,孕妇水泡状胎块排出后,阴道继续出血,多次刮宫处理后仍阴道出血;⑤血 HCG 含量:术后降低后又持续升高;⑥局部侵袭性强,转移性潜能低于绒毛膜癌;阴道或外阴可有转移性结节,少数病例可发生肺、脑转移。

病理变化如下。

1.肉眼病变

子宫增大,子宫腔内的水泡状组织,并侵入子宫肌壁内(单个或多个病灶,浸润深度不一,可穿透浆膜层累及盆腔。

2.光镜病变

①水泡状胎块和滋养细胞浸润肌层（常＞肌层的 1/3）；②滋养细胞增生或显著增生，并呈现异型、核分裂象，浸润血管；③绒毛间质呈不同程度水肿；④刮取子宫内膜活检难以鉴别完全性葡萄胎与侵袭性葡萄胎。

病理鉴别诊断如下。

①植入胎盘（缺乏底蜕膜，绒毛直接黏附于肌层）；②胎盘部位滋养细胞肿瘤（中间性滋养叶细胞浸润生长于子宫内膜和肌层，病灶内无绒毛）；③非侵袭性水泡状胎块（未浸润子宫肌层，或仅部分地累及浅肌层）；④绒癌。

（二）超声表现

侵蚀性葡萄胎是葡萄胎组织侵蚀肌层或其他部位所致，超声表现为子宫肌层或宫腔内的杂乱回声，或可在子宫的任何局部见到一个或数个边缘不整的强回声团，亦可显示为不规则的低回声、海绵状或蜂窝状回声，无明显边界。子宫可以正常大小或不同程度的增大，形态可以不规则，局部有隆起，有时图像与子宫肌瘤相似，需要结合临床做出正确判断，有时则可在子宫局部或大部甚至全部呈现为不规则的蜂窝状改变，常被认为是葡萄胎残余物，而刮宫却只能刮出少量机化组织，实际是葡萄胎组织侵蚀子宫肌层的一种表现。

彩色多普勒超声在侵蚀性葡萄胎改变具有显著特征，表现为滋养细胞对血管的侵犯造成血管构建的改变，显示病灶内血流信号极其丰富，血管数目增多，静脉增粗膨大，形成大量动静脉瘘，血流呈网格状或湖泊状，RI 极低，大都在 0.2～0.4，极低阻力的动脉性频谱，动静脉瘘超声检查可出现蜂鸣状声音，阻力低，频谱边缘呈毛刺，主要有 3 种类型：①高速低阻血流频谱；②类滋养层周围血流频谱；③静脉化动脉频谱。若肌壁内不均匀低回声内部无明显血流，仅周边有丰富血流时，表示该处病灶中央为坏死区。

第十四节　绒毛膜癌

一、概述

绒毛膜癌是一种继发于正常或异常妊娠之后的滋养细胞肿瘤。恶性程度高，以往病死率高达 90％以上，化疗问世后明显降低。绒毛膜癌多数发生于生育年龄，50％发生于葡萄胎后，25％发生于流产后，22.5％发生于足月妊娠后，2.5％发生于异位妊娠后。

各种滋养细胞肿瘤的临床诊断主要是依据临床表现，血 HCG 测定及影像学检查；但有一部分患者仅需要临床表现及血 HCG 测定，不需要影像学检查，组织学诊断不是妊娠滋养细胞肿瘤必需的。葡萄胎后滋养细胞肿瘤符合下列中的任何一项：①在葡萄胎排空后检测 4 次血清 HCG 为持续高平台水平（±10％）；②葡萄胎排空后连续 3 次检测血清 HCG 上升（＞10％），并维持 2 周或以上；③葡萄胎排空后血 HCG 水平持续异常达 6 个月或更长；④组织学诊断非葡萄胎妊娠后。滋养细胞肿瘤的诊断标准：①流产、足月产、异位妊娠 4 周以上，血 HCG 水平持续在高水平，或一度下降后又上升，已排出妊娠物残留或排除再次妊娠；②组织学诊断。转移性滋养细胞肿患者 CT 或 X 线检查对肺部较小病灶和脑、肝等部位的转移病灶有较高的价值。

二、临床病理

绒毛膜癌简称绒癌,分为妊娠性绒癌和非妊娠性绒癌。非妊娠绒癌属于原始生殖细胞肿瘤。

（一)妊娠性绒癌

临床要点如下。

①妊娠性绒癌约半数继发于葡萄胎恶变,1/4 来自流产,1/5 来自正常妊娠,偶尔来自异位妊娠;②高峰年龄 35～40 岁;③子宫异常出血;④血、尿 HCG 水平明显升高;⑤常早期血道转移,最常转移至肺,其次为阴道和脑,也可转移至肝等其他部位;⑥高度恶性,化疗效果较好。

病理变化如下。

1. 肉眼病变

①肿瘤常深在于子宫后上方内,呈出血性结节或息肉状。显著出血、坏死(重要特点);②侵入子宫壁肌层,以至穿破浆膜层。

2. 光镜病变

①呈现显著异型的细胞滋养细胞(郎罕氏细胞)和合体滋养细胞,可见中间型滋养细胞;②两种滋养层细胞不同比例互相混杂(常以细胞滋养细胞为主聚成团块、条索或网状,无绒毛结构);③肿瘤间质不明显,瘤细胞团索间充满血块或被浸润的组织;血管内癌栓形成;④异型的细胞滋养细胞:边界清楚,大小和形状不一,胞质丰富、淡染,细胞核明显异型,易见核分裂象;⑤异型的合体滋养细胞大而形状不规则,胞质红染、含多核(合体性),胞核较深染、结构不清;⑥子宫非妊娠性绒癌:一般缺乏原发病灶,常伴发其他生殖细胞肿瘤;⑦刮取子宫内膜活检难以鉴别侵袭性葡萄胎与绒毛膜癌。

特殊检查如下。

免疫组织化学染色:①瘤细胞呈 HCG 和 HPL(胎盘泌乳素)阳性(合体滋养细胞 HCG 阳性、HPL 弱阳性,中间型滋养细胞 HCG 和 HPL 均不同程度着色,细胞滋养细胞阴性);CK、α-inhibin 和 CEA 阳性;②应防范将 HCG 阳性的非绒癌肿瘤误诊为绒癌;生殖细胞肿瘤(卵巢和睾丸)、黑色素瘤,以及食管、胃、肝、肺、膀胱、子宫、肾上腺和乳腺等的原发性癌可表达 HCG。

病理鉴别诊断如下。

①侵袭性水泡状胎块(绒癌无绒毛结构,需多作取材切片仔细观察);②胎盘部位滋养细胞肿瘤。

（二)非妊娠性绒毛膜癌

临床要点如下。

1. 卵巢妊娠性绒毛膜癌

①发生于育龄期;②闭经、腹痛、腹内肿物和(或)阴道流血;③可来自卵巢妊娠(属于卵巢原发性绒癌),或是子宫或输卵管绒癌的转移(卵巢转移性绒癌)。

2. 非妊娠性绒毛膜癌

①发生于幼儿及青春期;②腹内肿物;③偶尔青春期同性早熟;④血清和(或)尿 HCG 值上升;⑤患者必须确定无性交史或妊娠史,肿瘤必须位于卵巢内。

病理变化如下。

（1）肉眼病变：①肿瘤较大（直径多＞10 cm），常与邻近器官粘连；②切面紫红色、脆、继发广泛出血。

（2）光镜病变：①含有细胞滋养层细胞，偶尔混杂中间型滋养层细胞和合体滋养层细胞；②继发广泛出血、坏死；③常见脉管内癌栓；④妊娠性绒毛膜癌：与卵巢肿瘤同侧或对侧可见妊娠黄体或高反应黄体；⑤非妊娠性绒毛膜癌：偶见残存其他生殖肿瘤成分。

特殊检查如下。

免疫组织化学染色：①合体滋养层细胞呈 HCG、CK、SPI 阳性；②细胞滋养层细胞呈 CK 阳性；③中间型滋养层细胞呈 CK、HPL、SM 阳性。

三、超声表现

1.子宫绒毛膜癌

由于滋养细胞侵犯肌层的部位范围不一，破坏组织、形成血管异常的程度不一，加上病灶没有边界，常表现为子宫体积增大，子宫壁单个或多个病灶呈蜂窝状改变。宫腔可见小囊泡样结构，呈蜂窝状及散在的液性暗区，清宫后，子宫复旧不良仍较大，子宫内膜线显示模糊或有中断现象。由于肌层受侵，回声明显不均，可显示大小不等的回声增强区域或回声减低区，边缘不规则，与正常肌层间界限不清。

2.附件区、阴道内、宫颈内

附件区、阴道内、宫颈内见到不规则低回声肿块，边界不清，呈蜂窝状改变，考虑绒癌转移病灶。

3.卵巢囊肿

卵巢囊肿形成。可见一侧或双侧卵巢多房性囊肿，清宫后仍不见缩小或继续增大。

4.邻近器官转移

水泡样组织继续发展可穿透肌层引起腹腔内出血或盆腔内转移，盆腔内转移时见子宫旁不规则低回声包块，与子宫间界限不清，如破溃出血时，盆腔内可见液性暗区，如侵犯宫颈，超声检查见宫颈增大，回声不均，显示不规则低回声病灶。

5.远处器官转移

恶性葡萄胎和绒癌最常见的转移部位为肺脏，一旦发生肺部转移，X 线片可显示胸部的片状、球状或结节状阴影，多分布于肺脏周边。肝、肾部位转移除有相应的症状外，超声可显示该部位的转移病灶。

6.彩色多普勒表现

由于滋养细胞肿瘤侵犯子宫肌层及宫旁组织，破坏血管壁，形成出血结节，肿瘤新生血管扩张，动静脉瘘形成使肌层血流明显增加、病灶局部血管变得丰富，彩色多普勒可探及子宫肌层丰富血流信号，子宫动脉阻力指数下降，RI 常小于 0.7。病灶内血流更加丰富，呈局部五彩球状血流。

第七章 泌尿系统超声检查

第一节 肾脏检查方法与正常声像图

一、检查方法

(一)仪器条件

宜采用中高档实时超声诊断仪,常规应用凸阵、线阵。由于肾上腺有时受肋骨遮挡显示不清,用凸阵、扇扫式或小型凸阵探头扫查更好。探头频率选用 3.5~5 MHz,婴幼儿和瘦小成人可用 5~7 MHz。

仪器调节:大致按肝脏超声检查中规定的仪器调节方法进行。

(二)检查前准备

一般无须特殊准备。但若同时检查膀胱、输尿管、前列腺或盆腔其他结构,可让被检者在查前保持膀胱充盈(注:饮水后如果过度充盈膀胱,可能使肾盂、肾盏显示格外清晰,勿误认为"肾盂扩张"或"肾积水")。

(三)体位和扫查途径

既可采用仰卧位,也可采用左、右侧卧位;俯卧位比较少用。

1.侧卧位经侧腰部扫查

(1)左侧卧位检查右肾。被检查者右手抬举至头部,在右腰部利用肝脏为声窗对右肾纵断面和冠状断面检查,即右肾长轴断面。

(2)右侧卧位检查左肾。被检者左手上举至头部,在左腰部利用脾脏为声窗对左肾进行纵断面和冠状断面扫查,即左肾长轴断面。

注意:肾的冠状断面扫查以肾门为主要标志。它是全面观察肾脏细微结构(包括包膜、皮髓质、肾盂、肾盏和肾血管)极为重要的长轴断面,可用来显示肾与腰大肌、脊柱等结构相邻关系;有利于肾脏长宽径的准确测量,还便于与 X 线肾盂造影、MR 等影像做比较观察。此外,在左肾还可以显示肾门血管,特别有利于检测左肾动脉血流有无异常。

(3)侧卧位系列肾脏横断扫查-短轴断面。应自上而下或自下而上进行一系列肾脏横断面,常需呼吸配合,其图像质量常较背部扫查为好。

2.仰卧位

前腹壁扫查。被检者仰卧于诊断床上,双臂置于枕旁。此体位适合于右上腹经肝右肾扫查(纵断和横断,需深吸气屏气配合)。左上腹部因有胃气干扰,此途径观察左肾存在困难,需饮水使胃充盈,坐起来再查。这种扫查技术,对于观察左肾及其邻近器官如胰尾、脾脏及血管等非常有利,值得重视。

3.俯卧位

背部扫查用于经腹扫查困难者。俯卧位由于第 12 肋骨遮挡,扫查时需要深吸气,肾脏纵断扫查不易充分显示肾上腺。也可根据长轴进行肾脏自上而下的横断扫查。

(四)扫查步骤方法

1.肾的长轴扫查

肾的长轴扫查包括肾脏纵断面和冠状断面扫查。观察肾脏长轴系列断层图像及其与邻近器官的关系。还可在被检查者深呼吸或屏气时扫查,根据需要停帧摄影或录像记录。

2.肾的横断扫查

将探头沿肾脏长轴转90°。嘱被检者深吸气进行肾的系列横断面观察。自肾上腺开始经肾门至肾下极来回进行。在肾门水平检查时需注意肾血管及附近有无肿物和淋巴结肿大。

3.重点进行实时灰阶超声检查

根据需要进行 CDFI 和频谱多普勒超声检查和必要的记录。

二、正常声像图

(一)肾脏纵断面

肾脏的纵断面呈椭圆形或扁卵圆形,肾的包膜清晰、光滑。肾皮质呈均匀的中低水平回声。肾锥体呈圆形或三角形弱回声区;小儿肾锥体回声更弱,勿误认为小囊肿。肾中央部分为肾窦区包括收集系统(肾盂、肾盏)、血管和脂肪,呈不规则的高水平回声。肾皮质和肾锥体之间短线或点状较强回声代表弓形血管。高分辨力仪器常能清楚地显示肾盏、肾盂轮廓,甚至包括其中无回声的含液部分。彩色超声能够清晰显示肾动静脉及其肾内分布。

(二)肾脏的横断面

肾脏的横断面在肾门部呈"马蹄铁"形。靠近肾的上极或下极则呈卵圆形或圆形。同样,肾的周缘部分为均匀低水平回声,中心部分为不规则的强回声。在肾门部常见肾血管的图像。

(三)肾脏的冠状断面声像图

肾脏的冠状断面是与纵断面不同的而又非常重要的长轴断面。它能够显示肾脏和肾周全貌,包括肾包膜、实质(皮质、髓质)、肾盏和肾盂,以及肾动静脉。

(四)正常肾脏超声测量

1.测量技术方法

应寻找肾的最大冠状断面测出其长径和宽径。最好在肾门水平横断面上测量厚径。最大纵断面也适合于肾脏长径测量。注意尽可能选择整个肾脏包膜显示最清晰时"冻结"图像并测量。

体外实验超声测量研究说明,若不重视上述正规测量技术,肾脏长径测值容易过小,宽径测值可能偏大。

2.正常值

根据北京大学第三医院 143 例(17～65 岁)286 只正常肾超声测量研究资料,2～3 倍标准差和标准误(0.04～0.05)均在合理水平。以下正常值:男组:平均肾长径(10.6±0.6) cm,宽径(5.6±0.5) cm,厚径(4.2±0.4);女组:平均肾长径(10.4±0.6) cm,宽径(5.4±0.4) cm,厚径(4.0±0.5)。

第二节　输尿管、膀胱检查方法与正常声像图

一、输尿管超声检查方法

(一)仪器条件

与肾脏检查相同。首选凸阵探头,频率 3.5 MHz 或以上,小儿可用≥5 MHz 探头。谐波成像和实时复合扫描技术有助于清楚显示输尿管腔及其微小病变。

(二)检查前准备

嘱患者饮水 300～500 mL,待膀胱充分充盈后检查。必要时肌内注射呋塞米后检查(呋塞米试验),以发现输尿管不完全阻塞和不典型狭窄。

(三)体位和扫查步骤方法

1.仰卧位

患者平卧,上肢自然上举,充分暴露腹部至耻骨联合。

(1)经侧腹壁-肾脏行冠状断面扫查,注意利用肾脏做声窗显示肾门,除了解肾盂有无扩张外,重点观察肾盂输尿管连接处及输尿管上段有无扩张、狭窄、黏膜增厚及其他疾病。扫查时适当加压,可排除肠气干扰。

(2)经前腹壁沿输尿管近段走行方向自上而下行纵断扫查,在主动脉和下腔静脉外 2 cm 左右追踪观察有无扩张的输尿管腹段,其管壁有无异常。

(3)经腹壁膀胱充盈观察输尿管远段有无扩张及病变:①耻骨联合上方横断和斜断面扫查膀胱三角区,观察输尿管的壁间段及其开口处,了解有无扩张、结石;②CDFI:有助于显示双侧输尿管口喷尿和有无不典型小结石(显示快闪伪像)。

2.侧卧位

充分暴露前腹、侧腹及背部。先显示肾脏长轴及肾门结构,观察肾盂及输尿管连接处有无病变。然后沿输尿管走行自上而下行纵断扫查,观察输尿管腹段有无病变。该体位可分别从前腹、侧腹及背部进行补充扫查。

注:少部分患者需俯卧位经背部做肾脏冠状扫查,显示肾门结构和肾盂输尿管连接部后,再沿腰大肌走行对输尿管腹段进行纵断扫查。此体位由于髂骨影响,不能显示输尿管中下段。

二、输尿管正常声像图

正常输尿管较细,位置深在,故声像图一般不易显示。膀胱高度充盈时,经腹壁-膀胱斜行扫查,可见输尿管盆腔段及膀胱壁间段显示<5 mm 的细管状结构,输尿管开口处有轻微隆起,略向膀胱突起;经腹壁-膀胱横断扫查,可见膀胱背侧一对输尿管开口处的轻微隆起,CDFI显示双侧输尿管口喷尿现象,似红色火苗状交替出现。

三、膀胱超声检查方法

(一)仪器条件

1.经腹部膀胱超声检查

采用实时超声诊断仪,首选凸阵探头,扇扫、线阵亦可,频率 3.5～5 MHz。儿童可用 5～

7 MHz探头。

2.经直肠超声检查

可用线阵或双平面探头,频率5~9 MHz适用于对膀胱颈部、三角区和后尿道细微病变的观察。

3.经尿道膀胱内超声检查

经尿道膀胱内超声检查仅用于膀胱癌分期。早年采用配有尿道探头的超声仪,须由泌尿科医生通过膀胱镜插入带球囊旋转式高频探头,频率可达10~12 MHz,做360°旋转式扫查。

(二)检查前准备

经腹部和经直肠扫查需适度充盈膀胱。嘱患者憋尿,或在检查前40 min饮水500 mL左右,直至有明显的尿意。避免过度充盈膀胱。

必要时可通过导尿管向膀胱注入无菌生理盐水250~400 mL。经尿道扫查应对探头和器械按规定进行浸泡消毒。

(三)体位

经腹部扫查采用仰卧位,充分暴露下腹部至耻骨联合。经直肠扫查采用侧卧位,暴露臀部和肛门区。经尿道扫查采用膀胱截石位。

(四)扫查途径和方法

1.经腹部扫查

在耻骨联合上方涂耦合剂。首先进行正中纵断扫查。在清晰显示膀胱和尿道内口后,将探头分别向左右两侧缓慢移动,直至膀胱图像消失。然后进行横断,先朝足侧方向扫查膀胱颈部及三角区,随后将探头向上滑动直至膀胱顶部。

2.经直肠扫查

操作方法见前列腺章节。

3.经尿道扫查

此法宜与膀胱镜检查合用。在退出外套管之前经尿道置入无菌尿道探头,故不增加患者痛苦。

经外套管上的输水管注入生理盐水,适当充盈膀胱。由外向内缓慢移动探头做360°旋转扫查,对膀胱壁各部位依次全面观察。

注意事项如下。

(1)在膀胱未充盈条件下,黏膜皱襞和肌层变厚,不宜进行膀胱壁尤其是黏膜厚度的测定。

(2)对于膀胱壁各个部分,包括膀胱三角区以及双侧输尿管口附近,左、右侧壁和前壁,均应做全面扫查。

(3)膀胱前壁、后壁图像容易受伪像干扰,注意采用组织谐波成像技术(THI)可能有所改善。

(4)为了仔细辨认膀胱前壁有无肿物及有无血流信号,可以采用7~14 MHz高频探头。

第三节　前列腺检查方法与正常声像图

一、检查方法

(一)仪器条件与扫查途径

1.经腹壁扫查

经腹壁扫查为一般常规扫查途径。采用高分辨率实时超声诊断仪,3.5~5 MHz 凸阵式或扇扫式探头较好。儿童宜用 5.0~7.5 MHz 探头。经腹壁前列腺图像质量较差,对于瘦长体型和青少年腹壁较薄者效果尚好,约有 10% 中老年患者经腹壁超声前列腺图像不满意,也不适合前列腺癌的仔细检查。

2.经直肠扫查

经直肠扫查用 5~8 MHz 直肠探头。宜首选端扫式探头(end-firing probe),或双平面(纵断面、横断面)探头;旋转式腔内探头(利用水囊做辐射式横断扫查,可较大范围观察盆腔结构包括直肠黏膜)。其中,端扫式探头最为多用,也最方便。

经直肠途径前列腺扫查图像高度清晰,便于观察肿瘤、囊肿、炎症、结石等细微病变,特别适合超声引导穿刺活检。

3.经会阴扫查

经会阴扫查选用 3~5 MHz 的小凸阵式探头或相控阵探头,以便做矢状断面、冠状断面和斜冠状断面扫查。线阵或凸阵式只适用于纵断扫查。本方法用于肥胖、腹壁瘢痕、无法充盈膀胱等经腹壁扫查前列腺有困难的患者。经会阴超声前列腺图像优于经腹壁超声,但不及经直肠超声。目前本方法已经较少应用,主要用于缺乏直肠探头设备条件单位,严重外痔和无肛门患者(直肠切除术后)。经会阴扫查适用于良性前列腺增生的评估,尤其是肛周脓肿、肛瘘等。

(二)检查前准备

(1)经腹壁扫查需适当充盈膀胱,但应避免过度充盈(不利于显示前列腺)。

(2)经直肠扫查需做探头清洁、消毒,以及加耦合剂和乳胶套(安全套)(注:带水囊旋转式探头还需要有注水排气等器械准备)。患者检查前宜排空大便,但无须充盈膀胱。

(3)经会阴扫查一般无须特殊准备。

(三)检查前准备

1.经腹壁扫查法

经腹壁扫查需适当充盈膀胱,但应避免过度充盈(不利于显示前列腺)。

2.经直肠扫查法

(1)检查前准备。①被检者宜事先排尽大便;②将直肠探头用乳胶套(或避孕套内装少许耦合剂)套上备用。若准备超声引导自动活检,则需备用相应的无菌器械(注:用旋转式直肠探头时需用 50 mL 注射器抽吸 38 ℃温水,向乳胶套内注水并排除气泡后将水暂时抽净备用。此为水囊间接扫查法,可消除探头近场盲区以提高图像分辨力)。

(2)患者取左侧卧位。直肠探头表面涂抹较多的耦合剂,然后注意沿着直肠方向徐缓地插入肛门。

边插入直肠,边观察图像,直至在较高水平出现膀胱与精囊横断图形(注:间接扫查法需在进入肛门 5 cm 左右将温水注入水囊)。首先自上而下地做前列腺系列不同水平的横断扫查，然后再作系列(正中、正中旁)纵断扫查。

3.经会阴扫查法

患者采取左侧卧位,下肢屈曲;或站在床旁将上身俯卧在诊察床上。

充分暴露臀部。将涂有耦合剂的探头用乳胶套套上,也可用超薄塑料薄膜(如家用保鲜薄膜)包裹也可,防止探头被污染。

(1)会阴后区扫查。重点显示前列腺的斜冠状断面图和纵断图。将有保护套的探头再涂耦合剂然后置于肛门前缘,适当向前上方逐步加压扫查。此时,可在肛门前缘和膀胱之间探及前列腺,显示前列腺的纵断图和斜冠状断面。从斜冠状断面向背部侧动,还可比较清晰地显示双侧精囊。

典型的斜冠状断面似橘瓣形或钝的等边形,可见膀胱尿道内口和尿道近段,后者呈倒"Y"形;前列腺正中矢状断面呈倒置的锥形,并可见尿道内口、近段尿道和精囊/输精管壶腹部图。

(2)会阴前区扫查。将探头置于阴囊背侧,可做前列腺的冠状断面和纵断面,但图像质量不及上述会阴后区扫查。

二、正常前列腺声像图

(一)前列腺形态与轮廓

经腹壁横断扫查,探头方向逐步向足侧倾斜,可见左右两侧对称的精囊图形;探头进一步向下侧动,可见前列腺呈边缘圆钝的三角形或椭圆形,此为斜冠状断面而非"横断面",其特征是中央常可见"V"形尿道内口。前列腺正中纵断面略呈锥形,其基底靠近膀胱颈部,也可见"V"形尿道内口。

经直肠横断扫查,可以观察系列的自上而下的前列腺横断图。在精囊水平横断呈边缘圆钝的等边三角形,前列腺尖部近圆形。高位横断时可见左右精囊呈低回声的对称性结构,位于膀胱与直肠壁之间。近中央的两个小圆形结构为射精管壶腹部,常易被误认为精囊。

(二)前列腺的内部回声及正常测值

大体说来,正常青年人前列腺内腺呈中低水平回声,尿道周围组织回声最弱,移行区的外侧接近等回声;外腺(周围区、中央区)稍高,呈中等水平回声。前列腺包膜完整,回声较强。青少年前列腺的内腺回声,与外腺界限较模糊;老年人前列腺增生者内腺回声多为低回声,故内外腺的分界变得非常清晰。

第四节　多囊肾

多囊肾为先天性遗传性双肾发育异常,分常染色体显性遗传多囊肾(autosomal dominant polycystic kidney disease,ADPKD)和常染色体隐性遗传多囊肾病(autosomal recessive polycystic kidney disease,ARPKD)两类。前者也称成人型,比较多见,发病年龄一般在 40～60 岁,多以腹部肿物、高血压、血尿、腰痛等来诊。后者,以往称"婴儿型",可发生在围产期、新生儿期、婴儿期和少年期各年龄段,婴幼儿易因肾衰竭夭折,少年期以合并肝纤维化和门静脉高压更突出,所幸均比较少见。

一、超声表现

1. 成人型多囊肾

典型进展期患者一般中年以上,双肾显著增大,表面不规则,肾皮质、髓质内许多大小不等囊泡样无回声和低回声结构(注:低回声通常代表囊内陈旧性出血,少数合并囊内感染),囊壁清晰、整齐。肾窦区被多数囊泡压迫变形,甚至显示不清。

早期病情轻者(多见于对患者子女的超声筛查),声像图表现可不典型,囊肿数目较少,有时酷似多发性肾囊肿应注意鉴别。

2. 婴儿型多囊肾

本病少见,发病年龄包括围产期和儿童,特点是双肾肿大,弥散性回声增强。

二、诊断与鉴别诊断

根据前述超声征象诊断多囊肾一般没有困难。需要注意鉴别的疾病有以下几种。

1. 多发性单纯肾囊肿

部分患者单侧或双肾有多发性囊肿,故与多囊肾有相似之处。但肾囊肿数量较少,发生在肾皮质,肾窦回声比较完整,且无家族史,故比较容易区别。

Bear 提出多囊肾的诊断标准与年龄有关:有家族史的患者,30 岁以下至少有 2 个囊肿,单侧或双侧皆有;30~59 岁至少有 2 个,而且双肾受累;60 岁以上至少有 4 个,而且双肾受累。

2. 重度肾积水

某些断面可似多囊或多房囊状,因而可能与多囊肾混淆。利用肾冠状断面扫查,特别注意寻找有无残存肾实质(残存肾实质很像较厚而不太整齐的囊壁),以及肾的"囊腔"是否与其他囊腔甚至和扩张的肾盂相通。此为鉴别的要点。多囊肾为双侧性,多数囊肿大小相差悬殊,每个囊壁清晰,彼此不相通。此外,多囊肾的表面常高低不平,致使肾轮廓和肝肾间界限不清,与肾积水境界清楚的肾包膜轮廓(有时尚见残存的薄层肾实质)形成了鲜明对比。根据这些超声特点可以对两者进行鉴别。

3. 多囊性肾发育异常

本病属先天性非遗传性发育异常,常为单侧肾累及。若为双侧性肾脏受累,其结局早已是胎死宫内。本病好发于围产期胎儿、新生儿和 2 岁以内的婴幼儿,多因腹部包块来诊,成年人少见(本病围产期可以见到,参见产科异常和胎儿图片)。

超声表现:①一侧肾区多囊性肿物,囊肿大小不等,常失去肾脏外形,以致与成人型多囊肾混淆;肾实质和肾窦显示不清;②对侧肾代偿性肥大,回声正常。这些,与多囊肾双肾受累表现全然不同。本病预后良好,可以手术治疗,据称腹部肿物也可能渐趋消失,故正确的超声诊断有着重要意义。

三、临床意义

超声是多囊肾最好的影像学诊断方法。超声诊断多囊肾具有高度准确性(97%)。超声不仅适用于多囊肾的诊断与鉴别诊断,还可作为有效的筛选检查手段对患者的家庭成员进行检查,对于家族中早期无症状患者的职业选择、劳动力安排具有重要意义。有学者主张,超声引导囊肿穿刺抽液减压,对于多囊肾患者可能一时性缓解症状或改善其肾功能。

第五节　肾肿瘤

一、概述

1.肾脏原发性肿瘤

肾脏原发性肿瘤可分良性和恶性;但以恶性占大多数。肾肿瘤又分肾实质肿瘤和肾盂肿瘤两类。肾实质肿瘤在成人多数是肾细胞癌(透明细胞癌为主),在儿童多为肾母细胞瘤(Wilms 瘤)。血管平滑肌脂肪瘤(错构瘤)是比较常见的一种良性肿瘤,腹部常规超声或在体检超声检查时偶尔发现。至于脂肪瘤和血管瘤则较为少见。肾盂肿瘤较肾实质肿瘤相对少见,约占肾肿瘤的 15%。肾盂肿瘤 80%左右是移行上皮细胞癌,少数是鳞状上皮癌。肾盂良性(移行上皮性)乳头状瘤属常见肾盂肿瘤,但因易于复发和恶变,临床上习惯按低度恶性予以积极处理。

2.肾脏转移性肿瘤

一般见于其他器官恶性肿瘤的晚期。其中,进展期的淋巴瘤和白血病侵犯肾脏的机会较多,分别占尸检比例的 1/2 和 2/3(双侧和单侧侵犯可呈弥散性或局灶性浸润)。

二、肾细胞癌

肾细胞癌(renal cell carcinoma,RCC)是成人最为多见的肾实质肿瘤,男女之比约 3∶1。好发年龄在 50 岁以上。肿瘤可发生在左右肾实质的上、中、下各部。局部实性肿物居多数,多为透明细胞癌,体积可大可小;囊性肾癌占 5%～7%,弥散浸润型也较少见,但是均值得重视。RCC 有沿肾静脉→下腔静脉转移并形成瘤栓倾向。

本病早期 60%无明显症状。患者一旦出现典型症状——腰痛、血尿、腹痛三联征,已属肾癌晚期,往往肿瘤大、预后差;而且,肾癌三联征的发生率尚不足 10%。早年外科手术发现的RCC 一般直径达 7～8 cm,手术切除率和 5 年生存率均低(20 世纪 80 年代仅为 56%)。自从CT 和超声广泛临床应用以来,RCC 的早期诊断、治疗和预后已大为改观,小肾癌发现率大幅度提高(9%～38%)。

已证明,超声的普及应用,对于发现早期无症状性肾癌,包括小肾癌的人群普查,具有十分重要的意义。

(一)超声表现

肾细胞癌声像图特点取决于肿瘤的大小及其侵犯范围。

1.肾外形改变

较大的肿物常引起,包括局部肿大、隆起,包膜不规则。多呈圆形和椭圆形实性肿物,边界可清晰或不清晰。偶见肿物外向性生长,甚至带蒂,易误为肾外肿物或漏诊(注意:采用肾脏长轴和短轴多平面扫查,可以避免误诊、漏诊)。

2.回声类型

有低回声型(10％)、等回声型(86％)和极少数的高回声型。此外,较大肿物往往内部回声不均匀,中央还可出现钙化斑块强回声,以及小片低回声和无回声区,可称为混合型或囊性变型,代表肿瘤内液化坏死和出血。

3.具有明显的占位特点

除包膜局部隆起外,常引起正常肾实质和肾中央区(肾盂肾盏)明显压迹和浸润。

4.CDFI

血流信号增多型较多见(如"抱球"状或点、线状散在分布的高速血流),或肿物局部的肾血管分布紊乱;然而,可见不少体积较大的 RCC 呈少血流信号和无血流信号型。CDFI 显示肿瘤滋养血管的敏感度较差,故未见血流信号增多不能排除 RCC 诊断。

5.超声造影

新型微泡超声造影可以显著提高 RCC 的肿瘤血管显示率,表现为动脉期快速增强和廓清,帮助进一步明确肿瘤的范围,提高 RCC 超声诊断的敏感性和准确性。此外,超声造影还可用来鉴别正常的肾柱——假肿瘤。

(1)小肾癌。直径≤3 cm 的小 RCC,在影像学称为小肾癌。通常分化良好,生长缓慢(平均每年生长 0.45 cm),无转移,手术治疗效果极好,据报道 8 年治愈率可达 98.4％。

声像图特点:①边界清晰,多数回声增多,可伴有斑点状小钙化;②可有假包膜,有明显的占位效应,向包膜表面隆起;③可呈"不典型囊肿"表现,即囊内有回声,多房性或蜂窝状,囊壁或间隔增厚,有壁立乳头实性成分;④CDFI 常显示肿物内、囊壁或间隔血流信号增多。超声造影和增强 CT 均有助于进一步明确诊断。

(2)囊肿型肾癌。囊肿型肾癌是比较少见的特殊类型 RCC(5％～7％),但容易被忽视。

声像图特点:①囊肿可小(≤3 cm)、可大(≥5 cm);②单房或多房,囊壁较厚而不规则,内部回声增多,可有斑点状钙化或多数厚的分隔;③"单纯囊肿"内出现实性回声;④实性肿物内出现不规则以囊为主的混合性回声,透支较差;⑤CDFI 往往有助于发现囊壁、瘤内间隔和实性成分中的血流信号,包括囊性小肾癌。超声造影和增强 CT 有助于进一步确定此型 RCC 的血流特征。

6.RCC 的转移征象

RCC 常沿肾静脉扩散,引起肾静脉、下腔静脉瘤栓和阻塞,用 CDFI 可以进一步证实静脉瘤栓及其范围。

有时可见肾门淋巴结和腹膜后淋巴结肿大导致肾静脉和下腔静脉移位、受压。

(二)鉴别诊断

1.肾脏假肿瘤——正常肾柱

肾柱是肾皮质伸向肾窦的组织块,其回声比肾窦低,可似肾肿瘤。但肾柱回声通常与正常皮质相同(注意:左肾柱受肋软骨声衰减影响,回声减低,更似肿瘤)。该"肿物"不伴有肾盂肾盏畸形等占位征象。通常用彩色多普勒超声可以做鉴别诊断,超声造影、增强 CT 扫描、MR 均有助于识别。

2.肾表面分叶现象

正常肾可保留胎儿期的分叶残迹,常为双侧性。有时由于分叶较大而叶间沟较深,被误认为肿瘤结节。但此"结节"的回声与正常肾实质其余部分相同,无占位特点,其 CDFI 表现正常。

3. 黄色肉芽肿性肾盂肾炎

本病容易与肾肿瘤混淆,需结合病史和其他临床资料(如感染症状)综合分析。超声造影、增强 CT 均难以鉴别,组织学穿刺活检可以明确诊断。

4. 良性肾肿瘤

常见的血管平滑肌脂肪瘤,应与回声增多性小肾癌鉴别诊断。增强 CT 是可靠的鉴别诊断方法。

(三)临床意义和局限性

超声有助于早期发现肾癌尤其是早期无症状性肾癌。超声发现肾癌往往先于 CT、MR,尤其是早期无症状 RCC。超声普查肾肿瘤具有重要地位,它有助于早期发现直径≤3 cm 的小肾癌,发现率为 0.025%。小肾癌早期手术治疗,其预后极好。

彩色多普勒可进一步增加 RCC 的诊断信息,但存在血流信号减少型肾癌。超声造影可以显著提高 CDFI 显示肿瘤血管的敏感性,从而更有助于肿瘤的大小、范围的评估。

CDFI 显示肾静脉、下腔静脉转移性瘤栓非常有用,其准确性分别高达 87% 和 100%。

增强 CT 有助于进一步诊断 RCC 和分期,并能够与其他肿物特别是血管平滑肌脂肪瘤等进行鉴别。

小 RCC 回声增强者占半数以上,故应与良性血管平滑肌瘤鉴别,最好进一步做增强 CT 检查以明确诊断(注:螺旋 CT 比常规超声更敏感,可能发现 1.5～2 cm 的"微小 RCC"。超声对于 2 cm 以内的 RCC 不敏感,假阴性率很高)。

超声检查肾脏应注意识别假肿瘤,避免假阳性。如"肥大"的肾柱、(胚胎性)分叶肾、肾结核等,CDFI 常有帮助,必要时借助于超声造影或其他影像检查。

三、肾母细胞瘤

肾母细胞瘤也称 Wilms 瘤,是儿童最常见的腹部恶性肿瘤之一。少数病例为双侧性。

(一)声像图特点

(1)体积大,可超过肾脏本身。

(2)内部回声改变依肿瘤血管多少、出血坏死,以及液化程度等而不同。间质较少者常为均质性;在实性成分中常有多个含液无回声区,代表肿瘤组织崩解和液体积聚。少数肿瘤出现钙化引起的强回声和声影。

(3)腹腔积液或腹膜后积液征象。提示肿瘤迅速生长,使肾(肿瘤)包膜失去了完整性。

(4)可有肾静脉和下腔静脉及局部淋巴结侵犯。

(5)CDFI 表现:瘤体内可见较丰富的血流信号。

四、恶性淋巴瘤

淋巴瘤可以侵犯肾脏,但并不多见。有两种类型。

1. 限局型

呈结节状或团块状低回声性肿物。

2. 弥散浸润型

淋巴瘤的肾脏侵犯通常是本病的晚期表现。超声检查应当注意有无肾门区及腹膜后淋巴结肿大,这对疾病的临床分期有帮助。

五、肾移行细胞癌

肾盂肿瘤主要是由移行细胞癌(transitional cellcar cinoma,TCC)引起,其他类型少见。病理分乳头型(附着在黏膜上,有蒂,高分化)和浸润型(结节状、黏膜增厚,低分化为两类。发病者以老年居多,男女之比为 4:1。常以无痛血尿、腰痛来诊。超声检查小的肾盂肿瘤比较困难。TCC 声像图表现受肾窦回声的影响,其形态、大小、部位,以及是否合并肾盏、肾盂阻塞(积液)又很不相同,故使 TCC 超声表现复杂多变。

(一)主要超声表现

(1)无尿路阻塞的小肿瘤,由于肾窦区回声较强,超声常显示不清——需要进行其他影像检查。

(2)肾窦内低回声型。肿物部分或全部占据肾窦,使肾窦区呈低回声,边界清楚,提示较大的乳头状肿瘤,有时似"肾积水",但无后方回声增强表现。

CDFI:肿瘤内很少显示血流信号。超声造影可见肾窦内肿物以低灌注、缓慢增强为主要特征。

(3)阻塞型 TCC。肿物阻塞可继发肾盏或肾盂扩张。此时,声像图容易显示实性肿物的形态、大小和范围。CDFI:肿瘤内很少显示血流信号。超声造影可见肾窦内肿物以低灌注、缓慢增强为主要特征。

(4)弥散浸润生长型 TCC。肿瘤细胞由肾盂、肾盏向肾实质破坏性弥散性浸润,其特殊声像图表现:单侧肾弥散性肿大,可保持肾外形;实质显著增厚,皮髓质界限不清;肾盂、肾盏似"轻度积水"但充满实性回声;可伴有肿瘤血管转移等其他表现。此型 TCC 需要与内科弥散性肾病鉴别。

(二)诊断与鉴别诊断

(1)常规超声检查小的肾盂肿瘤敏感性虽然较差,但不失为首选无损影像检查法。痛性血尿患者,如果超声未显示肿物或显示不满意,可建议进一步 X 线尿路造影,或做增强 CT、MRI 检查。

(2)肾窦内低回声型肿物应与肾积水、肾窦脂肪增生鉴别。TCC 有时酷似肾积水(或肾积水合并感染),肾窦区出现低回声,边界清晰,但其透声性较差。肾窦脂肪增生(the renal sinus fat hyperplasie),肾窦也出现较宽的低回声区,见于部分老年人和肥胖者,无任何症状,CDFI 和超声造影可以鉴别。

(3)超声造影可见肾窦内肿物以低灌注、缓慢增强,对于明确 TCC 的大小、范围很有帮助。

六、成管平谓肌脂肪瘤(错构瘤)

本病为肾脏最常见的良性肿瘤,由不同比例的脂肪、血管和平滑肌组织构成。可单发、多发或者双侧发生。4 cm 以下通常无症状,如果长大可能因瘤体出血产生腰痛,血尿。

声像图具有一定的特征性。呈圆形结节或肿物,边界清楚、无声晕,多数有密集而均匀的高水平回声。瘤体较大的错构瘤声衰减显著,后方还可伴有模糊声影。CDFI 未能提供更多诊断信息。由于瘤内多数含有脂肪,CT 扫描有助于证实本病并与 RCC 鉴别。

第六节 肾外伤

闭合性肾损伤可分肾挫伤、肾实质裂伤(包膜破裂)、肾盏(肾盂)撕裂、肾广泛撕裂伤(全层裂伤,甚至肾蒂断裂)等多种类型。

肾挫伤可发生在肾实质内,也可引起包膜下血肿;肾包膜破裂引起肾周围积血和积液;肾外筋膜破裂引起腹膜后血肿。肾外伤可合并其他脏器损伤如肝脾破裂,此时也可伴有腹腔出血,肾蒂撕裂者常引起严重的出血性休克。

肾外伤分级标准(美国创伤外科协会,1989)。

Ⅰ级:肾挫伤/非扩展性包膜下血肿(无肾实质裂伤)。

Ⅱ级:非扩展性肾周血肿或肾实质裂伤,深度<1 cm。

Ⅲ级:肾实质裂伤>1 cm,但无尿液外渗。

Ⅳ级:肾实质裂伤累及集合系统(尿液外渗),节段性肾动脉或静脉损伤,或主干肾动脉或静脉损伤伴局限性血肿。

Ⅴ级:肾碎裂、肾蒂撕裂伤或主干肾动脉栓塞。

肾外伤的实用分类方法还有(Kawashima等,2001):Ⅰ轻度(肾实质挫伤,包膜下小血肿,小的肾皮质撕裂),占大多数(75%~85%),并且适合保守治疗;Ⅱ重度(撕裂伤延伸至收集系统,有肾节段性坏死/梗死),仅占10%,可以保守或外科处理,具体取决于严重程度;Ⅲ灾难性损伤(血管蒂和粉碎性损伤);Ⅳ肾盂输尿管结合部撕裂伤。其中Ⅲ、Ⅳ伤势严重,共占5%,需紧急手术治疗。总体来说,闭合性钝性损伤大多数病情相对较轻,可以采用保守疗法。因此,肾外伤程度的分级诊断是很重要的。

一、超声表现

1.肾实质挫伤

(1)肾包膜完整。局部肾实质回声不规则增强,其中可有小片回声减低区。

(2)包膜下少量出血。在包膜与肾实质之间,可能出现新月形或梭形低回声区或高回声区,代表包膜下出血(新鲜出血易被忽略),提示肾实质可能有轻微裂伤,但超声未能显示(声像图假阴性)。

(3)CDFI无明显异常。

2.肾实质裂伤(伴包膜破裂)

(1)肾周围积液(积血)征象显著。即肾包膜外有无回声或低回声区包绕。多量出血时,肾的大部分被无回声区包绕。

(2)肾破裂处包膜中断现象,局部肾实质内可有血肿引起的局部低回声和裂隙。破裂处可位于肾中部,或肾脏上、下极,但常规超声检查可能不易找到,除非裂伤范围较大。

3.肾盏撕裂伤(往往与实质病变并存)

(1)肾实质回声异常增多,或有小片低回声区,包膜完整。

(2)肾中央区扩大伴有不规则回声,与肾实质的边界模糊不清。

(3)肾盂扩张征象,集合系统因血块堵塞时发生。扩张的肾盂肾盏中常有不规则低水平回声。

4.肾广泛性撕裂伤

若同时伴有上述两型表现,其中肾周大量积液征象十分突出(积血、尿液),断裂、损伤的肾脏结构模糊不清。CDFI有助于显示肾血管及其分布异常,肾梗死区内缺乏血流信号。

超声造影与肾外伤的类型和分级诊断。

Ⅰ级:肾包膜完整,包膜下见新月形无增强区,肾实质内未见异常的无增强灶。

Ⅱ级:肾包膜可连续或不连续,包膜下或肾周可见带状或半月形无增强区,实质内见不规则无增强区,范围<1 cm,肾窦局部可因受压迫而变形。

Ⅲ级:实质内见斑片状无增强区(范围>1 cm),但未达集合系统。

Ⅳ级:肾实质内大片状无增强区,并与肾盂相通,可见肾盂分离现象。

Ⅴ级:肾碎裂,组织碎成2块以上,可有造影剂外溢或肾实质完全不增强。

二、临床意义

(1)常规超声尽管方便易行,非常适合多数闭合性肾损伤患者的诊断和初步筛查、初步了解肾损伤的类型和严重程度,也适合于保守观察治疗患者于肾脏外伤的影像随诊检查,然而必须承认,常规超声敏感性、特异性均较差,存在着假阴性,CDFI的敏感性也差,不足以解决肾外伤的临床分型。对于病情危重的"灾难性肾外伤",以及临床怀疑多脏器损伤的患者,宜首选增强CT扫描并采取其他应急措施。

(2)传统认为,增强CT是肾外伤的分级诊断的金标准。研究证明,超声造影/对比增强超声(CEUS)新技术通过显示肾实质的血流灌注情况,进一步查明肾损伤的范围、破裂部位、有无节段性梗死,以及有无活动性出血,从而做出精确的分级诊断,准确率接近增强CT检查。超声造影简便易行,比较经济,对于指导临床治疗具有重要实用价值。

(3)增强CT不仅能够全面地评价肾外伤,明确损伤类型及范围,了解肾的血流灌注和肾脏的功能,CT还具有诊断肝、脾、肾等多脏器损伤的优势(有报道发生率高达60%~80%),故多年来发达国家常以增强CT作为肾和其他实质脏器外伤的首选影像诊断方法。

第八章 前列腺超声检查仪器和方法

1956 年首次报道经直肠超声扫查方法的是 Wild 和 Reid,然而当时此检查方法只是用于评估直肠肿瘤,而非前列腺检查。时隔 7 年后,在 1963 年由日本的 Takahashi 和 Ouchi 初次尝试用经直肠超声来进行前列腺检查,成为前列腺经直肠超声检查的先驱者。然而由于当时超声检查方法还刚起步,得到的图像质量很不理想,因而也无法作为临床诊断手段。至 1974 年由 Watanabe 等首次报道了采用 3.5 MHz 经直肠超声探头进行前列腺疾病临床诊断,他们经历了长达 7 年的研究,对经直肠超声成像技术进行不断改进,终于在图像质量上获得了明显地改善。他们不懈努力所取得的进展是经直肠前列腺超声检查的基础,如今经直肠超声成像不但显示前列腺的形态,还可清晰显示前列腺的内部结构、血流分布情况,甚至前列腺组织的硬度,经直肠超声也已成为测量前列腺体积、前列腺疾病诊断和鉴别诊断,以及引导前列腺穿刺活检的常规方法。

第一节 前列腺超声检查仪器设备

一、主机

前列腺超声检查的仪器为通用的超声诊断仪,配置必要的探头,或选购专用前列腺超声检查仪。前者通用性强,仪器使用率高。后者虽为专用,但优点不多,且使用率低,故多数采用前者。

二、探头

(一)凸阵(线阵)探头

探头频率一般为 3.5 MHz,用于经腹部或经会阴前列腺超声扫查。

(二)经直肠线阵探头

探头频率 7.5~10 MHz,经直肠做前列腺扫查。这是一组线阵换能器装置在棒状探头的侧面,超声束由电子线路驱动沿探头长轴扫查,获得的是前列腺纵切面声像图。与 5.0 MHz 探头相比,7.5 MHz 探头分辨率更高,在做前列腺检查时,能显示前列腺周缘区尤其是近包膜的病灶。但 7.5 MHz 探头存在较大的超声衰减,因而对体积大的前列腺深部(前面)显示困难。此探头还常用于经会阴各类前列腺穿刺引导术。

(三)经直肠端扫式探头

探头频率一般 5.0~10 MHz,换能器位于棒杆尖端部。换能器可以是小半径凸弧阵的,也可以是单晶片机械驱动的。前列腺的横切面或纵切面图像是通过操作者手法调节获得。这种探头附有穿刺导向器,可引导经直肠前列腺穿刺活检。

(四)经直肠双平面探头

这种探头由二组换能器组成,但有时组成换能器的形状不同或二组换能器排列方式不同,但其检查的程序和检查效果相仿。

传统的经直肠双平面探头是一种换能器一组为小半径凸弧阵,装置于棒状探头前端的侧面,探头频率5.0 MHz,另一组为线阵置于探头的侧面,频率为7.5 MHz,二组探头相距很近。二组换能器的超声束均由电子线路驱动,凸阵组换能器做扇形扫查,得到的是前列腺横切图,线阵换能器沿探头长轴做线阵扫查,获得前列腺纵切图。

新型的经直肠双平面探头,它的两组换能器均为凸弧阵,探头频率分别为5.0 MHz和7.5 MHz。两组换能器的长轴相互垂直,超声束均由电子线路驱动做扇形扫查,分别获得前列腺横切图和纵切图。这种探头可配穿刺导向器引导经直肠前列腺穿刺活检。

经直肠双平面探头由两组换能器和2个换能器接口组成,因此在使用时只需在仪器的操纵台上由选择相关键钮做电路切换,即可获得相应的横切面和纵切面。

(五)经直肠径向扫查探头(radial scanning probe)

此类探头有机械和电子两种。机械式探头的单晶片换能器装置在棒状探头前端的侧面,扫查时由一组软轴传动,使换能器做360°旋转;电子探头的换能器一般放置在探头前端,绕棒状探头一周。这两种探头扫查时均可获得以探头为中心的周围器官和组织的横切面图像,与机械探头相比,电子探头成像更清晰,故目前多用电子经直肠径向探头进行前列腺及直肠超声检查。

(六)经直肠三维探头

这是一种由一机械装置(电机)以固定的速率控制电子扫查探头沿某一轴向移动进行数据采集,然后通过各种三维软件获得前列腺轴位、矢状位、冠状位系列图像;亦可同时获取前列腺某一层面的轴位、矢状位和冠状位图像,即三维图像;此外,通过重建得到整个前列腺立体图像。

第二节　检查前准备

经腹壁检查前列腺,被查者不要求过分充盈膀胱,通常情况下,膀胱内有半量或更少一些尿液已经足够,因膀胱充盈过多反而使前列腺往下移至耻骨后方,造成前列腺显示不清。另一方面,前列腺增生患者膀胱过度充盈会诱发尿潴留或造成虚假的残余尿量增多。

接受经直肠检查者,应在检查当天清晨排便或灌肠。

对前列腺癌需同时行盆腔和腹膜后淋巴结检查的患者,应空腹检查。对临床怀疑前列腺癌的患者,血清PSA检查应在经直肠前列腺检查之前,最好是在取得血清PSA报道后再行TRUS,这样可便于计算PSAD和PSATZD。

第三节 前列腺超声检查方法

前列腺超声检查按其检查途径不同有经腹部、经会阴、经尿道和经直肠超声检查。由于经尿道检查方法患者要承受较大的痛苦,故此法已几乎不在临床应用。经会阴检查法也因声像图质量较差而不作为常规的前列腺检查方法,只用在某些特殊的患行,如直肠 Mile's 术后和膀胱 Bricker 术后的患者中还用到。经腹壁检查法因检查所需的设备简单,在基层医院常用于前列腺大小的估测,但对前列腺癌可疑病灶的检出率甚低。经直肠前列腺超声检查因其扫查路径缩短,探头频率高可获取清晰的前列腺边界及内部结构图,在此基础上能精确测量前列腺及其移行区的体积,准确引导前列腺穿刺活检,加之该法痛苦少、被检查者易接受,成为目前常规前列腺超声检查的方法。

一、经腹壁检查方法

被检查者取仰卧位,用凸阵探头在耻骨上区做横向和纵向扫查,以适度充盈的膀胱作为声窗,获得前列腺一系列斜冠状切面及纵切面。在前列腺底部做横切面,在其后方两侧可见到精囊腺的横切面图。将探头扫查位置转向纵切,在前列腺底部的后方两侧可以见到精囊腺,微微调整探头扫查位置,做上端向外侧的斜切,可找到精囊腺的长轴图像。

二、经直肠检查方法

被检查者取左侧胸胁位或截石位。在探头插入直肠检查前先行直肠指检(DRE),目的是了解肛门和直肠有无痔疮、狭窄、肿瘤以及其他情况,使导入顺利,避免损伤。同时还可对前列腺的大小、硬度、有无结节等情况有所了解,以便超声检查能抓住重点。

完成 DRE 后,将套有保险套的直肠探头经肛门缓慢插入直肠行前列腺检查。经直肠扫查,根据所用探头的不同,其使用方法有所不同。

(一)经直肠径向扫查法

前列腺径向扫查时,将经直肠径向探头经肛门伸入直肠,获得以探头为圆心的肠管和前列腺的环状横切面图像,将探头缓缓拉出或推进,就得到各个平面的一系列前列腺精囊横切图像。临床应用时,为获取更清晰的前列腺周缘区图像,在旋转式换能器和外保险套之间填充脱气液体,起到超声延迟块的作用,但对于前列腺较大的患者,使用此法因衰减原因会导致前列腺移形区显示不清。

(二)经直肠纵向扫查法

把经直肠线阵探头经肛门缓缓推入直肠,把有换能器的一面指向前列腺(通常在棒状探头的棒杆上有凹线或其他标志指示超声扫查的方向),即得到一幅前列腺纵切面图。把探头在直肠内缓缓转动,即获得一系列前列腺纵切面图。这种纵切面声像图不是每幅平行,而是每幅以探头为圆心做放射形排列的。

(三)经直肠双平面探头扫查法

用双平面探头经直肠探测的探头使用和纵向扫查法相同,仅是其具有两组换能器,可做纵向扫查和横向扫查,获得一幅纵切面图和一幅横切面图。在做纵切面扫查时,把探头缓缓转动,可获得一系列前列腺纵切面图;在做横切面扫查时,把探头缓缓拉出或推进,可获得一系列前列腺横切面图,兼有径向扫查功能和纵向扫查功能。但纵切面图和横切面图不能同时显示,只能先后显示。由仪器键钮切换,先后显示前列腺纵切面图和横切面图,并停帧在同一屏幕上,以便测量、记录和比较。

(四)经直肠端扫式探头扫查法

探头的导入与前述相同,只是此种探头不需插入太深,棒杆也细,对肛门稍有狭窄者也能使用。此法使用时随操作医生的手法变换,可以做纵向扫查或横向扫查,获得纵切面图和横切面图,并可随手法侧动或转动探头,获得多种切面图,但要获得真正的横切面图是不可能的,因其探头不管用什么样手法,都无法与直肠壁垂直;对前列腺做横向扫查时获得的是斜冠状切面,而不是真正的横切面。端扫式探头的使用与操作者的熟练程度有密切关系,使用得当可以得心应用,非常方便。

三、经会阴检查方法

患者取截石位,用涂有耦合剂的凸弧形探头或线阵探头置于会阴部耻骨联合下方,声束偏头侧指向前列腺,获取前列腺纵切面及冠状面声像图。

第四节　前列腺超声检查模式

前列腺超声检查目前仍采用以常规超声检查模式为主,必要时联合其他超声检查模式的方式进行诊断。常规超声检查模式包括二维灰阶超声及多普勒超声,其他检查模式有超声造影、三维超声和超声弹性成像。

一、前列腺常规超声检查

(一)二维灰阶超声

此超声检查模式提供的是前列腺形态学方面的信息,包括前列腺大小、形态、内部纹理结构等。由于前列腺检查途径及方法不同,其正常声像图亦有一些差异,尤其体现在前列腺形态方面。

1.声像图

正常前列腺的形态在横切/斜冠状切面为左右对称的栗子形(经腹壁检查、经直肠检查和经直肠径向扫查),纵切面正常前列腺呈慈姑形(经腹壁和经直肠超声检查),正中线纵切面可见到尿道内口微微凹入前列腺。在经会阴检查时,前列腺形态在冠状位时呈栗子形,在矢状位时呈钝三角形或椭圆形。

前列腺包膜呈强回声,内部为均匀的中等偏低回声。在经直肠超声检查时可观察到前列腺各带区结构,在横切/斜冠状切面上能区分周缘区和移行区,其中周缘区的回声略高于移行区,移行区呈圆形,周缘区呈"U"形,包绕移行区。周缘区和中央区在回声上无明显差异,只是在位置上能将二者区分。在轴位上,中央区的位置高于移行区;在矢状位上,中央区位于周缘区和移行区之间。

2.前列腺各径线测量和体积计算

前列腺的径线主要测量左右径、上下径和前后径,前列腺左右径在前列腺最大横切面上进行测量,取前列腺最宽处从右到左的连线。前列腺上下径和前后径在前列腺正中线纵切面上测量,其上下径自前列腺底部最高点至尖端部最低点的连线;前后径为垂直于上下径的最大距离。前列腺体积的计算有公式法、面积容积法和三维超声测定法。椭圆求积公式法简单易行,也是目前应用于临床的主要方法,其计算公式为:$V=0.52 \times$左右径$\times$上下径$\times$前后径。然而,此法测定前列腺体积的正确性受多种因素影响,如前列腺大小和位置、前列腺形态、检查者的操作手法等,其中前列腺形态不规则所致的误差是无法克服的。面积容积法是从前列腺基底部至尖端部以每层 5 mm 间距做一系列横切面扫查,冻结每层图像,用自动勾边或手动勾边方法得到各层前列腺面积,再把所有面积相加,所得数值的一半即为前列腺体积。Rene 等报道,用此法测量得到的前列腺体积,其误差范围在$\pm 5\%$,但用这种方法测量所需时间长,常给患者带来不适感,且需特殊的探头附加装置,因此该测量法实用性差,临床已基本不用。三维超声测定源于面积容积法,由于经直肠三维探头是通过探头内置电机完成前列腺容积扫查,在容积技术软件的匹配下,完成前列腺体积测量。与面积容积法相比,三维超声采集标准、信息量大,在后期技术处理中,可设置用户想要层距进行体积计算,所以,经直肠三维超声体积测量更正确、方便、可行。随着经直肠三维超声普及,前列腺体积三维测量有望取代传统的公式法和面积容积法,尤其是形态不规则的前列腺体积测量。

(二)多普勒超声检查

多普勒检查模式在前列腺超声检查中提供的是前列腺包膜及内部血流供应情况,其中彩色/能量多普勒超声能直观地显示前列腺血管的多少及分布情况,脉冲多普勒频谱则通过计算血管的血流速度及阻力指数等来反映前列腺内血管的血流动力学状况。

前列腺的多普勒检查模式主要用于经直肠超声检查方法。正常前列腺血流的显示因超声检查仪器的档次不同而有很大的变化,如为高档超声仪器,则前列腺内部血流在彩色/能量多普勒模式下均可清晰显示,在尿道附近的前列腺组织中(主要是移行区),见与尿道平行走向的前列腺尿道血管;在周缘区两侧的前列腺组织内见放射状排列的前列腺被膜组血管,而周缘区正中的前列腺组织血管则平行排列且垂直于前列腺包膜。

二、前列腺超声造影检查

与多普勒超声检查模式相同,前列腺超声造影成像模式也是提供前列腺组织的血管信息,但不同的是,此检查模式是通过外周静脉注射微泡造影剂进行前列腺血管成像的,造影剂的作用是增加血管与组织间的声阻抗差,提高二者的界面反射率,以示前列腺组织中内径更细、流速更慢的血管,达到或基本达到组织血流灌注的效果。由于采用不同的造影成像技术,前列腺超声造影又有能量多普勒超声造影和实时灰阶超声造影之分。前者是通过增强能量多普勒信号来提高前列腺小血管的显示,该方法的优点是造影效果持续时间长,能观察整个前列腺内小血管的分布,但对微小血管显示较差;实时灰阶超声造影能显示前列腺内微小血管,达到灌注成像,利用相应的造影软件可进行时间-强度分析,但缺点是造影持续时间短,一次只能对前列腺某一平面进行观察,难以完成整个前列腺的灌注成像。

(一)检查方法

完成常规前列腺经直肠超声检查后,由护士在患者的左肘静脉建立静脉通路,并以 0.9%

氯化钠溶液缓慢推注维持畅通。将仪器切换至前列腺造影模式,由护士用闭注法经患者肘静脉推注超声造影剂,目前能在国内进行临床应用的超声造影剂为 SonoVue,实时灰阶超声造影每次注射的造影剂量一般为 2.4 mL,能量多普勒超声造影则每次注射 1.2 mL。在注射造影剂的同时检查者按下仪器上的计时键和动态图像存储键,同时观察造影声像图。造影检查完成后,由检查者在仪器或脱机工作站上回放存储的动态图像进行仔细观察,应用相应的造影软件进行分析。

(二)声像图

实时灰阶超声造影正常前列腺周缘区与移行区均呈均匀增强,周缘区增强的强度低于移行区,增强时间略晚于移行区,周缘区的增强从周缘区两侧包膜下开始逐渐向内部扩散,能量普勒增强的声像图与常规超声中的能量多普勒相仿,只是显示的前列腺血管更多,血流更丰富。

三、三维超声检查

三维超声是一种能在多平面及立体图像上观察组织结构的成像模式。其成像原理是先采用三维容积探头对组织脏器进行三维数据采集,然后通过各种数学方法进行图像重建,最后以表面成像、透视成像、血管树成像和多重平面成像等方式加以显示。对于经直肠前列腺三维超声成像,采用的是多平面和立体显示方式。

(一)检查方法

经直肠超声检查方法同前,将仪器设置于三维超声检查模式,应用经直肠三维超声探头进行数据采集,然后通过仪器的三维成像软件进行重建。

(二)声像图表现

在多平面成像模式下可同时获得前列腺轴位、矢状位和冠状位的系列切面,包括灰阶超声、彩色/能量多普勒超声和彩色/能量多普勒超声造影图。正常前列腺形态左右对称,回声均匀;彩色能量多普勒信号左右对称,血管粗细均匀,无局限性血流信号增多。

(三)前列腺体积计算

在前列腺体积计算的模式下,选取欲行体积计算的前列腺轴位系列切面(也可选择矢状位或冠状位系列切面)后,设置层厚,以前列腺大小形态一般取 3~5 mm,然后用手动或半自动方法对前列腺每一个面进行面积包络,最后仪器自动算出前列腺的体积并在仪器屏幕上显示。随着三维超声技术的发展和普及,三维超声正逐渐成为精确测量前列腺体积的主要方法,尤其是形态不规则的前列腺体积测量。

四、弹性超声检查

超声弹性成像模式是用于判断组织硬度的检查方法,其成像原理是给组织施加一定的压力,对加压前后的回波信号用一定的方法进行计算,得出沿换能器轴方向组织内的应变剖面图,再用灰阶或彩色进行编码成像。由于各组织的弹性系数不同,其形变(应变)亦不同,所以可应用超声弹性成像进行疾病诊断。

(一)检查方法

在完成经直肠常规超声检查后,将检查模式切换至超声弹性成像的模式,调节感兴趣区的范围,使之包绕整个前列腺,然后用探头对前列腺进行轻微施压,压力大小根据仪器提示进行调整(一般仪器监视器上有最佳加压力指示),边加压边观察前列腺弹性声像图,然后冻结并存储超声弹性图像以便进一步分析。

(二)超声弹性评分标准

如用彩色编码表示组织软硬度,通常以红色到蓝色的变化来表示组织从软到硬。如用评分制评价组织软硬,则以 1～5 分来表示,数字越小,组织越软;数字越大组织越硬。

(三)声像图表现

正常前列腺组织一般呈绿色,评分以 2 分为主。

第九章 前列腺癌的临床诊断

直肠指检(digital rectal examination,DRE)、血清前列腺癌特异抗原的测定(prostate specificantigen,PSA)、影像检查和前列腺穿刺活检已成为目前临床用于诊断前列腺癌的主要手段。大量病理标本研究揭示微小的肿瘤病灶以及多灶性生长方式是早期前列腺癌的特点,因而这也给前列腺癌早期诊断带来很大困难。近年来,影像技术尤其是超声和 MRI 诊断模式的快速发展,这些局限于前列腺包膜的可治愈前列腺癌的诊断准确性有了明显提高。然而,由于前列腺癌病灶的多灶性和异质性,临床仍存在一定比例的假阴性率。此外,前列腺癌分期诊断的准确性总体只达 30%,因此,前列腺癌诊断及分期仍是该领域研究的难点和热点,前列腺癌影像诊断研究在其中占据很重的分量。

一、直肠指检

前列腺位于膀胱和盆底之间,位置较低,泌尿科医生用手指置于直肠内,隔直肠壁即可触及前列腺的后壁,即大部分前列腺周缘区;据病理分析统计,70%的前列腺癌发生于前列腺周缘区,因而,DRE 作为一种诊断最简单经济及低风险的传统诊断手段,目前仍是临床初筛前列腺癌的主要方法之一。在早年的报道中,DRE 的前列腺癌检测率和阳性预测值的范围为 0.8%~25% 和 6.3%~50.0%;在 DRE 怀疑前列腺癌的人群中有 26%~34% 经穿刺活检确诊为前列腺癌。尽管 DRE 在前列腺癌诊断中的敏感性和特异性均低,且对起源于移行区或前列腺内部的肿瘤病灶检测不敏感,但 DRE 至今仍在临床中广泛应用,除了该法简便易行外,还与对血清 PSA 正常的前列腺癌诊断敏感性和特异性高达 25% 有关。

二、血清前列腺特异性抗原测定

血清前列腺特异性抗原(PSA)是由前列腺上皮细胞分泌的一种类似糜蛋白酶的丝氨酸蛋白酶。免疫电镜研究显示 PSA 产生于前列腺腺泡及导管上皮细胞的粗面内质网,储存于囊泡及空泡中,然后被转运至上皮细胞膜,经脱粒作用被分泌到前列腺腺腔及导管腔内。在正常情况下,前列腺导管腔内的 PSA 直接释放入精液,并以高浓度存于精囊内。由于前列腺导管上皮周围与细胞外间隙存在完好的屏障,因而,正常情况下 PSA 在人体周围血循环中的浓度甚低。前列腺癌患者的前列腺腺体结构因肿瘤组织发生改变,破坏了正常上皮的屏障作用,使 PSA 可从前列腺腺泡扩散进入前列腺基质,再通过淋巴管和毛细管进入血循环中,导致血清 PSA 升高,所以临床可通过测定血清 PSA 来检测前列腺癌。血清 PSA 正常值因检测方法不同而异,目前临床常用的是 Hyhritech(单克隆法),其正常值范围为 0~4.0ng/mL,由于任何能引起前列腺腺体结构改变,造成前列腺屏障受损的原因均可致血清 PSA 明显升高的特点,在实际临床应用中,应注意在行血清 PSA 测定检查前,避免进行前列腺穿刺活检、膀胱镜检查、经尿道前列腺切除、前列腺按摩、TRUS 和 E-MRI 等检查,如已做过这类检查,则应推迟血清 PSA 的检查时间;对于近期有明显尿路感染症状的患者需治疗后再复查血清 PSA。

由于 PSA 只对前列腺组织有特异性,当血清 PSA 轻度升高,即 PSA 在 4.0~10.0 ng/mL 时,前列腺癌的可能性在 25% 左右,也就是讲有 75% 的患者并不需要行前列腺穿刺活检,所以,通常对该范围的 PSA 称为灰区。目前临床上对 PSA 灰区的患者,如 DRE 和 TRUS 检查阴性,那接下来是否穿刺则取决于 PSAD 和 TPSAD 值,主要目的是排除因前列腺增生,前列腺体积增大引起的 PSA 升高。PSAD 和 TPSAD 的计算公式为:PSAD=PSA/前列腺体积;TPSAD=PSA/前列腺移形区体积;PSAD 临界值为 0.15,TPSAD 临界值为 0.35。已有的临床研究结果表明,当 PSA 处于灰区,如将 PSAD 超过 0.15 作为穿刺活检指证,那在保持前列腺癌诊断敏感性不变的前提下可减少约 20% 的前列腺穿刺活检;如以 0.35 作为 TPSAD 临界值时,前列腺癌的阳性预计值可达 74%。同时还指出 TPSAD 指标在前列腺体积大于 30 cm^3 的患者中意义更大。近来,有研究者认为移形区体积占总前列腺体积的百分比,即移行区指数(transional zone index, TZI)能动态反映前列腺增生程度,对 PSA 处于灰区的患者,如依据该指数选择使用哪个参数(PSAD 或 TPSAD)及其临界值进行评估,则能更准确地预测是否需行前列腺穿刺。TY Qi 等对 616 例 PSA 4～10ng/mL 患者的回顾性研究结果显示,对 TZI≤0.47 的患者,PSAD 为 PCa 最佳预测参数,95% 敏感性的临界值为 0.12;TZI>0.47 时 TPSAD 为 PCa 最佳预测参数,95% 敏感性的临界值为 0.18。

除 PSAD 和 TPSAD 外,PSA 速率(PSAvalocsity)和年龄特异性 PSA(age specific PSA)是 PSA 另 2 个主要衍生指标。PSA 速率注重的是 PSA 值的变化速率,是一种动态的观察指标,该指标是 Carter 等在 1992 首先提出的,其依据是在他们的研究中发现列腺癌患者 PSA 值的年增长率明显高于前列腺良性疾病,如以每年 0.75ng/mL 作为 PSA 速率界值,对前列腺癌诊断的敏感性和特异性分别达 72% 和 95%。此外,PSA 速率诊断指标可免去 20% 的 PSA 异常的或前次穿刺阴性患者的前列腺穿刺活检,但造成的前列腺癌漏诊率为 5%～20%。年龄特异性 PSA 是 Babaian 等在 1992 年引入的分年龄 PSA 参考范围的概念,由他们研究的结果显示,59 岁健康男性中 PSA 小于 4.0 ng/mL 者占 92%,60～69 岁组占 79%,70 岁以上占 60%。年龄特异性 PSA 的正常参考值在国内外均有研究报道,其中国外 Dalkin 等对 5220 例无症状前列腺癌患者的研究结果显示:50～54 岁的男性正常血清 PSA 值 3.7 ng/mL,55～59 岁为 4.0 ng/mL,60～64 岁为 5.4 ng/mL,65～69 岁为 6.2 ng/mL,70～74 岁可达 6.6 ng/mL。国内丁明辉等报道了国人的年龄特异性 PSA 研究结果,40～49 岁的正常男性的 PSA 上限值是 2.89 ng/mL,50～59 岁为 3.79 ng/mL,60～69 岁 4.45 ng/mL,70 岁以上为 4.58ng/ ml。年龄特异性 PSA 的临床意义主要在于提高了 60 岁以下前列腺癌患者检出的敏感性;增加了 60 岁以上患者的特异性,但降低了其诊断的敏感性,同时在小于 60 岁组的人群中由于降低了血清 PSA 的界值,导致了不必要的前列腺穿刺活检。

血清中的 PSA 按其存在的分子形式不同分为游离 PSA(free PSA,fPSA)和结合 PSA(complexed PSA,cPSA),结合 PSA 是 PSA 与多种蛋白酶抑制剂,如与 α$_1$-抗糜蛋白酶结合形成的结合 PSA(PSA-ACT)和 α$_2$-巨球蛋白结合形成的结合态 PSA(PSA-α$_2$ m)。研究发现,PSA 与 α$_1$-抗糜蛋白酶结合是发生在 PSA 进入血循环之前,前列腺癌细胞上存在 ACT 的转录及表达蛋白,其产生的 ACT 很容易与 PSA 结合形成结合态 PSA 进入血液循环。相对于前列腺癌,前列腺增生症患者的 ACT 较少,PSA 多以游离形式进入血液循环。因此通过 fPSA 与总 PSA 的比值可提高前列腺癌的诊断敏感性。对于 fPSA 与 PSA 比值的界值,各研究者提供的结果各不相同,高的为 27% 和 25%,低的在 20% 或更低,这些结果与研究者对最佳敏感性和特异性的定义范围有关,也与所选样本中观察者条件不同所致,包括前列腺大小、DRE 情况及 PSA 值等因素。为平衡 fPSA 对前列腺癌诊断的敏感性和特异性,建议 fPSA 与 PSA 比值的界值定在 20%～25%。

三、前列腺穿刺活检方案

前列腺癌早期诊断的目的在于及时发现那些临床可治愈的前列腺癌患者,随着血清 PSA 检测方法的普及化,临床增加了许多前列腺癌疑似患者,对于这些患者则必须行前列腺穿刺活检得到病理证实后方能诊断为前列腺癌,因此前列腺穿刺活检也成为临床确诊前列腺癌的最主要方法之一。然而,前列腺根治术后病理分析证实,多灶性和多中心肿瘤病灶是前列腺癌的生长特征,因而前列腺多点穿刺方式已在业内达成共识。在长期临床应用中发现,由于早期前列腺癌病灶小且分散,多点穿刺仍存在一定的假阴性,常需行重复穿刺甚至多次重复穿刺。因此,采用何种穿刺方案来提高前列腺癌穿刺阳性率、降低穿刺假阴性率一直是本领域研究的热点。近些年,国内外学者对前列腺癌穿刺点选择提出不少方案,其中扩大系统穿刺方案、目标穿刺方案及重复穿刺方案是讨论和争议最多的。

(一)前列腺系统穿刺方案

经典的系统穿刺是由 Hodge 等在 1989 年率先提出的,即在前列腺两侧旁正中线矢状切面尖部、中部和底部各穿刺一针,共 6 针,此法也被称为 6 点穿刺法(sextent biopsy)。然而,在临床研究发现该方法的穿刺区域占周缘区的比例相对较少,造成的前列腺癌穿刺假阴性率高于 20%。为提高前列腺癌的检出率,减少穿刺的假阴性率,在过去的 20 年中,有不少学者尝试了增加穿刺针数(扩大系统穿刺法)来提高前列腺癌的检出率。

扩大系统穿刺法是在传统的 6 点穿刺法基础上增加穿刺点数,由于增加穿刺点的个数不同,出现了许多改良系统穿刺方案,包括 8 点、10 点、11 点、12 点、13 点、14 点、18 点、21 点和24 点。众多研究结果表明,由于各扩大系统穿刺方法也是按事先制订的穿刺方案进行标准化穿刺应用,而对于每个接受穿刺的个体来讲,方案中的穿刺点也是随机的、盲目的,因而,在一定范围内增加穿刺点数可提高前列腺癌的检出率,降低其穿刺假阴性率,但过度无限地增加穿刺点数,并不能提高前列腺癌的检出率,反而增加穿刺的并发症率;此外,过度增加穿刺点提高的是那些低级别低侵袭力的前列腺癌检出率,造成过度诊断和过度治疗,对患者和医疗经费均是一种负担。由于这些原因和缺陷,近年来,更多研究聚焦在优化穿刺点数、穿刺部位及依据前列腺大小的个体化穿刺方案的研究。

前列腺穿刺活检点数和部位构成了系统穿刺方案的核心内容,也是许多研究者研究的重点。其中较有代表性的是 1997 年 Eskew 等提出的五区域 13～18 点系统前列腺穿刺法,即在标准的 6 点系统穿刺法的基础上又增加了两侧周缘区外侧区域各 2 点和中线区域上的 3 点,共穿刺 13 点;当前列腺体积超过 50 cm³ 时在每个区域再各增加一点,共穿刺 18 点。此法使前列腺癌的检出率比标准的 6 点系统穿刺增加了 35%,其中的 88% 发现于两侧周缘区外侧区域;多数研究的结果表明,在一定范围内增加穿刺点数可提高前列腺癌的检出率,但无限制的增加穿刺点数不但对前列腺癌的检出率没有任何帮助,反而增加穿刺不良反应。如 Guichard 等在 2007 年报道了 21 点、18 点、12 点和 6 点穿刺法的总体前列腺癌检出率分别为 42.5%、41.5%、38.7% 和 31.7%;21 点穿刺与 18 点穿刺的前列腺癌检出率无统计学意义,18 点和 12 点以及 12 点和 6 点之间的前列腺癌检出率有统计学差异,P 值分别为 0.02 和 <0.001,此外,与 6 点穿刺法相比,12 点穿刺对前列腺癌病灶的检出率增加高达 22%,在这些增加的前列腺癌患者中,有 36.9% 的前列腺体积大于 55 cm³,DRE 阴性和 PSA 小于 4 ng/mL 者分别占

26.6％和37.5％。2008年Scattoni等比较了12点和18点在首次接受前列腺穿刺的情况,结果显示两种方法的前列腺癌检出率非常相近,分别为39.9％(18点)和38.4％,然而,在他们的分层研究中发现,在前列腺体积大于55 cm³时,18点穿刺方法比12点法增加了22.9％的前列腺癌检出率。除前列腺体积外,也有学者认为PSA值、DRE结果甚至患者的年龄,即一切与临床怀疑前列腺癌有关的参数均影响穿刺点数,也由此产生对首次接受穿刺的患者进行超过20点的饱和穿刺,然而,大部分研究结果证实采用饱和穿刺活检的方法并不能明显提高前列腺癌的检出率;Jones等在2008年报道了在首次接受前列腺穿刺的人群中,采用饱和穿刺和10点系统穿刺,其前列腺癌的检出率分别为44.6％和61.7％,二者之间并无显著性统计差异;在2008年他们对首次接受饱和穿刺的阴性者进行3.2年的随访,然后采用20点饱和穿刺法行重复穿刺,结果前列腺癌检出率为24％。由此再次证实了对首次者采用的合适穿刺点数是10～18针,其中对于前列腺体积大于50 cm³的患者,建议采取14～18点穿刺方法。前列腺扩大系统穿刺的另一个核心问题就是穿刺部位,早在1988年McNeal等在依据前列腺根治术标本研究的基础上提出,前列腺癌绝大部分发生于前列腺周缘区,经典的6点系统穿刺方法是前列腺周缘区穿刺,以后由Stamey提出的改良系统穿刺法加强了前列腺外侧周缘区部位的穿刺,这一改良方法使前列腺癌检出率提高了5％～35％,在增加的前列腺癌病灶中以周缘区的前角和中部外侧为主。这一结论在以TaKashima等依据前列腺癌根治术标本分析前列腺癌病灶分布的研究中也得到证实,该研究结果揭示了前列腺前1/2部分是前列腺癌的高发区域,其中又以中部为最高发生区,占85.5％,尖端部其次,占82.3％,基底部只占48.4％。

(二)目标穿刺方案

20年来TRUS引导下前列腺系统穿刺已成为临床检出前列腺癌的最主要方法,在前列腺癌诊断中起着主导地位。尽管此方法经长期应用已被列为相对安全可行的前列腺癌诊断方法,但由于过多的穿刺针数、假阴性率带来的重复穿刺及穿刺可能带来的并发症甚至致死的并发症,还是有不少患者惧怕接受此诊断方法。另一方面,近年来随着影像检查技术的不断发展,出现了许多新的诊断模式,使前列腺癌病灶的影像检出率不断提高。鉴于这两方面的原因,目前在前列腺癌诊断的研究领域中,越来越多的学者提出如何应用先进的影像检查技术检测前列腺癌可疑病灶,再由影像的定位引导下实施可疑病灶的目标穿刺,这样可在提高前列腺癌检出率的同时减少穿刺针数。

前列腺癌病灶的影像检测方法主要有TRUS和MRI,其中TRUS又是前列腺穿刺活检的引导方法,因而对于TRUS发现的前列腺癌可疑病灶很容易采用TRUS引导进行目标穿刺。而对于MRI检出到的前列腺癌可疑目标,虽然现在已有MRI引导前列腺穿刺活检的方法,但由于该法设备的复杂性和针具材料的特殊性,此引导方法尚未普及。此外,多影像融合导航技术也日趋成熟,但该导航技术只用于肝脏穿刺,在前列腺穿刺方面,尚处于临床实验报道阶段。对于MRI发现的前列腺癌可疑病灶,目前临床还是依据三维MRI给出的病灶位置,在TRUS导向下对该部位进行引导穿刺,一般在前列腺纵切面上进行引导穿刺,然后在横切面上核对针尖位置是否在MRI所给出的病灶位置,如有偏差,适当调整位置进行重复穿刺。

定目标穿刺是对影像检查给出的可疑病灶进行目标穿刺,因而对前列腺癌的检出率总体来讲要高于系统穿刺。Nelson等对常规灰阶超声和TRUS弹性成像技术发现的可疑病灶行目标穿刺活检,并与系统穿刺比较,结果显示TRUS灰阶超声、彩色多普勒超声和弹性成像的前列腺癌目标穿刺阳性率均高于系统穿刺,但此研究同时发现在106个由系统穿刺检出的前列腺癌病灶部位中有 53 个部位 TRUS 并未检测到异常,因而有 50％的假阴性。同样,就这些研究结果来看,定目标穿刺方案尚不能取代系统穿刺法,通常情况下是采用两种方案相结合的方法来降低前列腺癌穿刺假阴性率。

(三)重复穿刺方案

随着血清 PSA 检查的普及,越来越多的前列腺癌临床疑似病例被发现,也越来越多的患者接受前列腺穿刺活检来确诊有无前列腺癌存在可能。然而,对于那些首次穿刺阴性患者是否要进行重复穿刺,以及在重复穿刺中应采取何种方案也是泌尿专家研究的重点领域之一。目前重复穿刺的前列腺癌检出率在 10％～35％,从 2009 年 Campos-Femandes 等的研究中可知,即使首次采用扩大前列腺系统穿刺方法,其重复穿刺,第二次、第三次甚至第四次的前列腺癌检出率分别为 18％,17％和 14％。因而在现有的报道中,多数研究者认为,对首次穿刺阴性的患者,在以后的随访中,如临床仍高度怀疑前列腺癌的患者,应行重复穿刺。重复穿刺除采用扩大系统穿刺以及对部分年轻患者采用大于 20 点的饱和穿刺外,2010 年欧洲泌尿协会的指南还指出,重复穿刺必须将前列腺前角部位包含在穿刺方案之内,因为前列腺尖端偏前是孤立前列腺癌病灶的好发部位。

对于首次穿刺病理提示高级别 PIN 患者是否需要重复穿刺问题也是争论的重点问题之一。高级别 PIN 是前列腺组织异常增生,病理学研究认为其与前列腺癌之间有一定关系,即高级别 PIN 为前列腺癌前病变或是前列腺癌病灶周围的组织。高级别 PIN 在穿刺中的发现率为 0％～24.6％,中位发生率在 4.7％。在 20 世纪 90 年代的 6 点系统穿刺研究中,约有 50％的高级别 PIN 在重复穿刺中被诊断为前列腺癌。然而,随着扩大系统穿刺的普及,高级别 PIN 在重复穿刺中的前列腺癌诊断率也明显下降。Herawi 等在 2006 年的研究结果显示,首次扩大系统穿刺中病理提示的高级别 PIN,在以后的重复穿刺中,前列腺癌检出率为 22％。Benecch 等的大样本研究结果更是认为,在首次穿刺活检中有 4 至 5 针高级别 PIN 存在的患者,其重复穿刺的前列腺癌检出率在 39％。Schoenfield 等比较了首次饱和穿刺穿刺病理提示多点和单个高级别 PIN 患者的重复穿刺情况,结果显示,多处高级别 PIN 患者中有 80％重复穿刺提示前列腺癌,而单个高级别患者重复穿刺的前列腺癌检出率为 0％。因此,欧洲泌尿协会指出,对于高级别 PIN 患者不再需要马上行重复穿刺活检。

非典型性小细胞增生(atypical small acinarproliferation ASAP)在病理上处于一种疑似前列腺癌但未构成诊断前列腺癌的状态,与高级别 PIN 相似,ASAP 的总体发生率在 0.7％～23.4％,中位发生率在 4.4％。与高级别 PIN 不同的是,无论首次穿刺采用的何种穿刺方法,被诊断为 ASAP 的患者中其重复穿刺提示前列腺癌的比例相差无几。在 Abouassaly 等的研究中,他们比较了饱和穿刺和 12 点系统穿刺的 ASAP 发生率以及重复穿刺后前列腺癌的检出率,结果显示,饱和穿刺和 12 点穿刺的 ASAP 发生率分别为 67％和 33％,重复穿刺后前列腺癌检出率为 42％和 39.5％,二者之间无显著性统计差异。多数研究表明,在 ASAP 人群中进行重复穿刺,其前列腺癌的检出率在 40％～50％。因此,对于前次穿刺病理提示的 ASAP 患者,建议在 3～6 个月后行重复穿刺,且原 ASAP 部位应作为重复穿刺的重点部位。

综上所述,对于前次穿刺阴性,经 3 年左右随访后临床仍高度怀疑前列腺癌患者,或前次穿刺病理提示 ASAP 和多点高级别 PIN 的患者需进行重复穿刺。穿刺方案建议扩大或饱和系统穿刺活检,或系统穿刺与目标穿刺结合。

四、前列腺癌的影像诊断

影像检查在前列腺癌诊断中的作用除了评估前列腺体积和引导前列腺穿刺活检外,还有前列腺癌可疑病灶的检出,以及提供前列腺癌分期诊断信息等方面的价值。影像检查技术在前列腺体积测量及引导穿刺活检方面的应用价值已得到公认,且主要依赖 TRUS 影像模式。而前列腺癌诊断及其分期主要通过 TRUS、MRI、CT、同位素骨扫描和正电子发射断层扫描(positron emission to mography;PET)等多种影像模式联合完成,即使是多影像联合应用,影像在前列腺癌诊断尤其是分期诊断方面的价值争议颇多,但也成为目前泌尿影像研究的热点。

虽然影像诊断前列腺癌及其分期的正确性还有待进一步提高,然而,在临床对于前列腺癌病灶检出和前列腺癌术前分期仍依赖于影像检查方法。其中前列腺癌可疑病灶检测主要采用 TRUS 和 MRI 影像检查;而前列腺癌分期因需提供肿瘤病灶的大小、累及范围,肿瘤是否已超越前列腺外并向精囊、膀胱等周围脏器侵犯,骶前、髂血管旁甚至腹主动脉旁有无转移性淋巴结肿大,以及髂骨和肺等远处脏器有无转移灶等。因而涉及的多种影像检查方法,如 MRI、TRUS、CT、同位素骨扫描和 PET 扫描,在这些影像检查手段中,除 PET 由于现有医院具有该仪器的不多,加之昂贵的检查费用,不能普及应用,其他检查手段几乎列入前列腺癌分期的常规方法。

TRUS 检查模式简便易行,其检查所需的费用是国内所有前列腺影像检查中最低的,TRUS 中的各种检查模式可从各个角度提供丰富的诊断信息,本文着重介绍除 TRUS 外的其他影像方法在前列腺癌诊断中的应用。

(一)MRI

与 TRUS 检查一样,前列腺癌 MRI 检查也有各种不同成像模式,如 T_2 加权序列的成像(即 MRI)、磁共振动态增强(dynamic contrasst-enhanced MRI,DCEMRI)、磁共振波谱成像(magnetic resonance spectroscopy imaging,MRSI)、磁共振弥散成像(diffusion weightimaging,DWI)。这些检查模式分别从形态学、血流动力、代谢和细胞密集程度的角度来检测和诊断前列腺癌。MRI 和 DCE-MRI 是目前临床常用的检查模式,MRSI 和 DWI 是新型的诊断模式。MRSI 是一种无创检测活体组织内物质代谢及生化物质含量的方法,其成像原理是利用不同分子中氢质子化学位移的微小变化来采集信息,再以波谱曲线或数值表达某种代谢产物的浓度,正常前列腺的 MRSI 谱线是在 $(2.6 \sim 2.7) \times 10^{-6}$ 处出现高的 Cit 峰(枸橼酸,Citrate;Cit),在 3.25×10^{-6} 及 3.05×10^{-6} 处分别可见较低的 Cho 峰(胆碱,Choline;Cho)和 Cr 峰(肌酸,Creatine;Cr)。DWI 反映的是组织内细胞密集程度,其成像原理是利用人体内水分子的布朗运动,氢质子在自旋回波序列的脉冲之后不能完全相聚,从而使信号随弥散而衰减。与传统的 MRI 诊断模式相比,MRSI 和 DWI 更偏向功能成像,因而,对前列腺癌尤其是早期前列腺诊断更敏感、更准确,也是近年来该领域研究的热点。

1.前列腺癌病灶检出方面

T_2 加权是前列腺 MRI 影像中最基木的检查序列,与灰阶超声一样提供的是形态学的特征信息。典型的前列腺癌病灶是以前列腺周缘区高信号背景上出现低信号结节为主要特征,MRI 对前列腺诊断的敏感性在 $37\% \sim 96\%$,特异性在 $21\% \sim 67\%$。这主要与研究所选取的样本或所用的仪器设备不同有关。如早期前列腺癌病灶的体积较小难以检出,而进展期前列腺癌病灶往往较大或已超出前列腺包膜致前列腺边界不整齐,使其容易判断;3.0Tesla MRI、经直肠线圈,比1.5Tesla、体表线圈的成像清晰度高,容易发现小的病灶。在特异性方面,主要是前列腺癌病灶与前列腺炎、穿刺后出血及治疗后改变等难以鉴别,因而对于穿刺术后患者,一般建议6～8周再行MRI检查。MRI在前列腺癌病灶的检测中主要针对的是周缘区病灶,MRI对位于移形区的前列腺癌病灶的检出几乎无意义。前列腺癌病灶在DCE-MRI上表现为明显增强、不均匀增强、血管扭曲、动静脉瘘等,DCE-MRI对前列腺癌诊断的敏感性要优于MRI,尤其是Gleason>7的高级别肿瘤病灶。然而,DCE-MRI并不能改变对前列腺癌诊断的低特异性,因为该法对位于周缘区前列腺癌病灶和前列腺炎性病灶,以及位于移形区的前列腺癌病灶和前列腺增生病灶有相似的增强特点。前列腺癌组织的MRSI的谱线特征是Citrate峰明显下降,而Cho峰则显著升高,MRSI对前列腺癌诊断的敏感性要明显优于其诊断特异性,Wefer等在2000年通过大样本比较了MRSI和MRI在前列腺癌诊断中的价值,结果显示,MRSI对前列腺癌诊断的敏感性和特异性分别为76%和68%,而MRI的敏感性和特异性为67%和69%,对位于前列腺尖端部的癌灶,MRSI诊断的敏感性和特异性更达到86%和68%。在此研究领域中,大部分学者认为联合MRSI和MRI能提高前列腺癌诊断准确率,而Shukla-Dave等2007年的研究结果显示,联合MRI和MRSI提高的前列腺癌诊断中,大部分为临床非显著性前列腺癌,即肿瘤局限于前列腺包膜内,且体积<0.5 cm³。现有的研究结果表明,与MRI和DCE-MRI诊断模式相比,MRSI在提高移形区前列腺癌病灶的检出率、准确评估前列腺癌体积和减少观察者之间的诊断误差等方面,均有很大的改善。此外,与DCE-MRI相类似,MRSI检测前列腺癌病灶时,与该肿瘤病灶的Gleason分级有关,ZaKian等研究发现,MRSI对Gleason 6分的肿瘤病灶的检出率为44%,对7分以上的前列腺癌病灶的检出率为90%,由此,他们推测MRSI对预测前列腺癌的侵袭性有一定帮助。在DWI成像模式中,由于前列腺癌组织内细胞密集,造成水分子的弥散运动减慢,因而前列腺癌病灶的弥散系数较正常前列腺组织为低。DWI在前列腺癌病灶检测上的应用要晚于MRSI,但与MRSI一样,当DWI与MRI及MRSI相结合时,可明显提高其诊断的敏感性和特异性。在近期研究中可知,对于PSA持续增高而前次穿刺阴性的患者,DWI有很敏感的病灶定位功能。Miao等利用3T MR比较DWI和T_2W对PCa的诊断价值,结果显示DWI和T_2W诊断PCa的AUC分别为0.89和0.82,认为DWI对PCa的诊断价值要优于T_2W。国内戚庭月等对50例临床疑似PCa患者行DWI,之后于TRUS引导下行经会阴前列腺穿刺术,并与系统穿刺相比,结果显示DWI目标穿刺方案穿刺阳性率高于系统穿刺($P<0.05$),尤其是位于移行区的病灶。

2.前列腺癌分期诊断方面

目前MRI在前列腺癌的分期诊断中被认为是最准确的影像诊断模式,这主要归因于3.0 Tesla MRI、经直肠腔内线圈以及快速成像序列、图像后处理等技术的应用,使MRI信噪比和图像质量不断提高。在早年的研究报道中,3T MRI检查技术对前列腺癌局部分期的敏感性达73%～88%,特异性高达96%～100%。然而,目前3T MRI在前列腺临床应用还未普及,所以这些研究结果可能存在样本上的局限,其真正的临床价值还有待于进一步研究,确切地说,MRI在前列腺癌分期诊断意义上仍存在很大分歧。MRI的其他诊断模式,如MRSI、DWI在前列腺癌分期价值方面主要体现在这些方法能准确评估前列腺癌体积,与MRI相结合提高前列腺癌局部分期的准确性。

除了对前列腺癌进行局部分期外,MRI尤其是DCE-MRI还是检测盆腔淋巴结、腹腔及后腹膜淋巴结的主要手段。此外,MRI、DCE-MRI在判断前列腺癌的远处转移,如骨、肺、脑等部位亦有很大的价值。因而,MRI是目前前列腺癌的TNM分期诊断的主要影像方法。

超顺磁性纳米淋巴造影术是近年来用于检测前列腺癌淋巴转移的新方法,该法将超顺磁性纳米造影剂经静脉注入体内,正常淋巴结中的巨噬细胞能摄入这些纳米颗粒,转移性淋巴结中的巨噬细胞被肿瘤细胞取代而失去摄入超顺磁性纳米颗粒的功能,所以,该法能区分正常淋巴结和转移性淋巴结。据研究这种方法对检测转移性淋巴结的敏感性可高达100%,且伴有95.7%的特异性,此外,该法诊断转移性淋巴结时不受淋巴结的大小和形态影响。

(二)CT

由于CT对软组织的分辨能力不如超声和MRI,且前列腺癌病灶相对较小,因此CT在前列腺癌病灶检测方面意义不大。在前列腺癌分期上CT主要可检测盆腔内是否有淋巴结肿大和检测肺部有无转移灶。

(三)同位素扫描

由于骨转移是前列腺癌最常见的远处转移之一,且有无骨转移是判断前列腺癌预后的重要指标之一。Whitmore等报道,在因前列腺癌死亡的患者中,骨转移占85%,因此当前列腺癌诊断确立的同时,也应确定有无骨转移,这种诊断信息对前列腺癌治疗方案的建立及预后的判断都是至关重要的。

同位素是目前前列腺癌骨转移常用的诊断方法之一,同位素骨扫描对前列腺癌骨转移的诊断敏感性很高,但特异性较差。

(四)PET

PET包括PETCT,是将人体的生化信息图与人体解剖图像相融合,它是一种在解剖背景下提供人体代谢信息,达到对病灶既能提供定性诊断又能提供定位诊断。PET对淋巴结转移的检测有很高的敏感性和特异性。

五、前列腺癌的普查流程

在西方国家,尤其在美国,前列腺癌的发病率为男性肿瘤首位,病死率仅次于肺癌。因此西方国家对前列腺癌甚为重视,对无症状的老年男性列入前列腺癌的普查筛选范围,以便尽早发现早期可治愈的前列腺癌。前列腺癌的筛选方法主要是血清PSA、DRE及TRUS,如三种检查方法同时进行,发现的前列腺癌病例数最多,但考虑到TRUS检查及穿刺活检需要大量的专业人员,医疗费用的开支也很大,而且不易被无症状的人群接受,所以美国癌症协会推荐DRE和血清PSA作为"一线"检查方法,"一线"检查有阳性发现,再做"二线"(TRUS及TRUS引导下的穿刺活检)检查。由于前列腺癌的发病率在50岁以前甚低,所以50岁以下男性不列入筛选对象,75岁以上全身情况差的无症状人群也不列入筛选对象,因为这些老年人群即使诊断阳性,也已不能列为根治性治疗的对象,因此推荐把50~75岁男性列入筛选范围。然而,对有前列腺癌家族史的人群,推荐筛查年龄应提前至40岁。

第十章 前列腺癌的超声诊断

经直肠超声（transrectal ultrasonography，TRUS）在前列腺癌检出方面所起的作用主要有准确测量前列腺体积和引导前列腺穿刺活检。通过测量计算前列腺体积可排除是否因前列腺体积增大而引起的血清 PSA 升高，尤其是 PSA 在 4～10 ng/mL 范围；此外，前列腺体积也是决定选择何种系统穿刺方案的主要依据之一。作为前列腺穿刺引导的方法，TRUS 除了其实时性外，主要还归因于 TRUS 能清晰显示并区分前列腺各带区的位置，实现准确引导穿刺部位。

超声技术的发展带来了新的超声诊断模式，从而丰富了超声诊断信息：20 世纪 70 年代的经直肠灰阶超声诊断模式提供的是前列腺癌病灶形态学变化信息、20 年后经直肠彩色多普勒超声模式在形态学的基础上增加了前列腺及其病灶血管分布状况的信息。21 世纪初的 TRUS 造影和弹性成像模式开启了客观评价前列腺组织的血流灌注和硬度的途径。此外，经直肠三维超声成像模式使前列腺显像不再局限于单个平面，实现了在轴位、矢状位和冠状位同时进行成像观察的多平面诊断模式，以及三维立体成像，使前列腺影像信息更丰富直观，于是这些新的超声成像技术日趋成熟，超声检查的目的也从以往的评估前列腺体积和引导前列腺穿刺方面，进一步向前列腺癌可疑病灶的检出和前列腺癌分期诊断方面发展。

第一节 良性前列腺增生症超声诊断

良性前列腺增生症（benign prostatic hyperplasia，BPH）是由于老年男性性激素代谢障碍致前列腺腺体或纤维以及肌肉组织发生增生，导致前列腺体积增大和正常腺体结构破坏，最终引发一系列功能障碍的疾病。BPH 不仅是一种老年性疾病，也是老年男性下尿路梗阻性疾病最常见的因素，占下尿路梗阻病例的 80% 以上。对于 BPH 的治疗方法目前有待机处理、药物治疗、微创治疗和手术治疗。临床医生对 BPH 患者采用何种治疗方案的制订则常依倨患者的年龄、症状评分、前列腺体积、残余尿、尿流率、血清 PSA 和是否有 BPH 的并发症出现。在这些信息中，前列腺体积、残余尿及并发症主要由影像诊断，尤其是超声诊断所提供。

一、流行病学概况

（一）发病率

BPH 的发病率包括组织学前列腺增生和临床前列腺增生两部分，前者是根据尸检前列腺标本来确定的据多数学者统计，组织学前列腺增生发病率与年龄有关，即随着年龄的增长而上升，而种族和地区的差异并不明显。组织学前列腺增生的年龄虽然已有报道称可能从 30 岁就开始了，但目前多数报道显示，组织学前列腺增生以 50 岁以上的人群为多。临床前列腺增生的发病率是从前列腺症状、前列腺体积及尿流率这几方面调查获得的，随着国人的生活水平提高及平均寿命延长，城市的临床前列腺增生发病率已接近于西方发达国家，且中度和重度前列腺症状的发病率均高于欧美，与日本接近，这是因为亚洲的 BPH 患者，其前列腺移行区体积增大明显,移行区指数高,因此 BPH 的症状也更明显。

(二)BPH 的病因

BPH 的病因诸多复杂,迄今仍未完全弄清,但年龄增长和具存功能的睾丸存在是其发病的二个基本条件,也可以讲性激素代谢紊乱是 BPH 的直接因素。此外,吸烟、肥胖、饮酒及遗传等是良性前列腺增生的危险因素。

二、病理

BPH 多发生于围绕在尿道精阜部位的移行区及中央区。BPH 病理的大体表现为前列腺体积增大、质地软,但也有一些则表现为前列腺体积不大、质地较硬,这主要与前列腺腺体、纤维和肌肉之间的比例多少有关。此外,增生前列腺组织形成大小不一的海绵状增生结节,由于增生结节里膨胀性生长,周围前列腺组织受到挤压,最终在前列腺周缘区和移行区之间形成假包膜,增生结节的剖面色泽苍白而致密,有时可见囊性结构,囊内为稠厚的液体。在增生结节之间可见宽窄不一的压缩带。良性前列腺增生的镜下表现有腺性增生和间质增生。腺性增生可以是弥散性的,也可以是局灶性的。腺性增生结节在镜下又有增生分泌性结节、小腺泡非分泌性增生结节、腺泡或导管扩张为主性结节、筛状增生性结节、乳头状增生性结节、萎缩后增生性结节、梗死性增生性结节、基底细胞增生结节、移行细胞增生和内分泌—旁细胞增生。间质增生可为纤维组织、纤维—肌组织或肌组织的增生。

三、临床表现及并发症

BPH 的病理生理变化主要表现为膀胱出口的梗阻,因而 BPH 的临床表现也随下尿路梗阻所致的病理变化加重而逐渐出现,即 BPH 早期无明显症状,随着 BPH 持续加重膀胱出口梗阻症状也进一步加重,此时患者会出现相应的临床症状。BPH 的临床症状主要是膀胱刺激症状和梗阻症状。膀胱刺激症状主要表现为尿频、尿急、夜尿增加和急迫性尿失禁。梗阻性症状包括排尿踌躇、费力、尿线变细、尿流无力、排尿时间延长等,梗阻严重者,还可出现冲溢性尿失禁和尿潴留。

BPH 的并发症主要有血尿、泌尿系感染、膀胱结石、双肾和双侧输尿管积水。严重者可出现肾功能不全,继而出现消化不良、恶心、腹胀、便秘、消瘦等胃肠道症状;甚至出现血压升高、嗜睡和意识障碍等肾衰竭表现。

四、临床诊断

BPH 是老年男性的常见病,临床医生根据病史和体格检查很容易做出诊断。然而由于 BPH 的治疗方案选择与增生的程度及有无并发症等有关,因而临床对 BPH 的诊断不仅局限于判断有无前列腺增生,而更关注于前列腺增生的程度、部位、有无梗阻后并发症等信息。目前 BPH 的临床诊断,依据临床症状、体格检查、影像学检查、尿动力学检查等。

(一)临床症状

对 BPH 的临床症状评估目前采用国际评分,即 I-PSS 法,总的评分从 $0\sim35$ 分($S_{0\sim35}$),代表从无症状至严重症状。该评分内容是对患者过去 1 个月有无尿路刺激和梗阻症状进行打分,具体症状包括有无尿不尽感、排尿间隔$\leqslant2$ h、间断性排尿、憋尿困难、尿线变细、排尿费力、夜尿次数。此外,国际协调委员会还推出以患者现在对排尿情况的感受作为生活质量评估标准,以分($L_{0\sim6}$)来表示从非常好到很痛苦。用这 2 个评分来客观评估 BPH 患者的症状严重程度。

(二)体格检查

在诊断 BPH 时,最常用及最重要的体格检查是直肠指检(digital rectum examination, DRE)。

DRE 的优点是在不需要仪器设备情况下对前列腺大小、质地、有无结节等进行评估,对于 BPH 的来讲,DRE 的优势是简单、无创、快捷,而不能正确评估前列腺增生的程度、增生部位, 以及不能准确客观地给出前列腺大小是该法的缺陷,这些因素将直接影响预测评估 BPH 的 尿流梗阻症状,因为 BPH 的尿流梗阻症状的有无及轻重,主要取决于前列腺增生的部位。

(三)实验室检查

尿常规、血清 PSA、肾功能检查以及尿流率测定是 BPH 常用的实验室检查项目。尿常规 和肾功能检查主要是判断有无 BPH 所引起的血尿、尿路感染及肾功能障碍等并发症存在;血 清 PSA 检查主要是用于鉴别有无前列腺癌同时存在的可能;尿流率测定则是客观评价排尿状 况的生化指标,其主要参数有最大尿流率、平均尿流率、排尿时间、尿流时间和尿流量,其中最 大尿流率的诊断意义最大,如最大尿流率<15 mL/s 为排尿异常,≤10 mL/s 为显著异常。

(四)影像检查

在 BPH 的诊断中,前列腺大小、形态和增生部位是重要的信息,虽然 DRE 能评估前列腺 大小,但并不能给出整个前列腺的形态及增生的部位,也不能客观正确地计算前列腺的体积大 小,而这些诊断所需的信息通过影像方法均能得到。此外,影像检查还可获得肾脏、输尿管及 膀胱方面的信息,以帮助临床对 BPH 的并发症做出诊断。

BPH 的影像检查方法主要包括超声、CT、MRI、同位素,其中同位素检查在 BPH 诊断中 的作用主要是提供肾脏梗阻情况,其余影像方法则获得提供前列腺及其移行区的大小和体积、 前列腺形态、增生结节及增生部位、前列腺有无向膀胱凸出及其凸出的高度;肾脏、输尿管有无 积水、膀胱壁增厚情况、有无憩室、有无残余尿及残余尿量等信息。在超声、CT 和 MRI 中,超 声检查方法已被公认为 BPH 的主要及首选影像诊断方法。

五、超声诊断

目前应用于临床的超声检查模式有常规超声、超声造影、三维超声、弹性成像。常规超声 检查又有二维灰阶和多普勒超声检查。在这些检查模式中,二维及三维灰阶超声提供的是形 态学信息,多普勒超声、超声造影反映的是组织的血流情况,弹性成像是判断组织硬度的检查 手段。目前常规超声已成为临床应用最多的超声检查模式,而 BPH 的病理变化是以前列腺 增大和增生结节形成为主,其病理生理又以膀胱出口梗阻(bladder outlet obstruction, BOO) 为主,因而,反映形态学变化信息的灰阶超声则为 BPH 超声诊断的主要诊断模式,其他模式 主要用于 BPH 与其他前列腺疾病的鉴别诊断。

(一)BPH 超声声像图特征

BPH 的声像图特征应包括增生的前列腺和其并发症的超声表现。值得注意的是前列腺 声像图特征,尤其是其内部结构方面的信息要通过经直肠超声方法获得,而相应的并发症特 征,则应用常规腹部检查方法即可。

1. 前列腺方面的声像图特征

前列腺各径线测值增大,体积增大。前列腺形态饱满,呈圆形或椭圆形,左右前列腺形态对称或基本对称,部分患者前列腺凸向膀胱呈僧帽状。前列腺边界整齐,周缘区和移行区比例改变,其中移行区体积明显增大,推压其周围的周缘区使其变薄,由于这种受压的过程相对较长,因而在周缘区和移行区之间出现前列腺增生的假包膜,也称外科包膜,呈弧形低回声晕。前列腺内的增生结节是 BPH 的特征性回声结构,增生结节多位于移行区,以等回声或中等偏低回声为主,其周边血流信号丰富,呈环状血流。增生结节位于周缘区的相对较少,且该部位的增生结节多为境界清晰的低回声,但也有部分为等回声。增生结节的血流信号都分布于周边,呈抱球样血流信号,结节内部血流信号稀疏。前列腺增生常伴有前列腺囊肿和前列腺结石,前者的声像图表现为无回声区,且位于移行区;后者为点状增强回声,后方声影不明,多呈弧形排列,以前列腺周缘区与移行区之间以及前列腺尖端部为多见。

2.并发症声像图特征

BPH 的并发症主要是下尿路梗阻,而下尿路梗阻的超声表现有膀胱壁增厚毛糙,有小梁小房形成时膀胱壁呈高低不平,其中高出的部分为小梁,呈高回声,凹陷部分为小房,为无回声,如小房增大可形成膀胱憩室,此时,在膀胱的一边有向外凸的无回声,并与膀胱相通,长期下尿路梗阻患者可出现输尿管及肾脏积水,BPH 如并发膀胱结石时,则在膀胱内出现弧形强回声,后方伴声影,强回声随体位改变沿重力方向移动。

膀胱残余尿是 BPH 最常见的伴随症状,超声通过测量排尿后膀胱内无回声区的左右径、前后径和上下径,并采用椭圆求积公式估测残余尿量。正常情况下残余尿为零,当残余尿量达到 250 mL 为尿潴留;残余尿的多少与被检查者检查前饮水量的多少有关,所以在对 BPH 患者超声检查时不建议患者大量喝水憋尿。

(二)临床意义

超声检查在 BPH 诊断中的作用主要为临床提供 BPH 的诊断依据、评估前列腺增生的程度,以及有无并发症存在。经直肠前列腺超声检查可准确测量前列腺及其移行区各径线,计算各自的体积,还可直观地获得前列腺的形态、内部结构和增生部位等;而通过经腹部超声检查能提供肾脏、输尿管有无积水及其程度,膀胱有无异常等 WBOO 所引发的梗阻表现,而这些信息均为临床对 BPH 患者制订治疗方案的重要依据。

超声检查在 BPH 与前列腺癌的鉴别诊断中也起着一定的作用。BPH 与前列腺癌的鉴别诊断主要有两种情况,一是与晚期前列腺癌的鉴别,二是周缘区结节性前列腺增生与前列腺癌的鉴别。BPH 与晚期前列腺癌的鉴别要点是 BPH 患者的前列腺边界整齐,周缘区与移行区之间存一弧形低回声能清晰地区分这二个区域;也可从前列腺的形态规则与否加以鉴别,BPH 的前列腺形态大多规则呈圆形,就是在左右不对称增生的患者,也只是大小上的不一致,而其形状还是相似的;彩色及能量多普勒超声检查模式在二者鉴别中有着重要作用,晚期前列腺癌病灶,其内部血流多丰富,呈簇状分布,且血管粗细不一,走向紊乱;而前列腺增生结节,其血流一般分布在结节周围,呈抱球型血流,有学者也报道了这些彩色多普勒血流分布特征在前列腺移行区前列腺癌可疑病灶检出的作用。周缘区结节性前列腺增生与前列腺癌的鉴别,由于这两种病灶在灰阶超声上有极其相像的声像图特征,即均以低回声为主,部分为等回声。然而,与其他恶性肿瘤一样,前列腺癌病灶的血管数目和分布不同于良性病灶。自 20 世纪 90 年代中期,有不少研究者应用彩色多普勒或能量多普勒超声对周缘区低回声结节进行鉴别,多数研究结果表明彩色多普勒或能量多普勒超声有助于提高周缘区结节诊断的特异性,周缘区增生结节的血流信号较少,即便有也多在结节周围出现,前列腺癌病灶内部血流信号一般较丰富,且以内部出现血流信号为多。近年来随着超声造影技术的不断完善,该检查模式也用于周缘区低回声结节性质的鉴别,从增强的方式和增强程度上二者有差异,其中增生结节呈周边环状增强,前列腺癌病灶为内部增强为主;与周围组织相比,增生结节内部无增强或轻度增强,而前列腺癌病灶呈等增强或明显增强。

虽然经直肠超声能对 BPH 和前列腺癌做出鉴别,但对于早期或起源于移行区前列腺癌患者来说,其肿瘤病灶较小且混杂在增生结节中间,因而目前经直肠超声及其他影像方法均难以鉴别,通常情况下只能通过经尿道前列腺电切或超声引导下前列腺多点穿刺病理活检方法来加以诊断与鉴别诊断。

此外,前列腺增生凸向膀胱的患者应与膀胱肿瘤相鉴别,其鉴别要点是在行连续切面扫查时,向膀胱凸出的增生组织与前列腺相连,无边界,而膀胱肿瘤只与膀胱壁相连;另在彩色/能量多普勒模式下,凸出的增生组织部分的血流和与之相连的前列腺内血流连续,而膀胱肿瘤的血流自肿瘤的基底部向表面延伸,与前列腺内部血流不相连。

六、发展前景

随着超声技术的不断发展,新的超声检查模式如三维超声、超声造影及弹性成像越来越多被临床应用,这些新的成像技术同样也开始应用于经直肠前列腺超声检查。经直肠三维超声从不同角度显示前列腺各解剖分区及尿道的形态,因而目前临床开始应用该技术来观察前列腺增生组织与尿道的关系,也已有这方面的临床应用研究报道,其中 Elwagdy 等的研究结果表明,经直肠三维超声的冠状面重建模式能清晰显示增生组织与尿道之间的关系,进而判断前列腺尿道是否受增生结节的推压,以及受压后尿道走行情况,为临床制订治疗方案提供了有价值的信息。除此之外,经直肠三维超声在前列腺体积的计算方面也有很大的应用前景,因为经直肠三维超声是应用标准采集方法获得前列腺系列切面,因而在计算其体积方面有更高的准确性;另一方面,目前采用的径线测量获得前列腺体积是将前列腺视为椭圆形状,用椭圆公式求得体积,然而在 BPH 中,有许多前列腺形状并不是规则的椭圆形,因而用该法计算所得的体积与实际有较大的出入,经直肠三维超声在计算前列腺体积时,先将前列腺按一定的层厚进行分割,再对每一层前列腺的面积进行测量,最后由仪器自带的计算软件得出前列腺体积,这种体积测量方法可避免因形态原因造成的误差。所以在前列腺体积测量方面,经直肠三维超声有望取代常规二维超声。

超声造影成像技术反映的是组织血流供应情况,目前超声造影在前列腺增生中应用以排除前列腺癌可疑病灶为主。然而,近来有研究者发现超声造影可预测下尿路梗阻程度,这是因为膀胱逼尿肌过度兴奋(detrusor overactivity,DOA)是下尿路综合征的主要原因之一,而现有的基础研究发现 DOA 的发生与膀胱逼尿肌缺血缺氧引发的去神经支配有关,因而有研究者试图通过超声造影观察膀胱逼尿肌的血供来估测其功能情况,如 Mitterberger 等通过经直肠彩色多普勒超声造影对前列腺增生术后患者的膀胱逼尿肌功能进行评估,结果发现逼尿肌的血流灌注仍明显降低者,其下尿路梗阻症状改善不明显,因此经直肠超声造影可为前列腺增生患者术后功能恢复情况提供一些信息。

弹性成像提供的组织硬度方面的信息,虽然目前弹性成像在前列腺增生的临床诊断应用还未见报道,但已有学者试图利用弹性成像来区分增生结节的不同病理类型,并有相关的实验研究报道,即 Phipps 等在一项离体实验中发现前列腺增生组织的弹性与其所包含平滑肌成分成正比,该研究进一步提示了超声弹性成像技术有望临床应用于前列腺增生患者的病理类型评估及治疗效果评价。

第二节　前列腺炎的超声诊断

前列腺炎是一种常见的男性生殖系统非特异性感染性疾病,其症状多变、病程迁延、疗程长,且治疗效果不佳及易导致男性不育和性功能障碍,已成为此病的临床特点。1999 年美国国立卫生研究所(National Institutes of Health, NIH)提出将前列腺炎分为急性细菌性前列腺炎(acute bacterial prostatitis,ABP)、慢性细菌性前列腺炎(chronic bacterial prostatitis,CBP)、慢性非细菌性前列腺炎(chronic abacterial prostatitis,CABP)/慢性盆腔疼痛综合征(chronic pelvic pain Syndrome, CPPS)和无症状炎症性前列腺炎(asymptomatic inflammatory prostatitis, AIP)4 个类型,此分类法也是目前最权威最常用的分类方法。目前,前列腺炎诊断分型临床主要依据临床症状及实验室检查,经直肠超声检查(transrectal ultrasound,TRUS)则作为一种辅助诊断及疗效随访的手段,尤其适用于 ABP 和慢性前列腺炎(chronic prostatitis,CP)中的肉芽肿性前列腺炎(granulomatous prostatitis,GP)。

一、前列腺炎的流行病学概况

(一)发病率

前列腺炎的发病率在全球平均为 8.2%,亚洲人群的发病率 8%～12%。在美国,前列腺炎与前列腺癌和前列腺增生(benign prostatic hyperplasia,BPH)门诊就诊率相近,占泌尿外科门诊就诊人数的 8%。随着生活方式的改变,前列腺炎发病率有逐年增高和发病年龄年轻化的趋势,Ku 等的流行病学研究发现 20～40 岁的年轻男性约 5%有前列腺炎病史。

(二)病因学

早在 20 世纪初,人们就首先认识了细菌性前列腺炎,细菌或其他致病微生物从前列腺尿道部反流进入前列腺被认为是感染的主要途径。ABP 为严重的急性全身感染性病变,90%无明显诱因,部分与尿路感染有关或在膀胱插管等泌尿道操作术后发生,较少见的病因为前列腺内药物注射、直肠炎症通过直接或淋巴途径播散至前列腺。在接受初次前列腺穿刺的人群中,ABP 的发病率为 0.5%,但重复穿刺患者 ABP 的发病率增加到 4.7%,不论是否术前预防性使用抗生素;ABP 的病原菌主要为大肠埃希菌,占 87.5%,较少见的病原菌有链球菌、厌氧菌、衣原体、支原体、滴虫等。CP 的确切病因尚不清楚,目前的研究多集中于病原体感染、前列腺内尿液反流、自身免疫、神经肌肉功能障碍、下尿路上皮功能障碍等方面。近年来,随着淋菌性尿道炎患者的增多,淋菌性前列腺炎发病率也逐渐升高。此外,日常生活中的酗酒、久坐等诸多不良习惯及一些不利条件也是诱发前列腺炎的高危因素。

二、前列腺炎的病理

ABP 好发于前列腺周缘区,如充血水肿严重可表现为前列腺体积肿大、形态饱满,其镜下的表现主要为间质炎性充血、水肿,在腺泡及其周围间质内有大量中性粒细胞、淋巴细胞和浆细胞浸润伴小脓肿形成。CP 的前列腺大小形态无明显变化,其镜下的炎性反应程度也较 ABP 明显减轻,主要表现为前列腺组织内淋巴细胞和单核细胞浸润,同时伴不同程度的间质纤维化,病变区域的腺泡可呈囊状扩张或萎缩,腺泡内有钙化物沉积,有时亦称前列腺结石。从病理角度来看,单纯的 ABP 极少,仅占 2%～5%,大多数病例是与 CP 同时存在。

ABP 如未能有效治疗可发展为前列腺脓肿,脓肿可单发或多发,脓肿内为大片坏死液化组织,而脓肿壁则由炎性肉芽组织和纤维组织构成。

GP 按其病因分为两类:一类是有明确病因,如感染性、医源性及自身免疫性疾病引起的 GP,多见于结核结节和手术后(TRUP 或活检)肉芽肿形成;另一类为病因不明的非特异性肉芽肿性前列腺炎(nonspecific granulomatous prostatitis,NSGP)。与其他类型前列腺炎一样,GP 也好发于前列腺周缘区,其基本病理形态特征是以导管或腺泡为中心形成的肉芽肿在前列腺内呈多灶性结节状分布。

结核性肉芽肿性前列腺炎特征性的组织学表现为散在的干酪性肉芽肿伴中央坏死液化,但无嗜酸性细胞浸润。继发于手术的肉芽肿性前列腺炎其典型病理特征为屈曲、纤长的风湿样肉芽肿,外周有上皮样细胞。

三、前列腺炎的临床表现及并发症

前列腺炎的分型目前临床公认的是 1999 年由 NIH 提出的分类方法,即将前列腺炎分为 4 型。

Ⅰ型:ABP,指急性细菌感染,在前列腺炎中占 2%～5%;Ⅱ型:CBP,指慢性复发性细菌感染,且常为同种病原菌引起,在前列腺炎中占 2%～5%;Ⅲ型:CABP/CPPS,其表现为骨盆区疼痛或不适,常伴有排尿困难,但无尿路感染症状,在前列腺炎中占 90%～95%。Ⅲ型中根据前列腺液、精液中白细胞计数又分为炎症性(Ⅲa)和非炎症性(Ⅲb)两个亚型;Ⅳ型:AIP,无症状即在前列腺活检或检查其他症状时发现前列腺液中存在白细胞才偶然被诊断。此外,在 CP 中还有一类比较少见的类型,即 GP。

前列腺炎的临床症状与体征与前列腺炎的类型有关,ABP 的临床表现有局限性的耻骨上区或会阴部疼痛;尿频、尿急、尿痛及排尿困难等排尿改变症状;除局部症状外,还有约 3/4 患者出现发热、寒战、恶心呕吐等全身症状。此外,有 17%～20% 的患者可有镜下或肉眼血尿,约 20% 的患者由于炎症刺激可引起膀胱颈部痉挛导致尿潴留。ABP 的体征主要是直肠指检发现前列腺增大,有触痛感;如伴有尿潴留则可在下腹部触及过度充盈的膀胱。CP 临床表现为下腹部、会阴部、阴囊、直肠和后背部隐痛不适,有部分患者可伴有射精痛、血精、性功能减退及不育症状,而全身症状主要表现为浑身不适、疲乏和精神不振等。CP 患者直肠指检时前列腺肿胀和触痛感等体征明显较 ABP 患者为轻,有部分患者的前列腺质地坚韧甚至高低不平。AIP 患者通常无明显临床症状和体征。

四、前列腺炎的临床诊断

前列腺炎的临床诊断主要依据临床症状、体征和实验室检查,其中 ABP 通常仅依据临床表现即可做出诊断。CP 的临床表现具有很大的变化性和不确定性,CBP、CABP、CPPS 之间通过症状及体检常无法鉴别诊断,故其诊断的主要依据为实验室检查及辅助检查。

（一）实验室检查

前列腺按摩液（expressed prostaticsecretions，EPS）涂片检查，现常采用"两杯"法，即采集前列腺按摩前中段尿（voided bladder2，VB2）和按摩后初尿标本（voided bladder 3，VB3）做培养和常规镜检。因为按摩前中段尿可以代表膀胱感染及炎症情况，而按摩后初尿可以反映前列腺感染及炎症情况。若 EPS 和 VB3 细菌培养阳性，而 VB2 细菌培养阴性，或者 EPS 和 VB3 的细菌数目比 VB2 细菌数目高，可诊断为细菌性前列腺炎，一般认为 WBC 超过 10 个/HP 为细菌培养阳性。

（二）影像学检查

TRUS、CT 和 MRI 能提供前列腺大小、内部结构和血流动力学等信息，而这些只能作为前列腺炎辅助诊断指标。在这三种影像检查方法中，超声检查因其无创简便被临床广为应用，TRUS 可清晰显示前列腺内部结构特征，显示前列腺内有无异常低回声及异常增多血流信号，判断前列腺内有无钙化、结石、有无脓肿形成及波及范围等。此外，超声检查方法还可获得肾脏、输尿管及膀胱方面的信息，以帮助临床对 ABP 的并发症做出诊断。

（三）前列腺穿刺活组织检查

前列腺穿刺活组织检查对明确前列腺内肿块或结节等异常回声区的性质十分有用，对排除前列腺肿瘤，确诊前列腺炎类型十分重要，假如临床诊断已为 ABP 且无脓肿形成者，一般不建议穿刺活检，因为此时穿刺会引起炎症扩散。

五、前列腺炎的超声诊断

病理检查发现前列腺炎好发部位在前列腺周缘区，经直肠超声检查因扫查距离近，探头频率高而有利于前列腺周缘区内部结构的观察。虽然，与 BPH 和前列腺癌相比较，前列腺炎的超声表现缺乏特异性，但经直肠常规超声因能清晰观察到前列腺周缘区内有无片状低回声和扩张的腺管，前列腺内有无结石及其分布，血流丰富程度和血管分布等情况，在前列腺炎诊断上还是有一定帮助的。当急性前列腺炎伴脓肿形成，超声诊断正确性明显增高。

（一）ABP 的超声诊断

1. ABP 声像图特征

ABP 的声像图表现为前列腺肿大，形态饱满，各径线测值和体积增大，前列腺包膜多为平整。前列腺周缘区整体或局部回声减低，表现为前列腺内部回声不均匀，周缘区常出现多处片状低回声，彩色/能量多普勒超声显示前列腺整体或局部血流信号增多，此外，在尿道颈部、射精管周围及近精囊腺部位的血流信号也明显增多，这可能与急性炎症引起的血管扩张有关。

当 ABP 伴有前列腺脓肿时，前列腺内出现圆形或椭圆形的弱回声，厚壁；如脓肿未完全液化，则为混合回声肿块。有时在弱回声内可见短线状增强回声，后方伴"彗星尾"征，这是脓腔内产气杆菌或大肠埃希菌所致。前列腺脓肿向周围溃破时，可出现前列腺包膜不完整，同时前列腺周围脂肪组织内可出现弱回声。此外，如在经直肠扫查时，前列腺有明显触痛，或弱回声中有飘动的细小回声，则更有助于脓肿的诊断。彩色/能量多普勒检查，脓腔内无彩色血流信号显示，脓肿壁周围可见"抱球"样血流信号，而脓肿周边的前列腺组织内血流信号常增多。前列腺脓肿的超声造影表现为脓肿内部无增强，脓肿壁出现增强，形成典型的厚壁型脓腔声像图。

ABP 的并发症主要包括急性尿潴留、急性精囊炎、精索炎及附睾炎，部分患者可伴发精索淋巴结炎。急性尿潴留在经腹部超声检查时,可见极度充盈的膀胱;而双侧精囊肿大、精索直径增大伴内部回声降低、附睾肿大等,均为相应并发症的声像图特征。

2.临床意义

临床诊断ABP主要依据患者有明确的尿路感染病史、相应的临床症状和体征、前列腺液内白细胞增多等。由于ABP缺乏典型特异的声像图特征,所以在该病的诊断中只能作为一个辅助的参考指标,但当ABP伴有脓肿形成时,超声检查作用的重要性开始显现,主要是判断前列腺内脓肿有无和脓肿波及的范围,同时,在经直肠超声引导下进行脓腔置管引流治疗,或脓液抽吸治疗。在ABP治疗过程中,超声是其疗效评估的主要检查手段。

(二)CP 的超声诊断

1.CP 的声像图特征

CP超声表现为前列腺体积增大或正常,内部(主要指周缘区)回声一般欠均匀,可见斑片状低回声区及单发或多发结节;部分患者可见慢性炎症所致的周缘区腺管扩张,表现为周缘区弥散性或局灶性多囊状结构,多囊状结构以尿道为中心呈辐射状分布。

CP中大多数患者的前列腺内见结石样回声,在年纪较小且无或轻度BPH的患者中,结石主要分布在尿道周围,其声像图呈散在点状强回声,后方一般无声影,也有部分位于周缘区,呈斑片状强回声,后方无明显声影;在BPH伴CP患者中,结石多沿内外腺之间的假包膜分布,呈弧形排列的增强回声,后方多伴声影。此外,不少CP患者同时可见射精管囊肿或两侧射精管不对称;CP经直肠彩色/能量多普勒超声通常可见血流信号增多,可表现为弥散性血流信号增多或邻近前列腺包膜的周缘区实质血流信号增多,但前列腺内血管走向、排列一般均正常。超声造影和实时超声弹性成像在CP中无特殊征象,因而这两种检查模式在CP中的表现一般是随其他伴随情况而变,即表现为正常前列腺和BPH等征像。

由于CP与BPH常同时伴随,有研究结果显示前列腺体积与炎症程度呈正相关,因而,患者常同时伴有BPH的超声表现,此外,DellabellaM等的研究提出,与正常对照组比较,部分CP患者残余尿量、膀胱逼尿肌厚度、前列腺后唇厚度、膀胱颈厚度和前纤维肌基质回声强度均有所增加。另外,当CP并发精囊炎及附睾炎时,则精囊和附睾部位出现相应的炎性声像图征象。

2.临床意义

TRUS依据前列腺内有无结石、腺管扩张、精囊囊肿等征像来间接判断有无前列腺炎存在,作为临床辅助诊断依据之一。当CP伴有周缘区异常回声,且不能提供足够的CP临床诊断证据而需排除前列腺癌时,可行 TRUS引导下前列腺穿刺活检,得到病理诊断。虽然,TRUS在目前尚不能给出CP的直接诊断征像,但由于其检查能提供前列腺形态及内部结构信息,且该检查操作简单安全,因而该法已被临床列为CP诊断中的一种辅助补充手段,尤其是在与前列腺癌鉴别时,TRUS有一定的临床价值。

(三)肉芽肿性前列腺炎超声诊断

1.GP 的声像图特征

前列腺各径线和体积有不同程度的增大,内部尤其是周缘区回声不均匀,彩色血流信号明显增多,周缘区见单个或多个、境界清晰或欠清晰的低回声结节伴结节内彩色血流信号增多,是GP的主要声像图特征;如病灶邻近包膜时,可表现局部包膜隆起、包膜回声不清晰等类似前列腺癌的声像图特征;GP的结节大小从数毫米至数厘米不等,大的结节可导致前列腺形态不规则,与前列腺癌难以鉴别。GP 的超声造影表现无特异性,可为高增强和快速增强,也可表现为低增强,与前列腺癌超声造影表现类似同样,GP 的弹件成像一般表现为质地较硬,与前列腺癌的弹性表观无法鉴别。

2.临床意义

GP 按病因不同分为二类,即有明确原因的和无原因的肉芽肿性前列腺炎,后者又称为非特异性肉芽肿性前列腺炎,即 NSGP,临床多见的是此型。TRUS 根据前列腺周缘区回声不均匀和异常回声结节可协助临床进行诊断,但由于声像图表现特异性差。因而,TRUS 在 GP 诊断中至少有两点到目前还是不尽人意的,一是难以与前列腺癌及其他前列腺恶性肿瘤鉴别,二是对 GP 的分型无任何帮助。但作为前列腺疾病最常用的影像检查方法,TRUS 在引导前列腺穿刺活检及 GP 治疗后疗效评估方面的应用价值已被肯定。

六、前列腺炎超声诊断的发展前景

三维超声、超声造影及弹性成像等超声新技术越来越多被临床应用于前列腺 TRUS 检查。经直肠三维超声可从不同角度显示前列腺各解剖分区及精囊腺等邻近结构的形态,因而在 ABP 合并前列腺脓肿时,可从多个角度评估脓肿大小、波及范围、有无窦道形成等,较传统二维超声有明显的优势;此外,由于 CP 常合并不同程度的 BPH,而三维超声在评价 BPH 增生程度、增生结节与尿道之间的关系、前列腺内外腺体积测量等方面有望取代传统二维超声,为临床制订 CP 的治疗方案提供有价值的信息。

超声造影成像技术反映的是组织血流供应情况,目前超声造影在 ABP 前列腺脓肿形成期应用主要以评估脓肿成熟度为主,通过超声造影可进一步明确脓肿坏死范围、液化程度,为选择恰当时机进行脓肿穿刺引流提供参考。此外,对 NSGP 患者,超声造影可能会在与前列腺癌的鉴别诊断中有一定的价值,但目前未见相关的临床研究报道。

弹性成像提供的是组织硬度方面的信息,虽然目前弹性成像在前列腺炎症性疾病的临床诊断应用还未见报道,但炎性组织与肿瘤组织在硬度方面存在的差异,无疑将使超声弹性成像技术有望临床应用于前列腺炎良性结节与肿瘤性结节的鉴别诊断。

第三节 前列腺肉瘤的超声诊断

在前列腺恶性肿瘤中,除最常见前列腺癌外,还有其他少见的前列腺肿瘤,如前列腺肉瘤、转移性前列腺癌和淋巴瘤等。前列腺肉瘤以好发于中青年、恶性程度高、转移早等为临床特点,因而该肿瘤预后较差。转移性前列腺癌常由邻近脏器恶性肿瘤转移所致,但远处脏器转移到前列腺的甚少,迄今为止,仅有肺癌和黑色素瘤等少数病例与前列腺癌一样,经直肠超声检查和在直肠超声引导下前列腺活检是前列腺肉瘤等其他前列腺恶性肿瘤的主要诊断方法。前列腺肉瘤是前列腺其他肿瘤中发病率最高的,而转移性前列腺癌和原发性前列腺淋巴瘤均较罕见,故本章主要讨论前列腺肉瘤的超声诊断。

一、前列腺肉瘤的流行病学概况

前列腺肉瘤是起源于前列腺间质的恶性肿瘤,西方发达国家其发病率占前列腺恶性肿瘤的 0.1%～0.2%,国内报道为 2.7%～7.5%。前列腺肉瘤虽可发生于任何年龄,但中青年的发病率最高,约 30% 发生于儿童期。该病病因尚不清楚,早期确诊仍较困难,其恶性程度极高,生长迅速,巨大的瘤体可压迫周围器官出现排尿困难、尿频尿急等症状,还可侵犯骨盆并经淋巴和血液循环转移,其预后比前列腺癌还差。

二、前列腺肉瘤的病理分类及临床表现

根据细胞形态学,前列腺肉瘤病理可分为三类。①肌源性肉瘤:平滑肌肉瘤,横纹肌肉瘤;②纤维源性肉瘤:纤维肉瘤,梭形细胞肉瘤;③其他间叶源性肉瘤:黏液肉瘤,骨肉瘤,脂肪肉瘤等。前列腺内最常见的间质性肿瘤是横纹肌肉瘤,几乎都发生于儿童;而发生在成人最常见的前列腺肉瘤是平滑肌肉瘤。

三、前列腺肉瘤的临床表现

前列腺肉瘤在早期无临床症状,当肿瘤快速长大压迫周围脏器开始出现相应的临床症状,如尿频尿急、排尿困难,甚至尿潴留等膀胱颈部梗阻症状。在 Mukouyama 等的报道中可知,前列腺肉瘤就诊时已有膀胱颈部梗阻症状的患者可高达 100%。由于前列腺肉瘤恶性程度高,易发生转移,有时患者因出现转移症状才来就诊,常见的转移症状有血尿、尿频尿急、盆腔及会阴部疼痛等。此外,如肿瘤生长迅速,则巨大的肿瘤压迫邻近脏器导致相应的并发症,如压迫双侧输尿管致急性梗阻性肾病,压迫直肠出现排便困难甚至不完全性肠梗阻,如淋巴管或静脉受压则可引发下肢、会阴和阴囊明显水肿。与其他恶性肿瘤类似,晚期前列腺肉瘤可伴有贫血、消瘦、电解质紊乱等恶液质,以及骨、肺、脾脏等全身转移症状。前列腺肉瘤的体征主要是直肠指检触及明显肿大的前列腺,中央沟消失,有压痛,质地中等偏软,部分带有囊性感;如肿瘤巨大可在耻骨上膀胱区扣及肿块。

四、前列腺肉瘤的超声诊断

与所有恶性肿瘤一样,前列腺肉瘤的预后亦决定是否能早期发观、早期诊断和早期治疗,据文献报道如能提高早期前列腺肉瘤的诊断则能大幅提高患者的生存率;然而,虽然目前各影像诊断技术的不断发展,但前列腺肉瘤因生长速度过快,且该肿瘤多为弥散性而非局灶性生长,加之临床缺乏敏感有效的肿瘤指标检测,因而,非常遗憾的是目前该肿瘤的早期诊断的比例甚低。经直肠超声检查可了解前列腺大小、形态、内部回声、血管分布和丰富程度,以及前列腺质地等情况,来判断是否为前列腺肉瘤;另外,经直肠超声引导下前列腺穿刺活检能使其得到明确的病理诊断和分型。由于经直肠超声检查方法简单安全易行,且费用低于 CT 和 MR,已被公认为筛选前列腺肉瘤的首选影像技术。经腹部超声检查可提供肿瘤的大小、范围、部位、肿瘤与周边组织的关系,以及有无和淋巴结远处转移等信息,有助于临床做出正确性分期,从而制订正确的治疗方案。

前列腺肉瘤的超声表现与其临床分期密切相关,早期前列腺肉瘤除前列腺体积稍大外无其他特征,进展期及晚期前列腺肉瘤则已观出前列腺体积明增大,形态饱满或不规则,内部正常结构消失,回声一般减低,有时内部回声分布不均匀,有部分因出血、坏死液化而呈囊实性回

声。彩色/能量多普勒超声检查,前列腺内部多表现为彩色血流信号增多,但也有部分血流信号减少。前列腺肉瘤的超声造影上的表现多为快进快出,明显增强,如有出血或炎性变成分,则该处表现为局部无增强。前列腺肉瘤的弹性成像特征以红绿为主的表现,评分为2～3级。但由于前列腺肉瘤总体发病率低,而超声造影和实时超声弹性成像是近年发展起来的新型超声诊断模式,因而对于这两种模式的声像图特征有待大样本进行验证。

前列腺肉瘤除上述前列腺声像图特征外,还可出现转移病灶超声征象。其中前列腺肉瘤浸润膀胱颈部时,该部位的膀胱壁回声减低,并呈不规则增厚,此处与前列腺分界不清,由于膀胱颈部梗阻常导致残余尿增多,甚至为尿潴留,继而出现反流性输尿管及肾脏积水,此时表现为输尿管扩张,肾窦回声分离;肿瘤侵犯直肠壁与前列腺之间的高回声分界带消失,以片状低回声使二者无法分清。前列腺肉瘤发生淋巴转移时,超声能在髂血管旁、腹主动脉旁、锁骨上检测到低回声结节,有时多个结节可融合成不规则团块状低回声;前列腺肉瘤如发生远处转移,则在相应的脏器出现有原发病灶类似声像图的占位性病灶。

五、前列腺肉瘤超声诊断的临床意义

进展期及晚期前列腺肉瘤有其典型的声像图特征,可协助临床进行诊断。经直肠超声引导下前列腺穿刺活检能明确给出前列腺肉瘤及其类型的病理诊断;经腹部超声通过观察膀胱与前列腺、直肠与前列腺、肾脏及输尿管的情况,可了解前列腺肉瘤有无侵犯邻近脏器,以及侵犯邻近脏器后有无发生并发症;超声还可通过盆腔、腹膜后及锁骨上扫查有无淋巴结转移;对肝脾等实质性脏器检查,以了解远处脏器转移情况。这些信息为前列腺肉瘤临床分期提供重要信息,为确定临床分期和制订治疗方案有重要参考价值。

在鉴别诊断上,前列腺肉瘤和急性前列腺炎因有相似的发病年龄、临床症状而难以鉴别,比较二者的声像图,前列腺炎的前列腺体积增大程度和前列腺形态不规则程度均较前列腺肉瘤要轻;此外,经直肠超声引导下前列腺穿刺活检是鉴别这二种疾病的根本方法。

第四节 前列腺癌病灶声像图特征

一、灰阶超声

经直肠灰阶超声是最常用前列腺癌诊断模式,前列腺体积测量和穿刺活检的引导均在灰阶超声模式下完成。随着探头频率的提高以及图像处理技术的改进,前列腺声像图质量有明显改善,除能清晰显示前列腺各带区的分布及内部结构外,还能检出一部分前列腺癌病灶,尤其直肠指检(digital rectal examination,DRE)触及结节的患者。

灰阶超声在前列腺癌诊断中提供的信息主要是前列腺包膜有无异常隆起及周缘区有无异常回声。前列腺癌灰阶超声特征及临床诊断价值与其分期有关,对临床分期为 T_3 和 T_4 期的晚期患者,通常有典型的前列腺癌声像图表现,即前列腺形态不规则,包膜不平整,内部回声尤其是周缘区回声分布不均匀,呈结节状或片状低回声,周缘区和移行区分界不清。然而,对于局限于前列腺内的早期前列腺癌,即 T_1、T_2 期前列腺癌的声像图则有多种表现,典型的前列腺癌病灶是周缘区均匀等回声中出现低回声结节,有学者认为这可能与恶性腺泡的紧密聚集有关,另有学者则认为这与肿瘤病灶内微血管密度增高有关。除低回声结节外,前列腺癌病灶还可表现为等回声和高回声。在三种回声类型中,以低回声最多见,占 60%～70%;等回声次之,最多达 40%;高回声病灶最少,约占 1%;前列腺包膜局部轻度膨隆变薄是前列腺癌另一个超声征象;此外,前列腺包膜形态还用于判断肿瘤是否侵犯至包膜外,作为前列腺癌分期的一个重要指标,对于灰阶超声评估前列腺癌局部侵犯的正确性方面一直存在争议,早年 Smith 等的多中心研究结果显示,经直肠灰阶超声对前列腺癌局部分期准确性并不优于 DRE 结果;然而近来 Eisenberg 等的研究结果则认为 TRUS 在前列腺癌分期上有较高的准确性,但此研究是由一个研究单位中的一位有经验的超声医生完成的,其结论的重复性还有待于其他研究报道证实。在前列腺癌分期方面,经直肠灰阶超声除能提供病灶与前列腺包膜关系的信息外,在盆腔淋巴结、腹腔内及腹膜后淋巴结、锁骨上淋巴结检测上均有一定帮助。这对前列腺癌 TNM 分期中淋巴转移情况的判断有一定价值。

二、彩色多普勒及能量多普勒超声

彩色/能量多普勒也是检测前列腺癌的最常用检查模式,与灰阶超声一起被称为经直肠前列腺常规超声检查。该检查通过实时显示组织的血流情况来评价该组织区域的血供丰富程度和血管分布走向正常与否,即从血流动力学角度分析肿瘤病灶是否异常。彩色多普勒超声按其成像参数不同分为彩色多普勒血流成像(color doppler flow image,CDFI)和能量多普勒血流成像(colordoppler energy,CDF)。CDFI 是提取血流的平均流速和加速度为成像参数,而CDE 则是以返回的多普勒信号强度为参数,因而 CDE 对小血管及低流速血管的显示力要高于 CDFI。

在应用彩色多普勒超声检查时,其彩色血流信号除了与组织本身血供丰富程度有关外,还受超声能量的影响,通常情况下,超声波经过皮肤和组织时其能量衰减导致深部组织血流检测困难,而 TRUS 扫查前列腺时,由于探头直接置于直肠内,超声波到达前列腺时其能量几乎不受损失;此外,直肠壁厚度个体差异甚小,使每个被检查者检测深度相仿,因此经直肠彩色/能量多普勒对前列腺内血流显示的敏感性高,且对各前列腺血流评估有很好的可比性。

前列腺癌病灶的彩色/能量多普勒声像图特征是前列腺内出现异常丰富的血流区域、不对称血流分布以及粗大扭曲的血管,这是与肿瘤新生血管增生有关;现代病理证实前列腺癌组织内的微血管密度明显升高,因而这也是彩色/能量多普勒检测前列腺癌病灶的理论依据。经直肠彩色多普勒对前列腺癌检测的作用是由 Hodge 等在 1989 年首次报道的,认为该检查模式对提高超声显示等回声肿瘤的检测有一定帮助。在以后的众多文献报道中,对其在前列腺癌诊断方面的价值一直持有不同观点,Alain 等研究结果提示,彩色多普勒超声能提高前列腺癌诊断的敏感性,但特异性却低于灰阶超声诊断模式。而 Cho 等(2000)和陈亚音等(2003)认为彩色多普勒能帮助周缘区低回声结节的良恶性鉴别,从而提高前列腺癌诊断的特异性。从已有的研究报道结果来看,多数学者认为彩色/能量多普勒检查对前列癌腺病灶检出还是有一定的帮助,作为一种无创的且不需要注射造影剂的组织血流观察方法,应将其列为前列腺癌的常规检查项目之一。

与灰阶超声相类似,彩色/能量多普勒在提高前列腺癌的检出率方面也局限于周缘区病灶,对于移形区肿瘤病灶的诊断价值至今尚无定论。由于移行区是前列腺增生的好发部位,而前列腺增生病灶的血流也较丰富,难以与前列腺癌鉴别。虽然笔者在长期研究观察中发现前列腺增生结节的血流分布形态与前列腺癌有所不同,前者为结节周围环抱型血流,后者为结节内簇状样血流,也曾报道彩色多普勒血流有助于前列腺移行区癌肿病灶的检测,但该研究样本较小,加之以穿刺标本作对照,结果存在一定的偏差,还需以前列腺根治术为对照的大样本研究资料来证实或修正。

三、超声造影

超声造影是继常规超声检查之后一种新的超声检查模式,这些年随着超声造影剂及超声造影技术的日趋成熟,在前列腺癌的病灶检出和分期方面应用也日趋广泛。

前列腺癌病灶的超声造影表现因采用的造影模式不同而异,在彩色/能量多普勒超声造影的模式下,前列腺癌的声像图特征为病灶处彩色/能量多普勒血流信号增强,按增强的程度不同,有明显增强、中等增强和轻度增强,或在前列腺内出现不对称血流信号。该模式的前列腺癌诊断标准运用较多为5级分类法:①肯定良性,极少增强,仅局限于前列腺包膜和尿道周围;②可能良性,前列腺包膜血管分支对称性轻微增强,并呈辐射状分布;③不确定,前列腺内血流不对称轻度增强;④可能恶性,前列腺内血流不对称中等增强;⑤恶性,前列腺内血流不对称显著增强,在实时灰阶超声造影模式下,前列腺癌病灶声像图特征为“明显增强”和“快进快出”,即与周围前列腺组织相比,病灶呈明显增强,造影剂快速进入病灶组织并呈快速消退,目前该模式普遍认同的诊断标准是:出现局限性高增强,或快速增强,或前列腺内出现不对称的血管;此外,近来有研究者发现造影后周缘区出现局限性低增强,以及造影后内外腺分界不清或内外腺增强强度一致,也可作为前列腺癌诊断标准之一。

超声造影诊断前列腺癌开始于彩色/能量多普勒造影模式,早在1997年Bree等报道了彩色多普勒超声造影检查对前列腺癌诊断的敏感性由常规超声的54%提高到78%。2002年Frauscher等应用这一标准对230名患者进行了彩色多普勒超声造影(CD-CEUS)检查,对造影可疑区域进行目标穿刺,并与10点系统穿刺比较,结果发现从发现前列腺癌病例数来讲目标穿刺法与系统穿刺法之间无明显差异(24%vs23%),但从穿刺点阳性率来看,超声造影目标穿刺的阳性率高于系统穿刺法(10%vs5%),研究者认为超声造影在减少穿刺点数方面有一定优势。Goossen等对前列腺根治术患再术前行3 d-PDCEUS检查,结果显示68%～79%的直径大于5 mm癌灶均能显示。随着第一代超声造影剂的出现,加之各种超声造影技术,如对比脉冲序列成像技术(cadence-contrast pulse sequence,CPS)、实时造影匹配成像技术(contrast-tuned imaging,CnTI)、微血流显像(micro flow imaging,MFI)等低机械指数造影技术的发展,实时灰阶超声造影开始用于前列腺癌病灶检出,与彩色/能量超声造影模式相比,实时灰阶超声造影不仅能提高对微血管中微泡的检测灵敏度,同时也减少了成像时对血循环中微泡的破坏,延长了微泡造影观察持续时间;此外,造影定量分析软件的运用也在一定程度上减低了主观因素造成的偏差。Strazdina等对50例行前列腺根治术患者术前使用灰阶、PD、CEUS进行检查,与根治术病理结果比较,结果显示CEUS对周缘区肿瘤、同时累及周缘区和移行区肿瘤和移行区肿瘤的诊断敏感性分别为63.3%、83.3%和27.8%,而灰阶超声的诊断敏感性则分别为53.3%、70.8%和5.6%,PD的诊断敏感性则分别为56.7%、75%和11.1%。研究同时发现,CEUS对低级别(Gleason 2～4)及中等级别(Gleason 5～7)前列腺癌的检出率分别为35.5%和80%,灰阶超声相应检出率为16.1%和70%,PD相应检出率为19.4%和75%。

CEUS 对前列腺癌的检出能力与前列腺癌的 Gleason 分级呈显著正相关。Halpern 等对 12 例前列腺癌术前进行实时灰阶超声造影检查,并与根治术后病理对照,结果显示与二维灰阶超声相比,超声造影多发现 5 个前列腺癌病灶,这 5 个病灶均位于周缘区。此外,该研究还发现,在另外 7 个超声造影异常部位,其术后病理证实 5 个为前列腺增生,2 个为假阳性,病理无异常发现,因而,研究者认为超声造影能增加位于周缘区前列腺癌诊断的敏感性,同时也提出了局灶性增强可能是前列腺增生病灶。

Halpem 等的另一研究结果显示,超声造影呈现异常区域的穿刺阳性率是超声造影无异常发现区域的 3.5 倍;因超声造影异常发现行补充目标穿刺的阳性点数是 6 点系统穿刺的 5 倍,得出超声造影能提高前列腺癌病灶显示的结果,可作为目标穿刺的一种模式。在随后的研究中,不少学者的研究结果认同超声造影在前列腺癌诊断中,作为一种目标穿刺的检查手段可减少穿刺针数;同时认为由于超声造影对前列腺癌诊断的敏感性和特异性有限,所以只能作为一种补充检查手段,但不能舍弃系统穿刺。

随着研究的深入,不少学者的研究认为超声造影在前列腺癌诊断中的价值与肿瘤的病理分级、病灶微血管密度(MVD)相关。Mitterberger 等对 690 例男性患者比较了系统穿刺和彩色多普勒超声造影可疑目标穿刺,结果显示目标穿刺阳性点数的平均 Gleason 评分为 6.8 分,而系统穿刺法为 5.4 分,认为超声造影检查模式能提高级别相对较高的病灶,在指导 PCa 的预后和治疗具有重要意义;Jiang 等对 147 位穿刺患者的造影结果与穿刺病理进行对照,发现 PCa 患者随着超声造影峰值强度(peak intensity,PI)增高,Gleason 评分显著提高,前列腺癌病灶峰值强度与 MVD 有较高的相关性(相关系数 r=0.617)。Strazdina 等对 50 例行前列腺癌根治术患者术前造影,研究显示,CEUS 对 PCa 的检测能力与 Gleason 评分呈显著正相关,认为 CEUS 诊断低级别 PCa 敏感性较低;Zhu 等采用专用造影分析软件对 103 名前列腺周缘区各穿刺点进行分析,并与穿刺病理结果对照,结果显示高级别(Gleason 评分≥7)的前列腺癌患者的始增时间(arrival time,AT)和达峰时间(time-to peak,TTP)均显著早于低级别(Gleason 评分<7)前列腺癌患者;而高级别前列腺癌的峰值强度(peakintensive,PI)高于低级别患者。这些结果与先前的超声造影评估前列腺癌微血管密度研究相符,如 Sedelaar 等对 7 例前列腺癌的患者在根治术前进行三维能量多普勒检查,与术后大体标本进行对照,同时对前列腺癌病灶进行微血管密度测定,研究发现所有异常增强的区域都存在癌组织,异常增强区域的平均 MVD 为正常区域的 1.93 倍。

四、弹性成像

弹性成像是一种反映组织质地硬度的检查方法,属组织定征范畴。前列腺癌病灶在超声弹性图上呈蓝色或蓝绿色,其弹性评分在 4~5 分。早在 1998 年,Krouskop 等通过离体试验发现,前列腺癌组织的弹性模量值明显高于正常前列腺组织及前列腺增生组织,这一发现开启了前列腺癌弹性成像检查的序幕。通过了解组织硬度检测前列腺癌病灶的临床应用研究是 2002 年,由 Krouskop 等报道的,当时他们采用组织多普勒成像技术来判断前列腺癌组织的硬度,研究者认为,由于前列腺癌组织质地较硬,在受压后形变较小,由此产生的组织多普勒频移较小,在声像图上表现为无彩色信号显示;相反,前列腺增生组织,由于质地较软,受压后形变较大,在声像图上可以观察到彩色信号显示。实时弹性成像技术用于前列腺穿刺是 Konig 等首先报道的,他们研究结果认为前列腺癌病灶实时弹性成像是在前列腺内重复显示的局部质地较硬区域,通常以蓝色编码显示,这也是目前前列腺癌弹性成像的诊断标准。由于前列腺穿刺存在一定的假阴性率,且无法反映整个前列腺内所有病灶的分级及分期情况,在以后Salomon 等研究中,他们通过拟行前列腺根治手术的患者在术前行弹性超声检查,并与根治术病理对照,结果显示弹性成像对前列腺癌病灶检测的敏感性和特异性分别为 75% 及 76%,同时提出弹性成像对前列腺尖端部及中部的敏感性高于底部,其理由是前列腺尖端部及中部与经直肠腔内探头接触较好;此外,该研究还发现弹性成像对 Gleason 评分较高的前列腺癌检出率较高。弹性成像在前列腺癌诊断中,除与病灶所在的前列腺部位和 Gleason 评分高低有关外,Brock 等的研究还发现其病灶检出率与病灶是否侵犯前列腺包膜相关。

相对于其他超声诊断模式来讲,前列腺弹性成像的临床应用及研究时间较短,其临床价值还需更多的研究加以明确。就目前临床应用来看,该法还存在着一些不足之处。首先,前列腺弹性成像的检查过程中存在"侧方硬度伪像"以及"深部硬度伪像",L Pallwein 等研究认为"侧方硬度伪像"可通过适度侧动探头来消除,而"深部硬度伪像"则难于避免,对位于深部的前列腺癌病灶检测带来一定困难;其次,与乳腺及甲状腺弹性成像相比,前列腺弹性成像由于将超声探头置入直肠内,无法直接观察操作者对前列腺组织的施压情况,而完全凭借操作者的操作经验,因此更容易受检查者经验的影响。为减少操作误差,一般要求操作者至少有 3 个月的操作经验;此外,为了弥补不同操作者之间存在的差异,操作者可通过位于屏幕右侧的压力标尺或压力谱线来控制经直肠腔内探头施压的频率与力度。为改善前列腺弹性图像质量,日本学者 Tsutsumi 等在 2010 年提出采用水囊自动加压装置来代替操作过程中加压,减少操作者在操作过程中加压不均而产生的图像不稳定。然而,他们在研究中也发现应用水囊加压装置可能带来因受到气泡造成的多次反射伪差,所以,此法也未能得到普遍应用。

五、三维超声

前列腺癌病灶的经直肠三维超声表现与经直肠常规超声相似,即前列腺内(主要是周缘区)出现异常回声以及异常血流信号,三维超声只是从多个成像平面来显示这些病灶的特征。此外,如前列腺癌侵犯精囊及包膜时,三维超声的冠状位上表现为精囊与前列腺组织间的脂肪回声消失,以及在多平面上呈现的列腺包膜回声不连续或包膜变薄隆起。

第五节　超声诊断前列腺癌的临床意义

常规超声对 T_3、T_4 期的前列腺癌,主要依据前列腺形态不规则、边界不整齐、回声分布不均匀,甚至分不出周缘区和移行区等声像图特征,其诊断准确性高。对于 T_1、T_2 期前列腺癌,虽然其典型声像图有低回声结节和局灶性血流信号增多,但对于等回声,其他良性前列腺疾病所致的低回声和局灶血流异常,使超声对该期前列腺癌的诊断敏感性和特异性均不高。常规超声诊断该期前列腺癌的敏感性和特异性分别为 44%～90%,30%～74%。随着超声造影、弹性成像及三维超声等新型超声诊断模式的应用,在一定范围内可提高前列腺癌的诊断准确性,尤其是那些病理分级较高、位置隐蔽的肿瘤病灶。然而,由于前列腺癌是多灶性生长,且早期前列腺癌病灶较小、无典型的声像图特征,因而,前列腺癌诊断在目前主要还是依赖多点系统穿刺。虽然众多研究均聚焦在如何提高影像方法检测前列腺癌目标,然后进行目标穿刺,但就目前技术而言,目标穿刺仍只能作为一种补充手段。TRUS 作为一种前列腺穿刺活检的引导方法,无论在系统穿刺还是目标穿刺,均是必不可少的。因此,TRUS 影像方法在前列腺癌诊断中有着重要的意义。

超声通过观察前列腺包膜是否有缺损来推测有无侵犯邻近脏器,如膀胱、直肠等;超声扫查还能检测盆腔、腹膜后、锁骨上有无淋巴结肿大,并通过观察淋巴结的形态结构来判断是否为转移性淋巴结肿大。这些信息对临床在前列腺癌分期诊断上有重要意义。

超声在前列腺癌与其他前列腺疾病的鉴别诊断中也起着重要的作用。前列腺癌除与前列腺增生鉴别外,还需与前列腺炎、前列腺其他肿瘤,如前列腺肉瘤鉴别。

前列腺癌与前列腺炎的鉴别诊断视炎症的种类不同而略有不同。急性前列腺炎时,前列腺内部回声减低,易与前列腺癌的内部回声相混淆,但急性前列腺炎在行 TRUS 检查时,有明显的触痛感是鉴别二者的关键。慢性前列腺炎有慢性间质炎和慢性肉芽肿性炎症,前列腺癌与慢性间质性前列腺炎易鉴别,因后者除前列腺内出现细小的结石样回声和蜂窝状囊状结构外,一般无实质性结节回声,其前列腺形态规则,边界整齐。慢性肉芽肿性前列腺炎其内部常出现不规则低回声,且血流丰富,走向紊乱,难以与前列腺癌鉴别,如有明显的尿路感染史,加之患者年龄小于 50 岁,可偏向慢性肉芽肿性前列腺炎,但也需密切随访血清 PSA 及 TRUS 检查。

前列腺癌与前列腺肉瘤因有非常相似的声像图特征,所以超声难以鉴别。但从患者的发病年龄、PSA 和直肠指检等临床特征可帮助这两种疾病的鉴别诊断。通常来说前列腺肉瘤好发于中青年,直肠指检前列腺质软,血清 PSA 一般不升高;而前列腺癌好发于老年患者,一般50 岁以上,且以 70 岁以上多见。由于超声弹性成像可客观评价组织的软硬度,前列腺癌质地偏硬,而前列腺肉瘤质地偏软,所以前列腺弹性成像从理论上讲可对二者进行鉴别诊断。然而,该成像技术在前列腺中的应用时间相对较短,加之前列腺肉瘤发病率低,所以弹性成像对二者的鉴别诊断价值有待进一步研究。

第六节　前列腺癌超声诊断发展前景

TRUS 检查是一种安全无创简便的前列腺检查方法,目前已被临床广泛应用于前列腺癌诊断,随着超声造影、三维超声及实时弹性成像各诊断模式的日趋成熟,超声更是一种具有很好前景的前列腺癌影像诊断方法之一。然而,目前超声影像技术对于早期前列腺癌病灶的检出仍不理想,这也是超声诊断的难点及研究的热点之一。

概括起来,前列腺癌超声诊断的今后发展趋势主要有以下几个方面:①通过改进现有的成像技术不断完善提高超声的图像质量,包括灰阶超声的分辨率和彩色/能量多普勒的敏感性和信噪比,以提升常规二维超声和三维超声在早期前列腺癌病灶的检出率。②前列腺超声造影方面的发展主要有完善现有的超声造影诊断技术和靶向造影剂的制备及其临床应用。前一方面的发展前景主要还是延长造影剂在前列腺内持续的时间,以达到整个前列腺肿瘤病灶检测的目的,这也是现有超声造影在提高前列腺癌病灶检出的关键。此外,适用于前列腺血流变化的超声造影分析软件的开发,对建立前列腺癌超声造影诊断标准,降低操作者之间的诊断效价误差,以提高前列腺超声造影总体诊断的准确性。在靶向造影剂方面,自超声微泡造影进入临床应用以来,在世界范围内的众多研究者从未停止过靶向超声造影剂的应用。在现有的研究报道中,血管因子的靶向造影和肿瘤抗体靶向造影剂是两个主要研究方向,在前列腺癌诊断方面,虽然血管因子靶向造影的特异性不如抗体靶向造影剂,但前者可用于前列腺癌侵袭性的预测,对临床的治疗方案和预后判断起着至关重要的作用。③多影像模式的融合成像及其穿刺导航技术的临床应用研发。众多临床研究报道显示,联合应用多种影像诊断模式可明显提高前列腺癌诊断敏感性和特异性,这可能是前列腺癌病灶的多灶性和异质性所导致的;然而,前列腺癌的最终诊断常通过前列腺穿刺活检,多影像融合成像进一步拓展了 TRUS 引导前列腺穿刺活检的应用范畴,是提高早期前列腺癌诊断准确性的关键性技术。

第十一章 经直肠超声引导下前列腺穿刺活检

经直肠超声(TRUS)引导的前列腺穿刺活检在 20 世纪 80 年代起已广泛应用于临床,是目前公认的前列腺癌术前诊断的最佳方法,与以往经直肠用手指触摸引导穿刺活检的盲穿法相比,TRUS 引导下的前列腺穿刺活检更安全、简便,且合格标本获得率大为提高,这主要归因于经直肠超声的实时性成像和自动穿刺枪的快速取材等特点,穿刺活检的全过程,可在实时超声图像监视下完成。

一、适应证和禁忌证

(一)前列腺穿刺活检的适应证

前列腺穿刺活检的适应证:①超声声像图发现前列腺结节,不能排除前列腺癌者;②临床直肠指检扪到前列腺硬结,疑为前列腺癌者;③血清前列腺抗原(PSA)升高,不能用其他理由解释者;④为确定前列腺癌的 Gleason 分级和前列腺癌的病理类型,作为采用合适的治疗方案的依据;⑤对非手术疗法疗效评价,治疗前后前列腺癌病理变化的对比。

(二)前列腺穿刺活检的禁忌证

前列腺穿刺活检的禁忌证:①有出血倾向疾病;②穿刺局部有急性感染;③糖尿病应内科控制病情后才能施行;④肛门闭锁、肛门狭窄或有严重痔疮,妨碍超声经直肠检查者;⑤其他严重肝、肾、心血管疾病。

二、穿刺活检方式和术前准备

(一)TRUS 引导前列腺穿刺活检

其方式有两种:一种是在端扫式探头 TRUS 引导下穿刺活检针经直肠前壁对前列腺做穿刺活检;另一种方式是用棒杆状线阵探头 TRUS 引导下穿刺针经会阴对前列腺做穿刺活检。两者穿刺方式不同,术前准备的要求也就有所不同。

(二)术前准备

1. 器械准备

(1)配有经直肠端扫式探头或经直肠线阵(或双平面)探头的超声仪器一台,端扫式探头需有穿刺架,线阵探头不需要穿刺架。

(2)自动切割活检枪 1 把,配有 16 G 或 18 G 切割针(Trucut 针)。

(3)5%聚维酮碘溶液或其他会阴部皮肤消毒液,经会阴前列腺穿刺活检时消毒会阴皮肤用,经直肠前列腺穿刺活检不必有此准备。

(4)盛放穿刺标本用的小瓶若干只,内贮 4%适量甲醛。

(5)2%利多卡因针剂若干支。

(6)局部麻醉用 10 mL 空针筒 1 支,配有细长麻醉剂注射用针。

2. 患者准备

(1)术前数天(3 d),停服阿司匹林、银杏等抗凝血药物,验凝血全套,凝血正常者方可进行穿刺活检。

(2)穿刺前晚进行肠道准备,清洁灌肠或口服番泻叶。经会阴穿刺活检者不必灌肠、不必服泻药,仅需术前排空大便即可。

(3)术前 1 d 口服甲硝唑 0.2~0.4 g,一天 3 次和盐酸环丙沙星胶囊 0.25 g,一天 2 次,或其他高效广谱抗生素。但经会阴穿刺活检者,不需服用任何消炎药物。

(4)有严重心血管或糖尿病者术前应请有关科室会诊,待病情稳定后方可穿刺活检。

三、前列腺穿刺活检步骤

(一)TRUS 经直肠穿刺活检法

在侧卧位或胸膝位,先做直肠指检,除对前列腺检查外,还需确保直肠内无粪便,否则嘱排便后再做穿刺活检。肛门周围用 5% 聚维酮碘溶液消毒,不需麻醉。端扫式直肠探头套上灭菌橡胶套(避孕套),装上灭菌的穿刺附加器(穿刺架),在探头表面涂灭菌的石蜡油或其他已灭菌的水剂润滑剂。轻轻将探头放入肛门,对前列腺、精囊由上而下做全面检查。找到目标后,调整探头方位,待穿刺目标在超声仪屏幕上与穿刺引导线重合,再调整穿刺进针深度,打开自动活检枪保险,按动引发钮,穿刺针自动弹向靶组织,切割得到的条状组织标本,放入 4% 甲醛溶液中送病理检验。多点穿刺所得到标本,必须编号,分别放入盛器,并注明患者姓名和穿刺部位,以免弄错。

(二)经会阴穿刺活检法

患者取截石位,如在普通诊察床上进行穿刺,应垫高臀部,托起阴囊,用胶布固定,先做直肠指检,了解前列腺及直肠情况。会阴部皮肤用 5% 聚维酮碘溶液常规消毒,用线阵(或双平面)直肠探头(5.0~7.5~10.0 MHz)按常规放入肛门,显示前列腺,转动探头,找到待穿刺目标,测量待穿刺靶组织距探头表面距离。然后用 18 G 或 16 G Trucut 针(配自动枪),在 2% 利多卡因局麻下做会阴穿刺。穿刺针必须与棒杆状探头保持平行,进针部位根据上述测得的距离和探头旋转的角度决定,务必使穿刺针与待穿刺目标能同时在屏幕上清晰显示。经会阴穿刺不必用穿刺架。经会阴穿刺能看到穿刺针进入前列腺的全过程。手动法在穿刺针接近目标处按常规穿刺步骤进行;自动活检枪在接近病灶处打开保险钮,按动引发钮,穿刺针的针芯和针鞘先后自动弹射向靶组织,切割立即完成,即可退针。穿刺得到的条状组织处理办法同经直肠穿刺法。拔针后,穿刺局部敷以纱布,即可自行回家。

第十二章　前列腺癌射频微创治疗及超声造影

第一节　超声引导下经会阴前列腺癌射频消融微创治疗

前列腺癌作为较常见的老年恶性肿瘤已构成对人类生命的威胁。近年来,在全世界的大部分地区,前列腺癌的发病率正持续上升。在我国随着人们对前列腺疾病重视程度的增加,越来越多的男性到医院进行前列腺指检和 PSA 检测及经直肠超声检查,前列腺癌的检出率和早期诊断率也随之上升。

前列腺癌有多种治疗方法,包括手术、内分泌治疗、放射治疗等。前列腺癌是实体性肿瘤。实体性肿瘤治疗的最基本思想是将原位肿瘤组织予以切除,使患者能够无癌生存。对局限性前列腺癌的治疗,目前临床上以根治术为主,其疗效较其他方法为好。然而根治术的创伤较大,带来的并发症相对较多,并且由于前列腺癌患者年龄多较大,合并其他老年性疾病的机会较多,根治术有时较难为这部分患者接受。以较小的创伤达到同样的疗效是人们追求的目标。超声引导射频消融技术能将肿瘤在原位灭活而不必取出体外,是一种物理能量介入的微创治疗技术,通过高频电振荡,使组织离子振荡,可产生高达 115 ℃ 的高温。近几年该技术发展很快,无论是布控电极针的空间几何形态、粗细、数量设计,还是热电偶同轴嵌入靶温的自动检测,均取得了很大的进步,为肿瘤治疗提供了工程技术上的保证,结合高分辨力的彩色超声定位监测系统,可精确摧毁局部肿瘤组织。

射频消融技术已成功应用于肝癌的治疗,并积累了丰富的经验。但该技术在前列腺上的应用尚处于摸索阶段,射频消融在前列腺上的应用可追溯到 20 世纪 90 年代初,最早开始于对前列腺增生的研究。1993 年 Goldwasser 等采用经尿道径路针式前列腺射频消融术(transurethral needleablation,TUNA)进行实验狗及人体外前列腺病理学研究。同年 Schulman 等报道,应用 TUNA 治疗前列腺增生症,取得一定效果。其后 Chappie 等进一步观察其疗效,随访 2 年可明显改善临床症状。

传统的 TUNA 尽管可形成明确的消融灶,对内腺增生引起的排尿困难有明显改善作用,但由于径路上的限制和使用特定的电极针,通常其消融的范围较小,仅围绕尿道周围前列腺组织,因此很难对位于周缘区的前列腺癌灶治疗有较大作为。而超声引导下经会阴径路消融术无疑为前列腺癌治疗提供了较好的途径。

目前,有关射频消融治疗前列腺的临床试验文献报道较少。1998 年 Zlotta,Djavan 等报道了超声引导下经会阴径路对 15 例准备行前列腺根治术的患者在术前做了射频治疗,治疗的过程顺利,患者没有出现严重的并发症。作者对射频消融治疗前列腺癌的安全性和可行性进行分析,得到了肯定的结论。通过观察术后前列腺标本的病理改变,作者发现治疗后所形成的坏死灶与预期值非常吻合。并对 10 例前列腺癌行射频消融治疗的患者,进行病理和 MRI

检查比较,发现二者密切相关。Shariat 等 2005 年报道,采用美国 RITA 射频消融仪行超声引导下经会阴径路微创消融治疗 8 个放疗失败的前列腺癌患者(所有患者血清 PSA 均在 12 ng/mL 以下),随访 20 个月,结果 90% 的患者血清 PSA 下降大于 50%,72% 的患者血清 PSA 下降大于 70%,46% 的患者血清 PSA 下降大于 50%,认为射频消融可有效治疗局限性前列腺癌。

2002 年后国内学者相继报道了超声引导下经会阴径路射频消融治疗前列腺癌。吴开俊等 2002 年报道采用国产射频多极针经会阴径路行前列腺组织消融,治疗 35 例有典型前列腺增生临床表现的病例,观察前列腺症状评分(I-PSS、生活质量评分(QOL)、最大尿流率(Q_{max})、残余尿、前列腺体积)以验证其临床效果,认为有明显的疗效。35 个病例中,有 7 例为前列腺癌,其中 2 例为前列腺癌去势术后,服用氟他胺或缓退瘤复发,另 5 个因高 PSA 消融术前行穿刺活检,后来病理报道为前列腺增生症合并前列腺癌。7 个病例 PSA 均有明显的下降,最高 1 例 PSA 为 250 ng/mL,术后 3 d 降至 112.9 ng/mL,消融术后 11 d,去势术后 4 d,PSA 降至 5.39 ng/mL。陈光春,吴开俊采用放射性[125]I 粒子植入,同时联合射频消融治疗 12 例前列腺癌,认为可减少粒子的植入数。胡志全等采用国产射频多极针经会阴进路对 5 例前列腺癌患者(其中首次确诊者 2 例,另 3 例为已确诊行睾丸切除加激素辅助治疗效果不佳,肿瘤仍局部进展),在直肠 B 超引导下行前列腺癌消融术,5 例手术均获得成功,并发症少,术后前列腺体积明显缩小,PSA 明显降低。2004 年胡兵、周永昌等报道前列腺癌超声下经会阴射频消融,初步结果令人鼓舞。

一、适应证

局限性前列腺癌患者;或存在手术禁忌证及无法耐受手术的患者;内分泌或放疗治疗失败者等。

二、禁忌证

凝血机制不良者,应纠正后再治疗。

三、术前准备

术前 6 h 禁食水。所有患者均应签署知情同意书。

四、方法与步骤

麻醉方式可以选择连续硬脊膜外腔麻醉、骶管阻滞麻醉。采用膀胱截石位。填高臀部,托起阴囊。使用双平面直肠超声探头置入肛管用以引导射频电极针穿刺及布针。按常规消毒、铺巾后从尿道插入三腔导尿管留置。备低温平衡液,用于在射频消融时持续灌洗尿道和膀胱,以在消融时带走部分热量保护这些器官。笔者使用美国 RITA 公司生产的射频电极针,其外径 14 G,内藏 9 根子电极,开启时呈伞形分布,最大开径约达 4.5 cm,伸缩自如,可根据预计消融灶大小开启伞径。9 根子电极中有 5 根在其远端带有热电偶,射频主机可实时显示监控消融灶周边所测温度。可以实时观察周围组织的温度变化,从而及时进行功率和靶温设置调整。射频主机使用频率约 460 kHz,最大功率可达 150 W,常选择 100 W 输出。有多种温控模式可选用,一般选用最低温控模式;预设温度可调,最高可达 110 ℃ 以上,一般选择 65 ℃~90 ℃,不宜刚开始消融时就采取太高的预设温度,应先低后逐步升高。射频电极针在纵切面超声引导下从会阴径路进入，在布针过程中要变换超声扫描至水平切面以了解电极针开伞时在前列腺内左右前后的空间情况。

前列腺组织消融可根据治疗策略选择以下几种方式：点穴消融（即仅对两维超声和彩色超声发现的约 1.5 cm 以内病灶进行消融）、区域消融（即对前列腺一侧的 1/2 区域进行消融）、单侧消融（即对前列腺的一侧进行消融）及双侧消融（即一次性对前列腺的两侧均进行消融）。前三种消融模式以后可重复使用。后两种消融模式均要求包括对尿道后方的周缘区前列腺组织也同时进行消融。采用双侧消融模式者，目前要求对尿道前方的组织尤其是在前列腺体尖部予以保留，除非穿刺活检证实或疑有癌灶存在。单侧消融时布针的次序应先区域前部再后部。消融方式的选择要根据前列腺体积、病灶的大小与分布及操作者的经验而定。对周缘区后部消融时要注意保护直肠，可在前列腺后包膜后方注入蒸馏水，以增加前列腺与直肠之间的距离、减弱热量对直肠的传导，必要时在置入的直肠超声探头外包水粱、内用低温水循环，以带走热量。消融时间根据前列腺的大小，预设消融区域大小而定。当然，作为肿瘤的治疗方式，治疗范围的选择也很重要。从病理学角度来讲，前列腺癌常常表现为多灶性生长，一侧发生肿瘤时，另一侧也可能存在影像学无法分辨的微小病灶。因此，仅对所谓的低回声病灶或周缘区进行治疗是不彻底的，而应该对整个前列腺进行治疗，则使残留肿瘤的概率大大降低。

术后留置导尿管约 7 d，可适当延长，根据消融范围及可能累及尿道和膀胱的情况而定，如消融区域远离尿道可不必留置导尿管。

五、治疗结果

超声引导下经会阴前列腺癌射频消融治疗后典型的表现为血清 PSA 下降，前列腺体积缩小，消融区域彩色血流消失，超声造影和磁共振成像消融区域无血流灌注，穿刺活检病理消融区域呈凝固性坏死。

这些表现与消融灶的大小、前列腺癌灶的灭活程度、肿瘤分期、随访时间、有无同时行内分泌治疗、放疗等有关。笔者曾报道 11 例前列腺癌患者经会阴射频消融治疗术后随访时间最长 30 个月，最短 5 个月。所有患者血清 PSA 均明显下降，分期在 B 期以下病例下降尤为显著，血清 PSA 最低值达 0.1 ng/mL 以下；血清 PSA 下降值与消融范围密切相关，双侧消融优于单侧消融，单侧整体消融优于单侧区域消融；5 例患者消融治疗前后未做去势及内分泌治疗。但 B 期以上病例 PSA 会出现反弹。笔者认为对低级别局限性前列腺癌射频消融治疗后血清 PSA 值在 2 ng/mL 以下，经直肠彩色血流超声和（或）灰阶实时超声谐波造影未见明显异常者，可做密切随访观察。如动态观察 PSA 值逐步明显升高要寻找原因，如增强造影局部有异常可以考虑重复消融治疗或配合其他疗法。

六、不良反应

一般无明显的严重并发症，比较安全。可出现轻度血尿、不同程度的发热，最高可达 39.4℃。可有暂时性的尿失禁，尤其有放射外照射或近距离照射治疗病史者，由于膜部组织本身硬化，可能更容易出现尿失禁。偶可出现尿道旁积液、会阴部炎症，可发生在长期内分泌治疗、体质较弱、分级较高、癌灶范围较广、累及膜尖部尿道周围者，可出现排尿困难。原有明显前列腺增生者可有相应的临床表现。

经会阴路径射频消融治疗前列腺癌是一个相对比较新的治疗方法，技术复杂，难度较大，尽管还需要深入的基础研究（包括技术方法学）和大量的艰苦临床实践，以及更长时期的随访来证明它对局限性前列腺癌的远期疗效,但已预示该技术将有一个较大的发展前景。

第二节 前列腺癌超声造影应用

前列腺癌超声造影应用目前主要包括以下几方面。

一、提高前列腺癌病灶检出率

联合应用肛门指检(DRE)、前列腺特异性抗原(PSA)和经直肠超声(TRUS),可提高前列腺癌的早期诊断率。而超声造影剂的应用使前列腺血流的显示能比常规超声提供更有用的信息。前列腺癌病灶的特点是通常富含血管和丰富的血流。面积大于 $1~mm^2$ 的肿瘤需有新生血管供应才能使其继续生长。研究表明,前列腺癌的微血管密度(MVD)与前列腺癌的分级密切相关。因此敏感的血流检测技术无疑可提高癌灶显示的敏感性,问题是利用彩色多普勒超声有时很难显示小血管的血流,原因可能与超声仪器的空间分辨力及在这些小血管内血流太缓慢有关。彩色能量多普勒图像技术优于二维彩色多普勒成像,可以更好地检测到低速血流,当彩色能量多普勒合并使用血管内造影剂时,这种优势更加明显。造影剂明显增加了动脉血流回声反射,使前列腺的多普勒信号显示更加清晰。而三维能量多普勒图更可以获得整个前列腺的血流分布,整体评价血流的不对称性和其他血管异常。据 Forsberg 等报道,造影剂的注入在能量多普勒和灰阶反向谐波模式上能改进前列腺癌血管的显示和肿瘤灶的大小、形态。狗前列腺转移性肉瘤动物实验的结果表明,使用造影剂利用灰阶反向谐波技术可明显提高癌灶的检出率(从 67% 到 87%)。造影增强彩色多普勒直肠超声指导前列腺癌穿刺可提高穿刺的阳性率,也可以有效地减少不必要的穿刺点数。

二、内分泌治疗疗效评估

增强造影超声可作为指导前列腺癌的内分泌治疗。研究表明,超声微气泡增强造影与PSA 检测类似,可以早期对内分泌治疗做出反映。

三、灰阶实时超声谐波造影技术的应用

用于前列腺癌射频微创消融灶的评估,前列腺癌射频微创消融术有望成为一种有效的前列腺癌局部治疗方法。在局部消融的过程中始终面临一个重要问题,即如何评价消融灶及其范围。二维灰阶超声对微创治疗后的消融灶评价很难勾划消融灶的确切界限,这对形态学疗效评价和是否需进一步消融治疗不利。2004 年 3 月 12 日笔者应用 ESAOTE Technos MPX超声设备配端射式经直肠超声探头(具有实时灰阶超声谐波造影功能),使用 Bracco 公司生产的 SonoVue 作为超声造影剂观察人前列腺癌射频消融灶,其后将该技术用于指导前列腺射频消融后残留区域的进一步治疗。临床经验及动物实验结果表明,使用 SonoVue 超声造影剂经直肠超声观察射频消融灶具有确切的显示效果,可清楚显示前列腺分区消融的范围及部位。

第十三章 阴 囊

阴囊位置浅表,通过触诊或其他简单的检查(如透光试验)可以获得一些疾病的初步诊断,但大多数的阴囊疾病不容易获得明确诊断。彩色多普勒超声具有方便价廉、分辨率高等优点,具有其他影像技术所不能替代的优势,使得许多睾丸、附睾疾病能够得到明确诊断,包括阴囊急症的鉴别诊断、睾丸肿瘤的早期发现以及不育症病因的判断等。

第一节 解剖生理与正常声像图

一、阴囊的解剖与正常声像图

(一)阴囊的解剖

阴囊为一囊袋结构,位于耻骨联合下方。阴囊中间有一阴囊隔将阴囊分为对称的左右两部,内各含有睾丸、附睾和精索等。阴囊壁共有 6 层结构,包括皮肤、肉膜、精索外筋膜、提睾肌、精索内筋膜和睾丸鞘膜壁层。

(二)阴囊的正常超声表现

大多数阴囊壁仅显示为厚薄一致的单层结构,壁内呈中等回声。高分辨率(12 MHz 以上频率)的探头能够区分出皮肤、肉膜和睾丸鞘膜壁层,但难以显示精索外筋膜、提睾肌及精索内筋膜。

二、睾丸的解剖生理与正常声像图

睾丸具有产生精子和分泌雄激素的功能。精子由曲细精管上皮生成,从原始的精原细胞开始,经过逐级分裂,形成初级精母细胞、次级精母细胞和精子细胞,最后发育成精子。睾酮由睾丸的间质细胞产生,促进精子的生成与成熟,促进男性器官的发育,以及促进蛋白质合成。

(一)睾丸的解剖

睾丸呈卵圆形,可分内外两面、前后两缘和上下两极。除睾丸上极后部和后缘外,睾丸的大部分表面由被膜包裹,睾丸鞘膜脏层、白膜和血管膜共同构成睾丸被膜。白膜质地坚韧,位于鞘膜脏层下。血管膜为疏松的结缔组织层,位于被膜的最里层。睾丸鞘膜腔由睾丸鞘膜脏层与鞘膜壁层围绕而成,内有少量液体,润滑睾丸。大部分睾丸表面光滑,白膜于睾丸后缘中部凹陷,在睾丸实质边缘形成睾丸纵隔、呈条索状。由纵隔发出睾丸小隔,伸入并分隔睾丸实质,形成锥形小叶。每个睾丸含有 200～300 个锥形小叶,每个小叶内有 1～4 条极度盘曲的曲细精管,于近纵隔处曲细精管延续为直细精管,后者汇入睾丸纵隔交织成睾丸网。

(二)睾丸的正常超声表现

睾丸表面光滑,正常成年人睾丸鞘膜腔内可见到少量游离液体,透声好。纵切面,睾丸呈卵圆形;横切面呈近圆形。睾丸实质回声分布均匀,呈中等回声。睾丸纵隔呈高回声,纵切呈条索状,横切呈圆形或三角形,位于睾丸后外侧、实质边缘。

三、附睾的解剖生理与正常声像图

附睾具有吸收、分泌、储存、运送、成熟精子等功能。

大部分的睾丸分泌液被附睾上皮重吸收,附睾能分泌甘油磷酸胆碱、肉毒碱、糖蛋白、雄激素及多种酶,这些物质促进精子的成熟。精子进入附睾内,可存活一个月。附睾管的自发节律性的收缩,促使精子向输精管运动。

(一)附睾的解剖

附睾附着于睾丸后外侧缘,其两侧面和顶端为睾丸鞘膜脏层所覆盖。附睾可分为头部、体部、尾部和返折部。附睾头部圆钝、体部狭小、尾部扁圆,返折部延续于附睾尾部,并向后上返折。睾丸输出小管连接睾丸网和附睾管,附睾头部主要由输出小管组成,附睾体、尾部返折部内为附睾管。

(二)附睾的正常超声表现

沿附睾长轴纵切,头部和尾部(含返折部)分别附着于睾丸上下极,其形态膨大,体部狭小、连于两者之间;横切面,附睾各部呈扁圆形或圆形。头部含输出小管其回声近似于睾丸,体尾部、返折部回声略低于头部。

四、精索、附件的解剖与正常声像图

(一)精索、附件的解剖

精索始于腹股沟外环、止于睾丸后缘,呈条索状,被覆精索鞘膜,内含有精索内静脉、蔓状静脉丛、动脉及输精管等。输精管延续于附睾返折部的附睾管,行走于精索背侧。精索直径小于1 cm,输精管内径小于1 mm。

大多数的睾丸、附睾各有1个附件,分别附着于睾丸上极和附睾头部,其形态多呈卵圆形,也可有其他形状,其长径小于1 cm。

(二)精索、附件的正常超声表现

精索显示于阴囊根部、睾丸后上方。纵切面,精索形态呈条索状,内可见到数条管状样结构,上段走向较平直,下段迂曲。输精管位于精索背侧,走行平直,管壁厚、管腔小。横切面,精索形态呈圆形或椭圆形,边界清晰,内可见到数个管腔断面。

成年人附件容易显示,大多数附件形态呈卵圆形,通过蒂部连于睾丸上极或附睾头。大多数附件为实性,其回声近似于睾丸,少数呈囊性。少儿的附件仅在睾丸鞘膜腔积液时,才容易显示。

五、阴囊血管的解剖与正常声像图

(一)阴囊血管的解剖

阴囊血管主要包括睾丸动脉、输精管动脉、提睾肌动脉和蔓状静脉丛、精索外静脉和输精管静脉。大部分睾丸和附睾头部的血液由睾丸动脉供应,输精管、附睾体、尾部和睾丸下部的血液主要由输精管动脉供应,提睾肌及其筋膜的血液主要由提睾肌动脉供应。睾丸动脉与输精管动脉之间有分支相交通。蔓状静脉丛主要收纳睾丸和附睾的血液。精索外静脉主要收纳提睾肌及其周围组织的血液,它与蔓状静脉丛之间有分支相交通。输精管静脉主要收纳输精管及其周围组织的血液。

1.动脉系统

睾丸动脉(或称精索内动脉)来自腹主动脉,经腹股沟管外环穿出,沿精索走行,于睾丸后上方分为睾丸支和附睾支,睾丸支再分成数支穿过睾丸门(纵隔)进入血管膜层形成包膜动脉。包膜动脉绕行于包膜,并沿睾丸小隔分支出朝向纵隔的向心动脉,有的包膜动脉也可在进入睾丸实质形成穿隔动脉、行至对侧包膜下后,再发出向心动脉。向心动脉还可折返入睾丸实质形成离心动脉。附睾支分成数支进入附睾头部。输精管动脉来自膀胱下动脉,穿过腹股沟管,沿输精管周围分布。提睾肌动脉来自腹壁下动脉,分布于阴囊壁内。

2.静脉系统

蔓状静脉丛起源于睾丸及附睾周围,由 10～12 支小静脉相互吻合形成,并围绕睾丸动脉上行,于阴囊根部汇合成数条走向较平直的精索内静脉,经腹股沟管后,汇合成精索内静脉主干,在腹膜后左侧精索内静脉汇入左肾静脉,右侧精索内静脉汇入下腔静脉。提睾肌静脉(或称精索外静脉)位于蔓状静脉丛后方,走行平直,穿过腹股沟管后,汇入腹壁下静脉。输精管静脉穿过腹股沟管后,汇入膀胱下静脉。蔓状静脉丛内径小于 1.5 mm,精索外静脉内径小于 2.0 mm。

(二)阴囊血管的正常超声表现

睾丸动脉位于精索内,上段走向较平直,下段迂曲,血流信号明亮。包膜动脉围绕睾丸边缘分布,睾丸横切时常常显示于两侧边缘。穿隔动脉穿行于睾丸实质内,走行平直,常有反向颜色的静脉伴行。向心动脉、离心动脉多显示为点状或条状不连续的血流信号,高分辨率彩色多普勒能够显示出其走行,呈扇形分布。输精管动脉走行弯曲,分布于输精管壁上。精索外动脉位于蔓状静脉丛后方,走行平直,血流方向与睾丸动脉一致。

附睾头、尾部的血流信号呈点状,体部血流不易显示。高分辨率彩色多普勒能够显示附睾内动脉血流信号为条状。

睾丸动脉、包膜动脉及向心动脉均为低阻型血流频谱,收缩期舒张期峰值流速、阻力指数呈逐级降低。输精管动脉和精索外动脉为高阻型血流频谱,收缩期呈等腰三角形,舒张期血流不易显示。

蔓状静脉丛位于睾丸动脉周围,呈网格状分布。精索外静脉位于精索内静脉及静脉丛后方,走向平直。平静状态,不易显示出蔓状静脉丛、精索内静脉及精索外静脉内的血流信号。深吸气时,这些静脉内可见少量回流信号。

多普勒检测血流参考值,精索内动脉:Vm＝(0.15±0.04) m/s,RI＝0.73±0.07;包膜动脉:Vm＝(0.11±0.08) m/s,Rl＝0.59±0.08;向心动脉:Vm＝(0.09±0.03) m/s,RI＝0.54±0.08;精索外动脉:Vm＝(0.12±0.05) m/s,Rl＝0.94±0.08。

第二节 仪器调节和检查方法

一、仪器调节

阴囊超声检查,常选用 8～14 MHz 频率的线阵探头,以宽视野(5 cm)、梯形成像的探头为佳。对于明显肿大的阴囊,应选用 3～6 MHz 频率的凸阵探头。

将成像模式调节至仪器内预设的小器官或睾丸条件,并根据患者自身的情况,分别调整灰阶成像的频率、增益、STC 及聚焦点,以能够清晰显示阴囊前后壁、睾丸包膜为佳,同时睾丸、附睾呈均质回声。观察睾丸、附睾的血流分布时,分别调节彩色多普勒的各参数功能,包括频率、速度、增益、聚焦、取样框及壁滤波等。彩色多普勒血流量程常用的范围为(3～10) cm/s,脉冲多普勒血流量程也应调节至适当范围,尽可能减小多普勒取样线与被测血管之间的角度(小于 60°)。机械指数(MI)、热力指数(TI)均应小于 0.2。

超声造影,选用浅表器官/睾丸造影成像模式,适当调节造影频率、增益,使用低机械指数(小于 0.2)进行造影。

二、检查方法

(一)患者准备

患者一般无特殊准备。精索静脉曲张检查前,让患者掌握 Valsalva 试验的动作要领。隐睾患者检查前要适当充盈膀胱。

(二)检查方法

一般取仰卧位进行检查,但检查睾丸下降异常、精索静脉曲张及斜疝时,应加用坐位、立位以及辅加 Valsalva 动作,以利于判断。

检查时,患者充分暴露外阴部,并将阴茎上提、固定,可用毛巾将过分下垂的阴囊托起。检查时,探头要轻放于阴囊皮肤上,应多加耦合剂,让探头与皮肤充分接触,同时应尽量避免刺激阴囊,以减少睾丸的移动、蠕动,双侧对比扫查睾丸、附睾以及阴囊壁、鞘膜腔、附件、精索等,观察各结构的形态和内部回声,必要时测量其大小。除了纵切、横切外,还要进行多切面、按解剖结构序贯扫查,以避免遗漏小病灶。

彩色多普勒观察睾丸、附睾及精索内血流的走行分布及方向。于阴囊根部纵切精索,分别显示睾丸动脉、输精管动脉和提睾肌动脉,在睾丸动脉周围,寻找精索内静脉、蔓状静脉丛及其后方的精索外静脉。于睾丸边缘寻找包膜动脉。应用不同的呼吸状态,以利于精索内静脉及蔓状静脉丛血流方向、流量的观察。

三、正常值测量

显示睾丸最大纵切和横切面,分别测量长径和厚径、宽径。正常成年人睾丸长径 3.5～4.5 cm,厚径 1.8～2.5 cm,宽径 2～3 cm。

显示附睾最大纵切面,分别沿头部顶端、体部和尾部尾端表面做一切线,垂直于切线测量其厚径。正常附睾头部的厚径小于 1 cm,附睾体部的厚径小于 0.5 cm,尾部的厚径小于 0.8 cm。

站立位,纵切精索内、外静脉,寻找其最大内径。纵切或横切蔓状静脉丛,寻找其最大内径。正常蔓状静脉丛内径小于 0.15 cm,精索外静脉内径小于 0.2 cm。

测量皮肤至睾丸鞘膜壁层的垂直距离,阴囊壁厚度小于 0.5 cm。

脉冲多普勒频谱,用于阴囊各动脉血流动力学参数的检测,也可计算精索内静脉及蔓状静脉丛的反流时间。

第三节 睾丸疾病

一、急性睾丸炎

睾丸具有丰富的血液供应和良好的淋巴循环,其抗感染能力很强,因而临床上单纯急性睾丸炎较少见。经血行感染、淋巴管感染和输精管道逆行感染是引起急性睾丸炎的 3 种主要途径。近年来,由于淋球菌及衣原体感染者的增加,使其发病率也有所增多。急性非特异性睾丸炎和急性腮腺炎性睾丸炎是临床上较为多见的睾丸炎。急性睾丸炎,由于阴囊肿痛明显,临床检查容易与睾丸扭转相混淆。彩色多普勒超声检查,有助于两者的鉴别,还可排除是否合并睾丸肿瘤等其他阴囊疾病。

(一)病因病理及临床表现

1.病因病理

睾丸炎的原因多而复杂,包括非特异性、特异性、病毒性、螺旋体性、自身免疫性等。急性非特异性睾丸炎主要是因精囊、前列腺等细菌性炎症逆行感染所致。急性腮腺炎,其病毒经血行播散至睾丸,而继发睾丸自身免疫反应,严重者可发生睾丸萎缩。炎症轻者,睾丸水肿、充血;重者,可出现脓肿甚至睾丸梗死。

2.临床表现

急性非特异性睾丸炎多发生于一侧睾丸。急性腮腺炎性睾丸炎,单侧发病或双侧发病,有流行性腮腺炎的病史,一般在腮腺炎发生后 3～7 d 发病。急性睾丸炎,临床表现为患侧阴囊红肿、疼痛,且少数可波及腹股沟和下腹部。有的患者伴有寒战、高热或排尿困难、血尿、疲乏等。睾丸附睾触诊不清,压痛明显。血常规检查,白细胞增高。

(二)超声表现

一侧或双侧睾丸体积肿大,实质回声不均匀。有的病例,睾丸内可呈斑片状回声,无明显边界。重症病例,睾丸可出现液性区,边界不清晰,内含细点状回声。

彩色多普勒显示,睾丸内血管扩张,血流信号丰富,可呈条状、扇形分布,脓肿区内无血流信号显示。频谱多普勒检测,睾丸动脉、包膜动脉及向心动脉的血流速度明显加快,呈高速低阻型血流。

阴囊壁增厚,回声不均匀,血流信号增多。睾丸鞘膜腔少量积液。

当炎症波及附睾、精索时,可出现相应的超声表现。

(三)鉴别诊断

急性睾丸炎要注意与睾丸扭转、睾丸肿瘤相鉴别。睾丸扭转,睾丸体积明显肿大,实质回声不均匀,但血流信号明显减少或消失。睾丸弥散性肿瘤或肿瘤完全占据睾丸时,整个睾丸充盈血流信号,但其分布杂乱。

二、睾丸结核

睾丸结核是男性生殖系统结核病的一种少见类型,以青壮年人群为主,早期由于症状体征不典型而不易确诊。睾丸结核大多继发于其他部位结核,如肺结核、肠结核及泌尿系统结核播散等,尤以附睾结核直接蔓延为多见。近年来,随着结核病发病率的上升及超声技术在临床应用日趋广泛和成熟,睾丸结核的检出率也逐渐上升。

(一)病因病理及临床表现

1.病因病理

睾丸结核主要继发于肾、前列腺、精囊、输精管、附睾等器官的结核。病理表现,急性期炎症渗出、结核性肉芽肿、干酪样坏死,形成结节型睾丸结核,严重者结节液化形成脓肿,也可破坏包膜及阴囊壁。经抗结核治疗,干酪病灶纤维化、钙化,少数也可全睾丸钙化。

2.临床表现

急性发作期,表现为全身乏力、低热等结核中毒症状,一侧睾丸肿胀、疼痛明显,睾丸附睾触诊不清。病程可反复发作。结核晚期,阴囊皮肤破溃流脓。

同时并发前列腺、精囊结核的患者,可有尿频、尿急、尿痛、血精等症状。

(二)超声表现

急性发作期,睾丸体积增大,呈不均匀低回声,内见低回声结节,单发或多发散在分布,境界不清晰。彩色多普勒显示,结节内血流信号较丰富。脓肿形成时,可见含细点状的液性区,边界不清楚,内无血流信号显示,当脓肿破入鞘膜腔时,可见含大量细点状回声的鞘膜积液。慢性期,病灶呈等高回声,分布不均匀,有的可见斑片状强回声。

当并发附睾、输精管结核时,可出现相应的超声表现。

(三)鉴别诊断

早期睾丸结核的超声表现不典型,应结合相关症状体征及病史,以获得明确诊断。结节性睾丸结核应注意与睾丸肿瘤相鉴别。原发性睾丸肿瘤,无特异症状、体征;继发性睾丸肿瘤,有白血病、淋巴瘤等原发肿瘤病史。也需要与急性睾丸附睾炎引起的睾丸局灶性梗死相区别。

三、睾丸扭转

睾丸扭转为泌尿外科常见急症之一,临床上容易与急性睾丸附睾炎相混淆。放射性核素或 MRI 检查,诊断睾丸扭转耗时、价格贵,临床不适用。目前,临床上诊断睾丸扭转,应用的最为广泛的方法是彩色多普勒超声检查,它简便、价格低廉、准确性高,并能够判别扭转睾丸的缺血程度。青少年睾丸扭转,其程度及所选择的治疗方式都可对患者将来的生育能力产生影响。因此,保护患者生精功能的关键在于是否能够准确地判断扭转后睾丸的缺血程度、预测扭转复位后睾丸的存活力并选择合适的治疗措施。超声技术在此领域将发挥着重要的作用。

(一)病因病理及临床表现

1.病因病理

睾丸扭转与阴囊先天性解剖发育异常密切相关,包括精索过长、精索鞘膜附着异常形成"钟摆式"睾丸以及睾丸引带缺如等。深睡眠、剧烈运动撞击等状态,可使阴囊过度收缩而诱发扭转的发生。睾丸扭转可分为鞘膜外扭转和鞘膜内扭转两种方式。鞘膜外扭转,临床上少见,多发生于新生儿,隐睾扭转也为鞘膜外扭转。鞘膜内扭转,临床上多见,多发生于婴幼儿及青少年。

睾丸扭转可分为完全扭转和不全扭转。完全扭转精索血管内的血流被快速彻底阻断,睾丸组织缺血,呈干涸样坏死,扭转时间超过 6 h,睾丸不易被救活。不全扭转,可分为:①早期(数小时内),睾丸内静脉回流部分受阻,动脉供血不受阻;②中期(数小时至数天),静脉回流明显受阻,动脉供血部分受阻;③晚期(数天后),静脉回流完全受阻,动脉完全受阻。不全扭转,睾丸组织淤血缺氧、血管内血栓广泛形成、直至缺血坏死。临床上常见的睾丸扭转类型为不全扭转中晚期。

2.临床表现

睾丸扭转时,患侧阴囊剧痛,随后皮肤发红、肿胀。体检,阴囊触痛明显,Prehn 征阳性。可伴有恶心呕吐、发热等症状。

经消炎镇痛治疗后,阴囊红肿可消退,但睾丸变硬,体积逐渐缩小。少数不全扭转的病例,扭转的精索可自行松解,但也容易再发作。

(二)超声表现

睾丸完全扭转:发作时,睾丸轻度肿大,实质呈不均匀低回声,精索扭曲成团,睾丸内无血流信号显示。数天后,睾丸体积开始回缩。

睾丸不全扭转早期:精索扭曲增粗,睾丸体积、实质回声无明显变化,或体积轻度肿大、但实质回声均匀,睾丸内血流信号减少不明显。

此期,睾丸内动脉可呈低阻型的血流频谱。超声造影,睾丸实质内造影剂呈"慢进慢退",但峰值强度差无明显变化。

睾丸不全扭转中期:睾丸明显肿大,实质回声不均匀,可出现小片状低回声区,血流信号明显减少。睾丸内动脉呈高阻型血流频谱,甚至出现舒张期反向血流。超声造影,实质内造影剂分布不均匀,"慢进慢退"更明显,峰值强度差明显减低。

睾丸不全扭转晚期:睾丸明显肿大,实质内出现放射状或小片状低回声区,血流信号消失。超声造影,睾丸实质内无造影剂显示。

慢性扭转:数月后,睾丸萎缩,实质内回声不均匀可伴有钙化回声,无血流信号显示。睾丸扭转后自行松解:睾丸形态及回声无明显改变,但血供较健侧睾丸明显增多,睾丸内动脉为高速低阻型血流频谱。

睾丸扭转其他相关超声表现:附睾肿大,回声不均匀,无血流信号显示。精索末段扭曲呈"线团"征,并可嵌入"睾丸门"而形成"镶嵌"征,无血流信号显示。阴囊壁增厚,回声不均匀,扭转中晚期,阴囊壁血管增生、血供增多。睾丸鞘膜腔少量积液。

(三)鉴别诊断

大多数的睾丸扭转,根据相应的超声表现及症状体征,容易做出明确诊断。但要注意以下几点。

(1)睾丸不全扭转早期,由于超声表现不典型而容易误诊。当阴囊疼痛明显,而睾丸血供无明显增多时要注意不完全扭转的可能。观察精索形态或密切随访有助于确诊。

(2)睾丸扭转后自行松解,睾丸形态及回声可无明显改变,血供也较健侧睾丸明显增多,与急性睾丸炎的表现相似。扭转自行松解时,阴囊疼痛明显减轻,此征象有助于鉴别。

四、睾丸附睾附件扭转

睾丸附睾附件扭转是阴囊急症事件之一,Colt 于 1922 年首先描述了本病的特征。目前,睾丸附睾附件扭转的发生率已居儿童阴囊急症之首,以年长儿童多见。临床上,附件扭转不易与睾丸扭转相区别,据统计,临床术前附件扭转诊断率不到 20%。通过高频彩色多普勒超声检查,绝大多数睾丸附睾附件扭转能够获得明确的诊断。据我们的研究结果以及文献的报道,大多数的附件扭转的病例可以通过保守治疗获得痊愈。

（一）病因病理及临床表现

1. 病因病理

阴囊内附件可分为睾丸附件、附睾附件、迷走小管和旁睾。超声检查中，常见到附件的为睾丸和附睾附件。睾丸附件为 Muller 管的残留体，附睾附件为 Wolf 管的残留体。附件扭转的发生与其形态与附着部位、睾丸活动度及外力的作用有关。附件多呈卵圆形，直径 2～5 mm，有的附件蒂部细而短，在外力的作用下容易发生扭转。扭转的附件，淤血肿胀，严重者缺血坏死，附件附着处周围组织充血水肿。

2. 临床表现

睾丸附睾附件扭转以少儿多见，8～13 岁是高发年龄，青年人少见。扭转发作时，一侧阴囊突发红肿、疼痛，有的患儿阴囊皮肤表面可见"蓝点"征，阴囊根部有明显的触痛。

（二）超声表现

睾丸或附睾附件肿大，多位于睾丸上极旁、附睾头旁或两者之间，触痛明显。内部回声不均匀，边界清楚无血流信号显示。附睾附件的扭转，可导致附睾头充血水肿，体积增大，回声不均匀，血供增多。睾丸附件扭转一般不导致睾丸回声和体积的变化。伴有患侧阴囊壁增厚及睾丸鞘膜腔少量积液。

（三）鉴别诊断

附件扭转要注意与睾丸扭转、急性附睾炎相鉴别。睾丸附睾附件扭转，睾丸血供正常或增多。睾丸扭转睾丸血供减少或消失。急性附睾炎，附睾明显肿大，血供丰富，炎症也可波及附件，使附件肿大，回声增强不均匀，其内有少量的血流信号。

五、睾丸外伤

睾丸外伤依其损伤方式分为开放性和闭合性损伤。刀具、枪弹等所致的穿通伤为开放性损伤，各种外力撞击所致的多为闭合性损伤。闭合性损伤常因阴囊壁淤血、睾丸鞘膜腔积血使临床触诊难以判断睾丸损伤程度，彩色多普勒超声检查能够快速可靠地区分损伤类型，超声造影无造影剂显示的睾丸组织提示缺血或坏死。睾丸损伤的治疗原则为尽可能保存有生机的睾丸。超声检查可为临床选择不同的治疗方式提供依据。

（一）病因病理及临床表现

1. 病因病理

睾丸的损伤多为钝击所致的闭合性损伤。闭合性睾丸损伤包括原位睾丸损伤和睾丸脱位。原位睾丸损伤根据其损伤的程度，可分为钝挫伤、挫裂伤和破碎。睾丸脱位，指睾丸脱离阴囊，被挤入腹股沟或阴囊附近皮下。睾丸钝挫伤，白膜完整；睾丸挫裂伤局部白膜缺损，少量睾丸组织溢出；睾丸破碎，睾丸大部分组织碎裂、溢出。

2. 临床表现

外伤后，阴囊肿胀、疼痛，皮肤淤血青紫，睾丸附睾触诊不清、触痛明显。

（二）超声表现

1. 睾丸钝挫伤

睾丸体积无明显增大，包膜连续无缺损，包膜下出现少量积液，局部实质回声不均匀无明显边界，多位于包膜下。损伤区血流信号稀疏或无血流信号显示，其周围实质血流信号可增多。

2.睾丸挫裂伤

睾丸肿大，形态不完整，局部包膜回声缺失，其内实质回声不均匀，其周围可见溢出睾丸实质或与血块混合，呈等回声或不均匀回声。伴有鞘膜腔积液，可含有絮状物回声。

3.睾丸破碎

睾丸失去其椭圆形形态，轮廓不清楚，内部回声杂乱，间有不规则液性区。血流信号杂乱或消失。

4.睾丸脱位

外伤一侧阴囊内未见睾丸回声，于腹股沟区、甚至腹内探及睾丸，也可见于阴阜、大腿内侧皮下组织。大多数脱位睾丸的体积无明显增大，包膜连续、无缺损，回声均匀或轻度不均匀。

（三）鉴别诊断

睾丸钝挫伤的局灶性回声改变可与睾丸局灶性炎症或肿瘤相区别，应注意鉴别。此外，要引起警惕的是外伤也可导致睾丸扭转。

六、睾丸肿瘤

睾丸肿瘤，临床上并不多见，仅占全身恶性肿瘤的 1%，但是 20～40 岁的青年人最常见的实性肿瘤，大多数属于恶性。肿瘤标志物 α-FP、β-hCG 的检查有助于睾丸肿瘤性质的判断，应用这 2 种瘤标检查，90% 以上精原细胞瘤瘤标阴性，90% 以上非精原细胞瘤瘤标阳性。瘤标也可作为肿瘤疗效的观察指标。由于睾丸易受放射线损害，因而 CT 不宜作为常规检查方法。文献报道，高频彩色多普勒超声对睾丸肿瘤检出率接近 100%，是临床上检查睾丸肿瘤的首选方法。

（一）病因病理及临床表现

1.病因病理

睾丸肿瘤病因不清楚，可能与种族、遗传、隐睾、化学致癌物质、内分泌等因素有关。

（1）恶性睾丸肿瘤：包括原发性睾丸肿瘤和继发性睾丸肿瘤。原发性睾丸肿瘤可分为生殖性和非生殖性，睾丸肿瘤大多数为生殖性肿瘤，包括精原细胞瘤、胚胎癌、畸胎瘤（成熟型、未成熟型），绒毛膜上皮癌、卵黄囊瘤等。其中以精原细胞瘤最为常见，占 35%～71%，多发生于 30～50 岁，肿瘤多呈实性，质地较均匀，瘤内可有出血、坏死液化，纤维化及钙化等；畸胎瘤占 4%～9%，好发于青少年，瘤内可见大小不等的囊腔，实质组织、软骨岛及骨刺等，组织分化不良则为畸胎癌；胚胎癌约占 20%，见于 15～29 岁，肿瘤呈实质，质软，伴有广泛的出血与坏死，肿瘤可突破白膜侵及附睾及精索，预后差；卵黄囊瘤多见于婴幼儿。大约 40% 的生殖性睾丸肿瘤为 2 种以上组织类型组成的混合性生殖细胞瘤。

（2）继发性恶性睾丸肿瘤：主要见于白血病，恶性淋巴瘤睾丸浸润，罕见其他脏器原发癌转移至睾丸。

（3）睾丸良性肿瘤：临床上不多见，主要有表皮样囊肿、间质性肿瘤等。

2.临床表现

睾丸小肿瘤无自觉症状，往往在超声检查中被发现。大肿瘤，睾丸呈不同程度肿大，沉重感，质地坚硬，表面可呈结节状，可与阴囊粘连，阴囊皮肤表面常有血管迂曲。部分患者伴有隐痛，当肿瘤出血坏死时，出现急剧性疼痛。白血病睾丸浸润多表现为阴囊红肿，疼痛。原发性恶性睾丸肿瘤以淋巴结转移为主，可转移至腹股沟及腹膜后淋巴结。卵黄囊瘤，50%～70%胚胎癌、畸胎癌患者血清 α-FP 升高；绒癌和 40%～60% 胚胎癌 hCG 阳性，5%～10% 精原细胞瘤 hCG 阳性。

(二)超声表现

睾丸小肿瘤，睾丸体积正常。大肿瘤，睾丸不同程度肿大，不同病理类型的睾丸肿瘤，其内部回声也不一致。大多数精原细胞瘤，呈椭圆形，内部为均质低回声，境界清楚。部分肿瘤也可呈分叶状，局部边界不清，内部回声不均匀，有的可见少量液性区或钙化斑。肿瘤内部血供丰富，血管走行杂乱，血流速度加快。大多数畸胎瘤呈椭圆形，边界清楚，肿瘤内部以囊性为主，可见多房囊腔，内含有细点状回声及团状强回声等。肿瘤房隔内可见少量血流信号。

卵黄囊瘤、胚胎癌、绒毛膜上皮癌等其他原发性睾丸肿瘤，大多数瘤体呈圆形或椭圆形，边界清楚或不清楚，肿瘤内部回声强弱不均，或含有少量液性区，也可见到钙化斑。瘤体内血供丰富，血管分布杂乱。睾丸包膜模糊不清，提示肿瘤向包膜外浸润。

继发性睾丸肿瘤，以双侧性多见，睾丸体积不同程度肿大，转移灶呈多发、低回声结节，边界清楚；也可呈散在斑片状，回声不均匀，境界不清楚。睾丸内血供增多。

良性睾丸肿瘤，以单发为主，形态呈圆形或椭圆形，边界清楚，内部多为高回声，分布均匀或不均匀，瘤内可见少量血流信号分布。表皮样囊肿有其特征性的表现形态，呈圆形，周边为厚壁，境界清楚，内呈"洋葱"样改变，瘤内无血流信号显示。

(三)鉴别诊断

睾丸肿瘤应与睾丸结核、局灶性炎症或坏死相鉴别：结核，局灶性炎症或坏死，病灶形态不规则，边界不清晰，无明显肿块感，有结核或炎症等相关病史的佐证。分析肿瘤的形态、边界、内部回声及血供情况，结合 α-FP，β-hCG 的检查结果等，有助于睾丸良性与恶性肿瘤的鉴别。

七、睾丸囊肿

(一)病因病理及临床表现

睾丸囊肿可分为白膜囊肿、单纯性囊肿和睾丸网囊肿，单纯性囊肿主要因生精小管局部阻塞、扩张而形成的，睾丸网囊肿主要因睾丸网局部阻塞、扩张而形成的，白膜囊肿发生于睾丸白膜内，并向表面生长，囊液为无色透明液体。

睾丸囊肿无特异症状，当合并出血、感染时可出现阴囊胀痛。白膜囊肿位于睾丸表面，容易触及，无囊性感，无触痛，形似硬结。单纯性囊肿和睾丸网囊肿位于睾丸内，不易被发现。

(二)超声表现

单纯性囊肿位于睾丸实质内，睾丸网囊肿位于睾丸纵隔内，白膜囊肿位于睾丸鞘膜脏层内，并向表面隆起。囊肿以单发多见，形态多呈圆形或椭圆形，少数形态不规则，囊壁薄，边界清晰，囊内透声好，囊肿后方回声增强。巨大囊肿可占据整个睾丸，当合并出血、感染时，囊内出现细点状、絮状回声。

(三)鉴别诊断

睾丸囊肿应注意与睾丸静脉瘤样曲张及动脉瘤相鉴别。

八、睾丸先天性下降异常

睾丸先天性下降异常是男性生殖系统常见的疾病，在男性新生儿中发病率达 5%，并有不断上升的趋势。根据睾丸的位置和移动情况，睾丸下降异常可分为隐睾、阴囊高位睾丸、滑行睾丸、回缩睾丸和异位睾丸。对睾丸异常下降的不同方式,所选择的治疗方式也不相同。隐睾、异位睾丸必须尽早手术,继发性(因斜疝等手术引起的睾丸回缩)也必须手术治疗,其余可以先用激素(hCG 等)治疗。滑行睾丸在使用绒毛膜促性腺激素(hCG)治疗后,约 60% 患者的睾丸可固定于阴囊内。

(一)隐睾

1.病因病理及临床表现

隐睾指出生后睾丸未降入阴囊而停留于同侧腹股沟皮下环以上的腹股沟内或腹膜后。隐睾病因复杂,包括精索过短、睾丸引带异常及腹股沟管发育不良等。以单侧隐睾多见。大约3/4 的隐睾位于腹股沟,大约 1/4 的隐睾位于腹膜后。隐睾曲细精管退变、萎缩,精原细胞数量少,精管周围纤维化,这些变化随年龄增大而加重,严重者使生精功能下降,甚至不育。隐睾容易恶变。

自幼一侧或双侧阴囊空虚,或于患侧腹股沟区触及椭圆形团块,质地中等,表面光滑,可滑动,无触痛。隐睾可伴发恶变、扭转或炎症。隐睾恶变,其体积明显增大,或伴有疼痛。隐睾扭转或急性炎症,腹股沟区红肿、胀痛明显,隐睾触诊不清。

2.超声表现

一侧或双侧阴囊内未见到睾丸回声,隐睾多位于同侧腹股沟内及腹内环附近,也可位于盆腔及腹膜后。隐睾体积小于同龄组正常睾丸,其形态呈椭圆形,包膜光滑,边界清楚,内部呈均匀低回声。体积大的隐睾内可见到少量血流信号。有的腹股沟内隐睾周围可见到少量鞘膜积液。在 Valsalva 动作、咳嗽等外力作用下,隐睾可沿腹股沟滑动。

隐睾恶变时,其体积增大,肿块大多数呈椭圆形,内部为不均质低回声,境界较清楚,血供丰富。有的肿瘤可占据整个睾丸,回声不均匀,或有少量液性区或钙化斑,肿瘤内部血供丰富,血管走行杂乱。

隐睾合并扭转或急性炎症时,睾丸体积增大,回声不均匀,其周围可见积液。扭转的隐睾内无血流信号显示,而急性炎症的隐睾内血流信号则明显增多。

3.鉴别诊断

大多数的隐睾可获得定位诊断。体积小的隐睾难以寻找,尤其是腹膜后的小隐睾不容易被发现。腹股沟或腹膜后肿瘤伴隐睾者,要警惕隐睾恶变的可能。

隐睾与腹股沟或腹膜后肿大的淋巴结的鉴别,淋巴结位置固定,良性肿大的淋巴结有皮髓质结构。在外力作用下,腹股沟隐睾可滑动。

(二)滑行睾丸

1.病因病理及临床表现

出生后,睾丸未固定在阴囊内或位于同侧腹股沟内,在外力作用下,睾丸在腹股沟与阴囊之间滑动,即为滑行睾丸。其病因包括精索过短、睾丸引带异常、腹股沟管发育不良等。

2.超声表现

滑行睾丸以双侧多见,位于腹股沟内,或位于阴囊内。睾丸体积相似或略小于同龄组,睾丸实质回声均匀。外力作用下,睾丸可在腹股沟与阴囊之间滑动。

3.鉴别诊断

滑行睾丸与隐睾相鉴别,在外力作用下,睾丸滑动于腹股沟与阴囊之间;而隐睾相对位置固定。

（三）异位睾丸

1.病因病理及临床表现

异位睾丸临床少见,指睾丸未降入阴囊而异位于同侧腹股沟及腹膜后以外的其他部位。大多数异位睾丸位于阴阜、会阴部或大腿根部内侧的皮下软组织内,或异位于对侧的腹膜后、腹股沟及阴囊内。

2.超声表现

一侧阴囊内未见到睾丸回声,睾丸异位于同侧腹股沟及腹膜后以外的其他部位,其形态呈卵圆形,包膜光滑,边界清楚,内部呈均匀低回声,其体积小于同龄组的正常睾丸。若睾丸异位于对侧阴囊内,其大小回声与健侧睾丸相似。

3.鉴别诊断

异位的睾丸要注意与肿大的淋巴结及皮下肿块相鉴别,参见"隐睾"部分内容。

（四）回缩睾

1.病因病理及临床表现

回缩睾指出生后睾丸已降入阴囊内,后因其他原因而回缩并固定于腹股沟管内。回缩睾临床少见,回缩的原因不十分清楚,有的是因腹股沟区外伤（包括手术等）,使精索损伤、挛缩,以致睾丸回缩。一般要通过手术,回缩睾才得以返入阴囊。

2.超声表现

一侧阴囊内未见到睾丸回声,同侧腹股沟内探及睾丸回声。其体积小于同龄组正常睾丸,边界清楚,内部呈均匀低回声。

3.鉴别诊断

回缩睾需要结合病史进行诊断,主要与隐睾相鉴别。

九、睾丸发育不良

正常的成年男子两侧睾丸体积并不是完全等大,个体变异较大,体积大者可超过 20 mL,小者可接近 10 mL。睾丸发育不良,睾丸体积小于 10 mL,可分为原发性和继发性。原发性睾丸发育不良,在人群中发病率较高,患者无生育能力。

（一）病因病理及临床表现

原发性睾丸发育不良,其主要原因是染色体异常所致,如克氏综合征。继发性睾丸发育不良的原因包括内分泌异常、创伤、胚胎期睾丸血液供应障碍、感染等。原发性睾丸发育不良为双侧性,继发性睾丸发育不良可见于双侧或单侧,发育不良的睾丸不能产生精子和分泌足量的男性性激素。

（二）超声表现

双侧或单侧睾丸,其体积明显小于同龄组或健侧睾丸,多小于 30% 以上。睾丸位于阴囊内,表面光滑,回声均匀,血流信号明显少于正常睾丸。

（三）鉴别诊断

睾丸发育不良要与睾丸萎缩相鉴别。睾丸萎缩,在患急性睾丸炎、阴囊外伤或睾丸扭转后,睾丸体积逐渐缩小,内部回声不均匀。

十、多睾畸形

多睾是指人体内存在 2 个以上的睾丸,临床上较罕见。第一例多睾是在 1880 年由 Ahlfeld 于尸检中发现的。1895 年,Lane 报道了首例术中发现的多睾。大多数多睾是在手术中确诊的,高频超声能够发现多睾,但文献报道的例数不多。

(一)病因病理及临床表现

多睾可能是因胚胎期生殖嵴的异常分化而致。临床上以三睾多见,左侧多睾较右侧常见。大多数多睾是在婴幼儿及青少年期被发现,临床上无任何症状。多余的睾丸,大多数位于阴囊内,少数位于阴囊外其他部位。

(二)超声表现

多余的睾丸位于阴囊内或其他部位,其体积小于或近似于主睾丸,但明显小于健侧或同龄组睾丸,主睾丸体积也小于健侧或同龄组睾丸。多余的睾丸呈圆形或卵圆形,回声及血流分布与正常睾丸相似。

(三)鉴别诊断

位于腹股沟内或腹膜后的多睾要注意与淋巴结区别,而阴囊内的多睾要注意与睾丸旁肿瘤相区别。除了观察多余睾丸的形态、回声及血流分布外,还要认真识别阴囊内睾丸体积、形态是否正常。

十一、睾丸微小结石

1987 年,Doherty 首次描述了睾丸微小结石的声像图特征。2000 年,福建医科大学附属协和医院于国内首次报道了睾丸微小结石的超声表现与诊断。随着高频率探头的普及应用,睾丸微小结石的检出率逐渐增高。睾丸微小结石具有特征性的超声表现,可能与不育症有一定的关系。它是一种良性病变,但要定期随访,以防恶变的可能。

(一)病因病理及临床表现

睾丸微小结石原因不明,可能与精索静脉曲张、隐睾、睾丸发育不良及不育症等疾病有关。微小结石,呈多发性,位于退化的生精小管内,呈球形,其中心为生精小管上皮细胞的碎屑,糖蛋白和钙盐呈环形分层沉积在碎屑上,外周包绕数层胶原纤维样组织。

临床上,睾丸微小结石患者无特异的症状、体征。

(二)超声表现

睾丸实质内出现众多点状强回声,呈散在分布,后无声影,直径在 1 mm 以下,以双侧多见,睾丸体积正常、内部血流无异常表现。附睾形态回声可正常。可并发于精索静脉曲张、隐睾及睾丸发育不良等疾病。

(三)鉴别诊断

睾丸微小结石应注意与睾丸钙化相鉴别,钙化呈局灶性分布,形态表现为短棒状、斑点状、小片状强回声或其他形状。

十二、睾丸内静脉曲张

1992 年,WeissA.J.等首次报道了睾丸内静脉曲张,其发生率为 0.5%～1.7%。彩色多普勒超声是睾丸内静脉曲张的最佳诊断方法,精索静脉曲张伴发睾丸内静脉曲张时,加重睾丸淤血,并使精索静脉内含肾上腺代谢产物的血液倒流入睾丸,进一步损害睾丸的生精功能。

(一)病因病理及临床表现

睾丸内静脉曲张的主要原因是由于睾丸内小静脉静脉瓣或静脉壁括约功能受损以及精索

静脉曲张。精索内静脉内含肾上腺代谢产物的血液可经曲张的蔓状静脉丛、睾丸内静脉而流入睾丸组织内,造成睾丸生精功能的损害。

大多数的睾丸内静脉曲张无特殊的临床表现,重度曲张的患者可出现睾丸胀痛。

(二)超声表现

正常睾丸内静脉小于1 mm,扩张时其内径多超过1 mm,分布于睾丸实质内,或睾丸边缘,或混合存在。彩色及脉冲多普勒检查,扩张的静脉内可见反向血流,Valsalva试验时,反流尤为明显。同时伴有同侧的精索静脉曲张。

睾丸内静脉曲张的彩色多普勒超声分级:①Ⅰ度,仅在Valsalva动作时,睾丸内单条静脉轻度扩张(内径≥1.0 mm),并充盈反向血流;②Ⅱ度,睾丸内单条或多条静脉轻度扩张(最大内径>1.5 mm),无反流,深呼吸有少量反流,在Valsalva动作时,反流加重;③Ⅲ度,平静状态下,睾丸内多条静脉明显迂曲扩张,可见少量反流,Valsalva动作时加重。

(三)鉴别诊断

睾丸内静脉曲张应注意与睾丸包膜周围蔓状静脉丛扩张、睾丸囊肿、睾丸网扩张及睾丸内假性动脉瘤相区别,特别是当静脉扩张呈囊状、同时血流淤滞时,不要误为肿瘤。

十三、睾丸网扩张

(一)病因病理及临床表现

睾丸网扩张由先天性睾丸网发育异常或睾丸输出管道梗阻引起的。先天性睾丸网发育不良所形成的扩张,多为双侧性、普遍性扩张,常伴有输出小管的发育不良扩张。附睾头部的肿块压迫输出小管时,也可导致睾丸网扩张,但程度较轻。睾丸网扩张,临床无特殊表现,但可导致不育。

(二)超声表现

睾丸网扩张时,睾丸纵隔区扩大,内可见"网格"样液性区,"网格"内无血流信号显示。先天性睾丸网扩张,多为双侧性,"网格"结构可占据大部分睾丸。位于睾丸门与附睾头之间的输出小管也可呈"网格"样扩张。

(三)鉴别诊断

睾丸网扩张要与睾丸内静脉扩张,睾丸网囊肿以及睾丸囊实性肿瘤相鉴别。

第十四章 阴 茎

第一节 解剖生理与正常声像图

一、阴茎解剖

阴茎主要由海绵体组织构成,包括 1 个尿道海绵体和 2 个阴茎海绵体。尿道海绵体位于阴茎腹侧,其前端膨大为龟头,后端膨大为尿道球。阴茎海绵体位于阴茎背侧,并行排列,其前端变细,嵌入龟头内,后端分离在尿道球两侧形成阴茎脚。左右阴茎海绵体联合处的背侧和腹侧各有一纵沟,背侧沟较浅,容纳血管、神经,腹侧沟与尿道海绵体相邻。海绵体表面被有包膜,包括白膜和筋膜。白膜位于内侧,致密坚韧,白膜外侧为深浅两层、松软的筋膜,白膜在阴茎海绵体之间内伸,形成阴茎梳状隔,隔的前部薄且不完整,有许多裂隙,后部厚而完整。阴茎海绵体白膜厚 1~2 mm,尿道海绵体白膜厚 0.2~0.4 mm。尿道位于尿道海绵体中央,尿道壶腹位于尿道球内,舟状窝位于龟头内,两者均为尿道局部膨大形成的。

阴茎的动脉主要有深动脉和背动脉。阴茎深动脉左右各 1 条,走行于阴茎海绵体中央,螺旋动脉为阴茎深动脉分支,垂行于主干,进入海绵体窦。阴茎背动脉有 2 条,走行于阴茎海绵体背侧沟内、白膜与筋膜之间,主要供应阴茎海绵体和被膜的营养,阴茎背动脉末端相吻合并发出分支营养龟头。

此外,阴茎还有尿道动脉、尿道球动脉,各动脉之间均有广泛吻合。阴茎的血液主要由背深静脉和深静脉回纳。阴茎背深静脉仅有一条,走行于阴茎背动脉之间。阴茎深静脉走行于阴茎海绵体深部,但不与阴茎深动脉伴行,每侧有 3~4 条以上。

二、生理概述

阴茎是男子的交媾器官。阴茎具有丰富的血管、神经,性刺激后,通过初级勃起中枢形成完整的神经反射弧,阴茎深动脉扩张、供血增多,同时静脉系统回流减少、海绵体窦扩张充血,使阴茎勃起,完成性交功能。阴茎深动脉供血不足,或静脉系统回流增多,都可导致血管性阳萎。

三、阴茎的正常声像图

阴茎纵断面,海绵体呈长条状,均匀、略低回声,三条海绵体回声相似。腹侧横断面,尿道海绵体位于前方,阴茎海绵体位于其后,三者呈"品"字形排列。阴茎皮下组织呈略低回声,近似于尿道海绵体。白膜呈高回声,纵断面阴茎海绵体之间的白膜可呈梳状。尿道位于尿道海绵体内,纵断面呈条带状高回声,无排尿时尿道闭合。

阴茎海绵体动脉位于海绵体中央,阴茎背深动脉位于皮下组织与阴茎海绵体之间,背深静脉位于其中间。阴茎海绵体动脉管腔不易显示。

阴茎充血状态,海绵体增粗,动静脉管腔明显扩张,海绵体窦扩张。动脉流速加快,阻力指数增高,两者随充血时间和状态而变化。

第二节 仪器调节和检查方法

一、仪器调节

检查阴茎应选用 10～14 MHz 频率的线阵探头,选择仪器内预设的小器官或睾丸条件,适当调节频率、增益、聚焦点及 STC,清晰显示阴茎皮下组织、海绵体、白膜及尿道的结构。

适当调节彩色多普勒频率、速度、增益、取样框聚焦及壁滤波,以利于观察海绵体深动脉、阴茎背深动静脉的血流分布。多普勒血流量程调节在低速范围,多普勒取样线与被测血管之间的夹角应小于 60°。

二、检查方法

患者无须特殊准备,应在能够保护患者隐私的环境中进行,让患者在平静状态下完成检查。患者一般取仰卧位,充分暴露外阴部,将阴茎拉直平放于阴阜上,探头置于阴茎腹侧,纵切、横切阴茎,分别观察阴茎皮下组织、三条海绵体、白膜及尿道的结构和内部回声。为了避免遗漏小病灶,也可将探头置于阴茎背侧进行扫查。彩色多普勒观察阴茎血管的分布及血流方向,纵切阴茎海绵体,分别显示海绵体深动脉、阴茎背深动静脉,尽可能显示其全程。脉冲多普勒检测各血管的血流动力学参数。阳萎患者检查前,备好罂粟碱等药物。

第三节 阴茎疾病

一、阴茎纤维性海绵体炎

阴茎纤维性海绵体炎也称 Peyronie 病、阴茎硬结症。由于阴茎海绵体白膜的病损斑块,勃起时阴茎向受损侧弯曲,影响性交的完成。阴茎纤维性海绵体炎发病率约 388.6/10 万,多发生于 45～60 岁人群,以 40～50 岁发病率高。物理检查,X 线阴茎海绵体造影,病变处有充盈缺损及钙化影,MRI 可发现炎症病灶、硬结的大小。超声检查,能够观察病损斑块的程度和范围,简便可靠。

(一)病因病理及临床表现

1.病因病理

病因不明确,包括创伤、遗传因素、免疫因素等。阴茎的炎症及多次轻度损伤可能是本病的诱因。其他疾病如动脉硬化、糖尿病、痛风和维生素 E 缺乏等也可促使其发生。

主要病理改变为白膜及周围结缔组织淋巴细胞和浆细胞浸润,组织增生和胶原纤维化,呈斑片状或结节状,初期增长较快,以后减慢,无恶性变倾向。严重者,病损斑块可钙化或骨化。触诊,病灶呈索状或块状,质地坚硬。

2.临床表现

Peyronie病好发于中年人,而在年轻人和老年人中较少见。阴茎出现斑块或索状硬结,轻微触痛,勃起痛及阴茎弯曲。病损斑块一般不累及尿道,无排尿困难。

(二)超声表现

病灶多位于阴茎背侧、白膜处,大小及数量不一,边界多不清晰。白膜增厚,病灶呈斑片状、索状、块状或结节状,内部呈低回声、高回声,有的伴有钙化灶,无明显血流信号显示。

(三)鉴别诊断

阴茎纤维性海绵体炎要注意与阴茎癌、阴茎结核相鉴别。阴茎癌主要发生于阴茎头部,阴茎海绵体受侵犯时可出现硬结,呈不均匀回声,阴茎头包皮内同时存在异常回声团块。阴茎结核非常少见,海绵体内结核可形成局部纤维化改变,但往往伴有阴茎皮肤溃疡,溃疡分泌物检查可发现结核杆菌。

二、阴茎癌

阴茎癌,临床上并不少见,为男性生殖系统常见的恶性肿瘤之一,其发病率受民族、卫生习惯等因素影响而不同,亚洲、非洲、拉丁美洲等地区的发病率较高。阴茎癌多发生于中年人,尤为包皮过长者多见,阴茎乳头状瘤后期可进展为鳞状细胞癌。

(一)病因病理及临床表现

1.病因病理

包茎或包皮过长是阴茎癌的主要诱因,包皮垢的长期刺激是主要病因。癌肿可侵犯阴茎海绵体。儿童时期行包皮环切术,其阴茎癌发病率明显低于成人再行包皮环切术阴茎癌的发病率。以鳞状细胞癌最常见,95%以上的癌位于包皮内,可侵及阴茎筋膜、阴茎海绵体、阴囊等,也可通过腹股沟淋巴结、血液转移。

2.临床表现

阴茎癌常起始于包皮内,早期不易被发现。当癌肿隆起、溃疡时,分泌恶臭液体。发生淋巴结转移时,腹股沟可触及肿块。阴茎癌极少侵犯尿道海绵体和膀胱,患者排尿困难少见

(二)超声表现

阴茎头包皮内出现回声不均匀团块,多为低回声团块边界,不清晰,内可见少至中等量血流信号。癌肿可突破白膜、侵及阴茎海绵体,形成不规则的团块。淋巴结转移时,腹股沟可见到肿大的淋巴结。

(三)鉴别诊断

阴茎癌应注意与阴茎乳头状瘤、阴茎结核相鉴别。阴茎乳头状瘤也好发阴茎头部,肿瘤生长缓慢,带蒂或无蒂,边界清楚,活检予以明确诊断。阴茎结核也可发生于阴茎头部,病灶周围质硬,也可向海绵体内侵犯,但往往伴有阴茎皮肤溃疡,溃疡分泌物检查可发现结核杆菌。

三、包皮嵌顿

(一)病因病理及临床表现

包茎或包皮过长者,将包皮强行上翻而又未能及时复位,狭小的包皮口紧卡在阴茎冠状沟

上,导致包皮远端和阴茎头的血供障碍,形成包皮嵌顿。水肿后的包皮进一步压迫冠状沟的血管,最后导致包皮、龟头的糜烂坏死。

(二)超声表现

龟头肿大,回声不均匀,内无血流信号。阴茎皮肤肿胀,严重者肿胀可累及会阴皮肤,低回声带分布于肿胀的各层组织间,形成"组织分层"征,无明显血流信号。

(三)鉴别诊断

包皮嵌顿应与单纯阴茎皮肤水肿相鉴别。

四、阴茎囊肿

(一)病因病理及临床表现

阴茎囊肿好发部位以冠状沟最多见,其次为阴茎背部。可分为单纯性囊肿、表皮样囊肿和淋巴管囊肿。发育异常和外伤是其主要原因。临床主要表现为阴茎无痛性肿物,生长缓慢,表面光滑,质软,有波动感。

(二)超声表现

阴茎头部或阴茎背部,可见一圆形、椭圆形或管道样囊状肿物,边界清晰。单纯性囊肿、淋巴管囊肿内呈无回声,表皮样囊肿内呈类实性改变,回声不均匀,无血流信号显示。

(三)鉴别诊断

阴茎表皮样囊肿应与扩张的阴茎静脉相鉴别,表皮样囊肿应与肿瘤鉴别。

第十五章　DSA 的成像原理和临床应用

第一节　DSA 产生与发展

数字减影血管造影(digital subtraction angiography,DSA)是 20 世纪 80 年代继 CT 之后出现的一项医学影像学新技术,是电子计算机与常规 X 线心血管造影相结合的一种新的检查方法。

关于其产生和发展过程还需追溯到血管造影术本身的历史。1895 年 11 月 8 日伦琴发现了 X 线,几周后 Haschek 和 Lindenthal 就在尸体上进行了手的动脉血管造影的实验研究;1923 年 Berberich 和 Hirsh 首次在人体上做了血管造影检查;1931 年 Forsmann 报告了心脏的 X 线造影。30 年代中期一些学者报告了经腰部穿刺施行主动脉、颈动脉及周围血管造影的方法。50 年代初期,Seldinger 对动脉插管的方法作了改进,时至今日动脉插管仍沿用此方法。

随着快速换片机的开发、高压注射器的使用,以及高速 X 线电影的临床应用,对心血管造影的发展起到了巨大的推动作用。特别是 60 年代初影像增强器的应用,直接大剂量的 X 线摄影变为间接小剂量的 X 线摄影,它不但使操作人员从暗房中解脱出来且可在明室中透视,更重要的是为数字化成像奠定了基础。

人们为了获得清楚的血管影像,设计了除去与血管重叠的背景结构,使兴趣区影像单独显示的方法,称为减影。早在 1934 年 Ziedesdesplames 就报告过胶片减影法。随着电视技术的发展,出现了电子减影法。

随着电视技术、影像增强技术、数字电子技术、光电子技术、电子学、计算机技术以及图像处理技术等的发展,诞生了数字减影血管造影技术。1978 年 Wisconsin 大学 Kruger 领导的一个研究小组最先设计出数字视频影像处理器,从而奠定了数字减影血管造影的基础。在此期间,Arizona 大学和 Kiel Kinder Klinik 的研究者们又各自对数字视频成像程序进行了补充和完善,1980 年 2 月 Wisconsin 大学已对 10 例患者进行了数字减影血管造影的检查,Arizona 大学也进行了大量的临床实践。1980 年 3 月,在 Wisconsin 大学和 Cleveland Clinic 医院安装了数字减影血管造影的商用机。DSA 是由美国的威斯康星大学的 Mistretta 小组和亚利桑那大学的 Nadelman 小组首先研制成功,于 1980 年 11 月在芝加哥召开的北美放射学会上公布于世,在后来的布鲁塞尔国际放射学会上受到推荐。随后许多研究者采用这种数字视频影像处理器,在动物和人体上进行了时间和能量减影的研究。1980 年 11 月在北美放射学会议上展示了这种商用数字减影血管造影装置。

此后,许多国家加强了对 DSA 的进一步研究,在机器性能、成像方式、方法和速度,图像的存取、处理与显示,自动化和智能化程度等方面取得了明显的进展。因此,减少了对比剂的用量和浓度,消除了血管背景结构,使靶组织显示更清楚,使血管造影术有了更大的突破。

第二节 DSA 应用评价

DSA 检查是 20 世纪 80 年代应用于临床的一项新技术,是改进了的血管造影方法,是电子计算机与常规血管造影技术结合的产物。

DSA 初期主要通过外周静脉注射对比剂来观察全身的动脉、静脉及心脏形态。人们曾对这种新的技术寄予很高的期望。但临床实践证明,外周静脉注药获得的减影图像分辨率低,血管影像模糊且相互重叠,易产生运动性伪影,影像质量太差,有时几乎不能满足临床诊断的需要。虽然人们不断地探索和改进,如采用中心静脉法等使影像质量有所提高,但目前 DSA 的外围静脉法和中心静脉法基本废弃。随着 DSA 设备性能的改进和介入放射学的发展,动脉DSA 方法,特别是选择性和超选择性 DSA 动脉法,已广泛地应用于全身各部位血管造影及全身各部位经血管性的介入治疗。

DSA 与传统的心血管造影相比具有以下优点:①图像的密度分辨率高,可使密度差值为1‰的影像显示出来;②图像系列的摄制、储存、处理和传递都是以数字形式进行,便于图像的各种处理和储存,图像远程传输与会诊;③能消除造影心脏血管以外的结构,仅留下造影的心血管影像、图像清晰且分辨率高;④能作动态性能研究,如确定心脏功能参数(射血分数、体积变化等),研究对比剂在血管内的流动情况,从而确定器官的相对流量、灌注时间和血管限流等;⑤具有多种后处理功能,对图像进行各种处理、测量和计算,有效地增加诊断信息;⑥造影图像能长期存盘、反复观察,且无信息损失;⑦DSA 的血管路径图功能,能作插管的向导,减少手术中的透视次数和检查时间;⑧DSA 对微量碘信息敏感性高,对比剂用量少、需要的浓度低,而图像质量高;⑨心脏冠脉 DSA 成像速度快、时间分辨率高、单位时间内可获得较多的画面。

动脉 DSA 与静脉 DSA 相比:①所需对比剂的浓度低,用量小;②显像清晰,能使直径0.5mm 的小血管显示,血管相互重叠少;③运动性伪影发生概率大为减少;④放射、辐射剂量减少;⑤成像质量高,诊断准确性增加,同时有利于介入治疗。选择性静脉 DSA 可用于门静脉、腔静脉、髂静脉、肾静脉、逆行股深静脉等部位的疾病诊断和介入治疗。为了增加病变诊断和治疗的准确性,选择性、超选择性动脉 DSA 应用日益广泛,几乎取代了非选择性的静脉DSA。

在实践中,DSA 系统设备性能不断改进,DSA 技术不断发展,静脉 DSA 的弊端已基本被动脉 DSA 所克服:图像空间分辨率低,噪声大,通过增加像素量、扩大矩阵、图像的加权、积分和滤波等处理来解决;视野小,一个部位需要多次曝光,通过改进影像增强器的输入野,采用遥控对比剂跟踪技术,步进式的曝光摄影来解决;运动部位成像及运动性伪影的产生,可通过改进高压发生器,使用超短脉冲快速曝光加以改善;大剂量的 X 线辐射,采用数字技术脉冲方式曝光,X 线剂量接近减少一半;成像部位的血管重叠,可采用旋转式血管造影,获得多角度、非重叠的立体影像。

随着介入放射学的发展,DSA 技术构成了介入放射学的重要组成部分,是血管性造影和血管性介入治疗不可缺少的工具。DSA 技术随着人们对它认识的不断深化,造影方法的不断改进,应用领域的不断扩大,机器性能的不断改善,功能的不断增加,特别是与介入放射学的结合,它的优越性愈来愈显示出来。这种技术不仅为疾病诊断服务,而且为疾病治疗提供了先进的手段,是一种微创的手术,它与内科、外科并列为三大治疗学科,使介入放射学成为临床治疗学科。其他影像设备如 CT、MR,在血管成像方面与 DSA 具有互补性,在某些部位还有一定的竞争力。例如,CT 血管造影(CTA)和 CT 血管重建能显示血管造影像;MR 血管造影(MRA)和重建,能够显示全身的血管像。CTA 和 MRA 较 DSA 检查来说基本无创伤,但是 CTA 与 MRA 有一个层面重建成像的问题,DSA 在血管成像方面被公认为金标准,其图像让人一目了然。

DSA 的发展方向将朝高度一体化、系统化、程序化、自动化、数字化、网络化、遥控化、简便化发展。图像存储容量大,实时处理快,像质高,操作简便,数字式图像可久储不变,X 线剂量减少,对患者损害减轻,能对病变做定量分析,多方位采集立体成像,高分辨率数字记录、显示、储存系统,整个 DSA 成像链的相关部件的性能、参数,自动进行数字闭环式的优化调节,以至选择一个较理想的成像方案。

目前软件技术方面的发展主要有递归滤过和混合能量减影,硬件技术方面的发展包括大视野影像增强器、较高光栅的电视系统和高速大容量数字磁盘。进一步发展包括电荷耦合装置的电视摄像机和集成固态 X 线探测器的研制,DSA 的探测器以后将被非晶硅碘化铯或非晶硒平板探测器取代。这些技术的应用克服了 DSA 视野小、空间分辨率不高、量子检测率低等方面存在的不足。

第三节　DSA 系统的构件及特性

随着 X 线设备的不断改进、性能不断完善,DSA 检查正在朝更安全、更简便、图像质量更佳的方向发展。通过对 DSA 系统主要设备的大致结构和性能的介绍,从而更好了解 DSA 图像形成的一般过程。

一、X 线发生装置

X 线发生装置主要包括 X 线管、高压发生器和 X 线控制系统。DSA 检查需连续发射 X 线,要求有较高的球管热容量。

X 线球管发生的 X 线不是单一能量,而是跨越从零到很大能量范围的连续能谱,依靠控制 X 线管的 kV 来调节。通过变换管电压把 X 线能谱调节到一定范围。为了进一步使能谱再塑形,在线束通过途径可放置衰减材料,称为滤线装置。不同厚度的铝板可使一定能级的 X 线束滤过,光谱移向较高能级。

X 线是由高压发生器向 X 线管两端提供高电压,促使云集阴极端的自由电子高速运行,形成高能电子轰击重金属靶面(阳极)产生的。因此,必须具有一个能产生高千伏、短脉冲和恒定输出的高压发生器。

二、图像检测装置

常规 DSA 的图像检测装置包括光栅、影像增强管、光学系统、电视摄像机。目前数字平板检测装置的 DSA 机,以及 CCD 的 X 线检测装置的 DSA 机已用于临床。下面以影像增强管结构的装置进行论述。

(一)光栅

DSA 设备中光栅的结构和原理与传统的滤线栅相同。它的作用是吸收散射 X 线,增加原发与散射光子的比率,提高图像的清晰度。但光栅在吸收散射线的同时也滤过相当一部分的原发射线,特别是 70 kV 以下的能量。通常只有 $50\%\sim60\%$ 的原发射线能通过光栅,这样约需要增加 50% 的原发辐射。

(二)影像增强器

影像增强器是 DSA 的探测器,主要作用是提高影像亮度,便于电视摄像机将不可见的 X 线影像转换成可见光图像。当 X 线透过检查部位后,其衰减的信息 X 线被增强器接收并在增强器输出屏上模拟成像,再通过高分辨率的摄像机对输出屏图像进行系统扫描,把连续的视频信号转换成间断的各自独立的信息。

1. 基本结构

影像增强器由增强管、管容器、电源、光学系统以及支架部分组成。但主要结构是增强管,它的组成有下列部件。①输入屏:第 1 层铝板作为机械性支持输入屏;第 2 层是荧光体层,将 X 线像转换为可见光像;第 3 层是隔离膜,防止荧光体受铯等碱金属的有害侵蚀,防止光电阴极本身受硅树脂分解而破坏,亦防止荧光体与光电阴极相接触而产生化学反应;第 4 层是光电阴极,使输入屏与光电阴极紧密结合,以免影响影像的分辨率。②输出屏:输出光电面发射出被加速的电子,穿过铝层,进入荧光体层,发出可见光。③电子透镜:电子从光电阴极发射出来,在阳极电场作用下加速奔向输出屏。阳极和光电阴极之间加入多个聚焦电极,使电子影像经电子聚焦,在阳极后面的输出屏上获得不失真的影像。④吸气电极:由于某种原因使金属电极内部逸放出气体,高速运动的电子撞击气体原子发生电离,产生了电子和正离子。电离后的电子虽然得到加速和聚焦,但速度和方向却有了改变,电离后正离子在电场的作用下飞向阴极,大多数集中在阴极的中部,正离子撞击光电阴极使之产生大量的二次电子,且飞向阳极,在输出屏的中心部分造成斑点,破坏了影像。为了提高管内真空度,多数影像增强管内都安置有吸气作用的电极,把气体分子吸附在电极表面上,以提高管内的真空度。⑤管容器:管容器用金属制造,防止 X 线辐射及外界磁场的干扰。⑥电源:电源电路的作用有:a. 供给增强管阳极电压 $25\sim30$ V。b. 供给聚焦电极电压。

2. 工作原理

①由 X 线管辐射出的 X 线,穿过物体,在增强管的输入屏形成 X 线影像;②X 线影像在输入屏变为可见光图像,再经过与输入屏相接的光电阴极,由光电阴极发射出光电子;③光电子在聚集电极及阳极形成的静电透镜的作用下,聚焦加速后在输出荧光屏上形成缩小了的电子影像;④电子影像经输出屏转化为可见光图像;⑤输出屏的亮度与像的缩小率的平方及阳极电压成正比;⑥输出屏上的光图像由光学系统送到电视摄像机和 DSA 设备上,输送到录像机可以录像。

3. 增强管的增益

①缩小增益:输出屏面积比输入屏小,光电阴极发射出的电子集中投射到面积较小的输出荧光屏上,从而提高了亮度;②能量增益:从光电阴极发射出的电子,在阳极正电位加速过程中获得了能量;光电阴极与阳极之间电压愈高,电子获得的能量愈大,在输出荧光屏上激发出的光子数量愈多,亮度愈强;③可变视野影像增强管:在 DSA 摄像时,往往需要对局部或某器官

进行放大观察,可变视野增强管即可满足这一要求。通过变换加在辅助阳极和聚焦极上的电压,即可改变电子透镜的放大倍率,提高辅助阳极电压,放大倍率增加,输入屏上图像被放大,反之亦然。

(三)光学系统

光学系统由透镜、孔镜、反光镜等一系列镜头组成。用于将增强器输出屏上形成的可见光图像传递到视频摄像管输入屏或电影摄像机内,整个光学系统的部件包含在图像分配器和摄像机内。

(四)X 线电视摄像机

1.摄像机的结构

摄像机由摄像管、光学镜头、偏转系统、扫描电路等组成。它的功能是把影像增强器输出的可见光信号转换成电视信号。

X 线电视摄像机的核心部件是摄像管,其外形是一个玻璃真空管。它的光敏层由信号板涂布光敏材料(如硫化锑)形成,称摄像管的光电靶。在无光照时,靶上各类暗电阻超过 10^{12} Ω/ cm。管内壁涂有导电层作为第二阳极(收集极),调节导电层的电压可起到微小的聚焦作用。第一阳极(加速板)是电子枪的组成部分,末端有一小孔,孔径等于扫描单元的尺寸。

摄像管的聚焦和偏转是用磁的方法实现的。为了提高聚焦质量,同时设置了多种线圈。如偏转线圈、聚焦线圈及校正线圈。偏转线圈当通以偏转电流时产生偏转磁场,使电子束按次序地扫描靶面。

聚焦线圈是使电子束在均匀磁场内沿磁力线旋转前进。校正线圈形成的磁场可以校正电子束发射角,使电子束与轴线一致,减少分速。电子束在均匀的磁场中旋转半径小,从而提高了聚焦的质量。此外,第一阳极有一微孔,限制了电子束发射角,使电子束截面积不会过大,以保证聚焦良好。

当光线透过信号板投射到光敏感层时,每一个像元导电,导电率与该像元上的照度成正比。由于光电靶上各个像元的照度不同,它们的暗电阻也不同,因而各像元的放电时间常数也不相同;照度强的像元放电时间常数小,而照度低的像元放电时间常数大。电子束扫描靶面时,各像元电容均被充电,而它们的放电时间常数不同,将使得在第二次扫描到来时各自电位也不同。这样形成的靶面电位起伏与影像增强器输出屏上图像的照度相对应,而电位在靶面上的起伏导致扫描时充电电流减少或增大,于是在输出端就得到了与靶照度相对应的视频信号。

2.摄像管的功能

在 X 线电视系统中,摄像管的功能是将增感输出屏上的荧光影像按顺序变换成强弱不同的讯号电压,成为电子影像。功能大致分为 3 个过程:记录影像、阅读影像、擦去影像。①记录影像:摄像管利用靶面上各点电位的高低不同记录外界(增强器输入屏)影像。靶面上与影像亮点相应的点电位高,而与暗点相应的点电位低。把明暗不均的影像用电位起伏的电子影像记录下来。②阅读影像:就是将电位起伏的电子影像按顺序逐点变成电信号,并依次送到显像管,再把这种电信号变成荧光影像或加以储存。摄像管一般都用电子束阅读影像,电子束自左而右、自上而下逐点扫描。扫到某一点就按该点的信号高低变成强弱不同的电信号。每当扫描一幅图像,就把不同的明暗程度的各像点变成强弱不同的视频信号。③擦去影像:电子束阅读造影像某一点以后,立即将该点恢复到起始电位,以便记录到新的影像,从而实现了图像的擦抹,以避免图像之间的混叠。

3.摄像管的工作原理

摄像管的作用是将光学图像转化为电信号。摄像管通过透镜将要传输的图像投射到摄像管的输入屏上,与之相连的另一端有一个电子枪。电子枪沿真空管长轴发射一小束电子,并轰击屏面的后侧,输入图像投影在屏上。加在摄像管上的电信号形成电子束对输入屏表面进行扫描,一种信号使电子束在水平方向上移动,另一种信号使电子束在垂直方向上移动。电子束从输入屏的左上角开始至右侧沿水平方向移动,周而复始地进行,并向下偏移,逐行扫描至底部。

(五)固体摄像器

固体摄像器主要有电荷耦合型(charge couple device,CCD)、电荷注入型、金属-氧化物-半导体型等,其中以 CCD 型最为常用,目前已应用于心血管 X 线机,作为透过人体后信息 X 线的探测器。CCD 是一种光敏半导体器件,在光照下能产生与光强度成正比的电子电荷,形成电信号,电荷在序列脉冲驱动下按规定方向转移,形成图像视频信号。CCD 较真空管具有下列优势:①光电敏感度高,动态范围大;②空间分辨率高;③无几何失真和扫描非线性失真;④惰性极小;⑤高性能、长寿命。

(六)数字平板探测器

用于医学放射影像的数字平板探测器主要可分为两大类:非晶体(亦称无定形)硅数字平板探测器(amorphous silicon detector)和非晶体硒平板探测器(amorphous selenium detector)。这两类均用于临床,以非晶硅数字平板探测器多见。

非晶体硅数字平板探测器的结构:碘化铯闪烁晶体、非晶硅光电二极管、读出电路和输出电路。

非晶体硅数字平板探测器是在玻璃基底上涂覆无定形硅,上面自然生长成直径 $5\sim10~\mu m$ 针状通道的碘化铯闪烁晶体层,它将 X 线转换成可见光信号;非晶硅光电二极管阵列层以矩阵单元将可见光转变成电荷信号,同时在每个像素单元都装配了极为复杂、细如发丝的信号读取电路和空间定位电路、图像处理和重建系统,最后使电荷信号转换成数字信号传输至计算机系统。

非晶体硅型平板探测器各层的设计是互不依赖的,可以独立自主地优化设计碘化铯针状晶体层的厚度,以达到最佳的 X 线吸收转化率。这样设计不会影响非晶体硅层的性能发挥。同样地,为了尽可能减少非晶体硅光电二极管的暗电流和信号读出延迟,可将非晶体硅光电二极管层的厚度设计得极薄,这样的设计就不会限制碘化铯的晶体层的性能。

第四节 DSA 图像显示及处理

一、DSA 图像显示

DSA 图像从 X 线照射至最终在显示器上显示,需先经过模拟图像转换成数字图像,再由计算机进行高速数字逻辑运算,最后通过数字图像转换成模拟图像显示。

(一)模/数转换器(ADC)

把模拟信号转换为数字形式是将模拟信号量化,是下一步进行计算机处理的基本步骤之一,这种转换的元件称为模/数转换器。

模/数转换器是一个大规模的集成线路,每秒可以从一个视频信号采样2 000万次以上,达到每个样本约10 bit灰阶水平的精确度。它把连续的模拟信号分解为彼此分离的信息,并分别赋予相应的数字量级。扫描过程中以高电压代表电视信号明亮的部分,低电压代表电视信号黑暗的部分,即把视频影像从"白"到"黑"的连续灰度色调分解为不连续的"灰阶",并赋予每个灰阶相应的数字。按扫描规律顺序将像素的明暗变化转换为电信号,若将高电压用二进制的"1"表示,低电压用二进制的"0"表示,则图像是在二进制0~1的变化中,每个数字值经接通电子开关的"开"或"关"即可被记录,这样电视摄像机所摄的X线图像也就一个接着一个点地变成数字。

(二)数字逻辑运算

一旦一个影像或一个影像序列被适当地数字化和储存,则需进行数字运算。运算程序均由施行二进制运算的电子逻辑元件完成。一个运算逻辑单元可在1 s的200亿分之一内完成两个二进制数的加法或减法;如果减影与bit向左位移相结合(乘法),那么即可施行蒙片方式减影和对比增强。两个影像所有的数值均被处理,则需通过模/数转换器、存储器、运算逻辑单元、位移寄存器和相应的逻辑线路。

(三)数/模转换器(DAC)

数字影像的最大与最小极值之间的像素亮度值是离散的、不连续的,每个像素都有确定的数值。DSA中数字处理的完成意味着经过模拟信号数字化和减影处理后获得了数字影像。数字影像用于诊断目的,必须再转变为模拟影像显示在电视屏幕上,这个过程称为数/模转换,完成这个转换的元件称为数/模转换器(DAC)。

二、DSA图像处理

(一)对数变换处理

在人体内X线强度以指数关系衰减。X线人体造影图像在实施减影处理前,一般需进行对数变换,这样在减影后将得到对比度一致的血管图像。

(二)时间滤波处理

时间滤波具有两种性质。如果对随时间变化的序列图像做加权处理,每帧图像的权数为正时,这种处理对应着低通滤波,具有时间平滑的作用。反之,权数有正有负时,对应着高通滤波,强调图像中随时间变化的部分。

时间滤波与空间滤波不同,空间滤波是对同一时刻图像(序列图像)上同一空间像素之间的处理。数字减影常常是取对比剂注射前后的图像进行减影,这种减影处理后也应归入时间滤波范畴,但它属高通滤波,减影后留下的是不同时刻的图像的差别,即留下对比剂流过的血管影像。

(三)对比度增强处理

对减影图像做对比度增强处理是极为重要的环节,其目的是改善图像的视觉效果,使之适合人的视觉特性。在减影中,由于对比度强的人体组织(如骨骼、肌肉、软组织等)已被消除,剩下对比度较弱的血管像,一般相减处理的数值都较小。为了便于观察,必须做增强对比度处理,才能使影像清晰显示。

第五节 DSA 的成像原理

数字减影血管造影(DSA)是通过计算机把血管造影影像上的骨与软组织影像消除而突出血管的一种技术。

一、DSA 的基本原理

(一)普通 DSA 的原理

数字减影血管造影是利用影像增强器将透过人体后已衰减的未造影图像的 X 线信号增强,再用高分辨率的摄像机对增强后的图像作一系列扫描。扫描本身就是把整个图像按一定的矩阵分成许多小方块,即像素。所得到的各种不同的信息经模/数转换成不同值的数字,然后存储起来。将对比剂注入前所摄蒙片(mask)与对比剂注入后所摄的血管充盈像经减影处理,所获得的不同数值的差值信号,经数/模转制成只含对比剂的血管像。DSA 的减影过程基本上按下列顺序进行:①摄制普通片;②制备 mask 片,即素片、掩模片、基片;③摄制血管造影片;④把 mask 片与血管造影片重叠一起翻印成减影片。①与③为同部位同条件曝光。所谓 mask 片就是与普通 X 线片的图像完全相同,而密度正好相反的图像。实际上,数字减影血管造影术是消除了造影血管以外的结构,突出了被造影器官的血管影像的方法。

原始 X 线图像是模拟图像,未经转换计算机无法识别,只有通过摄像机扫描将图像矩阵化才能被计算机所识别。矩阵化图像的最小单元称为像素。图像的数字化是测量每个像素的衰减值,并把测量到的数值转变为数字,这种模拟图像数字化的过程称为模/数转换(A/D)。数/模转换(D/A)是指将电子计算机处理过的数字通过数/模转换器变成模拟图像在监视器上显示。在数字 X 线摄影中常使用滤过反投影法,即是通过计算机对数字图像的基本数据组进行数字褶积来实现的,这种褶积大多数相当于一种高通滤过,图像的背景被压抑,从而降低了动态范围,突出图像的轮廓。

(二)数字平板探测器的工作原理

穿过人体的 X 线通过碘化铯闪烁晶体吸收转变成可见光,经无定形硅阵列将可见光转变为电信号,再由读出电路读出,经模数转换器转变为数字信号,传至图像处理器,最终在显示器上显示。这一信号直接转化为数字信号过程减少了成像环节,在标准曝光条件下,信息丢失降至最低。针状碘化铯通道消除了光的散射,改善了光的散射和余辉。平板式的设计避免了传统影像链所造成的伪影和失真(如影像增强器的曲面形成的楔形失真等)。

二、DSA 的信号及幅度

在造影期间进行两次曝光,一次是在对比剂到达兴趣区之前,一次是在对比剂到达兴趣区并出现最大浓度时,相应的图像被称为 mask 像和造影像。如果患者在曝光过程中保持体位不移动,则两图像之间的唯一差别是含有对比剂的血管,两者的差值信号就是 DSA 的信号。随着血管内碘浓度(P^I)与血管直径(d)乘积的增加,DSA 差值信号也增加。由此可知,DSA 的信号是由对比剂的投射浓度 P^Id 决定的。

在造影过程中,利用 DSA 设备附有的视频密度计把记录的视频信号量转化为视频密度值,即信号幅度。以时间值为 X 轴,视频密度值为 Y 轴作图,即得到时间-视频密度曲线,一个兴趣区的时间-视频密度曲线反映的是透射该兴趣区的 X 线衰减的时间变化。在血管造影中,同一兴趣区不同时像的影像对射线衰减的变化,取决于兴趣区内的碘含量。时间-视频密度曲线则间接地反映该兴趣区血管内碘的廓清过程。

在 IV-DSA 中,静脉内给药,使动脉显影。对比剂团块在整个体循环和肺循环中稀释,所以,IV-DSA 提供的是明显降低的 DSA 差值信号,出现低峰宽底的时间-浓度曲线。

在 IA-DSA 中,特别在选择性和超选择性血管造影中,对比剂团块不需要一定时间的传输与涂布,这样,IA-DSA 必然是高峰窄底的时间-视频密度曲线。

在 DSA 中,血管显影所需最低限度的碘量与血管直径成反比。在较大血管显示上,于显影高峰期间增加碘浓度,使之超过最低限度值,并无助于获取更多的信息。相反,在直径较小的血管,增加血管内的碘浓度将改善其显示。

第六节　DSA 的图像采集

DSA 的图像采集需设置各种检查参数、DSA 方式选择、注射参数设定等。DSA 检查前技术参数的选择如下。

一、资料输入

在 DSA 检查前,应将患者的有关资料输入计算机内,以便检查后查询,同时也为图像拷贝或激光照相留下文字记录。

二、确定 DSA 方式

不同的 DSA 装置有不同的减影方式,确定该方式之前,操作者应对各种减影方式的特点、适应范围等全面掌握,仔细复习病历资料,根据不同的病情需要及诊断要求,进行全面权衡,选择与造影部位和患者状态相适应的减影方式。

三、采集时机及帧率

采集时机及帧率选择原则,是使对比剂的最大浓度出现在所摄取的造影系列图像中,并尽可能减少患者的曝光量。

采集时机可经 DSA 键盘上输入计算机,然后按设定程序执行。也可在高压注射器上进行选择,即照片延迟或注射延迟。所谓照片延迟,就是先注射对比剂,后曝光采集图像。所谓注射延迟则先曝光采集图像,后注射对比剂。延迟的选择取决于造影方法及导管顶端至造影部位的距离,在 IV-DSA 或导管顶端距兴趣区较远时,应选用照片延迟;IA-DSA 特别是选择性和超选择性动脉造影时,应选用注射延迟。如延迟时间选择不当时,采像时要么对比剂先流走,图像上无碘信号;要么曝光时间很长,影像上出现的碘信号达不到要求。

正常情况下,肺循环时间 4 s,脑循环 8 s,肾及肠系膜循环 12 s,脾循环(门静脉)16 s。外周静脉法到达各部位时间大致如下:①上腔、下腔静脉 3~5 s,右心房 4~6 s;②右心室 5~7 s,肺血管及左心房 6~7 s;③左心室 6~8 s,主动脉 7~9 s;④颈总动脉、锁骨下动脉、肝动脉、肾动脉及脾动脉 8~10 s;⑤颅内动脉及髂动脉 9~11 s;⑥股动脉 10~12 s,四肢动脉 11~13 s。

中心静脉法则减去 3 s,即为对比剂到达感兴趣区的时间。动脉法 DSA 的延迟时间要根据导管端至兴趣区的距离而定。同时应注意的是患者的病理状态,如患者心功能不良,狭窄性或阻塞性血管病变,照片延迟时间应适当延长。

采集帧率依 DSA 装置、病变部位和病变特点而定。大多数 DSA 装置的采像帧率是可变的,一般有 2 帧/秒、3 帧/秒、4 帧/秒、6 帧/秒、12 帧/秒、25 帧/秒、30 帧/秒等。有的超脉冲式和连续方式高达 50 帧/秒。

一般来说,头颅、四肢、盆腔等不移动的部位,每秒取 2~3 帧采集;腹部、肺部、颈部较易运动的部位,每秒取 6 帧,对不易配合者可取每秒 25 帧;心脏和冠状动脉运动大的部位,每秒在 25 帧以上,才能保证采集的图像清晰。至于采集的时间要依据插管动脉的选择程度、病变的部位和诊断的要求而定,如腹腔动脉造影时又要观察门静脉,颈内动脉造影又要观察静脉窦期等,采像时间可达 15~20 s。

四、选择相关技术参数

DSA 检查前都要选择减影方式、矩阵大小,增强器输入野的尺寸(放大率)、摄像机光圈大小、X 线焦点,球管的负载,X 线脉冲宽度、千伏和毫安值,采像帧率,mask 的帧数,积分帧数,放大类型,曝光时间,注射延迟类型和时间,对比剂总量和浓度,注射流率、噪声消除方式,等等。这些参数的选择依据 DSA 的装置不同而不一样,有的参数是机器自动调节,有的参数某些机器没有设置,有的参数则需要操作进行选定。对于上述参数的选择应该从整体出发,全面权衡某一参数的价值及对另一参数的影响,不可顾此失彼。既要考虑图像质量,又要考虑患者接受的 X 线剂量,患者对对比剂的量及流率的耐受性,以及球管的负载、病变的诊断要求等,选出一个照顾各方面的折衷方案,以满足成像质量的要求。例如:心脏 DSA 成像需要高帧率、大剂量对比剂和快注射速率;而四肢血管 DSA 成像则需要低帧率,对比剂低浓度,四肢末梢的血管成像需要曝光延迟,提前注射对比剂。此外,补偿滤过是 DSA 检查中一个不可缺少的步骤,采像时应将视野内密度低的部分加入一些吸收 X 线的物质,使 X 线在被照射区域内的衰减接近均匀,以防止饱和状伪影的产生。

五、Mask 像的选择与充盈像的相减组合

减影图像在采像后显示在监视器上,其效果在于选择 mask 像与充盈像,以及他们之间的相减组合。mask 像和充盈像的相减组合可在造影前设定,倘若出来的差值图像不理想,可在后处理中重新选择 mask 像和充盈像,并进行配对减影。DSA 的后处理一般是先将整个造影过程复习一遍,再确定减影对 mask 像既可选在对比剂出现之前,又可选择在对比剂从血管中消失之后,也可选择在对比剂充盈最佳时。应根据不同的诊断要求,观察血管时期和范围进行相应选择。

六、确立注射参数

(一)对比剂的浓度及用量

在 DSA 检查中,不同的造影方式需要不同的对比剂浓度和用量,浓度随着观察病变的细致程度不同而不同,过高过低的对比剂浓度对血管的显示均不利。IV-DSA 的浓度一般为 60%～80%,按对比剂在血管内的稀释及行程,外周静脉法的对比剂浓度比中心静脉法高。IA-DSA 的对比剂浓度一般为 40%～60%,这个浓度的范围是基于导管端至兴趣区的距离不一样而定的,超选择性动脉法比一般动脉法对比剂浓度要低。

在对比剂的用量上,总的用量按患者的体重计算,成人一次量为 1.0 mL/kg。儿童一次量为 1.2～1.5 mL/kg。注药总量成人为 3～4 mL/kg,儿童为 4～5 mL/kg。在实际应用中,对比剂的每次用量应根据造影方式、造影部位和病情状况等全面考虑。

对比剂的用量及浓度对 DSA 的成像至关重要。DSA 显示血管及病变的能力与血管内碘浓度和曝光量平方根的积成正比。例如,一支直径为 4 mm 及直径 2 mm 的狭窄血管得到同样的显示,则需要将碘浓度加倍或曝光量增加 4 倍。所以,目前应用选择性动脉插管,以提高动脉内碘浓度的报告不断增多。

根据对比剂-血管直径曲线可知,血管里所需最低对比剂的量与血管的直径成反比。在直径大的血管,显影高峰期间增加对比剂浓度,使之超过最低限度值并无助于血管的显示。相反,在直径较小的血管,增加血管内对比剂浓度,将改善其血管的显示。

(二)注射流率和斜率

注射流率指单位时间内经导管注入对比剂的量,一般以 mL/s 表示。还有 mL/min,mL/h,以适应不同部位和不同的诊断、治疗要求。选择流率的大小原则上应与导管尖端所在部位的血流速度相适应,注射流率低于该部位的血流速度时,对比剂被血液稀释、显影效果差。注射流率增加,则血液中对比剂的浓度增高,影像的对比度提高。如注射流率过大,势必增加血管内的压力,造成患者不适,或有血管破裂的危险,尤其是血管壁脆性增加和血管壁变薄的病变,如主动脉夹层、动脉粥样硬化等。

选择流率往往大于实际流率。因为注射流率受多种因素的影响,即造影导管的内径、长度、单或侧孔、对比剂的黏稠度、导管端与血管的方位关系等。从动力学的观点看来,要使导管内的对比剂做匀速运动,必须有一个外力来抵消内摩擦力,这个外力就是来自导管两端的压力差,即注射压力。实验表明,在水平小管(导管)内作片流(导管内液体的分层流动,靠管壁的流速为零,导管中轴的流速最大)的黏滞性液体,其流量(单位时间内流过的体积)与导管两端的压强差 AP 成正比,即泊肃叶定律:$Q = \pi R_0^4 \triangle P / (8 \eta L)$。式中 R_0 为导管的半径,η 是黏滞系数,L 是导管的长度。

从式中可知,流率与导管的长度成反比,与对比剂的黏滞系数成反比,与导管半径的四次方及注射的压力成正比。可见,导管的型号和对比剂的黏滞度对流率有影响,导管半径的微小变化,流率确会出现显著的变化,如果导管半径增加 1 倍,流率就增加了 16 倍。

对比剂的黏滞度可由其性质、浓度、温度等决定,不同浓度具有不同的黏稠度。对比剂的温度越高,黏稠度越小。对比剂黏滞性小时,对比剂能快速地注入血管内,避免了缓慢进入而使对比剂稀释。

注射流率的选择不是一个绝对的定值,而有一定的动态范围。同一血管的不同位置或不同诊断要求的造影,流率的选择不尽相同;同一患者同一部位的不同时期造影,该处的血流速度也可发生改变。其原因是人体血管受神经-体液的调节而发生舒缩,引起注射部位的血流改变,还有个体差异。此外,血管壁具有一定弹性,对一定范围的流率是可以适应的。

IA-DSA 的对比剂的注射流率的大小,与血管显示的数量级及影像的分辨率呈正相关。较高的注射速率可形成较密集的对比剂团块,提高小血管内的碘浓度,对判断毛细血管改变的病变很有帮助。

注射斜率是指注射的对比剂达到预选流率所需的时间,即注药的线性上升速率,相当于对比剂注射速度达到稳态时的冲量。冲量越大,对比剂进入血管内越快,线性上升速率也就越高;反之亦然。线性上升速率的选择应根据不同的疾病,导管先端所处的位置等决定。一般来说,在靶血管承受范围内,线性上升速率与血管的显示率成反比。

(三)注射压力

对比剂进入血管内作稳态流动需要一定的压力,也就是克服导管内及血管内的阻力。一般来说,压力选择是根据造影部位和病变要求决定,亦应与导管的型号相匹配。造影部位不同,注射压力不一样,压力与血管的大小成正相关;造影方式不同,注射压力也有区别,即外周静脉法与中心静脉法,选择性与超选择性造影时注射压力各不相同;病变的性质不同,注射压力也不同,处于血管壁变薄和变硬脆的病变,注射压力较正常时要小;导管的型号不同,注射压力也有区别,各种不同型号的导管都有一定的压力和范围。

压力单位不尽一致,他们之间有如下的换算关系:

1 磅/英寸^2(PSI)=0.07 kg/ cm^2

1 kg/ cm^2=14.22 磅/英寸^2=9.80665×10^4 Pa

1 巴(bar)=10^{5}N/m^3=1.0 kg/ cm^2

1 mmHg=133.322 Pa

(四)导管顶端的位置

造影导管顶端所处的位置与 DSA 的采像时机和成像质量,以及对比剂的浓度和用量密切相关。IV-DSA 时,造影导管顶端位于上腔静脉与右心房之间和位于下腔静脉与右心房之间,在成像质量上没有统计学意义的差别,而导管顶端位贵要静脉,则成像质量有显著的差别。在其他条件不变时,导管顶端至兴趣区的距离越近,成像质量越好,同时对比剂浓度也低,用量也小,反之亦然。

造影导管顶端的位置最好置于血管中间,并与血管长轴平行。根据流体力学可知,血管中心轴的液体流速最快,距血管壁愈近,流速愈慢,紧靠血管壁的液层,流速为零。

对于动脉瘤的患者,该部位的血管壁失去了正常的弹性,壁变薄,张力变大,血流在此处形成湍流,血管壁内外的跨膜压失去动态平衡。根据球面的"拉普拉斯"定律可知,一个由弹性膜所形成的球面,其凹面的一侧压强大于凸面的一侧压强。两侧的压强差与单位膜长的张力成正比,与曲率半径成反比。

如果将导管顶端置于瘤体内注药,瘤体压力进一步增大,而血液湍流的压力不能很快顺血流传递出去,此时瘤体就有破裂的危险。因此,造影时导管顶端应远离病变部位、对比剂顺常态血流来显示动脉瘤。

关于导管顶端位置的判断,常用方法有:①解剖部位;②心血管内压力值变化;③试验性注药。

(五)体位设计与影像质量

1.体位设计的意义

心脏、血管减影像是三维结构的平面投影。DSA 成像时,心脏各房室、血管起始部、交叉处互相重叠干扰,心脏血管可能出现缩短、拉长等变形相重,影响疾病的诊断。因此,应选择适当的体位和变换不同的投射方向,最大限度地全面显示病变部位。

一般来说,按各部位的常规体位能发现病变,且保持原有的形态。但较复杂的病变,常需要多方位、多角度,并结合透视找出一个适当的体位。如此看来,体位设计的意义就在于高像质地发现和显示病变的部位和形态,确定被检部位的立体概念。

2.体位设计的方法

DSA 的影像是一个立体结构的平面投影,要使病变在重叠的影像中单独清晰地显示出来,必须具备两个条件:一是具有使病变显示出来的对比度,这要求我们使用合适的对比剂浓度和剂量,恰当地运用窗口调节技术;二是具有显示病变的适当体位。体位的设计有下列方法:①选择恰当的标准体位:标准体位从解剖学上讲是最易发现和显示病变的体位,必须熟练地掌握各部位的标准体位。②转动体位或"C"型臂:找出一个合适的体位,才能显示病变。③利用切线效应:转动"C"型臂,使 X 线束向病灶或某组织的边缘呈切线位,充分暴露欲观察的部位。④使用特殊体位:某些部位的成像需要特殊的体位,例如心脏的四腔位能使心脏各房室展开呈平面显示;右冠状动脉的左前斜 45°位能使右冠状动脉展开显示;心脏的左前斜 7°能使肺动脉主干展开显示。

第七节　DSA 的图像处理

DSA 影像的后处理技术很多,下面介绍最重要的几种。

一、窗口技术

对病变性质及范围的判断,都是通过分析图像进行,图像的显示又是通过窗口技术来进行调节的。窗口调制是以一个系数乘以每个像素的强度,像素强度的变换是在一个规定的公式上进行,即用窗口技术来控制每个像素的强度转换。窗口技术是通过窗宽和窗位来调节的。窗宽是指显示图像时所选用的灰阶范围,只有在这个规定范围内的不同数值,才有灰度级变化,而在这个范围的最低值和最高值以外,分别显示黑色或白色的影像。窗宽小时显示的灰阶范围小,图像的对比度强,适用于显示密度差别大的组织结构,窗宽较宽时,显示的灰阶范围大,图像的对比度差,层次丰富,适用于显示密度较近的组织结构。窗位系指窗宽的上限及下限的平均值,窗位是以每个像素值的强度加或减一个固定值。选择窗位的原则应根据检查的要求,采取与要观察的组织器官最佳密度值为窗位,再根据对比度的要求,选用适当的窗宽进行图像观察,即可得到比较满意的效果。

二、空间滤过

空间滤过是在一幅图像上选择性增强或减弱特殊空间频率成分。低通滤过又叫平滑图像,能在图像的急剧变化中起平滑作用,用于减少数字图像上存在的伪影影响,建立一幅平滑的图像。高通滤过又叫边缘增强,能使图像的边缘亮度增加变锐。中通滤过是消除图像噪声的方法。一个变化的窗宽内的中心像素被这个窗宽内像素的中心值代替。

三、再蒙片与像素移位

再蒙片就是重新确定 mask 像,是最常用的有效的校正配准不良的图像后处理方法,可以弥补造影过程中患者轻微运动而造成的减影对错位。一旦 mask 像与选择的造影像在曝光期间患者发生了移动,则该减影对的影像不能精确重合,即产生配准不良。一个简单的补救方法是先观察造影的系列图像,然后用试凑法选择两帧像减,以形成理想的减影效果。

时间间隔差(TID)既可作为 DSA 减影的一种方式,又可作为图像后处理的手段。在造影中,由于患者自主或不自主的运动,使得减影图像上的心血管影变得模糊不清。此时,可将全造影系列温习一遍,估计患者产生运动的时间,确定 TID 方式的间隔时间,以寻找出清晰的图像。

像素移位是一种通过计算机内推法程序来消除移动性伪影的技术。为了改善减影对的配准不良,可以将 mask 片的局部或全部像素向不同方向移动一定距离,使之与对应的像素更好地配准,再经减影,骨信号将被消除,仅留下血管的影像。

四、图像的合成或积分

在 DSA 检查的序列曝光中,可采集十几帧至几十帧的影像,而用作减影的仅为其中一对或几对,其他帧幅都被浪费掉了,从 X 线曝光的利用来考虑是低效率的。若将多帧 mask 像积分,并作一个负数加权(如−1),若干帧含对比剂帧幅积分,并作一个正数加权(如+1),再用这两个分别经积分和加权后得到的影像作减影,则可得到积分后的减影像。图像合成或积分是一种空间滤过处理,即来自一系列图像的所有像素值被累加,以形成一个新的像素值。一般是将全部或部分 mask 像和含对比剂充盈像分别累加,积分是 2,就是 2 帧合成一帧图像;积分是8,则是 8 帧合成一幅图像。积分因素越多,图像噪音越低,图像积分法能相当有效地使一个图像平滑化,并减少噪声的内涵。新形成的两组合成图像经减影后,可获得一幅低噪声减影像。

图像合成积分的特征有:①提高信噪比,改善图像质量;②因 mask 像由多帧合成,主动地将 mask 像变得模糊,降低了对运动性模糊的敏感性;③最大碘对比信号像对提高了。

五、匹配滤过与递推滤过

匹配滤过是将系列减影图像加权以突出碘信号,降低背景结构信号和噪声的时间积分的处理方法。即使用的权数系数与兴趣区信号形态匹配,可获得最佳的信噪比,最大限度地利用 X 线曝光。递推滤过是应用视频影像处理方式,将图像加权后进行相加,以提高图像对比分辨率。

六、对数放大与线性放大

在 DSA 中,系统以线性和均匀性的形式来描述对比信号。"线性"是指随患者体内投射碘浓度的变化,DSA 信号也成比例的改变,碘浓度的信号可引起 DSA 图像中差值信号的倍增。"均匀"是指含对比剂的血管的显影程序是同样的,不受体内非碘结构重叠的影响。在线性放大中,未减影图像中的像素值与电视摄像管读出的信号成正比。在对数放大中,视频摄像管读出的信号在减影之前通过一个电子线路,该线路的输出与输入值的对数成正比。

使用线性放大,身体厚度大的部位,DSA 信号弱。而对数放大,提供了物质厚度方面差异的补偿,获取的对比信号均匀。

七、补偿滤过

DSA 检查中,一个主要的难点是如何调整物体的动态范围(即患者的解剖结构)与系统的动态范围吻合,视频影像的动态范围常因辐射的衰减而增大,致使兴趣区被显示在一过分小的视频水平。

物体的动态范围是成像部位的 X 线衰减范围,在 DSA 系统中,决定系统动态范围的关键部件是 TV 摄像机系统。摄像机的输出是随时间变化的,代表图像中每一行光强度变化的电压波形。当没有光线进入摄像机镜头时,它输出暗电流电平。当光线进一步增加,若不再在电压上产生增量饱和电流,这个饱和电流与暗电流之间的差额是可以利用的摄像机的动态范围。

进入摄像机的光线等级由计算机的可变光圈控制,该光圈可调整图像的平均亮度水平。而最小最大亮度值将分别落在暗电流之上,饱和电流之下,将动态范围 100% 利用于减影造影。实际上,成像部位衰减值的动态范围常常超出了摄像机可精确复制的信号范围,视频峰值超出动态范围时(＞100%)就产生饱和,在减影图像中出现均匀灰度值的饱和伪影,该区域内的诊断信息不可逆转地失去。用于降低物体动态范围的方法有:①增加千伏;②附加滤过材料;③降低摄像机的电增益。

补偿滤过是在 X 线管与患者之间放入附加的衰减材料,在选择性衰减特定的辐射强度区域,以提供更均匀的总的 X 线衰减。

八、界标与感兴趣区处理

界标技术主要是为 DSA 的减影图像提供一个解剖学标志,便于病变区或血管的准确定位。操作时可用一个增强了亮度的 DSA 减影像,与原始的未减影像重合。感兴趣区(ROI)处理常用的分析方法有:①对病变区进行勾边增强,建立图像轮廓、突出病灶,便于诊断和测量。②对病变区进行系列放大、灰度校准及转换,附加文字说明。③对病变区进行加、减、乘、除运算,图像换算,以观察病变的细致程度。④对病变区的计算、统计有:图像密度统计(统计后显示出总密度),像素总量,平均密度,标准误差,最大和最小像,平均背景密度,比较两个病变区的密度,计算两个感兴趣区的密度比率及他们的总像素量的比率,建立病变区直方图,计算直方图密度统计曲线。⑤建立时间-密度曲线,X 轴是采像时间,Y 轴是所选病变区内的总密度。⑥对病变区做曲线的处理,便于定量分析。⑦确定心脏功能参量,测定心室容积和射血分数、室壁运动的位像和振幅。在心脏 DSA 图像上勾画出左心室在收缩末期和舒张末期状态,或用光笔在控制台的描图板上直接进行勾画。确认后通过计算机计算,得出左心室舒张末期和收缩末期容积与面积,主动脉瓣至心尖的长轴和短轴,左室射血分数等。⑧研究对比剂流过血管的情况,从而确定血管内的像对流量、灌注时间和血管限流,同时可以测定血管狭窄的程度、大小、像对百分比,以及狭窄区的密度改变和百分比。

九、系统对 DSA 图像的影响

DSA 系统中各部分的性能至关重要。大容量 X 线机是获得多种减影的必备条件,只有高千伏、大毫安、短时间的 X 线机,才能实现高质量的减影图像;性能优良的高压发生器,产生快速脉冲曝光和脉冲透视,适应快速运动的心脏和冠脉 DSA,同时减少 X 线剂量,有利于防护;曝光时间尽可能短,避免运动性模糊图像产生;曝光前通过试验透视,能正确地测定不同人体和人体不同部位所需的 X 线量;曝光过程中,能根据体厚的变化和造影的流动情况,全自动地调节 X 线的剂量。

有多种焦点供选择,以适应不同部位的检查;当焦点和球管的额定功率与成像部位相匹配时,方可获得最大可能的分辨率;球管的性能稳定,X 线产生恒定;启动和终止迅速,散热快,有水循环冷却;球管窗口的固定滤线器能最佳吸收软射线和散乱射线,提高图像质量和防护水平;球管上有多种形状的遮光器,适应不同部位的 DSA 成像,保证曝光条件正确,提高影像质量。影像增强器有可变输出野,以适应不同部位,并作图像的不同放大处理。要求失真度小,分辨率高,对比度好,有足够的变换系数,能量转换率高。增强管后的光学系统性能稳定,无畸变和失真,转换率高。光学分配器应具有光洁的镜头和不振动的反射镜,才能有优良的图像传输。

具有活动导管床和 C 型臂,在患者不搬动的情况下,X 线束的方向可以自由选择,最大限度地展开投照部位,避免心血管的重叠,同时也可减少因体位搬动患者不适而出现的运动性伪影。DSA 有多种减影方式供选择,如脑血管使用脉冲方式、心脏使用超脉冲方式,以保证各部位的成像质量。扫描频率快,信息深度大的模/数转换器,数字存贮采用大容量的硬盘,以免信息损失。计算机容量大、处理速率快,是保证图像实时显示的重要环节。图像矩阵大,影像分辨率高。录像机和图像显示器必须与摄像机的能力匹配。

高压注射器必须性能稳定、计数准确、功能齐全,能够根据不同的病变和部位进行相应的各种参数选择。多幅照相机性能稳定,光传输不失真,有多种分幅,随时调节对比度和亮度,以适应不同的胶片特性和冲洗药水。激光照相机扫描特性稳定,具有模拟和数字式多接口,并能进行模/数转换,以与不同的机器匹配。扫描激光点多且大小一致,扫描速度快,激光束与胶片输送同步运行。胶片的感色性与影像增强器所发射的光谱相匹配,胶片的化学性能稳定,颗粒细、分辨率高、灵敏度强,能如实记录 TV 监视器上的图像。

洗片机性能稳定,运转正常,可调范围大,不限制胶片的选择。显、定影液化学性能稳定、无污染,能使图像的重要信息如实地转换为有用的影像密度。观片灯光线均匀柔和,亮度适宜,符合规定范围,具有亮度调节器。

十、DSA 的伪影

伪影是 DSA 成像过程中所造成的虚假现象,泛指影像失真。主要如下。

(一)运动性伪影

在 DSA 的成像过程中,患者生理性和病理性的运动可以使减影对不能精确重合,且在影像上形成的伪影称为运动性伪影。常见的运动伪影原因有:①离子型对比剂可引起舌根和咽部灼热感,使患者自主或不自主地出现咽部运动。解决的方法是选用非离子型对比剂或含漱 2% 的利多卡因麻醉咽黏膜。②40% 以上浓度的复方泛影葡胺做四肢血管 DSA 时,对比剂对该处血管内膜的刺激,可引起患者反应性抖动,这与四肢血管内皮细胞的敏感性高有关。③呼吸运动。肺部 DSA 成像时,因呼吸运动而使图像模糊。造影前训练患者屏气,或注药前吸入 O_2,以及用非离子型对比剂可减少对呼吸道黏膜的刺激。④胃肠蠕动。检查前 1 min 可静脉注射胰高糖素 1 mg,腹部气囊加压,或注入 654-2 注射液,训练屏气。⑤心脏跳动。选用 DSA

超脉冲方式和采用心电图触发方式来克服。⑥精神紧张、躁动患者或小儿易动,检查前给予解释及训练,消除患者的顾虑,或给予镇静剂,或适应麻醉,或将检查部位固定。

此外,动脉壁粥样斑块随血管的搏动而运动,造成无法消除的伪影,但影响小。运动性伪影有几个特征:①在结构的边缘处最明显,近结构的中心部相对轻微。②伪影的量随结构边缘密度陡度增大而增大。③伪影的量随移动的结构衰减系数增加而增大。如骨和软组织的厚度相等,移动相同距离,则骨的伪影较大。④配准不良在 DSA 影像导致正性和负性伪影。

(二)饱和状伪影

DSA 系一种视频显示技术,成像的视野内结构密度差别过大,则可在视野内出现斑片状信号缺失区。饱和状伪影就是由视野内某部位过薄或密度过低又未使用补偿滤过,X 线衰减值的动态范围超过图像信号处理规定的动态范围,形成一片均匀亮度的无 DSA 信号的盲区,称为饱和状伪影。

(三)设备性伪影

设备性伪影形成的原因包括:①投照系统不稳。球管、检测器、摄像机等性能不稳定,而引起条纹状伪影和旋涡伪影。②软件伪影。③条纹伪影:丢失的高频信息会在低频处以条纹的形式出现,形成伪信息,以锐界面或物体边缘为明显。④过冲伪影:当空间频率超过某值时,在物体的锐界面以光密度的梯度出现。⑤X 线束的几何学伪影。⑥X 线束硬化。X 线束的平均能量随物体的厚度而增加,与之相应的衰减系数则减少,这个过程叫线束硬化。

第八节 DSA 的减影方式

DSA 的减影方式最常用的是时间减影法,包含脉冲方式、超脉冲方式、连续方式等。

一、时间减影

时间减影是 DSA 的常用方式,在注入的对比剂团块进入兴趣区之前,将一帧或多帧图像作 mask 像储存起来,并与时间顺序出现的含有对比剂的充盈像一一相减。这样两帧间相同的影像部分被消除了,而对比剂通过血管引起高密度的部分被突出地显示出来。因造影像和 mask 像两者获得的时间先后不同,故称时间减影。

(一)常规方式

常规方式是取 mask 像和充盈像各 1 帧,进行像减。有手动和自动供选择。手动时由操作者在曝光期根据监视器上显示的造影情况,瞬间摄制 mask 像和充盈像,mask 像的选定尽可能在血管充盈前的一瞬间,充盈像的选定以血管内对比剂浓度最高为宜;自动时由操作者根据导管部位至造影部位的距离,患者的血液循环时间,事先设定注药至 mask 像间的时间,以及注药到充盈像的时间。这样,mask 像和充盈像就根据设定而确立,并作减法运算。

(二)脉冲方式

脉冲方式为每秒进行数帧的摄影,在对比剂未注入造影部位前和对比剂逐渐扩散的过程中对 X 线图像进行采样和减影,最后得到一系列连续间隔的减影图像。此方式与间歇性 X 线脉冲同步,以一连串单一的曝光为其特点,射线剂量较强,所获得的图像信噪比较高,图像质量好,是一种普遍采用的方式。这种方式主要适用于脑血管、颈动脉、肝动脉、四肢动脉等活动较少的部位,对腹部血管、肺动脉等部位的减影也可酌情使用。

(三)超脉冲方式

超脉冲方式是在短时间进行每秒 6～30 帧的 X 线脉冲摄像,然后逐帧高速重复减影,具有频率高、脉宽窄的特点。连续观察 X 线数字影像或减影图像,具有动态解像率。

这种方式的优点能适应心脏、冠脉、主肺动脉等活动快的部位,图像的运动模糊小。

(四)连续方式

X 线机连续发出 X 线照射,得到与电视摄像机同步,以 25～50 帧/秒的连续影像的信号。亦类似于超脉冲方式,以电视视频速度观察连续的血管造影过程或血管减影过程。

这种方式图像频率高,能显示快速运动的部位,如心脏、大血管,单位时间内图像帧数多,时间分辨率高。

(五)时间间隔差方式

mask 像不固定,顺次随机地将帧间图像取出,再与其后一定间隔的图像进行减影处理,从而获得一个序列的差值图像。mask 像时时变化,边更新边重复减影处理。时间间隔差方式相减的两帧图像在时间上相隔较小,能增强高频部分,降低由于患者活动造成的低频影响,对于心脏等具有周期性活动的部位,适当地选择图像间隔帧数,进行时间间隔差方式减影,能够消除像位偏差造成的图像运动性伪影。时间间隔差可以作为后处理方式。

(六)路标方式

路标技术的使用为介入放射学的插管安全迅速创造了有利条件。具体操作是:先注入少许对比剂后摄影,再与透视下的插管做减影,形成一幅减影血管图像,作为一条轨迹,并重叠在透视影像上。这样,就可以清楚地显示导管的走向和尖端的具体位置,使操作者顺利地将导管插入目的区域。

这种方法分为三阶段:①活动的数字化透视图像。踩脚闸到松开脚闸,最后的图像——"辅助 mask"形成。②活动的减影透视。减影开始于一幅 mask 形成之后,只要没有注射对比剂,监视器上就没有图像。注射了少量对比剂后,血管开始显影,血管充盈最多时,对比度最高,此时充盈像代替了辅助 mask。③活动的图像与透视 mask 像减,显示差值部分。

综上所述,路标技术是以透视的自然像作"辅助 mask",用含对比剂的充盈像取代辅助 mask 而作实际 mask,与后来不含对比剂的透视像相减,获得仅含对比剂的血管像,以此作为插管的路标。

(七)心电图触发脉冲方式

心电图触发 X 线脉冲与固定频率工作方式不同,它与心脏大血管的搏动节律像匹配,以保证系列中所有的图像与其节律同相位,释放曝光的时间点是变化的,以便掌握最小的心血管运动时刻。外部心电图信号以 3 种方式触发采像:①连续心电图标记;②脉冲心电图标记;③脉冲心电图门控。

心电图触发方式,避免了心电图搏动产生的图像运动性模糊。所以,在图像频率低时也能获得对比度和分辨率高的图像。此方式主要用于心脏大血管的 DSA 检查。

二、能量减影

能量减影也称双能减影,K-缘减影。即进行兴趣区血管造影时,同时用两个不同的管电压,如 70 kV 和 130 kV 取得两帧图,作为减影对进行减影,由于两帧图像是利用两种不同的能量摄制的,所以称为能量减影。

三、混合减影

1981 年 Bordy 提出了这种技术,基于时间与能量两种物理变量,先作能量减影再作时间减影。混合减影经历了两个阶段,先消除软组织,后消除骨组织,最后仅留下血管像。混合减影要求在同一焦点上发生两种高压,或在同一 X 线管中具有高压和低压两个焦点。所以,混合减影对设备及 X 线球管负载的要求都较高。

第九节　DSA 的成像方式

DSA 的成像方式分静脉 DSA 和动脉 DSA,静脉 DSA 分外周静脉法和中心静脉法,动脉 DSA 分选择性动脉 DSA 和超选择性动脉 DSA。随介入放射学的发展及广泛的临床应用,以选择性和超选择动脉 DSA 为主。

一、静脉 DSA(IV-DSA)

发展 DSA 最初的动机是希望从静脉注射方式显示动脉系统,因此,最早应用的 DSA 是采用外周静脉(如肘静脉)注射大量对比剂。但是,静脉内团注的对比剂在到达兴趣动脉之前要经各心腔与循环系统稀释。动脉显影的碘浓度是所注射对比剂的浓度的 1/20,对比剂团块特性曲线的峰值与注射碘的总量、心输出量成正比,与中心血量成反比。所以静脉 DSA 是一种高剂量(X 线剂量和对比剂剂量)的检查,只适用选择性静脉 DSA 检查。

二、动脉 DSA(IA-DSA)

IA-DSA 的应用相当广泛,使用的对比剂浓度低,对比剂团块不需长时间的传输与涂布,并在注射参数的选择上有许多灵活性。同时影像重叠少,图像清晰,质量高,DSA 成像受患者的影响较小,对患者的损伤也小。

IA-DSA 时,对比剂直接注入靶动脉或接近靶动脉处,对比剂稀释要轻微得多。可明显改善小血管的显示。

由于 DSA 对于对比剂的对比信号很敏感,当血管内对比剂浓度太高时,重叠血管就不易观察。IA-DSA 与血管造影像比,对比剂的用量将降低 1/4～1/3。

三、动态 DSA

随着 DSA 技术的发展,对于运动部位的 DSA 成像,以及 DSA 成像过程中球管与检测器同步运动而得到的系列减影像,均已成为了事实。所以,将 DSA 成像过程中,球管、人体和检测器的规律运动的情况下而获得 DSA 图像的方式,称为动态 DSA。

(一)旋转式心血管造影

旋转心血管造影是新型 C 形臂所具有的一种三维图像采集方法。DSA 系统开始采集图像,C形臂支架围绕患者做旋转运动,对某血管及其分支作 180°的参数采集,人体保持静止,X 线管与增强器作同步运动。有一个用于选择这个方法和特定参数的系统采像程序,注射对比 剂前瞬间摄制某方位的 mask 片,随即采集造影像,快速实时减影,以此获得一系列的全方位 的减影像。由曝光手闸控制启动,或由高压注射器经手闸控制,旋转速度为 30°/s,图像频率为 每秒 8~50 幅、可调。在数字减影旋转血管造影时,需要做两个采像序列,在第一个序列 (mask)之后,C形臂自动地回到其开始位,再做第二个序列。在采像期间以非减影显示图像, 在回放时可进行减影得到三维图像。可清晰地显示某血管或心脏的多方位解剖学结构和形 态,对病变的观察更全面、更确切、更客观,尤其对脑血管、心腔和冠状动脉血管是非常适用的 一种血管造影方法。

(二)步进式血管造影

采用快速脉冲曝光采集图像,实时减影成像。在注射造影剂前摄制该部位的 mask 片,随 即采集造影像进行快速减影,在脉冲曝光中,球管与增强器保持静止,导管床携人体自动匀速 地向前移动,以此获得该血管的全程减影像。该方式一次注射造影而获得造影血管的全貌,解 决了肢体血管行程长、增强器视野小,需要多次曝光系列和多次注药的矛盾,在 X 线防护和对 比剂的用量减少上具有很大作用。主要用于四肢动脉 DSA 检查和介入治疗。

(三)遥控对比剂跟踪技术

常规的血管造影和 DSA 只能对较长的血管分段进行,需要多次曝光序列才能完成全段血 管显像。对比剂跟踪摄影提供了一个观察全程血管结构的新方法,解决了以前的血流速度与 摄影程序不一致,而出现血管显示不佳或不能显示的问题。该技术在不中断实时图像显示的 血管对比剂中移动,操作者可用交互式或用速度曲线的编程式自动控制速度,使之进行造影跟 踪摄影。在减影或非减影方式下都可实时地观察摄影图像。

自动对比剂跟踪摄影以实时图像显示进行数字采集,床面的移动速度和帧速由程序自动 控制,并有一套适应于流速的速度曲线供选择。在对比剂流动期间,当使用与对比剂序列期间 产生的相同速度曲线帧速时,对比剂序列由模像序列跟踪,如果不需要观察减影的图像,模像 序列就跳过。该技术对四肢动脉闭塞性病变或狭窄性病变特别适用。

(四)各种造影方法的选择原则

(1)为了减少损伤和简便节时,对于主动脉及其主干疾患可首选 IV-DSA,如有必要时,再 行非选择 IA-DSA。对于老年人或(和)心功能低下者,IV-DSA 不能获得足够碘浓度的清晰影 像,应首选非选择性 IA-DSA。

(2)上、下腔静脉疾患、四肢静脉疾患,右心、肺动脉、肺静脉的先天性单发、复合或复杂的 心血管畸形,首选选择性 IV-DSA。

(3)造影前估计采用 IV-DSA 不能清晰显示主动脉和其主干疾患,如动脉导管未闭、主肺 动脉间隔缺损和肾动脉分支狭窄等,应首选非选择性 IA-DSA。对一些老年患者(多有动脉硬 化所致血管迂曲)和多次行导管内灌注化疗肿瘤者(多伴有侧支形成),先行侦察性非选择性 IA-DSA,往往有助于选择性 IA-DSA 的插管,节时并易获得成功。

(4)各脏器的疾患和累及左心、冠状动脉的先天性和后天性疾患,首选选择性 IA-DSA。

(5)在心脏、大血管先天畸形的 DSA 诊断中,除上述原则外,还应注意下列几点:①根据患 者的血流动力学变化进行选择。如动脉导管未闭,无明显肺动脉高压,左向右分流为主时,应 首选非选择性 IA-DSA;而有明显肺动脉高压时,随右向左分流量不同,用选择性 IV-DSA(右室注射）。②某些复合或复杂畸形，如动脉导管未闭合并肺动脉缺如，仅选用一种 DSA 方法常不能显示其全部解剖畸形和血流动力学变化。③不论采用 IV-DSA 还是 IA-DSA 法，为能清晰显示解剖畸形，应尽量将导管先端置放于有利于对比剂流向的邻近病变区。如对无明显肺动脉高压的房缺行选择性 IV-DSA 时，将导管先端穿过缺损的房间隔置入左房或肺静脉注射，远比右房注射为佳。

第十节　DSA 图像的质量控制

一、影响 DSA 图像的质量因素

影响 DSA 影像质量的主要因素有机器设备、成像方式、操作技术、造影方法及患者本身等方面的因素。

（一）设备结构

1. X 线电源

DSA 的图像在以每秒几帧至几十帧之间快速形成，这就要求具有产生高千伏、短脉冲和恒定输出的高压发生器，80 万 Hu(heat unit，热单位)以上、具有大小焦点和大功率的 X 线管，并配置功能完善的遮光栅和 X 线滤过装置。

2. 影像增强器

影像增强器或数字平板检测器，应具有每秒 30 帧以上的显像能力、理想的光敏度、足够的亮度、较高的分辨率和对比度以及最小的失真度，有适应不同部位使用的可变输出野和稳定的光路分配器。

3. 电视摄像系统

电视摄像管应具有很高的分辨率和最适宜的合成时间，以确保输出屏上 1 毫伦 X 线产生的微弱荧光都能无遗漏地采集到，系统动态幅度的信噪比在 1 000∶1 左右，每帧图像的水平稳定差异小于 1%，并防止图像信息递减丢失，从而获得精确的影像信息。

4. 影像处理和显示系统

计算机处理速度快，存储数据能力强，能快速完成运算、存储、减影和图像处理等程序。

（二）成像方式和操作技术

1. 成像方式的影响

目前 DSA 设备大多是用"时间"物理变量减影法，但按其 X 线输入方式可分为脉冲式或连续式，一般有 4 种成像方式用于实时减影，即脉冲成像方式(PI mode)、超脉冲成像方式(SPI mode)、连续成像方式(CI mode)和时间间隔差成像方式(TID mode)。PI 方式单位时间内摄影帧频低，每帧图像接受的 X 线剂量大，图像对比分辨率较高；CI 方式则恰相反。因此，造影时应根据受检部位和诊断要求选择相应的成像方式，以获取优质的减影像。例如：四肢、头、颈等不易活动的部位常用脉冲成像方式，而心脏、大血管等易活动的部位则常用超脉冲成像方式，以获取高对比、高分辨率的动态减影像。

2.操作技术的影响

①摄影条件:X线剂量与密度分辨率成正比。DSA设备的曝光参数常设有"自动曝光"和"手动曝光"两种;一般对密度高且体厚的部位选用自动条件比较理想,而对密度低且体薄的部位采用手动条件,并经曝光测试后选择最适宜的曝光条件,以避免过度曝光或曝光不足。②摄影体位:DSA图像不仅要有很好的密度分辨率,还要有合适的体位。因此,DSA检查技术中常把正侧位视为基本体位。此外,再加上一些特殊体位,如左、右斜位和头、足向倾斜的多种复合角度的摄影体位。正确的体位对显示心血管病变及指导介入治疗十分重要。③其他摄影技术因素:合理应用遮光器和密度补偿装置以使影像密度均衡;正确选择照射野、焦点至人体的距离、人体至探测器的距离和焦点至探测器的距离,可防止图像放大失真和模糊。④后处理技术:充分利用再蒙片、图像配准、图像合成、边缘增强和窗口技术等多种后处理技术来消除伪影、减少噪声、提高兴趣区信噪比,以改善DSA的图像质量。

3.造影方法和对比剂

①造影方法的影响:动脉法DSA可明显减少对比剂浓度和用量,提高影像密度分辨率和空间分辨率,缩短曝光时间,获取高信噪比、无血管重叠的清晰图像。其中,以选择性IA-DSA和超选择性IA-DSA成像尤佳。除了穿刺后经导管直接在静脉血管内(腔静脉、髂静脉等)注射对比剂造影外,其他经静脉注射对比剂到体循环和肺循环观察动脉系统的造影方法,图像质量基本上难以达到要求。②对比剂的影响:DSA信号是将兴趣区(region of interest,ROI)的对比剂团流(bolus flow)到达之前采集的蒙片与对比剂充盈最佳时获得的造影片相减后,分离出的对比剂差值信号。差值信号随血管内碘浓度和血管直径的增加而增加,也即血管显影所需的对比剂最低碘含量与血管直径成反比。因此,使用对比剂时,应根据不同的造影方法和部位、注射速率和持续时间、导管的大小与尖端位置等情况,选择对比剂浓度和用量。对比剂浓度和用量与DSA图像质量直接相关。

4.患者本身原因

在DSA检查过程中,患者本身自主和不自主的移动、心脏跳动、吞咽、呼吸或胃肠蠕动等可以形成运动性伪影(motion artifacts)。为此,术前对患者要进行训练,争取配合;对意识差或无意识的患者,应给予镇静药或适当麻醉,并对受检部位施行附加固定等;还要正确把握曝光时机,以避免DSA图像模糊。

二、改善DSA图像质量的措施

DSA的影像质量与其成像链中的每项因素都密切相关,改善DSA图像质量要从DSA成像链中的可变因素入手:①术前与患者说明检查过程和注意事项,争取患者术中相应配合,尽可能地减少运动性伪影的产生;②根据X线摄影学原理和诊断要求,设计最佳摄影体位;③根据病变部位的结构特点,制订合理的曝光程序,选择恰当的曝光参数,合适的成像方式和减影方式,适宜的帧频等;④根据病情和病变部位,决定造影导管尖端的位置,对比剂的浓度、用量、流率、注射压力以及延迟方式;⑤正确使用遮光栅、密度补偿器以减少空间对比,防止饱和伪影的产生;⑥合理应用曝光测试方法,在保证影像质量的同时尽量减少不必要的照射;⑦充分利用DSA设备的图像后处理功能,使影像符合诊断要求;⑧正确匹配激光相机或多幅相机以及冲洗药液,并定期检测。

第十一节　DSA 的发展趋势

一、传统类型 DSA 设备的进展

（一）CCD 装置完全替代了摄像管

目前所有厂家生产的大型 DSA 设备均采用电荷耦合器件（CCD）替代了传统的摄像管采集来自影像增强管的光学信号。目前普遍采用的 CCD 至少有 100 万像素，显示矩阵通常为 1 024×1 024，可具有 12 bit 的分辨力。最高可达 4 096 的灰阶分辨力。

（二）普遍实现了三维信息采集

目前所有的大型 DSA 设备均可采用旋转曝光方式的三维信息采集，以实现三维图像显示。旋转速度从最初的 15°～20°/s，目前已可达 40°～60°/s，一次最大旋转角度可达 305°。快速大角度旋转采集的信息量大，除可作更为精细的血管结构的三维重建外，还可扩展到某些非血管结构的三维显示，如颌骨。

（三）监视器的进一步改进

Philips 公司已实现了逐行扫描方式的监视器图像显示，可以克服传统的隔行扫描方式中的图像闪烁。此外，一些公司实施了三（电子）枪扫描方式，从而在背景亮度较大时仍可获得高分辨力的图像。

（四）软件功能的改进

除了已经较成熟的旋转采集、三维显示功能外，DSA 目前已可实施血管内镜显示、心脏功能分析、冠状动脉分析、血管分析（含从不同方向显示狭窄血管的真实管腔大小）等功能。动态数字补偿是通过造影检查中的动态调节使图像始终保持最佳质量方式。

（五）降低剂量措施的改进

多种降低剂量的措施一直在不断的改进中：①数字脉冲透视曝光，可根据需要设置各种脉冲模式（0.5 脉冲/s，5 脉冲/s，30 脉冲/s），据介绍最多可节省达 90% 的曝光剂量；②无辐射患者定位，即应用冻结的图像作为参照的定位系统；③改进 X 线滤过，如使用钼滤过，以得到更适宜的射线能谱；④可更敏感实施的依照检查部位的自动调节系统；⑤自动 γ 曲线调节（可在 0.3 s 内完成）；⑥设计上改变 X 线管-影像增强器的位置，从而在检查中可遮蔽部分对操作人员的辐射；⑦对因活动而不易保证减影影像质量的部分，如腹部，采用调节图像中的对比，不作减影的直接显示方式，从而节省多次蒙片曝光的剂量。

（六）消除腹部伪影的技术

采用了一种 RSM-DSA 的成像方式，即对易因活动产生减影影像伪影的部位，特别是腹部，在曝光中有意使蒙片模糊，再与血管显影片做减影，实际上是采用了一种不完全的减影方式，克服减影影像中的移动伪影的方法。该方法获得的影像还可作 3 d 显示。

（七）其他改进措施

根据需要实施 2 d 或 3 d 导向径路图（road map）显示。对置入的导管作 3 d 定位显示；下肢血管无缝拼接显示；以血管自身（而不是导管）作标准参照的测定定量方式。

二、平板检测器（flat panel，FP）型 DSA

目前已研制出 FP 型 DSA。FP 的空间分辨力会明显高于影像增强管者，且信息的转换更便捷。使用的 FP 仍有直接方式与间接方式两种类型者。直接方式者检测元件已多用无定形硅加薄膜晶体管(TFT)。因检测器晶体的厚度较薄,转换速度会较快。但直接方式 FP 的量子检测效率(DQE)略逊于间接方式者,应用中需使用较高的电压,从而引起较大的噪声,但其空间分辨力要优于间接方式者;间接方式者则采用碘化铯(CsI)或硫氧化钆(GdSO)+无定形硅+TFT,其稳定性较好,但空间分辨力比直接方式者略差。直接或间接型 FP 的时间分辨力通常可满足血管造影的要求,现可达 7.5～30 侦/s。目前的主要问题是 FP 自身性能的完善,比如目前 FP 作透视时的 DQE 尚不如影像增强管,照片时则优于后者;更适用于 DSA 系统的 FP 的研制(如尺寸、采集速度);FP 的照射剂量目前会比 I.I 系统要求高;FP 及后处理系统的价格昂贵等。虽然如此,平板 DSA 仍然是发展趋势。

第十六章 DSA 在疾病诊断中的应用

第一节 颈部血管解剖

一、颈部动脉

颈部的动脉主干是颈总动脉,右侧发自头臂干,左侧发自主动脉弓。两侧颈总动脉均经胸锁关节后方,沿食管、气管和喉的外侧上升,至甲状软骨上缘处,分为颈外动脉和颈内动脉。颈部深静脉主干为颈内静脉,与颈内动脉和颈总动脉伴行,颈部皮下组织内的浅静脉主要是颈前静脉和颈外静脉。

右颈总动脉较短,成人长度为 9.91 cm,平均周径为 2.18 cm;左颈总动脉稍长,成人长度为 12.87 cm,平均周径为 2.05 cm。自胸锁关节向上至下颌角与乳突连线的中点划一线,该线在甲状软骨上缘以上部分示颈外动脉体表投影,甲状软骨上缘以下部分示颈总动脉体表投影。一般经颈动脉穿刺时于甲状软骨平面触及颈动脉搏动最为重要。

由于左颈总动脉稍长,可分为颈、胸两段。胸段前方有左头臂静脉自左颈总动脉根部横过,还有胸骨舌骨肌和胸骨甲状肌的起始部及胸骨柄;在后方,左颈总动脉的起始段与气管下段紧邻,向上依次与左喉返神经、食管左缘和胸导管相邻接。左颈总动脉右侧自下而上依次与头臂干根部、气管和甲状腺下静脉邻接。左颈总动脉左后侧为左锁骨下动脉,左迷走神经自左颈总动脉胸段左侧下降。在胸锁关节后方,两侧颈总动脉斜向上升,续为颈段。初被胸锁乳突肌、胸骨舌骨肌和胸骨甲状肌遮盖,然后进入颈动脉三角,约至甲状软骨上缘处分为颈外动脉和颈内动脉。在下颈部,左、右颈总动脉仅以气管相隔;在上颈部,两侧动脉间有甲状腺、喉和咽。在颈部,颈总动脉、颈内静脉和迷走神经被一个筋膜鞘分别包裹,称为颈动脉鞘。颈动脉鞘再被筋膜分隔为 3 个腔,分别包裹动脉、静脉和神经。在颈动脉鞘内,动脉居内,静脉居外,迷走神经位于动、静脉之间的后方。

在颈总动脉分为颈内动脉和颈外动脉处,有两个重要结构,即颈动脉窦和颈动脉小球。①颈动脉窦(carotid sinus)是颈总动脉末端和颈内动脉起始处,该处较为膨大,称为颈动脉窦。窦壁外膜较厚,其中含有来自舌咽神经的游离神经末梢,称为压力感受器。当血压升高时,窦壁扩张,刺激压力感受器,将信息传入脑内,可反射性地引起心跳减慢,末梢血管扩张,血压下降,借以调节过高的颅内血压。②颈动脉小球(carotid glomus)是一个扁椭圆形小体,大小为 7 mm×4 mm×2 mm,位于颈总动脉分支处的后方。它由类上皮细胞、血管和感觉神经末梢构成,为化学感受器。可感受血液中二氧化碳分压、氧分压和氢离子浓度变化,当血液内二氧化碳分压过高或氧分压降低时,颈动脉小球可将此信息传入脑内,反射性地促使呼吸加深加快。

二、颈部静脉

颈部静脉由浅部静脉和深部静脉组成,引流由颈总动脉供血区域的静脉血液,汇入上腔静脉,回流至右心房。浅部静脉有颈外静脉和颈前静脉等,深部静脉为颈内静脉。

颈内静脉(internal jugular vein)是颈部深静脉的主干,收集脑部、面部和颈部的血液,自颅底颈静脉孔处续于乙状窦。颈内静脉在颈部血管鞘(颈动脉鞘)内下降,至锁骨胸骨端的后方,与锁骨下静脉汇合组成头臂静脉。颈内静脉与锁骨下静脉汇合处形成的夹角叫静脉角,右静脉角有右淋巴导管注入其内,左静脉角有胸导管注入。由于颈内静脉附着于颈动脉鞘,并通过该鞘与颈深筋膜及肩胛舌骨肌中间腱相连,故其管腔经常处于开放状态,有利于血液回流。当颈内静脉出现开放性损伤时,由于其管腔不能自动塌闭,加至胸腔的负压吸引,可导致静脉内空气栓塞。

颈外静脉(external jugular vein)收集颅外及面深部颈外动脉供血区域的静脉血液,是颈部浅静脉中最大的一支。通常由下颌后静脉的后支和耳后静脉、枕静脉等在耳下方汇合而成。沿胸锁乳突肌表面斜行向下,至该肌后缘,锁骨中点上方,穿颈部因有筋膜,注入锁骨下静脉,或静脉角,或颈内静脉。

颈前静脉(anterior jugular vein)起自颏下部的浅静脉,沿颈正中线两侧下降,在胸锁乳突肌下端深面注入颈外静脉。左、右颈外静脉之间,在胸骨颈静脉切迹上方,有一横支相连,称为颈静脉弓。

第二节　颈部体格检查方法

颈面部的体格检查应在平静、自然的状态下进行,让被检查者取坐位,暴露颈部、肩部和面部。检查手法应轻柔,特别是怀疑颈椎或颈髓病变时,更应该注意。

一、颈部的外形和分区

正常人颈部直立,两侧对称,矮胖者较粗短,瘦长者较细长,男性甲状软骨比较突出,女性则平坦不显著。头稍后仰,更易观察颈部有无包块、瘢痕和两侧是否对称。静坐时颈部血管不显露。

为标记颈部病变部位,根据解剖结构,颈部左、右侧可分为两大三角区域:①颈前三角:为胸锁乳突肌内缘、下颌骨下缘与前正中线之间的区域;②颈后三角:为胸锁乳突肌后缘、锁骨上缘与斜方肌前缘之间的区域。

二、颈部的皮肤与包块

(一)颈部皮肤

检查时注意有无蜘蛛痣、感染(疖、痈、结核)、皮肤颜色、皮温及其他局限性或广泛性病变,如瘢痕、瘘管等。

(二)颈部包块

颈部包块是颈面部最重要的体征之一。应根据包块部位、大小、质地、活动性、发生和增长的特点以及全身的情况来判断包块的性质和病因。如为淋巴结肿大,质地不硬,有轻度压痛时,可能为非特异性淋巴结炎;如质地较硬,且伴有纵隔、胸腔或腹腔病变的症状或体征,则应考虑到恶性肿瘤的淋巴结转移,如为全身性、无痛性淋巴结肿大,则多见于血液系统疾病。如包块圆形、表面光滑,有囊样感、压迫能缩小,则可能为囊状瘤。如包块质地较软,压痛不明显或轻度压痛,伴局部皮肤温度升高,可扪及搏动感,则应考虑为血管性病变。

三、颈部血管

正常人立位或坐位时颈部血管不显露,平卧时颈外静脉稍见充盈,充盈的水平仅限于锁骨上缘至下颌角距离的下 2/3 以内。若半卧位时静脉充盈度超过正常水平,称为颈静脉怒张,提示静脉压增高,见于右心衰竭、缩窄性心包炎、心包积液或上腔静脉阻塞综合征。

正常人颈部动脉的搏动,只在剧烈活动后心搏出量增加时可见,且很微弱。如在安静状态下出现颈动脉的明显搏动,则多见于高血压、甲状腺功能亢进及严重贫血患者。如局部动脉搏动增加,伴包块,则应考虑高流量颈面部血管畸形。

在颈部大血管区若听到血管性杂音,应考虑到颈动脉或椎动脉狭窄。这种杂音量可大可小,一般在收缩期明显。如颈部包块能闻及吹风样血管杂音,则应考虑血管性病变。

四、甲状腺检查

(一)视诊

观察甲状腺的大小和对称性。正常人甲状腺外观不突出,女性在青春发育期可略增大,检查时嘱被检查者做吞咽动作,可见甲状腺随吞咽动作而向上移动,被检者两手放于枕后,头后仰更明显。

(二)触诊

触诊包括甲状腺峡部和两侧叶的检查。触诊主要判断甲状腺有无增厚、增大和肿块。检查甲状腺峡部的方法是检查者站于受检者前面用拇指或站于受检者后面用示指从胸骨上切迹向上触摸,可感到气管前软组织,嘱受检者吞咽,可感到此软组织在手指下滑动。甲状腺侧叶的触诊方法有前面触诊法和后面触诊法。前者是一手拇指压于一叶甲状软骨,将气管推向对侧,另一手示、中指在对侧胸锁乳突肌后缘向前推挤甲状腺侧叶,拇指在胸锁乳突肌前缘触诊,配合吞咽动作,可触及被推挤的甲状腺。后者方法为一手示、中指施压于一叶甲状软骨,将气管推向对侧,另一手拇指在对侧胸锁乳突肌后缘向前推挤甲状腺,示、中指在其前缘触诊甲状腺。

(三)听诊

当触及甲状腺肿大时,用听诊器直接放到肿大的甲状腺上,如听到低调的连续性静脉"嗡鸣"音,对诊断甲状腺功能亢进很有帮助。弥散性甲状腺肿伴功能亢进者听到收缩期动脉杂音。

五、气管检查

被检者取端坐或仰卧位,头部摆正,两肩等高,使颈部处于自然正中位置。检查者将右手示指与环指分别置于两侧胸锁关节上,中指于胸骨上窝触到气管,观察中指与示指和环指间距离,正常人两侧距离相等,气管居中。

第三节　颈部血管畸形

血管畸形是在血管发育过程中动脉、静脉、毛细血管或淋巴管相互之间直接交通而形成的先天性缺陷，头颈部是最常受累的部位之一。血管畸形自出生时即有，但临床并不明显，而在生后某一时期明显，随身体成比例生长，无自行消退迹象，可因外伤、感染或青春期激素改变时明显。颈部血管畸形由于血供和侧支循环丰富，周围结构复杂，在切除术中出血倾向十分严重。常规的手术疗法结扎颈外动脉，只能暂时阻断肿瘤血供，无法阻断颈外动脉分支及侧支循环，术中出血甚多，严重影响手术的安全性及肿瘤的切除率。近年来，随着介入器材和技术的发展，选择性或超选择性颈外动脉分支栓塞术成为治疗颈部血管畸形首选的治疗手段，与常规颈外动脉结扎术相比，栓塞术有明显的优越性：①栓塞剂可以高度选择性进入病变较小的分支直至血窦之中，能有效减少局部血供而不影响正常组织，同时由于阻塞较小的分支，侧支循环形成的机会减少而有利于止血。②栓塞剂阻塞病变的供血动脉和病理血管后，可使瘤组织短期内缺血坏死，瘤界清楚，增加肿瘤切除成功率和安全性。

一、病因学

血管畸形属于先天性疾病，其病因和发病机制仍不十分清楚。一般认为它是胚胎时期真皮乳头层血管丛的异常错构增生而形成的。根据 1982 年 Mulliken 和 Glowacki 提出的分类方法，把血管损害分为（真性）血管瘤和血管畸形。血管瘤的病理特点是血管内皮细胞增生及细胞密度增高，一般在生后几周内出现，2 年内快速增生，随后缓慢消退。而血管畸形的组织学表现为毛细血管、小静脉、小动脉或淋巴管的异常扩张，血管内皮细胞无异常增生，常整齐排列成管腔。一般自出生时即有，但临床并不明显，而在生后某一时期明显，随身体成比例生长，无自行消退迹象，可因外伤、感染、拔牙、使用激素和避孕药、精神压抑、高血压或青春期激素改变时刺激病变发展。

二、病理学

根据受累的脉管结构，血管畸形可分为以下 5 种类型：动脉畸形、静脉畸形、动静脉畸形、毛细血管畸形和淋巴管畸形。除了淋巴管畸形，颈部血管畸形以动静脉畸形最为多见。动静脉畸形（arteriovenous malformations，AVM）是动脉与静脉之间缺乏毛细血管网的连接，而由畸形血管团代替，动脉血流经畸形血管团直接汇入静脉。根据血管造影中的血流动力学特征，血管畸形还可以分为"低流量"血管畸形和"高流量"血管畸形。前者包括毛细血管畸形、淋巴管畸形及静脉畸形，后者包括动脉畸形、动静脉畸形及动静脉瘘。

三、临床表现

血管畸形一般自出生时即有，但临床表现开始并不明显，而在生后某一时期变得明显。不同的血管畸形类型出现时间会有所不同。毛细管畸形出生时就可见。淋巴管畸形出生时就可识别，80％的儿童在出生的第 1 年里才会变得明显。静脉畸形可以在从出生到青年期的任何时间变得明显。动脉畸形以及动静脉畸形通常在激素变化期如青春期和妊娠期明显。临床表现因病变累及的部位，异常血管的形态及继发血流动力学改变的不同而呈现各种表现。轻的仅影响容貌，严重的可引起明显的畸形或功能障碍，表现为头颈部畸形不对称，皮肤呈片状青紫色或红色斑块、肿胀，多数压之不褪色，病变大者可触及软组织肿块，质地较软，压痛不明显或轻度压痛，当合并出血时可有明显压痛。局部皮肤温度升高，可扪及搏动感，听诊闻及吹风样或枪击样血管杂音。

四、影像学表现

血管畸形的影像学特点不仅与血管畸形的大小、范围、类型有关，更受到畸形血管团的血流量的影响，因而其影像学特征表现各异。

(一)CT 扫描

"低流量"血管畸形(如静脉畸形、淋巴管畸形等)在 CT 平扫表现为边界较清楚的囊状或不规则形低密度或不均匀性等密度，少数表现为高密度肿块，部分病灶内部可见静脉石。增强扫描后病灶呈轻度强化，或呈分隔状线条状强化，类似"静脉湖"。"高流量"血管畸形(如动静脉畸形)在 CT 平扫表现为软组织内弥散性生长的病变，无包膜，边界不清，增强扫描后病灶呈明显强化，CTA 可以清楚显示病灶的供血动脉、引流静脉及杂乱的畸形血管团，具有诊断意义。

(二)MR 成像

"低流量"血管畸形在 MRl 平扫表现：T_1WI 为边界较清楚的囊状或不规则形、均匀或不均匀性信号，T_2WI 为明显高信号，出血时根据出血时间其信号有所变化，与血肿信号变化类似。增强扫描后病灶呈轻度到中度强化。"高流量"血管畸形(如动静脉畸形)在 T_1WI 表现为软组织内弥散性生长的低信号，在 T_1WI 和 T_2WI 上均可见粗大、迂曲的低信号流空血管影，增强扫描后病灶呈明显强化，MRA 也可以显示病灶的供血动脉、引流静脉及杂乱的畸形血管团。

(三)血管造影

DSA 主要应用于"高流量"血管畸形的术前栓塞诊断和定位。表现为供血动脉主要为颈外动脉分支，一支或多支，一般均有不同程度的增粗、迂曲，畸形的血管团显示杂乱、迂曲，引流静脉提前显影，且明显扩张。有时异常的动脉和静脉出现直接交通，形成动静脉瘘，其周围组织的正常供血血管充盈不良，出现盗血现象。

五、临床处理的基本原则

血管畸形是不可能自行消退的，应进行治疗。对于儿童的血管畸形应尽量采用比较保守的治疗方法，只要不出现明显的功能障碍和严重的并发症。对于明显影响功能或造成严重并发症的应给予及时治疗。

对多数病例，激光治疗和手术切除后栓塞治疗是较好的方案。但具体治疗方案的选择应该根据病变的解剖部位、深度以及范围。激光可以成功治疗"低流量"性毛细血管和静脉畸形。淋巴管畸形需要手术切除。"高流量"性血管畸形可行栓塞或联合手术。栓塞的目的是阻断起源血管。

根据栓塞材料的不同，有暂时性栓塞和永久性栓塞，栓塞材料的选择基于期望的结果。如术前栓塞，可用明胶海绵粉(gelfoam powder)暂时阻断，而聚乙烯醇(polyvinyl alcohol)可用于永久性阻断栓塞动脉或动静脉瘘。

六、介入治疗的适应证和禁忌证

(一)适应证

(1)"高流量"性血管畸形,明显影响功能或引起并发症的,血管内栓塞控制症状或根治性治疗。

(2)病变位置深而广泛不宜直接手术,栓塞缩小病灶,以利于外科手术切除。

(3)术前栓塞达到减少出血目的。

(4)手术治疗后又复发。

(5)拒绝手术治疗。

(二)禁忌证

(1)供血动脉太细,低血流量,微导管难以插入者。

(2)供血动脉为侧向分支供血,不能避开正常分支者。

(3)与颅内动脉存在"危险吻合",而不能超选择避开者。

(4)插管途径严重动脉硬化、扭曲,引导导管和微导管难以进入者。

(5)血管内介入术的其他禁忌证,如对比剂过敏、凝血功能异常及肝肾衰竭等。

七、介入治疗的方法和步骤

(一)术前准备

1.患者准备

①术前 1 d 做好碘过敏试验;②全面的血液化验检查,了解机体的血凝基础状况,包括血常规、凝血酶原时间(PT)、活化部分凝血活酶时间(APTT)等;③肝、肾功能;④穿刺部位备皮;⑤术前谈话,向患者及其家属详细解释清楚病情和栓塞治疗的必要性,介绍手术准备情况、治疗方法、手术可能存在的并发症和不良反应等。

2.器材准备

①穿刺针;②导管鞘:常选用 5~6 F 导管鞘,方便术中交换导管和保护穿刺动脉;③导管:常用 4~5 F,根据具体的血管解剖和操作者的习惯,可用 Cobra、Simmon 或 Headhunter 导管等头颈部血管导管,必要时选用微导管超选择插管;④导丝:0.035 inch 或 0.038 inch 亲水超滑导丝;⑤血管造影包;⑥抢救器械:准备好氧气、急救药品、吸引器、心电监护仪、气管切开包等。

(二)方法与步骤

1.血管造影

利用 Seldinger 穿刺术经股动脉、腋动脉(特殊情况下可直接穿刺颈内/颈总动脉)行选择性双侧颈总动脉、颈内动脉、颈外动脉、椎基底动脉造影,评价血管畸形的供血动脉的大小、数目、位置、侧支循环等、畸形血管团结构、引流静脉状况,以及血管畸形的循环时间和血流量,了解血管畸形是否与颈内动脉或椎动脉及分支存在"危险吻合"等。

2.栓塞剂选择

栓塞剂的应用应根据想要达到的栓塞效果及血管造影的情况选用合适的栓塞材料,如术前栓塞,可用明胶海绵粉暂时阻断,而聚乙烯醇可用于永久性阻断栓塞动脉或动静脉瘘。比较常用的栓塞材料有明胶海绵、真丝线段、PVA、不锈钢弹簧圈、NBCA(正丁基-2-氰基丙烯酸酯)等,以明胶海绵和 PVA 最常用。明胶海绵颗粒大致剪成 1 mm×1 mm×1 mm 大小,PVA 和丝线以 140～250 μm 大小为宜,颗粒过大不能栓塞远端小动脉而易形成侧支循环,导致复发,颗粒过小可使栓子误入"危险吻合",引起脑梗死。

3.栓塞过程

造影结束后,导管超选择到畸形血管的供血动脉,如导管难以达到者,可经造影导管同轴进入微导管。超选择到供血动脉后,再次血管造影,确认供血动脉避开正常血管分支,并且无"危险吻合"存在后,在电视透视监控下,经导管或微导管内注射栓塞材料(与对比剂混合),缓慢均匀注入,避免反流。对多源多支供血的病灶,应行栓塞后复查造影,彻底栓塞各支供血动脉,或隔期造影复查及分次反复栓塞,以提高疗效。

八、围手术期处理

(一)常规处理

(1)术后绝对卧床 24 h,穿刺侧下肢制动。

(2)术后观察生命体征、大小便情况、穿刺侧足背动脉搏动及有无肢体麻木、背痛等症状。

(3)观察患者肢体和面部神经功能情况,早期发现有无脑缺血和颅神经损伤的症状。

(4)术后可使用预防性抗生素和激素。

(二)并发症处理

1.颈动脉窦反应

颈动脉窦反应主要发生在导丝导管反复、粗暴地通过颈动脉分叉时。重在预防,注意导丝、导管操作动作轻柔,避免反复通过颈动脉窦区域。

2.脑栓塞

误栓所致脑栓塞主要由以下原因造成的:①栓塞剂通过颈外动脉与椎动脉或颈内动脉的危险吻合,产生相应的缺血;②栓塞过程中注射栓塞材料过快,导致反流入颈内动脉。重在预防,首先要求进行超选择性插管,全面进行全脑血管造影,仔细分析有无危险吻合的存在。其次,在栓塞过程中一定要掌握栓塞剂的注射量、注射速度,以防治反流。

3.颅神经麻痹

一些颈外动脉的脑膜支是颅神经的供血动脉,如脑膜中动脉的岩支和海绵窦支供应Ⅲ至Ⅶ颅神经。如这些供血动脉被误栓,可导致相应的颅神经麻痹。要避免使用液体栓塞剂,另外栓塞前的利多卡因激惹试验可预测颅神经麻痹发生的可能。

4.皮肤缺血和坏死

皮肤缺血和坏死主要由液体栓塞剂栓塞引起。

5.局部疼痛

颈外动脉分支栓塞后,因局部炎症反应可出现局部疼痛,用糖皮质激素和麻醉药可预防,有时可出现低热、恶心、呕吐等全身不良反应,可用退热药和止痛药对症治疗。

6.肺梗塞

肺梗塞出现的概率很低,主要见于分流量大的动静脉瘘患者,栓塞材料可通过瘘口、引流静脉而停留在肺的毛细血管内,产生类似的肺梗塞表现。术前的充分影像学评估很重要,正确评价血管畸形的结构、分流量、流速等,选用合适的栓塞材料,可避免肺梗塞的发生。

第四节 颈动脉狭窄

全世界每年约有 71 万人发生卒中,约 25% 的缺血性卒中是颈内动脉(internal carotid artery,ICA)狭窄或闭塞所致。颈动脉狭窄(carotid artery stenosis)的发生率较高,颈动脉粥样硬化性狭窄的发生率在 60 岁以上人群平均为 9%,颈动脉狭窄可无症状,也可表现为脑缺血,多为短暂性脑缺血发作(transient ischemicattack,TIA),严重者表现为卒中甚至死亡,积极治疗颈动脉狭窄对预防缺血性卒中,降低致残率和病死率都有相当重要的意义。

一、病因学

颈动脉狭窄可由不同的病因引起,病因不同,治疗措施也有所不同。常见病因包括:①动脉粥样硬化性狭窄;②动脉夹层分离;③肌纤维发育不育;④Takagasu 大动脉炎及鼻咽癌、淋巴瘤放疗后。

其他少见原因包括:①颈部外伤;②巨大颈内动脉瘤;③颈部肿瘤压迫;④原发性硬脑膜炎;⑤肺炎引起的感染;⑥Behcet 病;⑦局限性肠炎;⑧视交叉部放射治疗和颈内动脉发育不全等。都可根据病史临床表现和辅助检查进行鉴别。颈动脉狭窄诸多原因中,以动脉粥样硬化性狭窄多见,动脉粥样硬化性狭窄或闭塞是缺血性脑血管病的主要病因之一,高龄、男性、高血压、卒中家族史、肥胖、高脂血症、吸烟、糖尿病和冠心病是 ICA 严重狭窄和闭塞的危险因素。

二、病理学

颈动脉狭窄或闭塞可引起缺血性脑卒中,严重者可引起死亡。颈动脉狭窄时根据其狭窄和闭塞后神经功能障碍的轻重和症状持续时间分为 3 种类型:①短暂性脑缺血发作(TIA);②可逆性缺血性神经功能障碍;③完全性卒中(complete stroke,CS)。完全性卒中又分为轻、中、重 3 型,与四肢、肾及冠状动脉狭窄等不同,颈动脉狭窄极少因血流动力学障碍出现症状,更确切地说,症状主要是颈动脉斑块脱落栓塞引起的。

三、临床表现

颈动脉狭窄的临床表现取决于狭窄的程度、是否闭塞及动脉粥样硬化斑块的稳定性。无症状颈动脉狭窄是一种常见病,在未经选择的 >65 岁人群中,7% 的男性和 5% 的女性颈动脉狭窄 >50%。颈动脉狭窄 >60% 者的卒中危险性大约每年 2%,这些患者心肌梗死的危险性接近每年 5%,血管性死亡的危险性每年高达 5%~9%。同侧卒中的危险性随着狭窄程度、斑块进展、斑块溃疡和(或)对侧有症状狭窄或闭塞而增高。对无症状颈动脉狭窄的治疗存在差异。ICA 闭塞患者的临床表现多种多样,可继发大面积脑梗死,引起严重的脑缺血发作,也可通过侧支循环而不产生任何症状。

前后交通动脉是 ICA 闭塞后主要的侧支循环通路,眼动脉和软脑膜动脉是次要动脉。其他少见的临床表现尚有发作性肢体抖动,动眼、外展和滑车神经麻痹,缺血性视神经疾病,颅内出血和颈髓梗死。患者是否出现神经症状与 ICA 闭塞部位、对侧 ICA 是否狭窄和严重程度,以及其他危险因素有关,但女性比男性更容易发生卒中。

四、影像学表现

TCD 诊断 ICA 闭塞的标准主要为颈总动脉血流速度下降、ICA 颅外段无血流信号、出现侧支循环血流信号(前后交通动脉、眼动脉反向、大脑前动脉反向)、闭塞远端血流信号波形圆钝和流速慢。

(一)彩色多普勒血流成像(CDFI)

CDFI 检查时,如颈总动脉舒张末期速度(EDV)>12 cm/s,诊断 ICA 闭塞的敏感性为92%,但 CDFI 与 MRA 一样,不能区分 ICA 是高度狭窄还是闭塞。

(二)颈动脉双功能超声检查

其诊断 ICA 闭塞的敏感性和特异性分别为96%和100%,与 MRA 相似,但有时也会将重度狭窄误诊断为闭塞。

(三)CTA

CTA 对诊断 ICA 闭塞也有较高的价值,诊断 ICA 闭塞的敏感性为100%。它不仅可区分 ICA 高度狭窄和闭塞,而且还可确定闭塞部位和长度,并显示钙化和溃疡病灶。

(四)MR 血管成像

虽然可能会高估脑血管狭窄的程度,不能检测到高度 ICA 狭窄时的残余血流,但其诊断 ICA 闭塞的准确性可达92%。如果 TCD 检查发现 ICA 闭塞,进一步行 MRA 检查 ICA 未显影,可以肯定 ICA 闭塞的诊断。

(五)脑血管造影

脑血管造影仍然是诊断动脉狭窄或闭塞的金标准。表现为:①血管不规则;②血管狭窄;③龛影形成;④血管闭塞;⑤血栓形成;⑥血管迂曲扩张及梭形膨大;⑦动脉瘤形成。

五、临床处理的基本原则

大量临床研究表明,颈动脉内膜切除术(carotid endarterectomy,CEA)、经皮腔内血管成形术(PTA)和颈动脉支架置入术(carotid artery stent,CAS)是治疗颈动脉狭窄的主要方法。自1953年 De Bakey 首次成功报道 CEA 后,CEA 治疗颈动脉狭窄和预防缺血性卒中已取得显著效果。CEA 在欧美国家已成为常见手术,仅美国每年接受 CEA 的患者就达10万例左右。北美有症状颈动脉内膜切除术研究协作组(NASCET)试验和欧洲颈动脉外科研究协作组(ECST)、无症状颈动脉粥样硬化研究(ACAS)等大型多中心临床试验证实,CEA 可降低有症状和无症状颈动脉狭窄患者的术中危险性。但 CEA 的效果取决于术者的技术水平,且有严重全身性疾病者不能耐受手术,手术有引起心肌梗死、肺栓塞、脑神经损伤、局部血肿和切口感染等风险。因此,CEA 并不是一个完美的治疗手段。

目前,颈动脉狭窄介入治疗因创伤小,并发症发生率低,术后康复迅速和疗效确切而逐步受到重视。CAS 优于 CEA 的方面有:①通常不需要全身麻醉,便于在操作过程中监测患者状态;②患者舒适感增加,术后恢复快,费用显著降低;③无颈部切口,避免了脑神经损伤、切口感染和颈部血肿的危险;④能同时进行颈动脉、椎动脉和冠状动脉的操作;⑤手术高度危险(如有多种疾病、对侧颈动脉闭塞、CEA 后再狭窄、放射性狭窄或既往颈动脉起始部夹层分离)的患者病死率和致残率降低;⑥为不适合行 CEA 的颈动脉狭窄患者(如外科手术无法接近的病变)提供了一种治疗方法。

六、介入治疗的适应证和禁忌证

(一)适应证

随着支架置入技术上成功率的提高(98%～99%)和并发症发生率的下降,CAS有逐步取代CEA的趋势。有学者根据经验结合文献认为CAS适应证包括如下几方面。

(1)有症状或无症状颈动脉狭窄,狭窄程度>70%。

(2)狭窄部分无溃疡和新的血栓形成,血管壁无明显钙化。

(3)动脉无严重的扭曲。

(4)狭窄较局限。

(5)手术难以接近的有症状重度狭窄,CEA手术难以接近。

(6)伴有对侧颈动脉狭窄。

(7)多个动脉病变或单个动脉串连病变。

(8)非动脉粥样硬化性病变,如CEA术后再狭窄、继发于动脉夹层分离的狭窄、继发于肌纤维发育不良的狭窄、继发于Takayasu动脉炎的狭窄、假性动脉瘤、颈部淋巴结廓清术或颈部放疗后狭窄等。

(9)伴有手术风险高的严重内科疾病的有症状重度狭窄者。

(10)急性卒中溶栓后闭塞的颈动脉再通后发现的或能行急性卒中溶栓的严重的基础颈动脉狭窄(推测是已治疗的闭塞病因)。

(二)禁忌证

主要包括如下几个方面。

(1)颈动脉多节段狭窄变细。

(2)颈动脉严重扭曲钙化或广泛粥样硬化斑块形成,延伸到颈动脉虹吸部。

(3)3周内有过卒中发作或神经功能状况不稳定。

(4)血管造影可见腔内血栓的颈动脉狭窄。

(5)血管内入路不能安全抵达或通过的狭窄。

(6)CEA仍是治疗颈动脉狭窄的重要方法,CAS则是一种微创、并发症少、适应证广的治疗方法。

七、介入治疗的方法和步骤

(一)术前准备

术前1周,全面检查和评价患者心肺功能,检测血糖水平。通过药物治疗稳定或改善患者心肺功能,将血糖调至正常水平。术前3d口服肠溶阿司匹林(300 mg/d)和噻氯匹啶(250 mg/d)抗血小板治疗。术前12 h尼莫地平3 mL/h泵入维持。术中持续低流量吸氧,动态监测心率、血压和血氧饱和度。

(二)方法步骤

1.血管造影

利用Seldinger穿刺术经股动脉、腋动脉(特殊情况下可直接穿刺颈内/颈总动脉)行选择性全脑血管造影,包括主动脉弓、双颈总动脉、颈内动脉、颈外动脉、椎基底动脉,观察颅内外血管的形态、走行、分布和侧支循环代偿情况。

2.治疗

治疗包括经皮腔内血管成形术(PTA)和支架置入术。

(1)经皮腔内血管成形术(PTA)适应证包括:①有症状的颈动脉狭窄患者狭窄率≥70%,药物治疗无效,不适合外科手术者。短的节段性狭窄病变效果最佳。②无症状>60%的狭窄,PTA 后每年卒中率低于 2%。③对颅内段血管应慎重从事,一般只在药物无效症状持续存在又不能行外科手术者可做 PTA。④钙化合溃疡性病变行保护法 PTA 不会增加危险因素,但对分叉处钙化病变是否行 PTA 还存在意见分歧。

(2)内支架置入

1)支架置入的原则:①支架类型选择 Smart、Wallstent、Walistend、OptiMed 自膨胀式支架;②支架直径略宽于颈内动脉正常管径 10%(通常 6~8 mm,最大不超过 9 mm),支架长度以覆盖狭窄段血管,两端各越过病变边缘 1 cm 为标准。

2)置入方法:分为无脑保护装置和有脑保护装置。①无脑保护装置:手术在局麻下进行。未作脑血管造影者,先行选择性全脑血管造影。在机器上测量狭窄段血管长度、病变近端和远端管腔直径。根据测量结果选择不同规格支架。通过远端置于颈外动脉的普通交换导丝将 9 F 导引导管置于颈总动脉远端。在路图(road map)引导下,将直径 0.014 inch、长度 300 cm 交换导丝(V-18,Cordis 公司)通过狭窄段进入颈内动脉远端,置于颈内动脉颅底段。为防止颈动脉球囊扩张时反射性心动过缓和心脏停搏,在扩张前静脉注射阿托品 0.5 mg,使心率保持在 85 次/min 以上,必要时追加 0.5 mg。血管狭窄程度超过 90%的患者,采用 3.5 mm×18 mm球囊导管对狭窄段血管进行预扩张。扩张压力 6~8 atm,扩张时间 3~5 s。预扩张的目的是轻度扩张狭窄段血管,便于支架输送器顺利通过狭窄部位。固定导丝,在路图(road map)下将支架输送器推进至病变部位。根据输送器上支架两端的标志(Marker)调整输送器,保证支架释放位置适当。造影证实支架位置准确后释放支架。

对于支架释放后局部扩张不满意时,可使用 6 mm×40 mm 高压顺应性球囊(Cordis)进行支架内球囊扩张,每次球囊扩张时间 3~5 s。如 1 次扩张不满意可反复多次短时间扩张。每次扩张后,通过导引导管使术中持续肝素化,首次肝素钠的毫克数为千克体重的 2/3,第 2 h 为第 1 次的 1/2,第 3 h 为第 2 次的 1/2,以后每 60 min 的剂量同第 3 h 剂量。术后不中和肝素钠,留置动脉鞘至部分凝血活酶时间(APTT)恢复正常后拔管。术后持续使用肝素钠(250 mg/d)6 周,长期服用肠溶阿司匹林(6 个月,300 mg/d;然后 80 mg/d,终身服用)。术后第 3 d、3 个月、6 个月、12 个月行颈动脉超声、经颅多普勒超声(TCD)复查和临床随访。②有脑保护装置(CPD)。CPD 分类:a. 保护性球囊临时闭塞狭窄远端的 ICA(球囊闭塞装置)。b. 保护性滤网安放在狭窄远端的 ICA(滤网)。c. 在颈总动脉(CCA)和颈外动脉(ECA)安放球囊使 ICA 的血液逆流(Parodi 防栓子系统(PAEC))。有学者把 CCA 的球囊和联合使用上述方法称为第 4 和第 5 类。也有学者把 CPD 分为血流阻断(球囊和血液逆流装置)和不阻断(滤网)2 种。应用 CPD 的手术方式与无脑保护装置相似。以滤网为例:将滤网置入狭窄远端的 ICA,打开滤网,使其良好贴壁并保持稳定。沿滤网导丝置入扩张球囊或支架,所有的操作均在滤网保护下进行,碎屑可被滤网阻挡。回收时把一个回收鞘套住滤网,使碎屑不至于脱落。Ohki 等通过实验发现,采用滤网能捕获 88%的栓子,遗漏的绝大多数是小栓子。滤网的近端为可塑形的柔软导丝,滤网同时起到脑保护和引导导丝的作用,滤网上孔径为 65~200 μm。与球囊闭塞装置及 PAEC 比较,其优点是:能保持血流,允许更充足的时间进行仔细和精确的操作;能同时进行造影,所以被更多的学者所推崇。

八、围手术期处理

CAS 术中和术后都可能会出现心律失常、血压下降、急性脑缺血、血管痉挛、血栓形成、斑块脱落、穿刺部位血肿、术后再狭窄和颅内出血等并发症。研究表明,CAS 的并发症主要发生在术中和术后 24 h 内。常见的并发症如下。

1. 颈动脉窦反应

颈动脉窦反应定义为心脏停搏≥3 s 或血压过低(收缩压<90 mmHg)。CAS 时经常发生。有关颈动脉窦反应的易发因素及其对围手术期并发症的影响,目前还不完全清楚。颈动脉窦反应最重要的易发因素是分叉部狭窄。其他因素包括对侧狭窄、狭窄长度、球囊/动脉比。

2. 缺血性卒中

CAS 时,对于一侧颈内动脉闭塞且另一侧颈内动脉高度狭窄的患者,术中由于球囊扩张暂时阻断颈内动脉血流,可能会导致急性脑缺血,患者可出现一过性黑矇、呼吸困难和胸闷等症状。因此,应缩短球囊扩张时间。CAS 的每一步骤中都有产生栓子的可能,特别是在放置支架或球囊扩张时易诱发血栓或引起斑块脱落,造成远端梗死。术中肝素化,支架置入或球囊扩张前给予尿激酶可减少血栓并发症的发生,而保护装置的使用可使 CAS 更加安全。

3. 再狭窄的预防和治疗

再狭窄包括 2 种类型:支架内狭窄和支架末端狭窄,后者是支架在颈内动脉远端形成扭结所致。Schillinger 等在 CAS 术前和术后 24 h、48 h 时对 C 反应蛋白、血清淀粉样蛋白-A 水平进行了测定,发现它们与术后再狭窄显著相关,是再狭窄的独立预测因素。近期研究表明,可通过放疗利用 γ 或 β 射线阻止细胞分裂来预防和治疗再狭窄。另外,也可用球囊扩张或搭桥手术治疗术后再狭窄。Bendok 等用切割球囊治疗了 3 例 CAS 后再狭窄患者,疗效满意。

4. 颅内出血

颅内出血是 CAS 最凶险的并发症,是导致死亡的重要原因。

我们认为,为了预防术中与术后的并发症,首先应注意:①认真地选择患者:高龄是神经系统并发症重要的危险预测因子,特别是 80 岁以上的无症状的老年人,要慎行 CAS;有同侧严重神经系统症状者,特别是神经症状不稳定时应慎行 CAS。②充分发挥药物的预防作用:术前药物对预防脑卒中起着重要的作用,它可减少血管腔内附着的血栓。术中充分肝素化可以减少术中血栓形成的机会。经常以肝素盐水冲洗各种导管,擦拭导丝以及持续鞘管内滴注都是防止血栓的有效方法。③应用长鞘有利于操作的完成:CAS 操作的路径长,常有锐利的成角等复杂的情况,长鞘的置入可相对拉直角度,并为导管提供较硬的支撑,有利于各种导管通过和操作。由于长鞘口径相对较粗,术中可以根据需要进行选择性造影,有利于狭窄部导丝、导管的通过及支架的准确释放,同时有利于并发症的处理。④要用好导丝:放置长鞘经常要依靠 Amplau 导丝支撑来完成。导丝通过狭窄部应尽量做到轻柔,在无阻力或很小阻力的情况下通过狭窄部,并将其置于头颅基底部,操作者及助手应严密监视导丝尖端,不使导丝进入颅内,使导丝诱发的颅内血管痉挛、夹层及穿孔减少到最低程度。操作完成前导丝都应始终保持在颈内动脉内,脱出会增加操作困难,不利于意外问题(如夹层)的处理。⑤释放支架前支架导管要彻底排气,导入支架时要尽量减少通过狭窄部和迂曲部的阻力(必要时调整或更换导丝),防止碎片脱落或造成血管损伤。⑥预扩张容易产生较大栓子,再扩张支架会对狭窄部内膜产生剪切力,产生很多小的栓子。预扩张和后扩张是容易造成脑卒中并发症的步骤。因此一些学者主张只做预扩张,另一些人则觉得只做后扩张好。我们觉得在有脑保护装置的情况下此种威胁也不能忽略,不用脑保护时更应高度重视。⑦尽量使用脑保护装置。

为减少意外发生,最好采取以下措施:①使用直径小于 6.0 mm 的球囊,超过 6.0 mm 有撕裂颈内动脉的可能。②避免使用高压扩张,一般不要超过 810.6~1013.25 kPa(8~10 atm),既可防止球囊的意外破裂,也不会引起大的闭塞性夹层。③采用稍慢的扩张、排空、撤管的轻柔操作手法,撤出球囊前应充分地排空球囊,防止囊壁拖拉内膜。④减少扩张次数,力求一次完成。一般扩张后仅有 10%~15% 的狭窄或口径在 4 mm 以上时均不会出现血流动力学障碍,且自膨式支架倾向于迟发扩张,即术后一定时期支架还会随着血管张力降低而稍有扩张。⑤某些病例可以看到血液通过支架网眼进入粥样硬化溃疡处,此时不要力图用大口径球囊高压扩张,因为这样的血流会在几天内消失。

CAS 后颅内出血源自过度灌注损伤,因此,对高度狭窄病变、侧支循环不良、脑血流(CBF)较低的患者,术中、术后均应严格控制血压。

第五节　颈动脉体瘤

颈动脉体瘤(carotid body tumor)属于神经内分泌性肿瘤或副神经节细胞瘤。副神经节细胞瘤的特点是多中心生长、多分叶生长,常见部位包括颈动脉体、颈静脉球、鼓室或腹膜后同时发生肿瘤。副神经节起源于神经嵴细胞,可分为肾上腺内和肾上腺外两大类。故其肿瘤亦可分为两类,前者在肾上腺髓质,习惯上称为嗜铬细胞瘤;后者在头颈和躯干的其他部位。目前趋向于以解剖部位结合功能(是否释放儿茶酚胺)对其进行分类,而化学感受器瘤仅指发生能感受周围血液中 CO_2、O_2 浓度及 pH 变化从而调节呼吸、心跳节律功能的副神经节瘤,所以颈动脉体瘤亦称化学感受器瘤。颈动脉体瘤是发生于人体最大的副神经节瘤,多为良性,5%~6% 为恶性,10%~15% 有明显的家族史,临床上常被误诊为神经鞘瘤、颈动脉分叉部假性动脉瘤、第三腮裂囊肿、结核、转移瘤、神经纤维瘤、先天性血管走行变异等。

一、临床表现

本病具有三大临床特征,即颈动脉三角区搏动性包块;颈动脉向浅侧移位;颈动脉分叉加大。患者多数为无意中发现颈部包块,呈波动性,生长缓慢,血供丰富,一般为单侧。肿瘤早期很少有症状,晚期多固定不动,如肿物压迫迷走神经,可发生声嘶、呛咳、呼吸困难,触压肿物可引起反射性呛咳;压迫颈动脉窦可引起颈动脉窦综合征;压迫交感神经或舌下神经亦可引起 Horner 综合征或患侧舌肌萎缩及舌运动受限。

二、影像学表现

(一)BUS 检查

B 超示颈动脉分叉区域实性肿物,边界清,外形尚规则,肿块内为暗淡粗光点伴多数粗细不等的"管道状"结构,呈"树枝状"分布的条状彩色血流,血供极丰富。颈动脉窦及颈内、外动脉起始段被肿块包绕,颈动脉分叉角度明显加大。

(二)CT 和 MRI

颈动脉分叉部位可见类圆形、边界清楚的软组织肿块,强化程度与同层血管强化程度一致。CT、MRI 还可详细了解肿瘤与周围组织的关系及血管累及情况。

(三)血管造影

明确肿瘤的部位、大小、血供情况及脑内血管交通情况。表现为:①颈动脉分叉处有一类圆形或椭圆形肿瘤显影,边界清楚,肿瘤血管呈网状、斑片状或扭曲成堆不规则排列,实质期显示肿瘤不均质染色,深浅不一;②颈动脉分叉增大,正位 DSA 见颈内、外动脉局部呈弧形,左右分离构成环形,分叉角 50°~80°,肿瘤压迫颈内动脉以向后、外移位,颈外动脉向前、外或内移位;③肿瘤供血主要来于颈外动脉,较少来自颈内动脉,极少数由颈内动脉单独供血,颈外动脉主要有咽升动脉、枕动脉及其他异常小分支;④颈内、外动脉由于肿瘤压迫可变得不规则或管壁不光滑。

血管造影与 CT、MRI 均可显示肿瘤血供和病变的形态、大小以及与周围组织器官之间的关系。CT、MRI 对颈部解剖结构显示清晰,对病变显示敏感,但对了解血管及颅内循环情况不佳。而血管造影直观、准确,对了解病变位置、形态、大小、血供、与颈动脉及与周围其他组织器官之间关系、颅内循环情况均有很大的价值。并可对造影的动脉期、毛细血管期、静脉期进行全过程的观察,特别是可显示颈动脉阻断后对侧颈动脉供血情况,对颅内侧支循环功能进行有效评价。是诊断颈动脉体瘤确实可靠的方法和重要手段。缺点是动脉造影为有创检查。

三、临床处理的基本原则

颈动脉体瘤虽生长缓慢,但应在未构成手术危险前早期手术治疗,手术是治疗颈动脉体瘤的首选方案。Shamlin 等(1971)按外科手术和病理关系将颈动脉体瘤分为 3 型:Ⅰ型为肿瘤未包绕动脉,可安全剥离;Ⅱ型为肿瘤未包绕动脉,粘连多,但可外膜下剥离;Ⅲ型为肿瘤包绕动脉严重,难以完全切除。既往主要行单纯手术治疗,包括:①颈动脉体瘤剥离术;②肿瘤剥离加颈外动脉切除术;③当肿瘤侵入动脉分叉的动脉壁深层或需要同时进行颈动脉分叉部的动脉内膜切除术时,从基底部全层切除肿瘤并以静脉或合成补片修补动脉缺损;④肿瘤切除血管吻合术;⑤肿瘤切除、血管移植术;⑥肿瘤切除,颈总、颈内、颈外动脉结扎术。

近年来,作为现代临床治疗学中第 3 代诊疗体系,介入放射学赋予传统意义上的内、外科诊疗崭新的内涵,它能减少术中出血,缩短手术时间,提高肿瘤切除率,使得风险高的手术变得安全、可靠。栓塞治疗后何时手术,有学者认为由于明胶海绵有自溶的特点,手术应在栓塞后3~5 d 实施,以免血管再通后造成栓塞效果下降。但术中发现虽然栓塞后 3~5 d 内手术,瘤体有明显减少,但周围组织因炎症反应而水肿明显,妨碍手术操作。故有学者提出手术应在栓塞后 1 d 实施,周围组织未有水肿,会取得较好效果。

亦有学者认为可以用放射治疗来控制肿瘤的生长,但远期疗效还有待观察。

四、介入治疗的方法与步骤

(一)Matas 法训练

方法是将颈总动脉压向第 6 颈椎横突,触摸同侧颞浅动脉搏动消失(训练初期)或减弱(训练末期)。

压迫从 5 min 开始,每天增加 5 min,1～2 次/日,一般经 40 d 训练(16～60 d)达到持续阻断患侧颈总动脉 40 min(30～60 min)而无神经系统症状。训练前、后可通过阻断患侧颈总动脉时的脑血管造影、EEG、脑血流图(CDS)、脑电地形图、经颅彩色多普勒(TCD)进行对照,以观察 Willis 环的代偿情况。

(二)介入栓塞技术的应用

1.血管造影

主要明确肿瘤的部位、大小、血供情况及脑内血管交通情况等。

2.栓塞剂的选择

多选用中效栓塞剂明胶海绵、真丝线段等。

3.选择性插管及介入栓塞技术

经股动脉插管血管造影,显示肿物多位于颈动脉分支部深面或将颈内外动脉分离,使其间距明显增宽呈抱球状。肿物多为由颈动脉供给多条滋养动脉的富于血管的包块。将导管末端置入滋养动脉入口,分次注入栓塞剂。这些血管细小,采用 3F 微导管进行栓塞,将明胶海绵或真丝线段与对比剂混悬,借助血流将栓子带入肿瘤血管网中造成栓塞。当透视下见对比剂停滞和开始出现反流时,停止注入栓了并造影复查。明确栓塞效果满意后,退出导管并对另一支肿瘤供血分支行栓塞处理,直至肿瘤染色消失。

4.介入栓塞术的注意事项

①病变的性质和栓塞的目的;②栓塞部位及邻近的器官;③被栓塞血管的大小、解剖特征及侧支循环情况;④尽可能多保留正常组织和功能;⑤严防栓子反流造成异位动脉栓塞;⑥操作技术熟练可靠。

第六节 甲状腺功能亢进

甲状腺功能亢进(thyroid hyperfunction)是指由于甲状腺分泌过多甲状腺素,作用于全身各组织所致的临床综合征。主要有甲状腺肿大、突眼征、基础代谢增加和自主神经系统的失常。本病多见于女性,男女之比为 1∶(4～6),以 20～40 岁最多见。

甲状腺功能亢进的传统治疗为内科药物、外科手术和放射性碘治疗 3 种,对大部分患者能取得较好的疗效。但仍有一部分患者不适于上述治疗或治疗效果不佳,甲状腺功能亢进的介入治疗方法以其微创和可重复性等优点对这部分患者取得了初步疗效。在甲状腺功能亢进的动脉栓塞治疗方面我国学者尽管做出了很大努力,但基础及临床研究不够深入、系统,怎样开展此项技术尚需探讨。

一、甲状腺解剖

(一)甲状腺的位置和形态

甲状腺是人体最大的内分泌腺,在青春前期即发育完全。重 20～25 g,如超过 30 g 即可扪及。女性甲状腺较男性稍大,老年期缩小。甲状腺位于喉及气管上部的前面及两侧,形如"H"形,分左、右两叶,中间为峡部。左、右两叶各高 4～5 cm,宽 2～2.5 cm,右叶一般比左叶大。侧叶上达甲状软骨中部,下达第 6 气管软骨环。两叶外侧面隆凸,内面凹陷与喉气管相紧贴,故甲状腺高度肿大时可压迫气管发生呼吸困难。峡部多数是方形,长、宽各约 2 cm,位于第 1～3 或第 2～4 气管软骨环的前方,偶有峡部缺如。约 50% 的甲状腺有锥体叶,为一舌状突出,由峡部向上伸展。若锥体叶向下肿大,伸入纵隔,即形成胸骨后甲状腺肿。甲状腺功能亢进患者施行甲状腺切除术后,锥体叶可显著增大,并可被触及。

(二)甲状腺的被膜

在甲状腺表面共有两层被膜。甲状腺的外膜,称为真被膜,包绕甲状腺即纤维囊。甲状腺鞘,又称假被膜,即颈内脏筋膜,包绕于真被膜外面。真假被膜间为囊鞘间隙,内有血管行经其中并吻合成网。上下两对甲状旁腺(parathyroid gland)均位于该囊内,定位于腺体后面上中 1/3 交界处和下 1/3 处。假被膜在侧叶内侧和峡部后面,与甲状软骨、环状软骨和气管软骨环的软骨膜愈处,形成甲状腺蒂又名甲状腺悬韧带,将甲状腺固定在喉表面。

(三)甲状腺的血管和神经

甲状腺的血管和神经是甲状腺最重要的周围关系,在甲状腺上极,有甲状腺上动脉、甲状腺上静脉及与其伴行的喉上神经。

神经行在血管后内,近腺体处渐分离。在甲状腺下极,有甲状腺下动脉、甲状腺下静脉及与其相交的喉返神血管水平由外向内走向腺体,神经垂直由下向上行向腺体,于腺体下极相交。右侧血管与神经间近似平行关系,左侧血管与神经间则呈现相互垂直关系。在甲状腺外侧缘中份,可见甲状腺中静脉。该静脉壁薄短粗,横过颈总动脉前方,直接汇入颈内静脉,是较危险的不可忽视的血管。在腺体下面,有起于主动脉弓的甲状腺最下动脉和注入左无名静脉的甲状腺奇静脉丛,是又一较危险的易被忽视的血管。

(四)甲状腺周围的毗邻关系

前方为皮肤、浅筋膜、深筋膜浅层和中层及舌骨下肌群,正中线为颈白线。舌骨下肌群共 4 块肌肉,分浅深两层。浅层纵行并列为内侧的胸骨舌骨肌和外侧的肩胛舌骨肌。深层分为上份的甲状舌骨肌和下份的胸骨甲状肌。外侧为颈鞘。后方为颈交感干和 4 个颈内脏管道,即喉与气管、咽与食管。此 4 个内脏管道可确定甲状腺两侧叶向上、下、后方扩展及推颈鞘向外的范围及其程度。

二、病因学

本病系一自身免疫性疾病,但其发病机制尚未完全阐明,其特征之一是在血清中存在具有能与甲状腺组织起反应或刺激作用的自身抗体,该抗体能刺激啮齿类动物的甲状腺,提高其功能并引起组织的增生,但它作用慢而持久。因而最初取名为长效甲状腺刺激物(LATS),以后由于采用不同测定方法,又有别的名称,如人甲状腺刺激激素(HTS)、LATS 保护物(LATSP)、TSH 置换活性物(TDA)、甲状腺刺激免疫球蛋白(TSI)或甲状腺刺激抗体(TSAb),可统称为 TSH 受体抗体(TRAb),为本病淋巴细胞分泌的 IgG,其对应的抗原为 TSH 受体或邻近甲状腺细胞浆膜面的部分,当 TSI 与甲状腺细胞结合时,TSH 受体被激活,以致甲状腺的功能受到刺激,引起甲状腺功能亢进和甲状腺肿,其作用与 TSH 作用酷似。现认为自身抗体的产生主要与基础缺陷相关的抑制性 T 淋巴细胞(Ts)功能降低有关。Ts 功能缺陷导致辅助 T 细胞不适当致敏,并在白介素-1 和白介素-2 作用的参与下使 B 细胞产生抗自身甲状腺抗体。此外,本病中针对甲状腺组织的白细胞移动抑制试验呈阳性反应,甲状腺和眼球后组织均有明显的淋巴细胞浸润,说明还有细胞介导免疫参与。

Graves 病中的自身抗 TSH 受体抗体(TRAb)是一组多克隆的抗体,作用在 TSH 受体的不同结合点。TRAb 可分为兴奋型和封闭型。兴奋型中有一类与 THS 受体结合后,促进甲状腺素合成和释放入血,甲状腺细胞也受刺激增生,称为 TSAb,为 Graves 病中主要的自身抗体;另一类与 TSH 受体结合后,仅促进甲状腺细胞肿大,但不引起激素的合成和释放,称为甲状腺生长免疫球蛋白(TGI)。封闭型自身抗体与 TSH 受体结合后,阻断和抑制甲状腺功能,称甲状腺功能抑制抗体(TFIAb)和甲状腺生长封闭抗体(TGRAb)。少数 Graves 病患者虽有明显的高代谢症,但甲状腺肿大甚轻微,可能与体内兴奋性抗体中 TRAb 占优势有关。

自身免疫监护缺陷受遗传基因控制。本病发生有明显的家族聚集现象,在同卵双生儿患甲状腺功能亢进的一致性有 50%。本病发生与某些组织相容性复合体(MHC)有关,如 DR4 抗原或 HLA-B8,B46 等。精神因素,如精神创伤、盛怒为重要的诱发因素,可导致 Ts 细胞群的失代偿,也可促进细胞毒性的产生。

近年来对感染因子与自身免疫性甲状腺病作了许多研究,提出细菌或病毒可通过 3 种可能机制启动自身免疫甲状腺疾病发病:①分子模拟(molecular mimicry),感染因子和 TSH 受体间在抗原决定部位方面有相似的分子结构,引起抗体对自身 TSH 受体的交叉反应,例如在耶尔森肠炎菌(Yersinia enterocolitica)中具有 TSH 受体样物质;②感染因子直接作用于甲状腺和 T 淋巴细胞,通过细胞因子,诱导 MHC 和 HLA-DR 在甲状腺细胞表达,向 T 淋巴细胞提供自身抗原作为免疫反应对象;③感染因子产生超抗原分子,诱导 T 淋巴细胞对自身组织起反应。

三、病理学

(一)甲状腺

甲状腺弥散性肿大,血管丰富、扩张、腺滤泡上皮细胞增生,呈高柱状,泡壁增生皱褶呈乳头状突起,伸向滤泡腔,高尔基器肥大,附近有许多囊泡,内质网发育良好,有很多核糖体,线粒体数目增多。腺组织中尚有弥散性淋巴细胞浸润,甚至出现淋巴组织生发中心。

(二)其他器官

在浸润性突眼患者中,球后结缔组织增加和眼外肌增粗水肿,由于含有较多黏多糖、透明质酸沉积和淋巴细胞、浆细胞浸润所致。骨骼肌及心肌也有类似改变。在病变较久的患者中,可见肝细胞局灶或弥散性坏死,门静脉周围纤维化。少数病例尚有两下肢胫前对称性局部黏液性水肿,皮层增厚和淋巴细胞浸润。

四、临床表现

本病起病缓慢,在病情较轻时可与神经症相混淆。有的患者可有某些特殊症状,如突眼、恶病质或肌病等。老年和儿童患者的表现常不典型。近年,由于诊断水平逐步提高,轻症和不典型患者的发现已日见增多,典型病例常有下列表现。

1.神经系统

患者易激动、精神过敏、舌和双手平举前伸时有细微震颤、多言多动、失眠紧张、思想不集中、焦虑、烦躁、多疑等,有时出现幻觉,甚至表现为躁狂症;但也有寡言少语、抑郁者,患者腱反射活跃,反射时间缩短。

2.高代谢综合征

患者怕热多汗,皮肤、手掌、面、颈、腋下皮肤红润多汗;常有低热,发生甲状腺危象时可出现高热;常有心动过速、心悸、胃纳明显亢进,但体重下降、疲乏无力。

3.甲状腺肿大

少数患者以甲状腺肿大为主诉。多呈弥散性对称性肿大,质软,吞咽时上下移动。少数患者可表现为不对称性甲状腺肿大。由于甲状腺的血流量增多,故在上、下叶外侧可闻及血管杂音并可扪及震颤,尤以腺体上部较明显。甲状腺弥散对称性肿大伴杂音和震颤为本病的特殊表现,在诊断上有重要意义,但应注意与静脉音和颈动脉杂音相区别。

4.眼部表现

本病可有以下两种特殊的眼征。

(1)非浸润性突眼:又称良性突眼,占大多数。一般属对称性,有时一侧突眼较明显。主要因交感神经兴奋,眼外肌群和上睑肌张力增高所致。主要改变为眼睑及眼外部的表现,球后组织改变不大。有以下几种表现:①眼睑裂隙增宽(Darymple 征),少瞬和凝视(Stelhrag 征);②眼球内侧聚合不能或欠佳(Mebius 征);③眼向下看时,上眼睑因后缩而不能跟随眼球下落(Von Graefe 征);④眼向上看时,前额皮不能皱起(Joffroy 征)。

(2)浸润性突眼:又称内分泌性突眼、眼肌麻痹性突眼症或恶性突眼,较少见,病情较严重,可见于甲状腺功能亢进不明显或无高代谢症的患者中。主要由于眼外肌和球后组织体积增加、淋巴细胞浸润和水肿所致。

5.心血管系统

患者主诉心悸、气促,稍活动即明显加剧。重症者常有心律失常、心脏扩大、心力衰竭等严重表现。①心动过速:常系窦性,一般心率 $100\sim120$ 次/分,静息或睡眠时心率仍快,为本病特征之一,在诊断和疗程中是一个重要参数;②心律失常:以期前收缩为最常见,阵发性或持久性心房颤动和扑动以及房室传导阻滞等心律失常也可发生;③心脏杂音:心搏动强大,心尖区第一心音亢进,常闻及收缩期杂音,与二尖瓣关闭不全时的杂音相似,心尖区偶可闻及舒张期杂音;④心脏外形改变:表现为心脏肥大、扩大和充血性心力衰竭,多见于年长男性重病者,合并感染或应用 β-受体阻滞剂容易诱发心力衰竭;⑤血压改变:收缩期动脉血压增高,舒张压稍低或正常,脉压增大。此由于本病时甲状腺血流丰富,动脉吻合支增多,心搏出量和每分钟输出量增加。

6.消化系统

食欲亢进,体重却明显下降,二者伴随常提示本病或糖尿病的可能。过多甲状腺素可兴奋肠蠕动以致大便次数增多,有时因脂肪吸收不良而呈脂肪痢。甲状腺激素对肝脏也可有直接毒性作用,致肝大、转氨酶升高和黄疸等。

7.血液和造血系统

本病周围血液中白细胞总数偏低,淋巴细胞百分比和绝对值及单核细胞增多,血小板寿命也较短,有时可出现紫癜。由于消耗增加、营养不良和铁的利用障碍,而可引起贫血。

8.运动系统

运动系统主要的表现为肌肉软弱无力,少数可表现为甲状腺功能亢进性肌病。

9.生殖系统

女性患者常有月经减少,周期延长,甚至闭经,但部分患者仍能妊娠、生育。男性多阳痿,偶见乳房发育。

10.皮肤及肢端表现

少部分患者有典型对称性黏液性水肿,但并非甲状腺功能减退症,多见于小腿胫前部。初起时呈暗紫红色皮损,皮肤粗厚,以后呈片状或结节状叠起,最后呈树皮状,可伴继发感染和色素沉着。在少数患者中尚可见到指端软组织肿胀,呈杵状,掌指骨骨膜下新骨形成,以及指或趾甲的邻近游离边缘部分和甲床分离现象,称为杵状指(acropachy)。

11.内分泌系统

甲状腺激素过多除可影响性腺功能外,肾上腺皮质功能于本病早期常较活跃,而在重症(如危象)患者中,其功能呈相对减退,甚或不全;垂体分泌 ACTH 增多,血浆皮质醇的浓度正常,但其清除率加速;说明其运转和利用增快。

五、实验室检查

1.血总甲状腺素(TT_4)测定

在估计患者甲状腺激素结合球蛋白(TBG)正常情况下,TT_4 的增高(超过 154.44nmol/L(12 μg/dL)提示甲状腺功能亢进。如怀疑 TBG 可能有异常,则应测定^{125}I-T_3 结合比值,正常时为(0.99±0.1),甲状腺功能亢进时为(0.74±0.12),并乘以 T_4 数值,以纠正 TBG 的异常,计算出游离甲状腺素指数(FT_4I),本病患者为增高。如正常,应争取做进一步检查。

2.血总 T_3(TT3)

正常值 1.54~2.31nmol/L(100~150 ng/dL),本病增高,幅度常大于 TT_4。

3.反 T_3(rT_3)

甲状腺功能亢进时血 rT_3 值明显增高。

4.游离 T_4(FT_4)和游离 T_3(FT_3)

FT_4 和 FT_3 的测定结果不受前述 TBG 的影响,能较 TT_4 和 TT_3 更准确地反映 T_4 功能状态。正常值:FT_4 为 10.3~25.7 pmol/L,FT_3 为 2.2~6.8 pmol/L。甲状腺功能亢进患者结果明显高于正常高限。

5.甲状腺摄^{131}I 率

如摄碘率增高,3 h 大于 25%,或 24 h 大于 45%(近距离法),峰值前移可符合本病,但宜作 T_3 抑制试验,以区别单纯性甲状腺肿。

6.T_3 抑制试验

主要用于:①单纯性甲状腺肿与甲状腺功能亢进的鉴别诊断。②有的学者曾经提出本试验可作为抗甲状腺药物的停药指标。方法:口服 L-三碘甲腺原氨酸(L-T_3)20 μg,每日 3 次,连续 6 日(或甲状腺粉 60 mg,每日 3 次,连续 7 日),服药前后测定^{131}I 摄取率。对比前后结果,正常人和单纯性甲状腺肿患者的^{131}I 摄取率经抑制后应当下降 50%以上,甲状腺功能亢进患者则不能被抑制。伴有冠心病、甲状腺功能亢进性心脏病或严重甲状腺功能亢进患者禁用此试验,因有诱发心律失常、心绞痛和甲状腺危象的可能。

7.促甲状腺激素释放激素(TRH)

兴奋试验有兴奋反应患者正常,如 TSH 接近于零,或用灵敏感度较高的免疫测量分析结果,TSH 低于正常,且不受 TRH 兴奋,可提示甲状腺功能亢进。本试验意义与 T₃ 抑制试验相似,且可避免摄入 T₃ 影响心脏,加重症状等缺点。

8. TSAb 或 TSI

TSAb 或 TSI 阳性率 80%～90%,经治疗病情缓解后 TSAb 的活性明显下降或转正常,有利于随访疗效和鉴定治疗后复发可能。

临床上常以此估计抗甲状腺药物停服合适时间。

9.抗甲状腺球蛋白抗体(TGAb)和抗甲状腺微粒体抗体(MCAb)

在本病中 TGAb 和 MCAb 均可阳性,但其滴度远不如桥本甲状腺炎高。

六、影像学表现

表现为甲状腺两侧多呈对称性增大,并基本保持正常形态。

(一)超声成像

超声成像作为甲状腺疾病的首选影像学检查方法,具有无创、无辐射、简便等优点,但对于胸骨后甲状腺显示不佳。

(二)CT 和 MRI

CT 和 MRI 具有较高的空间分辨率和组织分辨率,能反应甲状腺的整体情况。

(三)放射性核素显像

放射性核素显像可观察甲状腺形态、位置和大小,还可了解甲状腺功能,但空间分辨率差。

(四)血管造影

术前血管造影可见患者异常增粗和血流增快的甲状腺动脉。一般甲状腺上动脉起自颈外动脉起始部的前面,少部分可起自颈总动脉,可与舌动脉或面动脉共干,极少部分患者可缺如,两侧的甲状腺上动脉粗细相当。甲状腺下动脉起自甲状颈干的分支,多见右侧略粗于左侧,部分患者可缺如或直接起自于锁骨下动脉甚至颈总动脉。有时造影中可发现上下动脉间存在粗大的吻合支。

大约 10%的患者存在甲状腺最下动脉,最下动脉多起自头臂干或主动脉弓,少数发自右颈总动脉、胸廓内动脉以及其他变异。术前了解甲状腺的血管分布有利于选择与预计栓塞程度一致的甲状腺动脉。

七、临床处理的基本原则

由于甲状腺功能亢进病因未明,临床治疗主要以控制高代谢综合征为主。具体治疗方面,应根据患者年龄、病情轻重、甲状腺肿大小和性质等情况综合分析。

一般治疗,如休息和各种支持疗法,纠正高代谢带来的高消耗。控制甲状腺功能亢进症状主要有:抗甲状腺药物、放射性核素碘和手术 3 种基本方法。抗甲状腺药物适用于轻症患者或作为基础治疗以及不适合其他治疗方法时应用;放射性核素碘治疗适用于不宜行手术治疗者或手术复发者。甲状腺次全切除术对于有显著压迫症状者和药物难以控制者,可使 90%以上患者得以痊愈。

传统的甲状腺治疗方法各有利弊。手术对于甲状腺功能亢进有术后复发,伴高度突眼征,以及部分患者不能耐受手术,同时还会有局部出血、神经损伤及突眼加重等并发症。

放射性¹³¹I 存在一些不适宜人群,如年轻者、妊娠或哺乳妇女等,常会带来甲状腺功能减低等并发症。

八、介入治疗的适应证和禁忌证

(一)适应证

凡能行药物、放射性碘治疗及外科手术者,理论上均可行介入栓塞治疗。

甲状腺功能亢进的动脉栓塞治疗至今没有学术界一致认可的适应证。一般来说,新的治疗手段的确立必须是以往治疗手段的补充或替代。补充性治疗的适应证主要是以往治疗不起效的部分,而替代性的新疗法则是淘汰以往的治疗手段。外科手术可治愈 90%～95% 以上中度以上的甲状腺功能亢进,轻度的甲状腺功能亢进尚有内科治疗,而且放射性碘治疗已经成为一项重要的治疗手段应用于临床。栓塞治疗是怎样去改变这一比较成熟的治疗体系呢? 可归纳为以下几种走向。

(1)对内科药物、外科手术和放射性碘治疗有治疗禁忌或失败,同时又不具备栓塞禁忌的患者(补充性治疗手段达到最终治疗)。

(2)肿块巨大或抗甲状腺球蛋白抗体及抗甲状腺线粒体抗体强阳性者,作为外科手术前的辅助治疗,一般于术前 2～4 周内进行(补充性治疗手段作为外科的辅助,扩大外科治疗的适应范围)。

(3)取代外科或放射性碘治疗,并发症更少、更可靠、创伤更小。

一般认为第 1 条比较肯定,而第 2,3 条尚不能确定。总之,目前没有严格的对比研究来确立甲状腺功能亢进栓塞治疗的地位,所以没有明确的适应证。值得注意的是,近年来利用腔镜技术来切除甲状腺的应用越来越多。腔镜技术的主要优势是避免了颈部伤口,但相对介入技术而言,腔镜要麻烦得多。所以,客观地评价,无论是传统手术、腔镜手术还是介入栓塞,都是对甲状腺的大部分区域行去功能性治疗,如果要考虑到体表的美观问题,无疑选择栓塞治疗是明智的。

当然,以往我国从事介入的学者在这方面工作开展的不够慎重,但也要实事求是地认识到栓塞治疗存在的优点。

(二)禁忌证

主要包括如下几个方面。

(1)年龄＜13 岁或＞65 岁者。

(2)孕妇。

(3)碘过敏者。

(4)有严重心肺疾患或凝血功能异常者。

(5)精神病患者发病期。

(6)严重甲状腺功能亢进性心脏病患者(甲状腺功能亢进性心脏病症状较轻者不是介入治疗的禁忌)。

以上部分条例并非绝对禁忌证,基于此技术尚未成熟,应多考虑一些可能的禁忌。

九、介入治疗的方法和步骤

介入治疗甲状腺功能亢进的方法主要为经皮经导管动脉栓塞术。目的是通过栓塞部分甲状腺血供,使部分甲状腺失去功能而达到"非手术切除"的目的。

（一）器械准备

1. 导管

4 F 或 5 F 猎人头（H1）或 Cobra 导管，备用微导管。

2. 导丝

应用 0.035 inch 或 0.038 inch 超滑导丝。

3. 栓塞剂

文献报告使用的栓塞材料有碘油、明胶海绵、聚乙烯醇（PVA）或海藻微球（AMG）及钢圈等。一般认为，需用末梢栓塞剂如 PVA 微粒，主干可加用明胶海绵。

（二）方法和步骤

1. 插管和血管造影

局麻下，采用 Seldinger 法穿刺股动脉，并插管至双侧甲状腺上和下动脉，造影明确导管头端位置以及血供范围。

2. 栓塞方法

用栓塞剂与对比剂以恰当比例混合，透视下用 1 mL 或 2 mL 注射器缓慢推注，直至血流受阻。栓塞范围方面，较早期的报告多是栓塞双侧甲状腺上动脉，依据是上动脉供应 70％的甲状腺组织，且上下动脉间存在吻合，小于吻合支的栓塞剂可通过吻合支栓塞更多的甲状腺组织。后来的文献报告仅栓塞两支上动脉，有 40％～50％患者的甲状腺组织将有一半得以保留，逐渐地随侧支形成，更多的甲状腺组织重新恢复血供，导致栓塞疗效不佳。之后，有学者提出栓塞应包括双侧甲状腺上动脉及一侧或两侧的甲状腺下动脉，是否保留一侧甲状腺下动脉尚有争议。

栓塞的血管级别应该达到腺体小叶水平。腺体小叶内的小叶动脉为甲状腺的终末动脉，小叶动脉的栓塞可导致甲状腺的彻底坏死。腺体小叶内的小叶动脉的直径在 40～100 μm，术中先用 150～250 μm 的微粒栓塞末梢，再用 350～500 μm 的微粒栓塞较粗分支。不主张弹簧圈栓塞主干，因为既不能末梢栓塞，又可能在局部隆起，尤其是术后甲状腺萎缩后，影响美观。

栓塞时，切忌栓塞剂反流，因为甲状腺上动脉位于颈外动脉开口处，极易误入颈内动脉并引起严重的并发症，这也是一些学者对此法持保留态度的重要原因。另外，由于甲状腺动脉与脊髓、气管和食管等处存在吻合，所以在栓塞中应熟悉解剖、避开危险吻合。

十、围手术期处理

（一）常规处理

术前常规检查血 T_3、T_4 浓度，血常规，凝血功能等；行甲状腺超声或 CT 以排除是否合并其他占位性病变。术前应予抗甲状腺药物、心得安等内科治疗，使患者症状稳定，心率＜90 次/分，基础代谢率（BMR）＜20％。

检塞术后患者可有程度不一的咽喉部疼痛异物感、颈前区不适疼痛、牙痛和声音嘶哑等。还可发生 T_3 和 T_4 一过性增高、发热和一过性甲状旁腺功能低下。以上一般经对症处理后均可恢复正常。

在术后的药物治疗方面，有学者认为，术后保持较长时间的维持量药物治疗以及限制碘的摄入，可更好地控制症状和减少复发。一般都主张术后常规使用地塞米松 10 mg/d，共 5～7 d，并继续使用心得安 1～2 周，预防甲状腺危象。

栓塞治疗后诱发甲状腺危象已有报告,理论上其发生率可能要高于外科手术后的发生率,应引起重视。甲状腺危象发病原因迄今尚未肯定。过去认为:甲状腺危象是手术时过度挤压了甲状腺组织,促使大量甲状腺激素突然进入血液中的结果。但是患者血液中的甲状腺激素含量并不一定高的事实不支持这一理论。近年来又认为甲状腺危象是由于甲状腺功能亢进时,长期肾上腺皮质激素的合成、分泌和分解代谢加速,使肾上腺皮质功能减退,术后肾上腺皮质激素分泌不足,不足于应激手术创伤,也有理解为手术等因素引起的甲状腺素过量释放导致暴发性肾上腺素能兴奋。在传统外科手术前,一致的意见是必须充分做好术前准备,控制甲状腺功能亢进症状,尽量减少手术应激。尽管近年来,有人主张完全单用心得安做甲状腺功能亢进的外科术前准备,但常规的方法仍然是服用碘剂或碘剂与心得安合用。栓塞治疗则不同于外科治疗,根本在于:外科是切除了病灶,而栓塞没有切除,是等待甲状腺的"死亡",甲状腺的"死亡"过程中有可能引起甲状腺素的大量释放而诱发甲状腺危象。所以一般不在术前使用碘剂,以减少栓塞后更多的甲状腺素释放入血。

(二)并发症处理

少数有视力部分缺失、眼睑下垂,甚至脑栓塞等,原因为异位栓塞或甲状腺动脉参与的神经节供血被阻断,导致缺血。误栓属于严重并发症,关键在于预防,术中栓塞包括术中术后造影每一步都应该非常精心地操作。

第七节　胸部血管解剖

胸部的血管解剖较为复杂,包括心血管系统、肺循环系统、胸壁、乳房血管系统和食管血管系统等,本节仅就本书涉及的内容进行阐述。

一、主动脉弓及其分支

主动脉弓是升主动脉和降主动脉之间的一段弓形的血管,主要供应头颈部的血供。左心室发出主动脉,起始段为升主动脉,升主动脉向右前上方斜行,于右侧第 2 胸肋关节水平移行为主动脉弓,弓的上缘平胸骨柄中部或稍上方,下缘平胸骨角。主动脉弓上缘发出 3 个大的分支,自右向左依次为头臂干(无名动脉)、左颈总动脉和左锁骨下动脉。头臂干又分出右侧锁骨下动脉和右侧颈总动脉,双侧椎动脉一般发自双侧锁骨下动脉,但是存在许多复杂的变异情况,从主动脉弓发出的大血管可有 2~6 支。常见的变异如下。

(一)主动脉弓主要分支变异

最多见的是右头臂干与左颈总动脉共干,约占所有主动脉变异的 13%;其次为左颈总动脉由右头臂干发出,约占 9%;另外还有一些较少见的变异如左右两条头臂干、两侧颈总动脉共干、右头臂干与左颈总动脉及左锁骨下动脉共干形成一条头臂干,左、右颈总动脉共干发出右锁骨下动脉、无头臂干等。前两种变异情况亦为最常见的两种主动脉变异。

(二)主动脉弓直接发出椎动脉

主动脉弓直接发出椎动脉的方式亦很多:①左椎动脉作为第 3 分支由主动脉弓发出;②左

颈总动脉由右头臂干发出,左椎动脉作为第 2 分支又由主动脉弓发出;③左椎动脉作为最后的分支直接由主动脉弓发出;④左颈总动脉由右头臂干发出,左椎动脉作为最后的分支直接由主动脉弓发出;⑤共同头臂干,左椎动脉作为最后的分支直接由主动脉弓发出;⑥左椎动脉在左锁骨下动脉之前发出,右锁骨下动脉为主动脉弓的最后分支;⑦左椎动脉分别起自主动脉弓和锁骨下动脉,并形成共干;⑧无头臂干,左右椎动脉分别起自主动脉弓。

(三)右锁骨下动脉最后从主动脉弓发出并从主动脉弓后方上行

右锁骨下动脉最后从主动脉发出时也可合并有其他分支的变异,如左右颈总动脉共干、左右颈总动脉和左锁骨下动脉 3 支共干,右头臂干作为主动脉弓的最后分支。

另外,也可见右位主动脉、重复主动脉弓、回旋主动脉弓等主动脉弓变异情况,主动脉弓还可发出一些小的分支如支气管动脉、食管动脉、甲状腺最下动脉等。

二、胸主动脉及其分支

主动脉弓弯向左后方,达第 4 胸椎体下缘处移行为胸主动脉,沿脊柱左侧下行逐渐转至其前方,达第 12 胸椎高度穿膈的主动脉裂孔,移行为腹主动脉。胸主动脉是胸部的动脉主干,主要分支有壁支和脏支两种。壁支包括第 3~11 对肋间后动脉、1 对肋下动脉和分布到膈上面后份的膈上动脉;脏支较小,包括支气管动脉、食管动脉以及分布到心包后面的心包支和分布到纵隔淋巴结、结缔组织的纵隔支,均为一些分布于气管、支气管、食管和心包的细小分支。

(一)支气管动脉

支气管动脉是肺支架组织的营养动脉,自主动脉或其分支发出,其血流量大约是左心输出量的 1%,主要供应各级支气管,也供应部分气管、食管、纵隔淋巴结、肺动脉和主动脉弓动脉壁等。

1. 支气管动脉的起始部位

支气管动脉的起始部位变异很大,绝大多数支气管动脉开口于第 5 胸椎体下缘范围内的主动脉腹侧壁。有学者根据 100 例成人尸检资料发现右侧支气管动脉主要起源于右侧肋间动脉(44.9%)、主动脉降部(30.6%)、主动脉弓(14.3%)和右锁骨下动脉(10.2%)。左侧支气管动脉主要起源于主动脉降部(86.5%)和主动脉弓(11.9%)。还有学者对 443 例患者采用 16 层螺旋 CT 增强扫描获得胸部原始图像,用容积再现(VR)、多平面重组(MPR)、最大密度投影(MIP)进行三维重建,观察支气管动脉特征,发现右侧支气管动脉主要起源于右肋间动脉(213/436,48.85%)及降主动脉(207/436,47.48%),左支气管动脉主要起源于降主动脉(363/371,97.84%)。起源于降主动脉的右支气管动脉以右壁最多(95/207,45.89%),其次是前壁(88/207,42.51%);起源于降主动脉的左支气管动脉以前壁最多(272/363,74.93%)。起源于降主动脉的共干动脉以前壁最多(57/77,74.03%)。支气管动脉干直径 1~2 mm,一般为 2~4 支。

2. 支气管动脉的类型与数量

有学者将支气管动脉分为 Ⅱ 型,其中右 2 支、左 2 支(41%)最多见。还有学者发现支气管动脉分布类型共 11 种,左、右各 1 支者最多见(192/359,53.48%),其次为右 2 支、左 1 支者(63/359,17.55%)。

3. 支气管动脉的走行和分布

支气管动脉走行与分布颇为复杂,左支气管动脉开始多走行于左支气管上缘;小部分走行于左支气管下缘及后缘;右支气管动脉开始多行走于右主支气管后缘及下缘,部分行走于右主支气管上缘。支气管动脉沿支气管分布途中,多在主或叶支气管处发出侧支,其主干继续前行,且紧贴支气管管壁、肺动脉壁或缠绕肺动脉和(或)支气管而行。①右支气管动脉:主要发自右侧第 3、4 肋间后动脉,或直接发自降主动脉后侧壁,起点位于奇静脉末端的后方,随即绕过奇静脉的左缘向前或前下达右支气管后壁,随右支气管走向肺门(第 1 支)。少数右支气管动脉起于主动脉弓下缘,斜越气管叉至叉的下缘,继而沿右支气管下缘进入肺门(第 2 支)。偶见起于胸主动脉左前壁的右支气管动脉,横越食管的前面至右支气管下缘,走向肺门(第 3 支)。右支气管动脉常呈直角开口于主动脉壁,其直径 2 mm。②左支气管动脉:左支气管动脉多数为两支,第 1 支起于主动脉弓下缘,沿左支气管上缘进入肺门;第 2 支起于左支气管后方或稍下方的高度,起于胸主动脉前壁,向前外或外上折向左支气管,沿其下缘或后下缘进入肺门。左支气管动脉开口平面略低于右侧。左支气管动脉则常呈锐角开口于主动脉壁,直径 1～1.5 mm。③共干支气管动脉:左右共干的支气管动脉出现率约为 1/3,都是不到 10 mm 的短干。

左侧支气管动脉可分支供应主动脉弓和降主动脉上段的滋养血管。此外,支气管动脉还常有分支供应肺动脉和肺静脉的管壁、食管、气管肺门和纵隔淋巴结、心包等部分结构,并可与脊髓前动脉交通。

值得重视的是,少数人脊髓动脉与肋间动脉、肋间-支气管动脉干或支气管动脉存在交通支,甚至直接开口于肋间动脉。栓塞时一定要避开超过脊髓动脉才可栓塞,务必小心。

4.支气管动脉解剖变异

支气管动脉变异很多,肺内病灶大部分源于支气管动脉,也可有肋间动脉、膈动脉、锁骨下动脉和肺动脉分支等参与供血。病灶如位于两肺下叶,除了应注意支气管动脉外,还要注意相应的肋间动脉、膈动脉等,以了解除支气管动脉外有无其他出血血管。

(二)食管动脉

食管的动脉按供血范围分为颈段、胸上段、胸下段和腹段共 4 段。颈段食管血供主要为较粗大的甲状腺下动脉食管支;胸上段血供主要来自于左、右支气管动脉的食管支,另外可接受上部肋间动脉及胸廓内动脉分支的血液供应;而胸下段的血供主要来自上、下食管固有动脉,另有 3～7 肋间动脉和左膈下动脉分支;腹段食管则可由胃左动脉分支供应。相邻的食管动脉可互相吻合成网,保证食管良好的血供。

1.颈段食管动脉

颈段食管的动脉来源较多,主要由甲状腺下动脉供血,尤其在食管上端较为恒定。另外,甲状腺上动脉的腺支发出 2～4 支为邻近甲状腺的一段食管供血。下端的动脉来自锁骨下动脉和甲状颈干,以两侧各为 2 支的多见,占 30%;其次为左侧 2 支、右侧 3 支,占 20%。另外,有报告椎动脉、主动脉弓、颈动脉也有分支供应颈段食管。所有动脉的分支在食管侧壁和前壁分布至食管后互相吻合成网,并有分支向下与食管上胸段的动脉吻合。

2.胸部上段食管动脉

右侧主要来自第 2 和第 3 肋间动脉的右支气管动脉,左侧来自主动脉弓和胸主动脉的左支气管动脉。来自支气管动脉的食管支,左侧占 31.36%～37.03%,右侧占 28.71%～34.57%,而来自主动脉弓的食管支占 7.70%～11.22%。此外,锁骨下动脉、甲状腺下动脉、肋颈干等动脉也发食管支到胸上段食管。这些血管有些是颈部食管动脉分支的下行延续。胸上段食管动脉的支数变动在1~8支,5支者较为常见。作为胸上段食管主要供血的左、右支气管动脉食管支,其外径为0.6~2 mm。

3.胸部下段食管动脉

胸部下段食管动脉主要有两个来源,一是来自胸主动脉的食管支,出现率约85%;二是来自右侧第3至第7肋间后动脉的食管支,出现率为13.36%~18.60%。胸主动脉食管支的起始平面,绝大多数在第4至第9胸椎平面,其中以发自第7胸椎平面者最多,约占32%。右肋间后动脉食管支的起始部位,以发自第5肋后动脉者最多。胸下段食管动脉的支数变动在1~6支,1支占37.07%~46.93%,2支占27.34%~37.66%。作为胸下段食管主要供血者胸主动脉食管支,外径为0.5~3.4 mm。胸上下段食管动脉常有吻合存在。

4.腹段食管动脉

腹段食管的前后常有1~4支动脉,前面为1支者占34.19%,2支者占51.61%;后面1支者占50.39%,2支者占以42.52%。这些食管支主要起自胃左动脉和左膈下动脉,也可发自迷走肝动脉、脾动脉、左肾上腺动脉、腹腔动脉和腹主动脉等。腹段食管前面的动脉较恒定,80.37%由胃左动脉发出,19.63%有迷走肝左动脉发出。食管后面的动脉变化较多,53.34%发自左膈下动脉,30.00%发自胃左动脉,其余由其他动脉发出。前面的动脉多向上与食管胸段相吻合,而后面的食管动脉只有少数与胸部下段食管动脉相吻合。

(三)肋间动脉

每条肋间隙有3条动脉,包括1条粗大的肋间后动脉和1对细小的肋间前动脉。

1.肋间后动脉

除第1、2肋间隙的肋间后动脉发自锁骨下动脉的最上肋间动脉,其余9对肋间后动脉则均为胸主动脉的节段性对称的分支,分布于第3~11肋间隙,第12对动脉沿肋下缘走行称肋下动脉。肋间后动脉起始处管径自上至下递增,右侧的肋间动脉较左侧稍长。两侧肋间动脉在进入肋间隙以前的行程并不相同,右侧肋间动脉横过相应的胸椎体前面,食管上部、胸导管和奇静脉的后方,进入右侧肋间隙;左侧肋间动脉经各椎体侧面外行,沿左肺和胸膜后方进入左侧肋间隙。左、右肋间动脉行至脊柱两旁在肋骨小头下缘各分为前、后两支。后支与胸神经伴行,向后穿至背部,分支至脊髓、背部肌肉和皮肤。前支为肋间后动脉本身的延续,经肋间内韧带的前面外行至肋角处进入肋间内、外肌之间,分为上、下两支,上支紧贴肋沟行走,下支则沿下位肋骨上缘外行,上、下两支均与胸廓内动脉和膈肌动脉的相应肋间支吻合。此外,沿途发出分支营养胸壁肌肉、皮肤和乳房。下3对肋间后动脉常不分上、下支。最后1对肋间动脉称肋下动脉,自胸主动脉发出后,沿第12肋下方与肋下神经伴行,经腰方肌的前面,进入腹前外侧壁肌肉之间而分布。

2.肋间前动脉

第1至第6肋间隙内的肋间前动脉起自胸廓内动脉,第7至第9肋间隙内的肋间前动脉为肌动脉的分支,第10、11肋间隙无肋间前动脉。每对肋间前动脉分别沿上位肋骨的下缘和下位肋骨的上缘行向外后,分别与肋间后动脉的上支和下支吻合。肋间前动脉除供应前部肋间隙组织血液外,还发出分支至胸肌、乳房及邻近皮肤。

3.肋间动脉的变异

肋间动脉的变异多集中在上位第1至第4肋间后动脉,包括起源及分支共干的变化。据统计,只有1%~2%的第3、4间后动脉发自最上肋间动脉。共干的肋间后动脉中,多数为同侧相邻 2～3 支动脉共干,但也有与对侧肋间后动脉共干的。共干的动脉大多位于胸上部,其中以第 3 至第 5 肋间后动脉共干者多见。正常情况下肋间后动脉沿肋骨的内侧走行,但也有少数发出后,先走向背侧,再转向前侧。

三、肺循环系统

(一)肺动脉

肺动脉干位于心包内,系一粗短的动脉干,长 4～5 cm,宽 2.5～3 cm。起自右心室漏斗部,经主动脉根的前面,向左上后方螺旋状斜升,至主动脉弓的凹侧,相当于第 4 胸椎水平,分为左、右肺动脉入肺。左肺动脉较短,在左主支气管前方横行,分两支进入左肺上、下叶。右肺动脉较长且粗,经升主动脉和上腔静脉后方向右横行,至右肺门处分 3 支进入右肺上、中、下叶。在肺动脉干分叉部的稍左侧,肺动脉与主动脉弓下缘有一纤维束连接,为动脉导管韧带,是动脉导管闭合后的残留物。

(二)肺静脉

肺静脉每侧各有两支,分别为左上、左下肺静脉和右上、右下肺静脉。左肺静脉很短,起自左肺门,经胸主动脉前入左心房;右肺静脉较左侧稍长,起自右侧肺门居右肺动脉的下方,横过上腔静脉、右心房及升主动脉的后侧入左心房。

(三)肺动静脉血管畸形

系因胚胎期肺血管发育障碍引起。肺动脉血管畸形包括肺动脉主干完全缺如,肺动脉缺如,1 支或多支肺动脉发育不全,肺动脉瓣以上的肺动脉狭窄,迷走肺动脉等。脉静脉异常有:肺静脉总干缺如;肺静脉与心房联合,形成所谓三房心;肺静脉未与正常肺静脉丛结合或互相连接,最后发生闭锁;肺静脉或与其相通的肺静脉(第 3 心房)引流至右心房;右肺静脉引流至上腔静脉、奇静脉或右无名静脉;左肺静脉引流至左上腔静脉、冠状窦或异常的肺静脉;肺静脉与门静脉永久连接;肺静脉直接引流至右下腔静脉等畸形。

四、上腔静脉

上腔静脉位于上纵隔右前部,由左、右头臂静脉在第 1 胸肋结合处后方汇合而成,沿第 1～2 肋间隙前端后面下行,至右侧第 2 胸肋关节后穿纤维心包,平第 3 胸肋关节高度注入右心房,长约 7 cm。

该静脉左侧有升主动脉和主动脉弓,右侧有右膈神经、心包膈血管和纵隔胸膜,前方有胸膜和肺,后方有气管、右迷走神经和奇静脉,后者在左肺根上方汇入上腔静脉,后下方有左肺根。头臂静脉由锁骨下静脉和颈内静脉在胸锁关节后方合成。左头臂静脉长 6～7 cm,位于胸骨柄和胸腺后方,斜向右下越过主动脉三大分支前面。有时高于胸骨柄,贴在气管颈部的前面,尤以儿童多见。

有时头臂静脉长 2～3 cm,其后方有迷走神经,内后方有头臂干。双上腔静脉变异是最常见的上腔静脉类型。

五、乳腺的动静脉

(一)乳腺的动脉

乳腺内的血液供应很丰富,供应乳腺的动脉有 3 个来源,即腋动脉的分支,胸廓内动脉的分支和胸主动脉的肋间后动脉的分支,前二者是主要供血来源。

1.乳腺外侧动脉

腋动脉的分支胸外侧动脉供应乳腺外侧部血液。女性胸外侧动脉发达,分出一支乳腺外侧动脉,进入乳腺外侧部,并在乳内与其他动脉分支吻合成丛。

2.乳腺前内侧动脉

乳腺前内侧动脉为胸廓内动脉的分支,经第1～4肋间隙穿出,形成乳腺前内侧动脉,供应乳腺前内侧血液。

3.乳腺后内侧动脉

乳腺后内侧动脉为胸廓内动脉的下部分支,经第4～5肋间隙穿出,行于乳腺后间隙内。

4.动脉丛

由乳腺外侧动脉和乳腺前内侧动脉的分支在乳晕周围互相吻合成动脉丛。此动脉丛位于皮下脂肪层内,乳腺后内侧动脉亦与乳腺前部动脉的分支在乳腺内吻合。因此,乳腺内的血管吻合是很丰富的。

(二)乳腺的静脉

乳腺的静脉分为浅、深两个静脉系。乳腺的深静脉与同名动脉伴行,位置较深。乳腺的浅静脉则位于皮下浅筋膜内,有时肉眼可见,红外检查很容易显示这些血管。

1.乳腺浅静脉

①乳晕下静脉:位于乳晕下方,它是呈放射状的小静脉,从乳头引流血液至乳晕周围静脉;②乳晕周围静脉:乳晕周围静脉为一环形(多边形)静脉网,称为"Haller"静脉环。位于乳晕边缘,并借短的连接与深静脉交通,接受深部静脉血;③乳腺浅静脉:乳晕以外的乳腺浅静脉,位于乳房皮下的浅筋膜层内,这些静脉互相吻合成网。乳腺浅静脉向内与胸廓内静脉相交通,向上与颈前静脉弓相交通,向外与胸外侧静脉相交通,向下与腹壁静脉网相交通。

2.乳腺深静脉

收纳来自乳腺深部的静脉血,是肿瘤血行转移的途径:①经胸廓内静脉注入头静脉;②经胸外侧静脉注入腋静脉;③经肋间静脉注入奇静脉和上腔静脉。

第八节　胸部体格检查方法

胸部是指颈部以下和腹部以上的区域。胸部的检查内容很多,包括胸廓外形、胸壁、乳房、胸壁血管、纵隔、支气管、肺、胸膜、心脏和淋巴结等。本节主要介绍与本章疾病有关的胸部体格检查方法。

传统的胸部检查方法包括视诊、触诊、叩诊和听诊4个部分。检查应该在温暖和光线充足的环境中进行。

尽可能地暴露全部胸廓,患者视病情或检查需要采取坐位或卧位。一般先检查前胸部及两侧胸部,然后再检查背部。

一、胸壁、胸廓与乳房

(一)胸壁

检查胸壁时除应注意营养状况、皮肤、淋巴结、骨骼肌等,还要着重检查静脉、皮下气肿、胸壁压痛和肋间隙。正常胸壁静脉不易看见,当上腔静脉或下腔静脉血流受阻建立侧支循环时,腹壁静脉充盈或曲张,上腔静脉阻塞时,静脉血流方向自上而下,下腔静脉阻塞时,血流方向自下而上;胸部皮下组织有气体积存时称皮下气肿,多由于肺、气管或胸膜受损后,气体自病变部位逸出,积存于皮下所致;胸壁压痛则常见于肋间神经炎、肋软骨炎、胸壁软组织炎、肋骨骨折及骨肿瘤等,胸骨压痛和叩击痛见于白血病患者。

(二)胸廓

正常人胸廓两侧基本对称,呈椭圆形,双肩基本在同一水平上,锁骨稍突出,锁骨上、下稍下陷。成人胸廓前后径与左右径比为 $1:1.5$。临床常见的胸廓外形改变有扁平胸、桶状胸、佝偻病胸、胸廓局部隆起、胸廓一侧变形及脊柱畸形引起的胸廓改变。

(三)乳房

检查乳房时被检查者一般取坐位或仰卧位,一般先做视诊,再做触诊。除检查乳房外,还应包括引流乳房部位的淋巴结。

1.视诊

正常儿童和男性乳房不明显,乳头位于锁骨中线第 4 肋间隙。正常女性乳房在青春期逐渐增大,呈半球形,乳头较大呈圆柱形,乳头和乳晕色泽较深。乳房视诊时应注意乳房的对称性,乳房的皮肤颜色,有无回缩,有无瘢痕、色素沉着和溃疡,乳头位置、大小、两侧是否对称、有无倒置或内翻、有无分泌物等。

2.触诊

乳房触诊时,被检查者取坐位,两臂下垂或双手举过头或双手叉腰,当卧位时,可垫以小枕头抬高肩部。先检查健侧,再检查患侧。检查者手指和手掌应平置在乳房上,应用指腹,轻施压力,以旋转或滑动进行触诊。检查左乳房时从外上限开始顺时针方向进行,检查右乳房则沿逆时针进行。触诊乳房应着重注意有无红肿、热痛和包块,乳头有无硬结、弹性消失和分泌物。如触及包块,应了解其部位、大小、外形、硬度、压痛和活动度。乳房触诊后,还应仔细触诊腋窝、锁骨上窝及颈部的淋巴结是否肿大或其他异常。

二、肺与胸膜

(一)视诊

1.呼吸运动

呼吸运动是借膈和肋间肌的收缩和松弛来完成的,胸廓随呼吸运动扩大和缩小,从而带动肺的扩张和收缩。健康人在静息状态下,通过中枢神经和神经反射的调节,呼吸运动稳定而有节律的。正常情况下吸气为主动运动,呼气为被动运动。正常男性和儿童的呼吸以膈肌运动为主,胸廓下部及上腹部的活动度较大,形成腹式呼吸;女性的呼吸则以肋间肌运动为主,故形成胸式呼吸。

2.呼吸频率

正常成人静息状态下,呼吸为 16～18 次/分,呼吸与脉搏之比为 $1:4$。新生儿呼吸约为

44 次/分,随着年龄的增长而逐渐减慢。常见的呼吸频率改变有:①呼吸过速:指成人呼吸频率超过 24 次/分。见于发热、疼痛、贫血、甲亢及心力衰竭等,一般体温升高 1 ℃,呼吸大约增加4 次/分。②呼吸过缓:指呼吸频率低于 12 次/分。呼吸浅慢见于麻醉剂或镇静剂过量和颅内压增高等。③呼吸深度变化:呼吸浅快,见于呼吸肌麻痹、严重鼓肠、腹腔积液和肥胖以及肺部病变(如肺炎、胸膜炎、胸腔积液和气胸等);呼吸深快,见于剧烈运动、情绪激动或过度紧张等;呼吸深慢,见于严重代谢性酸中毒(如糖尿病酮症酸中毒和尿酸症酸中毒等),又称 Kussmaul 呼吸。

3. 呼吸节律

正常成人静息状态下呼吸的节律基本上是均匀而整齐的。而病理状态下,往往出现各种呼吸节律的变化。常见的呼吸节律变化有:①潮式呼吸:又称 Cheyne Stokes 呼吸。是一种由浅慢逐渐变为深快,然后再由深快转为浅慢,随之出现一段呼吸暂停后,又开始如上变化的周期性呼吸。潮式呼吸周期可长达 30 s 至 2 min,暂停期可持续 5~30 s。是由于呼吸中枢的兴奋性降低,使调节呼吸的反馈失常所致。多发生于中枢神经系统疾病(如脑炎、脑膜炎、颅内压增高及糖尿病酮症酸中毒、巴比妥中毒等),也可见于某些老年人深睡时,为动脉粥样硬化、脑供血不足的表现。②间停呼吸:又称 Biots 呼吸。表现为有规律地呼吸几次后,突然停止一段时间,又开始呼吸,即周而复始的间停呼吸。意义同潮式呼吸,但较其更为严重,预后不良,常在临终前发生。③抑制性呼吸:为胸部发生剧烈疼痛所致的吸气相突然中断,呼吸运动短暂地突然受到抑制,患者表情痛苦,呼吸浅快。见于急性胸膜炎、胸膜恶性肿瘤、肋骨骨折及胸部严重外伤等。④叹息样呼吸:为在一段正常呼吸节律中插入一次深大呼吸,并常伴有叹息声。多为功能性改变,见于神经衰弱、精神紧张或抑郁症。

(二)触诊

1. 胸廓扩张度

胸廓扩张度即呼吸时的胸廓活动度,一般在胸廓前下部检查,因为该处呼吸运动度最大。检查者两手置于被检查者胸廓前下侧壁对称部位,左、右拇指分别沿两侧肋缘指向剑突,手掌和其余四指置前侧胸壁,嘱被检查者做深呼吸,比较两手的活动度。一侧胸廓扩张度受限,见于大量胸腔积液、气胸、胸膜增厚和肺不张等。

2. 语音震颤

语音震颤是受检查者发出声音,声波起源于喉部,沿气管、支气管及肺泡,传到胸壁所引起共鸣的震动,可由检查者的手触及,又称触觉震颤。

检查者将双手掌的尺侧缘轻放在被检查者两侧胸壁的对称部位,嘱被检查者用同等的强度重复发"yi"长音,自上而下、从内到外比较两侧相应部位语音震颤的异同,注意有无增强或减弱。男性、成人和消瘦者比女性、儿童和肥胖者强,前胸上部较下部强,右上胸比左上胸强。语音震颤减弱或消失主要见于肺气肿、阻塞性肺不张、大量胸腔积液、气胸、胸膜高度黏连及胸壁皮下气肿等。其增强主要见于大叶性肺炎、肺梗塞、空洞型肺结核、肺脓肿等。

3. 胸膜摩擦感

正常人胸膜腔内有少量液体起润滑作用,故呼吸时胸壁扪不到摩擦感。胸膜摩擦感是指当急性胸膜炎时,因纤维蛋白沉着于两层胸膜,使其表面粗糙,呼吸时脏层和壁层胸膜相互摩擦,检查者可用手掌触及有皮革相互摩擦的感觉。一般在胸廓前下侧部容易触及,深吸气末尤其明显。

（三）叩诊

1.肺部叩诊的方法

①间接叩诊:检查者一手中指第 1 和第 2 指节作为板指,平贴于肋间隙,并于肋骨水平,在叩诊肩胛区时,板指可以与脊柱平行,另一手中指指端作为叩诊锤,以垂直方向叩击于板指上,判断由胸壁及其下部结构发出的声音。每次叩 2～3 次,叩击力量需均匀,轻重适当。②直接叩诊:检查者用中指掌侧或将手指并拢以其指尖对胸壁进行叩击,以了解不同部位声音的改变。

在叩诊时应上下、左右对比。叩诊主要是腕关节和掌指关节运动,肩关节和肘关节应尽量不动。

2.正常胸部叩诊音

叩诊音与肺泡含气量、胸壁厚薄以及邻近脏器有关。胸部正常叩诊音为清音,但各部略有不同。前胸壁上部较下部稍浊,左上肺较右上肺稍浊,左侧心缘稍浊,左腋前线下方因靠近胃泡呈鼓音,背部较前胸稍浊。

3.肺界的叩诊

①肺尖部:自斜方肌前缘中央开始,逐渐叩向外侧和内侧,直至清音变浊音为止。正常人其内侧位颈肌,外侧位肩胛带,两者之间的距离即肺尖的宽度,正常为 5～6 cm;②肺前界:正常人右肺前界在胸骨线位置,左肺前界在胸骨旁线第 4 至第 6 肋间隙处,相当于心绝对浊音界;③肺下界:正常人平静呼吸时肺下界于胸骨中线第 6 肋间隙,腋中线第 8 肋间隙,肩胛线第 10 肋间隙;④肺下界移动度:相当于深呼吸时横膈移动范围。首先平静呼吸时,于肩胛线上叩出肺下界,然后嘱患者深吸气并屏住呼吸,同时沿该线向下再叩出肺下界,待被检查者恢复平静呼吸后再嘱其做深呼气,并屏住呼吸,再向上叩出肺下界。深吸气和深呼气两个肺下界之间的距离即肺下界移动度。正常人肺下界移动度 6～8 cm,其减弱见于肺气肿、肺不张和肺纤维化及肺组织炎症和水肿时;当大量胸腔积液、积气、广泛胸膜增厚粘连时,肺下界及其移动度不能叩得;膈神经麻痹时,肺下界移动度消失。

4.胸部异常叩诊音

正常肺脏的清音区范围内,出现浊音、实音、过清音或鼓音时则为异常叩诊音。肺炎、肺不张、肺结核、肺梗塞、肺水肿、肺肿瘤、未液化的肺脓肿及胸腔积液、胸膜增厚等病变叩诊为浊音或实音。肺气肿、气胸、腔径大于 3～4 cm 的空洞型肺结核、液化了的肺脓肿及肺囊虫等,叩诊呈鼓音。

（四）听诊

1.正常呼吸音及其分布

①气管呼吸音:是空气进出气管所发出的声音。因不说明临床任何问题,一般不予评价。②支气管呼吸音:为吸入的空气在声门、气管或主支气管形成湍流所产生的声音,如同将舌抬起经口呼气时所发出"ha"的音响。该声音吸气相短呼气相长。正常人于喉部、胸骨上窝、背部第 6、7 颈椎及第 1、2 胸椎附近均可听到。③肺泡呼吸音:为呼吸气流在细支气管和肺泡内进出所致。吸气时气流经支气管进入肺泡,使肺泡由松弛变为紧张,呼气时肺泡由紧张变为松弛。肺泡的这种弹性变化和气流的移动形成肺泡呼吸音,很像上齿咬下唇吸气时发出的"fu"的声音。吸气相比呼气相时间较长。正常人胸部除支气管呼吸音部位和支气管肺泡呼吸音部位外,其余部分均闻及肺泡呼吸音。④支气管肺泡呼吸音:为兼有支气管呼吸音和肺泡呼吸音

特点的混合呼吸音,该声音吸气相和呼气相大致相同。正常人于胸部两侧第1、2肋间隙,肩胛间区第3、4胸椎水平及肺尖前后部可闻及支气管肺泡呼吸音。

2.异常呼吸音

(1)异常肺泡呼吸音:①肺泡呼吸音减弱或消失:可在局部、单侧或双侧出现。由于肺泡通气量减少、气体流速减慢或呼吸音传导障碍所致。常见于慢性支气管炎、支气管狭窄、胸腔积液、气胸和重症肌无力等。②肺泡呼吸音增强:双侧肺泡呼吸音增强是肺泡通气量增强或气流加速所致,单侧增强见于单侧肺部病变引起呼吸音减弱,而健侧肺代偿性增强。可见于运动、发热、代谢亢进、贫血、酸中毒等。③呼吸音延长:肺泡弹性回缩力减弱或下呼吸道阻力增加造成呼气延长。见于支气管炎、支气管哮喘、慢性阻塞性肺气肿等。④断续性呼吸音:肺内局部性炎症或支气管狭窄,使空气不能均匀地进入肺泡,可引起断续性呼吸音,因伴短促的不规则间歇,又称齿轮呼吸音,多在肺尖部。常见于肺结核和肺炎。⑤粗糙性呼吸音:为支气管黏膜轻度水肿或炎症浸润,造成内壁不光滑或狭窄,使气流进出不畅所形成。见于支气管或肺部炎症早期。

(2)异常支气管呼吸音:如在正常肺泡呼吸音部位听到支气管呼吸音即为异常支气管呼吸音,或管状呼吸音。常见于肺组织实变、肺内大空腔、压迫性肺不张。

(3)异常支气管肺泡呼吸音:在正常肺泡呼吸音的部位听到支气管呼吸音即为异常支气管肺泡呼吸音。常见于支气管肺炎、肺结核、大叶性肺炎初期或者胸腔积液上方肺膨胀不全的区域闻及。

3.啰音

①湿啰音:由于吸气时气体通过呼吸道内的分泌物如渗出液、痰液、血液、黏液或脓液等,形成的水泡破裂所产生的声音,故又称水泡音。也有认为小支气管壁因分泌物粘着而陷闭,当吸气时突然张开重新充气所产生的爆裂音。多见于吸气相或吸气终末,也可见于呼气早期,时间短暂,连续多个,部位较恒定,性质不易变化,中小水泡音可以同时存在,咳嗽后可出现或消失。湿啰音按呼吸道腔径大小和腔内渗出液的多寡分粗、中、细湿啰音和捻发音。粗湿啰音又称大水泡音,发生于气管、主支气管或空洞部位,多出现于吸气中期,常见于支气管扩张、肺水肿及肺结核或肺脓肿空洞;中湿啰音又称中水泡音,发生于中等大小的支气管,多出现于吸气中期,见于支气管炎、支气管肺炎等;细湿啰音又称小水泡音,发生于小支气管,多见于吸气后期出现,常见于细支气管炎、支气管肺炎、肺淤血和肺梗塞等;捻发音是一种极细均匀一致的湿啰音,多在吸气的终末闻及,似用手指在耳旁搓捻一束头发所发出的声音,系由于细支气管和肺泡壁因分泌物粘着陷闭,当吸气时被气流冲开重新充气所发出的声音,常见于肺淤血、肺炎早期和肺泡炎等,正常老人和长期卧床患者于肺底也可闻及。②干啰音:由于气管、支气管或细支气管狭窄或部分阻塞空气吸入或呼出时发出湍流所产生的声音,亦称哮鸣音。干啰音在吸气相和呼气相都能听到,但呼气相尤为明显,持续时间长,声音响度和性质容易改变,部位也易变换。高调干啰音又称哨笛音,多起源于较小的支气管或细支气管。低调干啰音又称鼾音,多发生于气管或主支气管。

4.语音共振

检查时嘱被检查者用一般的声音轻度重复发"yi"长音,喉部发音产生的振动经气管、支气管、肺泡传至胸壁,由听诊器听及。一般在气管和大支气管附近听到的声音最强,在肺底则较弱。其增强或减弱意义同语音震颤。

5.胸膜摩擦音

正常胸膜表面光滑,胸膜腔内有少量液体起润滑作用,因此,呼吸时胸膜脏层和壁层之间相互滑动并无声音发生,当胸膜由于炎症、纤维素渗出而变得粗糙时,则随呼吸便可出现胸膜摩擦音。

通常于呼吸两相都可以听到,以吸气末或呼气开始最为明显,屏气时消失。胸膜摩擦音可发生于胸膜任何部位,但最多见于腋中线下部胸膜移动度较大部位。当胸腔积液增多使两层胸膜分开时,摩擦音可消失。胸膜摩擦音常发生于纤维素性胸膜炎、肺梗塞、胸膜肿瘤及尿毒症等患者。

三、血管检查

(一)脉搏

检查脉搏主要用触诊,应选择表浅动脉如桡动脉。检查时应注意脉率、节律、紧张度和动脉壁弹性、强弱和波形变化。

1.频率

正常人脉率为60～100次/分,一般脉率和心率一致,某些心律失常如心房颤动或频发期前收缩时,由于部分心缩的搏出量低,不足以引起周围动脉搏动,可出现脉率少于心率,称脉搏短绌。

2.节律

脉搏的节律可反映心脏的节律。正常人脉律规则,各种心律失常均可影响脉律。

3.强弱

脉搏的强弱取决于动脉充盈度和周围血管阻力,与心搏出量和脉压有关。高热、甲亢、主动脉关闭不全时,由于心搏量大、脉压宽和外周阻力低,可致脉搏增强而振幅大,称洪脉;心力衰竭、主动脉瓣狭窄或休克时,由于心搏量少、脉压小、外周阻力增高,致脉波减弱而振幅低,称细脉。

临床上常见的异常脉搏有水冲脉、交替脉、重搏脉、奇脉、迟脉、无脉等,分别有其不同的临床意义。

(二)血管杂音

1.静脉杂音

由于静脉压力低,不易出现涡流,故静脉杂音一般不明显。肝硬化门静脉高压引起腹壁静脉曲张时,可在脐周或上腹部听到连续性静脉营营声。

2.动脉杂音

动脉杂音多见于周围动脉、肺动脉和冠状动脉。甲状腺功能亢进症在甲状腺侧叶可听到连续性杂音;多发性大动脉炎的狭窄部位可听到收缩期杂音;肾动脉狭窄时,在上腹部或腰背部可闻及收缩期杂音;肺内动静脉瘘时,在胸部相应部位有连续性杂音;外周动静脉瘘时则在病变部位出现连续性杂音;冠状动静脉瘘则在心前区出现较表浅而柔和的连续性杂音,部分以舒张期更为明显。

(三)周围血管征

1.枪击音

在外周较大动脉表面,轻放听诊器鼓型胸件时可闻及与心跳一致短促如射枪的声音。主要见于主动脉瓣关闭不全、甲状腺功能亢进和严重贫血。

2. Duroziez 双重杂音

以听诊器鼓件稍加压于股动脉可闻及收缩期与舒张期双期吹风样杂音。主要见于主动脉瓣关闭不全等。

3. 毛细血管搏动征

用手指轻压患者指甲末端或以玻片轻压患者口唇黏膜,可使局部发白,当心脏收缩时局部又发红,随心动周期局部发生有规律的红白交替改变即为毛细血管搏动征。主要见于主动脉瓣重度关闭不全。

第九节　肺动静脉畸形

肺动静脉畸形(pulmonary arteriovenous malformations,PAVMs)为一种罕见的肺血管畸形,是肺动脉和肺静脉之间直接相通形成异常短路。绝大多数为先天性疾病,70%伴发遗传性出血性毛细血管扩张症(hereditary hemorrhage telangiectasia,HHT),又称 Rendu-Osler-Weber 综合征,少数为外伤、肿瘤、血吸虫病等原因引起的肺继发性改变。1897 年首先由 Churton 发现并描述,称为多发性肺动脉瘤,1939 年 Smith 应用心血管造影证实本病。目前该病文献命名较混乱,如肺动静脉瘤、肺血管扩张症(haemagiectasis of the lung)、毛细血管扩张症伴肺动脉瘤(haemonreac telangiectasia with pulmonary artery aneurysm)等。PAVMs 在临床上可出现缺氧血症、致命性咯血及异位栓塞所导致的脑梗死、脑脓肿等严重并发症,自然转归不佳,未经治疗的患者中病死率达 11%。既往肺叶、肺段切除术为根治局限性 PAVMs 的主要治疗手段,但手术创伤大,要切除部分正常的肺组织,损失部分肺功能,而且对于复杂性、弥散性畸形传统手术治疗有一定的难度。1978 年 Tayler 等首次用经皮穿刺经导管肺动脉栓塞术治疗 PAVMs 取得良好效果,此后随着器械、栓塞材料等不断发展以及栓塞技术的改进,这一方法逐渐得到临床的认可,已成为与外科手术相提并论的治疗手段,有些医院还将栓塞术作为 PAVMs 的首选。

一、病因学

PAVMs 约 80%为先天性,此畸形是一种肺毛细血管的发育异常。在胚胎发育过程中肺芽周围的静脉丛与第 6 对主动脉弓衍生来的肺动脉树相吻合。随着胚胎的发育,此处的血管床出现血管间隔,形成肺毛细血管,于是将肺芽水平的原始动静脉丛分隔开,一旦上述血管间隔的形成发生障碍,肺毛细血管的发育不完全即出现一种或多处肺动静脉瘘。研究发现大多数先天性 PAVMs 伴发 HHT,后者是一种常染色体显性遗传病。目前已知 HHT 至少与 3 种染色体上的基因位点相关,其中第 9 号染色体变异所导致的 I 型 HHT 与 PAVMs 有强烈的相关性,因此有人推测 PAVMs 也是一种基因突变所致的遗传性疾病。另外,还有少数 PAVMs 由外伤、肿瘤、血吸虫病及感染性疾病等原因引起的肺继发性病变。

二、病理学

PAVMs 病变可分布于一侧或两肺,可位于肺的任何部位,常见于两肺下叶的胸膜下区及右肺中叶。单个或多个,大小可在 1 mm 或累及全肺。畸形是由各种不同大小和不等数目的肺动脉和静脉直接连接。

常见者动脉 1 支、静脉 2 支,二者之间不存在毛细血管床。病变血管壁肌层发育不良,缺乏弹力纤维,又因肺动脉压力促使病变血管进行性扩张,常表现为血管扭曲、扩张,动脉壁薄,静脉壁厚,瘤呈囊样扩大,瘤内分隔,可见血栓,瘤壁常发生变性或钙化,为导致破裂的原因。主要病理生理是静脉血从肺动脉分流入肺静脉,其分流量可达 18%～89%,以致动脉血氧饱和度下降。一般无通气障碍,PCO_2 正常。多数病例因低氧血症而致红细胞增多症,又因肺、体循环直接交通,易致细菌感染、脑脓肿及脑栓塞等并发症。

PAVMs 可分为 3 型。Ⅰ型——多发性毛细血管扩张:为弥散、多发性,由毛细血管末梢吻合形成,其短路分流量较大。Ⅱ型——肺动脉瘤:由较近中枢的较大血管吻合形成。因压力因素呈瘤样扩张,短路分流量更大。Ⅲ型——肺动脉与左房交通:肺动脉显著扩大,短路分流量极大,右至左分流量可占肺血流量的 80%,常伴肺叶、支气管异常。另外,根据病变数目把PAVMs 分为单发和多发的肺动静脉畸形,多发的肺动静脉畸形指有多条滋养动脉的PAVMs。

三、临床表现

本病引起临床症状有以下 3 种机制:①由于 PAVMs 是心外的右向左分流,会导致不同程度的血氧含量下降。当分流量小者可无症状,仅在肺部 X 线检查时发现,或出现平卧呼吸和直立低氧血症症状;分流量大者可出现活动后呼吸急促、发绀,但多在青少年出现,偶见于新生儿。②咯血是由于毛细血管扩张性病变位于支气管黏膜的病损或肺动静脉瘘的破裂而引起。胸痛可因病变破裂出血位于肺脏层胸膜下或血胸所致。③约 25% 病例出现神经系统症状,如抽搐、语言障碍、复视、暂时性麻木等,这可因红细胞增多、低氧血症、血管栓塞、脑脓肿和大脑毛细血管扩张病变出血而引起。在家族性遗传有关的出血性毛细血管扩张症者常有出血症状,如鼻衄、咯血、血尿及阴道和消化道出血。

因瘘的存在也可并发细菌性心内膜炎。在病变区细心听诊,约 50% 病例可听到收缩期杂音或双期连续性杂音,其特征为杂音随吸气增强、呼气减弱。其他还有杵状指(趾)、红细胞增多、红细胞比容增高、动脉血氧饱和度下降。

四、影像学表现

(一)X 线检查

胸部 X 线检查是肺动静脉畸形的基本诊断方法,适用于体检筛选。典型的 X 线表现为单个或多个肿块状、球状、结节状、斑点状阴影,大小不一,位于 1 个或多个肺野。病变血管呈绳索样高密度阴影,从畸形处向肺门延伸,钙化少见。肋骨侵蚀可因肋间动脉扩大所致,但不常见。透视时患者做 Valsalva 动作,因胸内压增高可见动静脉瘤缩小。病灶小时,X 线检查可表现为阴性。当分流量不大时,心影大小正常;但分流量大的肺动静脉畸形则有心脏扩大。

(二)CT 扫描

CT 扫描是诊断本病最方便、有效和无创伤的方法,对细小病灶的检出能力远高于胸部平片,尤其是薄层扫描能够提高对小病灶的检出率;CT 增强扫描有助于对病灶的确诊,结合 CT 三维重建可清楚观察畸形血管的构筑,供应动脉和引流静脉的关系,为手术治疗提供可靠的依据。典型的 CT 表现为圆形或椭圆形病灶,可呈分叶状,边界清楚,病灶边缘可见"血管蒂"征;CT 增强表现为病灶与肺动脉同步强化,引流静脉及左房提早显影;MIP 和 VR 成像可见病灶与肺门相连的异常血管影。

(三)MR 成像

一般认为 MRI 在诊断 PAVMs 上价值有限,其局限性主要表现在呼吸伪影的存在以及不能鉴别"流空"信号与周围肺组织的信号。

但肺动脉动态增强 MRA 并 3 d 重建后则可大大提高病灶的检出率,而且能够清晰地观察畸形血管的病理解剖特点,供应动脉和引流静脉的关系等。其效果可与 CT 增强扫描及 DSA 相媲美。

(四)血管造影

血管造影可清晰显示病变部位、构筑、范围及程度,是诊断肺动静脉畸形的金标准,特别是需要行栓塞治疗时 DSA 更是首选的诊断方法。典型的 DSA 表现为:瘤样扩张的血管囊腔,粗大的一条或多条输入肺动脉,粗大迂曲的输出肺静脉早显等。

五、临床处理的基本原则

凡有症状且病变局限的患者,或虽无明显症状但病灶进行性加重的患者,或出现病灶破裂、出血、细菌性心内膜炎、脑脓肿、栓塞等致死性并发症时,因此均应进行治疗。手术切除可达到根治的治疗方法,常见切除方式有楔形、区域性、肺叶和全肺切除,原则上尽量少切除肺组织,保持肺功能。但手术切除适合于局限性的病变或栓塞治疗失败的患者,当小的畸形或复杂性、弥散性畸形则不宜手术。经皮穿刺肺动脉栓塞术因创伤小,疗效确切,逐渐成为治疗 PAVMs 的首选方法,任何有手术指证的 PAVMs 或不宜手术切除又必须治疗的患者都是栓塞治疗的适应证。

六、介入治疗的适应证和禁忌证

(一)适应证

(1)任何有手术指证的 PAVMs,特别是供应畸形血管的肺动脉直径>3 mm 者。

(2)病变弥散、外科治疗难度较大,或有外科治疗的禁忌证者。

(3)病灶虽然较小(直径<2 mm),但在随访过程中有增大趋势,或暂有神经系统并发症者。

(二)禁忌证

(1)存在肺动脉造影的禁忌证,如严重凝血机制障碍、碘对比剂过敏及严重心肺等器官衰竭,不能耐受插管者等。

(2)呼吸道感染未控制住的患者。

(3)合并中度以上肺动脉高压,特别是用球囊导管试验阻断供血肺动脉后,压力明显升高、平均压力绝对值升高>5 mmHg。

(4)有严重感染、粒细胞及血小板减少等化疗禁忌证的患者。

七、介入治疗的方法和步骤

(一)术前准备

1.常规准备

常规准备包括血、尿、粪常规检查,肝、肾功能及凝血功能测定,血氧饱和度,心电图,胸 X 线片和胸部 CT 增强扫描等。

2.器械准备

常规穿刺针、导丝、导管等。

3.栓塞材料

栓塞材料一般选择弹簧圈和可脱球囊,而明胶海绵、PVA 是不能用以栓塞治疗 PAVMs 的。栓塞所选择的金属圈应比供血血管直径大 1~2 mm 以确保栓塞的稳定性。

(二)方法和步骤

1.肺动脉造影

常经右股静脉途径行肺动脉造影,也可经右肘静脉途径穿刺。采用 Seldinger 技术,穿刺股静脉成功后,引入 4~6 F 猪尾巴导管,通过导丝、导管配合及成袢技术,分别做左、右侧选择性肺动脉造影和超选择性肺段动脉造影。

补充不同投照角斜位像,充分显示畸形血管构筑,以精确了解血管畸形的供应肺动脉分支数目、大小、引流肺静脉解剖等信息,为选择栓塞材料提供依据。每次造影总量 25~30 mL,流率 10 mL/s。完成肺动脉造影后做右心及肺动脉测压。

2.栓塞技术

栓塞治疗前经导管注入 5 000U 肝素,防止导管尖端血栓形成。在导丝引导下,将栓塞导管超选择到 PAVMs 供血肺动脉分支,靠近畸形的血管巢,经造影证实位置正确后释放栓塞材料,选择的栓塞材料直径比拟栓塞的靶血管直径大 1~2 mm。如常规导管难以超选择到供血动脉,可采用微导管技术栓塞。当供血肺动脉较粗、血液流速较快时,可用球囊暂时阻断供血肺动脉释放栓塞材料。栓塞结束时复查肺动脉造影,测量肺动脉及右心压力。

八、围手术期处理

(一)常规处理

(1)术后绝对卧床 24 h,穿刺点侧下肢制动。

(2)术后观察生命体征、大小便情况、穿刺侧足背动脉搏动及有无肢体麻木、背痛等症状。

(3)应用顺铂的患者术后须给予水化、利尿,术后前 3 d 每天静脉补液量应在 2 000 mL 以上。

(4)术后抗感染 3 d。

(5)术后 1 周查血常规及肝功能等。

(6)术后 2~4 周影像学复查。

(二)并发症处理

1.脊髓缺血性损伤

由于肋间动脉常与支气管动脉共干,而前者有分支至脊髓供血动脉。当行支气管动脉造影、支气管动脉内化疗灌注和栓塞时,有可能造成脊髓损伤,出现截瘫等严重并发症。为避免上述严重并发症发生,在行支气管动脉造影时应采用非离子型对比剂,以减少对神经的毒副作用。支气管动脉栓塞应采用微导管同轴技术,即经支气管动脉造影导管内放入一微导管,并将微导管超选择插入肿瘤供血动脉深部,避开共干的肋间动脉,可避免栓塞剂误入其中,同时还可避免栓塞剂反流至主动脉。注入栓塞剂之前还需进一步做微导管造影,确认微导管位置的正确性。

推注栓塞剂要缓慢,忌栓塞剂注入过量造成反流。在行靶动脉造影时,一旦发现脊髓动脉显示,在治疗后尽早使用血管扩张剂,如烟酰胺、低分子右旋糖酐、丹参等改善脊髓血液循环,并用地塞米松或甘露醇脱水治疗以减轻脊髓水肿,以及其他相应对症处理。

2.食管动脉误栓造成食管坏死、穿孔和食管气管瘘

食管动脉或其供血支可能与支气管动脉共干,行 BAE 时可将其误栓引起上述并发症。防治措施:①应仔细观察支气管动脉 DSA 的表现,分析其小分支的供血范围,若发现上述共干存在,应用微导管超选择插管将上述分支避开;②尽可能将化疗药充分稀释,避免高浓度的化疗药直接灌注;③术后注意应用制酸药物和胃肠黏膜保护剂。

3.B-P 分流导致误栓塞

含血管丰富的肺癌,常见肿瘤血管内有支气管动脉与肺动脉和(或)肺静脉间吻合支开放(称 B-P 分流)。B-P 分流可致使栓塞剂进入肺动脉引起肺栓塞,或栓塞剂进入肺静脉,经体循环可导致其他体动脉(如脑动脉)的误栓。行支气管动脉 DSA 可显示有无 B-P 分流存在。此外,栓塞剂颗粒>300 μm 比较安全,忌用液态栓塞剂(如无水乙醇等)。当出现肺栓塞时,除立即停止注入栓塞剂外,要积极抗凝、抗溶和激素治疗。

4.肋间动脉误栓

肋间动脉误栓会引起所支配范围内的皮肤发红、疼痛甚至皮肤坏死。应用微导管技术可将其避免,一旦发生,则应对症处理。

第十节 大咯血

咯血(hemoptysis)是指喉部以下的呼吸道出血。根据咯血量的多少可分为痰中带血、少量咯血、中等量咯血和大咯血。当每日咯血 500 mL 以上或 1 次咯血 100 mL 以上时,称为大咯血(massive hemoptysis)。当 1 次咯血量达到 1 500 mL 时,患者就可发生休克。急性大出血危及患者生命,死亡原因多为血块阻塞气管而发生窒息,其次为失血性休克等。Remy 于 1974 年首次报告采用支气管动脉栓塞术治疗咯血,并取得了满意疗效。国内顾正明于 1984 年比较系统地介绍了应用支气管动脉栓塞术治疗大咯血的临床经验。目前认为支气管动脉栓塞术是内科保守治疗无效的急性大咯血的首选治疗方法。

一、病因学

引起咯血的病因有上百种,包括支气管扩张、肺结核、原发性肺癌、肺脓肿、真菌感染及某些寄生虫病(肺阿米巴、肺吸虫病、肺包虫病)和急性传染病(流行性出血热、肺出血型钩端螺旋

体病)等。临床遇到的急性大咯血主要是肺结核和支气管扩张所致,而肺癌通常只有少量咯血或痰血,较少引起大咯血。

二、病理学

各种疾病引起咯血的机制各不相同,但大致可分为 3 类:①各种急、慢性炎症侵蚀穿行于其中的动脉管壁,炎症病灶中的肺动脉可闭塞,而支气管动脉往往扩张后破裂,适合进行支气管动脉栓塞术;②各种病灶坏死形成空洞,周围的动脉管壁薄弱形成假性动脉瘤,在剧烈咳嗽或改变体位时破裂出血。无论是结核空洞、癌性空洞,还是真菌空洞,内科药物治疗均收效甚微,而对于不愿手术的患者来说,在支气管动脉栓塞之前分别进行抗结核、抗肿瘤和抗真菌药物的灌注可取得更好的效果;③肺循环高压,如二尖瓣狭窄致肺静脉淤血、先天性血管畸形或支气管动脉-肺循环瘘(bronchial artery to pulmonary circulation shunt,BPS)均是大咯血的病理基础。约 30% 的大咯血的患者可合并 BPS。在胚胎发育的第 4 周,第 4 主动脉弓发出支气管周围血管网状组织和肺血管网状组织,前者供应气管和支气管,后者供应肺实质。随后,第 6 主动脉弓的腹根从主动脉球向下生长,与由肺血管网状组织向背侧生长的血管网融合,形成肺动脉。因此,肺血管网状组织的原始血供转变为新形成的肺动脉,背侧主动脉血管退化,形成支气管动脉。在此过程中,若血管发育或融合障碍即可能引起 BPS,这类患者常合并肺实质发育异常,形成多囊肺等。同样,在肺栓塞、肿瘤、迁延性肺感染、肺组织坏死、手术创伤以及先天性心肺疾病的情况下,肺动脉血流减少或需求量增加,则支气管动脉代偿性增生,通过吻合支扩张或直接交通增加血流量,从而引起 BPS。

三、临床表现

大咯血是一种症状。由于大咯血可由多种疾病引起,所以其临床表现也多种多样。如:支气管扩张可有慢性支气管疾患的表现,反复肺部感染、咳嗽、咳脓痰等。肺癌的临床表现为:周围型肺癌可无症状,病变进展侵犯支气管时可有刺激性咳嗽,多为干咳,可有少量白色泡沫样痰或黏液痰,痰中带血,胸闷、气急,如肿瘤侵犯大血管可导致大出血。

四、影像学表现

大咯血患者在做治疗前除先要明确出血部位和出血量外,还要明确病因。由于导致大出血病因的不同,其胸部 X 线片、CT、MRI、纤维支气管镜等的表现也不尽相同。支气管动脉造影不仅能了解出血部位,还能明确出血量。造影表现为:①直接征象:对比剂从支气管动脉中外溢,是活动性出血的直接征象,肺实质内有对比剂渗出形成的斑片状或斑点状出血灶。此时对比剂聚集在肺间质、肺泡或细小支气管分支内,经久不散,支气管内可有对比剂涂抹、滞留。随着患者的咳嗽,患者口中有苦味或异味。②间接征象:表现为病变部位支气管动脉迂曲、扩张,小的动脉瘤,有新生的杂乱无章的新生小血管,有时出现静脉早显及染色征象。

根据引流血管的回流方向不同,BPS 的 DSA 表现可分为 3 种类型:①支气管动脉-肺动脉瘘(bronchialartery to pulmonary artery shunt,AAS);②支气管动脉-肺静脉瘘(bronchial artery to pulmonary veinshunt,AVS);③肋间动脉-肺动(静)脉瘘(intercostal artery to pulmonary circulation shunt,IPCS),各型表现如下。

1. 支气管动脉-肺动脉瘘

支气管动脉-肺动脉瘘表现为病变侧支气管动脉增粗、迂曲,病变区血管杂乱。引流血管汇入 1 支或数支肺动脉分支,随着注射对比剂压力的增加,逐步向肺门方向延伸显影,但由于肺动脉的血流是离心的,故对比剂很快被血流冲散、稀释。在部分瘘口较大的病例,当注射的压力较高时可见右心房显影。

2. 支气管动脉-肺静脉瘘

支气管动脉-肺静脉瘘显著特点是引流血管是肺静脉属支,对比剂经肺静脉引流入左心房,并进入左心室和体循环。

3. 肋间动脉-肺动(静)脉瘘

肋间动脉-肺动(静)脉瘘多与支气管动脉-肺动(静)脉瘘同时存在,是 BPS 的一种特殊表现形式。

五、临床处理的基本原则

以往对咯血患者多采用内科手段治疗。对少量出血患者经内科保守治疗及对原发病的治疗可以达到止血目的。外科手术治疗大咯血疗效肯定,但必须在患者一般情况允许的情况下,且病灶局限时才能进行。急性大咯血来势凶险,病死率极高。国外报告可达 50%～100%,必须积极抢救,可以急诊手术切除肺叶。但外科手术并发症多、创伤大,很多患者不能耐受手术治疗。

经过 30 多年的发展,介入方法治疗大咯血以其创伤小、并发症少、疗效确切而成为治疗大咯血的首选疗法。

六、介入治疗的适应证和禁忌证

(一)适应证

(1)急性大咯血,危及生命,经内科治疗无效,无手术适应证。

(2)反复大咯血,经内科治疗无效。

(3)手术治疗后又复发。

(4)拒绝手术治疗。

(5)隐源性出血,经其他检查不能明确原因和出血部位,要求行支气管动脉造影以明确诊断并做治疗。

(二)禁忌证

(1)对比剂过敏,严重出血倾向,严重心、肝、肾衰竭,全身一般情况差,不能平卧。

(2)支气管动脉与脊髓动脉有吻合支,微导管也不能超选。

(3)严重肺动脉狭窄或闭塞的先天性心脏病。

七、介入治疗的方法和步骤

(一)栓塞材料和导管选择

1. 栓塞材料

根据不同病因可选择明胶海绵、聚乙烯醇颗粒(polyvinyl alcohol,PVA)、IBCA、小号不锈钢圈、药物微囊等不同栓塞物质。目前国际普遍以 PVA 为主(直径 250～750 μm),这种颗粒不易吸收,注射方便,但直径小于 250 μm 的颗粒易造成支气管管壁坏死。国内目前以明胶海绵使用较普遍。支气管动脉瘤、蔓状血管瘤可选用小号不锈钢圈有利于病变血管永久性闭塞;但对于其他病变而言,小号钢圈栓塞不够彻底,远端易形成侧支循环而复发。对于 BPS 病例,应选用大颗粒 PVA、明胶海绵栓塞剂或弹簧圈等，以免引起异位栓塞。少量栓塞剂进入肺动脉支一般不会引起明显的并发症，但若是支气管动脉-肺静脉瘘则会引起严重并发症，所以后者应用较粗海绵条或大钢圈。单纯栓塞止血对出血病因无治疗作用，对于结核空洞引起的咯血可注入抗结核药物，原发性肺癌所致咯血可选用药物微球（直径 200～300 μm），兼有止血和抗癌双重作用。

2. 导管

常用的导管有 Cobra 和胃左导管等。前者主要用于支气管动脉开口向下者，后者适用于开口向上（主要为右侧肋间支气管动脉干）。如欲行头颈部动脉插管，可选择猎人头导管（H1）。对于支气管动脉与脊髓动脉或肋间动脉存在吻合支的患者，在进行栓塞时推荐使用同轴导管技术，常应用 SP 微导管进行超选择插管。导管的选择本着以下原则：①支气管动脉开口直径约为 4 mm，故推荐应用 4 F 或 5 F 导管，且导管头端应为锥形；②在侧位胸片或 CT 片上测量胸主动脉的直径，导管头段弓形跨度应大于胸主动脉直径的 10% 左右；③根据支气管动脉开口的方向不同分别选择头端向下或上翘的导管。

（二）准备

(1)详细向患者和家属说明本次治疗的目的、过程，手术中可能出现的意外和手术后可能出现的并发症，请家属在手术志愿书上签字。

(2)术前认真仔细了解咯血的原因、部位、心肺功能、血压维持情况等。

(3)急查血常规、凝血常规、肝肾功能等。

(4)行碘过敏试验。

(5)准备好介入手术材料和栓塞材料等。

（三）方法和步骤

采用 Seldinger 技术经皮穿刺股动脉，置入 5 F 动脉鞘，经鞘置入 5 F 或 4 F 导管，行两侧支气管动脉造影。分析出血病因、明确出血部位。将导管头端深入支气管动脉 1～2 mm 再经导管推注对比剂，证实栓塞物质必须既不会反流入主动脉，又不会误栓脊髓动脉。若普通造影导管无法超选出血血管，可经造影导管同轴进入微导管，以防误栓脊髓动脉。在电视严密监视下推注栓塞物质。栓塞后应再次造影，明确栓塞是否彻底。

值得注意的是，栓塞出血病灶不同于肿瘤的药物灌注加栓塞治疗，应尽可能将出血血管栓塞完全，以达到满意的疗效。一些病例出血不是支气管动脉供血或由多支支气管动脉供血，正因为这样，该项治疗还应行相应的肋间动脉、膈动脉等造影。如明确出血血管应立即进行栓塞治疗。

用明胶海绵栓塞时，可先将明胶海绵剪成 2 mm×2 mm×2 mm 大小的颗粒，放入 2 mL 注射器内，吸入少量对比剂推注，至血流速度减缓，再将 2 mm×2 mm×4 mm 大小的明胶海绵条注入出血血管，直至出血血管完全闭塞。

术中当明确出血部位后并且确保所造影支气管动脉与脊髓动脉无交通后，则进行栓塞治疗。栓塞前务必将导管头牢固地楔入支气管动脉内，试注时对比剂不向胸主动脉反流。若脊髓动脉与肋间动脉和支气管动脉有交通时，一定要使用微导管越过脊髓动脉开口和交通支开口，进行再次造影，避开脊髓动脉再对该病灶进行栓塞，切不可操之过急导致并发症出现。对于合并支气管动脉瘤者，千万不可快速推注对比剂，以免造成动脉瘤破裂。

八、围手术期处理

(一)常规处理

(1)术后 3 d 常规抗感染治疗,预防感染。

(2)严密观察患者生命体征。

(3)密切观察患者肢体感觉及运动情况,以尽早发现可能出现的脊髓损伤。

(4)患者出现低热、胸骨后烧灼感、吞咽异常、肋间疼痛等并发症可对症处理。主要是由于纵隔和肋间组织缺血引起,常见于支气管动脉与肋间动脉共干者。经一般治疗 1 周内可逐步缓解。

(二)并发症处理

1.后背部软组织损伤

后背部软组织损伤可发生在介入治疗术后数小时至数天。初始表现为后背部疼痛,皮肤红肿,沿肋间动脉行走范围分布。其形成的原因系肋间动脉与支气管动脉共干,高浓度化疗药引起的生物效应。防治措施包括:①化疗药必须充分稀释。②推注药物的速度不可过快。③在注药过程中,避免长时间将导管头端紧密嵌插于支气管动脉开口,使局部软组织长期处于缺血状态。④后背部软组织损伤的早期可对局部采用炉甘石洗剂涂搽,3～4 次/日;全身应用活血化淤等处理。⑤对于局部皮肤破溃的患者,局部和全身应用抗生素防治感染。

2.脊髓损伤

脊髓损伤是支气管动脉栓塞的最严重的并发症。高浓度的对比剂进入脊髓动脉造成脊髓细胞损伤或栓塞剂阻断脊髓血供是其发生的直接原因。临床上症状在术后数小时即可出现,2～3 日达到高峰。临床表现为感觉障碍、尿潴留、偏瘫甚至截瘫。文献报告发生率为 0.4%～1.5%,其发生率与操作者的血管解剖熟练程度,操作时熟练、谨慎程度,使用的对比剂的毒性有关。一旦患者出现症状应立即停止检查。用低分子右旋糖酐、罂粟碱、烟酰胺、丹参等改善微循环。用地塞米松、甘露醇脱水治疗或等渗盐水置换脑脊液等治疗。

3.异位栓塞

异位栓塞与操作有关。多因导管头未牢固楔入支气管动脉和注入后压力过大、过快,致使栓塞剂逆流进入其他动脉,造成非靶血管栓塞。

第十一节　盆腔血管解剖

盆腔(pelvis)由两侧髂骨、后方骶尾骨等组成的骨环环绕而成。盆腔以髂耻线为分界,分成两部分,上部为假盆腔,下部为真盆腔。盆腔内含有小肠、结肠、直肠、生殖器官和血管、神经及淋巴管等结构。腹主动脉在第 4 腰椎水平分成左、右髂总动脉,长约 5 cm,然后在相当于腰骶联合水平分出髂内外动脉,少部分人的肾动脉也从髂总动脉发出。髂内动脉供应盆腔器官,髂外动脉沿髂腰肌内缘走行,在腹股沟韧带下出盆腔,形成股动脉。静脉与相应动脉伴行。

髂内动脉是盆部的动脉主干,从髂总动脉的后中部急转成角分出,沿盆腔侧壁下行长约

2.5 cm,再从后中部转向骶部发出脏支和壁支。

一、脏支

脏支包括直肠下动脉、脐动脉、膀胱上动脉、膀胱下动脉、子宫动脉(女)、阴部内动脉。

(一)直肠下动脉

行向内下方,分支到直肠下部及生殖器官,与直肠上动脉和肛动脉吻合。

(二)脐动脉

胎儿期的动脉干,生后远侧闭锁,近侧仍保留管腔,发出膀胱上动脉。

(三)膀胱下动脉

沿骨盆腔侧壁下行,分支到膀胱和输尿管下段,男性还分支到前列腺及精囊腺,女性分支到阴道。

(四)子宫动脉

从髂内动脉分支后行至子宫,沿骨盆侧壁呈螺旋状向前内下行达子宫颈外侧,然后向上走行。子宫动脉的主要分支包括:子宫颈支、输卵管支和卵巢支、子宫圆韧带支、阴道支,其中卵巢支对患者生理功能的影响最大。

(五)阴部内动脉

阴部内动脉是髂内动脉脏支的延续,分支于外生殖器的阴茎动脉和阴茎背动脉,并有分支到直肠。

二、壁支

壁支是盆壁的营养动脉,包括臀上动脉、臀下动脉、闭孔动脉、髂腰动脉、骶外侧动脉。

(一)闭孔动脉

经闭孔进入臀部,分支营养髋关节和大腿内侧群肌。

(二)臀上动脉

臀上动脉是髂内动脉最大分支,向头侧和背侧走行,经坐骨大孔到臀部,分支到臀中、小肌和髋关节。

(三)臀下动脉

经梨状肌下孔出骨盆腔至臀部,分支营养臀大肌、臀部和局部皮肤。

(四)髂腰动脉

从髂内动脉分出后走行于骶髂关节前方,分支到髂肌、腰肌。

(五)骶外侧动脉

骶外侧动脉 2~4 支,多为 2 支,即骶外侧上动脉和骶外侧下动脉,或 2 支共干。其小分支与骶中动脉及对侧的骶外侧动脉、臀上动脉有吻合支。

髂内动脉的分支有丰富的吻合支,当髂内动脉闭塞后可以产生以下几种侧支循环通道:肠系膜下动脉的直肠上动脉与髂内动脉的直肠下动脉沟通;髂外动脉的腹壁下动脉与闭孔动脉、骶中动脉、骶外侧动脉沟通;腰动脉与髂腰动脉、股动脉的旋股支和穿插支沟通;两侧相应的子宫动脉、卵巢动脉沟通;直肠中动脉与肠系膜下动脉的直肠上动脉沟通等。这些吻合支在髂内动脉闭塞后保证了盆腔脏器的血液供应。

第十二节　盆腔疾病体格检查方法

一、视诊

应注意腹部外形、肠型及蠕动波,若全腹膨隆可见于大量腹腔积液,腹内积气,腹内巨大包块;局部膨隆:下腹部膨隆常见于子宫增大,右下腹膨隆见于回盲部结核或肿瘤等,左下腹膨隆见于降结肠及乙状结肠肿瘤。局部膨隆近圆形者多为囊肿、肿瘤,长形者多为肠管病变,膨隆有搏动者可能是动脉瘤,肠型及蠕动波多见于肠梗阻。

二、触诊

首先应注意腹壁紧张度增加或降低;其次,是否存在压痛及反跳痛;再次,脏器的触诊:如膀胱触诊,当膀胱有结石或肿瘤时,有时用双手触诊法能在腹腔的深处耻骨联合的后方触到;对肛门或直肠的触诊称直肠指诊,检查肛管直肠的周壁有无触痛、肿块、狭窄,在直肠前壁男性可扣及前列腺,女性可扣到子宫颈,食指尖有时可触及盆底,注意有无肿大淋巴结,指套取出时观察有无血浆或黏液;最后若触及腹部包块,应注意其位置、大小、形态、质地、压痛、搏动、移动度。例如左下腹包块常见于乙状结肠癌、左侧卵巢或输卵管包块。

三、叩诊

在于叩知某脏器的大小、疼痛、扩大程度、积液、包块等。叩诊移动性浊音是发现有无腹腔积液的重要检查方法。巨大卵巢囊肿亦可使腹部出现大面积浊音,其浊音非移动性。子宫肌瘤、卵巢囊肿在耻骨联合上方叩诊呈圆形浊音区。

四、听诊

主要注意其肠鸣音,正常肠鸣音 4～5 次/分,其亢进多见于机械性肠梗阻,肠鸣音减弱多见于电解质紊乱,肠鸣音消失多见于急性腹膜炎或麻痹性肠梗阻。

第十三节　膀胱癌

膀胱癌(carcinoma of urinary bladder)是泌尿系统中最常见的恶性肿瘤,约占所有癌症的2%,在我国为第 8 位最常见肿瘤,其发病率及病死率在男性泌尿生殖器肿瘤中占首位。在国外,其发病率在男性泌尿生殖器肿瘤中仅次于前列腺癌,居第 2 位。97%的膀胱肿瘤来源于上皮组织,其中绝大多数为移行细胞癌,占 90%,鳞癌占 5%～10%,腺癌为 2%～3%。约 25%移行上皮癌有区域性鳞状上皮化生,或同时存在,成为混合型癌。发病年龄高峰为 70 岁,男女之比为 3∶1,城市高于农村。近 30%的膀胱癌为多发肿瘤。

一、膀胱的血液循环特点

供应膀胱的血管均来自髂内动脉的分支膀胱上动脉和膀胱下动脉。膀胱上动脉起自髂内动脉的前干,向下走行,分支到膀胱上、中部;膀胱下动脉也起自髂内动脉的前干沿盆腔侧壁下行,分支到膀胱下部。膀胱下部的周围有膀胱静脉丛,最后汇集成与动脉同名的静脉,汇入髂内静脉。有文献报道,部分可有变异的血管供血,如肿瘤血供全部来自臀上动脉开口远端,或臀上动脉远端、近端均有血供。

二、病因学

目前普遍的观点是病毒或某些化学致癌物作用于人体,使其激活成为癌基因。主要危险因素如下。

(一)职业因素

长期接触芳香族类物质的工种,如染料、制革、印刷、橡胶、纺织品印染等,膀胱肿瘤的发病率增高。这些物质经皮肤、呼吸道、消化道进入人体,经肝脏代谢后,其代谢物主要经尿液排泄,作用于尿路上皮导致职业性膀胱癌。

(二)吸烟

吸烟是促进膀胱肿瘤发生的重要原因,流行病学研究显示吸烟者比不吸烟者患膀胱癌的危险度高 1.5～4 倍。近年研究显示,吸烟者在尿中致癌物质色氨酸的代谢含量增加 50%,而吸烟影响色氨酸的代谢和活化,从而诱发肿瘤发生。

(三)药物因素

如大量服用非那西丁药物,已证实可致膀胱癌。

(四)膀胱黏膜局部长期遭受刺激

如长期慢性感染、膀胱结石的长期刺激以及尿路梗阻,可引起膀胱鳞状细胞癌。

(五)微生物

血吸虫流行地区,膀胱鳞状细胞癌的发生相当高。

(六)5-羟色氨酸的异常代谢

5-羟色氨酸的异常代谢可产生一些代谢产物,如 3-羟-2-氨基苯乙酮,能直接影响到细胞的 DNA 和 RNA 合成。这些代谢产物排泄入膀胱,经葡萄糖醛酸苷酶作用后具有致癌作用。此类致癌物质在膀胱肿瘤患者的尿液中浓度明显增高。

(七)遗传因素

家族性膀胱癌由于遗传上有某些缺陷,易于受环境中致癌物质作用而发生肿瘤。

三、病理学

膀胱癌因多发生于膀胱侧壁和三角区近输尿管开口处,故易阻塞输尿管口引起肾盂积水和肾盂肾炎。

肿瘤可为单发或多发,大小不等,从数毫米至数厘米。外观呈乳头状或扁平。乳头状癌在膀胱黏膜表面形成乳头状突起,有蒂与膀胱黏膜相连,有时呈息肉状或菜花状。分化不好,恶性程度较高的肿瘤多无蒂,基底宽,突出于黏膜表面,并向壁内作不同程度的浸润。有些肿瘤不形成突起,表现为膀胱黏膜局部增厚呈扁平斑块状。这种类型早期可局限于黏膜内,但多数浸润至黏膜下,其恶性程度往往比乳头状癌高,表现可有溃疡形成、出血和伴发感染。

根据组织学类型可将膀胱癌分为移行细胞癌、鳞状细胞癌和腺癌,有些为混合性。其中以移行细胞癌最为常见,腺癌很少见。

(一)移行细胞癌(transitional cell carcinoma)

移行细胞癌约占膀胱癌的90%,分化程度不同,包括从分化良好的乳头状非浸润性癌到高度未分化的浸润性癌。其中70%为分化良好的乳头状癌,25%~30%为分化程度不同的浸润性癌。根据癌细胞分化程度不同,将移行细胞癌分为3级。

1. Ⅰ级

癌组织呈乳头状,乳头表面被覆的移行上皮较厚,细胞层次较多,缺乏从底层到表层由柱状细胞到扁平细胞逐渐分化的现象。细胞核大小不甚一致,有些较大染色较深。核分裂象可见,有的局部区域稍多,且不限于基底层。有些癌细胞可浸润固有膜。

2. Ⅱ级

肿瘤呈乳头状、菜花状或扁平无蒂,表面常有坏死和溃疡形成。镜下,部分癌组织仍保持乳头状结构,但多不规则,并有许多实体癌巢。癌细胞大小不一,排列紊乱,极性消失,常有癌巨细胞形成。核大小不等,染色深,核分裂象较多。癌组织常浸润至上皮下组织,甚至可达肌层。

3. Ⅲ级

部分为菜花状,底宽无蒂,或为扁平的斑块,表面常有坏死和溃疡形成。癌细胞高度未分化;细胞大小形态不一,排列紊乱。很少或无乳头状结构,有的形成不规则的癌巢,有的分散。常有多数瘤巨细胞。核形状不规则,染色深,核分裂象很多,并有多数不典型的病理性核分裂象。癌组织常浸润到膀胱壁肌层深部,并可穿过膀胱壁浸润到邻近器官,如前列腺、精囊、子宫和腹膜后组织等。各级膀胱移行细胞癌以及乳头状瘤都有复发倾向,并且复发的肿瘤分化往往更不成熟。有些分化不好的移行细胞癌部分可有鳞状化生,生长较快,预后较差。

(二)鳞状细胞癌(squamous cell carcinoma)

鳞状细胞癌较少见,约占膀胱癌的5%,常在膀胱移行上皮鳞状化生的基础上发生。许多患者有慢性炎症合并黏膜白斑。鳞状细胞癌有时可形成肿块突出表面,多数为浸润性,表面常有坏死和溃疡形成。镜下结构与一般鳞状细胞癌相同。分化程度不一,有些分化好的,可见细胞间桥和角化,并可有多数癌珠形成;有些分化差,表现为未分化癌。这种单纯的鳞状细胞癌应与上述移行细胞癌伴有灶性鳞状化生相区别,因为单纯的鳞状细胞癌预后较好。

(三)腺癌(adenocarcinoma)

腺癌很少见,占膀胱癌的1%~2%。膀胱腺癌可来自脐尿管残余、尿道周围和前列腺周围的腺体、囊性和腺性膀胱炎或移行上皮的化生。有些腺癌可产生黏液。这种肿瘤可向黏膜表面突出,发生坏死和溃疡,并可向深部浸润膀胱壁,有些肿瘤表面可有大量黏液覆盖。

根据肿瘤的浸润深度、淋巴结转移及远处转移等指标对膀胱肿瘤进行分期,对选择治疗方案、估计预后有重要意义。目前膀胱癌的分期多采用TNM分期。肿瘤在膀胱壁及邻近器官的浸润深度用T期表示。N应依据淋巴结活检的结果,膀胱旁与盆腔淋巴结、骶骨及骶前淋巴结、髂内与髂外淋巴结、闭孔淋巴结均属于局部淋巴结。

四、临床表现

(一)血尿

特别是无痛性肉眼血尿是膀胱肿瘤最常见的症状;85%的患者就诊时就有血尿,大多数为肉眼血尿。镜下血尿出现相对早,一般在肉眼血尿之前。肉眼血尿多为无痛性全程血尿,也可表现为排尿初期或终末血尿。血尿一般呈间歇性,早期一般间隔时间较长,随病情进展间隔期逐渐缩短。出血量、血尿持续时间的长短与肿瘤的大小、恶性程度、范围和数目有关。

(二)膀胱刺激症状

患者可出现尿频、尿急、尿痛等膀胱刺激症状,但早期膀胱癌较少出现。若肿瘤位于膀胱三角区,或同时伴有感染,膀胱刺激症状可以在早期出现。

(三)排尿困难及尿潴留

膀胱颈部癌肿或大块坏死脱落的癌组织均可以阻塞膀胱颈口而出现排尿困难,引发尿潴留。位于输尿管口肿瘤可以造成梗阻,引起患侧肾积水、肾区胀痛。晚期者可出现肾功能不全、贫血和恶病质。

五、影像学表现

(一)超声成像

对膀胱癌的超声检查可以经过以下 3 种途径:经腹部、经直肠和经尿道。经腹部扫描最常用,操作简便、无痛苦、可重复进行,可以获得肿瘤的数目、大小、位置和基底部宽窄的基本图像,经直肠途径超声横断面检查可准确显示膀胱前壁、两侧壁基底部肿瘤,但对顶部、颈部显示不满意。纵断面检查对膀胱底部、三角区和颈部肿瘤显示清楚,能准确测量大小并可在一定程度上了解肿瘤的浸润程度,还可显示前列腺的情况。经尿道途径检查可清楚显示膀胱肿瘤的位置大小,准确判定肿瘤浸润膀胱壁的深度,还可清楚显示双侧输尿管下段、膀胱壁内段、双侧精囊及前列腺的图像。

(二)排泄性尿路造影

由于移行上皮癌具有种植及多中心器官发病的生物学特性,所以膀胱癌患者应了解上尿路有无异常,大体估计肾脏功能有无伴发的肿瘤或其他疾病存在。如果上尿路存在肿瘤,则膀胱癌可能为种植癌或同时并发。一方面排泄性尿路造影可以显示膀胱癌的大小、位置等影像,大的膀胱肿瘤可表现为膀胱内充盈缺损;另一方面若肾、输尿管积水扩张或不显影,则说明癌肿浸润至该输尿管口或膀胱基层受浸润,或伴有输尿管末端肿瘤。

(三)膀胱造影

膀胱造影包括逆行造影、膀胱充气造影、分段膀胱造影和内外对比膀胱造影等,可显示膀胱容量及肿瘤位置、大小,分段膀胱造影以及内外对比膀胱造影还可帮助估计肿瘤浸润膀胱壁及周围组织情况。

(四)CT 扫描

CT 除了可以确定肿瘤的大小及在膀胱壁的浸润深度外,还可提供盆腔及腹膜后淋巴结有无转移,肝或肾上腺有无转移等,是目前对于膀胱癌的诊断和临床分期最准确的无创性检查。增强 CT 扫描及螺旋 CT 扫描可增加分期的准确性。膀胱移行细胞癌在 CT 上表现不一,主要取决于肿瘤的分期和大体表现,常见表现是膀胱壁向腔内呈乳头状突起,可累及大部分膀胱壁,也可表现为膀胱壁的局部增厚。局限于黏膜和黏膜下层时,膀胱壁局限性增厚或有菜花样结节,晚期肿瘤充满整个膀胱导致膀胱变形;肿瘤位于输尿口时导致输尿管梗阻,累及膀胱周围者可导致周围脂肪层分界模糊,膀胱壁局限性增厚,增强后病灶区肿块明显均匀强化,相应膀胱壁僵硬,局限性增厚,盆腔淋巴结直径大于 15 mm 时提示淋巴结转移。

当 CT 图像上膀胱轮廓不清楚时,即膀胱周围脂肪层消失,表示肿瘤已扩散到膀胱壁外。

若膀胱壁外有软组织肿块影或肿块影已累及相邻结构,如精囊、闭孔肌等,可定为膀胱癌4期。

(五)MR 成像

磁共振影像扫描检查可提供多种断面的影像,因而可以提供更好的局部解剖关系。CT和 MRI 在诊断晚期肿瘤方面准确性都很高。但 MRI 尚不能将侵及黏膜与累及浅肌层的肿瘤分开,亦不能辨别肿大淋巴结的性质,因此在膀胱癌的诊断方面的应用尚受到一定的限制。

(六)血管造影

膀胱癌血供丰富,DSA 造影主要表现为供血动脉增粗,血管增多、扭曲,呈不规则团块状,实质期肿瘤染色明显。

六、诊断与鉴别诊断

任何 40 岁以上有无痛肉眼血尿者均应想到有膀胱癌的可能。有镜下血尿或无血尿而有膀胱刺激症状者,应进行仔细检查,而除外膀胱癌的可能。膀胱癌的诊断不仅要诊断膀胱癌的存在,还应明确肿瘤的大小、数目、位置以及上尿路情况,并对肿瘤的性质、恶性程度、浸润程度、转移情况等做出判断。早期诊断是提高治疗效果的关键。对膀胱癌未能进行早期诊断的原因有以下两个方面:一方面是患者对于血尿认识不足,大部分为无痛性血尿,间歇性发作,早期不影响工作及生活,特别是女患者,可能误认为阴道出血,而未能及时就医;另一方面是医生对于血尿伴有膀胱刺激症状者,未能进一步检查其原因。因此,对于有血尿、膀胱刺激症状、下尿路感染以及梗阻的患者,应进行详细全面的检查,争取早期诊断。

七、临床处理的基本原则

(一)表浅及分化程度好的肿瘤

0 期或 I 期的肿瘤患者多行经尿道切除(TUR)和电灼,其局部控制率在 80% 以上。但是,TUR 并不能减少膀胱其他部位复发的危险。而膀胱内治疗可能会降低这种风险。弥散的原位癌也可以行膀胱内治疗。

(二)浸润性及分化程度差的肿瘤

较大的 II 期或 III 期肿瘤往往行部分或根治性膀胱切除(根据肿瘤的大小和部位而定)。术前放化疗的作用未明。

(三)进展期及转移的肿瘤

局部进展或局部复发的肿瘤患者可行放疗。已有转移的肿瘤患者可行全身化疗。化疗可以延长生存期,而且联合化疗优于单药化疗。

八、介入治疗的适应证与禁忌证

(一)适应证

(1)拟行手术切除前的准备。

(2)无手术指征的患者姑息治疗。

(3)术后复发的膀胱癌。

(4)膀胱癌并发出血。

(二)禁忌证

(1)碘剂过敏患者。

（2）严重心、肝、肾功能不全者。

（3）严重凝血功能障碍患者。

（4）穿刺部位感染或全身严重感染患者。

九、介入治疗的方法和步骤

（一）术前准备

1. 患者准备

治疗前 1 d 对患者予以充分水化，做好碘过敏试验，穿刺部位备皮。向患者及其家属详细说明手术特点、介入治疗的必要性、手术准备情况、治疗方法、手术可能存在的并发症和不良反应等，以取得患者和家属的配合。

2. 药物准备

对比剂、生理盐水、肝素、局麻药（1％普鲁卡因或 2％利多卡因）、栓塞剂（无水乙醇、碘化油、明胶海绵）等。

化疗药物一般采用联合用药，常用药物为长春新碱、顺铂、丝裂霉素、阿霉素（或表阿霉素）等，剂量通常为顺铂 100 mg/m²，阿霉素 30 mg/m²，丝裂霉素 16 mg 或长春新碱 2～4 mg，一般两侧均匀给药。通常化疗药物灌注时间约为 40 min，灌注完毕即以明胶海绵颗粒将供血动脉或髂内动脉栓塞。

3. 器械准备

5～6 F 导管（一般选择 Cobra 或西蒙导管）、导丝和导管鞘等。

（二）方法与步骤

1. 动脉穿刺插管

一般选择一侧股动脉插管，穿刺点消毒、铺巾，局部麻醉后，采用 Seldinger 穿刺技术，穿刺成功后，引入导管，在电视监视下，行选择性双侧髂内动脉插管。

2. 选择双侧髂内动脉造影

插管成功后即可用 Cobra 导管做髂内动脉插管。一般超选择对侧髂内动脉较容易，进入同侧髂内动脉要采用成袢技术：将导管插入对侧髂内、外动脉或肾动脉 6～10 cm 后，边旋转边上推导管，导管前端退出，在主动脉内成袢，如导管不能退出则可送入导丝至导管弯曲部，推送导管即可。成袢后下拉并巧转导管，使导管头进入同侧髂内动脉及分支。然后认真分析造影表现，了解肿瘤的供血特点，根据造影所示肿瘤血管范围结合膀胱镜肿瘤部位确定两侧髂内动脉给药量比率。如超选择同侧髂内动脉困难，可行对侧股动脉插管。尽量将导管插入髂内动脉脏支，以避开较粗大的臀上动脉。如进入脏支确有困难，在髂内动脉内注射亦可。

十、围手术期处理

（一）常规处理

患者在入院后完成手术前各项实验室检查和必要的影像学检查，制订严密的介入手术方案。完成手术前的各种准备工作。

（二）并发症处理

1. 化疗药物的毒副作用

铂类、阿霉素类、丝裂霉素等药物对肝、肾及骨髓均有毒性作用，剂量大，毒性大，联合用药可减少单一用药剂量，以减轻毒副作用。术前和术后（术中应用顺铂的患者）必须在 3 d 内作充分的水化和利尿等处理。阿霉素有心脏毒性，灌注同时可经静脉快速滴注顺铂的解毒药物硫代硫酸钠，并给予利尿及保肝药物。治疗过程中及治疗后最常见的不良反应为胃肠道反应（出现恶心、呕吐）、肝功能异常、心肌酶 CPK 升高、肾功能异常、白细胞数目下降。其他不良反应还有乏力、头痛、头晕、臀部疼痛等。上述毒副作用经对症治疗后于 1～6 周内缓解或好转。

2. 臀部皮肤溃烂

臀部皮肤溃烂主要是治疗时如果没有避开臀上、下动脉，化疗药物或栓塞剂可顺行性进入这些正常髂内动脉分支，从而引起臀部青紫、硬结、皮肤溃烂、臀肌坏死等并发症。一般用喜疗妥软膏涂擦或用碱性成纤维生长因子（贝复济）喷雾剂喷洒患部，1～2 周内愈合。

第十七章 尘肺 X 线胸片诊断

多年以来,对大多数已知或疑为职业性肺病的影像学评价所用的还都是较原始的工具即胸部模拟 X 线片,尽管它已从常规电压照片发展到高电压照片,但仍是一种由许多组织器官前后重叠的影像。随着技术的进展,目前除胸片以外,已有多种胸部成像技术可供选择,包括 CT、MRI、US 和 PET 等,胸片也已由常规模拟胸片发展到数字胸片,但这些新技术在尘肺的诊断和随访中还不能做到同步。实际上,无论在国际上通用的国际劳工组织 ILO 尘肺分类或我国的尘肺分期中的尘肺标准片都还是根据模拟胸片而设计的,加以胸片的成本低廉,容易取得及放射线剂量相对较小等,因此常规胸片仍是尘肺诊断中常用的工具。尘肺的胸片表现并无特异性,尘肺病的诊断是建立在有确切的职业性粉尘接触史和一定的粉尘接触量的前提下,根据胸片表现做出尘肺病的诊断和鉴别诊断。临床表现和流行病学资料主要是提供鉴别诊断的依据,而不能提供尘肺病生前诊断的肯定依据,胸片表现则既提供阳性的肯定的依据,又可提供阴性的否定依据,是尘肺病诊断的核心。当前的主流学者都认为没有胸片上的一定表现,就不能在生前诊断尘肺(肺活检者除外)。

第一节 尘肺胸片的技术要求

目前,尘肺的诊断是根据患者的职业史和胸片上的表现来决定的。尘肺胸片不仅要求能清晰检出早期的小阴影,而且要求取得有连续性、技术质量满意、可用作前后比较的胸片。在胸片的检查方法上我国诊断标准规定需要用高千伏技术照片,其原则是采用可变的高千伏和恒定的毫安秒,尽量提高千伏,降低毫安,一般在 110~140 kV,投照时间可缩短到 1/60 s~1/30 s这样的胸片有最大限度的胸部细节,并减少了密度和对比度的差别,使胸片质量稳定,废片率降低。

第二节 尘肺病基本 X 线的表现

长期接触职业性粉尘在胸片上可出现结节、肿块等各种表现,但在尘肺影像表现的描述,中国内外都应用的是小阴影和大阴影等术语,而摒弃了在其他疾病中常用的结节、团块等术语。这种概念符合当代影像学中的病变影像的描述,不宜直接用病理解剖学术语的原则,当然也反映了这种术语并未明确病变的病理性质,而是为分类(期)提供了一种统一的简便的方法去系统记录由于吸入各种职业性粉尘所致的肺部 X 线改变及其类型、数量(密集度)和范围,由此而做出之尘肺的分类(期),除了用作临床诊断外,更重要的可用作厂矿、地区、国家之间的尘肺流行病学调查研究之用。

所谓的小阴影是指多发的直径或宽度在 10 mm 以下的致密影,大阴影为直径在 10 mm 以上的较大致密影。胸片上出现小阴影,且达到一定的密集度和范围时,称为单纯尘肺。

出现大阴影时称为复杂尘肺。ILO 和我国有关部门都制订和发行了尘肺诊断标准片,以帮助确定有无大、小阴影及其形态、大小和数量的多少。胸片上对大、小阴影的描述和诊断可适用于一切尘肺,不过不同的尘肺在大、小阴影出现的频率和表现上是有差异的。

一、小阴影

(一)形态和大小

1. 圆形小阴影

圆形小阴影表现为肺野内呈圆形或近于圆形的、边缘整齐或不整齐的致密影,以在矽肺和煤工尘肺中为典型。它们的大小相似,可有光滑或不规则的边缘,并都有同样的融合倾向。按直径大小又分为 p、q、r 三型。p 型直径在 1.5 mm 以下,q 型直径在 1.5~3 mm,r 型直径大于 3 mm,直至 10 mm。在诊断中并不要求用尺测量,但要对照标准片所示来判定。若圆形小阴影均为同一型,记录为 p/p、q/q 和 r/r;若为不同的大小,则首先记录占优势的型,其他有相当数量之另一型记录在斜线后,如 p/q、r/p 等。

2. 不规则形小阴影

不规则形小阴影是一群粗细、长短、形态不一的致密线条状阴影,它们可以互不相连,也可以杂乱无章地交织在一起,表现为网状,有时呈蜂窝状,在诊断中也要对照标准片来确定。按其宽度也大略分为 s、t、u 三型:s 型宽度约在 1.5 mm 以下,t 型宽度在 1.5~3 mm,u 型的宽度大于 3 mm,直至 10 mm。其记录方式同圆形小阴影。当圆形小阴影和不规则形小阴影同时出现时,可用 p/s、t/q 等来记录此类混合型小阴影。斜线以上的符号代表占优势小阴影的形态和大小。

(二)密集度

密集度是指胸片上单位面积内小阴影的数量,它分为 0~3 四大级,代表从无小阴影到在增加中的小阴影数量。级别的判定需与标准片比较而得,也可参考以下说明:0—无小阴影或很少;1—有一定(或相当)量的小阴影,肺纹理清晰或尚可辨认;2—多量小阴影,肺纹理尚可辨认或部分消失;3—很多量小阴影,肺纹理部分或全部消失。上述密集度分类法常称为简短分类,一般用于以临床应用为目的诊断,但可有较大的读片差异,尤其是各大级之间的跨度较大,不利于观察病变的较小的改变。因此,为用于尘肺的流行病学研究,还在上述四大级密集度的基础上,再进一步将密集度划分为 12 小级。即经与标准片比较后,经过审慎的考虑,若胸片上的小阴影密集度无疑地与标准片中的某一大级符合,即记录为 0/0、1/1、2/2、3/3;若认为其密集度接近于其上一级或下一级,可分别改变斜线以上或以下的级别,记录为 0/-、0/0、0/1;1/0、1/1、1/2;2/1、2/2、2/3;3/2、3/3、3/+。斜线上方数字为其主要的密集度类别,例如3/2主要的密集度为 3 级,但较标准片上之 3/3 数量稍少,但又肯定大于 2 级。12 小级记录法承认了尘肺变化从完全正常至最严重是连续的,这种连续而较精细的分类,可以用来较正确地研究尘肺病变中较小的改变。

与小阴影的形态和大小相比较,密集度显然较前者更为重要,因为它决定了病变的有无及其严重程度,是从胸片上对尘肺病做出的半定量诊断。一般认为1/0起,当诊断为尘肺。但美国胸科协会推荐在石棉肺中以 1/1 为明确诊断的起点。

(三)范围

将肺与膈顶的垂直距离等分为三,用等分点的水平线将每侧肺野各分为上、中、下三区,对每个肺区分别判定其小阴影密集度,我国标准规定小阴影占该肺区面积 2/3 时可认为该区有小阴影,至少有 2 个肺区出现 1/0 以上的小阴影时可诊断为尘肺。

二、大阴影

阴影的直径或宽度大于 10 mm 者谓大阴影,出现大阴影者称复杂尘肺。按 ILO 国际分类及我国诊断标准的标准片所示,典型的大阴影应是密度均匀、边缘清楚(尤其是外缘)、周围有肺气肿的致密阴影。尘肺中的大阴影多数为直径 10~15 mm 或更大。在 ILO 国际分类中根据其大小把大阴影分为 A、B、C 三类。对大、小阴影的判定都要对照尘肺标准片来确定,以减少读片者之间的诊断差异。

三、胸膜改变

除上述大、小阴影表现外还要注意胸膜的改变,其中最重要的是胸膜斑。

第三节　尘肺病的我国 X 线分期

一、我国尘肺诊断标准的制订

对于尘肺的诊断除了要求肯定其是否存在外,还要求根据其发展过程或病情把它划分成几个范畴,这就是尘肺的分期,在国际上称为分类。无论是分期还是分类,都是主要根据胸片上的表现而决定的。

我国在 1957 年拟出了第一部《矽肺分期及其诊断标准》草案,从 1958 年开始在我国试行。通过几年的实践,于 1963 年正式公布,并在全国实行,将矽肺分为三期,在正常范围和Ⅰ期之间设可疑矽肺;诊断矽肺的主要依据为在肺野的网状背景上出现 1~2 mm 左右的结节;若在直径 2 cm 的区域内有 10 个上下的矽肺结节影可诊断为Ⅰ期;结节影分布范围超过中下四个区域可诊断为Ⅱ期;若可见融合块状影,直径大于 20 mm 时应诊断为Ⅲ期。1986 年 2 月发布了《中华人民共和国尘肺 X 线诊断标准及处理原则》,该标准沿用了原有的把尘肺划分为三期的原则,但在各期内分别增加了 0^+、I^+、II^+、III^+ 以利于病情的动态观察。在其他方面也有不少改进,例如将尘肺 X 线表现用小阴影(类圆形小阴影和不规则形小阴影)、大阴影和胸膜改变来描述。小阴影按密集度分为 4 级,增加了标准片和保证胸片投照技术质量的技术条件等。1997 年作了部分修改,2002 年再次作了较重大修改,主要为在密集度分级上采用了 4 大级和 12 小级,以和 ILO 国际分类接轨,研制和更新了高千伏标准片,增加了显示各种小阴影形态、大小、密集度及大阴影,胸膜异常等组合形式的标准片。2009 年 3 月经卫生部批准又发布了最新的尘肺病诊断标准,即 GBZ 70-2009,取代了 2002 年标准。和 2002 年标准比较,新标准中主要修改有:增加观察对象;在分期中删去了"无尘肺",包括删除"无尘肺 0"及"无尘肺叶 0^+,I^+,II^+,III^+";用壹期贰期、叁期取代了原来的Ⅰ期、Ⅱ期、Ⅲ期等。

二、我国尘肺病诊断标准

《尘肺病诊断标准》(中华人民共和国国家职业卫生标准,GBZ 70-2009,2009 年 3 月 16 日发布,2009 年 11 月 1 日实施)摘要如下。

(1)范围(略)。

(2)规范性引用文件(略)。

(3)诊断原则。根据可靠的生产性粉尘接触史,以 X 线后前位胸片表现为主要依据,结合现场职业卫生学、尘肺流行病学调查资料和健康监护资料,参考临床表现和实验室检查,排除其他肺部类似疾病后,对照尘肺病诊断标准片小阴影总体密集度至少达到 1 级,分布范围至少达到 2 个肺区,方可做出尘肺病的诊断。

(4)观察对象。粉尘作业人员健康检查发现胸部 X 线片有不能确定的尘肺样影像学改变,其性质和程度需要在一定期限内进行动态观察者。

(5)X 线胸片表现分期如下。

1)壹期尘肺。有总体密集度 1 级的小阴影,分布范围至少达到两个肺区。

2)贰期尘肺。有总体密集度 2 级的小阴影,分布范围超过 4 个肺区,或有总体密集度 3 级的小阴影,分布范围达到 4 个肺区。

3)叁期尘肺。有下列三种表现之一者:有大阴影出现,其长径不小于 20 mm,宽径不小于 10 mm;有总体密集度 3 级的小阴影,分布范围超过 4 个肺区并有小阴影聚集;有总体密集度 3 级的小阴影,分布范围超过 4 个肺区并有大阴影。

(6)处理原则(略)。

三、标准片

2009 年版《尘肺病诊断标准》仍发行了一套标准片,它是该新标准的组成部分,表达了难以用文字表达的 X 线影像学改变。各种尘肺的 X 线影像学改变的判定应以标准片为准,文字部分只是说明。标准片由 7 张组合片和 16 张全肺大片组成。

组合片分别表达不同形态、大小的小阴影的密集度及不同部位的胸膜斑。全肺大片主要示范各期尘肺病小阴影密集度和发布范围之间的关系及大阴影。

第四节 数字胸片用于尘肺诊断

近年来,随着影像学技术的进展,胸部 X 线片已由模拟胸片向数字胸片(CR,计算机 X 线成像,DR,直接数字 X 线成像)转变,并且已在临床上得到认可,目前在较大的医疗单位中几乎已全部取代了模拟胸片。数字胸片采用数字技术,动态范围广,曝光宽容度大,允许照片过程中的技术误差,可做各种后处理,有利于观察各种不同密度的组织,而且较环保,储存空间小。已有作者应用数字化胸片尘肺检查的报告。Mannie 等曾对 108 例有常规胸片和 CR 者,作了尘肺照片质量、小阴影形态分型、密集度分级及读片差异等方面的比较,结果证明 CR 的优级片率高于常规胸片,其他无明显差异,说明 CR 片同样可用于尘肺诊断。Takashima 比较了同时有 HRCT 的 20 例接尘工人和 10 例正常人的 CR、DR 和传统胸片的应用结果:以 HRCT 所见为准,3 种方法在尘肺的检出上无差异;在小阴影读片一致性上依次为 DR、CR 和传统胸片;DR 在影像质量和小阴影密集度上和传统胸片一致,CR 在小阴影密集度上较 DR 和传统胸片为低。北京朝阳医院比较了 48 例工人的高千伏胸片和 CR 胸片,在总体密集度、分期、小阴影形态上的相关系数上呈正相关,但 CR 片在平均总体密集度、平均肺区密集度和平均期别上均显著高于高千伏胸片。乔鹏飞等的对 75 例接尘工人同时给予高千伏胸片和 DR 胸片比较的结果:DR 组优片为 73 例,优片率达 97%,诊断尘肺病 57 例,检出率 76%;高千伏组优片为 27 例,优片率 36%,诊断尘肺病 45 例,检出率 60%,两种方法的优片率及对尘肺病的检出率在统计学上差异具有显著性。上述各种研究的结果说明目前在数字胸片和常规模拟胸片比较在尘肺诊断上的结果是相当不一致的。

当前,至少有 8 种不同技术的数字化胸片装置正在商业上销售,上述的各种不同研究之间有明显差异的结果反映了不同的数字成像设备构成、不同的技术和后处理参数、不同的图片打印工具和读片方法上的差异。现在只有个别国家,如日本,在 2001 年批准了 CR,后来又批准了平板探测器 DR 可用于尘肺诊断,而包括我国和美国在内的大多数国家迄今都尚未批准将数字胸片用于尘肺诊断、普查和随访,在有关尘肺病"胸片"的文字解释上指的仍是传统模拟胸片,在分期或分类中应用的标准片也仍然是模拟胸片。

第五节 常见尘肺病的 X 线胸片表现

一、矽肺和煤工尘肺

矽肺(silicosis)是由于长期吸入含有游离二氧化矽粉尘而致的慢性纤维性肺部疾病,而吸入煤尘可发生煤工尘肺(coal worker's pneumociniosis)。矽肺是最常见的尘肺,而煤工尘肺是煤矿工人中最常见的尘肺。它们是两种不同的疾病,它们所吸入的粉尘性质不同,其病理表现也不尽相同,但它们在影像上的表现十分相似,很难在个别病例中加以区分。

接尘工人在吸入粉尘 10～20 年后胸片开始发生异常,而在此以前常是正常的。虽然病理上的矽结节和煤斑是不同的,但当它们的数量达到一定程度后,却都在胸片上表现为直径 2～5 mm(范围为 1～10 mm)的圆形小阴影,虽然小阴影可分布在两肺内,但以上中部肺野的后部分布较多,大小和密度相似,少数患者可发生中心性钙化(10%～20%煤工尘肺中,较矽肺少见),有的同时可见网影,肺门和纵隔淋巴结可增大。病变进展时,结节增大、数量增多,广泛分布于全肺。当比较矽肺和煤工尘肺的结节影时可见:矽肺的圆形小阴影边缘较清楚,而煤工尘肺者较小,多为 p 型而不是 q 型,且倾向于中央密度较高而边缘较模糊。当合并结核后,矽肺和煤工尘肺的圆形小阴影都可较快地增大。边缘也变得较为模糊。

若粉尘浓度较大时,发病时间缩短,在吸尘后 5～15 年发病,为快型矽肺,其病理改变与慢性者相似,但进展快,吸尘后 4～8 年胸片上即可见明显表现。急型矽肺为在无防御的、浓度极高的环境中工作短达 6～8 个月(如在喷砂工中)的结果,胸片上表现为两肺广泛的磨玻璃影和肺泡实变,内有支气管充气征,肺周围部可见边缘不清的圆形小阴影。X线表现与肺泡蛋白沉着症相似。有的煤工发生尘肺,同时有类风湿性关节炎,称其为类风湿性尘肺(Caplan 综合症),其特征性 X 线表现为两肺出现增大较快的圆形阴影,其直径大小自 0.3~2 cm(有时直径超过 2cm),可发生钙化或空洞,而肺内可无其他尘肺表现。这种类风湿性结节常不易和尘肺大阴影区别,也难和结核或其他感染性肉芽肿区别。

晚期,圆形小阴影可互相融合形成团块。X 线上从单纯尘肺进展为复杂尘肺至少需历时5 年。融合团块多位于上肺野,外缘较光滑,与侧胸壁之间相距几厘米,而内缘较模糊。团块的前后径常较其横径为短,因此,团块多呈透镜状,在胸片上的密度也较低,此征有助于与肺癌的鉴别。当发生纤维性收缩后可发生上叶瘢痕性萎陷,肺门向头侧移位,团块向肺门侧移动,但移动缓慢,常需 10 年或更多的时间,大阴影才能到达肺门区。

团块周围发生瘢痕性肺气肿,两下叶发生代偿性肺气肿甚至肺大泡而致肺内小阴影数量显得有"减少"。典型的两上肺融合团块常呈对称的八字形,呈所谓天使双翼状。大的融合团块可发生缺血性坏死而形成钙化及空洞,但后者常为伴有结核感染的结果。

肺门和纵隔淋巴结常有增大和钙化。有报告认为淋巴结增大可先于圆形小阴影从而做出尘肺的早期诊断。在严重的尘肺中可发生反应性胸膜增厚和自发性气胸。

本病的圆形小阴影除和其他尘肺如滑石肺相似外,也需和结节病、癌性淋巴管炎和感染性肉芽肿病(结核和霉菌)相鉴别。肺内的融合团块(大阴影)则易和支气管肺癌相混淆,根据前者呈透镜状,典型者常呈两侧对称,周围有肺气肿,病情发展缓慢等可和后者区别。

曾以 MRI 用于鉴别,肺癌在 MRI 上的 T_1 和 T_2 权重像上都呈高信号,而尘肺团块则为低信号。

二、石棉肺

长期吸入石棉粉尘后引起的胸膜改变包括胸膜斑,弥散性胸膜肥厚、石棉性胸腔积液,肺部改变有间质纤维化(石棉肺)、圆形肺不张、良性纤维性肿块和肺内纤维带。其中,胸膜病变最常见。早年的文献都把注意力集中于石棉而致的弥散性肺间质纤维化,后来发现钙化和非钙化的胸膜斑才是吸入石棉最常见的早期证据。在一组报告中,48%的患者仅见胸膜改变,41%胸膜和肺部有改变,11%仅见肺部改变。对造船厂接触石棉的工人做胸部 X 线调查的结果表明,胸膜改变的发生率要较肺部的改变大 10 倍。出现这种差别的原因,认为是由于早期见到的典型石棉肺,是对石棉粉尘未作控制,工人在短期内吸入大量粉尘而引起肺部改变的严重病例,他们的肺间质纤维化发展快,范围广泛,许多患者在尚未出现胸膜改变前就已死于肺心病。后来由于石棉作业卫生条件的改善,粉尘量有所降低,在此情况下或在工作中只是间断地、少量地接触石棉粉尘的工人所患之石棉肺,胸片上只有轻度或无肺间质纤维化的改变,而以胸膜改变为其主要表现。现在已经认识到虽未直接从事石棉作业,但在环境或室内曾接触过被污染空气中的低浓度石棉粉尘时也可发生胸膜斑。虽然严格地说,石棉肺应仅指吸入石棉粉尘后的肺部间质纤维化,但在我国习惯上把工人在各种吸入石棉粉尘后发生的胸膜及肺部改变均包括在广义的石棉肺下。

1.胸膜斑

胸片仍是检出胸膜斑的重要方法。未钙化的胸膜斑在胸片上表现为平行于侧胸壁的局限性边缘清楚的致密影,主要在下胸部第 6~9 肋间,不累及肺尖及肋膈角,厚 1~10 mm(我国标准规定厚度要大于 5 mm），其长度从几毫米至几厘米，但很少超过 4 个肋间隙。斜位胸片对显示前外和后外胸壁上的斑更好。大多数胸膜斑是两侧性的，约 25% 为一侧性。膈肌面上的胸膜斑多位于膈的中央部，可使膈肌的局限性增高。"正面"的胸膜斑在后前位胸片上表现为边缘不规则且较模糊的面纱样致密影。斜位胸片有助于它的定位。透视加点片也可用来协助区分是胸膜斑和肺内病变，前者在呼吸时应当与胸壁一起运动。虽然尸检中 87% 胸膜斑发生钙化，但在胸片上仅约 15% 能见到钙化。钙化胸膜斑在胸片上容易诊断，细白线状，"正面"的钙化胸膜斑则是边缘不规则的地图样致密影。钙化胸膜斑也可见于膈面、心缘或纵隔缘。

有无胸膜斑在我国尘肺分期中有一定意义，我国标准规定：接触石棉粉尘，胸片表现有总体密集度 1 级的小阴影，分布范围达到 1 个肺区或小阴影密集度达到 0/1，分布范围至少达到 2 个肺区，如出现胸膜斑，可诊断为石棉肺 I 期；胸片表现有总体密集度 1 级的小阴影，分布范围超过 4 个肺区或有总体密集度 2 级的小阴影，分布范围达到 4 个肺区者，如胸膜斑已累及部分心缘或膈面，可诊断为石棉肺 II 期；胸片表现有总体密集度 3 级的小阴影，分布范围超过 4 个肺区者，如单个或两侧多个胸膜斑的长度之和超过单侧胸壁长度的 1/2，或累及心缘使其部分显示蓬乱，可诊断为石棉肺 III 期。

2.弥散性间质纤维化（石棉肺）

长期吸入高浓度的石棉粉尘后最重要的肺部改变为弥散性间质纤维化，胸片是诊断石棉肺的重要工具，表现为两下肺出现网状、囊状或细线状影，称之为不规则形小阴影。当病变进展时不规则形小阴影从下肺野逐渐发展至中、上肺野，最后进展为粗糙的蜂窝状，此时若伴有胸膜改变可导致部分心缘模糊，形成所谓"蓬发心"。胸片表现可与特发性肺纤维化、胶原血管病尤其是伴有硬皮病或类风湿性关节炎者相似，若同时可见到胸膜肥厚或胸膜斑，有利于石棉肺的诊断，大多数石棉肺患者有胸膜斑，但也有 20%～25% 无胸膜斑，另一方面，25% 的胸膜斑患者肺内无间质纤维化。

第十八章　关节影像检查方法

第一节　传统 X 线检查

关节的 X 线成像一方面基于 X 线的穿透性、荧光效应和感光效应；另一方面是基于关节组织结构之间有密度和厚度的差别。由于组成关节及关节周围的皮肤、脂肪、肌腱、韧带、骨骼等存在的穿透性和密度不同，使得关节的各种结构得以成像。关节骨骼与其周围的软组织有鲜明的对比。而在骨骼本身的结构中，周围的骨皮质与内部的松质骨和骨髓也有鲜明的对比。

一、X 线摄影

大多数关节要用正侧两个摄影位置，某些部位还要加用斜位、切线位和轴位甚至更特殊体位等；而且摄片时应当包括周围的软组织；必要时还应对两侧对称的骨关节进行对照摄片。

随着影像技术的发展，传统 X 线摄影已由直接的胶片模拟影像发展为数字影像，现在一般都采用了计算机摄影（computer radiography，CR）和数字摄影（digital radiography，DR），改变了普通 X 线摄影中摄影技术条件要求严格、曝光宽容度小、照片上影像的灰度固定不可调节、密度分辨率低等缺点。数字图像与普通 X 线成像比较，主要优点是提高了图像密度分辨率与显示能力，降低了 X 线曝光量，曝光宽容度加大。更重要的是可以根据医生需要进行图像处理，增加了信息的显示功能。既可摄成照片，还可用磁盘或光盘存储，并可将数字信息转入医学影像信息系统中，实现图像资料的信息化管理。

二、关节造影

关节造影在诊断关节疾患中发挥过重要作用，对于肩关节的肩袖撕裂、关节盂唇的断裂、膝关节半月板的撕裂、腕关节三角纤维软骨的损伤等疾患的诊断有重要价值。一般是在关节腔内注射 60% 的泛影葡胺，注射剂量因不同关节而异。膝关节还可应用空气关节造影来显示半月板的疾患。随着 CT 和 MRI 的应用，现在一般很少应用普通摄影下的关节造影。

第二节　CT 检查

CT 具有较高的密度分辨率，明显优于 X 线图像，使 X 线成像不能显示的复杂解剖结构及其病变得以显影，从而显著扩大了人体的检查范围，提高了病变检出率和诊断的准确率。CT 可以明确分辨不同密度的组织，如：脂肪、液体、肌肉、骨骼、钙化等，并且可以准确地测定 CT 值以判断不同的组织。CT 的层面图像提高了在层面内关节结构解剖的识别；有利于对于病变的准确定位。同时通过调节窗宽窗位用以观察不同的感兴趣组织，如骨骼、软组织等的详细结构。

最近几年,CT扫描技术得到了快速发展,尤其是多层螺旋CT的发展,使关节疾患的检查得到了迅速发展应用。

一、常规CT

常规CT应用于关节,局限于横轴位的层面扫描,其层面图像解决了肩关节重叠结构在平片观察不便的缺点,尤其是解决了大部分关节的外伤所导致的平片所不能解决的骨折诊断问题。但是扫描速度慢,层面厚,扫描图像质量差,而且只能横轴位观察,应用受到了一定程度限制,所以观察关节形态及结构时不得不回头参照平片。

二、单层螺旋CT

单层螺旋CT的优势。由于采用了滑环技术,实现了往返式扫描无法进行的连续采样。在此基础上创立的螺旋扫描模式在数据采集技术上有了飞跃性的发展,用三维连续采样替代了二维断续数据采集,即用容积数据替代了断层数据,使得纵轴数据由分离得到连贯,较之常规非螺旋CT图像质量实现了质的改进;使MPR连续纵轴显示成为可能,图像可以身体长轴方向显示断层解剖。容积再现技术(volume rendering technique,VRT)等立体显示技术可以从各种角度三维显示解剖结构,从而弥补了常规CT的若干缺陷。

单层螺旋CT检查时间过长,由于球管旋转一周只能获得一幅断层图象,扫描完一个关节需要时间很长,尤其是观察脊椎等连续性很长的结构。单螺旋扫描的准直不够小,单排螺旋CT图像的最薄层厚一般为2 mm,纵轴空间分辨率不够高,后处理图像无法达到各向同性。由于以上的原因,使长距离的薄层扫描在单螺旋机器上基本无法实现,只能做短距离扫描。单螺旋扫描由于不能获得高质量的容积数据,自然也就缺少丰富的计算机图像后处理功能。

三、多层螺旋CT扫描技术

多层螺旋CT(multi-slice spiral computed lomography,MSCT)发展迅速,克服了单螺旋CT的局限性,在关节的临床应用有明显的优越性。

多层螺旋CT实现了各向同性扫描:各向同性扫描是指一个象素X、Y、Z轴的长度相等,形成正立方体。各向同性扫描使像素的三个边长相等,使获得的后处理图像无论冠状、矢状还是斜位图像,各种不同角度切面都具有相同的图像质量;各向同性扫描也使三维立体重建图像的质量明显提高,满足了细微结构成像的要求,可以从各个角度显示关节形态和结构,为细致观察关节形态及解剖方位打下了良好的基础。

四、多层螺旋CT的图像后处理技术

多层螺旋CT的先进性在于其同时拥有更快的扫描速度和更高的纵轴分辨率,一次性扫描即可获得高质量的容积数据,实现了每个象素在冠状、矢状和垂直三个方向上分辨率相同,保证了重组中任意层面的各向分辨率是一致的,在此基础上的各种扫描后计算机图像处理模式的应用使关节骨骼和软组织的各种成像成为可能。

多平面重组:螺旋CT的MPR是在容积数据采集的基础上,利用计算机的后处理功能,沿某一轴线,在任意平面对容积资料进行分层重组,获得任意平面的图像。MPR图像可从多个平面和角度全面分析病变的形态及病变与周围结构的关系。

曲面重组(curved planar reconstructions,CPR):CPR 是 MPR 的一种特殊形式,是将容积数据按照划定的曲面进行重组,获得任意曲面的影像信息。这对于观察弯曲走行的解剖结构尤为重要,如弯曲走行的血管等。

最大密度投影重建(maximum intensity projection,MIP):MIP 是在原始容积数据采集的基础上,选择其中的最高强度像素成像,它通过感兴趣区内物体的投影线以最大密度像素显示,实际上就是使高密度组织,如钙化、骨骼、强化的血管、明显强化的软组织肿块等显示于图像中。

曲面最大密度投影(curved maximum intensity projection, CMIP):是 MIP 的一种特殊形式,是将容积数据按照划定的曲面进行重组,获得任意曲面的最高强度像素的投影信息。这对于观察弯曲走行的骨骼解剖结构、肌肉韧带等尤为重要。

容积再现技术(volume reconstruction technology,VRT):VRT 是利用特殊的成像系统,保留 CT 物体的外部和内部全部信息,经特殊软件处理形成更为逼真的三维图像。VRT 是通过容积数据对全部像素总和的影像显示,不需要重组物体的表面几何信息,直接把三维灰度数据投影显示到二维屏幕上,保存了原始数据的解剖空间关系,并且根据阈值产生的不同色彩形象逼真,较 MIP 含有更多的立体信息,因此可以为观察者提供一个更具真实感的三维立体影像。目前对于骨骼的三维显示犹如只是解剖标本的效果。

各向同性扫描后 MPR 图像与直接扫描的 CT 图像有着相同的图像质量,使关节结构的任意切面用于诊断成为现实,使 CT 对关节病变的诊断优势明显增加。多向调整 MPR 和 MIP 是实现最佳方位成像的可行性方法。VRT 图像可三维立体显示正常及异常的骨骼影像,并可在空间中任意方向和角度旋转和观察图像,可逐层显示包括皮肤、肌肉、血管、肌腱、骨骼等各层组织,可任意方向和角度切割立体图像,使病变生动形象地显示于医生面前,不但有助于影像科医生诊断疾病,更重要的是有助于外科医生决定手术入路和手术方式,并利用 CT 工作站进行模拟手术,以制订手术计划。

五、增强扫描

增强扫描可作为关节疾患的辅助诊断检查,当平扫对关节软组织受累情况不明显时,静脉强化可帮助确定关节疾患的一些强化特点,发现可疑的软组织肿块,并根据软组织病灶的血供情况进行病灶的定性诊断。关节内注入气体或阳性对比剂后做 CT 扫描,可用于发现关节内有否骨软骨游离体,评价关节盂缘以及关节内结构,如膝关节的滑膜皱襞和交叉韧带等情况。

第三节　MRI 成像

MRI 检查对于关节软组织、软骨等信号特征的显示及分辨率已得到肯定;对各种正常软组织如脂肪、肌肉、韧带、肌腱、软骨、骨髓等,病变如肿块、坏死、出血、水肿等,都能很好显示。但 MRI 对钙化和细小骨化的显示不如 X 线和 CT。

一、MRI 成像基本原理

MRI 是用氢质子成像。氢质子带正电荷，并作自旋运动，产生磁场，并具有极性。将人体置入强的外磁场中，外部磁场使自由排列的组织内氢质子重新排列，产生纵向磁矩并使质子沿外磁场的轴向做快速旋转运动，即进动。采用与质子进动频率一致的射频脉冲，质子发生共振，纵向磁矩消失，质子内失相位变为同步，指向同一方向（同相位），产生横向磁矩（横向磁化），并可测量。这时测得的 MRI 信号无何意义，不能使组织成像。关闭射频脉冲，质子磁矩恢复到原来的方向，这一过程称为弛豫。纵向磁化恢复过程为纵向弛豫；质子由同相位变为失相位，横向磁化消失的过程为横向弛豫；纵向磁化由零恢复到原来数值的 63% 所需的时间为纵向弛豫时间，称 T_1 弛豫时间。横向磁化由最大减小到最大值的 37% 所需的时间，为横向弛豫时间，称 T_2 弛豫时间。T_1 弛豫主要取决于组织的性质。组织如脂肪的进动频率接近质子的频率，恢复纵向磁化的时间就较短（短 T_1），组织的进动频率太快（如水分子）或慢（如大分子组织及固体组织），恢复纵向磁化的时间就长（长 T_1）。水的内部磁场差别不大，其质子维持相同状态的时间较长（横向弛豫慢），故水的 T_2 值较长。大分子的组织内部磁场差别较大，其质子维持同相状态的时间较短，T_2 值即较短。

MRI 信号强度与 T_1 值的关系：T_1 越短，信号越强，T_1 越长，信号越弱；T_2 越长，信号越强，T_2 越短，信号越弱；另外，还与质子密度有关，质子密度越高，信号越强。

二、关节检查常用序列

（一）自旋回波（spin echo, SE）序列

SE 序列是一个以 90°～180° 为序列的脉冲序列，先施加一个 90° 脉冲，使处于平衡状态 M_0 偏转 90° 而位于 XOY 平面上，出现一个很强的合矢量，脉冲暂停后，由于共振原子核之间的相互作用和主磁场的不均匀性，导致了质子自旋频率上的差异，使质子系统迅速相散，出现合磁矩的迅速降低，因此收不到磁共振信号。在 90° 脉冲后等待 1/2 的同波时间，再施加一个 180° 脉冲，这个脉冲就会将所有不同相位的质子翻转 180°，原来旋转速度快、走在前面的质子，经过这个 180° 脉冲作用后走在了最后的位置上，原来旋转速度慢、走在后面的质子，变成走在前面的质子。由于它的速度仍然保持不变，再经过 TE/2 后，质子重聚在一起，变成同相位，再次出现磁共振信号，该信号称为回波。

一个 180° 脉冲只能产生一个回波信号，在一个脉冲周期内施加多个 180° 脉冲，这样每过一段时间在每个 180° 脉冲后，就得到一个回波，直到磁共振信号消失为止。回波与回波之间的时间可以是相等或不等。每个回波所得到的图像性质是不同的，所以通过施加多个 180° 脉冲后，可以在次成像中得到同层面的不同性质的图像，或者也可以是不同层面的图像。

重复时间（time of repetition, TR）是指两个基本序列之间的间隔时间，TR 决定了组织纵向恢复的程度，也就是决定了不同 T_1 组织在图像中的对比度。TE（time of echo）是回波时间，决定了每种组织 T_2 衰减的程度。TE 决定了组织横向恢复程度的大小。

T_1 加权像：对于 T_1 加权像，为了减少 T_2 对图像的作用，可以使用短 TR（400～600 ms）来增强 T_1 的对比度。一般 TE 在 15～30 ms。在短 TR、短 TE 获得的 T_1 加权像中，组织的 T_1 越短，恢复越快，信号就越强（白），组织的 T_1 越长，恢复越慢，信号就越弱（黑），如脂肪为强信号，而关节液为低信号。

T_2加权像：T_2加权像就是要将T_1作用减少到最小。通过增加TR使T_1不同的组织都能得到不同的回复。SE序列的长TR、长TE获得的T_2加权像中，T_2长的组织信号强（白），T_2短的组织信号弱（黑），如液体及水肿表现为强信号，而肌肉为灰黑色。SE T_2WI应该是诊断关节各种韧带断裂的主要序列，而且也是很多非创伤性关节病变的主要手段，但是，SE T_2WI的扫描时间过长；目前已经利用FSE(TSE)T_2WI替代了标准的SE T_2WI扫描。

质子密度加权像(proton density weighted imaging,PDWI)：质子密度加权像的对比度主要与质子密度有关，选取长TR和短TE使Mz基本恢复到平衡状态时的Mzo,减少T_1和T_2的影响。质子密度加权成像主要反映单位体积不同组织之间质子含量的差别。

(二)快速自旋回波序列(fast spin echo,FSE)

FSE序列中在一次90°脉冲后利用多个180°聚焦脉冲来产生多个自旋回波信号；如果把第一个回波填充在K空间中心（即选择很短有效TE），将基本剔除组织的T_2弛豫对图像对比的影响，得到的将是T_1WI或PDWI；如果把一个长回波链中的最后一个回波填充在K空间中心（选择很长的有效TE），得到的将是权重很重的T_2WI；如果在回波链中选择一个合适的回波信号填充在K空间中心（选择合适长的有效TE），将得到权重合适的T_2WI。一般情况下ETL(回波链)越长，图像的组织对比越低。FSE序列T_1WI及T_2WI被广泛应用于大关节解剖结构的显示及韧带的评价。为了防止细节分辨能力的下降，FSE T_2WI一般不采用过长的回波链（7个以内）；同时，为了克服脂肪高信号的影响，FSE T_2WI经常和脂肪抑制技术联用。对于韧带重建术后怀疑再次断裂的患者，FSE T_2WI具有最小的磁化率伪影，因而优于SE T_2WI以及$T_2 * $WI,应该为首选。

质子权重像(PDWI)可以和T_2WI同时获得，一般是同时获取FSE PDWI和FSE T_2WI。与SE PDWI不同，FSE PDWI由于采用了较长的TR(3 000 ms以上)和有效TE后的回波的影响，关节液为高信号，从而能够和半月板以及关节软骨形成比较良好的对比。

(二)梯度回波序列(gradient recalled echo,GRE)

GRE是利用读出梯度场的切换产生的回波。与自旋回波相比，梯度回波的信号强度相对较弱，因此梯度回波的内在信噪比相对较低。GRE序列在膝关节的应用主要针对的是半月板病变和关节软骨病变，对韧带病变以及骨髓病变的诊断能力则较差。随着MRI技术的发展，GRE成像序列有了很大的进展；而且成为关节检查的重要序列。目前应用于骨关节的GRE序列主要有以下几种。

1.扰相GRE序列

该序列利用扰相技术去除连续小角度脉冲激发所产生的残留横向磁化矢量。利用三维扰相GRE T_1WI脂肪抑制序列可很好地显示关节软骨，在该序列图像上，透明软骨呈较高信号，而纤维软骨、韧带、肌腱、关节液、骨及骨髓均呈现低信号，形成良好的对比。

扰相GRE $T_2 * $WI序列主要用于大关节病变的检查，特别是膝关节半月板损伤的检查，常作为首选序列。其对关节出血病变的检查比FSE T_2WI序列更为敏感。

2.稳态自由进动序列

稳态自由进动(steady state free precession,SSFP)或称为稳态进动快速成像(fast imagingwith steady state precession,FISP)序列。采用重绕相位编码梯度场，以消除相位编码梯度场对残留横向磁化矢量的影响，达到稳态，去除伪影。可用于大关节病变尤其纤维软骨如膝关节半月板病变的检查。3 d普通SSFP序列可以增加关节透明软骨的信号，而肌腱与纤维软骨如半月板呈现低信号,但关节液也呈现高信号,其信号高于透明软骨。3 d 普通 SSFP 序列可以进行 MPR 图像重建,一个方位薄层三维扫描后,可进行任意断面的重建。

3.采集刺激回波的 GRE 序列

采集刺激回波的采集方向正好与 FISP 序列相反,故被命名为 PSIF,或称为 T_2 FFE;该序列将产生很重的 T_2 加权对比,主要用于大关节的三维 T_2WI。

4.同时采集两种回波的 GRE 序列-DESS(dual echo steady state,DESS)

DESS 序列中同时采集了 FISP 信号和 PSIF 信号,获得 SNR 较高且 T_2 权重较重的图像。目前该序列多用于大关节的 3 d 成像,3 d DESS 序列的成像时间与 3 d FISP 序列相似,但 T_2 权重更重,关节液呈现很高信号,而关节透明软骨呈现中等高信号,形成较好的对比。

5.多回波合并的 GRE 序列

多回波合并成像(multiple-echo data image combination,MEDIC)序列。利用读出梯度场的多次切换,采集多个梯度回波,这些回波都合并起来填充在 K 空间的同一条相位编码线上,相当于采集单个回波的梯度回波序列进行了多次重复,因此信噪比得以较大程度的提高,提高了空间分辨率并减少了磁敏感伪影。该序列主要进行 2 d 或 3 d 的 T_2 * WI,该序列上关节液显示为很高信号,而关节软骨呈现略高信号,容易显示关节表面的软骨缺损。

三、脂肪抑制技术

脂肪抑制技术对于骨与关节疾患的检查非常重要。MRI 脂肪抑制的主要意义在于减少运动伪影、化学位移伪影或其他相关伪影,增加图像的组织对比,增加增强扫描的效果,判断病灶内是否含有脂肪。目前主要的脂肪抑制技术有化学移位选择饱和(chemical shift selective saturation,CHESS)技术、短反转时间反转恢复(short inversion time inversion recovery,STIR)、选择性水激发技术等。

四、MR3 d 扫描技术

随着磁共振硬件设备的进展,骨关节 MRI 一个重要进展即是各向同性分辨率的 3 d 数据。各向同性即意味着将极大提高 3 d 数据的任意方位重建的图像质量,这将非常有利于关节疾病的诊断。3 d 扫描具有相对高的图像信噪比、无间隔的连续薄层图像和任意方位重建能力,使其在诊断关节软骨病变中占据很大的优势。常用的序列包括 3 d 扰相 T_1WI GRE(3 d FLASH T_1WI),3 d 稳态自由进动(3 d FISP),3 d 双回波稳态(3 d DESS)。

五、关节 MRI 造影技术

关节 MRI 造影是向关节腔内引入 MRI 对比剂以增加关节内结构对比的一种检查方法。分为直接法关节 MRI 造影和间接法关节 MRI 造影。直接法关节 MRI 造影是直接穿刺关节腔,向关节腔内注射对比剂(稀释的 Gd-DTPA 溶液和纯生理盐水)。间接法关节 MRI 造影是静脉内注射 MRI 造影剂(如 Gd-DTPA),关节运动 10 min 之后,造影剂就可以通过关节滑膜扩散至关节腔内并与原有的关节液混合,这样不用穿刺关节腔也可以获得造影效果。

六、MRI 增强检查

骨和软组织 MRI 增强扫描的目的和意义与 CT 增强扫描相同。MRI 动态增强扫描,可以显示关节及关节周围不同的组织以及病变内不同成分的信号强度随时间的变化情况,据此可以了解它们的血液灌注,有助于对病变性质的判定。

第十九章 骨关节影像诊断

第一节 髋关节发育期发育异常

髋关节发育期发育异常又称为先天性髋关节脱位（congenital dislocation of hip，CDH）。1992 年北美小儿矫形外科学会，将先天性髋脱位更名为髋关节发育期发育异常。DDH 是一种形态类型极具多样性的疾病。当然最好能在早期通过临床和影像学联合评估来发现 DDH，但很多患儿，往往被漏诊。在疾病发展过程中，起病通常是隐匿性的，初期的临床表象和影像学表现均不易发现，使得患儿在出生后数月至几岁时才来就诊。认识这种复杂疾病的另一个困难是，该疾病发生于骨骼系统的发育过程中。深入了解髋关节发育期发育异常的发病机制以及具有诊断价值的影像学表现和鉴别诊断事项，对于正确诊断本病是必不可少的。抛开年龄因素，无论在病程哪一阶段进行初诊，首要目标是正确描述特异性的形态学改变，以便于制订有效的治疗计划。

一、病因

（一）先天性因素

根据许多学者的相关报道，髋关节的发病与小儿先天性髋关节发育不良及胚胎时的体位有关，然而并非所有的髋关节畸形都在出生时即已存在。Klisic 等通过文献总结做了相应的报道，认为小儿先天性髋关节脱位与后天发育有关，绝大多数于出生后才发生髋关节脱位，并随年龄增大而加重、畸形变得复杂，这不仅提示部分患者的髋关节畸形是后天性的或者是获得性的，也提示与发育性因素有关。姜俊等认为 DDH 具有多基因遗传病的特点，遗传因素在决定 DDH 的易患性上起重要作用，臀位妊娠和双下肢捆绑是 CDH 的重要环境危险因素之一。有调查表明，多胞胎产儿比单胎产儿先天性髋关节脱位的发生率要高。

（二）机械力

有报道在习惯背婴儿的地区，此病的发病率低，但如果习惯把婴儿紧紧捆在髋部伸直内收位者则高于自然屈髋体位发病率的 10 倍，小儿发育时期，无论哪种影响因素作用导致髋臼力学的变化，都可以导致髋关节发育不良和髋关节脱位。因此，从胎儿到新生儿期小儿骨生长发育的开始，髋臼尚未形成较坚固的塑型，如果某个阶段发育相对迟缓或在局部疾病的作用存在的条件下便导致髋关节脱位。Andersson 等，通过调查指出，在臀先露和头先露，伴随着外力或者自动倒转应该被考虑为髋关节不稳的危险因素。目前认为机械因素是导致先天性髋关节脱位的重要因素之一。

（三）髋关节发育不良

在胚胎时期，髋臼是由髂骨、坐骨耻骨原基所构成并向内生长融合而成，分化的阶段不同，如髂骨发生在胚胎的 6～7 周，而耻骨和坐骨一般在胚胎第四个月到第五个月出现了次级骨化中心，到青春期骨骺闭合髋臼不再发育，新生儿、婴儿的骨骼以软骨为主，虽有较好的弹性但缺乏一定的坚硬度,正因为髋关节的骨化尚不完全,髋关节组成部分之间仍以软骨的形式连结,抗外界能力弱,因此说在胚胎发育过程中,如果某一阶段的生长障碍,就会造成先天性髋关节脱位。

(四)局部损伤

从生物力学观点看,如果任何因素导致头臼不对称,就会导致关节内着力不均衡,可以引起髋关节发育不良,导致头臼关节发生退变和变形,最终导致髋关节脱位。

(五)髋关节囊

韧带松弛和股骨头发育障碍,在分娩时,母体分泌大量的雌激素,使胎儿髋关节及韧带处于极松弛状态,如果分娩时胎儿遇到外力就可能发生髋脱位。股骨头的发育障碍或股骨头的损害也是可以导致髋臼软骨的骨化迟缓、停滞,是发育性髋关节脱位的原因之一。

(六)其他因素

先天性髋关节脱位也与性别、胎势、分娩类型、初生儿情况和出生的月份等因素有关,68%的 DDH 新生儿有两个或两个以上的危险因素。Chan 等通过调查研究指出,在 DDH 危险因素中女孩臀先露占 2.7%,男孩占 0.8%,常伴随着 Beukes 病,Ehlers-Danlos 综合征 V 型、马凡综合征、先天性脊柱骨骺发育不全、先天性肌性斜颈等疾病同时发生。

总之,引起先天性髋关节脱位的因素较多,有外部原因也有自身的原因,如髋关节发育不良、髋关节囊和韧带松弛及股骨头发育障碍等,还与遗传有关。但这些都是发生髋关节脱位的相关因素,在这些因素中哪些是主要原因、哪些是次要原因尚未阐明,仍需进一步研究。目前进行病因学和发病机制的研究已成为小儿先天性髋关节研究中的重点工程。

二、临床表现

在 DDH 发展过程中,起病通常是隐匿性的,初期的临床表象和影像学表现均不易发现,使得患儿在出生后数月至几岁时才来就诊。对 DDH 进行简单的检查即可做出 DDH 诊断。患儿可表现出患肢短缩,这与脱位股骨向上方移位有关。患肢大腿短缩可导致臀部皮褶不对称和冗余,患侧髋外展受限。Barlow 和 ortolani 试验可以辅助临床诊断。尽管这些试验已常规应用于临床,但在初诊正常的婴儿中后期诊断仍有 0.1%~0.2% 的发病率。虽然提倡对 DDH 做临床筛查,但也要注意反复多次的临床检查实际上会增加髋关节的不稳定。初生期之后临床诊断 DDH 往往较为困难。髋关节周围的软组织和骨软骨成分会逐渐适应股骨头和髋臼之间的异常关系。髋关节周围的主要肌群会短缩和挛缩,髋关节囊也会收缩。股骨头复位会逐渐变得更加困难,而且 Barlow 和 Ortolani 试验也会变为阴性。

应根据 DDH 患儿的年龄以及各项检查的适应证选择适当的影像学诊断手段。股骨头 4~9 月龄时出现骨化。因此在股骨头发生明确骨化形成之前,超声检查是首选的评估手段。股骨头骨化之后,传统 X 线检查更为简便易行,对比剂关节造影、MRI 和 CT 扫描均有助于术前计划的制订和术后评价。

三、影像学表现

(一)常规 X 线检查

新生儿期:如果有髋关节不稳定或产生脱位,在中立位或蛙式投照的常规 X 线片上都不易发现。这两种体位均可使易脱位的髋关节复位,从而产生假阴性结果。因为,骨性髋臼没有发生继发性病变,所以骨盆也将表现为正常。髋关节脱位典型的影像学表现最早时间大约是6周龄,曝光时进行 Barlow 试验可获得阳性 X 线片。

此外,摄片时将双腿外展至最小 45°,同时用力内旋双髋。于此体位的 X 线片上,沿未脱位髋的股骨干轴画一条线,这条线将穿过髋臼上缘,与腰骶联合的中线相交。已脱位的髋,则此线将与髂前上棘相交并穿越腰区的中线。外展内旋位偶尔可导致髋关节自行复位,得出假阴性结果。因为新生儿股骨头的骨化中心尚不能在 X 线片上显示,因而评价股骨头与髋臼的相互关系十分困难,只能通过股骨干骺端的定位来推断股骨头的位置。在股骨头未骨化时,有几种方法已证实对评价髋关节的对位对线确有帮助。

1. Perkin 氏方格

Hilgenreiner 水平线,为两侧髋臼 Y 形软骨顶部的连线。Perkins 线起自髂臼并向下延伸,垂直 Hilgenreiner 线。这两条线相交将髋关节分为 4 个象限。股骨骨化核(如果存在)或股骨干骺端的内侧缘,在髋关节正常时应位于内下象限,而在髋脱位时它将位于外上象限。

2. 髋臼指数(或髋臼角)

髋臼指数(或髋臼角)是指 Hilgenreiner 线和自 Y 形软骨外上缘至髋臼外上骨化缘连线所形成的夹角,用以评价髋臼顶的表现倾斜程度。出生时髋臼角分别为:男性 $26°\pm5°$,女性 $30°\pm4°$;1 岁时,男孩髋臼角逐渐降至 $18°\pm4°$,女孩降至 $20°\pm3°$。凡测量值大于此标准值者均提示髋臼发育异常。如存在有髋臼切迹,则可增加髋臼角的测量误差。正确的测量应将髋臼切迹包括在外上缘内。

3. Shenton 线

Shenton 线是股骨颈内缘和闭孔上缘之间的连线。外侧线是沿髂骨外缘和股骨颈外缘延伸。在正常髋关节,这些连线形成均匀连续的弧线,髋脱位伴股骨头上移位则会有不连续或中断。因为弧线的几部分处于不同的冠状平面,所以对摄片时骨盆摆位不当特别敏感。

4. 泪滴距(内侧关节间隙)

测量股骨干骺端的内侧缘与髋臼底部间的距离。左右相差不过 1.5 cm,间隙增宽为股骨头外侧脱位。

5. C-E 角

在两侧股骨头骨骺中心点之间连一直线,同时做一垂直线通过骨骺中心点,再通过中心点划一直线与髋臼缘相切。后两直线的夹角为 C-E 角。正常 C-E 角受年龄影响,5~8 岁为 19°,9~12 岁为 12°~25°,13~20 岁为 26°~30°。C-E 角减少,意味着股骨头脱位。

6. 股骨颈前倾角加大

正常股骨颈前倾角在婴幼儿为 35°,成人为 15°。髋关节脱位时股骨前倾角可达 70°~80°。

儿童期,持续髋脱位形成之后,立即会发生关节囊、韧带、肌肉和软骨的继发性病变,这些病变,对治疗决策的制订和预后评价至关重要,但其 X 线表现是隐匿性的。早期的常规 X 线片上出现阳性表现,表明软骨和软组织已发生实质性畸形。随着儿童的生长发育,髋关节和股骨的适应性改变在常规 X 线上会变得更为明显。其特征性表现包括:股骨向外上方移位;髋臼变浅,发育不全(髋臼发育异常);形成假髋臼;股骨头骨化中心相对较小。正常髋臼应有轻微凹陷和明显的外侧缘。其中任一个表现的缺失均提示股骨头和髋臼的关系异常。髋臼外上缘的异常硬化是一种伴发的异常,髋臼泪滴样结构可能缺失。

股骨头已骨化的较大患儿,曾采用过一些附加的测量方法。C-E 角大于 25°为正常,20°~

25°为可疑,此角小于20°为异常。

治疗后评价:应用恰当的早期治疗后,DDH 的许多影像学表现会有减轻甚至完全消失。股骨头骨化中心的大小差异可持续存在 6～12 个月。髋臼角会逐渐转为正常。X 线片上出现泪滴样结构是复位成功的最早征象。随后的 X 线片检查通常在临床评估时或更换石膏用具时使用。本病如果不及时治疗,发育异常性病变会渐进发展,在达到某种程度后趋于稳定。如果股骨头持续半脱位并伴有髋关节不稳定,幼年时即可发生严重的继发性退行性病变。

(二)常规 X 线断层摄影

在评价治疗中的患儿时,由于外固定石膏的影响,常规摄片很难满足临床观察,此时可采用断层摄影观察,可以清晰地显示股骨头和髋关节。CT 扫描和 MRI 成像如今已取代 X 线断层摄影。但是当不具备这些检查手段时,也可使用传统断层摄影。

(三)关节造影

典型易复位性新生儿髋关节不稳定不需要进行关节造影,关节造影适合于以下两种情况:一是如果复位不可靠,或难以维持则可用此法;二是当后期发现脱位或者随后的 X 线检查发现治疗效果欠佳时。关节造影是闭合或开放式复位婴儿髋关节的有效辅助手段,而且有利于在术前制订髋臼重建的计划。关节造影可联合应用 CT 或 MRI,这对于描述髋臼后方的解剖结构特别有价值。

在关节造影片上,半脱位的股骨头位于髋臼唇缘外下方。在施以压力手法时,臼唇可向后移位或被股骨头顶在骨盆上而变平,但股骨头始终保持在臼唇下面的下方或外侧。通常髋关节囊较松弛,关节腔容量较正常大。股骨头常位于正常位置,仅在施以侧向应力时发生移位。此后可在侧移的股骨干骺端内侧见到对比剂聚集。虽然股骨头复位并不困难,但维持正常对位对线往往较为困难。

在全脱位的病例中,股骨头位于髋臼唇边缘的上外侧。当股骨头相对于髂骨向近端移位时,髋关节囊被拉紧,推向前方,于股骨后面伸长和变窄。位于股骨头内侧的这部分关节囊被紧张的髂腰肌腱压缩,使关节囊呈"8"字形或沙漏形。关节囊缩窄、边缘突入中间、关节囊内脂肪垫形成、髂腰肌卡陷均可导致复位困难。由于此时股骨头会对内折唇缘和关节囊造成压迫,普通 X 线片常表现为假复位,而关节造影则可以克服此缺点。

(四)CT 检查

CT 可方便地评价髋臼深度、股骨头与髋臼关系以及髋臼的前倾程度。通常在手术复位后即刻进行 CT 检查。不需要静脉注射镇静剂和造影对比剂。最多扫描层厚为 3～5 mm 的 5 个层面就足够了。在术后患儿评价时,复位良好的标志是:髋外展位,股骨头应位于髋臼内,在 Y 形软骨的正中稍偏后,股骨颈轴线应指向髋臼中心的 Y 形软骨。整个股骨头应位于髂骨后缘切线的前方。若股骨头尚未骨化,其位置可由股骨干骺端的位置来推断。如果股骨头已脱位,CT 有助于找出导致脱位难复的危险因素。这些因素包括关节内纤维脂肪垫肥大、髂腰肌腱挛缩以及关节内骨软骨性游离体。

同常规 X 线检查类似,CT 检查中也需要用一些角度来定量评价髋臼前后方的包容度。通常应用经股骨头中心的标准横断面图像。髋臼前扇形角(AASA)为双侧股骨头中心线和髋臼外前缘连线的交角。相反,髋臼后扇形角(PASA)为双侧股骨头中心线和髋臼外后缘连线的交角。AASA 的正常平均值为 64°,PASA 的正常平均值为 105°。

多层螺旋 CT 的应用,高质量容积像素是:三维重建的图像质量大为提高,尤其是对骨骼的三维显示,类似直视解剖标本的感觉。为先天性髋关节脱位的诊断和治疗提供了一种新的技术手段;VRT 图像能够观察股骨头骨骺发育的大小,是否对称,发现骨骺表面是否规则或有否凹凸不平状;可以了解髋臼发育的骨骼覆盖面;能够发现髋臼发育的不均衡,发现外缘、髋臼前后缘的发育缺陷;因此术前髋臼的三维观察对手术髋臼造型方案具有指导意义。髋周软组织改变通过 MPR 重建及多方位观察,可显示脱出之股骨头周围均有较厚软组织包绕,有时冠位尚可显示关节囊拉伸扭曲的影像。髋臼内脂肪含量及成分随髋臼发育情况而不同,髋臼发育较深时可见有较多的脂肪组织,较浅时则主要为纤维组织;髋关节功能代偿较差时可伴有周围肌肉的萎缩。三维 CT 显示假关节形成较为特异,表现为脱出之股骨头相应的髂骨面突起形成类似小的"髋臼窝",这在平片和轴位 CT 片上不易观察,假关节的形成往往会引起股骨头不同程度的变形,进而对手术还纳股骨头有一定的影响,因此术前三维观察对手术方案的制订具有意义。

(五)MRI 检查

尽管 CT 检查简单快捷,但 MRI 可以多层面成像而且没有离子辐射。同时磁共振成像更容易显示妨碍股骨头复位的因素,在一步到位解决术后髋关节成像方面有更大优势。

对于未出现骨化核的 DDH,常规 X 线和 CT 检查不能直接观察到股骨头的位置;而 MRI 技术能直接显示软骨成分,不受骨化的限制,清晰区分股骨头骨化前后的位置变化,直接对股骨头位置进行三维评价,明确诊断 DDH。

MRI 可准确地描述决定新生儿髋关节稳定性的结构的一些最重要因素。包括股骨头的形状、髋臼的形状、髋臼唇缘的位置、关节囊受髂腰肌腱卡陷的程度、股骨颈和髋臼的前倾角以及髋臼横韧带的位置。

Tachdjian 等对 DDH 进行分类。Ⅰ型:股骨头外移,未脱出髋臼;Ⅱ型:股骨头尚未脱出髋臼,其中心位于髋臼上缘水平;Ⅲ型:股骨头完全位于髋臼以外并伴假髋臼形成。国内学者根据以上分型,观察髋臼的对应变化为:Ⅰ型脱位髋臼关节面变平直,髋臼软骨外移,呈不显著增生,Ⅱ型脱位髋臼软骨明显增厚外移,大部分盂唇外翻;Ⅲ型脱位髋臼软骨呈凸样增生,信号不均,盂唇内翻。

DDH 的 MRI 表现:①骨性改变:脱位侧股骨头扁平,骨核较正常侧变小,Ⅲ型 DDH 者股骨头骨骺形态不规则、信号不均,T_1WI 示股骨头高信号内见线状低信号影。髋关节冠状面显示脱位侧骨性髋臼不同程度变浅平,失去正常的圆形轮廓;轴面显示骨性髋臼前后部分成角,严重者髋臼窝消失。②软骨改变:脱位侧髋臼软骨出现不同程度的病理改变,大部分股骨头软骨边缘不光滑,髋臼软骨正常三角形形态消失,呈团块状增厚、移位。

测量指标:Fisher 等测量方法如下。

骨性髋臼指数(bony acetabular index,BAI)和软骨性髋臼指数(cartilaginous acetabular index,CAI):前者为骨性髋臼顶上缘至 Y 形软骨中点连线与两侧 Y 形软骨中点水平连线的夹角(H 线),即 AC 与 H 线夹角;后者为软骨性髋臼顶上缘至 Y 形软骨中点连线与 H 线的夹角,即 BC 与 H 线夹角。

骨性髋臼商(bony acetabular quotient,BAQ)和软骨性髋臼商(cartilaginous acetabular quotient,CAQ):前者为骨性髋臼深度与骨性髋臼顶上缘至骨性髋臼顶下缘距离之比;后者为相应软骨比值,即 CD 与 AB 比值。研究表明,软骨性髋臼指数 CAI 较 BAI 更加准确、敏感地反映了髋臼的发育情况,同样软骨性髋臼商则较骨性髋臼商更加准确反映髋关节球形窝的情况。当 CAI≥13.85°，而对应的 BAI≥32.73°时存在髋关节脱位；结合不同程度脱位髋关节的测量指标结果和相关 MRI 表现，显示随着髋关节脱位程度的加重，髋臼软骨增生加重，骨性髋臼变平，AI 增大；股骨头外移增高加大，正常髋关节球形窝逐渐变形、消失，AQ 减小。

近年不少学者研究了 MRI 在髋关节脱位治疗的价值，发现 MRI 在指导脱位髋关节的治疗和评价其预后方面明显优于 X 线、CT 及关节造影。目前的研究充分证实，MRI 对臼内软组织、盂唇及软骨有良好的显像，可充分指导临床选择脱位髋关节的最佳治疗手段，决定是否有必要采用手术切开复位。而对于需要切开复位者，MRI 提供了阻止复位间置物的情况，如增厚的臼横韧带、内翻的盂唇以及关节腔内充填的脂肪、肌肉等，有助于临床选择合适的手术方式，彻底清除影响复位的间置物，从而提高复位的成功率。而对已经行闭合复位或切开复位、石膏固定的婴幼儿 DDH，采用 MRI 做复位前后的比较，详细比较髋臼、股骨头软骨等形态改变，评判其预后，可及时了解治疗效果，更新治疗方案。所以 MRI 对先天髋脱位的临床指导意义越来越大。

四、并发症

DDH 闭合复位后如果发生缺血性坏死，股骨头的外上方移位在成年期容易出现早期退变性关节病。其影像学表现包括：股骨头大、变扁伴内侧不规则，股骨向外上方半脱位，以及髋臼发育异常。DDH 治疗中并发的缺血性坏死，依其影像学表现被分为 4 型，这种分型可指导随后的治疗。Ⅰ型为股骨头骨化核的一过性碎裂。这型患者的局部缺血为短暂性，可早期恢复，而且不会出现明显的生长紊乱，因此不需要手术治疗。Ⅱ型的特征是影像学异常集中在骨骺、长骨体生长部和干骺端的外侧部分。累及整个股骨近端的更广泛局部缺血发生于Ⅲ型，并导致生长板早闭、股骨颈短缩、股骨头畸形和转子肥大。Ⅱ型和Ⅲ型患者常会发展为股骨头覆盖不全和肢体不等长，需要后期手术干预。Ⅳ型表现为内侧骨骺骨化中心和内侧干骺端局限性异常，有时可导致为髋膨大伴股骨颈短缩。Ⅳ型患者偶尔可出现肢体不等长，但很少需要手术治疗。MRI 可在术后早期诊断股骨头局部缺血。静脉应用钆剂后在 T_1 加权自旋回波 MRI 上未见股骨头信号增强，即可诊断为局部缺血，这种局部缺血往往是可逆的。

转子相对增生也是股骨颈和大转子间发育速率不平衡导致的一种继发表现。这会导致股骨头上缘和大转子间正常关系的改变或颠倒，髋外展受限以及功能性髋内翻是两种重要的生物力学后遗症。

年龄较大的 DDH 患儿若初次复位延迟，但其后遗症通常更严重。股骨颈短缩和股骨干骺端畸形的发生率相当高。尽管术前行牵引、复位轻柔而且制动，股骨干骺端不完全性骨坏死仍可发生。年龄较大的 DDH 患儿，在接受髋臼唇缘切除和去旋转截骨术之后，早期出现退变性关节炎是预后不佳的最重要征象。进行性髋内翻是经过治疗后 DDH 的一种后期少见并发症，伴有内侧生长板活性减低的血管损伤是其主要致病因素。

第二节　先天性髋内翻

先天性髋内翻是一种少见的先天性畸形，由 Fiorani 于 1891 年首先描述，后由 Hofmeiftey

命名为髋内翻,也有称之为股骨颈骨软骨病或婴儿型髋内翻,临床上早期易被忽略或误诊。先天性髋内翻系股骨颈骨化障碍所致,单侧或双侧发病。正常情况下,股骨颈轴线和股骨干的夹角在不同年龄有所不同,出生时约150°,成人期为120°～130°。婴儿股骨的相对外翻位,是由于出生前软骨盘中部生长增快所致。儿童期软骨盘外侧生长加速,内翻变得明显。髋内翻是指颈干角小于120°,不过在不同年龄组正常值可有不同。髋内翻可伴发于各种疾病,包括股骨近端局灶性缺损、骨生成不良、肾性骨营养不良、佝偻病和纤维性发育不良。

婴幼儿(即发育性)髋内翻是指通常在出生后的最初几年(特别是开始走路的年龄),出现的股骨近端畸形。男孩和女孩的发病率基本相同。60%～75%的病例为单侧。受累儿童临床上会有无痛性蹒跚步态,或者在双侧受累病例中会有"鸭步"样步态,也可见关节活动受限。其他表现还包括矮小身材和腰椎过度前凸。

一、股骨头影像学表现

股骨头低垂,向内下方倾斜。股骨头骺角(股骨头骨骺线与水平线交角)增大(头骺角正常范围20°～35°),其变化反映了下垂的程度。头骺角愈大,股骨头下垂就愈重,内翻也愈明显。

二、股骨颈影像学表现

典型的三角形小碎骨片和倒V字形透亮线,构成了先天性髋内翻的特征性X线表现。碎骨片位于颈部内下方。三角形小碎骨片是从股骨颈软骨分离出来的单独骨化中心发展而来,内为骺板,外侧为分裂而相连成的倒V字形透亮线。此三角形碎骨片在2岁以后减小到120°～140°出现,9岁以后即与股骨头、颈部融合。股骨颈早期即可缩短、增宽及下压弯曲,颈干角进行性变小。这些先于三角形碎骨片形成之前出现。股骨骨骺线增宽,以及骺线区密度不均匀,局部硬化明显。

三、股骨干影像学表现

股骨干近端可变细,内侧皮质增厚硬化,其内外缘相互平行抵达颈部,而正常皮质则愈向近侧端愈展开。股骨头的低垂使大粗隆的增高愈加明显。随着继续生长,内翻畸形通常会进一步发展,这可能与负重作用力有关。三角形骨块可与股骨干融合,股骨颈内侧皮质重塑增厚,大转子增大,而且可出现继发性退行性关节病。MRI显示生长板增宽并近于垂直。

第三节 股骨头骺滑脱

股骨头骺滑脱指的是通过股骨近端骺软骨板的"滑脱"或Salter-Harris I型骨折,年龄分9～17岁,男性13岁高峰,女性12岁高峰,故也称作青少年性髋内翻或骺性髋内翻。通常是单侧,20%～30%是双侧。症状是髋痛和跛行,少有明显的创伤史。与此病相关的物理因素是肥胖,股骨后倾以及骨骺的倾斜。股骨头骨骺滑脱实际上是干骺端向上向外移位,而骨骺仍有圆韧带维系在髋臼内。病理上骺与干骺间连接疏松。由于向下的负重力和向上的肌肉拉力使骺发生移位。

一、临床表现

股骨头骨骺滑脱在临床上传统分为滑脱前期、急性期、慢性期和慢性滑脱急性发作四种类型。滑脱前期常有疼痛、跛行，大多数体检有阳性发现，如内旋受限。X 线示患侧股骨近端骨质疏松，也可能有骺板加宽和不规则。急性滑脱即突发性经骺板移位，10％～15％属急性滑脱，症状持续少于 3 周，外旋畸形，有明显的活动受限，大多数患儿有 1～3 个月轻微的前驱症状。慢性股骨头滑脱最常见，占 85％。表现为腹股沟部、膝部疼痛，症状可持续数月甚至数年，髋关节内旋受限。慢性滑脱急性发作是在慢性基础上突然出现滑脱程度增加，以及急性临床表现。若患儿能行走，髋关节无渗出征象，干骺端有塑形改变，则考虑为稳定性股骨头滑脱；反之，则为不稳定性及急性发作期。这种分类可较好地预测是否会发生缺血性坏死，不稳定性滑脱发生并发症的概率高。

股骨头骨骺滑脱的严重程度常用两种方法评价。其一，根据骨骺在干骺端移位的多少划分，移位少于股骨颈宽度的 1/3，为轻度滑脱；介于 1/3～1/2 为中度，大于 1/2 为重度。其二，测量蛙式侧位骺-干角，滑脱的角度＜30°为轻度，30°～50°为中度，＞50°为重度。

二、影像学表现

X 线表现为骺软骨板增宽及干骺不规则和稀疏，骺骨化中心通常向内后下移位，故骺位于股骨颈的背面。前后位片改变轻微不易观察，如骺的垂直高度轻度变小和股骨颈的上角轻度变圆。在前后位 X 线片上，由于骨骺的后侧皮质唇向后滑移，与干骺端重叠呈现双倍密度影，此称干骺端 Steel 征。沿股骨颈前和上方画线，正常情况下该线穿过骨骺，称 Klein 线。骨骺与该线齐平或低于此线，提示可能存在股骨头骨骺滑脱。侧位片观察很重要，骺倾斜到股骨颈的背侧，骺的后角较前角低（正常骺的前、后角在同一平面）。股骨头骺滑脱罕有引起急性软骨溶解的报道，见于治疗后或自发性发生。滑脱骨骺畸形愈合后可形成髋内翻或扁平髋。

骨扫描和 MRI 检查对缺血性坏死和软骨溶解能做出早期诊断。CT 扫描可提供三维影像，显示股骨颈向前移位，Gebemmri 等用 CT 检查发现股骨头滑脱侧的前倾角减小。其机制是股骨头近端冠状平面和矢状平面的异常角度，改变了骨骺板的角度，从而产生股骨颈力的交叉，股骨角度的改变增大了夹持力而引起滑脱。

第四节　化脓性关节炎

化脓性关节炎常见于青年和中年，男性多于女性，可发生于任何关节，但以四肢的承重关节如膝、髋最为常见。一般病变为单发性，在儿童时可累及多个关节。病变无对称趋势。常见的致病菌为金黄色葡萄球菌、链球菌，其次为脑膜炎双球菌、肺炎双球菌、淋病球菌等。可经血行感染，或由附近软组织感染或骨髓炎直接蔓延，亦可因局部开放性创伤，而使细菌直接进入关节。

开始为滑膜充血、水肿，继而关节内积液，积液由浆液变为脓性，由于脓液中被破坏的多核白细胞释放出大量蛋白溶解酶，使关节软骨受侵蚀，进而使软骨下骨质受侵蚀，故可导致关节间隙早期狭窄和关节面破坏。上述改变最早出现于关节面的承重部位,感染严重时可引起干骺端骨髓炎和关节病理性脱位。愈合时,骨质破坏处出现修复,滑膜的肉芽组织伸入关节腔,可发生纤维化和骨化,最后导致关节的纤维强直或骨性强直。如感染被及时控制,仅有滑膜充血、肿胀和关节腔内浆液性渗液,而软骨未受侵犯或受累不甚严重时,则在炎症消退后,关节可以完全恢复或保持一定的间隙和功能。

本病较多见于年轻患者,成年人多由外伤直接感染所致。最常受累关节为髋关节、膝关节、肘关节、肩关节及踝关节等处。患者常以局部关节的红、肿、热、痛及功能障碍,伴高热、寒战、白细胞增多等急性感染症状就诊。关节红肿有波动感,患肢可有屈曲畸形和关节脱位、半脱位。运动功能受限,积液严重时可致关节半脱位。膝关节受累时浮髌试验阳性。临床上常有严重的全身症状,如畏寒、高热、白细胞数增高、血沉加速等。

一、影像学表现

(一)X 线表现

继而出现骨性关节面的骨质糜烂破坏和周围不规则硬化,两者均以关节承重区软骨破坏严重处最为明显。感染严重时可出现广泛的干骺端骨髓炎并形成死骨,关节可出现病理性脱位。在儿童急性髋关节化脓性感染时,可出现股骨头骨骺干骺分离。在恢复期,骨质破坏区边缘不规则骨硬化更为明显,病变严重时可形成骨性强直。若干骺端或骨骺感染累及生长板,可引起关节外翻或内翻畸形。如感染被及时控制,可仅遗有关节间隙轻度变窄,但可继发退行性骨关节病。化脓性关节炎的 X 线表现,不仅取决于致病菌的毒性和个体对感染的抵抗力,而且亦因致病菌种类的不同而略有差异,如葡萄球菌感染病变可局限于关节局部;链球菌感染则可蔓延至附近骨骼而发生骨髓炎;淋球菌感染则有骨质疏松和软骨下骨质稀疏区,甚似结核。

婴儿和儿童的化脓性关节炎好发于髋关节,其早期 X 线征象为:约 90% 以上病例,在 3 d 至一周内出现局部软组织肿胀,主要表现为闭孔外肌征及闭孔内肌征,关节囊外脂肪层向两侧膨隆,髂腰肌肿胀。病变发展快,早期即出现骨质破坏,最早在 8 d 后出现,一般两周后出现,关节脱位甚至早于骨质破坏。

(二)CT 表现

关节内较多的积脓和关节囊外软组织脓肿,可表现为关节旁类圆形的低密度区,CT 值呈水样密度。进展期关节内结构广泛破坏,CT 可较清楚显示关节骨端、关节囊的破坏,关节内的小死骨片 CT 更容易发现。骨骺终板及先期钙化带破坏消失,骨骺密度增高,其内可见小囊状破坏区,周围见环状反应性骨增生。晚期,可见到关节骨端的硬化和变形,关节周围软组织肌肉的萎缩。层次不清,部分可见不规则的钙化斑。

(三)MRI 表现

早期的关节少量积脓和周围软组织的充血水肿具有长 T_2 信号特点,T_2 加权呈高信号。MRI 全方位成像,对了解病变在关节内外的扩展情况更为详尽,尤其是关节软骨、骺板软骨和半月板的破坏,为其他方法无法代替。软骨在 T_1 和 T_2 均呈中等信号,表面光滑,关节软骨在 T_2 加权,界于高信号的关节积液和无信号的骨性关节面之间,它如有破坏,其光整性消失,可中断或呈锯齿状,信号明显不均匀。关节内外的脓肿表现为 T_1 加权低信号,T_2 加权高信号,低信号的关节囊、韧带组织如破坏,可见中断挛缩、信号增高,脓肿可沿肌肉间隙蔓延。

本病需与关节结核鉴别,关节结核发病较缓慢、病程长、局部症状和功能障碍不如化脓性关节炎明显,患病关节骨破坏常呈边缘性小缺损,且常上下对称,有较明显的骨质疏松,关节间隙呈缓慢狭窄,骨增生不如化脓严重。晚期骨端可破坏严重,关节半脱位或全脱位,且很少发生骨性强直。

第五节 关节结核

感染侵入关节的途径为:血行播散,先侵及骨骺,然后穿破关节软骨而进入关节;干骺端结核穿过骺板,侵及骨骺,再进入关节,或通过骨皮质的破坏而进入关节;先侵及关节滑膜,再侵及关节软骨及骨端。根据感染途径,关节结核分为骨型及滑膜型两种。

病变初期,结核病灶在松质骨或滑膜,形成单纯的骨或滑膜结核;当单纯骨结核蔓延侵及关节,或单纯滑膜结核侵及关节软骨和软骨下骨组织时,则关节的全部主要组织均被侵犯。治愈后,关节的活动功能往往受到不同程度的限制。

骨关节结核病的局部症状包括,局部关节周围软组织肿胀、疼痛和功能障碍,晚期有时可见窦道形成。特别是早期病例所出现的症状和体征均无特异性,也可见于其他原因的炎症性关节疾患。关节结核约 94% 的病例为单发病灶,因而单关节病变可视为关节结核的一个特点。

一、X 线检查

骨型关节结核:位于骨骺、干骺端的病灶大都在偏侧产生明显的骨破坏,或者侵及骺板的边缘而进入关节,或者直接穿破骨骺破坏关节面;关节周围软组织肿胀;关节间隙早期可以增宽,但一般呈不对称性狭窄。

滑膜型结核:青年多于儿童。病变以髋关节及膝关节多见,其次为肘、腕及踝关节。发病缓慢,呈亚急性或慢性滑膜炎表现。关节软组织肿胀和关节腔内大量渗液,使关节囊肿大,关节间隙增宽,这些表现无特征性,诊断需密切结合临床。患区出现普遍骨质稀疏,此时虽能诊断,但仍需参考临床。如未经治疗或治疗不当,则病变由滑膜侵犯至关节软骨下面,侵蚀软骨下骨,使骨端关节面呈模糊、虫蚀样糜烂、破坏。如病变在膝关节,因病变来自滑膜,故破坏多在关节滑膜附着处,不承重的关节边缘产生,并往往波及关节间隙的两对应面。关节软骨可长时间保留,因此关节间隙虽然有时较窄,但可较长时间无改变,而关节面边缘模糊破坏是关节结核的特征性表现,这与化脓性关节炎不同。当骨质和关节软骨破坏明显时,关节间隙狭窄亦趋明显;此时,关节常半脱位,附近骨质明显稀疏与萎缩,长期病变则影响整个病肢的发育。冷脓肿可溃破至皮肤外,形成瘘管,以致继发感染,在原病变基础上产生骨质硬化。关节结核强直较少见,但在破坏严重的病例中,可产生纤维性强直,而骨性强直则不如化脓性关节炎常见。

二、CT 检查

CT 检查具有很高的组织密度分辨率,能分辨骨、关节软骨、关节囊、肌腱、肌束和韧带,特别是骨骼细微结构的改变,横断扫描可避免结构的相互重叠,与 X 线检查相比有其独特的优势。CT 检查对较小骨质破坏、周围硬化、脓肿、死骨及钙化等都有较好的显示,对骨关节结核的早期发现和定性具有重要意义。CT 导向下穿刺获取组织标本进行病理诊断,对于骨关节结核的早期诊断有重要意义。

三、MRI 检查

MRI 检查于病变早期,即可见患处骨骼内显现异常信号,特别对骨骼周围软组织的分辨率较 CT 高。当破坏区内形成结核性肉芽肿和干酪性脓肿,MRI 信号较典型。MRI 检查还有助于椎管内、脊髓内、外结核病变的检出与诊断。MRI 检查较 CT 和普通 X 线敏感,可清楚显示病灶及范围,但并无特异性。同样 MRI 检查虽可进行多层面成像,但也不能像 X 线片那样对骨病变进行整体性全面观察。因此 MRI 检查并不能替代 CT 甚至 X 线片。所以影像学检查应遵循先 X 线后 CT 再 MRI 的原则。

第六节　类风湿关节炎

类风湿关节炎(RA)是一种以慢性进行性关节滑膜病变为特征的全身性自身免疫性疾病,多见于中年女性,主要表现为对称性、进行性、侵蚀性、周围性多关节慢性炎性病变。

关节和滑膜损害是 RA 最常见的也是主要的病变,其主要病理特征是淋巴细胞等炎性细胞浸润引起的滑膜炎和血管炎。在受累关节中,受抗原刺激的淋巴细胞迁移至滑膜后形成以血管为中心的灶性浸润,这些炎性细胞及其因子的作用导致滑膜细胞增生、滑膜增厚,继而在滑膜与软骨或骨交界处,血管数量明显增多,形成血管翳,引起骨侵蚀和破坏。血管翳的早期为细胞浸润和血管增生,晚期则以纤维化为主,最终会导致受累关节的强直、畸形和功能丧失。滑膜组织增生、血管翳和肉芽组织形成是 RA 在关节方面具有特异性的病理改变。

受累关节主要为有滑膜的可动关节,以手近端指间关节、掌指关节、腕和足趾关节最为多见,也可出现肩、肘、膝、髋等大关节炎症。颈椎、颞颌关节、胸锁和肩锁关节也可受累。关节症状多呈对称性,也可表现为不对称的持续性肿胀和压痛,常常伴有晨僵。最为常见的关节畸形是腕和肘关节强直、掌指关节的半脱位、手指向尺侧偏斜和呈"天鹅颈"样及纽扣花样表现。重症患者关节呈纤维性或骨性强直,并因关节周围肌肉萎缩、痉挛失去关节功能。根据起病时受累关节的数目,RA 关节炎可分为单关节炎型(单一关节受累,约占 20%)、少关节炎型(<3 个关节受累,约占 44%)和多关节炎型(≥3 个关节受累,约占 35%)。

多数活动期患者有轻至中度正红细胞性贫血,白细胞数大多正常,有时可见嗜酸性粒细胞和血小板增多,血清免疫球蛋白 IgG、IgM、IgA 可升高,血清补体水平多数正常或轻度升高,大多数患者有高水平类风湿因子(RF),但 RF 阳性也见于慢性感染(肝炎、结核等)、其他结缔组织病和正常老年人。其他如抗角蛋白抗体(AKA)、抗核周因子(APF)和抗环瓜氨酸肽(CCP)等自身抗体对类风湿关节炎有较高的诊断特异性。

一、X 线表现

为明确本病的诊断、病期和发展情况,在病初应摄包括双腕关节和手及(或)双足 X 线片,以及其他受累关节的 X 线片。早期基本 X 线表现是受累关节周围软组织肿胀,关节间隙变窄,软骨、软骨下骨质破坏,局限性骨质疏松和骨质侵蚀,典型的表现是近端指间关节的梭形肿胀、关节面模糊或毛糙及囊性变。晚期为关节脱位、融合或畸形、强直。晚期可由于关节炎症及废用而出现普遍性骨质疏松,有些患者可伴发骨质增生。根据关节破坏程度将 X 线改变分为四期。

(一)手和腕

类风湿关节炎在其发展过程中,几乎全部患者均有双手和腕关节的侵犯。早期骨质疏松可先于骨质侵蚀出现,最初局限于关节周围的关节面下(即骨端),表现为骨小梁稀疏,骨皮质变薄,随病程的进展,可逐渐发展为广泛性疏松,双手 X 线表现以掌指关节和近端指间关节受累为特征,指间关节软组织梭形肿胀,关节周围软组织增厚,密度增高,进而出现关节端的边缘性骨质侵蚀,常见于第 2、3 掌指关节桡侧和第 3 近端指间关节两侧,以及拇指和掌拇关节两侧,随病情的发展,手腕关节可发生特征性关节脱位畸形,如指近端指间关节过屈和远端指间关节过伸,而远端指间关节过屈形成鹅颈(swan neck)畸形。若掌指关节向尺侧偏移而桡腕关节向桡侧偏移时,则形成"之"字形畸形。在腕部茎突周围及尺侧伸腕肌腱鞘的滑膜炎可表现为尺骨茎突周围软组织肿胀,茎突皮质局限性侵蚀中断,簇端变尖,同时在骨质的增生性修复中,其不规则的增长和膨出可使茎突失去原本的轮廓,尺骨远端沿尺侧伸腕肌腱鞘下可见骨皮质吸收变薄或轻度骨膜反应。腕关节间隙普遍狭窄,腕骨聚拢现象及骨质侵蚀或囊性变,常见于桡侧副韧带舟骨的附着处,桡腕关节面及尺桡关节。病变晚期,由于关节面的严重破坏可以产生关节的纤维性或骨性强直。

(二)足

足部改变亦为对称性,主要累及跖趾关节,以第3、4、5跖趾关节特别是跖骨头远端的侵蚀最为明显,有的可见到骨膜反应或骨侵蚀周围的骨硬化现象。近节趾间关节亦可受累,但程度较轻,病情严重者可出现跖趾或跖趾关节脱位畸形。足跗关节的受累类似于腕骨表现,出现关节间隙狭窄及骨质侵蚀改变。晚期可发生关节强直。

(三)肘

表现为对称性关节囊增厚,关节腔积液,关节周围密度增高,有时可在软组织影内发现略高密度的类风湿结节,关节间隙狭窄,特别是在肱桡关节处,关节面的囊性变和骨侵蚀,严重者可出现关节脱位和畸形。

(四)肩

表现肩关节间隙狭窄,关节面不规则骨硬化,关节面肱骨头侧以及肩锁关节锁骨端肩峰和喙锁关节的骨质侵蚀。若出现肩关节间隙变窄伴关节半脱位,预示着有肩袖撕脱的可能。关节造影或磁共振检查有助于肩袖撕脱的诊断。

(五)膝关节

早期关节囊增厚,关节腔积液,表现为髌上囊、腘窝及髌骨下脂肪间隙密度增高,进而关节间隙狭窄,关节边缘骨侵蚀,关节面下方出现囊性变,随着病变的发展,亦可出现关节面硬化及周围骨质增生;晚期可见关节屈曲畸形或内外翻畸形。

(六)髋

早期髋关节持重面对称性狭窄,股骨头向内侧移位,股骨头、股骨颈出现骨质侵蚀及囊性变,可伴有不规则骨质硬化和增生;晚期关节间隙完全消失,产生纤维性强直。

(七)脊柱

国外报道脊柱受累较多,国内则较少,而且常见于颈椎,胸、腰椎受累者极少见。颈椎主要累及颈 1、2,表现为椎间隙及椎小关节间隙变窄,枢椎齿状突骨质侵蚀,寰枢椎半脱位,但骨性强直者少见,这点有助于鉴别强直性脊柱炎。

二、CT 表现

CT 检查对关节间隙的分辨能力较高,对需要了解关节间隙、椎间盘、椎管及椎间孔病变的 RA 患者可选用 CT 检查。密度分辨率高于 X 线片,更容易发现小的和重叠部位的骨质侵蚀病灶,对关节积液等征象的判断也更准确,多排螺旋的多平面重建能提高(斜)冠状/(斜)矢状面骨骼成像的质量。可见骨质疏松表现为关节面骨质密度减低,关节间隙狭窄如细线状,关节面下囊状骨缺损,周围伴不同程度硬化。晚期关节周围肌肉萎缩,关节屈曲变形,纤维性或骨性强直。

三、MRI 表现

MRI 可以作为检查滑膜病变的金标准。可很好地分辨关节软骨、滑液及软骨下骨组织,对发现早期关节破坏很有帮助。MRI 能显示早期 RA,例如手腕部关节的病理改变,如滑膜炎症性改变、骨侵蚀征象、骨髓水肿、关节积液等。

1.滑膜渗出、增生及血管翳形成

正常腕关节一般不能分辨出滑膜,一旦关节腔内可见滑膜显示,则常提示有滑膜增生,通常增生滑膜表面毛糙,沿关节边缘及软骨表面匍匐生长,逐渐形成了血管翳,这是特征性改变。滑膜增厚,血管翳多呈长条状、结节状或团块状,根据疾病不同时期可分为炎性、纤维性和混合性 3 种类型,其信号也相应不同。炎性血管翳 T_1WI 呈稍低至等信号,T_2WI 呈不均匀等高信号,注入造影剂后 T_1WI 呈显著强化,强化曲线呈速升速降型。纤维性血管翳则 T_1WI 及 T_2WI 均表现为低信号,注入造影剂后 T_1WI 无明显增强,强化曲线呈缓升缓降型。而混合性血管翳介于两者之间,T_1WI 呈稍低至等信号,T_2W1 呈不均匀低至高信号,注入造影剂后 T_1WI 呈不均匀中等程度增强,强化曲线呈速升缓降型。血管翳的信号与其所含血管的丰富程度及纤维化程度密切相关。纤维性血管翳表示疾病处于静止期,而炎性和混合性血管翳则表示疾病处于活动期。

2.软骨及软骨下骨侵蚀

出现关节软骨破坏,表现为 T_2WI 正常骨组织信号影的丧失,边界清楚,为血管翳组织代替。软骨损伤最早期的变化是层次模糊消失和信号改变。它是由于软骨表面的血管翳和深部的软骨下骨共同使软骨基质中的胶原降解所造成的。以后随着软骨内固态物质的丢失,软骨开始发生形态学改变,表现为表面毛糙,局部出现小囊状缺损,继而明显变薄乃至全层缺失。血管翳自关节边缘部向软骨表面蔓延,故缺乏软骨覆盖保护的边缘部滑膜反折处的骨质裸区往往最先受到血管翳的侵蚀,而覆盖于关节软骨表面的血管翳在破坏了软骨后也会继续侵蚀软骨下骨质。同时关节腔内压力增高和关节液的溶解作用可使入侵血管翳旁形成囊腔。可分辨骨质侵蚀,T_2WI 呈高信号,T_1WI 呈低信号。

3.骨侵蚀

靠近关节软骨增厚的炎性滑膜组织和血管翳侵蚀破坏了关节软骨和软骨下骨质,因此发生的骨侵蚀与滑膜炎有密切关系。炎性增生的滑膜在早期就可能导致多个关节出现骨侵蚀改变,出现骨侵蚀并不一定提示进入中晚期。骨侵蚀表现为关节面边缘不规则小的缺损,T_1WI为低信号,T_2WI为高信号,增强扫描骨侵蚀区内因有炎性滑膜组织可出现增强。早期发生骨侵蚀的部位主要有腕关节月状骨、三角骨、头状骨、舟状骨、大小多角骨;此外,第二、三掌骨也是好发部位。骨侵蚀是两侧对称性的,并认为此征可以作为与其他关节病变鉴别的特征性改变。关节面骨侵蚀改变还应与关节囊状变性鉴别,因为二者均表现为 T_1WI 低信号,T_2WI 高信号,增强扫描可以帮助鉴别,囊状变性不会增强,T_1WI 仍为低信号,而骨侵蚀区内的多血管血管翳常常有明显增强。

4.骨髓水肿

表现为正常骨髓内出现异常信号,在 T_1WI 呈低信号,T_2WI 呈高信号,增强后 T_1WI 轻微强化。因骨骼对外部炎性刺激反应性充血,骨髓内水分增加所致。骨髓的 T_2WI 信号呈斑片状增高,采用脂肪抑制 T_2WI 对显示骨髓水肿更敏感。许多学者研究发现,骨髓水肿与以后发生的骨侵蚀有密切关系。显示早期骨髓水肿的部位日后发生骨侵蚀的危险性比没有水肿的部位大 6 倍。部分学者认为骨髓水肿是骨侵蚀的先兆,其中月状骨、头状骨和三角骨是最好发的部位。骨髓水肿是发现该病的很敏感的征象,可以作为诊断早期和活动期的重要征象。但另一方面,骨髓水肿又缺乏特异性,如创伤、肿瘤、血管性病变、各种炎性病变在疾病过程中也可出现骨髓水肿。因此,应结合其他征象进行综合评价。另外,存在骨髓水肿也提示了病变处在急性期或活动期,可以作为观察疗效的一个重要指证。

5.关节积液

表现为关节间隙增宽,T_1WI 呈均匀低信号,T_2WI 呈均匀高信号,增强后 T_1WI 不强化。早期滑膜充血肿胀、渗出增加而发生关节积液和滑液囊积液,表现为关节肿胀,关节间隙增宽,T_1WI 呈低信号,T_2WI 呈高信号。有时平扫关节积液与滑膜血管翳 T_2WI 都表现为高信号,不易区别,增强扫描可以清楚分辨两种不同病变。关节积液在注射造影剂后 T_1WI 无增强仍为低信号,而富含血管的滑膜血管翳则表现为带状、环形或结节状增强影。关节积液可作为判断早期和活动性的重要辅助征象。

6.腱鞘炎

在早期即可出现,有一半以上在腕关节存在腱鞘炎。表现为腱鞘积液、腱鞘增厚、T_2WI 信号增高或边界不规则。部分撕裂,增强扫描后有增强等;腕部伸肌腱比屈肌腱更容易受累,尤其是尺侧伸腕肌最易受侵。腱鞘炎邻近骨质常被侵蚀,这也进一步证实了滑膜炎导致骨侵蚀的观点。腕管内的腱鞘炎和滑膜增生、渗液导致腕管内压力增大,正中神经受到机械性压迫而引起腕管综合征,表现为正中神经肿胀增粗,T_2WI 信号增高。肌腱破坏表现为肌腱形态不完整。

MRI 对早期疾病活动性的评价:关节滑膜炎是最早的病理改变之一,一般在发病 1 周即可出现,所以显示的滑膜改变要早于临床表现,尤其是关节滑膜出现对称性增强对早期诊断具有重要参考价值。评价滑膜组织的体积变化可以进行定量分析,并可以帮助判断病变的活动性和预测日后发生骨侵蚀的可能性。采用动态增强扫描发现滑膜炎的时间信号强度曲线通常为 S 形,滑膜增强的程度与炎性病变的程度、注射造影剂后扫描时间和剂量、血流以及关节内的压力等多种因素有关。在疾病的各个阶段,滑膜炎及血管翳病理组织成分不同,在 MRI 下可有不同表现。在疾病的早期及活动期,滑膜内产生富含毛细血管的肉芽组织,关节内液体增多,因此在 T_1WI 呈中等信号,在 STIR 为高信号,增强后 T_1WI 明显强化;在疾病的慢性期或静止期,增生的滑膜由于纤维组织成分占主要地位,含液体少,因此,在 T_1WI 呈中等信号,在 STIR 亦为中等信号,由于造影剂局部灌注和(或)分布减少,增强 T_1WI 则无明显强化。这说明滑膜强化与临床炎症的活动性存在一定关系,滑膜炎的强化可以在一定程度上反映疾病的活动性。

第七节　肩部损伤性疾病

一、盂肱关节脱位

盂肱关节的稳定性主要靠周围的关节囊和韧带结构提供。这些结构包括肩袖的肌肉和肌腱、关节盂唇、盂肱韧带和喙肩弓。盂肱关节不稳分为两类,一类是创伤性不稳,多为单侧;另一类是非创伤性,表现为多方向不稳,常为双侧。盂肱关节脱位常分为前脱位、后脱位、上脱位和下脱位。

(一)X 线及 CT 检查

1.前脱位

前脱位最为常见,占盂肱关节脱位的 95% 以上。前脱位可进一步分为喙突下(最常见的类型)、盂下(第二常见)和锁骨下及胸腔内(前脱位罕见的类型)。胸腔内脱位一般伴有肱骨近端骨折,在少数病例中肱骨头可脱入对侧胸腔。前脱位(以及盂肱关节后脱位)一般需要投照包括肩胛侧位或(和)腋位投照,再加上标准的肩关节正位。前脱位可合并肱骨头后外侧压缩骨折,这是由肱骨与关节盂窝前缘碰撞所致,这种骨缺损常被命名为 Hill-Sachs 损伤。由于肱骨内旋可产生这种骨损伤的切线位像,所以应拍摄不同内旋角度的影像。

肱骨头前脱位伴发的第二型损伤累及关节盂窝,被命名为 Bankan 损伤。这种损伤可以是单纯软骨损伤,也可以是软骨和骨的联合损伤。如果存在骨损伤,在正位或(和)腋位 X 线片上可清楚显示这种异常。尽管大的关节盂的骨性骨折偶尔也可见到,但这种骨折可仅见于骨的软骨表面,因此关节 X 线片对诊断这种病变可能是必需的。腋位投照有助于诊断软骨性 Bankan 损伤,CT 和 MRI 则是诊断关节盂唇病变的首选方法。

盂肱关节前脱位可合并众多其他骨性和非骨性损伤。

2.后脱位

盂肱关节后脱位罕见,占所有肩关节脱位的 2% ～ 4%。后脱位的具体类型包括肩(最常见类型)、盂下和岗下(罕见损伤类型)。常规 X 线检查必须包括肩胛侧位片或(和)肩关节腋位片。在正位片上,肱骨头后脱位因肱骨头与关节盂窝重叠会使正常的椭圆形不透射线区发生变形,关节盂腔空虚。肱骨头后脱位可在关节盂前缘和肱骨头之间产生一个间隙,其常常大于 6 mm。另外,关节盂关节面凹面和肱骨头凸面的平行关系将会消失。后脱位在正位片的其他表现包括肱骨固定的内旋位和第二皮质影,即槽形线,其与肱骨头软骨下关节面平行并位于其外侧。这条线代表脱位时与关节盂后缘碰撞产生的肱骨头槽形骨折的边缘。因此它与盂肱关节前脱位并发的 Hill-sach 损伤类似,对后脱位有重大的诊断意义。但是,正常肩关节极度内旋时出现的小结节内移,不应误诊为槽形线或碰撞骨折的部位。

正常情况下关节盂切线位像没有肱骨头和盂唇的重叠影。盂肱关节后脱位患者的肱骨头向内侧移位,并可见异常的重叠影。腋位或肩胛侧位投照可直接显示肱骨头位于关节盂的后部,在这两个投照位上所显示的盂肱关节后脱位患者的肱骨头脱位程度(特别是当合并大的肱骨头槽形骨折时),可能比盂肱关节前脱位患者所显示的程度轻,因而诊断上有一定困难。

CT 是可用于评价盂肱关节急性(或慢性)后脱位患者的一种补充成像技术,有助于评价盂肱关节后侧半脱位(无症状脱位)。由于盂肱关节后脱位精确诊断的延迟,在这个部位继发的骨关节炎并不少见。其放射学表现(包括关节间隙变窄、骨赘病和肱骨头畸形)与双水焦磷酸钙晶体沉积症、羟磷灰钙盐沉积症、缺血性骨坏死及褐黄病的表现类似。在未治疗的慢性脱位中,可见肩胛骨后部畸形。

3.上脱位

盂肱关节上脱位罕见。极度向前向上的暴力作用于内收的上肢可产生肩袖、关节囊、二头肌腱和周围肌肉的广泛损伤,以及肩峰、锁骨、喙突或肱骨结节骨折。不合并这些骨折的肱骨头脱位,放射学表现与原发性、肩袖的广泛撕裂极为相似。

4.下脱位

盂肱关节下脱位(直举性肱;骨脱位)也罕见。完全外展上肢时直接轴向暴力或过度外展暴力导致肱骨头以肩峰为支点的杠杆作用引起这种脱位。伤后肱骨头关节面上部直接向下。不与关节盂下唇相接触,结果使患肢举过患者头部,关节囊下部撕裂,并可见合并的肩峰、喙突、锁骨或关节盂下缘损伤,包括肱骨大结节骨折。

(二)MRI 表现

磁共振成像诊断盂唇异常的标准包括盂唇形态和信号强度的改变。

1.形态改变

正常盂唇的形态可有圆形、碎裂样、凹槽样、三角形、月牙形和扁平形,光滑的三角形最有把握诊断为正常盂唇。在磁共振图像上显示为其他盂唇形状,并不能很有把握地做出异常的诊断,在老年患者中,这些盂唇的变化特别突出,盂唇内的钙化可造成盂唇形状的变化。

2.信号强度改变

盂唇主要由致密的纤维结缔组织组成,其一侧与肩盂区域的关节软骨相连续,其另一侧与关节囊相连续。盂唇下组织带具有过渡组织学特征,比盂唇的纤维组织少,比关节软骨的软骨细胞少。纤维血管组织、黏液样或嗜酸样变性、钙化、骨化、滑膜组织或这些组织的混杂会造成MRI信号强度的改变,从而产生类似于临床异常的表现。

二、肩锁关节脱位

肩锁关节脱位或半脱位是一种常见损伤,约占所有肩部关节脱位的10%。肩锁关节损伤多发生在 16~40 岁的患者人群中,儿童少见。此类患者中,表面上的肩锁关节脱位实际上可能是锁骨远端移位骨折。

肩锁关节损伤可由间接暴力造成,但更多的是由直接暴力造成。依据肩锁韧带的损伤程度,肩锁关节损伤有多种分型方法。

目前多引用六种损伤类型:Ⅰ型损伤不伴有肩锁关节错位,肩锁韧带被牵拉损伤,而喙锁韧带和三角肌斜方肌筋膜没有损伤,肩锁韧带断裂,喙锁韧带扭伤;Ⅱ型损伤伴发的锁骨向上抬高小于 25%,而三角肌、斜方肌筋膜未受损;Ⅲ型损伤伴发的锁骨向上抬高为 25%～50%,肩锁韧带和喙锁韧带完全断裂,而且三角肌、斜方肌筋膜也受到损伤;Ⅳ型损伤中偶尔可见肩锁关节上、锁骨下脱位以致使锁骨下移位至喙突或肩峰以下;Ⅴ型和Ⅵ型损伤伴有相同的肌筋膜和韧带损伤,Ⅴ型时锁骨抬高超过 100%,Ⅵ型锁骨向下移位至肩峰或喙突处。

影像学表现如下。

虽然 X 线片可发现软组织肿胀及肩锁关节轻微增宽,但Ⅰ型损伤要依据临床而不是 X 线片来诊断。Ⅱ型、Ⅲ型损伤的 X 线诊断是依据锁骨远端相对于肩峰有移位以及移位程度做出的,可能需要进行特殊的放射线检查,包括前位成角投照和手持重物时摄片(应力位 X 线片)。应力位 X 线片应包括双肩,以便对患侧和健侧关节进行对比。肩锁关节增宽不伴有锁骨远端向上移位可能是这一损伤的唯一表现。双肩喙突上缘至锁骨上缘或下缘的距离有 3～4 mm 的差异,若肩锁关节半脱位或脱位,受损的锁骨远端将向上移位;喙锁韧带完全断裂表现为喙锁关节间隙增加了 40%～50%。Ⅳ型损伤中偶尔可见肩锁关节上锁骨下脱位以致使锁骨下移位至喙突或肩峰以下。MRI 成像方法虽然可提供骨与软组织异常,但其在诊断肩锁关节脱位方面的作用尚未明确。

肩锁关节脱位可伴有喙突骨折,不论用哪一种力法治疗这种损伤均可出现喙锁韧带的钙化或骨化。在创伤发生后的数周内可出现不透 X 线的致密区,此表现占病例的 70%,但不会影响患者的最终预后。

锁骨远端的创伤后骨质溶解是肩锁关节或邻近骨骼急性或反复损伤的另一种并发症。损伤后经过一段可变的时间(数周至数月)会出现骨外侧的渐进性吸收,导致最初的软组织肿胀和软骨下骨的消失,随后会有更广泛的骨质破坏,肩峰也可出现类似的改变;关节面可增宽,变模糊,酷似感染。MRI 可发现明显的骨髓水肿,这种损伤引起的骨质溶解较小,无明显的 X 线表现。骨质溶解的自然病程变化较大,通常骨质溶解可持续 12 个月,从而导致锁骨的骨丢失。骨质溶解期稳定后,将出现 4～6 个月的骨修复期,在这期间可见骨皮质重建,然而肩锁关节可能会持续保持在增宽状态。

三、肩关节骨折(fractures shoulder)

肩关节关节内骨折主要包括肩胛盂的骨折和肱骨近端的骨折。

(一)肱骨近端骨折(proximal humerus fractures)

肱骨近端的损伤因年龄不同而异。骨骼未发育成熟的儿童和青少年,可发生骨骺分离伴或不伴骨折;而青年人,则盂肱关节脱位或半脱位较多见。45 岁以上的中年人通常可见肱骨近端骨折。女性较男性多见。

Neer 提出的分类方法:肱骨近端 4 个主要骨块中一个或多个是否有明显移位。这些骨块是关节内骨块,包括肱骨解剖颈、大结节、小结节以及肱骨干和肱骨外科颈,由于骨膜、关节囊和肩袖的保护,约 80% 的肱骨近端骨折没有移位。只要任何一块子块与其邻近骨块分离超过 1 cm 或成角超过 45°,就认定为移位骨折。没有移位或移位很小不符合这些诊断标准的骨折可视为一部分骨折。二部分骨折是指有单个骨块相对于其他 3 个骨块发生移位,二部分骨折约占所有肱骨近端骨折的 15%。三部分骨折是指两个骨块相对于另外两个骨块发生移位,占所有骨折的 3%～4%。四部分骨折是指所有骨块都发生移位,占肱骨近端骨折的 3%～4%。

Neer 还把肱骨关节内骨折块移位到关节间隙之外的病例称之为骨折脱位,以便将此种损伤区别于压缩骨折或肱骨头劈裂骨折。

影像学表现如下。

依据常规 X 线片来分析骨折块间的相互关系往往难以做到。CT 尤其是图像后处理技术(如 MPR 及 VRT)能多方位观察骨折块的变化,能更准确确定 Neer 分型的骨折类型,尤其是复杂的肱骨近端骨折。MRI 在确定肱骨近端骨折方面是敏感的,并可发现一些隐匿性骨折,特别是怀疑大结节骨折的患者有肩袖损伤时。

一部分(无移位)骨折是最常见的损伤类型。骨折块排列紧密没有成角,所有骨折块作为一个整体随肱骨旋转而移动。

二部分骨折包括单纯肱骨头移位的肱骨解剖颈骨折、肱骨干移位的肱骨外科颈骨折、大结节移位或小结节移位。二部分骨折伴单纯肱骨头移位是一种罕见损伤,在早期 X 线片上很容易漏诊,常伴发肱骨的缺血坏死。因肱骨外科颈骨折造成肱骨干移位的二部分骨折是常见的损伤,在骨折部位可见嵌插和前成角。外科颈的二部分骨折也可因胸大肌的牵拉而造成肱骨干的前内侧移位。二部分外科颈骨折的第三种类型是骨折部位的粉碎骨折。

二部分肱骨骨折伴肱骨大结节移位常合并有肩袖组织或旋转肌间隙的纵向撕裂;肱骨头的关节面与骨干保持在正常关系。大结节骨折块的大小及移位的程度可有不同。肱骨二部分骨折伴小结节移位可单独发生,也可与无移位的外科颈骨折同时发生。小结节被肩胛下肌拉向内侧,但肱骨头与颈的正常力线依然存在;小结节的类似骨折可合并有盂肱关节的前或后脱位。极少数情况下,肱二头肌长头肌腱可以陷夹在移位的小结节骨块与肱骨头之间。

肱骨近端三部分骨折可以表现为两种典型类型:肱骨外科颈骨折合并肱骨大结节移位或合并小结节移位。如果肱骨大结节撕脱,肩胛下肌会使肱骨头旋向后方;如果小结节撕脱,冈上肌、冈下肌和小圆肌可将肱骨头旋向前方。

严重的四部分骨折的特征是肱骨关节骨块分离及血供的破坏,从而使其局部缺血。肱骨解剖颈骨折一般合并有肱骨大结节及小结节撕脱。其典型表现是:由于肩胛下肌的牵拉使小结节向内侧移位,由于冈上肌、冈下肌和小圆肌的牵拉使大结节向上移位,及由于胸大肌的牵拉使肱骨干向内侧移位。肱骨近端四部分骨折的一种特殊类型可导致肱骨关节骨块外翻撞击;继发性肱骨头骨坏死的发生率低于其他有移位的四部分骨折。

在二部分、三部分或四部分骨折中均可伴发肱骨头关节面的移位,可远离关节向前移位(大结节的移位)或向后移位(小结节移位)。在任一种骨折脱位之后常见关节周围的骨形成。

肱骨头关节内骨折:在盂肱关节前或后脱位的病例中关节面会撞击关节盂腔的前缘或后缘。肱骨头中心撞击关节盂腔可造成更严重的破裂或粉碎。肱骨头关节面骨折的并发症包括关节积脂血症、关节内骨软骨碎片的产生、肱骨头的下移位(垂肩)以及骨关节炎。

关节积脂血症可继发于肱骨关节囊内骨折以及其他部位的类似骨折。一旦 X 线证实关节间隙内有脂肪便提示存在有骨折可能。有人提出,滑膜和周围软组织损伤也可将脂肪释放入关节。通过水平射线投照技术拍摄 X 线片即可很容易地用 X 线来诊断关节积脂血症。站立位或卧位片将显示出一处脂肪液体平面,上面是透 X 线的脂肪,下面是不透 X 线的血。CT 和磁共振成像也可检测关节积脂血症。

肱骨向下移位可造成肩下垂,可伴发关节内或关节外骨折。

延迟愈合或不愈合可发生在任何一种类型的肱骨近端骨折,可伴发有骨折部位的明显成角。骨坏死与肱骨头和颈的骨折相关,这种骨折可导致血供的丢失,其血供来自肌肉的附着和旋肱内动脉的弓形支。这种并发症是肱骨解剖颈移位骨折以及肱骨严重骨折或骨折脱位(四部分骨折)的最典型并发症,据报道这种并发症的发生率占所有病例的 7%～50%。其 X 线特征表现与肱骨头骨坏死相似,包括斑片状骨溶解和骨硬化。缺血性坏死后的肱骨关节面塌陷不像下肢缺乏负重所导致的股骨头缺血性坏死病例那么明显。

累及肱骨头关节面的骨折可并发骨关节炎伴关节间隙狭窄、硬化和骨赘病。肱骨近端的骨折脱位也可并发关节囊周围的异位骨形成。肱骨骨折并发肱骨大结节或小结节的明显回缩通常以肩袖肌腱撕裂为特征。

(二)肩胛骨骨折

肩胛盂骨折不常见,可单独发生,也可合并其他部位损伤。创伤性盂肱关节脱位中约有20%可发生关节盂缘骨折。其骨折块可以为软骨或骨软骨,有些病例的诊断需要有清晰的 X 线片以及关节造影或关节断层造影片。盂肱关节前脱位可造成前侧盂缘骨折,盂肱关节后脱位可造成后侧盂缘骨折。肱骨头受直接暴力而撞击盂窝时,可造成大部分盂窝骨折。累及关节盂表面或盂缘的其他骨折类型,包括分离性骨软骨炎以及关节盂边缘的块状剥脱(GARD损伤),后者与暴力撞击后侧盂缘有关,一般发生于年轻人。CT 对于发现关节盂的骨折有很大临床价值,可以多方位观察发现骨折片的移位情况。MRI 可以发现关节盂唇的软骨性损伤及关节骨折所导致的肩袖及韧带损伤。

四、肩袖撕裂(rotator cuff tear)

肩袖断裂的病因包括创伤、磨损、缺血和撞击。肩袖撕裂可由急性创伤引起,如盂肱关节前脱位造成的单纯肩胛下肌腱断裂。绝大多数的肩袖撕裂与急性损伤无关。大多数肩袖全层撕裂发生在由于年龄、反复应力、皮质激素注射、供血不足或撞击造成的损伤的肌腱中。缺血、退变和机械性(如撞击)因素是肌腱发生断裂的原因。肩关节的疼痛、僵硬和无力是常见的临床特点,不过有些患者可以完全没有症状。

1. 常规 X 线片

在慢性肩袖撕裂中,许多影像学异常表现能变得更明显,肩肱间隙缩窄;正常肩峰下弧面的翻转;肩峰和肱骨头的囊性变和硬化。

这些影像学异常表现在诊断肩袖撕裂时的作用是有限的。肱骨头明显的上移伴肱骨头和肩盂对合不良以及肩肱间隙缩窄可能是由于 X 线投照时球管的角度不当人为引起的。肩袖严重的退变和萎缩而不伴有肩袖撕裂时也可能导致许多与慢性肩袖撕裂有关的相同异常表现。再次,囊性变或其他大结节改变作为肩袖撕裂征象的诊断价值还不清楚。最后,许多影像学改变也可出现在其他肩关节疾病的患者中,如"冻结肩"。

2. MRI 表现

(1)肩袖全层撕裂:这种撕裂最具特征性且直接的特点是肌腱的缺损并被液体和(或)肉芽组织所充填,其间的液体在 SE-T$_2$ 加权和 FSE-MRI(无论是否加脂肪抑制)以及 STIR-MRI上为高信号强度,在静脉注射钆造影剂后进行的 MRI 上也是高信号。第二个直接的特征是肌腱结合部回缩到正常范围以外。当这两个征象同时出现或单独第一个征象出现时,可以肯定地做出肩袖全层撕裂的诊断。当只有第二个征象出现时,可能也是全层撕裂。当缺少这两个直接征象时,也不能除外撕裂的可能。微小的全层撕裂或者伴有瘢痕形成的撕裂,在 MRI 上可能没有肌腱不连续的明显区域。

还有许多肩袖全层撕裂的继发征象,但没有一种单独出现的表现是全层撕裂的诊断性特征表现。这些表现包括肩峰下二角肌下滑囊内积液、盂肱关节内积液、滑囊周围脂肪层消失和肌肉萎缩。单独出现在喙突下滑囊内的积液虽然与肩胛下肌腱和肩袖间隙关节囊撕裂有关,但同样也可出现在滑囊炎患者中。与此相似,盂肱关节内积液同样可出现在无症状人群和关节炎患者中。虽然肩峰下三角肌下滑囊和关节同时出现积液对于诊断肩袖撕裂要比只有一处积液更具特异性,但这仍然不能确诊,因为这种情况在炎症性关节和滑囊炎(如类风湿性关节炎)中也同样明显。

(2)肩袖部分撕裂:在部分撕裂中,深层撕裂最为常见,其次是表浅(滑囊面)撕裂和基质内的撕裂。肩袖不完全撕裂的发病率可能是完全撕裂的两倍。肩袖部分撕裂的发病机制与引起完全撕裂的某些因素相同,如退变和缺血。组织学上缺少炎症性改变。

肩袖在 T_2WI 上信号强度增加模式可为肩袖撕裂的存在和撕裂类型提供重要的信息。垂直于肌腱长轴方向的肌腱表层在冠状斜位 T_2WI 上见信号增加的区域,是诊断滑囊侧肩袖部分撕裂最为恒定的表现;在肌腱深层相似区域相同的表现是诊断关节侧肩袖部分撕裂最为恒定的特点;T_2WI 上信号增高的区域以线样形式扩展至整个肌腱,而没有肌腱回缩,这一表现是诊断微小全层撕裂的特征表现;与肌腱长轴平行的信号增高区域是诊断肌腱基质内撕裂的特征表现。这些信号强度变化的特点是正确诊断的重要线索。

(3)肩袖间隔和肩胛下肌腱撕裂:肩袖间隔关节囊的损伤,无论是否合并喙肱韧带损伤,都可由于急性外伤(如盂肱关节前脱位)或慢性劳损引起。病理改变包括创伤性撕裂、增厚以及间隔关节囊和喙肱韧带内及其周围的瘢痕形成。

累及肩胛下肌腱的撕裂相对少见。绝大多数合并有肩袖其他部分的撕裂,单纯肩胛下肌腱的撕裂非常罕见。临床诊断肩胛下肌腱撕裂非常困难。MRI 或 MRI 关节造影可明确诊断。MRI 关节造影更为合适,因为可以分析损伤范围。肩胛下肌腱撕裂根据其前后范围可分为全层撕裂或部分撕裂,或者根据其垂直范围分为头部或尾部撕裂,或同时撕裂。

五、粘连性关节囊炎

粘连性关节囊炎以盂肱关节主动和被动运动严重受限(而未查出任何其他病因)为特征。盂肱关节关节囊的异常是其发病基础。类似的病症还可累及踝、腕和髋关节。

绝大多数患者介于 40～70 岁,易发因素包括创伤、偏瘫、脑出血、糖尿病、甲状腺功能亢进和颈间盘病。已证实这是一种增生性滑膜炎,而且二头肌长头腱腱鞘也常受累。但粘连性关节囊炎发病机制还有待更深入的研究。

常规 X 线片对诊断粘连性关节囊炎几乎没用。可用于排除其他疾病。在粘连性关节囊炎中,可以看到非特异性关节周围骨质疏松以及肱骨大结节的硬化和囊性变。

盂肱关节造影一直用于诊断和治疗粘连性关节囊炎。事实证明关节造影是诊断粘连性关节囊炎的可靠手段。主要异常表现是关节容量减小,肩胛下或腋下隐窝变小或缺如。对长头腱腱鞘可以是正常充填,也可以是充填得很差或根本没有充填。造影剂还可以从腱鞘里外溢出来。造影剂通常也从关节内溢出,特别是肩胛下隐窝,造影剂可造成周围淋巴管充盈。

MRI 在评价粘连性关节囊炎时的作用还不明确;邻近肱骨内侧皮质处的关节囊增厚是本病一种表现。但更具特异性的是液体敏感像上关节囊周围组织的信号增高,特别是静脉注入钆化合物后。肩袖间隔和腋窝囊袋是该关节信号增强最为明显的典型部位。

六、上部盂唇的前后损伤

手臂需要反复在头顶上运动者,容易由于突然的用力外展动作造成盂唇上部的损伤,通常称为 SLAP 损伤或撕裂。SLAP 损伤起自后方,向前方延伸,终止于肩盂中凹,包含了二头肌腱在盂唇上的止点。在外伸上臂时摔倒也可引起这种损伤。

SLAP 损伤被分为四型:Ⅰ型损伤大约占 SLAP 损伤的 10%,与盂唇上部退变性磨损有关,而盂唇仍牢固地附着于肩盂上;Ⅱ型损伤大约占全部 SLAP 损伤的 40%,以上部盂唇和二头肌长头腱与肩盂分离为特征;Ⅲ型损伤大约占全部 SLAP 损伤的 30%,是上部盂唇的提篮样撕裂,但未累及二头肌长头腱的附着处;Ⅳ型损伤大约占全部 SLAP 损伤的 15%,特点是上部盂唇的提篮样撕裂延伸至二头肌腱。

SLAP 损伤的临床表现包括肩关节运动疼痛,有时可听见喀哒声。由于上部盂唇的损伤造成二头肌腱止点的失稳,可导致盂肱关节异常平移。

怀疑 SLAP 损伤适应尽量选择 CT 和 MRI 检查,因为盂唇缘软骨损伤或结构的复杂让 X 线检查变得较为困难。

1.CT 表现

Ⅰ型损伤表现为上部盂唇的不规则,Ⅱ型损伤表现为盂唇撕裂伴关节囊损伤或松弛,Ⅲ型损伤在邻近盂唇前部有被造影剂和空气包绕的圆形软组织核心,Ⅳ型损伤合并有二头肌长头腱的断裂。

2.MRI 表现

Ⅰ型损伤表现为盂唇轮廓的不规则和上部盂唇和肩胛窝之间轻度信号增高,Ⅱ型损伤表现为上部盂唇和肩胛窝上部之间球形的高信号区域,Ⅲ型损伤伴有上部盂唇的撕裂,Ⅳ型损伤在上部盂唇和二头肌长头腱近端呈现弥散性高信号。

某些盂唇前唇或后唇的撕裂可伴有盂唇周围囊肿或腱鞘囊肿的形成。在肩关节,盂唇周围的囊肿或腱鞘囊肿还可扩展到肩胛上关节盂切迹或(和)肩胛上切迹,造成卡压神经性疾病。标准 MRI 可很好地显示盂唇周围囊肿。但在 MRI 关节造影时,造影剂可能不进入囊肿,所以还需要行标准的 T_1 和 T_2 加权序列。

七、肩胛上神经卡压

肩胛上神经卡压的原因包括肱骨和肩胛骨的骨折、盂肱关节前脱位、穿刺或手术损伤、肩胛横韧带的畸形或钙化、静脉曲张、肿瘤和腱鞘囊肿。

常规 X 线检查和 CT 大多只能对骨性改变引起的卡压有意义;关节周围的腱鞘囊肿造成的肩胛上神经近端或远端的卡压,只能用 MRI 来评价,主要表现为在 T_1WI 上呈低信号而在 T_2WI 上呈高信号的光滑肿物。其伴发表现是冈下肌或冈下肌和冈上肌的萎缩或水肿。这些囊肿还可伴有邻近盂唇的撕裂。

八、滑膜异常

盂肱关节会受到许多种滑膜炎症性疾病的影响,如类风湿性关节炎、血清阴性脊柱关节病、晶体沉积病、感染、淀粉样变性病、色素性绒毛结节性滑膜炎和特发性滑膜(骨)软骨瘤病。其表现包括滑膜腔扭曲扩大、结节样填充缺损、淋巴管填充、粘连性关节囊炎伴关节腔缩小、粘连性滑囊炎伴滑囊挛缩以及肩袖破裂。在类风湿性关节炎的病例中,可见关节周围滑囊形成,在感染性关节炎的病例中,可见软组织脓肿。

盂肱关节滑膜炎或肩峰下滑囊炎的 MRI 表现变化很大,包括滑液量的增多、滑液内代表纤维(米粒样)小体的低信号强度区、静脉注入钆造影剂后滑膜的增强。MRI 可显示软骨性和骨性结构的破坏范围。在色素性绒毛结节性滑膜炎或特发性滑膜软骨瘤病的病例中,MRI 能够发现由于存在含铁血黄素的沉积或软骨结节所导致的异常表现。淀粉样变性病,特别是与长期血液透析有关的病例,可见到明显的结节样肿块,通常呈低信号。

第八节　肘关节损伤性疾病

一、肘关节损伤

尽管肘关节的骨折和脱位不如肩关节常见,但其在全部骨折和脱位中仍占到 $5\% \sim 8\%$。肘关节创伤在肘关节疾病中最常见,约占肘部疾病总数的 90.8%。肘关节创伤包括肘关节骨折、骨骺分离、肘关节脱位以及肘部创伤后并发症等。

(一)肘关节骨折

肘关节骨折分为伸直型与屈曲型。伸直型常见,以儿童为多见,其损伤机制是患者倾跌时肘关节半屈曲位或全伸拉,手掌撑地所引起。骨折线自前下方斜向后上方,远端骨折端向后移位,并可同时向尺侧或桡侧移位。

据此又可进一步分为尺偏型及桡偏型。屈曲型,较少见,其损伤机制是肘关节屈曲位时,肘后部着地受伤所引起。骨折线自后下方斜向前上方。

肱骨远端骨折是肘部创伤中最多见的类型之一,尤其是在儿童肘部创伤中更为突出。它包括肱骨髁上骨折、肱骨髁间骨折、肱骨小头骨折、肱骨滑车骨折、肱骨外上髁骨折及肱骨内上髁骨折等多种类型,其中以肱骨髁上骨折最常见,肱骨小头骨折次之。桡骨上段骨折包括桡骨小头骨折(关节囊内型)、桡骨颈骨折(关节囊外型)及桡骨结节骨折等类型。尺骨近端骨折包括尺骨鹰嘴骨折、尺骨冠突、尺骨上段骨折。

1.肱骨髁上骨折

肱骨髁上骨折最常见于儿童,损伤机制分为伸展型,远骨折端向后移位;屈曲型,远骨折端向前移位。屈曲型见于较大儿童,成人或老人少见。

肱骨髁上细微骨折征象:肱骨髁上部,侧骨皮质轻微成角,皱折或呈小波浪状改变;肘侧位片上喙突窝与鹰嘴窝构成的"X"形皮质断裂或成角;不完全骨折裂缝;肘侧位片上显示前后关节囊内脂肪垫上移呈八字征。上述征象都应考虑为肱骨髁上骨折。CT,尤其是多层螺旋 CT 对评价这些骨折形态有很大帮助。

肱骨上骨折整复要求是:两骨折端对线良好,无成角畸形或侧方移位。然而在骨折愈合过程中,肘内翻畸形的发生却经常见到。若压迫肱动脉,缺血后 6 h 即导致肌肉坏死,发生 Volkmann 缺血挛缩。

2.骨骺分离

骨骺分离为儿童特有的一种特殊类型的骨骺损伤。骨骺损伤是指骨骺、骺板和累及干骺端的损伤，一般或多或少地将对骨的生长发育造成影响。骨骺分离见于肱骨下端髁骨骺、肱骨小头骨骺、桡骨小头骨骺及尺骨鹰嘴骨骺等，其中以肱骨下端髁骨骺分离和肱骨外髁（小头）骨骺分离最多见。桡骨小头骨骺分离次之。

（1）肱骨下端骨骺分离，亦称肱骨远端全骺分离，是婴幼儿的常见损伤。由于婴幼儿肱骨远端大部分为骺软骨，出现一个外髁骨骺。肱骨下端骺分离经常有两个骨折片，即外髁干端有一薄层骨折片，内侧干骺亦见一个骨折块。实际上这两个骨折片都与骺相连。X线表现有下列特点：肱骨下端干骺部两个骨折片一起均向尺侧偏斜或错位；肱骨外髁骨骺移至干骺端的中部，或更偏尺侧些；桡骨小头与外髁骨骺对位关系不变，一起向尺侧移位；肘侧位片可见尺桡骨与骨片一起向后移位。婴儿肱骨下端骺分离，骨折片不明显，易误诊为脱位。肱骨下端骺分离与肘关节脱位截然不同。二者最显著的区别是全骺分离时，桡骨小头与外髁骨骺的关系相对应在一条直线上。而肘关节脱位则二者的关系就不对应了。

（2）肱骨外髁骺骨折：儿童肘关节创伤中最多见，又是最重要的骨折类型。因为这型骨折的骨折线通过滑车骺软骨，可使软骨内血管中断。也可使鹰嘴窝的血管中断，引起滑车软骨坏死。外髁骨折块也易受伸肌腱牵拉向桡侧移位或发生旋转。此型骨折后，因损伤骺软骨，都要发生不同程度的后遗骨发育障碍即肱骨远端发生鱼尾畸形。骨折时年龄越小，后遗畸形亦越严重。

（3）肱骨外髁骨骺分离合并肘关节脱位，此型骨折亦为婴幼儿少见损伤。极易与肱骨下端全分离相混淆。以下征象可以区别：肱骨远侧干骺端内侧无骨折块；侧位X线片显示肱骨远端干骺部向前移位，尺骨切迹向后移位。此型骨折经常误诊为全骨骺能分离，以致在治疗时未纠正关节脱位带来终身残疾，必须引起注意。

在骨核未骨化前，常规X线片上难以显示软骨骺损伤，骺核出现后，可以凭借骺核的移位和骨折片的形态来判断。关节造影与MRI成像具有很大的应用价值和诊断价值。使用不透光的对比剂进行的关节造影，结合CT检查，可显示肱骨远端与桡尺骨近端关节面。关节面的中断和软骨骺骨折线的造影剂充盈是重要的造影所见，可以据此准确地估计损伤范围。MRI更能直接观察肘关节周围软骨骺的软骨与骨性成分。骺分离和损伤、骨折、水肿在这些影像检查能够很容易查明。

3.肱骨小头纵行劈裂骨折

肱骨小头骨折为关节内骨折，骨折线纵行，肱骨小头骨折块向上错位。因为肱骨小头大部为关节软骨覆盖，骨折块经常发生缺血坏死，数月后骨折块与周围的骨痂融合，内上髁变大，表面凹凸不平，内上髁后面有尺神经通过，可造成尺神经炎的后遗症。

4.桡骨颈骨折

成人桡骨颈骨折与儿童桡骨头骺分离发生机制相似，骨折解剖也基本相同。骨折线横行，在桡骨颈部，不累及桡骨小头关节面，桡骨小头倒向前方和桡侧。

5.尺骨鹰嘴骨折

儿童和成人均可发生。间接外力、肱三头肌猛烈收缩或直接暴力冲击于肘后部，均可发生尺骨鹰嘴骨折，包括尺骨鹰嘴骺分离、尺骨鹰嘴撕脱骨折和尺骨鹰嘴粉碎骨折。骨折块都不同程度向上移位。有时尺骨鹰嘴粉碎骨折，因不是肱三头肌腱拉伤，可不发生向上移位。尺骨喙突骨折，肱骨远端外上髁骨折均少见。

由于肘关节解剖复杂，而且儿童的肘部周围还存在有数量众多、形状不规则的骨化中心，因而使 X 线诊断十分困难，有助于诊断的线索是，关节囊内和滑膜外存在有三处脂肪，创伤性关节积血(或其他关节内积液和团块)使其产生的移位称之为脂肪垫征阳性。这种移位在侧位 X 线片上会发生明显旋转因而不易发现。对于肘关节损伤的患者，脂肪垫征阳性虽然对骨折没有诊断价值，但却能提醒医生仔细检查有无肘关节周围骨折。脂肪垫征阳性不仅见于骨折，也见于许多其他原因，如各种关节炎及肿瘤等。CT 显示小的撕脱骨折较佳。常规 X 线检查不能查出包括骨小梁微骨折(骨挫伤)和骨软骨骨折，而 MRI 能够发现和识别许多软骨下骨与软骨的隐匿性损伤，它们多因作用于关节面的撞击和剪切暴力所致，在 MRI 上表现为软骨层不规则、骨折线和骨髓水肿。骨髓水肿在 T_2 加权、梯度回波以及 STIR 成像序列上均表现为高信号。

(二)肘关节脱位

肘关节脱位是一种比较常见的损伤，尤其是骨骼尚未发育成熟者。其发生率位列第三(在盂肱关节和指间关节之后)，并且是儿童最常见的脱位部位。过伸损伤是文献中报导的最常见损伤机制。这种损伤均依据移位方向以及是否有桡骨或尺骨脱位来进行分类，一般包括肘关节脱位(肱尺关节脱位)和桡骨小头脱位两种类型，前者实为肱尺关节和肱桡关节同时脱位，而后者实为桡尺近侧关节和肱桡关节同时脱位。即这两种类型的脱位，实际上也包含有肱桡关节的脱位。肘部脱位绝大多数为创伤性，少数为先天性或病理性。

在累及尺骨和桡骨的脱位中，肘关节脱位分为后脱位、侧方脱位。后脱位最为常见，占全部肘关节脱位的 80%~90%，此时尺骨和桡骨均向肱骨远端后方移位。这种损伤在成人可合并尺骨喙突骨折、肱骨小头骨折；在儿童和青少年则肱骨内上髁骨化中心常会被撕脱而且复位时会被陷夹在关节内。此种损伤因关节囊韧带损伤严重，且常合并骨折，有时伴有血管、神经损伤，晚发并发症较多。临床表现有关节形态异常、肘后三角关系异常及关节活动受限。X 线正侧位片可确定诊断。

前脱位非常少见。多为直接暴力，先造成尺骨鹰嘴粉碎骨折，随后骨折远端连同桡骨小头向前方脱位。临床表现肘半屈位，伴有肘内翻或外翻畸形，肿胀明显，屈伸不能。鹰嘴向后突出。

肘关节骨折脱位，常是肘关节脱位合并内上髁骨折、外上髁骨折或外髁骨骺骨折。也可合并桡骨小头、尺骨鹰嘴或尺骨切迹骨折。总之，肘关节骨折脱位损伤严重，粉碎骨折出血量多，难以复位，容易造成病残。

陈旧性肘关节脱位或骨折脱位有功能障碍，肢体废用严重的，骨质疏松也就明显。不少陈旧性肘关节脱位患者常合并较广泛的骨化性肌炎。

桡骨小头脱位：单纯脱位少见，多合并有尺骨上 1/3 骨折(Monteggla 骨折)或桡骨颈骨折。桡骨小头半脱位多发生在 4 岁以下的儿童，这是因为桡骨小头尚在发育中，桡骨环状韧带松弛。当肘关节在伸直位前臂被牵拉时，桡骨环状韧带卡住而呈半脱位。桡骨头半脱位常见于儿童，被称为保姆肘或牵拉肘。儿童前臂处于旋前位时，突然受到牵拉，会使环状韧带从桡骨颈附着部位撕裂从而使桡骨头从环状韧带下滑脱。将前臂旋后，环状韧带即可恢复到正常位置。因此常规 X 线片表现正常。环状韧带偶尔会卡在关节内，因此需要切开复位。单纯的桡骨头真性脱位而无尺骨骨折或弓状变形，偶尔可见于儿童。早期 X 线诊断是依据桡骨头位置异常(多为前移位)做出的。伤后数周内,环状韧带内可见曲线形钙化斑。在儿童,必须将桡骨头创伤性脱位与其先天性脱位或者骨软骨发育不良或遗传性软骨发育不良所伴发的脱位相区分。由于桡骨头单纯创伤性脱位罕见,所以对此类患者要详细检查其有无合并尺骨骨折。

肘关节脱位和肘关节骨折既可以单独发生,也可以合并发生,尺骨骨折合并桡骨头脱位称之为 Monteggla 骨折脱位。由于 Monteggla 骨折脱位是成人的一种常见损伤(儿童罕见)且易漏诊,所以对尺骨近半段骨折的所有患者,均应对肘关节进行多投照位摄片。在任何投照位 X 线片上,经过桡骨干和桡骨头中心划的一条直线,都必须经过肱骨小头中心。

(三)肘关节创伤后并发症

肘关节创伤可引起许多并发症。包括多种骨关节、神经和血管的损伤,其中与关节影像有关的并发症有如下几类。

创伤性关节炎:是肘关节创伤后发生的一种继发性退行性病变,主要发生于累及关节面的骨折和脱位,如肱骨小头骨折、肱骨滑车骨折等。临床表现主要为肘关节疼痛和活动受限。X 线和 CT 表现为典型的退行性改变。

创伤性骨化性肌炎:创伤后引起血肿骨化为主的骨化过程,进而引起骨膜下血肿骨化为主的骨化过程。X 线正侧位片可显示肘部周围软组织内有成骨性阴影。

沃克曼缺血性肌挛缩:肘关节骨折、脱位或严重软组织损伤,可引起伤肢缺血,进而造成手、腕关节的严重屈曲畸形与残废。

肘关节创伤后畸形愈合:肘关节内或周围骨折较易发生各种畸形愈合,主要有肘内翻、肘外翻。其他畸形愈合有肘关节前突或后突畸形、短缩畸形愈合及旋转畸形愈合等。

肘关节强直:肘关节内骨折有时可引起纤维性或骨性强直。

创伤性关节炎:是肘关节创伤后发生的一种继发性退行性病变,主要发生于累及关节面的骨折和脱位,如肱骨小头骨折、肱骨滑车骨折等。临床表现主要为肘关节疼痛和活动受限。X 线和 CT 表现为典型的退行性改变。

二、肱骨外上髁炎

肱骨外上髁炎又称网球肘,为慢性损伤所致的肱骨外、内上髁部位疼痛的综合征。也叫肱骨上髁炎,可见肱骨内上髁炎也是网球肘的一部分,它以来源于前臂屈肌的疼痛和触痛为特征。病因是由于前臂伸肌的痉挛作用于骨的附着点所致。本病不仅见于网球运动员,更常见于其他运动损伤。男女发病率为 1∶3。发病年龄 18～70 岁。临床表现为肘外侧痛,常放射到前臂背面,肱骨外上髁局限性压痛。X 线检查绝大多数无异常改变,偶有钙化骨膜反应或骨炎等表现。

三、肌腱与肌肉异常

罕见的肘关节周围的肌腱撕脱(及撕裂),肱二头肌和三头肌腱最常受累。常规 X 线片特征表现包括关节积液、碎骨片和移位。

MRI 是最合适的诊断方法。肘关节周围的正常肌腱在 MRI 上表现为光滑的线样低信号结构。肌腱的撕裂和撕脱伴有轮廓不规则和破损以及肌腱的信号强度改变。异常的程度与损伤的严重程度即完全撕裂或部分撕裂有关。完全撕裂时肌腱会发生中断和回缩,而部分撕裂时可留存一些完好的肌腱纤维。信号强度的改变取决于损伤后的时间长短。

肱三头肌腱的撕裂较少见,完全撕裂多于部分撕裂。肌腱的典型撕裂发生在它的鹰嘴突止点处或其附近,断裂的肌腱会向近端回缩并常带有一块小骨片。较少见的断裂发生在肌腱结合部或肌腹部本身,部分断裂常累及肌腱的远端部分。矢状面和横断面的 MRI 可准确诊断肱三头肌腱的撕裂。伴发的异常包括有鹰嘴滑囊炎和桡骨头骨折。

虽然肱二头肌腱远端部分的断裂少见,占二头肌腱损伤的 5% 以下,但它是肘关节附近的一种重要损伤。肌腱完全断裂伴其在桡骨粗隆附着点处的撕脱,一般发生于 40 岁以上的男性,且多发于优势侧。肌腱完全撕裂但无回缩以及部分撕裂的病例较难以确诊。

慢性过度使用综合征也可导致肌腱病变。临床和影像学异常表现大多数在关节外侧肱骨外上髁和小头区域,这种疾病常被称为网球肘。代表性的损伤是伸肌腱(以及较少见的屈肌腱)内纤维自其上髁附着处的部分撕裂。

四、韧带异常

韧带的异常可造成肘关节的不稳定。肘关节不稳定的初步诊断依靠临床病史和常规 X 线检查。进行应力位摄片也有助于诊断。

MRI 可用来评估肘关节周围韧带的急、慢性损伤。正常情况下,副韧带,特别是内侧副韧带在冠状面像上显示为薄薄的线样低信号条带。斜冠状位的 MRI 成像平面对准副韧带的最重要成分的纵轴即可看见该韧带。这些韧带损伤时,MRI 显示为松弛、不规则、轮廓模糊以及受损韧带内和周围组织的信号增强。在 T_2 加权自旋回波和梯度回波 MRI 上信号增强的区域最为显著,表明存有出血和水肿或钙化。磁共振关节造影在评估肘关节韧带损伤中的作用尚未确定。它可能在肘关节术后和关节侧方部分韧带撕裂的评估中特别有帮助。

五、神经异常

肘关节周围的卡压性神经病可见于尺、桡或正中神经,累及尺神经者最为常见。尺神经肱骨内上髁后面的骨纤维隧道内受卡压可引起肘管综合征。此综合征的典型病因是损伤和渐进性肘外翻畸形(迟发性尺神经麻痹),其他病因还包括骨关节炎、类风湿性关节炎、神经半脱位、长期卧床、异常肌肉、肿块和滑车发育不全。此综合征的另一个病因是构成肘管顶的支持带增厚,且内侧韧带复合体也会增厚与骨化。临床表现包括尺侧腕屈肌、第四和第五指深屈肌及手内在肌的无力。神经可能增粗并有触痛。

X 线片可显示与骨赘形成部分相关的肘管变窄,MRI 具有重要价值。MRI 可显示尺神经的移位或变向、软组织肿物以及受压神经的增粗与信号增强。另外,部分桡神经或正中神经受压的患者,MRI 可显示肿物(如脂肪瘤或腱鞘囊肿)、受累神经的移位和神经内异常的信号

六、分离性骨软骨炎

肘关节的分离性骨软骨炎常发生于肱骨小头,多认为是种能引起骨坏死的创伤后异常。与其他部位(如股骨髁)的分离性骨软骨炎一样,小头的分离性骨软骨炎可用 MRI 来获取有关邻近关节软骨完整性、分离骨块的成活性以及是否存在关节内骨与软骨游离体的信息,关节积液或骨块与主骨界面间肉芽组织的存在(T_2WI 表现为高信号强度)通常说明是不稳定损伤的表现。

七、关节内骨软骨游离体

引起肘关节关节面碎裂的任何疾病都可引起关节内骨软骨游离体,创伤是最重要的原因。

肘关节的游离体一般迁移到关节的悬垂部分和骨的正常凹陷处,特别是鹰嘴窝。鹰嘴窝处的关节内游离体可能会阻碍肘关节的完全伸直。

肘关节内钙化的游离体可经常规 X 线片查出;CT 扫描可检出那些嵌入在鹰嘴窝的游离体,尤其是未钙化的游离体。在所有检查手段中,CT 最为常用,但纯软骨性游离体在 CT 上表现为类似于肥大的滑膜组织的透光区,从而造成诊断困难。MRI 对小的钙化的游离体相对不敏感,因其信号缺乏而易漏诊。而且小的未钙化的软骨性游离体在 T₂加权自旋回波像表现为高信号,类似于关节液的信号强度。MRI 关节造影有助于查出小的钙化或非钙化游离体。大的钙化游离体(因其突出的低信号病灶的存在)和大的骨化游离体(因其内骨髓的存在)而更易于用 MRI 检出。

第九节　腕关节损伤性疾病

一、下尺桡关节脱位

虽然偶尔可见下尺桡关节单纯性脱位,但此关节的脱位或半脱位可伴发于桡骨的骨折,这种组合表现称之为 Galeazzi 骨折脱位。桡骨干通常会骨折,如果没有桡骨干骨折不能称为 Galeazzi 骨折脱位。Galeazzi 骨折脱位伴发的骨折最常见于桡骨中远段的结合处,而且呈短斜行。桡骨远端骨折块沿尺侧方向移位,这时尺骨头的脱位通常会很明显。由于下尺桡关节的解剖结构比较复杂,常规 X 线检查难以显示此部位的解剖结构,许多复合损伤会影响这个关节,而且下尺桡关节可发生单独的脱位或半脱位(背侧或掌侧)。用常规 X 线片难以诊断下尺桡关节轻度半脱位,这与拍摄正侧位片时,受伤腕难以正确摆位,以及在前臂旋前或旋后位时,尺骨位置会有变化有关。CT 和 MRI 在评价此关节方面具有诊断优势,包括其能轴位成像、可同时观察双侧腕关节(以便进行对比)以及能显示重要的软组织支撑结构。

二、腕关节脱位

单纯腕关节脱位并不多见,多为骨折脱位或脱位骨折。腕关节脱位包括桡腕关节脱位、腕骨脱位和腕掌关节脱位,其中以腕骨脱位较为常见、重要及复杂。腕骨间的活动以头月关节为活动中心,故腕骨脱位总是以头月关节为中心;头月虽为球窝关节,但月骨的关节窝非常浅,且关节囊韧带松弛,故该关节有不稳定的弱点。相反腕掌关节以及其他腕骨间关节,韧带广泛牢固,关节相对稳定坚强。桡腕关节之桡骨远端关节面凹陷,容纳舟骨和月骨,且桡骨远端前缘、后缘和桡骨茎突作为骨性关节盂唇,使桡腕关节较为稳定。Walson-Jones 将腕骨脱位和骨折脱位归纳为月骨脱位、月骨周围脱位、月骨和半舟骨脱位、经舟骨月骨周围脱位、舟骨和月骨脱位以及舟骨月骨周围脱位六个类型,其中以月骨脱位、月骨周围脱位及经舟骨月骨周围脱位较常见。其他腕骨如豌豆骨等也可发生脱位。

1. 月骨背侧及掌侧脱位

在月骨背侧脱位时,侧位片示头骨向月骨背侧移位,正位片可见远近两排腕骨重叠,有时头骨和其他远排腕骨自行复位而迫使月骨向掌侧脱位,在侧位片上可见头骨与桡骨远端相关节,而月骨向掌侧移位至桡骨缘,正位片上月骨呈三角形或楔形。

2.月骨周围掌侧及背侧腕脱位

月骨周围掌侧腕脱位,系月骨掌屈而头骨向掌侧移位。腕过屈摔倒时手部撑地所致,远排腕骨就可能出现此种损伤。月骨周围背侧腕脱位比月骨周围掌侧腕脱位更少见,其损伤机理不明。

3.经舟骨月骨周围腕脱位

舟骨骨折伴月骨周围腕脱位,称之为经舟骨月骨周围腕脱位。舟骨远端与头骨一起脱,而近端部仍附着于月骨。如舟、月骨分离或舟骨的月侧缘撕脱骨折,均提示有经舟骨月骨周围腕脱位的可能。

4.月骨脱位

月骨脱位系指月骨单独向掌侧脱位,一般桡月掌背侧韧带都发生撕裂才会出现月骨脱位。X线正位片可见月骨旋转与头骨重叠。头月关节与桡月关节间隙均可消失;侧位片主要是月骨向掌侧脱位。月骨窝状关节面向前,而舟骨、头骨与桡骨关系仍保持原位不变。

5.月骨周围脱位

月骨周围脱位是指月骨原位不动,即与桡骨远端仍保持正常关系,而其他腕骨都伴随头骨同时脱位,头骨脱位以向背侧脱位最多见。一般头月掌背侧韧带均发生撕裂,而桡月掌背侧韧带均完整。X线正位片主要是头月关节间隙异常,如关节重叠、间隙消失或间隙稍窄;侧位片主要为月骨原位不动,而月骨上关节面空虚,头骨在月骨背缘后上方,舟骨向背侧脱位,桡骨背缘骨折。

三、腕关节骨折

腕部骨折有多种类型,其中桡骨远端的 Colles 骨折最多见,舟骨骨折和尺、桡骨茎突骨折次之。Colles 骨折常累及远尺桡关节甚至桡腕关节,故以后可发生腕关节骨性关节病改变。舟骨骨折可发生创伤性关节炎和缺血性坏死,舟骨周围都是关节软骨面,无血管进入后较易发生缺血坏死,而结节部骨折因血运丰富不易发生坏死。尺桡骨茎突骨折常为腕关节骨折脱位的合并损伤。尺桡骨远端骨骺分离是儿童常见的腕部骨折类型,严重且复位、愈合不佳者,可影响骨骼发育,并出现后遗畸形。

(一)X 线表现

腕部骨折类型一般在 X 线常规腕关节正侧位片上均可清楚显示,但有时诊断也较困难,这时观察创伤后软组织改变,对诊断腕部骨折,尤其是隐匿骨折有意义,如舟骨骨折和累及关节面的桡骨远端骨折,在腕关节正位片上可见舟骨旁脂肪线影向桡侧隆凸或此影模糊不清。X线片观察困难者,如临床症状明显,可进行 CT 或 MRI 扫描检查,对明确诊断有帮助。

1.舟骨骨折

舟骨骨折占腕骨骨折的 71.2%,多在舟骨腰部发生。按其部位分成四类:结节骨折、腰部骨折、近端骨折、远端骨折。按类型分为:稳定型(无韧带损伤),在腕骨斜位片上可见到舟骨有小于 1 mm 的裂隙;成角型,骨折时附着在舟骨腰部的韧带若有一根撕裂,就会引起成角移位,在前后位或斜位片上骨折间隙大于 1 mm,或在侧位片上其头月角大于 15°,舟月角大于 45°;移位型,骨折时如韧带同时自舟骨背嵴和掌骨嵴撕裂,则骨折片移位,移位程度与软组织损伤程度成正比,舟骨前后位片对这种移位显示最佳,且可见到骨折片与舟骨呈阶梯状。

舟骨隐性骨折发生率很高,观察软组织是提高诊断率的有效方法。舟状骨脂肪垫在后前位和斜位上是一条与舟状骨平行的相对透亮线,正常时这条线凸面向舟状骨,如此线的凸面相反或消失即为异常。正常腕背形态是皮肤和脂肪平面与手腕及前臂远端的骨轮廓大体平行,在腕骨局部为轻凹形。损伤时软组织平面被腕骨推移,引起皮肤凸起和(或)脂肪平面凸起或消失。上述两征象不能肯定正常或异常时,应认为"可疑"。损伤48 h内,确认腕背软组织正常时,可肯定没有骨折;也有认为应固定10 d复查软组织征象。另外一个提示舟骨隐性骨折及腕关节失稳的征象是月骨倾斜,因月、舟是由同一个韧带系统相互联接的,故舟状骨骨折及腕间韧带失稳将造成月骨倾斜过度,头月角与月舟角超正常范围提示可疑异常。但由于人群中的变异性,最好进行患、健侧对比。有些裂纹骨折,早期X线片检查为阴性。

2.三角骨骨折

三角骨是腕关节的支撑点之一,其掌背侧均有坚强韧带附着,可引起撕脱性骨折。但常见的是背侧撞击型骨折,掌侧撞击型是外力通过豌豆骨直接撞击三角骨掌侧,而发生的三角骨掌侧骨折,同时由于外力作用不同还可发生横行骨折及纵行骨折,X线诊断不难。

(二)CT 检查

由于是层面的图像,能排除X线片中腕骨的重叠,所以能全面地显示骨折以及骨折的移位程度、方向、骨碎片的数量等或脱位的全貌,在诊断上有了很大程度的改善。但CT二维图像缺乏上下结构的联系及整体观,而三维CT可补充二维图像的不足,直接揭示了腕关节的解剖结构,提高了识别能力,所以CT及三维CT能清楚地显示腕关节平片所不能显示的骨折及脱位,给手术提供准确的解剖依据。三维CT还能通过不同的轴"旋转"从各个角度和方向观察腕骨表面的情况、骨折累及的程度以及与周围的关系。

(三)MRI 检查

MRI对腕骨骨折的早期诊断、骨折是否正在愈合及骨连接是否完成具有较高的敏感性,尤其是对隐匿性骨折有重要的诊断价值。表现为:新鲜骨折在T_1加权像、T_2加权像上均见低信号骨折线,骨折块在T_1加权像呈低信号,T_2加权像呈高信号。如T_2加权像上高信号持续存在,表明舟骨血管正在进行重新建立,且能愈合,直到平片上骨折线愈合为止;骨不连,骨折块在T_1加权、T_2加权像上均呈低信号,病程中骨折块在T_2加权像上无高信号出现,骨折线可持续存在。

四、三角纤维软骨复合体(TFCC)的病损

TFCC的病损程度可有不同,可局限于TFCC水平部即扁平部(称为TFC或关节盘),可累及TFCC的一个或多个成分,伴有或不伴有桡尺远侧关节不稳定。局限于TFCC的病损,可以有或无症状,可表现为腕部尺侧疼痛与压痛,某些病例在前臂旋转时可触及或听到咔嗒声;不伴有桡尺远侧关节的不稳定。TFC的退变性病损比创伤性病损常见。两者都可引起全层缺损,这种缺损大多数与渐进性磨损有关。

在没有MRI之前,评价三角纤维软骨复合体一般是凭借腕关节造影,用以检查三角纤维软骨复合体的腕骨侧形态,凭借造影剂是否外漏来判断是否有损伤或撕裂。

MRI在TFCC病损评估中的作用已在逐渐引起人们的注意。年轻人正常TFC的特征为在冠状、矢状和横断面的几乎所有MRI脉冲序列中都呈均一的低信号。正常TFC在MRI上的表现为特征性的低信号,但常遇到的两个正常高信号区可能会被视为病损的表现:桡骨远侧

部的关节软骨把 TFC 的顶部与邻近的骨质隔开,此区域关节软骨的线状外形类似下撕裂,但其信号的特征是软骨性的而非液性信号,TFCC 的桡侧撕脱合并此区域的液体积聚在正常情况下是不明显的;TFC 尺侧界的信号比其扁平部的信号高,该区域信号强度的特征通常不是液体性的,此正常现象与 TFCC 近侧附着点撕脱的鉴别可能很困难。

在矢状面图像上正常 TFC 为盘状低信号,紧邻尺骨远端关节软骨。其中央部表现为比其掌背侧部分薄,其尺骨小头凹的附着点很明显。在横断面图像上,正常 TFC 的特征是三角形低信号区。

TFC 的退变总是见于并开始于较薄的中央部,并且尺骨侧即近侧面区域的退变要严重得多。TFC 表面的进行性退变导致其侵蚀、变薄并最终穿孔。退变的 TFC 在 T 加权自旋回波 MRI 像上信号强度的增加与 TFC 创伤性病损的外观相似,个别病例的 MRI 所见可被误认为创伤所致的交通性缺损。在加权自旋回波 MRI 像上发现 TFC 轻微增高的信号对鉴别 TFC 退变与穿孔是很有用的,后者在 T_2 加权 SE-MRI 像上呈明显高信号。

尽管难以依靠 MRI 来区分是创伤还是退变引起的 TFC 交通性缺损,但依据典型的 MRI 特征常可对某些类型的交通性缺损或穿孔做出准确诊断。在 T_1WI、T_2WI 上显示贯穿 TFC 全层、与液体信号完全相同的线状高信号区,是存在交通性缺损的有力证据。桡尺远侧关节内液体的存在是 TFCC 穿孔时 MRI 的继发表现,但若是单独出现的则不是穿孔的诊断依据。

五、尺骨撞击综合征

尺骨撞击综合征又称尺腕桥基、尺月撞击综合征或尺侧桥基综合征。其定义为:一种与腕部尺侧过度负荷有关的,以腕部尺侧疼痛、肿胀和运动受限为特征的退变性疾病。病因包括尺骨长度的发育性改变、桡骨远端骨折的畸形愈合、桡骨远端骨骺的发育过早停止、Essex-Lopresti 骨折脱位以及桡骨头切除后。

常规 X 线片可发现在月骨近端的尺侧、三角骨近端的桡侧和尺骨头处的异常:包括骨硬化、囊肿和骨赘。MRI 可显示 TFC 和月三角骨间韧带的异常,还可证实月骨和三角骨近侧表面软骨下骨的软骨软化和病变。

六、远侧桡尺关节不稳定

临床表现为疼痛、无力、前臂旋转度丧失和弹响。以背侧不稳定为主,且体检证实尺骨头向背侧突出,特别是在前臂旋前的某一位置时。

普通 X 线片很难发现尺骨远端的半脱位,因为腕关节位置的轻微变化就会改变桡尺骨之间的关系。CT 或 MRI 扫描有利于远侧桡尺关节不稳定的诊断。由于微小位移可能是远侧桡尺关节轻度不稳定的特征性表现,因此伤侧与对侧的比较非常重要。尽管 CT 和 MRI 都能做此比较,但 MRI 的优势是能进行远侧桡尺关节的多平面分析,可直视背侧和掌侧桡尺韧带,并能对近旁结构如尺侧腕伸肌腱,以及也可能受累的 TFCC 的其他成分进行评估。

七、腕管综合征

腕管综合征是一种相对常见的,陷夹性神经疾病,可侵袭腕关节掌侧腕管内的正中神经。临床表现为手指正中神经分布区的感觉异常以及大鱼际肌的无力与萎缩。女性比男性多见,多发于 30～60 岁。大多累及单侧,优势手的发病率较高。体格检查部分依赖于在腕关节水平轻柔地叩击正中神经来重现症状,即 Tinel 征。腕管综合征的潜在病因有许多种,其中包括各种系统性疾病、肿块、解剖异常、职业性或事故性创伤以及炎症过程。

　　腕管综合征的 MRI 表现：正中神经在腕管近端变粗，在腕管内变扁平。在 T_2 加权像上正中神经呈高信号，与神经水肿有关。术后复发病例，可见腕横韧带连续性中断，在 T_1 加权像上见低信号手术瘢痕。正中神经肿胀，最好在豌豆骨水平进行评估；正中神经变扁，最好在钩骨水平进行评估；屈肌支持带向掌侧弓起，最好在钩骨水平进行评估；T_2 加权 SE 像上正中神经出现信号强度增高。正中神经增大的形式并非恒定，可弥散性增大或局灶性增大，特别是在豌豆骨水平。使用腕关节不同水平神经大小的比值可能有助于诊断。通常正中神经在豌豆骨水平横断面的值除以桡骨远端的值约等于 1；而腕管综合征患者此比值可大于 2。

　　屈肌腱鞘的炎症可视为腕管综合征的一个重要、可能是最常见的原因，主要依据手术时所见诊断。这种腱鞘炎的 MRI 异常包括：腕管内各腱鞘因渗出所致的肿大，腕管相邻肌腱间隔的增大，因肿大腱鞘液体的存在所致信号的增强以及屈肌支持带向掌侧弓凸。这些表现需与健侧比较，在某些病例中还需增强扫描来确诊。因类风湿性关节炎、痛风、双水焦磷酸钙结晶沉积病（CPPD）以及其他系统性关节疾患所导致的腱鞘炎常引起类似的 MRI 表现。在 T_2 加权自旋回波和梯度回波 MRI 上，痛风或淀粉样变性病的患者可能会在腕管内出现持续低信号区。腕管内纤维脂肪错构瘤会造成神经内及其周围的纤维脂肪浸润。脂肪抑制成像有助于鉴别炎症性病变的液体与腕管内脂肪。

第十节　髋关节损伤性疾病

一、髋关节脱位

　　髋关节脱位有先天性、病理性、创伤性及复发性等类型，本节重点描述新鲜的创伤性髋关节脱位。髋关节的骨性结构较坚固、稳定，一般不易发生创伤性脱位，占全身四大关节（肘、肩、髋、膝）的第 3 位。髋关节脱位大约占所有脱位的 5%。偶尔可见双侧髋关节脱位，或伴发于轻度创伤或韧带松弛的髋关节脱位。髋关节脱位通常分为前脱位、后脱位及中心性脱位，不过偶尔也可见其他变异类型，如直举型脱位（髋关节屈曲，腿部沿躯干延伸）。

　　创伤性髋关节脱位常见于成年人，但儿童及幼儿也可发生。在年轻人群中，脱位几乎都是后脱位，但也曾见前脱位。髋臼盂唇或关节囊的卡压，或者骨软骨块的陷夹，可能会阻挡完全复位。这种脱位可伴发股骨头的缺血性坏死或生长部损伤。

（一）髋关节前脱位

　　髋关节前脱位是相对少见的脱位类型，占所有髋关节脱位的 5%～10%，它是因腿部被动外展和外旋引起的。X 线片上可见股骨头处于异常位置上；在侧位 X 线片上，向前移位的股骨头一般移向内下方（即闭孔脱位）同时出现股骨外展及外旋，而后侧移位的股骨头通常位于外上方，同时出现股骨外展及内旋。

　　髋关节前脱位可并发髋臼缘、大转子、股骨颈或股骨头骨折。股骨头后上部及外侧的凹陷或变扁平是其特征性表现。髋关节前脱位偶尔可复发。

(二)髋关节后脱位

髋关节后脱位较常见,占所有髋关节脱位的 $80\% \sim 85\%$,并可由"仪表板创伤"引起,即汽车迎面撞击时弯曲的膝关节撞击仪表板造成的。摩托车车祸是这种脱位的另一个重要来源。此时腿部短缩、内旋及外展。髋关节后脱位常并发髋臼后缘骨折,需要仔细分析。常规 X 线片应采用斜位及侧位投照摄片。在正位 X 线片上后脱位的股骨头通常位于髋臼上方,不过偶尔可位于与髋臼同一水平。髋关节间隙持续增宽提示有异常移位的骨折块或明显的髋臼损伤。常规 X 线断层扫描或 CT 扫描可用于确诊小骨块、股骨头畸形及髋臼后缘损伤的范围。

Pipkin 分型系统常用于描述并发于髋关节后脱位的股骨头骨折。在这种分型系统中,Ⅰ型损伤并发的股骨头骨折在中心凹下方;Ⅱ型损伤并发的骨折在中心凹上方或累及中心凹;Ⅲ型损伤合并有股骨颈骨折;Ⅳ型损伤合并有髋臼骨折。这种损伤的附加并发症包括:关节周围软组织钙化和骨化,关节盂唇撕裂,髋臼骨折,股骨头坏死以及继发性退行性关节病。髋关节后脱位高达 25%,会并发骨坏死,尤其是当延误诊治和合并有髋臼后壁骨折时。复发性髋关节后脱位也曾有报道。

(三)髋臼中心性骨折脱位

髋臼中心性骨折脱位,通常是因大转子及骨盆外侧受暴力作用所致,应力是通过股骨头施加的。多种类型的髋臼骨折均可并发这种损伤,而且可发现骨盆内出血。继发性退行性关节病并不少见。中心型脱位时多合并髋臼复杂骨折,且多以臼底碎片向盆腔内不同程度内移为特征,中间关节间隙均 $>0.8\,cm$,以 $1.5 \sim 2\,cm$ 为多,或股骨头向臼前、后柱连线内突出 $0.5 \sim 1.5\,cm$。中间关节间隙越大或股骨头向臼前、后柱之连线内突出的程度越大,则提示病情越重,预后越差。

常规 CT 对大多数的髋关节脱位均能做出正确的诊断,较 X 线片其优势在于能清楚地显示脱位的方向与程度,更重要的是它能清晰准确地显示髋关节内是否有碎骨片的存在,这点直接决定着患者的治疗方案。还能显示髋关节脱位时的关节积血及关节内积气。事实上,如果没有穿通伤史或感染征象,在 CT 扫描上发现气泡或气液平面,则是新近髋关节脱位的可靠指证。

二、髋关节骨折

髋关节关节内骨折包括髋臼骨折和股骨颈骨折。

(一)髋臼骨折

髋臼由髂骨、耻骨和坐骨三骨组成,儿童时,三者借 Y 形软骨相隔,成人后相互融合成体。髋臼为半球形凹窝,容纳股骨头,其半月形关节面包含在两个粗厚的柱状结构(前柱或髂耻段,后柱或髂坐段)之间。当髋臼遭受暴力,可发生骨折。常合并有股骨头脱位。髋臼骨折可分为后壁骨折、后柱骨折、前壁骨折、前柱骨折、横行骨折、联合骨折等类型。也可按 Letoumel 分类:简单骨折和复合骨折。Matta 采用多种影像学方法检查后大大提高了髋臼骨折的诊断率。

1.X 线检查

骨盆前后位片是诊断髋臼骨折的主要手段,大部分病例通过一张高质量的后位片就可以做出髋臼骨折的诊断。但这仅限于显而易见的骨折,对于一些轻微或不显著的骨折就难以诊断,更重要的是前后位片分型符合率仅为 44.6%。如果不从多方位、多角度观测,很难判断骨折分型。与前后位片相比,多方位片将骨折的检出率提高到 94.6%,而且将骨折分型符合率提高到 92.9％。多方位 X 线片(闭孔斜位髂骨斜位、骨盆入口位)是一种经济实惠、简单快捷、容易普及且可靠有效的检查方法。

2.CT 检查

作为横断面 CT 扫描,可清晰显示骨折的部位、移位情况甚至一些细微的变化,有助于做出正确诊断分型。CT 具有 X 线片不能替代的优势,对平片难以发现的隐匿性骨折的显示有着不可比拟的优越性,加深了解髋臼骨折的范围程度,避免骨折的漏诊,了解前后壁骨折块的大小及数量,关节内是否存在碎骨块,股骨头、颈有无骨折。如果嵌入的关节内碎骨片不能及时发现与清除,随着时间的延长,患者股骨头缺血坏死率、创伤性关节炎的发生率明显上升。了解关节囊及周围软组织损伤情况。

3.三维 CT 重建

虽然 CT 横断面图像弥补了传统 X 线片的不足,可以观察骨折周围的解剖关系以及脱位的方向,但对于发现水平的骨折线和多发粉碎性骨折,以及了解确切的解剖关系或在指导制订手术方案方面仍嫌不足。用 MPR 多平面重建可以发现水平骨折线,弥补轴位图像的不足;VRT 三维重建 CT 成像,可沿 X、Y 和 Z 轴做任何方向的旋转,并显示髋骨,骶骨和股骨三者之间的解剖关系,骨折线的位置、方向、角度和走行,做冠状面、矢状面重建提供不同角度、不同方向的立体图像。同时可去除股骨头,观察髋臼内骨折形态,发现可能会影响制订手术方案的细微的移位骨折线,从而全面立体观察严重粉碎性骨折并做出分型。术后还可通过三维重建观察骨折的复位,关节面是否平整,了解钢板和螺钉的位置。现在本法已成为国内外髋臼骨折诊断中的一种主流手段。三维重建也有其不足,所以不能单独作为诊断手段,须与常规 CT 图像及 MPR 图像结合。

(二)股骨颈骨折

股骨颈骨折多见于年轻运动员的应力性骨折、病理性骨折及骨量减少的老年骨质疏松。解剖学定位包括头下、经颈、颈基底,关节囊内骨折指发生在头下至经颈区域的骨折,关节囊外骨折指发生于颈基底至大转子区域的骨折。头下骨折发生于股骨头关节面的正下方,经颈骨折横穿股骨颈中部,颈基底骨折发生于股骨颈基底部。

Pauwels 根据骨折线与水平线所成角度将这种骨折分成 3 型:Ⅰ型是指骨折线与水平线成角小于 30°的骨折;Ⅱ型是指成角在 30°～50°的骨折;Ⅲ型是指成角在 50°～70°的骨折。骨折线越接近垂直位的骨折(如Ⅲ型),所受到的剪切力就越大,越容易导致不愈合。Garden 分型系统是根据复位前 X 线片上骨折的移位程度对关节囊内骨折进行分型,特别是那些位于头下区域的骨折,其将骨折分为 4 型:Ⅰ型为不完全骨折或嵌插骨折;Ⅱ型为完全骨折无移位;Ⅲ型为完全骨折但骨折块有部分移位,常伴有远端骨折块短缩和外旋;Ⅳ型为完全骨折伴骨折块完全移位。GardenⅢ型和Ⅳ型骨折通常伴有明显的并发症,而且手术操作困难。后一种分型方法的难点在于对股骨头的骨小梁与髋臼骨小梁的排列方向一致(Ⅳ型骨折)还是不一致(Ⅲ型骨折)有争议。无论是 Pauwels 系统还是 Garden 分型系统,均没有指明股骨头的旋转畸形或股骨颈骨折的粉碎性,然而这些因素对评价股骨颈骨折严重性是非常重要的。

影像学表现:骨折后移位的股骨颈骨折,X 线检查很容易发现,但常规 X 线片对其此关节内骨折诊断有困难。骨小梁和(或)骨皮质的微小断裂在 X 线片上不易发现,可导致此类骨折的漏诊。这就需要进行 CT 检查,尤其多层螺旋 CT 的多平面重建技术,对发现这类骨折有重要价值。在诊断无移位的股骨颈骨折方面,磁共振成像具有很好的应用前景。无移位股骨颈

骨折在 T_1WI 的特征为一界限清楚的线状低信号带,其可能被更宽且界限不清楚的低信号带所包绕,而这一现象的出现是由于骨髓水肿造成。骨折线在 T_2WI 中可表现为低信号带,水肿区域为高信号带。

股骨颈关节囊内骨折在伤后 6～12 个月会显示出愈合征象,延迟愈合和不愈合并不见,其中不愈合的发生率为 5%～25%。骨折不愈合的因素包括患者高龄、骨质疏松、骨折后方粉碎、复位不充分以及内固定技术落后,股骨头缺血性坏死的发生率为 10%～30%,其随着骨折块移位程度的加重而增加,或者由于稳定性差而使骨折部位持续存在相对运动也会增加坏死的发生率。虽然常规 X 线片在评估创伤后骨坏死方面仍占有重要地位,但 MRI 成像诊断价值更大。所产生的 X 线片异常表现具有典型性,最早可出现于骨折后 3 个月,最晚可在骨折后 3 年才出现。主要表现包括股骨头密度增加,以及关节面不规整和软骨下出现透光区。晚期可能出现坏死骨折的部分塌陷,而且一旦发生便会产生明显的临床表现,并且容易继发退行性骨关节病。关节囊内股骨颈骨折的其他并发症还包括创伤后血栓形成以及术后骨髓炎和脓毒性关节炎。

三、臼唇异常

髋臼盂唇的异常在成人和儿童均可发生,是髋臼缘综合征的一大原因。

(一)臼唇撕裂

最初的临床表现为局部压痛和疼痛。疼痛是持续的临床表现。盂唇撕裂不仅发生于婴儿,也可发生于青年人,但很少出现在老年患者。在成人,盂唇撕裂可伴有也可不伴有髋臼的长期发育不全性改变。在所有的患者中,髋臼发育不全的 X 线片证据均明显。其他的 X 线表现,还有髋臼的软骨下骨囊肿以及较早出现的髋关节骨关节炎。在向髋关节腔注入造影剂后均可见造影剂通向盂唇,此即为盂唇撕裂的依据。在发育性髋关节发育不良的患者中,未被包绕的股骨头易发生机械性变形,盂唇组织随之发生退形性改变。

CT 显示,臼周软组织囊肿或髋臼顶部的骨囊肿。外科手术时,所有患者均被发现有累及髋臼缘前上象限的髋臼盂唇撕裂,类似于膝关节半月板的桶柄样撕裂。

(二)臼唇的囊性退变和腱鞘囊肿

髋臼内和(或)邻近盂唇处的腱鞘囊肿与髋臼发育不全和(或)盂唇撕裂有相关性。常规 X 线检查可显示骨内气体影以及关节周围腱鞘囊肿。髋关节造影或 CT 可见盂唇撕裂处的小透亮影。MRI 和 CT 扫描对检查腱鞘囊肿有帮助。

(三)一过性骨髓水肿

臼唇病变可引起股骨头的一过性骨髓水肿,在 MRI 上信号特征明显,须与股骨头早期坏死鉴别。

四、软组织和肌肉组织异常

髋部许多软组织异常会引起明显的临床表现,髋关节弹响综合征已越来越受到重视。已经发现许多因素都可以引起伴有弹响的髋关节疼痛。一些研究已证明,髂腰肌肌腱半脱位是引起髋关节弹响的一个原因。髋部外侧疼痛,尤其是老年女性,其中一个重要的原因就是髋关节旋转袖套撕裂。最典型的撕裂发生于臀中肌或臀小肌在大转子的附着处,有时两者同时损伤。

磁共振成像能对髋关节旋转袖套撕裂做出诊断。急性期肌腱完全或不完全性撕裂或肌腱撕脱伴有邻近区域的信号强度异常,表明此处有出血和水肿。潜在的腱鞘炎非常常见。在慢性期,可能会发生肌肉的萎缩。

第十一节　膝关节损伤性疾病

膝关节损伤性疾病是指各种急慢性损伤所致的疾病。疾病种类很多,膝关节损伤主要包括三类,即骨软骨损伤、半月板损伤、韧带及肌腱损伤

一、膝关节骨、软骨损伤

(一)膝关节骨折

膝关节骨折指的是关节构成骨的骨折,骨折种类较多,主要包括股骨下端骨折、胫骨上端骨折、腓骨上端骨折及髌骨骨折。这些骨折多为关节内骨折,如股骨内髁或外髁骨折、股骨髁间骨折、胫骨内或外髁骨折、胫骨髁间骨折、胫骨平台骨折、髁间隆突骨折等。可有各种骨折类型,如纵裂、横断、粉碎、嵌顿、压缩、塌陷、撕脱等。骨折常累及骨性关节面,引起膝关节内积血,同时常损伤关节囊、滑膜囊、韧带及肌腱等周围软组织结构,亦可发生血管、神经等损伤。这类骨折如损伤严重或治疗不及时或不当,可造成创伤性继发性骨性关节病及各种关节畸形。

影像学表现:X线检查对膝关节骨折的诊断有决定性意义,可显示骨折类型、移位情况及严重程度,对治疗方法的选择有指导意义。膝关节骨折无论简单骨折,还是复杂骨折,X线常规正侧位基本上能满足诊断要求,但有些髌骨纵裂骨折尚需加拍髌骨轴位或CT横扫才能清楚显示骨折状况。近几年多层螺旋CT技术的各种后处理图像能够多方位显示骨折形态,对临床有重要价值。MRI不仅可以发现骨折,还可以评价关节软骨损伤和关节内积液情况。

(二)膝关节骨骺损伤

膝关节骨骺损伤是一种发生在儿童青少年的骨折,有时会引起生长发育障碍和关节畸形等严重的后遗症。由于这类损伤多是伤及骺软骨板,而不是伤及骨骺本身,故称为骺软骨板或生长板损伤骨折更为确切,但现在仍习惯称骨骺损伤,骨骺损伤一般根据骨折线穿过骨骺、骺板与干骺端的情况以及愈后的好坏加以分类。常用的分类方法为 Salter- Harris 的 I 至 V 型。

(三)膝部骨挫伤,隐匿骨折及应力骨折

这三种损伤都属于常规X线难以显示的损伤类型,可统称为隐匿性损伤骨异常。骨挫伤和隐匿骨折有急性损伤病史,应力骨折有慢性反复损伤病史。隐匿性骨折的主要病理改变为骨髓内骨小梁微骨折,伴局部出血和水肿。外伤原因可为机动车伤、跌伤或打击伤。直接暴力或传导暴力作用于膝部骨骼导致局部骨小梁中断、骨髓广泛水肿与出血。剪力伤导致松质骨内斜行损伤,形成境界较清楚的骨髓水肿。

影像学表现:隐匿性骨折又称细微骨折、骨挫伤,是指X线片上无明显骨折线而又确实存在的骨折。

以往隐匿性骨折是依据早期平片阴性,而一段时间后出现骨膜增生或局部骨密度增高、骨

质增生来确诊,这只是一种回顾性诊断,并不能指导治疗。因为本病没有骨皮质中断,所以普通 X 线检查难以发现。虽然 CT 检查的密度分辨率高于普通 X 线,尤其是螺旋 CT 薄层高分辨率扫描及三维重建,在显示膝关节外伤方面,能够发现普通 X 线难以发现的裂纹骨折以及较为明显的半月板损伤、膝关节腔的积液,但是它的成像原理仍然与普通 X 线一样,对于隐性骨折有其局限性。膝部外伤后如 X 线检查和 CT 检查阴性,临床有膝部疼痛和压痛,以负重时明显,特别是经适当的休息和减轻负重等措施不能缓解者,应怀疑本病可能,宜进一步行 MRI 检查。

MRI 检查是应用于氢质子的成像,正常的骨髓内有较多的含水细胞及脂肪成分,不同年龄其脂肪及水的含量又不一样。在膝关节的外伤部位,其氢的分布与正常的膝关节存在不同程度的差异,MRI 检查就是依据这种差异产生出不同信号的 MRI 图像,反应脂肪和细胞成分的变化,这就形成了隐性骨折及周围骨髓水肿即骨挫伤的异常信号。

膝关节隐匿性损伤骨异常 MRI 表现可在对侧的应力区,也可发生在直接损伤区。结合文献,总结其 MRI 特点如下,

(1)位于胫骨平台、股骨下端、腓骨上端及髌骨松质骨区,以胫骨平台和股骨内外侧髁多见。其中股骨内外侧髁和胫骨平台内外侧隐性骨折常同时存在,原因是跌落伤或其他传导暴力伤导致膝关节面相对应的两骨撞击致伤。

(2)呈斑片状,境界常不清楚,以胫骨平台和股骨下端者病变范围最大。

(3)T_1WI 呈低信号,但 T_1WI 对病变不敏感,原因是骨折处的出血或骨髓水肿较轻,导致 T_1WI 不能显示出明显的信号改变。T_2WI 与 STIR、质子加权像呈高信号,以脂肪抑制 T_2WI 显示最佳。隐性骨折线在 T_1WI 及 T_2WI 上显示为低信号,可能为嵌入骨小梁或稍有骨髓移位所致;骨挫伤在 T_1WI 上为斑片样低信号,T_2WI 为高信号。

(4)复查 MRI,3 个月左右局部异常信号消失,同时临床症状消失或明显减轻。尽管这种类型的损伤有直接组织学依据,但从部位和完全恢复正常骨髓信号的自限特点来看,是种可完全愈合的压力骨损伤。

MRI 检查还可以检出膝关节外伤造成的半月板韧带的损伤以及关节腔的积液,甚至可以确定病变的时期。

二、膝关节脱位

膝关节脱位以青壮年较常见,老年人较少见。膝关节是人体内最大,结构最复杂的关节之一。膝关节由于有侧副、交叉等韧带的束缚和半月板、关节囊的辅助而保持稳定,即有较强的关节稳定结构,所以在一般的外力作用下,膝关节不易脱位。当膝关节遭受到强大的直接暴力,如车祸、剧烈对抗的运动等,引起关节强力过伸,侧屈或旋转时,可造成某些韧带结构的严重撕裂伤。当暴力超出稳定结构提供的保护力量时,可发生膝关节脱位。在某些情况下,暴力还可能在韧带结构损伤的同时,造成胫骨髁的骨折,导致膝关节骨折、脱位。膝关节包括胫股(又可分为内侧和外侧两个部分)、髌股和胫腓三个关节成分,均可发生相应的关节脱位。即膝关节脱位(胫股关节脱位)、髌骨脱位(髌骨关节脱位)和胫腓上关节脱位。

(一)胫股脱位

胫股脱位是指胫骨上端与股骨下端的正常组合关系发生变化,产生不同程度的移位。胫股脱位的诊断主要依靠 X 线片检查,一般只需摄患侧膝关节正侧位片均可显示,诊断一般不

困难。胫股脱位主要 X 线表现是观察胫骨上端与股骨下端的正常组合关系的变化及移位情况。

胫股脱位按照脱位程度和是否伴有骨折,分为胫股脱位和胫股骨折脱位两种胫股脱位,按其关节脱位的程度可分为完全性和不完全性两种。前者指胫股关节严重分离,并造成关节韧带广泛损伤;后者多见于交叉韧带和(或)侧副韧带损伤,但膝关节稳定性损伤尚不至引起胫股全脱位时,可发生股骨在胫骨上的异常移动而导致所谓不完全性脱位。胫股脱位按其脱位方向可分为五型:Ⅰ型,前脱位,胫骨在股骨前方;Ⅱ型,后脱位,胫骨在股骨后方;Ⅲ型,内侧脱位,胫骨在股骨内侧;Ⅳ型,外侧脱位,胫骨在股骨的外侧;Ⅴ型,旋转性脱位,当受到旋转暴力时,胫骨将发生旋转,称旋转性脱位,又分为内旋性或外旋性脱位。胫股旋转或侧后方脱位,往往由于内侧关节囊和韧带陷在关节内,难以复位,由于胫骨轻度外侧移位,X 线片难以诊断。胫股脱位以前脱位较多见,后脱位次之,侧方脱位占第三位,旋转性脱位最少。胫股骨折脱位,通常是脱位过程中股骨髁对胫骨髁的撞击导致胫骨髁的骨折。韧带附着点的骨块撕脱也可看作是伴有关节骨折的脱位。

胫股半脱位通常是膝关节相应的韧带结构断裂导致的胫骨前移、后移或旋转。作为一条通用规则,若发现膝关节四条主要韧带(交叉韧带和副韧带)断裂,或两条交叉韧带严重损伤,即使临床检查并未见膝关节脱位症状,也意味着已发生胫股脱位。

(二)髌骨脱位

髌股关节在膝部三个关节中最易发生脱位,一般髌骨脱位总是向外侧移位,特别是膝为屈曲位时,髌骨滑出股骨外髁。髌骨脱位按病因可分为先天性、外伤性和习惯性等类型。造成髌骨移位的异常因素包括:异常高位髌骨(高位髌骨),外侧股骨髁高度不足,股髌沟浅显,膝外翻或后弯,髌腱外侧附着,肌无力,以及胫骨过度扭转等。绝大多数为外侧脱位,不过也有少数为垂直(上方)脱位或旋转脱位,分别通过膝关节垂直轴线或水平轴线,旋转脱位可伴有髌骨髁间或关节内移位。髌骨内侧脱位可发生于髌骨外侧支持带松解手术后。就髌骨外侧脱位而言,髌骨的移位可能是暂时的。有的在事故现场即可完成复位,因而拍摄初始 X 线片时髌骨已不再脱位。

因此观察是否有特征性的骨折对明确诊断十分重要,尤其是髌骨内侧骨软骨骨折和外侧股骨髁骨折较常见。

髌股角的测量方法及影像诊断,在髌骨轴位的 X 线片上先做 A-A'线连接股骨两个髁的突出部分。第二条 B-B'线为髌骨内侧关节面的连接线,两条线相交形成髌股角。正常情况下,髌股角向外侧开口。影像学表现为两条线平行,髌股角向内侧开口,髌骨离开股骨切迹处正常的中心位置向外侧移位。三者具备其一即可诊断为髌骨脱位。

1.外伤性髌骨脱位

创伤性髌骨脱位可由直接打击或股四头肌剧烈收缩所致。脱位方向取决于暴力(直接或间接)的方向与作用点和膝关节的状态,一般分为外、内、上、下、关节内和髁间脱位六种,以外侧脱位最多见。

X 线、CT 检查:伸膝位时脱位的髌骨可以在正常位置,但在屈膝位时可显示外脱征象;轴位 X 线片最有价值,髌骨轴位片可显示髌骨外移或其他位置异常。有关节内出血时,关节间隙可增宽。有时亦可显示骨折或骨性发育异常表现。髌骨脱位后关节囊和滑囊均有不同程度的撕裂,并且绝大部分患者伴有髌骨软骨的损伤。

2.复发性髌骨脱位

髌股关节在膝部的三个关节中最易发生复发性脱位,这种不稳定性常由先天性因素或原发暴力损伤引起。形成复发性脱位有许多的内在性和外在性因素,其中主要的潜在因素有:广泛韧带松弛,可以是一种遗传缺陷;股骨外髁的发育低下及髁间窝浅小;髌骨的异常高位,通常髌骨在髁间沟内;伸膝装置力线异常;膝外翻,女孩较男孩多见,常两侧受累,当膝屈曲或半屈时,突然在膝前有严重疼痛,临床上常可见髌骨的外移,但X线很少能显示脱位状态,常显示髌骨轻度增高。半屈位摄片可显示髌骨外移。异常外侧髌股角可作为复发性髌骨半脱位的一个X线诊断指证。髌股关节外形的X线分析对诊断也有帮助。

3.习惯性髌骨脱位

习惯性脱位与复发性脱位意义相近,常有混用现象。两者都有关节反复脱位现象,但习惯性脱位多没有外伤史,而复发性脱位多有外伤史,复发性脱位在发生脱位之间可以正常数周或数月,而习惯性脱位,当膝屈曲超过一定程度时每次部发生髌骨外移。习惯性脱位发病年龄较早,通常在儿童早期,病理也有不同。习惯性脱位有股四头肌,特别是股外肌的异常,可表现为纤维挛缩。当膝每次屈曲时,牵拉髌骨外移:在X线征象上习惯性脱位与复发性脱位两者无差异。

髌骨脱位的MRI特点包括:关节积血(可能伴有液平),关节内软骨或骨软骨游离体。髌骨内侧面和股骨外侧髁前面的骨软骨骨折或骨髓水肿(可同时发生),以及髌骨内侧支持带(或内侧髌股韧带)在髌骨或股骨附着点处的断裂。

(三)胫腓上关节脱位

胫腓上关节脱位罕见,腓骨骨折并胫腓上关节脱位亦属少见。临床上分为外伤性(急性)脱位和复发性(慢性)脱位,脱位方向以腓骨小头移位的方向与位置为标准,可有向前、向后、向上和双向(合并胫腓下关节脱位)四种类型。胫腓上关节脱位尽管罕见,但在跳伞、悬挂滑翔、特技跳伞和骑马活动损伤中均可能发生胫腓上关节脱位,可伴发腓骨头前方或少见的后方脱位。

X线表现:胫腓上关节脱位的X线表现往往较细微。腓骨头向前方移位时,同时也向外侧移位。通过对比健侧X线表现,或仔细分析腓骨头与胫骨后外侧面上骨性线沟的关系,能更好地了解这种前外侧移位。斜位X线片可显示胫骨和腓骨的完全分离。在后方脱位病例中,腓骨头向内侧移位,在正位X线片上腓骨头大部分与胫骨相重叠。胫腓上关节半脱位是指存在异常移位和临床症状但未完全脱位。这种病变是年轻人的一种自限性疾病,随着骨骼的成熟症状会逐渐减轻,不过若症状和体征持续存在,则可能需要手术治疗。

三、半月板病变

(一)半月板撕裂

半月板是位于胫骨平台和股骨内外髁间的纤维软骨结构。半月板中央凹陷较薄、外缘较厚,内侧半月板呈"C"型,由前向后逐渐增大,外侧半月板较小,近似"H型",其前后角大小几乎相等。膝关节的各种活动使半月板承受着来自各个方面的应力,有垂直压力、向四周的水平拉力和旋转产生的剪应力。半月板损伤的机制,多为膝关节伸屈过程中同时出现突然的旋转或内外翻,半月板被挤夹于股骨髁和胫骨平台之间,承受着垂直压力的同时又遭受牵拉和剪力,使其前后角之间形成反向牵拉,造成横行撕裂或前后角撕裂;或半月板被挤压碎裂成纵行或边缘撕裂,严重者可出现多种类型的撕裂同时存在。在不同的人群,因其年龄、职业、运动程度不同,可产生不同的半月板损伤。年轻人半月板较厚,弹性好,吸收缓冲振动的能力强,但由于其运动量大,损伤暴力亦大,因而所造成的半月板损伤多呈纵行撕裂;老年人的半月板因退变而变薄,弹性差,活动范围小,形成的半月板损伤多为水平(分层)撕裂或磨损退变。长期蹲位工作者,因半月板长期受挤压,多发生水平状撕裂。

临床特征:内侧半月板撕裂有特征性的扭伤史,尤其是"桶柄状"撕裂,关节前内侧痛。关节不能够充分伸直(绞锁),但它不是真正的绞锁,因为屈曲位时仍有一定活动范围。损伤后第二天整个关节肿胀,休息数周后可缓解,但膝扭转时,可再反复发作。体征有关节积液、股四头肌萎缩、局部触痛和伸展受限。外侧半月板撕裂的表现与内侧半月板撕裂的表现相似,但症状较轻。为膝的外侧痛,扭伤史不明显或不清楚。

1. X线表现

X线片正常,极少数可出现损伤侧关节间隙增宽,可提示同侧半月板或侧副韧带撕裂,但对确诊本病并无特殊意义。X线片主要作为排除骨折、脱位或不稳的重要依据。关节造影对诊断有价值,可显示半月板撕裂及断离、形成的关节内软骨性游离体,现已不常用。

2. CT检查

CT对诊断有一定价值,但敏感性和准确性不如关节造影和MRI。其CT表现有半月板密度不均匀。半月板内局限性或条状致密影,半月板肿大,形态不规则。高分辨率CT优于普通CT的诊断价值,其表现与普通CT的表现相似,主要征象有半月板内出现明显的裂隙状或斑片状低密度影,半月板显著变窄。呈条带状(桶柄状撕裂),形态不规则(严重破裂),内侧副韧带模糊变宽大或与半月板分离(半月板边缘撕裂或碎片与韧带一起分离)。近年来也有采用膝关节充气造影后CT扫描诊断半月板损伤,取得较CT平扫明显满意的效果。

3. MRI检查

正常完整的半月板在 T_1 和 T_2 加权像是低信号强度,当半月板损伤产生退变和撕裂时,关节液向退变和撕裂的半月板内渗透,使水分子局限于分界面区域,增加该区域的质子密度,因此在低信号的半月板中往往出现高信号区。因此,MRI反映的是半月板表面的组织学变化,在发现病变上应早于关节造影或关节镜检查。Lotysch等和Stoller等先后根据半月板病变的信号强度与病变类型之间的关系,提出半月板异常高信号的三级分类法。Ⅰ级信号在半月板内出现点状或小结节状高信号影,该区域组织学改变为软骨细胞丢失和黏蛋白变性,这种信号并不延伸到半月板关节面的边缘,可无任何症状,只代表半月板退变。Ⅱ级信号为水平走行的线状高信号,可延伸到半月板与关节囊交界处,但不延伸到半月板的上下关节面,此种信号提示半月板退变加重。Ⅲ级信号为延伸到半月板关节面的垂直状或斜行的线状高信号,它可以是慢性退变导致的撕裂,也可以是急性损伤所致的撕裂。半月板内高信号区累及关节面,即诊断为半月板撕裂。可见这种MRI的三级分类敏感地反映了半月板从黏蛋白变性(Ⅰ级和Ⅱ级)到撕裂(Ⅲ级)的病变特征。此外,MRI亦可显示复杂半月板撕裂、退变原纤维形成和半月板与关节囊分离等病变。

半月板撕裂的MRI分型如下。

(1)水平撕裂:MRI显示为与胫骨平台平行的条状高信号影,内缘达半月板游离缘。

(2)垂直撕裂:MRI显示为与胫骨平台垂直的条状高信号影。

(3)斜行撕裂:MRI显示为与胫骨平台成一定角度的条状高信号影,此型最常见。

(4)纵行撕裂:MRI 显示为高信号影方向与半月板的长轴方向平行。此型撕裂累及半月板的范围广,可发展为桶柄样撕裂。

(5)放射状撕裂:冠状位 MRI 显示为高信号影的方向与半月板的长轴方向垂直。好发于半月板的内 1/3 处。

(6)桶柄样撕裂:MRI 显示为髁间碎片征、双后交叉韧带征、领结消失征、双前交叉韧带征。几乎累及半月板的所有部位,为半月板撕裂的一个特殊而严重的类型,多来源于纵行撕裂。

(7)半月板关节囊分离:是指半月板与关节囊附着处的纤维撕裂,半月板与关节囊分离,半月板与关节囊之间距离增宽。此种类型的撕裂常导致半月板的不稳定,造成半月板与关节囊分离并滑移至股骨髁间窝,称之为半月板关节囊分离并反转。MRI 显示为领结消失征、反转半月板征和双前交叉韧带征。

许多报告表明,MRI 在发现半月板撕裂的敏感性、特异性和准确性均接近甚至超过 85%~90%。MRI 诊断半月板撕裂的两个标准是半月板内信号强度扩展到半月板表面以及异常的半月板形态。矢状面 T_1 和中等加权自旋回波 MRI 比冠状面和横轴位 T_2WI 更有诊断价值。尽管有时半月板撕裂的部位充满积液,而在 T_2WI 上显示为高信号,但大多数并非如此。如果观察到半月板撕裂部位,有积液并且导致影像上呈现高信号,常表明存在不稳定性半月板撕裂;当矢状位 MRI 显示,内侧半月板后角和其前角的大小相等或更小(没有半月板的外科手术史)的时候,即便半月板的外形是正常的,也应该怀疑有撕裂存在。诊断半月板游离缘的撕裂,常需要仔细地分析矢状位和冠状位 MRI,这样才能发现受累半月板边缘轻微的变钝或界限不清。半月板外形的突然改变或局部畸形被称为切迹征,是半月板撕裂的重要标志。当伴有半月板内信号异常时,切迹征是半月板撕裂的更明确指证。

半月板放射状撕裂可能很难判断,其撕裂的方向垂直于半月板环状面的长轴,可以是全层厚撕裂(从半月板顶端一直延续到半月板边缘),也可是部分层厚撕裂,可以是直向撕裂(真正的放射状撕裂),也可是斜向撕裂(鹦鹉嘴样撕裂)。MRI 表现依据撕裂的特殊类型而不同,但其表现包括在至少一个图像层面上,完全看不到半月板以及半月板的尖端变钝。发生在半月板和胫骨结合部位,或其附近的全层放射状撕裂诊断起来尤其困难。此时半月板会有轻微的半脱位。当看不到半月板影像时,应该考虑半月板在胫骨附着部放射状撕裂伴有半月板半脱位。

移位的半月板撕裂有三种典型的类型:提篮状撕裂(移位的纵轴撕裂),鹦鹉嘴样撕裂(移位的放射状或斜行撕裂)以及翼状撕裂(移位的水平撕裂)。

半月板提篮状撕裂的 MRI 特征表现,包括半月板缘变短和变钝以及内侧碎片向中心移位。由于半月板周缘不移位的部位看上去相对正常,因此识别半月板内侧缘的移位很重要,在内侧半月板提篮状撕裂的典型的移位碎片呈带状低信号区,越过关节并突向胫骨内侧棘。在冠状面影像上,鉴别内侧半月板中央移位的撕裂片和内侧半月板正常的后侧附着部位非常重要。后者的附着部位和后交叉韧带的胫骨止点部位关系密切;它在后交叉韧带前方一张以上的冠状面影像上(3 mm 层厚)应该看不到。在矢状位 MRI 上,半月板提篮状撕裂移位的碎片常位于后交叉韧带的前方、下方并与其平行的部位。蝴蝶结缺失征,在内侧或外侧半月板连续的矢状位 MRI 图像上发现存在少于两个明显的蝴蝶结状片断,该片断将半月板前角和后角连结起来,有报道认为它是半月板提篮状撕裂的可靠指证半月板翼状撕裂定义为半月板短片水平向撕裂,伴有上方或下方移位。移位的半月板碎片常和半月板的主体并列,但如果是向下移位可出现在关节的边缘,甚至位于关节的胫骨隐窝内。

游离的半月板碎片代表一种极端类型的半月板移位,此时半月板碎片完全从原半月板上脱离。

MRI 诊断的假阳性:起自半月板后角向内上斜行附着于股骨内侧髁的板股韧带 Wrisberg 和 Humphery 韧带。其他可造成半月板撕裂假象的周边结构包括:外侧半月板与关节囊之间的腘肌腱及其腱鞘;半月板前角前方横行的膝横韧带;半月板外缘与胫骨髁缘间的冠状韧带。

(二)盘状半月板

盘状半月板系半月板异常增大和增厚呈盘状结构而言,发生率 5%～10%,绝大多数见于侧半月板(90%以上)。因盘状半月板占据面积大,周围附着广,结构较正常半月板松软,轻度损伤即可造成明显撕裂。

盘状半月板可以被偶然发现,或者与包括疼痛和膝关节弹响的临床表现相关。盘状半月板撕裂也导致疼痛、肿胀和膝关节绞锁,这些征象在所有的半月板撕裂中都可发生。典型的临床症状即膝关节弹响,可能在某些有正常关节囊附着的盘状半月板病例中并不发生。准确的诊断有赖于关节镜检查、关节造影或 MRI 检查。

MRI 表现:矢状位 MRI 的观察结果和连续扫描的数量有关,如果显示半月板呈领结状,则表示半月板的后角和前角仍然连接或者连续。这一数量直接和半月饭的宽度有关;尽管没有正常半月板的准确数据,但是根据半月板增大就可以诊断盘状半月板。外侧半月板的平均横径大约为 11 mm 或 12 mm;在 5 mm 层厚的矢状位连续切片上,领结状的形态可以显示在 3 层或更多层上,半月板边缘明显增厚,较对侧≥2 mm,以及领结状的形态异常增厚都可以作为诊断盘状半月板的证据。同样,如果在相邻的两张 5 mm 层厚的连续矢状位影像上,半月板的高度相等或者近乎相等,也可以做出上述诊断。在内侧盘状半月板的矢状位 MRI 上也同样通用这样的诊断原则。在冠状位,很容易鉴别整个半月板或部分半月板的形态异常。

MRI 诊断盘状半月板撕裂的标准和非盘状半月板的撕裂一样。盘状半月板是一种异常变异,它导致半月板形态、大小和结合部位的异常。通常,这种异常常见于膝关节的外侧部位,包括整个半月板或部分半月板先天性萎缩或发育不全(有时合并有十字韧带发育不全)、半月板附着于股骨髁或交叉韧带上、横行韧带在胫骨平台上的固定缺失以及半月板环形改变。

(三)半月板囊肿

半月板囊肿少见,常有创伤史,但有人认为囊肿是自然形成的。半月板囊肿是发生于膝关节的一种少见病变,因半月板囊肿临床症状无特异性,常于膝关节其他病变检查时偶尔被发现。可能的病因:胚胎发育过程中,滑膜组织在半月板内局部残留,当该半月板受到创伤刺激后,滑膜细胞始分泌液体导致囊性膨胀;因局部疾患导致包裹性滑膜腔而形成;因外伤滑膜细胞植入半月板内,滑膜细胞分泌黏液所致;因外伤后半月板引起纤维性中断,局部渗出瘀积,且吸收缓慢,逐渐形成囊性小腔,随着渗液增加,囊肿则逐渐扩大。由此可见,膝关节半月板囊肿的形成与外伤关系密切。

临床表现:损伤(常为轻度,容易被遗忘)数月或数年后,膝部出现疼痛或肿块。半月板囊肿常见发病年龄为 20～40 岁,主要位于半月板边缘和关节囊之间,好发于外侧半月板的前外侧,考虑可能与外侧半月板囊肿临床症状明显有关。半月板囊肿实质为半月板囊性改变,其发生原因多认为外伤诱发,病理基础是关节腔内液体沿半月板撕裂处渗入到半月板关节囊连接处积聚而成。

1.X 线表现

X 线上外侧半月板囊肿表现为沿膝关节前外侧有一小的软组织膨隆影,内侧半月板囊肿表现为沿膝后内侧有一大的软组织肿块影。

2.MRI 表现

典型的 MRI 表现为半月板外缘与关节囊之间或半月板内圆形或卵圆形囊性改变。T_1WI为略低信号或等信号,T_2WI及脂肪抑制为明显高信号,外缘边界较清楚,内缘常与半月板撕裂处相连,囊肿部分呈大小不等结节状改变,尤其多见于较大的突向关节囊外的半月板囊肿。T_2WI有时见囊肿内呈分隔及分层征象,结合临床,考虑与囊肿内出血有关,血液比重较大沉积在下方,上方为低比重液体,故呈长 T_2 信号改变;下部混有血红蛋白,能够增强 T_2 弛豫时间,使 T_2 缩短,从而抵消低蛋白液的 T_2 延长,故呈等 T_2 信号改变。多方位观察可见囊肿有鸟嘴样尖角与撕裂半月板相连,呈"吹气球征"。有作者认为,"吹气球征"可作为确诊半月板囊肿的依据之一。

半月板囊肿需要与关节腔积液相鉴别,当膝外旋 $10°\sim45°$时扫描,关节积液多位于关节外侧缘,外伤性关节积液多位于髌上囊及关节腔内,呈梭形或不规则形长 T_1、T_2 信号,但多层面、多方位观察积液亦与关节腔相通,易误诊为半月板囊肿,需要结合临床做出诊断。

腱鞘囊肿与半月板囊肿形态相似,半月板囊肿可借以下 4 点与腱鞘囊肿相鉴别:半月板囊肿常伴有半月板撕裂,而腱鞘囊肿则罕有半月板撕裂;半月板囊肿常有与半月板相连的通道,而腱鞘囊肿罕见与关节连通;半月板囊肿的位置常位于交叉韧带旁,而腱鞘囊肿则位置多变,常位于交叉韧带的股骨或胫骨端;半月板囊肿常可包绕交叉韧带,而腱鞘肿则很少有此征象。由于半月板囊肿临床上症状及体征无特异性,临床检查较为困难,而 MRI 具有多方位、多序列成像及较高的空间分辨率,能准确地评价半月板囊肿及毗邻关系,为临床制订治疗方案提供重要的价值。

(四)半月板关节囊分离

半月板关节囊分离是指半月板和关节囊的结合部断裂。内侧半月板的后角最常受累也许与它和关节囊固性连接有关。一日分离,内侧半月板的活动性便增加,但这一结构的继发撕裂很少见。无论是通过关节造影还是 MRI 的方法,诊断半月板关节囊分离相关的原理是一样的。然而所报道的异常表现都不具有特异性,因此一般不通过影像学检查进行诊断。

四、膝关节韧带损伤

(一)交叉韧带损伤

交叉韧带包括前交叉韧带(ACL)和后交叉韧带(PCL),交叉韧带损伤常由运动不当或暴力损伤引起,多见于青壮年和运动员。前交叉韧带损伤较后交叉韧带损伤更常见,一般认为系膝过伸或强度外展性损伤所致;后交叉韧带在膝关节韧带中最强大,只有当遭受强大暴力时才会造成损伤。交叉韧带损伤是引起膝关节不稳的最常见原因,如轻度不稳常继发于陈旧性的前交叉韧带机能不全,以前曾称作"扭伤膝",髁偏离正常运动平面,压在半月板边缘上,则引起疼痛症状。膝关节不稳的其他原因包括半月板撕裂、侧副韧带损伤、肌肉失控、运动过度及反复损伤等,最终都可导致膝的退行性改变,甚至引起致残。在理解前变交叉韧带机能不全的基础上,不难理解关节不稳与撕裂半月板之间有内在关系。

急性损伤（通常是内或外旋型）时，前交叉韧带像弓弦一样横过内或外股骨髁，从而减弱或撕裂该韧带，是青少年运动员关节积血的最常见原因，并可引起半月板撕裂（内侧多见）。

后交叉韧带撕裂常导致膝明显不稳，常合并严重的关节内损伤，包括内侧半月板后角撕脱、内外侧韧带撕裂、关节囊韧带损伤和韧带后附着撕脱。

1. X线表现

常规 X 线有时可显示胫骨髁间隆突撕脱骨折及膝关节间隙增宽，膝内、外翻应力位可见一侧关节间隙加宽。关节造影及 CT 对诊断意义不太，只有 MRI 诊断价值较高。

2. MRI 检查

前后交叉韧带属于弹性纤维组织，组织学上亦属于 I 型胶原纤维，所以正常韧带及肌腱在任何序列上亦均呈低信号。交叉韧带损伤后 MRI 主要表现为信号改变及形态异常，是由于正常弹性纤维组织的多肽网架破坏所致，可分为完全性和部分性撕裂。美国运动医学联合会根据韧带断裂程度和关节稳定程度将交叉韧带损伤分为 I 度、II 度、III 度及韧带撕脱骨折。交叉韧带损伤后，局部水肿、出血，在 MRI 图像上表现为韧带完整性消失，信号不均匀，并在韧带内出现异常信号改变，韧带骨附着处撕脱骨折，关节腔内出现较多液体信号，均提示韧带急性损伤。

完全撕裂直接征象包括：连续性中断，断端肿胀；异常水平走行，波浪或不规则状；T_2WI 及 STIR 上斑片状弥散性高信号；间接征象主要有胫骨平台及股骨内外侧髁骨挫伤或骨折等。交叉韧带部分撕裂表现为韧带全程尚可见，但部分肿胀增粗，且信号增高。梯度回波小角度翻转序列结合 T_1 加权的 MRI 是一种准确诊断交叉韧带损伤的方法。Mink 等报道急性交叉韧带损伤中 72% 伴骨挫伤。部分撕裂时，ACL 连续性存在，表现为韧带内条状或斑块样的信号增高及韧带增粗、松弛。陈旧性撕裂，韧带信号很低，表面不规则，有些间接成像可帮助诊断 ACL 撕裂。PCL 近段部分与远段部分所形成的夹角小于 105°时提示 ACL；PCL 指数：矢状位 PCL 在股骨胫骨起止点的最短连线 Y 与此线和 PCL 后凸最高点间的垂直距离 X，正常时 X/Y 的平均值为 0.27±0.06，当 ACL 撕裂时其平均值为 0.45±0.12；半月板后移症；胫骨前移；对吻挫伤：股骨外侧髁及胫骨平台后缘可见骨挫伤表现。

前交叉韧带完全撕裂时其纤维全部断裂且呈不规则或波浪样外观。这些表现在矢状位比冠状位 MRI 上更明显，不过在经髁间切迹的冠状位 MRI 上没有前交叉韧带或前交叉韧带模糊是前交叉韧带完全断裂的重要证据，被称为空髁间切迹征，有研究表明 92% 的完全撕裂病例中可见到此征象。矢状 MRI 上，完全断裂的前交叉韧带走行明显降低，且残余纤维斜度降低，而且几乎与胫骨表面平行而不是与其成一定角度并与髁间顶平行（正常前交叉韧带的特征走向）。

后交叉韧带撕裂通常发生在韧带体部，很少发生在股骨或胫骨止点。MRI 尤其是矢状位可以发现部分或全部纤维断裂。急性或亚急性撕裂在 T_2WI 上可以看到局部高信号，这是由于出血或关节液进入撕裂区所致。通过 MRI 也可诊断出胫骨止点的撕脱骨折，但是常需要 X 线片辅助。

（二）侧副韧带损伤

关节囊通常相当薄，但在某些区域有较为强厚的结构。这些包括周围肌肉的腱膜和肌腱以及关节囊的局部增厚段，也包括膝两侧的侧副韧带。这些结构可统称为关节囊韧带。关节囊韧带对保持膝关节稳定有重要作用，尤其是侧副韧带。膝的两侧被侧副韧带加强，源于股骨内上髁的内侧副韧带分作两束,深束(内侧关节囊韧带)向下向后附着于内侧胫骨髁的侧后面,浅束(内侧副韧带)直下到胫骨干(髁下),重要的是内侧副韧带与内侧半月板的外缘紧密相附(特别是后部),这也是内侧半月板易受损伤的一个原因。

膝内侧副韧带损伤非常多见,尤其常见于运动员。损伤机制多为膝关节在屈曲位或伸直位时遭受外翻外旋损伤所致。如外翻损伤暴力过强,即可造成内侧半月板损伤。也可进一步造成前交叉韧带撕裂,这时称为膝关节三联症。内侧半月板周围撕裂伤常见于单独的内侧副韧带损伤,半月板中心实质损伤多见于内侧副韧带和前交叉韧带复合损伤。内侧副韧带撕裂以其近端,尤其是股骨附着点处撕裂最多见,韧带的中部次之,而远端最少见。稳定膝关节主要是靠交叉韧带、胫侧副韧带和腓侧副韧带,其中胫侧副韧带最为薄弱,因此最易受伤。

膝外侧副韧带损伤较少见,多为伸膝位时遭受内翻应力损伤所致。单纯外侧副韧带损伤罕见,往往伴有其他外侧结构的损伤,如外侧关节囊、腘肌腱及后交叉韧带损伤,可伴有腓骨小头撕脱骨折。

影像学表现:常规 X 线、关节造影及 CT 对关节囊韧带损伤的诊断意义有限,较难显示损伤的直接征象。X 线片有时可显示腓骨小头撕裂骨折,X 线应力位片对诊断有一定特殊意义,如外翻应力位若显示内侧关节间隙增宽,可提示内侧副韧带撕裂;而内翻应力位若显示外侧关节间隙增宽,可提示外侧副韧带撕裂。

MRI 显示这些损伤最好是用冠状面成像。正常韧带中的氢原子固定在多肽形成的致密网架上,不能参与 MRI 成像,在任何序列上韧带均为低信号。

Ⅰ级韧带损伤为扭伤:有水肿、出血和炎性改变等,渗入皮下脂肪,可显示为平行于浅层内侧副韧带的高信号灶。内侧副韧带厚度正常,与下方的关节软骨密切相连,韧带的连续性未受影响。

内侧副韧带部分撕裂Ⅱ级损伤:显示韧带纤维从相邻软骨移位并伴有不同程度的水肿和出血。T_2WI 显示为在低信号韧带纤维周围高信号水肿和出血。在内侧副韧带浅部或深部常常出现韧带变细。

Ⅲ级损伤或撕裂:韧带纤维连续性中断,伴有或不伴有关节囊损伤。内侧副韧带的生理功能完全丧失,常伴随有内侧关节囊或韧带的破裂。在慢性撕裂病例,内侧副韧带局部有增厚,但无异常信号。内侧副韧带的深层较薄弱,较易引起撕裂,但在 MRI 上区别其深层或浅层的撕裂较困难。一般根据位于深浅 2 层之间的内侧副韧带滑囊有无积液来判断。若有,则代表深层有撕裂,表现为于深浅 2 层间的 T_1WI 低信号,在 T_2WI、脂肪抑制序列(STIR 像)上呈高信号,边界清楚,长轴和韧带平行。

内侧副韧带损伤常合并其他结构的损伤,发生率约为 73%,其中Ⅲ级损伤合并其他结构的损伤约为 100%。合并的损伤包括骨挫伤,前交叉韧带、后交叉韧带、半月板损伤等。其中骨挫伤以膝关节的外侧部多见,因为内侧副韧带的损伤是由于受到外翻力的作用所致。另外内侧副韧带损伤可合并大量的关节液渗出。在完全性内侧副韧带撕脱伤患者,股骨上髁韧带附着处常常可发现局部血肿,伴内侧副韧带附着点的撕脱骨折,可表现为局部骨皮质连续性中断,有大小不一的、在 T_1 和 T_2WI 上均呈高信号的骨片和韧带相连。在 T_1 或 T_2WI 上亚急性和慢性出血均显示为高信号。

第十二节　踝关节损伤性疾病

足和踝关节创伤是骨关节损伤的常见类型,如踝关节创伤在下肢关节损伤中仅次于髋关节。足和踝关节创伤包括骨折、脱位、韧带撕裂及软组织扭伤等多种类型。影像检查对足和踝关节创伤的诊断有重要价值。

一、踝关节骨折

按创伤机制与外力的方向分类,可分为外旋、外翻、内翻和垂直压迫四大类型损伤。前种损伤较多见,最后一种很少见。不管是那一种类型的损伤,都可以产生不同程度的骨折、脱位或韧带损伤。如踝关节外旋损伤,可有外踝骨折、胫腓联合韧带分离及距骨向外脱位等多种损害形式。按踝关节骨折部位分类,可有外踝骨折、内踝骨折、后踝骨折、骨骺分离、关节脱位等多种类型,其中以外踝骨折较多见。创伤严重者往往不是单一的骨折,可以是双踝骨折、三踝骨折或骨折脱位,也可以是复杂骨折并累及关节。

无论何种类型的骨折或脱位,若创伤严重、累及关面或治疗不及时与不当,均会造成骨折的畸形愈合、后遗关节畸形并创伤性关节炎。

影像学表现:常规 X 线为主要诊断手段,可分为前后位、侧位及踝穴位三种片位。踝穴位摄片时,踝关节投照的重点是胫骨远端不动,足跟至脚尖内旋 15°,中心线以踝关节上 1 cm 为射线中心,此时踝关节显露的解剖是外踝与内踝,并不与胫骨重叠。有报道踝关节骨折诊断中只采用侧位和踝穴位两种片位与同时采用三种片位相比,具有相同的可靠性,故提出可只用两种片位。

近年来,螺旋 CT 三维重建技术已广泛应用于关节外科,显示了其优越性。踝关节骨折的类型及移位形式很复杂,仅凭 X 线片很难对骨折的特征进行全面的诊断分析,特别是后踝部分更为困难。凭借 CT 平扫的图像也难以从整体上认识踝关节骨折。螺旋 CT 三维重建技术能够立体、直观地显示骨折的特征,使临床医生可以在三维立体空间对骨折有全面的认识,它可以准确地显示内、外及后踝的骨折类型及移位情况,指导临床医生制订出周密详细的手术方案,为决定手术入路和固定方式提供了可靠的依据。

MRI 对骨髓异常病变非常敏感,加上高组织对比和多平面成像能力,使其在足和踝关节疾病评价中具重要作用,尤其适用于其他影像学检查正常但无法解释临床表现的病例评价。

骨小梁的断裂可以造成骨髓腔内小血管损伤,引起髓腔内出血、水肿,导致 MRI 图像中 T_1 低信号、T_2 高信号,因骨小梁相互嵌顿、重叠,T_2 也可呈高低混杂信号。从结果来看,脂肪抑制序列最为敏感和明显,排除了关节腔积液和正常骨髓脂肪的影响,表现为被抑制的"黑背景"上较亮信号,因此,凡怀疑隐匿性骨折而行 MRI 检查应常规作脂肪抑制序列扫描。理论上若出血较多,应形成特异性的血肿信号,事实上如果有血肿形成,则创伤已并不细微,平片大都有所改变,但 MRI 检查仍能提供更多信息。传统认为隐匿性骨折常伴发关节腔积液,但 Donnelly 认为不能依据有无关节腔积液判断隐匿性骨折存在与否。在足、踝部位,胫、腓骨下端(踝部)骨折相当常见,但一般都是在强烈暴力下发生内踝或外踝骨折,形态常为斜行或撕脱性骨折;隐匿性骨折最多的是距骨骨折,常影响距骨上下关节面,MRI 检查尤其是脂肪抑制序列是诊断隐匿性骨折的重要手段。及时地诊断和固定,减少运动将有利于患者的预后。仅凭平片阴性就排除骨折,可能会加重损伤,延长病程。

另外,下胫腓联合分离占踝部损伤的 1‰~11‰,损伤程度和范围取决于挤压力和杠杆力大小。Rose 等认为,使距骨在踝穴里剧烈外旋的应力是造成下胫腓联合撕裂的重要原因。踝关节骨折可合并下胫腓关节分离,必须具备 3 个条件,即内踝或三角韧带损伤、下胫腓韧带损伤,以及腓骨与骨间膜在同一水平面损伤,可通过摄正侧位及 Mortise 位(踝关节中立位,小腿内旋 20°后前位)X 线片来诊断。经典标准是:胫腓间隙(胫骨后结节外缘与腓骨内缘之间距离)在前后位 X 线片上>5 mm,胫腓重叠(胫骨前结节外缘与腓骨内缘之间重叠的距离)在前后位 X 线片上<10 mm,说明下胫腓联合分离。另外,正常踝关节间隙相等,如果没有腓骨骨折,踝关节内侧间隙增宽>5 mm,表示踝穴增宽,并提示三角韧带损伤同时伴有下胫腓联合的不稳定。再者,通过 CT、MRI 辅助诊断将有助于提高诊断率。

二、踝关节脱位

踝关节由踝穴、距骨及其周围的韧带组成。距骨在踝穴内活动轨迹相当复杂。将距骨在踝关节内的伸屈活动比喻为圆锥体在踝穴内滚动。踝关节脱位可分为踝关节外、内、前后脱位。踝关节脱位一般通过常规 X 线片即可诊断,踝关节不对称,最好再内旋 10°,获得的踝穴位 X 线片上检测确定。如此的评估十分重要,因为即使距骨相对于胫骨有轻微移位,也能引起继发性关节退行性病变。有研究证明,如果距骨发生 1 mm 的位移,胫距关节的接触面积将减少 40%,由此引起胫距关节的局部应力增加,引发创伤性或退行性关节炎。

关节造影可用来显示是否有韧带损伤及其部位,不过这项检查必须在创伤性损伤后短时间内完成。由严重足外旋引起的一种特殊类型的踝关节损伤可导致腓骨后移位,其可将腓骨锁定在胫骨后方。这种损伤有时称之为踝关节 Bosworth 骨折脱位,相当罕见,可伴有腓骨远端螺旋形骨折,而且在 X 线片上容易漏诊。当对膝和踝关节成像时,严重的足外旋便容易表现出来,但在踝关节侧位 X 线片上,腓骨会经过胫骨全长移行到达胫骨后侧。腓骨骨折如果存在,肯定发生在踝穴的 1 cm 范围内,以确保腓骨近端有足够的长度存留在胫骨远端的后方。

踝关节外脱位:本型脱位最多见,多因在不平道路上行走,下坡、下楼或从高处跌下,足的外侧先着地突然内翻后旋而致伤,常常合并内外踝骨折和下胫腓韧带撕裂。

踝关节内脱位:比外脱位少。其损伤机制与外脱位相反,常因扭伤或从高处跌下,足的内侧先着地,使足过度外翻前旋,这时距骨在踝穴内强迫内移,内踝受撞挤而骨折,由于旋转力的作用往往合并胫腓骨下段斜形骨折或下胫腓韧带损伤。

踝关节前脱位:最少见。多因从高处跌下,足背屈,足跟后部先着地,身体前倾,体重力型骨折脱位因踝关节处在背屈位呈交锁稳定状态,伴随骨折与韧带损伤较轻。

踝关节后脱位:足处在跖屈位,足尖或前足先着地,暴力由后方推挤胫腓骨向前;或由高处跌下,前足先着地,身体向后倾倒,胫腓骨下端向前翘起,而致踝关节后脱位。常合并后外踝骨折,胫腓韧带撕裂和踝关节轻度外脱位。

踝关节毁损:多因砸、轧伤或从高处坠落后致踝部严重的粉碎性骨折,使踝关节结构完全破坏。本型并不少见,其中又以距骨粉碎性骨折,胫骨像木楔样插入碎骨块中的情况更多见。临床或 X 线容易只注意粉碎性骨折而忽视关节结构破坏。

X 线表现如下。

踝关节正位片:正常时,胫、距骨踝关节面联线互相平行;胫骨纵轴线与距骨纵轴线相一致;强迫内、外翻位二线夹角不大于 6°。内、外踝与距骨间关节之对应关节面联线互相平行,强迫内、外翻位二线夹角小于 25°。这三种画线及测量方法不仅对踝关节侧方脱位的诊断有重要意义,对踝关节侧副韧带的断裂也有相当的诊断价值。强迫内、外翻位摄片患者痛甚时,可在局麻下进行。将双侧踝关节用绷带缚住其上方或下方强行分离摄双侧对比片,对单纯韧带断裂或无骨折的踝关节半脱位更有重要意义。

踝关节侧位片:正常时,胫骨纵轴线延长应通过距骨踝关节面中心;胫距两关节面呈距离相等的两条弧线。踝关节前后脱位及韧带撕裂均能使上述解剖关系失常。踝关节 60°内旋位:即足内面与台面呈 60°。正常时,胫腓骨下端间隙小于 0.3 cm。如间隙增宽,提示胫腓韧带断裂、踝关节不稳定。

踝关节间隙正常值(成人):胫、距间隙 0.3～0.4 cm;内踝、距骨间隙 0.3～0.4 cm;外踝、距骨间隙 0.2～0.4 cm。因只能在成人中应用,又受各种因素影响变化较大,所以在踝部损伤 X 线诊断中仅供参考。摄两侧相同位置的踝关节片,特别是儿童患者更有实际意义。

三、踝关节韧带损伤

踝关节韧带由 3 部分组成:外侧副韧带,其中距腓前韧带起自外踝前缘,向前内侧走行止于距骨颈;当足部内翻、跖屈位着地时,距腓前韧带遭受张力最大,因此损伤的机会最多;距腓后韧带有 3 条,韧带中最宽大的一条呈三角形,起自外踝后面,向内后侧走行,止点较宽,附于距骨的外侧结节及附近部分;跟腓韧带为关节囊外组织。内侧副韧带,也称三角韧带,分浅深两层,浅层又称跟胫韧带;深层为距胫前韧带、胫舟韧带、距胫后韧带粗大,能限制距骨侧向移位。胫腓下联合韧带,由 4 部分组成,包括胫腓下前韧带、胫腓下后韧带、骨间韧带、胫腓横韧带。

踝韧带损伤多采用三度划分法:Ⅰ°,轻微韧带损伤;Ⅱ°,韧带不完全性损伤;Ⅲ°,韧带完全性撕裂。

1.常规 X 线检查

确定软组织损伤的主要依据是观察踝关节囊外脂肪层的变化。踝关节周围软组织由肌肉、肌腱以及踝关节前后脂肪层所组成。肌肉和肌腱可借肌间脂肪层及踝关节前、后脂肪层形成对比,可勾划出部分轮廓。X 线侧位片可显示踝关节前、后脂肪层,正常成人前脂肪层为长 2～3 cm 厚 0.5～1 cm 的三角形透亮影,其前方隐约可见密度较高的半球形阴影,即前关节囊。正常成人后脂肪层为长 3～5 cm、厚 1.5～2 cm 的三角形透亮影。其前下方密度稍高,为后关节囊,一般与脂肪层界限模糊。

各型踝关节损伤中,凡骨折线涉及关节内或伴有严重韧带撕裂者,均可出现关节囊内出血,X 线侧位片表现为前、后关节囊呈半球形膨大、密度增高。如韧带撕裂或骨折线部分在关节内、部分在关节外。可发生关节囊外出血和软组织水肿,X 线侧位片表现为前、后脂肪层变窄和密度增高。

外侧韧带撕裂的 X 线征象有:踝关节周围软组织明显肿胀,尤以外踝为著;如伴有距骨脱位可见距骨向内倾斜,踝关节外侧间隙明显增宽;有时可见外踝撕脱骨折。如常规 X 线无明显异常,可行 X 线内翻应力位片,可显示出距骨内倾及外侧间隙明显增宽等征象。

2.关节造影

关节造影时造影剂从破损的关节囊漏出,要注意与前述的正常关节外交通区别。根据关节外漏造影剂的类型确定损伤的韧带,前距腓韧带撕裂表现为造影剂外漏到远端腓骨的前和外侧;跟腓韧带撕裂造影剂外漏,与其外侧腱鞘相交通。一般跟腓韧带撕裂发生在与前距腓韧带撕裂的交界区;后距腓韧带破裂也在前距腓和跟腓韧带撕裂的结合部。三角韧带完全破裂不常见,通常损伤限于前部,当造影剂外漏进关节软组织内可诊断。胫腓联合韧带破裂的诊断依据是造影剂在胫腓之间向近侧扩展超过正常 $1\sim2.5\ cm$ 的隐窝范围,通常合并有三角韧带破裂。

3. MRI

正常三角韧带在附着处有一非均质信号区不要误认为是撕裂。MRI 在检查骨、韧带和肌腱损伤时是非常有价值的。MRI 对距腓韧带损伤的检出率为 100%,跟腓韧带损伤 76% 在轴面,84% 在冠状面,88% 在矢状面可检测到。发现距腓韧带在轴面、跟腓韧带在冠状面的显示较好,距腓前、后韧带在轴位能清楚地显示,跟腓韧带则在冠状位显示良好,颈韧带和距跟骨间韧带在冠状位及矢状位能够显示。Muhle 等指出,横断切面和冠状切面可以很好地显示并区分内侧韧带浅层及深层。

因此 MRI 检查时强调扫描要密,需要在三个面上,尤其在需要获得资料的层面上加强扫描。T_1WI 的组织结构分辨率高,比较适宜显示细微的组织结构;T_2WI 对病变敏感,但图像信噪比低。踝关节韧带在 T_1WI 上表现为条状的低信号影,它与周围的脂肪或结缔组织形成良好的对比。不完全撕裂表现为 T_1WI 上韧带低信号影中出现散在的高信号,其外形可以增粗,边缘不规则;完全撕裂者则可以见到断端分离和退缩,两者周围都可见到水肿和(或)出血。

在有些使用普通平扫不能明确诊断的病例中,可以采用增强扫描,可以使病变强化,对于确定病变及病变的范围具有重要意义。

Oaes 为踝关节韧带损伤的表现制订了两种标准:韧带连续性消失;韧带轮廓呈波浪状或曲线状或边缘不清。同时采用两种标准,可大大提高 MRI 对踝关节韧带损伤诊断的准确率。也可发现踝关节韧带损伤相关的 MRI 表现,如邻近软骨的瘀伤、缺损,可使诊断的准确性大大提高。MRI 不仅能检查到韧带损伤,而且还能观察到韧带损伤的具体情况和其他潜在的损伤,即有助于判断韧带究竟是松弛、撕裂、断裂还是撕脱,得出一个相对完整的诊断,对治疗有指导意义,是其他影像学方法无法比拟和替代的。

四、踝关节肌腱损伤

肌腱损伤是踝周围明显的急慢性病和功能障碍的原因之一。肌腱损伤包括肌腱炎、腱鞘炎、部分或完全破裂和脱位。踝肌腱包括跟腱、腓侧前和后、胫侧、屈拇和屈趾长以及伸拇和伸趾长肌腱。跟腱及周围滑囊在常规侧位片、干板摄影片、CT 和 MRI 上都可显示,足踝部的其余肌腱在 CT、MRI 和肌腱造影(某些病例)上可显示最佳。

跟腱附着于跟骨后结节,常规侧位片上正常肌腱 $4\sim9\ mm$ 厚,与跟腱前脂肪垫之间有清晰的分界。跟骨后滑囊在跟腱前脂肪垫的下部,为一低密度的跟后隐窝,伸展到跟腱。跟腱的背侧表浅部位有一滑囊,称作表浅跟腱滑囊。

影像学表现:平片矢状重建 CT 和干板摄影片上,急性损伤表现为跟腱的轮廓消失、裂缝、衰减或增厚,慢性损伤可出现钙化,多在跟骨上 2.5 cm 处。MRI 上正常跟腱为扁形的中等信号。部分撕裂表现为肌腱内有高信号积聚,完全撕裂为高信号影示韧带不连续,慢性肌腱炎为弥散性增厚。

其他肌腱损伤的影像诊断：CT 和 MRI 可用于评价屈、伸、腓侧和胫侧前、后肌腱。CT 上肌腱为均质、界清、圆形密度影,较肌肉和周围脂肪的密度要高。MRI 上肌腱为均质低信号强度(T_1 和 T_2 加权)。肌腱周围的滑膜床不能显像,除非床有滑液致肿胀方能显示。部分肌腱撕裂 CT 表现为肌腱内有增高和减低区,MRI 表现为 T_1 加权像上肌腱内有高信号区;完全性肌腱撕裂,CT 和 MRI 都表现为肌腱出现裂缝,并被脂肪或液体替代;创伤后或手术后腱鞘炎,CT 显示滑膜增厚和瘢痕组织,并使肌腱周围的正常脂肪消失。瘢痕组织 CT 上为相对于脂肪的高密度影,MRI 上为低信号强度。

五、踝关节复发性半脱位

当踝的外侧韧带撕裂和不能愈合,可导致踝的不稳及复发性的距骨倾斜,也可发生相对于胫骨关节面的前移位。患者常有严重的损伤病史,踝外侧痛、肿、广泛淤血和压痛。踝关节的背屈和跖屈运动不受影响。X 线前后位片必须摄足跟完全内翻像,如外侧韧带有撕裂或松弛,距骨将倾斜,向外侧倾斜 $20°\sim30°$。在侧位片上可显示距骨轻度前移。

六、撞击综合征

多处撞击综合征可导致踝关节活动受限。这些综合征可分为 5 型:前方、后方、前外侧、联合韧带以及内侧撞击综合征。

(一)前方撞击综合征

胫骨前面撞击距骨颈的上部可导致前方撞击综合征,通常见于年轻运动员以及专业舞蹈运动员。任何反复、强力背屈踝关节的运动都可能导致这种综合征。其他易患因素有马蹄足和踝关节外侧韧带松弛,后者可致胫骨向前半脱位。

临床表现有踝关节前方区域疼痛和压痛,踝关节背屈时更明显。常规 X 线片显示胫骨前面和(或)距骨颈有骨赘。关节镜可见距骨软骨明显异常,特点是一条纵向的界限清楚的全层软骨缺损带,被称为轨迹损伤。

(二)后方撞击综合征

后方撞击综合征可能与三角骨的存在或者距骨后突有关(称为三角骨或距骨压缩综合征);或者也可能是源于软组织的损伤(称为后方软组织撞击)。

关于距骨压缩综合征,由于踝关节跖屈受限而常有症状。拇长屈肌腱鞘内可能伴有明显的炎症。后方软组织撞击可单独发生或伴随前外侧撞击发生。踝间后韧带发生凹陷、桶柄样撕裂已经被确认为是芭蕾舞演员发生后方撞击的原因之一。

(三)前外侧撞击综合征

前外侧撞击综合征常发生于踝关节外侧韧带损伤的青年人。距腓前韧带(或其他外侧韧带)完全或部分撕裂时,伴发关节内出血和滑膜部分水肿,并延伸至踝关节外侧关节隙中。

距骨与腓骨或胫骨之间的滑膜嵌顿或结缔组织或瘢痕组织的反应性透明化可导致距骨穹隆前外侧部分的软骨侵蚀。CT 关节造影可显示前外侧间室内异常组织的几种形式,包括结节样充盈缺损。MRI 成像可显示异常组织团块,在 T_1WI 和 12WI 上通常都是低到中等信号强度。还可能发现踝关节外侧的一条或多条韧带的损伤。

(四)联合韧带处撞击综合征

联合韧带处撞击综合征常源于胫腓前韧带的损伤,伴有或不伴骨间膜和胫腓后韧带的损伤。滑膜炎和瘢痕组织导致进行性疼痛和不稳定。

（五）内侧撞击综合征

导致踝关节外侧一条或多条韧带断裂的内翻伤可能伴有踝关节内侧的症状和体征。这种损伤的原因就是内踝和距骨内侧关节面之间的撞击。踝关节内翻伤后的内踝疼痛的其他原因有三角韧带的部分或完全断裂、慢性滑膜炎、骨赘和瘢痕组织。慢性撕裂伤的三角韧带区的半月形损伤已经被认为是这种踝关节撞击的另一个原因。

七、滑膜和关节囊异常

（一）粘连性关节囊

临床表现为踝关节活动受限。关节造影显示关节腔缩小，注射造影剂受阻，正常前、后陷窝或胫腓联合消失，淋巴管造影剂充盈以及造影剂沿针道溢出。

（二）滑膜炎

与其他关节相同，踝关节可受到各种全身风湿性疾病或局部异常的影响。可能累及踝关节的全身性疾病有类风湿性关节炎、血清阴性脊柱关节炎、血友病、痛风和 CPD 晶体沉积病。色素绒毛结节性滑膜炎、特发性滑膜（骨）软骨瘤病以及感染等是局限于踝关节的单关节疾病。周围结构如肌腱、腱鞘、黏液囊的受累，以及关节附近滑膜囊肿形成可能很明显。腱鞘巨细胞瘤可见于踝关节或足内。

第十三节　足关节骨折、脱位

足部创伤中，足骨骨折较足关节脱位明显多见。前者以距骨骨折和趾骨骨折最多见，其次为跟骨骨折，距骨、楔骨和舟骨骨折均少见；后者有跖趾关节脱位、趾间关节脱位、跖跗关节脱位、距骨关节脱位、距骨全脱位、距舟关节脱位及跟骰关节脱位等类型，也有部分系骨折脱位。足骨的骨折脱位主要依靠常规 X 线来诊断，CT 和 MRI 检查对诊断也有重要价值。

一、距骨骨折和脱位

距骨骨折多因重力伤所致，正侧位 X 线片因骨折线的走行而有不同的表现。虽然距骨半脱位或脱位可单独发生，但距骨半脱位或脱位常伴有距骨骨折。距骨脱位常分为距下（距骨周围）脱位和距骨完全脱位。距下脱位提示同时有距跟关节和距舟关节的破裂，距下关节内侧脱位最常见，占距下关节脱位的 55%～80%，是因暴力以载距突作为距骨体后部的支点强行使足部内翻造成的。是一种大多见于篮球比赛的损伤。距下关节外侧脱位发生率列第二位，其次足距下前脱位和后脱位，后两者较少见，复发性脱位也可发生，但也很少见。脱位伴发的骨折可见于距骨或足和踝的其他各骨，尤其是发生内侧和外侧距下关节脱位时，距骨完全脱位是极为少见的严重损伤，此时距骨会完全位于内侧或外侧。

临床表现：踝部及足背肿胀、疼痛、功能障碍；局部有瘀斑，足背外侧皮肤绷紧发亮；足呈内翻、内旋畸形，并可有向内移位及足下垂弹性固定。

距骨的缺血性损伤部位是其邻近距舟间隙的背侧部分舟骨结节和舟骨体,舟骨结节骨折可合并有跟骨和骰骨损伤,而单纯的骰骨和楔骨骨折比较少见。骰骨骨折与间接收缩暴力有关,因而称之为胡桃夹子骨折。在所有的病例中,一定要将骨折和正常的附属骨区别开,而且附属骨本身也可发生骨折。

距骨骨折脱位后,距骨的血液供应受到破坏,容易发生距骨缺血性坏死,尤以距骨全脱位时发生率最高。X线检查可见距骨体密度增高,囊性变,距骨体塌陷、变形以至继发踝关节及距下关节创伤性关节炎。

二、跗跗关节的脱位

跗骨半脱位、脱位和骨折脱位是足常见损伤。应特别关注的是跗跗关节的骨折脱位。正常情况下,跖骨头由骨间横韧带连接。同样,除了第一跖骨基底和第二跖骨基底之间以外,跖骨基底之间也由骨间韧带连接。延伸在内侧楔骨和第二跖骨基底之间的斜行韧带附着于第二跖骨基底处,由于其位于楔骨之间的槽内,因而也很稳定。

跗跗关节损伤更常见的是由间接创伤引起。在间接损伤中,前足的强力外展,可引起第二至第五跖骨向外侧移位,伴或不伴有第二跖骨基底和骰骨骨折。合并背侧移位比跖侧移位更常见,可能是因为第二跖骨基底的背侧面的外形较宽所致的。第一跖骨可发生与其他跗骨相同方向的脱位或相反方向的脱位,取决于具体的外力方向。有些病例中可见跖骨的多发性骨折,伴内侧楔骨和中间楔骨的分离以及内侧楔骨和足舟骨之间的分离。

X线检查,通常可鉴别脱位和伴发的骨折,不过有时其表现比较难区分,还需要进行应力位X线片、负重位X线片。在足部的正位片和斜位片上,正常足的固定关系是第二跖骨基底的内侧缘和第二楔骨的内侧缘相互对位,第四跖骨和第五跖骨基底与骰骨之间的相互对位以及第一跖骨基底与内侧楔骨之间的相互对位。第一跖骨基底和第二跖骨基底之间有小的间隙并不能确定就是脱位。而第二跖骨和第二楔骨的对位异常,伴两骨之间出现台阶,则更倾向于诊断为脱位。

三、跖趾和趾间关节脱位

根据损伤机制的不同,跖趾关节脱位可发生在任何方向。第一跖趾关节通常容易受累,与跖趾关节脱位类似,各趾间关节的脱位形式也不固定。拇趾趾间关节最易受累。创伤后第五趾近节趾间关节的假性脱位与关节液聚集或软组织损伤有关。籽骨脱位很少见,可伴有或不伴有关节内嵌夹,通常局限于第一趾结构内。这种嵌夹可导致在脱位复位后关节间隙持续增宽。

第一跖趾关节过伸,可导致关节囊跖侧面断裂,从跖骨头上撕脱,这种损伤也可发生于人工草皮运动场上,因而称之为"草皮趾"。第一跖趾关节过伸偶尔可导致掌板的广泛撕脱,伴籽骨的外侧脱位或者近端或远端移位,或导致籽骨骨折而无关节脱位。过伸损伤的后遗症包括:第一跖骨头的软骨软化、拇僵硬或拇外翻、背侧骨赘以及关节周围钙化。

四、跖骨和趾骨骨折

跖骨骨折形态可以是横行、斜行、螺旋形或粉碎性。第五跖骨基底骨折受到大量关注。主要有两种类型:粗隆部的撕脱骨折和近端骨干的横断骨折。后一种骨折被称为Jones骨折。第五跖骨粗隆部的撕脱骨折由足部突然内翻的间接损伤引起。其骨折块大小以及移位程度差异很大,骨折线通常为横行并可能波及骰骨跖骨关节。第五跖骨基底骨折在儿童发育期易与正常的第五跖骨基底骨骺相混淆。两者的鉴别要点是:骨折多为撕脱骨折,骨折线与骨皮质常呈垂直方向;骨骺形态多样,多呈鳞片状,骺线与骨皮质多呈平行方向

五、神经异常

神经异常最常见。临床表现有跖趾关节水平疼痛,可放射至相邻足趾,不过这些神经瘤可以无症状。

趾骨间神经瘤在 T_1WI 和 T_2WI 上表现为持续的低信号,因此通常可以与 T_2WI 上表现为高信号的真正的神经瘤相鉴别。但是 Morton 神经瘤在静脉注射钆造影剂脂肪抑制的快速自旋回波 MRI 成像上可表现为高信号。

六、软骨下骨的异常

软骨下骨的异常包括距骨的骨软骨骨折和分离性骨软骨炎、骨折-脱位、应力性骨折、一过性或游走性骨髓水肿或骨质疏松、骨坏死、骨髓炎以及肿瘤和肿瘤样病变。常规 X 线片、CT可对大多数病变进行诊断,MRI 兼具敏感性和特异性。

第十四节　上肢关节退行性关节疾病

一、指间关节

手的远侧指间关节和近侧指间关节(包括拇指指间关节)的骨关节炎非常多见,尤其中年绝经后女性双手多指受累最为典型。病变的手指可出现畸形,尤其是屈曲畸形以及远侧指间关节向桡侧或尺侧偏移。症状并不显著;指间关节疾病常产生较小的残疾。骨关节炎手指的典型畸形是水平方向不稳定(内外侧),还可出现掌指关节的纽孔畸形和尺侧偏移,但前者常局限于拇指,后者很少见

影像学表现:远侧和近侧指间关节常同时受累,但在远侧指间关节可有广泛病变而近侧指间关节则无病变,双手病变部位呈某种程度的对称性是常见的规律。在远侧指间关节,远侧指骨由于关节囊牵拉可出现骨赘棘样向近端延伸;在近侧指间关节,自中节指骨有相似的赘生物向近端延伸。在骨赘顶端有时可发现分离的碎片或小骨。其他异常还包括软骨纤维化和破坏、软骨下小梁增厚以及关节内软骨性和骨性小体。X 线典型表现可发现明显的骨赘和关节间隙变窄。在骨关节炎中,远侧指骨基底的波浪外形好似鸟的翅膀,称其为海鸥征。

二、掌指关节

骨关节炎累及掌指关节几乎都伴有远侧和近侧指间关节的更明显病变。90%～95%的指间关节骨关节炎患者可存在一个或多个掌指骨间隙的均匀变窄,在许多受累关节中没有骨关节炎的其他征象,但有时也可出现软骨下骨板硬化、囊性病损和骨赘。偶见骨间隙的不均匀丢失,但没有侵蚀。这些关节的骨关节炎和类风湿性关节炎的区别之处在于,有关节间隙的均匀

丢失而无边缘侵蚀。

虽然局部关节间隙丧失是大关节骨关节炎的特征表现,但在某些关节,如手的指间关节和掌指关节则常有更弥散或均匀的间隙丧失。掌指关节骨关节炎的其他病变可伴有小的 1～5 mm散在的软骨下透亮灶。这些囊肿主要位于掌骨头而非指骨基底,并且在关节桡侧更多见。

骨赘是掌指关节退变的另一种临床表现,骨赘一般较小,可分布在掌骨头或指骨,常出现在关节面边缘,尤其是掌骨头的桡侧会更明显。

三、腕关节

骨性关节炎发生于腕关节很常见。多角骨掌骨关节受累可导致明显的临床异常,包括可在扭转和抓握动作时引发的疼痛、活动受限、捻发音及不稳定。多角骨掌骨关节的骨关节炎的发病机制似乎与关节囊或比邻韧带的异常松弛有关。

腕关节腕中间室的多角骨间隙骨关节炎,常合并有多角骨掌骨关节的退行性病变。多角骨舟骨间隙的骨关节炎可伴有疼痛和触痛,也可有活动受限和邻近软组织肿胀。

骨关节炎的典型影像学特征常呈单侧或双侧分布,包括关节间隙变窄以及大多角骨、小多角骨和舟骨的并置表面硬化。可能有或没有骨赘。多角骨掌骨关节退行性关节病的 X 线表现具有特征性。掌骨基底多见桡侧半脱位、骨间隙变窄、软骨下骨硬化和囊样变、骨赘形成和骨碎裂,尤其在该关节背侧和掌侧,可变得明显。骨性赘生物自多角骨沿背侧方向在第一和第二掌骨间延伸。这种赘生物可出现在无关节间隙丧失时,而且随着体积的增加,可使多角骨和第二掌骨基底之间的关节变得模糊。

四、肘关节

肘关节骨关节炎不常见。其常继发于事故或职业性(尤其是矿工和钻工)创伤。本病有典型的影像学表现,包括关节间隙变窄、硬化、囊肿和骨赘。这些病变主要发生于桡肱间隙。肱三头肌腱在鹰嘴处的附着点赘生物可伴有这些病变。

五、肩关节

盂肱关节骨关节炎最常见的异常是沿肱骨头关节边缘和盂唇在关节窝附着处的骨赘形成。这些骨赘可以是关节囊牵拉产生的功能性应力所致,在关节边缘前部和下部多见,最常见于肱骨头的内侧。盂肱关节骨关节炎另一个异常是肱骨头关节面的局部或全部象牙化,X 线表现为软骨下硬化。类似的象牙化和骨侵蚀最常见于肩胛骨关节盂窝的中央部位。中度或重度骨关节炎患者的关节腔中常有骨软骨碎块。这些改变常伴有相邻部位的骨质增生,肩袖退化和断裂较常见,尤其是老年人。肱骨头相对盂窝抬高,肩峰肱骨间隙变窄,肱骨头和肩峰并置骨面的象牙化和囊性变,邻近二头肌腱沟肱骨面的囊性及槽样缺损,结节间沟变浅,结节附着处韧带骨化;以及肩峰正常下方凸面的反转。除此之外,肩峰肱骨间隙的变窄是肩袖撕裂的特征性病变。肩峰肱骨间隙也会随患者的性别和年龄的不同而变化,一般在 9～10 mm,男性大于女性。中年人小于 6 mm 即视为病理性改变,提示有冈上肌腱断裂。

另一个常累及盂肱关节的疾病是肩撞击综合征,外侧肩峰下撞击是最常见的肩关节撞击,可侵犯肩峰下间隙,伴有盂肱关节上方关节周围软组织和喙肩弓之间正常滑动机制的丧失。

第十五节　下肢关节退行性疾病

一、髋关节

髋关节骨关节炎(也称为老年性髋关节病)可产生明显的临床症状和体征,并导致严重残废。疼痛可局限于髋关节或牵涉到其他部位,如膝、臀部、大腿、腹股沟或大转子区。最初疼痛可能仅在负重时明显,但继而也可在静息期出现。导致髋关节骨关节炎伴发疼痛的因素可能包括软骨下骨骨折、静脉充血、低度滑膜炎和关节内压增高。也常见活动受限,主要是旋转和伸展时。患者由于疼痛产生肌肉痉挛可出现髋内旋能力变窄,这些患者常将其下肢固定于外旋位,在此体位可减少关节内压

(一)X 现表现

几乎都伴有关节间隙变窄,股骨头可移位向髋臼。骨盆和髋关节的常规正位 X 线片可观察到三种典型的移位类型:上方移位时关节间隙变窄主要在关节的上部,股骨头向垂直或上方移位;内侧移位时关节间隙变窄在关节内侧最明显,股骨头向内侧方向移位;轴向移位时整个关节腔会出现广泛的关节间隙变窄,股骨头沿股骨颈轴向向内侧和中央移位。

1.上方移位型

骨关节炎最常见的关节间隙变窄部位是关节的上部,它是由股骨头相当于髋臼向上方移位所致。还可再分类为上外侧型和上内侧型(或倾斜畸形)。

股骨头的上外侧移位在女性更多见,常是单侧或不对称,占 15%～50%,可伴有进行性内旋和外展丧失。髋关节最终将处于屈曲、内收和外旋位。髋臼发育不良可导致上外侧移位,髋臼腔较浅。

在 X 线片上股骨头向上方移动,伴骨间隙减少。股骨头外侧和髋臼的硬化和软骨下囊肿较明显。有时髋臼囊肿可变大,含有气体,并伴有臼唇的撕裂和黏液样退变。股骨头外侧扁平可伴有明显的外侧移位,伴关节间隙内下部增宽。股骨头外侧移位靠在髋臼唇上可能造成其退变。股骨头外侧和髋臼处可出现骨赘形成,并伴有股骨颈皮质增厚或突出,尤其是在其内侧。在软骨下骨可出现压力骨小梁增厚、反应性新骨形成以及单个或多处界限清楚的软骨下囊性灶。

股骨头上内侧移位(倾斜畸形)可出现在 35%～50%的骨关节炎患者中,男性多于女性,常为双侧。患者可在相对年轻时出现症状。大多数患者倾斜畸形是一种退变髋关节的再塑形过程,与既往的骨骺分离无关。早期 X 线异常包括股骨头的向上移位和关节腔外 1/3 处的关节间隙变窄,关节间隙进行性消失导致股骨头的上面和内面与髋臼的紧密接触;在此期间内侧间隙常表现为增宽。随着股骨头变扁平,可出现髋臼和股侧比邻部分的象牙化和硬化。随着股骨头外 1/3 畸形的持续发展,可发现在其内面和下面有骨赘形成。

其他骨赘可出现在沿髋臼和股骨的外侧部分。在其髋臼部位,骨赘围绕股骨头外侧部分生长,在大多数病例中关节内下部分的骨赘要比外侧更多。在股骨头和髋臼上外侧会出现软骨下囊肿。其大小不一,但发生于紧邻的软骨下骨。序列 X 线片有时可发现这些囊肿的塌陷,尤其是髋臼内,会有明显的比邻硬化。股骨颈突出可同时发生在外侧和内侧,但在外侧更明显。

2.轴向移位型

轴向移位型在髋关节骨性关节炎中占 $10\%\sim35\%$,存在有股骨头内侧移位。常为双侧对称性,女性更多见。临床上可出现髋关节外侧活动和旋转活动变窄伴有屈曲畸形。影像学分析可发现股骨头内侧移位,伴内侧关节间隙变窄以及外侧关节间隙的相应增宽,可出现轻中度的髋臼内陷畸形,伴髋臼中央和下方的骨密度增高。髋臼和股骨都会出现骨赘形成,在髋臼和股骨外侧及股骨内侧最为明显。股骨颈可出现隆起,尤其是向内侧。

3.内侧移位型

内侧移位型不常见。当退行性关节疾病确实存在轴向移位时,关节间隙丧失的类型与类风湿性关节炎相似。存在有骨赘和硬化但没有侵蚀、骨质疏松以及严重的髋臼内陷,这些都可将骨关节炎与类风湿性关节炎相鉴别。

4.混杂移位型

混杂移位型以前描述过的移位类型依据的是从正位 X 线片上获得的数据。用斜位或侧位 X 线片或 CT 造影研究髋关节骨关节炎时发现:上方移位型还伴有股骨头前方移位可认为其代表前上移位型;内移位型可伴有股骨头的后方移位,可认为其代表后内移位型。

骨关节炎中其他类型的股骨头移位极其少见。

(二)其他影像学特征

虽然在骨关节炎中股骨头相对髋臼的移动类型可以是多样的,但基本的影像学和病理学异常是相似的,包括关节间隙变窄、骨赘形成、隆起、硬化和囊肿形成。进行性和局灶性关节间隙丧失是本病影像学和病理学的基本特征。髋关节骨关节炎的另一个特征性影像学和病理学特点是股骨边缘骨赘不仅出现在关节面周围,而且可出现在股骨头凹的边缘中央。

股骨头或髋臼的中央(或关节下)骨赘可产生 X 线上可分辨的致密骨病灶,类似于关节内骨小体的表现。股骨颈骨赘表现为反折滑膜下方的增生,在此处它们常伴有股骨内侧皮质增厚,称之为隆起。

(三)CT 和 MRI

诊断大多数髋关节骨关节炎患者不需要行 CT 检查。在特定情况下 CT 对术前辨认形态学是有益的,例如骨赘形成和髋臼骨储备,其可影响后续的手术方式和技术。CT 或 CT 关节造影可发现关节内骨软骨性碎屑,CT 也可评价股骨颈的前倾程度,可用于评估髋关节骨关节炎病程中出现的关节周围滑膜囊肿。MRI 成像评价髋关节骨关节炎的应用在不断增加。MRI 在判断比邻滑膜囊肿和鉴别髋关节骨关节炎和其他疾病(如骨坏死过性骨髓水肿、肿瘤和感染)中的价值是肯定的。

二、膝关节

膝关节是最常见的退行性病变部位。患者可能完全没有症状,但经常会出现疼痛。疼痛可以是局部性或广泛性的,行走或锻炼可加重此症状。还可能有僵硬、触疼、肿胀和发热。骨关节炎时滑膜炎的症状和体征一般不如类风湿性关节炎严重,但有时患者会有与滑膜破裂和腘窝囊肿有关的较多关节渗出和肿块、成角畸形(常为内翻),不稳定和软组织萎缩是该病的晚期表现。

(一)间室异常

常将膝关节分为内侧股胫间室、外侧股胫间室、髌股间室等三个间室。影像学异常通常在其中一个或两个间室中较明显,不过在所有三个区域中都存在病理异常。典型的病变包括骨表面的软骨纤维化和裸露、硬化、软骨下囊性病灶以及骨赘形成。

1. 股胫间室

可有双侧(左侧和右侧)或单侧病变。影像学表现通常在关节内侧更明显,在骨性关节炎中多可发现病变局限于内侧股胫间室,或在内侧股胫间室更明显。内侧和外侧股胫间室同时出现对称性病变通常提示为骨关节炎以外的其他疾病。与软骨侵蚀相应的关节间隙变窄,可为轻度至重度伴关节间隙的完全消失。软骨下骨硬化更常见于胫骨,或者同时见于股骨和胫骨;股骨单独硬化不常见。硬化骨总出现在关节间隙变窄间室。最常见的部位是紧靠软骨下区域,但有时在关节间隙完全丧失的患者中可延伸至关节面下 3~5 mm。胫骨的软骨下囊肿较明显,较小且伴有关节间隙丧失和硬化。骨赘在股骨和胫骨的关节边缘常见且较明显。也可发现类似于关节内游离体的中央或下方骨赘,尤其是在股骨髁。边缘或中央骨赘可导致关节内表面不规则及胫骨棘变尖。

骨关节炎中股胫间室的其他影像学异常包括第三髁间结节(或 Parsons 节)增大、关节腔内或病变半月板内的真空现象(尤其是在内侧间室)以及半月板钙化(通常在内侧间室)。Parsons 节的增大通常伴有胫骨棘的突出,此节表现为骨赘或起止点赘生物。真空现象表明关节腔内(一般表明没有大的关节渗出)或半月板内(常表明半月板退变)有气体。在膝关节骨关节炎中,真空现象常伴有同侧股胫间室的变窄。有时在关节周围部位可发现应力骨折。

2. 髌股间室

骨性关节炎常累及髌股间室。骨关节炎中可出现软骨下纤维化和侵蚀以及软骨下骨质象牙化。这种病变在髌骨主要发生于外侧面,可能与关节面较大以及生理性外翻所产生的外侧应力矢量有关。外侧股胫间室伴发的病理改变较为典型,尤其是在膝外翻畸形增大时。内侧股胫间室受累伴有外侧髌骨面病变也很常见。单独的内侧髌骨病变很少见。在伴有膝内翻畸形时,内侧髌股面和内侧股胫间隙都会受累。同时出现内侧髌股面和外侧股胫病变的病例极少见。

髌股骨关节炎的影像学特征包括关节间隙变窄、硬化和骨赘,尤其是在此间隙的髌骨侧。在 X 线片上髌股间室的改变常合并有股胫间室的异常。最典型的是内侧股胫间室的改变,但有时也可同时出现外侧股胫间室和髌股间室的变化。髌股间室广泛病变而没有一个股胫间室明显异常的病例不常见。在骨关节炎中,股骨前皮质伴发的贝壳状缺损可变得明显。另一个出现在髌骨前表面的退变现象包括有股四头肌骨性附着点处的骨质增生。这并非是骨关节炎的表现,而是该韧带骨性附着点处的起止点病变,可产生不规则的赘生物,在 X 线片上表现为髌骨前表面的骨肥厚或"变白",称之为"牙齿"征或髌骨"胡须化"。

(二)成角及半脱位

膝关节成角和半脱位可伴有在严重骨关节炎中出现的韧带病变,内翻成角比外翻成角多见,对侧股胫间室增宽,而同侧(在畸形的凹侧)股胫间室变窄。通常,内翻成角时胫骨自股骨向外侧移位或半脱位,而外翻成角时则向内侧移位或半脱位,但移位距离一般小于 10 mm。在侧位 X 线片上也可发现前方和后方的不稳定。

(三)滑膜炎、滑膜囊肿形成及关节内骨软骨小体

膝关节骨关节炎的关节渗出常很少,创伤后可有大量渗出。几乎都局限于关节后部的滑膜囊肿,并不常见,如果存在一般也较小。和其他骨关节炎关节一样,膝关节也没有滑膜炎症

的广泛病理改变。滑膜包埋软骨性和骨性碎屑的局部异常较常见。骨性碎屑在结合到滑膜内之前可成为游离体,或"关节鼠"。在 X 线片上这种骨性致密灶必须同突出的边缘和中央骨赘以及正常籽骨相鉴别。MRI 成像或 MRI 关节造影也可用于检查膝关节内小体。

(四)籽骨受累

籽骨常包含在相邻的关节面内。膝关节常出现的籽骨是腓肠豆骨,其包埋于紧贴外侧股骨髁后部的外侧腓肠肌的腱性部分。通常双侧分布,腓肠豆骨的前表面含有透明软骨,其与后髁区域相关节。在膝关节骨关节炎中,腓肠豆骨可出现软骨纤维化和侵蚀以及骨质增生。在 X 线片上其前表面可变平和硬化。增大的腓肠豆骨可损伤腓总神经,年轻患者还可出现腓肠豆骨的软骨软化。

(五)CT 和 MRI

X 线检查发现很少或未发现变化时,CT 在评价髌股间室方面有很大帮助。CT 轴位扫描几乎与胫骨平台的走向平行,因此不能理想地观察胫骨或相邻股骨的软骨面。重建冠状位和矢状位图像,可在一定程度上弥补 CT 轴位图像的缺陷。MRI 是评价关节软骨疾病(包括软骨缺损、软骨软化和骨关节炎)的最佳成像方法之一。用 MRI 评估软骨时关节渗出是其优势所在。MRI 还可检查骨关节炎中的骨硬化和骨赘形成,而且发现 X 线片上明显的骨赘形成与 MRI 上的软骨丧失相关。在 MRI 中,软骨下骨硬化区在 T_2W1 中为低信号或高信号强度区域。高信号强度局灶区表示存在骨髓水肿,而且表明疼痛的可能性较大。用 MRI 也可检查骨关节炎伴发的滑膜炎;对于关节面软骨、半月板等结构的观察也是目前最理想的检查方法。

三、髌骨软骨软化症

髌骨软骨软化是指在青少年和年轻成人中出现的膝前区疼痛和捻发音(尤其是屈膝时)综合征,是指髌骨一个或多个部位软骨缺失导致髌股疼痛。因为没有被广泛接受的髌骨软骨软化症的定义,所以其病因尚不清楚。可能的原因包括一次或反复创伤、长期应力(如外侧压力过高综合征)、髌股不稳定以及骨形态的解剖变异或发育异常。

髌骨有三个关节面:外侧面、内侧面和更内侧的奇面。一般认为,髌骨的内侧面是软骨软化的典型部位,尤其是分隔内侧面和奇面的骨嵴周围。内侧面上软骨病变有多种病因学因素,最常见的是过度应力或创伤。髌骨内侧面软骨软化伴发的病理表现包括软骨面的肿胀和水肿。

关于髌骨软骨软化症有许多分类系统,分类标准通常基于病变范围或髌骨软骨缺失的程度。常规和先进的影像检查都很难充分评价软骨,因此准确分类需要通过肉眼观察甚至关节镜下的穿刺活检来进行。根据关节镜所见分类:髌骨 1 个或 2 个关节面软骨纤维化或变软,但是股骨侧正常;局限于髌骨的关节面侵蚀或碎裂;髌骨和股骨的关节软骨都受累及另一种分类系统基于髌骨关节软骨受累的解剖分布:累及外侧关节面,通常局限在内侧嵴的外面;累及内侧关节面,尤其是单关节面;累及内侧嵴并延伸到内外侧关节面;累及内外关节面的中央,内侧嵴正常;累及整个关节软骨(全髌骨软骨软化症)。

常规 X 线片出现关节间隙狭窄、继发软骨下骨硬化、囊性变、骨赘是严重软骨缺失的表现。标准关节造影配合传统断层摄影或 CT 也不能诊断早期-中度软骨缺失。

在缺损处可以发现造影剂聚集,但是这种表现不敏感也不特异,因为在注入造影剂后延迟拍片时也会有这样的表现。CT 对关节软骨下囊变的诊断比平片更优越。

MRI是所有非侵入检查中最好的,MRI表现和关节镜下的表现,与病理相对应,亦分为五级。

1.0级

0级为正常的髌骨软骨。在 T_1WI 上表现为带状的中等信号,其信号强度略高于水,亦高于软骨下骨,表面光滑。在 T_2WI 上呈中等信号的带状影,其信号强度低于水,稍高于软骨下骨。在STIR像上呈中等偏低信号。在FSE序列 T_1WI 上,髌骨软骨由表及里分为高、中、高信号三层。

2.Ⅰ级

在 T_1WI、T_2WI 和STIR像上呈局灶性或局灶性隆起性低信号影。在FSE序列 T_1WI 上表现为局灶性低信号影或局灶性高信号层信号降低或高信号层缺如。

3.Ⅱ级

在 T_1WI、T_2WI 和STIR像上表现为轻度轮廓改变,软骨厚度局部变薄,但直径小于1.3 cm,可有或无局灶性信号改变。在FSE序列上表现为:第1层的高信号消失;第2层变薄,髌骨表面可有轻度的不规则改变,但直径小于1.3 cm;第3层信号降低。

4.Ⅲ级

在 T_1WI、T_2WI 和STIR像上表现为髌骨表面病变的直径大于1.3 cm或轮廓明显不规则,厚度明显变薄,第1、层信号消失,第3层信号降低或消失,软骨下骨暴露,但直径小于1 cm,软骨下骨可有或无囊性改变。

5.Ⅳ级

在 T_1WI、T_2WI 和STIR像及FSE序列 T_1WI 上表现为软骨全层缺如,软骨下骨暴露,范围大于1 cm,软骨下骨多有硬化和囊变。

上述Ⅰ~Ⅴ级髌骨软骨软化中,Ⅰ~Ⅱ级为早期,Ⅳ级为进展期。T_2WI 和STIR像对早期的髌骨软化的敏感性不如 T_1WI、FSE序列 T_1WI。而 T_1WI 对于进展期病变的敏感性不如 T_2WI、STIR像及FSE序列 T_1WI。其原因是在早期病变中,主要以软骨的信号改变及轻度的轮廓改变为主,加上早期病变的关节积液少;而在 T_2WI、STIR像上,因软骨本身信号较低,对于局灶性的信号降低改变就不敏感,加上因关节积液少,不能产生"关节造影"效果而对于轮廓改变亦不敏感。对于进展期病变,由于关节积液较多,在 T_2WI 和STIR像上产生"关节造影"效果,对于髌骨软骨的轮廓改变的显示是很敏感的。STIR序列对于软骨下骨的硬化或囊变的显示亦是很敏感的。

内侧面的软骨软化应与髌骨奇面发生的软骨面退变相鉴别。后一种病变有年龄相关性,在老年人中更明显,而且似乎与习惯性废用或并置关节面不接触有关。这种表面退变与髌股疼痛无关,除非扩展至非常广泛,使内侧和外侧面接触区的软骨下骨裸露。

四、踝关节

如没有明显创伤,踝关节骨关节炎并不常见。运动员反复的应力作用可导致踝关节继发性退行性关节炎,相邻骨骨折或韧带损伤后也可出现踝关节骨关节炎,在距跟关节先天性或手术融合之后也可出现继发性退行性关节炎。关节间隙变窄和软骨下骨硬化是踝关节骨关节炎的两个基本特征。在退变的踝关节周围也可出现骨赘。关节囊的牵拉可在距骨背侧产生距骨喙状突,不同于跗骨联合伴发的喙状突。这类骨赘出现在滑车的背侧缘,伴有胫骨前侧的骨外生；在踝关节斜位和侧位 X 线片最明显。这些骨赘可使踝背屈受限（即前方撞击综合征）。

五、跗骨关节

第一跗跖关节可能出现明显的退行性病变，在此部位与骨关节炎相关的关节间隙变窄和硬化可类似于痛风性关节炎的表现。在这两种疾病中，第一足趾其他关节的病变常很明显。其他跗跖关节的骨关节炎伴有扁平足和旋前足。其他跗骨部位的病变可出现于创伤后。跟骨骨折后出现的持续后足痛是一个或两个距下关节骨关节炎的潜在并发症。平片通常不足以辨认退行性异常，而 CT 扫描则可显示包括关节间隙变窄、关节面不规则和塌陷、骨硬化和囊肿形成以及骨赘。部分踝关节强直后的患者也有类似改变。足底和后方跟骨起止点赘生物是其常见的 X 线表现，可不伴有临床异常。这些赘生物可出现在跟腱、跖腱膜和跖长韧带的骨附着点上或其邻近部位。如果界限清楚且边缘分明，它们通常仅是一种与韧带或肌腱牵拉有关的不太重要的退行性异常表现，但类风湿性关节炎、多关节骨关节炎和痛风患者中界限清楚的足底起止点赘生物发生率可能比正常对照组更多。界限不清或模糊的足底跟骨赘生物则可能是强直性脊柱炎、银屑病关节炎和 Reiter 综合征的重要 X 线表现。

六、跖趾关节和趾间关节

第一跖趾关节的骨关节炎很常见，可见于青少年以及中老年人，男性更多见。临床表现有跖趾疼痛性背屈受限。

X 线表现有关节间隙丧失、骨硬化和骨赘，尤其在跖骨头的背侧。骨赘可增大，在侧位 X 线片显示清楚。组织学检查发现在疾病急性期有软骨和骨性碎片，最终会出现继发性退行性病变。在此期间可出现软骨侵蚀伴软骨下骨暴露的病理改变。第一跖趾关节的另一个常见病损是拇外翻。外翻成角常伴有拇趾旋前和骨质增生或骨赘形成，尤其是在跖骨头的内侧部分。其他骨赘可出现在跖骨头的外侧部分，伴有趾骨和籽骨的移位。增大和不规则的跖骨内侧部分包含有囊性病灶和增厚的骨小梁，其表现类似于痛风。有时跖骨的内侧隆起可能消失。比邻籽骨向外侧移位，并出现变平和变形。大多数研究者认为，拇外翻患者的第一跖趾关节为斜行走向（跖骨内翻），目前尚不清楚哪种异常（跖趾关节外翻对线或跗跖关节内翻对线）是原发病变。

足趾趾间关节的骨关节炎有时可在 X 线片中发现。有明显的关节间隙变窄和轻度软骨下硬化，足趾弯曲或畸形常使这些变化变得模糊。目前有四种足趾畸形：爪形趾，特征是跖趾关节过伸以及近侧和远侧趾间关节屈曲；锤状趾，特征是跖趾关节过伸、近侧趾间关节屈曲和远侧趾间关节过伸；槌状趾，特征是远侧趾间关节屈曲；卷曲趾，特征是跖趾关节处于中立位，而且近侧及远侧趾间关节屈曲。

第二十章 小儿影像学检查方法、应用与技术

第一节 小儿影像学检查方法和应用

在儿童胸部影像学的检查方法中,X线片由于低射线辐射、价格便宜和操作便捷等优点,仍是评估胸部疾病的首选和最常用的检查方法。胸部X线片可作为诊断大多数肺部疾病的初步检查,但不能明确显示肺间质病变,特别是肺粟粒样转移性病变、弥散性肺病、轻度胸膜及胸壁等病变,CT特别是多层螺旋CT及重建技术显示上述病变有明显优势。动态透视具有局限性,一般仅在支气管异物时动态观察气道和肺含气变化以及在观察心脏搏动、膈神经麻痹时使用。超声主要用于对胸膜病变、胸壁肿物、新生儿或婴幼儿纵隔肿物的评估,协助针刺活检和超声引导下穿刺。CT可以较好地评估几乎所有的胸腔内外结构或病变。MRI在功能评估方面表现出比CT更显著的优势。核素扫描有助于了解肺实质血流灌注及通气功能。儿童胸部影像学检查方法的比较,由于含气的肺组织具有良好的自然对比,故呼吸系统疾患,包括肺、胸膜、膈病变,仍首选传统X线检查,辅以其他影像学检查。

一、胸部X线片及透视

一般胸部疾患,常规摄正位片,视病情需要加侧位片。婴幼儿照片常采取仰卧位,平静吸气时瞬间曝光,胸片要求脊柱显露,并可观察到心影后肺纹理,无偏斜、旋转。仰卧或侧卧位水平向投照有利于显示积液、气胸或肺气肿等。同时呼气和吸气相照片可观察纵隔摆动和肺明暗度在不同呼吸周期的变化。3岁以上小儿应立位摄片,以扩大肺野范围,有利于病变观察。透视主要用于观察肺、心脏、膈、肋骨的呼吸运动状态,尤其通过吸气、呼气动态变化观察发现气道梗阻性病变,如支气管异物等。弥补胸部X线片的不足。

二、支气管造影

支气管造影可用于慢性呼吸道感染、咯血,明确支气管扩张的分布范围及程度和性质,了解支气管阻塞和发育异常的原因。随着多排螺旋CT的应用,现已很少应用。

三、食管造影

食管吞钡可用于婴幼儿难治肺炎病因的了解,如胃食管反流,观察支气管肺前肠畸形的交通,以及发现疑似肺内病变的食管异常,如食管裂孔疝、异物等。

四、血管造影

血管造影主要用于对肺血管病变,如动脉瘤、肺动静脉瘘、支气管肺动脉瘘等的诊断和介入治疗。

五、CT检查

MSCT为无创性影像检查方法,其临床应用范围及诊断效果明显提高。例如肺小结节的

检诊、间质纤维化病变分析,肺血管和支气管树成像、对肺栓塞和肺先天性畸形的诊断等。近年来,儿童 CT 低剂量扫描成为国内外关注的焦点,在对儿童进行 MSCT 检查时,应掌握好适应证,避免不必要的大范围、多脏器扫描,从而降低 X 线辐射。

(一)儿童胸部 CT 扫描技术和方法

儿童胸部 CT 检查主要包括两部分:①病变的检出和形态学的分析,这主要取决于空间分辨率。肺部良好的高对比特点和合适的数学算法均提供了较好的空间分辨率,理论上降低一定的剂量不会明显影响到有效的空间分辨率;②组织密度的分析,即对比分辨率,以 CT 值作为表达方式。CT 值为 X 线的衰减值,它和曝光量直接相关。在适当降低曝光量时并不会造成密度测定的显著性改变。

1. 常规平扫

患儿一般取仰卧位。较小患儿及不能合作者扫描前口服 10% 水合氯醛 0.5～1 mL/kg 镇静,也可肛门灌注,剂量为 0.4～0.5 mL/kg,总量不超过 10 mL。扫描前要对能合作的患儿进行屏气训练,以免因轻微的活动而造成伪影,影响图像质量。从胸锁关节到横膈面做连续或间断扫描,怀疑上气道病变的患儿,可自颅底水平开始扫描。根据患儿大小,一般选用 5～10 mm 层厚,5～10 mm 层距扫描,对于肺间质病变或寻找小病灶宜用高分辨率 CT(hig hresolution CT, HRCT)扫描。或在普通扫描基础上对感兴趣区加扫薄层扫描,层厚 0.625～3 mm。观察胸壁和胸廓畸形等病变时,应加骨窗,观察骨骼情况。合理设置窗宽窗位,确保清晰显示病灶。常规观察肺部病变的肺窗(窗宽 1 000～2 000 HU,窗位 −700～−600 HU),纵隔窗(窗宽 400～500 HU,窗位 30～50 HU),需观察骨骼病变时,加骨窗(窗宽 1 000～2 000 HU,窗位 200～400 HU)。

2. 增强扫描

增强扫描适用于显示肺部炎症,尤其是并发症和复杂性感染性病变、先天发育异常、肺血管病变,纵隔占位和纵隔肺门淋巴结,以及大血管和心脏心包病变。层厚按年龄大小为 5～10 mm,作连续扫描,扫描时间不宜 >2 s,薄层扫描层厚 1～2 mm。目前儿童 CT 使用的对比剂均为经肾脏排泄的水溶性含碘对比剂,常规选用非离子型造影剂。常用团注法(bolus)。儿童可根据实际需要,选用注射器快速手推,或高压注射器快速注药,速度 0.8～4.5 mL/s,总量 1.5～2.5 mL/kg。胸部增强成像在注射造影剂后开始扫描的时间先后分为:肺动脉成像(6～8 s)、主动脉成像(12～20 s)、肺实质成像(40～60 s)。

3. 高分辨率扫描(high resolution CT, HRCT)

高分辨率扫描是指在较短的时间内,取得良好空间分辨率 CT 图像的扫描技术。基本内容为薄层扫描、高分辨率骨算法重建和较小的 FOV。这种技术可提高 CT 图像的空间分辨率,是常规 CT 检查的一种补充。主要作用是可以显示肺内细微结构,如肺小叶气道、血管,小叶间隔、肺间质,并能观察到小病灶以及病灶内和病灶周围的细微变化。

4. 动态 CT 检查(dynamic CT scan)

胸部动态 CT 检查包括吸气和呼气扫描,或在数个层面动态电影扫描评估呼吸状态,尤其可用于观察肺部含气不均匀,如气体陷窝征等小气道或气管软化等病变。但是由于射线剂量的问题,在儿童,目前动态 CT 检查仍处于实验研究阶段。

(二)CT 检查在儿童胸部的临床应用

CT 检查已广泛应用于临床。螺旋 CT 的优势在于可以在一定程度上消除呼吸气运动的影响而获取更多的诊断信息,尤其是在对微小病变的显示方面,并可以通过重建提高病变的显示率。

另外增强扫描、多层面重建和三维重建技术的使用可以显示复杂病变的解剖关系,尤其是在先天性病变(如肺动静脉畸形和肺隔离征)、区分结节病变和胸膜或膈的关系等方面有重要价值。

儿科患者由于不配合、易动且解剖部位较小,故图像质量会受到相应的影响。随着 CT 扫描速度的不断提高,层厚不断变薄,使儿科 CT 检查得到改进和完善,降低了检查的难度,提高了图像的质量,为临床提供了更多的诊断信息。

1.肺部疾病

肺部螺旋 CT 常规扫描肺部疾病。肺部螺旋 CT 常规扫描采用 1.0～1.5 的螺距,层厚 5～10 mm,床进速度 8 mm,对于微小病变或间质病变,可行 HRCT 扫描。高分辨技术的应用提高了对肺部微细结构的观察。CT 可以显示 1～2 mm 的小结节,尤其是位于肺尖、胸膜下、后肋膈角的病灶。可以区别病变的囊性、实性、血管性,进一步明确肺发育畸形,如隔离肺族(肺囊肿、肺囊性腺瘤样畸形、隔离肺、大叶性肺气肿等)、肺 AVM 等。可以对肺和胸膜的病变进行鉴别,对肺部间质和弥散性肺部病变的诊断和鉴别诊断具有重要意义,可以明确早期肺转移。对于肺结节的评估,螺旋 CT 可以观察到 10 mm 以下的肺部小结节,对肺结节的检出率较常规 CT 扫描高出 10% 以上,尤其是对小结节的探测率明显优于常规扫描,多平面重建可以进一步观察到膈面周围和胸膜下小结节。

常规肺部 CT 检查的适应证包括:①复杂肺部感染性病变及其并发症;②肺部局限性包块的特点、位置和范围;③转移病变;④弥散性肺部病变;⑤移植后肺部并发症。

2.气管和支气管

虽然 CT 横轴位图像可以显示大多数的中央气道疾病,但对斜形走行的气道病变显示具有局限性。螺旋 CT 的多层面、三维重建及仿真内镜技术可直观显示气管支气管树的外形及内腔,可以观察到支气管管腔外的气体,确定支气管狭窄长度以及支气管周围病变。对支气管疾病,特别是主气道及左、右主支气管的疾患,可利用 VRT 或仿真内镜方法进行准确定位,如气管异物、气管内新生物、各种病因引起的气道狭窄等。此外,肺内占位是否导致气道狭窄,可利用曲面重建及多平面重建的方法进行观察,有助于明确病变的良恶性。增强 CT 虽然不是评估气道病变的常规检查,但在怀疑气道外异常病变,如血管环、肺动脉起源异常和纵隔肿瘤等病变导致的气道梗阻时则需要增强扫描检查。与纤维支气管镜比较,此检查速度快,无痛苦。

3.纵隔疾病

纵隔疾病的 CT 检查一般需要进行增强扫描,上起胸骨切迹下抵膈面,在各层面扫描图像中,由于小儿体积较小,脂肪少,解剖结构的分辨不如成人清楚。检查的目的是分析病变部位、大小、形态、与气管及血管的关系、与周围组织器官的界面、密度、CT 值,可以观察到纵隔肿瘤、淋巴结、血管畸形等情况,尤其对纵隔肿瘤的定位、定性和对周围器官的侵犯,对血管的侵犯以及肿瘤的分期等都有重要意义。

4.心脏和胸部大血管

增强 CT 轴扫能显示心脏和胸部大血管及其周围结构的横断面解剖,快速螺旋 CT 扫描还可从任意角度和任意平面显示其立体解剖结构。心电门控技术的应用,消除了心脏搏动和呼吸运动的伪影,进一步提高了空间分辨率。尤其是 MSCT 可以显示心脏大血管及周围组织器官整体的横断面及任意角度、断面的结构,在先天性心脏病和心肌病等心脏疾患的诊断中具有很高的价值,尤其对显示外周大血管畸形和侧支循环具有优势。在肺动静脉畸形、肺动静脉瘘和肺静脉异常回流方面几乎可以替代血管造影。CTA 二维和三维重建技术可以清晰显示主动脉、腔静脉、肺动静脉及其分支的解剖和畸形情况,有助于评估血管对气道的压迫、推移等情况,肺循环血管成像目前已被公认为肺动脉栓塞的首选检查方法,它对于中央肺动脉和肺段动脉病变的诊断优于磁共振成像。可在一定程度上很好地显示侧支血管和支气管动脉的情况,对于慢性肺动脉栓塞有重要意义。同时 CTA 也被认为是无创性评价肺动静脉畸形的最佳检查方法,通过横断面结合二维和三维重建技术,可以清晰观察血管结构,分析动脉、静脉的走行,其敏感性与血管造影相似。同样的技术可以应用于观察肿瘤的供血动脉和引流静脉,以及肺动脉高压和血管瘤等病变。在评估儿童尤其是婴幼儿先天性畸形(如隔离肺)的诊断中,可以发现来自体循环的异常血管,从而为诊断和治疗提供重要依据。利用多期、多层面重建等方法对心肌壁结构进行观察和显示,可以部分取代心血管造影。

MSCT 的高扫描速度、门控技术及多种重建算法使儿童冠状动脉成像成为可能。在儿童主要应用于冠状动脉狭窄、闭塞或动脉瘤的显示。在儿童川崎病所致冠状动脉各种病变及先天性冠状动脉畸形等方面发挥着重要作用。现已开发出的心脏应用软件还可用于心功能分析,如计算射血分数等。

六、MRI 检查

MRI 对于胸壁、脊柱和脊柱旁区域、纵隔和心血管结构、区别肺门淋巴结和血管结构,显示膈肌、胸壁异常等方面具有一定优势,对碘过敏小儿尤为适宜。MRI 在功能评估方面优于CT。

MRI 可直接三维成像,组织分辨率高,血液流空效应可清楚显示血管的位置、管腔、行径及与病变的关系,必要时需使用造影剂进行增强扫描。MRI 可观察纵隔内淋巴结,尤其肺门区和气管分叉下淋巴结不易与血管混淆,观察后纵隔肿物时有助于判断椎管内侵犯。但其扫描时间较长,对肺内病变显示较差,而且对带心脏起搏器、手术金属夹患儿禁用,且不适用于危急情况。

扫描前准备大致同 CT。但对不合作的患儿需深度镇静。技术操作方面还需注意以下几点:①脉冲序列,一般用自旋回波(SE)序列,T_1WI、T_2WI 和质子密度扫描,为减少呼吸伪影,可用快速(SE)或梯度回波技术。②心电门控,用以减少心脏大血管搏动所致伪影,使心脏大血管、肺门、心旁肿物图像明显改善,但不适用于心律失常的患儿。③扫描平面,常规用横轴位,酌情加用冠状位和矢状位。横轴位适用于观察纵隔、肺门和气管旁病变。冠状和矢状位对胸廓入口,肺底部病变,肿物压迫包膜血管和侵犯脊柱和椎管内等方面可补充横轴位扫描的不足。④体线圈和表面线圈的选用,视患者年龄和病情需要而定。⑤一般不使用对比剂,增强病例可静脉注射 Gd-DTPA 0.1 mmol/kg。

MRI 横轴位各层面的解剖结构同 CT,而主动脉及上腔静脉等大血管及分支,因含流速快的流动血不产生信号,与周围强信号的脂肪和中等信号组织及肌肉易于分辨。支气管分支、大血管分支的管腔及行径于冠状或矢状层面观察尤其清楚。此外,纵隔间隙包括:①腔静脉后气管前间隙。②主肺动脉窗间隙。③隆嵴下间隙。于横轴位和冠状位联合扫描中可清楚显示。

为此对纵隔内淋巴结的观察也有优势。矢状位层面尚能清楚显示脊柱和椎管内结构。

七、超声检查

超声主要用于对胸膜病变(包裹、分隔、胸膜增厚或少量积液)、胸壁肿物、新生儿或婴幼儿纵隔肿物的评估。

也可用于区别肺内膜性或实性,血管或非血管性肿物,协助针刺活检和超声引导下穿刺。B超也可检查膈解剖、运动功能以及邻近膈的病变。特别是多普勒超声已用于检查肺实质病变。

八、核素扫描

核素扫描有助于了解肺实质血流灌注及通气功能。可用于诊断先天性或获得性肺动脉狭窄,并可用于肺动脉分支狭窄的随访。通气技术评估支气管梗阻性病变。肺通气灌注可以评估肺功能状况,了解肺血流灌注与通气功能。PET及PET/CT还可以用于鉴别良恶性肺肿瘤。

第二节　小儿X线摄影技术

一、不同部位的X线摄影常规

1. 胸部

胸部常规摄正位片,焦片距1 m,2岁以下采用卧位。观察纵隔、肺门等病变时加摄侧位。观察心脏及大血管病变加摄左前斜60°～70°,右前斜45°～55°(同时服钡),并摄远位片,焦片距1.5 m。右肺中叶不张加摄后前向的前弓位,肺尖病变摄前后向前弓位。前肋骨摄后前正位,后肋骨摄前后正位。

2. 腹部

腹部常规摄正位片。泌尿系结石及腹腔钙化摄前后卧位片。急腹症摄后前立位片,不能站立的小儿摄左侧卧水平正位片或仰卧水平侧位片。胶片上缘必须包括横膈,下缘包括耻骨联合。

3. 四肢

四肢及关节常规摄正侧位片。手及足摄正、斜位片。跟骨、髌骨摄侧、轴位片。

4. 脊柱

脊柱常规摄正、侧位片。先天性脊柱裂只摄正位片。观察$C_{1,2}$摄开口正位片。合作小儿可移动下颌摄全颈椎正位片。

骶髂关节常规摄正位片及双侧斜位片。

5. 颅面骨

①头颅常规摄后前正位片及侧位片。颅底病变加摄颏顶颅底位片。枕骨加摄汤氏位片。头颅骨凹陷性骨折加摄切线位片。②视神经孔摄瑞氏位片。③乳突摄侧位(许氏位)片及轴位

(美氏位)片；急性乳突炎摄双侧乳突侧位片或汤氏位片。疑乳突窦、蜂房破坏加摄斯氏位和侧斜位(伦氏位)片。慢性乳突炎摄侧位片和轴位片。④鼻骨摄双侧鼻骨侧位片。⑤副鼻窦摄柯氏位片及瓦氏位片。⑥上颌骨摄瓦氏位片。⑦下颌骨摄正位片及侧位片。⑧下颌关节：双侧开口及闭口的侧位片。

二、常用儿科疾病摄影常规

1. 呼吸系统(胸部)

(1)新生儿气胸及纵隔气肿：胸正、侧位照片，应包括下颌及上腹部。

(2)支气管异物：胸片正位片，吸气相和呼气相各一张。

(3)纵隔病变：胸正、侧位片。

2. 消化系统

(1)先天性食管闭锁：插鼻胃管，导管插入 10～12 cm 受阻，卷曲、返回口腔，固定导管摄全胸包括上腹部正位片及斜位片。

(2)先天性横膈疝：胸腹联合正位片及侧位片。

(3)先天性肛门闭锁：于出生 12 h 后摄腹部倒立侧位片。(肛门隐窝处放铅标记)吸气时曝光。

3. 骨骼系统

(1)先天性足畸形(马蹄内翻足，垂直距骨)等。持重下摄全足(包括踝部)正侧位片。

(2)先天性颅锁骨发育不全：一侧上肢(包括肱骨及手)，头颅正侧位片、胸部正位片、骨盆正位片。

(3)先天性高位肩胛骨症：双肩包括颈椎及上胸正位片。

(4)脊柱侧弯：脊椎正侧位片，包括 C_7 至髂骨嵴(初次照片)。

(5)先天性脊柱裂：脊柱正位片。

(6)先天性成骨不全：一侧上肢(包括肱骨及手)及一侧下肢正位片，头颅正、侧位片，脊柱侧位片。

(7)先天性骨软骨发育障碍：一侧小腿正位片(包括踝及股骨远端)，一侧手加前臂正位片，脊柱侧位片，骨盆正位片，头颅侧位片。

(8)骨硬化症(大理石骨病)：一侧上、下肢正位片，脊柱侧位片，头颅侧位片。

(9)婴儿骨皮质增生症：下颌骨正、侧位片。长骨正位片，酌情加摄头颅片、骨盆片、胸部骨骼片。

(10)黏多糖病：头颅侧位片，一侧手加前臂正位片，骨盆正位片，脊柱侧位片，胸正位片。

(11)坏血病：双下肢包括膝关节正、侧位片。

(12)维生素 D 中毒：一侧前臂包括手及肘关节正位片。

(13)维生素 A＋D 中毒：一侧前臂加手正位片。一侧小腿包括股骨远端正位片，必要时摄头颅正、侧位片。

(14)股骨头骨骺滑脱：摄双髋正位片及蛙式位片。

(15)低碱性磷酸酶血症：头颅正侧位片，长骨正位片。

(16)低磷抗 D 性佝偻病：一侧前臂加手正位片，一侧小腿包括膝关节正位片。肾小管酸中毒及 Fanconi 加摄 KUB 平片。肾小球性骨营养不良加摄脊柱正、侧位片。

4.内分泌系统

(1)克汀病:手加前臂正位片(6 月龄以内摄膝关节正位片),头颅正、侧位片,骨盆正位片,脊柱,侧位片。

(2)先天性卵巢发育不全综合征(Turner 综合征):一侧前臂加手正位片,胸正位片,小腿包括膝关节正位片,脊柱侧位片。

(3)尿崩症:头颅侧位片,一侧前臂加手正位片。CT 或 MRI 观察蝶鞍区。

(4)性早熟:一侧手加前臂正位片,头颅侧位片或垂体 MR 检查,肾上腺 CT 扫描。

5.造血器官及血液系统

(1)溶血性贫血:胸正位片,一侧前臂加手正位片,头颅侧位片。

(2)白血病:胸正侧位片、双小腿包括股骨远端正位片。必要时加摄头颅正、侧位片和脊柱片。

(3)血友病:双膝关节正侧位片,视病情加摄其他部位。

(4)朗格汉斯细胞组织细胞增生症:胸正位片和头颅正、侧位片,骨盆及长骨正位片,必要时加摄脊柱正、侧位片。

6.颅脑及五官

(1)颅底陷入症:头颅包括上部颈椎侧位片。

(2)先天性外耳道闭锁:颌顶向颅底位片或 CT。

(3)先天性后鼻孔闭锁:鼻腔内滴入水溶性非离子型造影剂后摄仰卧水平鼻咽侧位片,颌顶位片或 CT。

(4)小儿腺样体肥大:鼻咽部侧位片(吸气曝光)。

三、胸部摄影技术

(1)常规摄取后前立位,2 岁以内小儿无特殊要求可取前后卧位。

(2)平静吸气相曝光摄影。小儿胸部各器官和组织的 X 线形态均随呼吸而产生相应变化。呼气相时膈肌上升,肺血管充血,纵隔增宽遮盖肺脏,使肺野面积减少,肺含气量减低,而产生伪影,只有吸气相符合诊断要求。

(3)准确的摄影体位,因为小儿身体微小的偏扭不仅妨碍正确观察两上纵隔的 X 线形态,而且将使一侧胸壁软组织阴影转至肺野内,而对侧胸壁软组织阴影转离肺野,造成两侧肺野透亮度人为的差异。体位偏扭还使肺门、心脏的影像失真,影响诊断。所以小儿胸片体位一定要准确。小婴儿仰卧位摄影时,避免前弓可加角度摄影。

(4)按胸厚比例小儿胸片摄影条件较成人高,2 岁以内小儿胸廓前后径与左右径厚度相仿,膈肌位置高,心胸比率大,胸腺发达,淋巴系统发育旺盛,肺泡含气程度低,婴幼儿肺野密度较儿童和成人高。因此新生儿摄片条件与幼儿相同。

(5)尽量缩短曝光时间,小儿除不合作易移动外,其内脏生理性运动频率也较快。如新生儿呼吸 30 次/分,心率 120~130 次/分。而且小儿不能主动配合呼吸及屏气。所以为了减少移动造成的模糊,尽量缩短曝光时间,以获得清晰图像。

(6)适当缩短焦片距,为满足瞬间曝光和保证一定曝光量,而且小儿胸廓小,放大率在允许范围之内,缩短焦点至胶片距离为 1 m。

(7)中心线射入点为 T_4 水平,儿童期后与成人同为 T_6 水平。主要因为小儿气管分叉位置高，一般在 T_4 水平。

（8）准确地掌握曝光时机。不合作小儿抓住平静吸气后相对静止瞬间曝光。

四、腹部摄影技术

（1）急腹症小儿摄影前禁忌灌肠、减压等。

（2）疑泌尿系结石、腹部钙化者摄片前必须清洁洗肠。照片应包括尿道。

（3）急腹症小儿须摄腹立、卧位片。上缘包括双膈。新生儿摄胸腹联合立位片，不能站立者可摄左侧卧水平正位。

（4）疑坏死性小肠炎小儿摄立、卧位 2 张腹部 X 线片。

（5）先天性肛门闭锁小儿必须在出生 12 h 以后，倒立 1 min 摄腹部倒立侧位片，并于肛门隐窝处贴置铅标记。因本片根据充气的直肠盲端与肛门隐窝处皮肤间的距离来判断闭锁部位的高低，确定手术方式。若出生后不足 12 h，下咽空气可能未充盈到直肠末端，可导致误诊。倒立短暂时间使气体上升到盲端后，并于吸气相曝光。

（6）小儿肠道生理积气多，加上其腹壁薄，腹肌不发达，所以婴幼儿腹部 X 线片摄影条件低，一般不用滤线栅。

（7）婴儿腹部 X 线片上缘必须包括双膈。而小婴儿横膈位置高，一般于第 8 肋间水平。所以胶片上缘位置比儿童和成人高，其上缘齐双乳头连线。

五、四肢、脊柱摄影技术

（1）小儿关节附近韧带松弛，摄影时应避免过度牵拉或负重。

（2）小儿关节摄影必要时应双侧同时对照检查。

（3）小儿骨骼系统的有机成分多，骨组织含钙少，骨小梁密度低且纤细，摄影条件较成人低。6 岁以下小儿一般不用滤线栅。由于上述特点，小儿四肢骨骼与邻近软组织在密度上对比不如成人明显，所以小儿四肢照片影像对比度较成人差。

（4）婴儿骨骼系统发育尚未完全，有些骨骼在婴儿期尚未骨化。如髌骨在 4 岁以后才骨化。所以婴幼儿一般不摄髌骨片。

（5）脊柱摄影特点。小儿脊柱摄影方法与成人基本相同。只是婴儿期脊柱特有的弯曲不明显。新生儿脊柱侧面观没有成人特有的弯曲，几乎是直的。生后 3 个月出现颈前凸，6 个月形成胸椎后凸，1 岁以后形成腰椎前凸，且弯度较小，所以一般婴儿脊柱摄片中心线垂直射入，不倾斜角度。

第二十一章 小儿颅脑正常影像学表现

第一节 头颅平片正常X线表现

新生儿颅骨与面骨之比例为4:1(2岁时为3:1,3岁时为2.5:1,成年人为1.5:1)。颅顶骨较薄约为1 mm。额骨及枕骨相对较厚,约为2 mm。内外板及板障未分化,顶骨常骨化不全,颅缝可有重叠,但数日后增宽。前囟、后囟、前外侧囟、后外侧囟及小脑囟等为结缔组织构成。有时可见副囟,如顶骨间囟、眉间囟。副囟多见于未成熟儿及发育延迟小儿。小儿颅底较扁平,鼻孔较大。额骨可被额缝分成两半,额缝上宽下窄与前囟相连接。乳突未发育,无气化蜂房。枕骨共4块,鳞部两侧上下之间(顶间部和上枕部)有自外向内上的裂隙,边缘光滑,称为假缝,上缘正中有纵裂,基底部12~20岁之前与蝶骨枕软骨联合;两块外侧(即外枕部)与鳞部、基底部之间早年(2~4岁)分别由后及前外枕软骨联合连接并环绕形成枕骨大孔。蝶骨体内有蝶鞍,前有前床突及鞍结节,后有后床突及鞍背。鞍底之下为蝶窦,新生儿期骨松质无气化。两侧蝶骨大翼与周围颅骨构成蝶额缝、蝶顶缝、蝶筛缝和蝶鳞缝。正常儿童颅骨逐渐发育与成年人相似,但颅骨大小形态及蝶鞍大小,个体差异很大。

后囟于生后2个月闭合,前外侧囟于生后3个月闭合,前囟及后外侧囟1.5~2岁闭合。生后10个月,颅骨内板、外板及板障开始形成,顶骨厚度约为2 mm。2岁以后板障静脉沟开始出现,并有轻度指压痕。副鼻窦主要为上额窦已充气,但气腔较小。3岁时顶骨厚度3~4 mm,超过额骨厚度。乳突呈板障形并开始气化。颅缝宽1 mm。脑膜中动脉沟可出现。至6岁时顶骨厚度约5 mm,颅缝多数<1 mm。乳突发育成气化型,但气化蜂房较小。额骨、顶骨、后枕上部脑回压迹明显可见。额骨及顶骨可见浅的血管压迹。10岁时,颅缝呈锯齿状,开始愈合,颅缝两侧骨影致密,顶骨后部及枕骨指压痕更明显。顶骨中线两侧可见蛛网膜粒凹,使局部顶骨变薄、外突,重者其直径达2~3 cm,外突处可触及包块。额窦气化明显可见,但气腔不大。至10~12岁顶骨厚度可达7~8 mm。颅内板或外板厚1~2 mm。额窦、蝶窦气化较明显。乳突气化近似成年人。颞骨鳞部较薄,致局部较透亮。

板障静脉沟呈弯曲不规则、粗细不均匀的低密度条状影,互相吻合呈网状或星芒状,宽大部分形成板障静脉池。此征象于2~3岁时开始出现,10岁以后明显,多见于顶骨。

第二节 头颅平片异常X线表现

一、头大小形态和颅骨异常

颅骨的生长发育,颅顶骨为膜性成骨,而颅底骨部分为软骨成骨。囟门关闭,颅缝愈合,颅底部分软骨联合骨化,标志着颅骨终止生长。颅骨的生长受脑发育、骨骼生长等多种因素的影响。小形态、颅板改变在某种程度上也反映脑发育。

1. 头颅变小

头小,常由颅骨或脑发育异常引起,可为先天性或获得性。如狭颅症、低氧缺血性脑病、婴儿早期颅内出血、宫内感染等。临床除头围小外,常有体智低下和脑瘫。颅正、侧位片,测量颅径线常常小于正常平均值 2 个标准差以上,颅面比值低于同龄儿。颅板较厚或有颅缝重叠。缺少正常脑回压迹。狭颅症则见颅板变薄,脑回压迹增多等,不同于脑小畸形的小脑。CT 检查,除颅骨改变外,尚可观察脑室、脑沟及伴发的脑内异常。

2. 颅骨增大

多数大头可能为正常变异,亦可由于代谢产物异常蓄积而使脑实质异常增大,或脑积水所致,后者比较多见。颅正、侧位片见颅径超过正常值。颅骨与面部相比明显增大而不成比例。脑积水患儿常见囟门扩大、闭合延迟、颅缝增宽、颅板变薄等。

脑组织过度生长所致的头大畸形,亦称为巨脑症。颅板正常或稍增厚,并可显示其他原发病的异常 X 线征象。

3. 颅骨形态异常

为短头、舟状头、尖头、偏斜头、颞部隆起等,与颅、脑发育异常有关。少数因不良生活习惯引起。

4. 颅骨厚度和密度改变

可呈局限性或弥散性增厚或密度增高。见于颅骨纤维性结构不良、代谢性骨病、骨发育异常、石骨症、慢性溶血性贫血等。颅骨局限性或弥散性颅板变薄密度减低见于先天性成骨不全、婴儿脑积水、局部骨质缺损、LCH(朗格汉斯细胞组织细胞增生症)、感染等。此外,畸形亦可引起颅骨改变。上述颅骨改变应结合病理征象分析及 CT 检查。

二、颅内压增高

颅内压增高可由多种原因引起,如脑室容积和压力增加、脑水肿、脑实质内占位性病变、硬脑膜下肿物、颅缝早闭等。临床表现有头痛、呕吐、嗜睡,除颅缝早闭外多有头围增大、前囟饱满、落日眼、视盘水肿,也可伴灶性神经症状。

颅内压增高的 X 线征象较临床表现出现晚。为适应逐渐增加的颅内压,颅容积缓慢增加,X 线仅表现为单纯颅腔扩大,致颅面比例增加。病程长者颅板普遍变薄,密度减低,多见于先天性中脑水管狭窄等脑积水病例。急性颅内压增高,短期内主要引起颅缝分离,以后出现蝶鞍改变以及脑回压迹增加。此外,X 线征象又与年龄有关。6 岁以前,尤其是新生儿和婴儿,主要表现为颅缝分离,而年长儿童则以脑回压迹和蝶鞍改变更明显。但不少儿童尤其在 7～12 岁时常同时有多种 X 线征象。

颅缝分离最早发生在冠状缝,新生儿表现为明显的 V 形增宽,前囟隆起,较大儿童常伴颅缝的锯齿加深。其次为矢状缝和人字缝,鳞状缝发生最晚。

年长儿童和成年人的颅内压增高相似,常引起蝶鞍骨质脱钙、吸收,早期发生在鞍底后下部近鞍背基底处。如因脑积水引起第三脑室扩大时,可伴蝶鞍窝扩大和后床突骨质吸收。前床突短缩和交叉前沟扩大发生较晚。

脑回压迹于顶、枕上部较明显,狭颅症小儿表现最突出。由于正常脑回压迹变异较大,故一般性脑回压迹增多,必须结合其他 X 线征象才能确诊。需要注意的是,区别生理性颅缝增宽和脑回压迹增多,生理性颅缝增宽主要发生在冠状缝上段,多见于 2～3 岁,7～8 岁小儿颅脑发育速度不相应时,凡疑有颅内压增高者均应做 CT、MR 或其他影像学检查。

三、颅内钙化

CT 检查是发现和诊断颅内钙化最理想的方法,其敏感性比颅平片高 5～15 倍。

10 岁以下小儿少见颅内生理性钙化。一般情况下,在颅骨正侧位片中,于蝶鞍后上方中线部位松果体区钙化被视为病理征象,高度怀疑肿瘤。生理性脉络丛钙化,主要发生在脉络丛球的部位,蝶鞍后上方,中线两旁;罕见于 10 岁以下小儿。其他脑室系统脉络丛钙化为病理征象,多由神经纤维疾病或感染引起,15 岁以下儿童于鞍上中线或两旁,冠状缝中部后方基底神经节区或其他部位钙化,均应视为病理性。

病理性钙化可由先天发育异常、代谢、感染、中毒、医源性、某些综合征等原因引起,其部位范围和形态各异,特征性部位和形态有助于定性诊断。

四、蝶鞍

蝶鞍的大小个体差异很大,判定蝶鞍过大或过小必须谨慎。儿童的蝶鞍多为圆形或卵圆形,少数为钩形。

蝶鞍与垂体的生长曲线差异很大,垂体的大小与蝶鞍的大小并非均呈正比。有时垂体的体积已增至很大而蝶鞍并无明显变化。蝶鞍大小形态反映颅内压增高,垂体容积及骨发育。颅内压增高可引起缺钙,鞍背及后床突侵蚀,蝶鞍扩大。蝶鞍的脱钙最早发生于6～8 周后,且开始发生在鞍背的前下面。蝶鞍增大见于病程较长的病例,后床突短缩侵蚀见于第三脑室扩大或有鞍旁肿块的患儿。蝶鞍增大亦可伴随于垂体反应性增大(如克汀病)、空蝶鞍及骨破坏等。小蝶鞍可为正常变异、原发性垂体侏儒等。蝶鞍形态可有多种变化,伸长形多见于软骨发育不全、Hurler 病、脑积水。"Ⅰ"形蝶鞍为鞍结节发育不良或破坏,见于肿瘤、软骨发育不全、黏多糖病患儿,偶见于正常小儿。

第三节　正常脑血管造影的解剖

在侧位像,或 MRA 矢状位上颈内动脉在 C_5 水平自颈总动脉发出,经颈动脉孔进入颅腔,按其走行分为 5 部分,即岩部(C_5),在颞骨岩部管内,向上至鞍底后部,海绵窦部(C_4),行经鞍底旁海绵窦内,与第Ⅲ、Ⅳ、Ⅴ、Ⅵ脑神经紧邻;膝部(C_3),又称虹吸部,呈 C 形,在前床突附近向后弯曲,床突上部(C_2),自前床突上方向后走行,位于蛛网膜下隙内,其中 C_4 至 C_2 称为虹吸部,最后为终部(C_1),自 C_2 向上走行。前后位或冠状位观察,凡前后方向走行的 C_2、C_4 段呈椭圆形轴向投影。上下方向走行者有 C_1、C_3、C_5 段。颈内动脉终段分支主要有以下几条动脉。

一、眼动脉

眼动脉由 C_3 前壁发出。

二、后交通动脉

自颈内动脉 C_2 段后壁发出，连接于大脑后动脉，系颈内动脉与椎-基底动脉的主要交通，构成 Willis 环的后部，于侧位和增强后 CT、MRA 显示较清楚。

三、脉络丛前动脉

脉络丛前动脉位于后交通动脉外侧，由颈内动脉分出，较为细小，与脉络丛后动脉有丰富的吻合支。

四、大脑前动脉

供血区为大脑半球前内侧面的 2/3 和大脑凸面上外侧 1 cm 宽的区域，为颈内动脉终末分支的较大分支，于视交叉外侧由颈内动脉分出，全长分 5 段（A_1～A_5），侧位像 A_1 段很短，自颈内动脉发出后向前走行，向前上方延续为 A_2 段，A_3 段形成前凸的弧形，并分出胼周动脉和胼缘动脉。前者沿胼胝体沟呈浅弧形自前向后走行，最后发出楔前和后胼周动脉。胼缘动脉自胼周动脉发出后向上走行。该两动脉的分支分布于额顶叶，分别为 A_4、A_5 段。正位像上，A_1 段向外呈水平走行后 A2～A5 段沿中线向上行。此外，尚可见眶额和额极动脉自大脑前动脉发出。于 CT 增强和 MRA 轴位像上，可见大脑前动脉与前交通支连接构成 Willis 前环。胼胝体前方，位于中线部位可见胼周、胼缘动脉的轴位投影。额极和眶额分支蜿蜒向前。

五、大脑中动脉

供应大部分大脑半球外侧面，脑岛和颞叶的前外侧面。是颈内动脉的直接延续，且为最粗大的分支。但不参与 Willis 环。侧位投影，其主干位于侧裂深部，自前床凸向后上方行进。婴幼儿其位置高于成年人，在床突顶骨连线上方。M_1 段为突向前方的短弧形。M_2 段在鞍上向后上方走行。大脑中动脉在外侧裂的近端先分出额顶升支即 M_3 段，走行于岛叶和岛盖前部。分布于额叶和顶叶外侧面的前部。其四个分支即：眶额、中央前、中央及中央后动脉。此后于外侧裂以颞下后动脉，主要分布于枕叶和颞叶外侧底部。中央支供应丘脑、视放射、间脑和内囊等。于枕骨位，P_1 段呈水平向外走行，P_2 段弯曲向上，P_3、段分布于颞、枕叶、左右大脑后动脉（近端）和交通支构成 Willis 后半环，此外，基底动脉尚有小脑上动脉和小脑下前动脉分支。侧位像上，小脑上动脉位于大脑后动脉下方，向后上方走行，于枕骨位，位于大脑后动脉 P_1 段下方，远侧段向上渐转至大脑后动脉 P_2 段的内侧，分出蚓支和半球支。

MRA 血管所见同常规造影，不但可以同时显示脑内全部血管，采用不同扫描技术还可以使血管在不同时相上分别显示。投影图像可沿投影轴任意旋转。但 MRA 对血管狭窄的显示，由于反向血流及涡流的影响，其往往超过实际狭窄程度。侧位投影，因双侧影像重叠而不易分辨，需旋转不同的角度。对细小血管分支的分辨亦不如 DSA。

第四节　超声检查的正常解剖

近 20 年来灰阶二维实时 B 超扫描，已广泛应用于儿科各系统的诊断。以前囟为超声窗，用 5～7.5 MHz 高频探头做颅冠状面及矢状切面扫描对婴儿颅内疾病诊断,如脑畸形、感染、坏死、出血、积水、肿瘤均能清楚显示。尤其可床旁操作,无电离辐射,无须镇静,实时显示等有较大优越性。尤其对早产儿颅内出血的诊断,并可分级、随访。对术中小肿物定位,导引下穿刺取活检,脑积水放置分流等也均有较大帮助。但 B 超探查颅后窝和脑表面的(盲区)病变有一定的限度。空间分辨率不如颅 CT,密度分辨率均较 CT、MR 为差,诊断的正确性又与操作者经验有密切关系。

一、颅脑冠状切面超声解剖

以前囟为声窗,自前额逐渐向后枕部倾斜角度进行探扫。

1.室间孔前冠状切面

通过额角及尾状核前部,侧脑室额角,呈 V 形裂隙状,外侧为回声稍低的尾状核头部,早产儿尾状核头部呈高回声,足月儿的回声较低。胼胝体位于额角顶部为相对亮回声的跨中线组织。上缘可见胼周动脉搏动。大脑纵裂呈现为垂直于胼胝体周池的高回声带,侧脑室之间,常可见透明隔腔,出现率为 50%～60%。

2.通过室间孔水平冠状切面

双脑室底部和第三脑室顶部脉络丛形成 T 形排列的强回声点为该切面的特点。侧脑室额角呈新月形裂隙状低回声,足月新生儿的脑室极不易显示,有时仅见由侧室壁构成的光点(specularecho)。两侧脑室通过室间孔与第三脑室相连。第三脑室呈缝隙状,两旁的丘脑接近周围脑实质回声,侧裂池于丘脑外侧呈 Y 形回声,其间可见血管搏动,为大脑中动脉颞叶分支。于侧裂的内下方有时见半弧形高回声带,为脉络膜沟。小脑天幕及脉络膜裂连续的高回声带,向外下方伸展进入颅后窝。

3.室间孔后经过四叠体切面

四叠体池构成星芒状高回声图像,其向上延伸的高回声为第三脑室的脉络丛。向两侧伸展为脉络膜裂,颞角位其外侧。四叠体池下方为三角形结构,由天幕组成两侧边,中心部为小脑蚓部。

4.侧脑室三角区冠状切面

侧脑室三角区冠状切面可见侧脑室呈左右对称的"八"字形,内有强回声的脉络丛。

二、颅脑矢状切面超声解剖

仍以前囟为声窗,沿额枕方向做正中及旁矢状切面扫描。

1.正中矢状切面

正中矢状切面可见弓形的胼胝体,围绕下方无回声的透明隔腔。第三脑室及其前隐窝为境界不清的透亮结构,略成尖端指向垂体的三角形。向下的小儿三角形的回声区即为第四脑室,位于脑干后部,其后方为回声较强的小脑。足月儿可见一或两段的脑沟,早产儿的脑沟未发育。

2.正中旁矢状切面

正中旁矢状切面在此切面主要显示侧脑室额角和体部,额角下为尾状核头部,侧脑室体下方为丘脑。尾状核丘脑切迹间产生的回声与脉络丛连续,为脉络丛的前界,莫氏孔的标志。

3.经侧脑室的旁矢状切面

通过侧脑室体、三角区及颞枕角,脑室内高回声的脉络丛呈 C 形围绕丘脑,于侧脑室三角区处最厚,向前、后分别进入侧脑室和颞角时逐渐变薄。

4.经脑岛的旁矢状切面

侧裂沟表现为横水平向的 V 形,其内可见中脑动脉搏动,位侧裂周围,下方为颞叶。

第二十二章 小儿颅脑疾病影像诊断

第一节 软组织外伤

一、头皮血肿

新生儿头皮血肿(cephalohematoma)可发生在皮下、帽状腱膜下和骨膜下三层内。较表浅的血肿可以越过颅缝,广泛伸延。向前可进入面部,向后可至颈部,并向外侧延伸至颧弓和颞部。由于出血量的不同,其大小和形状差异很大。骨膜下血肿多见于顶骨、颞骨和枕骨,由于骨膜与颅缝的膜性组织紧密附着,骨膜下血肿不超越颅缝,边缘锐利,并可由掀起的骨膜形成骨壳覆盖于上。分娩时头部创伤为主要原因。多见于足月儿,常于出生后数小时至4 d发现头颅韧性肿物,1~2周后逐渐变硬缩小。患部皮肤一般正常。

1. X线及CT表现

头皮血肿在出生后2周内,照片上呈水样密度。头皮血肿下方的颅骨可以发现细线状骨折线(5%~25%)。1~2周后骨膜下血肿在其边缘出现钙化并逐渐形成完整的包壳,覆盖在血肿之上。根据血肿的大小,吸收时间为2周至3个月不等。随着钙质沉着的增多包壳层增厚,最后与颅骨外板融合,需数月后逐渐恢复或遗留局部颅板增厚。一些病例的骨壳与颅板之间间隙存在较久,形成不规则囊状透亮区,或由板障结构填充,这一改变可保持数月至数年。

一些婴幼儿的头皮血肿至成年仍可见大面积骨质增生和缺损改变,称为Schuller畸形性头皮血肿,可以保持终身。

2. 鉴别诊断

新生儿头皮血肿后遗骨质增生和囊性病变,其X线形态与上皮样囊肿、嗜酸性肉芽肿、颅骨纤维性结构不良、炎性破坏的反应性增生等十分相似。颅骨血管瘤和淋巴管瘤合并局部骨质增厚时,X线上与头皮血肿所遗留的增厚易混淆。但上述肿瘤出生时并不存在,随年龄而生长、增大。相反,血肿在出生时即可发现,而后逐渐吸收缩小,且其后遗性增生相对稳定。

CT、MRI检查对合并硬脑膜外血肿等颅内出血的病例,有诊断价值,且可发现并存的缺氧缺血性脑病。

二、先锋头

先锋头(caput succedeneum)为出生时头皮的局限性水肿。其内容为水肿液和血液,X线片显示为水样密度影,可于24~36 h逐渐变小,生后数天自行消失,可跨越颅缝,且无后遗的骨质增生或骨破坏,不同于骨膜下血肿。CT及MRI可做出定性诊断。

三、帽状腱膜下水瘤

帽状腱膜下水瘤(subgaleal hydroma)临床上与骨膜下血肿和先锋头表现相似。常为产钳助产或由虐婴引起。X线表现主要是顶骨区的头皮水肿。通常合并相邻颅骨的骨折。帽状腱膜下积血与骨膜下血肿的表现不同点在于不受限于颅缝可向四周延伸。

第二节　颅骨外伤

一、颅骨先天性凹陷

颅骨先天性凹陷(congenital depressionsofcalvaria)是由于分娩时胎儿头部受母体骨盆隆起部如骶岬、耻骨联合和坐骨棘等过度的局限性压迫所致。其他原因为产钳使用不当,胎位不正,如出生时仅发现颅骨凹陷,不伴有表面软组织的水肿和出血,提示长期胎位不正所致。颅骨凹陷于生后 1 年之内可自行恢复正常。因产钳所引起的急性颅骨下陷称为"乒乓球样骨折"。

二、新生儿颅骨骨折

分娩时产伤偶尔引起新生儿颅骨骨折(neonatal cranial fracture),多见于颞骨及枕骨,常伴头皮血肿。一般为单纯线样或缝状骨折。部分病例合并硬脑膜下或硬脑膜外血肿。X 线表现为顶骨部水平或斜向的透亮线,自后向前逐渐变细,边缘较锐利,一般较平直。一些病例骨折片之间分离较远,骨折线较宽。需注意与新生儿颅缝、缝间骨和自然分娩时顶骨后上移位变形等区别。前两者符合一定的解剖部位,后者常伴枕骨前移并于 3 d 后恢复。部分表现颅缝增宽、错离。并发的颅内血肿则需借助 CT 及超声检查做出诊断。

三、婴幼儿和儿童颅骨骨折

婴幼儿和儿童颅骨骨折(cranial fracturesin in fantsand children)主要为线状或缝状骨折,其次为凹陷性骨折。颅顶骨的粉碎性骨折较少见,常合并颅内损伤。缝状骨折在 X 线片上为水平或垂直的细线状透亮影,应注意鉴别于正常颅缝与血管沟。一般骨折线外形僵直,无一定的解剖部位,粗细不均,边缘锐利。单发线状骨折使骨内外板的连续性在不同的平面中断,在不同的投照位置可能看不到或似双重骨折。凹陷性骨折的边缘部可因骨影重叠在常规位照片上的投影仅表现为局部密度增高,因此必须加照切线位像,透视下定点摄片确诊。CT 三维重建不仅可观察凹陷骨折的形态,并可测量其向颅内陷入的深度,超过 5 mm 者需手术治疗。

婴幼儿和儿童的线状骨折,在外伤后 3～6 个月骨折边缘变模糊,骨折线逐渐消失,无后遗改变。在一些病例,骨折碎片被吸收,遗留骨缺损。

对颅外伤患儿的处理关键在于发现颅内损伤,为此,适当病例应行急诊 CT 检查。

对疑有颅底骨骨折,使用多排螺旋 CT 并行 3 d 重建为目前主要的诊断方法。

四、搏动性软脑膜囊肿

已如前述一般颅骨线状骨折 3～6 个月愈合。如颅骨骨折,尤其发生在颅缝附近,若骨折脑膜亦破裂,蛛网膜凸入骨折处则骨折的边缘常被吸收趋向分离,脑脊液可从损伤处下方软蛛网膜(pia arachnoid)渗漏入骨折区,引起所谓的"软脑膜"囊肿(kptomeningeal cyst)。由于脑的搏动传导作用致骨折线两侧骨质逐渐发生压迫性骨萎缩,数月数年后可以出现巨大骨缺损,局部蛛网膜发生粘连形成蛛网膜囊肿。邻近囊肿部分的脑组织也常发生压迫性脑萎缩,或因外伤软脑膜缺损而引起坏死或胶质增生,发展成脑穿通畸形囊肿,以致脑疝、脑皮质血管闭塞、假性动脉瘤。骨缺损处边缘常有硬化增厚,因此颅骨骨折应在 2~3 个月做 X 线复查,以发现有无骨折线的增宽。搏动性软脑膜囊肿外科切除软脑膜,可以预防脑萎缩。

颅底骨折处可有气体蓄积,通常是通过鼻旁窦或乳突含气小房裂隙而来。头颅 CT 检查不仅可明确积气部位,而且可观察脑组织的形态学变化。头颅 MRI 可以从多个角度对病变内有无脑组织、邻近脑组织有无坏死及胶质增生进行评价。

五、颅骨膜血窦

颅骨膜血窦(sinu spericranii)于 1 845 年 Hecker 首次报道。好发于头部中线额顶部,其次为颞部。特征性表现为局部骨膜膨起呈囊状,多呈球形、半球形或哑铃形,囊内含丰富的静脉血,通过板障静脉与硬脑膜静脉窦相交通,最常见的交通部位为矢状窦和横窦。

颅骨膜血窦好发于婴幼儿,且与多种先天性疾病并发,如 Von Hippel Lindau 综合征、蓝痣综合征、头皮海绵状血管瘤等。大多数学者认为与先天因素有关,由于头皮内存在缺少肌层的囊性静脉血管团,其与颅骨外膜紧密黏附。随后,板障静脉长入,使其与颅内静脉窦直接交通。外伤因素在成人获得性发病因素中占重要地位,发病可能与外力挫伤颅骨表面的引流静脉有关。自发性因素主要是由颅外静脉曲张压迫继发颅骨侵蚀所致。根据发病机制主要分为 3 种类型,包括先天性、外伤性和自发性,后两者称为获得性。类似海绵状血管瘤样组织学改变,镜下见大量不规则形血管管腔,腔间由纤维成分间隔,腔内衬有单层内皮细胞,少部分血管腔内亦可见血栓形成。临床表现为头皮肿物,局部呈微红色或青蓝色,质软,可压缩,无搏动。当咳嗽、用力排便或头低位时肿物增大,直立和坐位时肿物又基本或完全消失,此时压迫双侧颈静脉时肿物又出现,双侧颈静脉压迫法为本病的特异性诊断。有报道部分颅骨膜血窦能够自行性减小,甚至自愈,但多数患者仍需手术治疗。

1. 影像学诊断

彩色多普勒超声能直接显示表浅静脉与硬脑膜窦之间的血流。CT 检查,密度高于脑组织,并显示伴随的颅骨缺损。增强扫描,肿块强化程度与颅内静脉结构相同,呈高密度,合并栓塞时强化程度减低。MRI 上由于肿块内部血流紊乱或缓慢,呈混杂信号。DSA 检查颅骨膜血窦无动脉系统供血,颈外、颈内动脉选择性造影时,动脉期畸形血管无显影,颈内动脉造影静脉期可见颅骨外畸形静脉湖,通过扩张的板障静脉与颅内硬脑膜窦交通。

2. 鉴别诊断

脑膜膨出,脑膨出,搏动性软脑膜囊肿,皮样囊肿,头皮海绵状血管瘤及动静脉瘘。

第三节　正常变异

幼儿颅骨有很大差异,无论是颅骨的大小、形状,颅板的厚薄、密度,板障结构,脑回,静脉窦及血管压迹,鼻旁窦气化程度以及蝶鞍的大小、形状等,而且颅骨本身左右两侧常常是不对称的。充分认识这些正常变异对儿童各年龄组做出正确诊断是十分必要的。

一、脑回压迹

脑回压迹(convol utional marking)(指压痕)是由于颅内板下方脑回所产生的局部压力而造成的。骨质变薄区域,其部位和形态与脑回一致。前囟闭合前不易出现。脑部生长迅速的小儿尤其在 5～7 岁,脑回压迹明显增多增深,易误为颅内压增高。必须结合颅缝增宽和蝶鞍变化来判断。

二、板障和血管压迹

板障和血管压迹(diploic vascular markings)是小儿颅骨板障层较薄呈细蜂窝状结构,板障静脉在 X 线片上显示为不规则的密度减低条纹,向颅盖骨各方向伸展。其大小、行径和显现程度个体差异很大。最常见的板障静脉是后顶区的星芒形静脉丛。有时额顶部板障静脉沟局部膨大区很易与蛛网膜颗粒凹甚至骨破坏相混淆,而静脉湖常有静脉沟引入。

动脉沟影比静脉沟影直而窄,末梢尖而细,最常见的为脑膜中动脉在内板的压迹,自邻近蝶骨翼区向后上方伸展。

颅骨内面最大而显著的血管压迹为硬脑膜静脉窦压迹,上矢状窦位于颅骨内面正中的浅沟中,靠近大脑镰的附着部。窦汇在上矢状窦、直窦和横窦沟的汇合处,于颅内板形成半圆形的压迹。圆柱形横窦沟一般在右侧较大,其外侧端在靠近乳突与乙状窦沟连接重叠在侧位片上可形成片状透亮区,易误为骨破坏。前囟静脉沟(蝶顶窦的沟)往往显现为颅骨一侧或两侧的颅顶侧壁上显著的低密度条纹,于冠状缝后方起自蝶骨翼向上方延伸至顶部略屈曲宽 1～3 mm,不可误认为骨折。一般脑膜血管沟在 12 岁之前不甚明显。

三、蛛网膜颗粒凹

蛛网膜颗粒凹(pacchionian depressions)系蛛网膜颗粒对颅骨的压迫形成颅内板的凹陷,常因颅顶部包块求治,病变多沿矢状缝两侧分布,直径 0.5～1 cm,两侧对称,很少出现在距中线 4 cm 以外的区域。X 线表现为颅内板变薄并向颅外膨出,与颅外板相连,中间无板障间隙。蛛网膜颗粒凹于婴幼儿少见,多见于 10 岁以上的儿童。

四、异位骨化中心

异位骨化中心(副骨化中心)出现于膜性骨的骨缝和囟门部,形成缝间骨(intrasutival bone)和囟门内骨(fontanel bone)。可单发或多发,多见于人字缝、矢状缝后部及顶鳞缝。不可误认为骨折。但众多明显的缝间骨为病理征象,如成骨不全、颅锁骨发育不良等。

五、颅缝及副骨

正常新生儿,因颅缝边缘膜性化骨不完全,颅缝较宽,可达 3 mm。这种假性颅缝尤其明显。2～3 岁和 5～7 岁小儿脑生长速度超过颅骨,冠状缝上部轻度增宽而颅缝的锯齿形并不增著,且矢状缝正常,系生理性颅缝分离。有时也见于治疗后之早产儿、克汀病、慢性疾患等。

副骨(accessory bone):枕骨上部于枕骨大孔后缘,有时可见两个圆形骨块,为枕上骨副骨(occipital ossicles)见于侧位和枕骨位照片。

第四节　先天性发育异常

一、颅裂

颅裂(cranioschisis)为先天性颅骨缺损,多见于颅骨中线。系胚胎期脑组织及其覆盖物发育障碍。神经管闭合不全,造成颅骨及脑膜形成的缺陷。临床可有智力障碍、惊厥、运动失调等表现。并可合并颅骨陷窝、脑小崎形、小脑扁桃体延髓联合畸形等。脑膜通过颅骨先天性缺损突出于颅外称为脑膜膨出,膨出物内含有脑脊液外覆脑膜和皮肤。若同时有脑组织膨出则为脑膜脑膨出,有时其中还包含扩大的脑室,称为积水性脑膜膨出。只有小的颅骨缺损而无颅内容物疝出的部位多位于颅骨中线,包括顶、枕、鼻额、蝶骨筛板,眶内及咽部等。临床多在出生时即发现颅外软组织肿块,常位于颅骨中线,患儿哭闹时肿块可增大。

X线表现:颅平片可见突出于颅外的软组织块影,密度均匀一致。肿块与颅骨相连处可呈宽基底或呈窄蒂状。肿块下方的颅板有骨质缺损,呈圆形或卵圆形,边缘规整锐利。有时见硬化边缘。鼻额部的脑膜膨出位于鼻根部,常有鼻骨分离外移。颅底部的脑膜膨出较少见,可于鼻内、眶内或咽部出现骨质缺损和软组织肿块影。CT可清楚显示颅骨缺损以及由此向外膨出的肿物。

二、颅骨陷窝症

颅骨陷窝症(luckenschsdel 或 lacunarskull)为新生儿少见的颅骨发育异常。主要为间胚层发育不良引起的颅骨膜性化骨障碍,颅骨的内板和板障薄如羊皮,有时累及外板,可伴有颅裂、脊柱裂、脑脊膜膨出、脑积水等畸形,出生后4~6个月自行消失。

1. X线及CT表现

病变以顶骨和枕上部最常见,亦可遍及整个颅骨,但颅底和蝶鞍形态多正常。头颅X线片表现为颅骨的多数卵圆形密度减低区,中间隔以密度稍高的狭带呈肥皂泡状。部分患儿还可见颅缝增宽、颅骨缺损等异常。常在出生后4~6个月恢复正常。

2. 与脑回压迹不同点

①颅骨窝陷区与脑回部位不相对应,出现早;②无颅内压升高征象;③可逐渐消退。CT平扫及二维重建可全面立体显示病灶。

三、颅缝早闭

颅缝早闭(premature cranial synostosis)可分为原发性和继发性两类。原发性包括以颅骨及硬脑膜反折异常为基础的颅骨早期愈合。另一种伴发其他畸形,作为综合征的组成部分,提示广泛的间胚层缺陷,继发性颅缝早闭见于脑积水分流术后迅速减压,抗 D 佝偻病,碱性磷酸酶过低,高血钙症,甲状腺功能亢进症等。最常见的原因为脑发育不良,常致全部颅缝的早期骨性愈合。先天性颅缝早闭最常见的伴发畸形为肢体异常。有学者报道其发生率可达84%,如并指、多指、缺指等。最常见者有阿佩尔综合征(Apert syndrome),亦称尖头并指畸形。除因冠状缝和矢状缝早闭引起尖头畸形外,尚有第2~4指(趾)骨性愈合并连,导致连指套状手或短袜状足,可伴智力发育迟缓。为显性遗传性疾病。其他类型综合征尚有 Pfeiffe 综合征,仅有软组织连指、拇指(拇趾)有畸形。Carpenter 综合征,足内侧多趾,常伴智力障碍。

后两者为隐性遗传性疾病。患儿除颅骨大小形态异常外,常有颅内压增高,突眼症和视神经萎缩,智力低下,有家族发病倾向,作者遇到一例父子均为小头、突眼、智力低下,经 X 线照片证实为本病。有的病例还可合并并指(趾)畸形,胆道闭锁及心脏大血管畸形等,外科一般采用开颅粉碎术进行治疗。由于颅脑的生长主要在出生后最初 2 年,外科手术宜在 1 岁以前施行。

X 线及 CT 表现:头颅 X 线片可显示颅外形改变及颅缝早闭的部位。颅缝早闭的部位不同可形成各种畸形,最常见的部位为矢状缝,可形成长头型或舟状头。冠状缝早闭形成短头型颅。颅面比例下降。矢状缝和冠状缝均早闭形成尖头型或塔头型畸形。有时冠状缝或人字缝的早闭只限于头的一侧,而形成一侧颅骨狭小,称为斜头畸形。颅缝普遍性过早闭合可产生小头畸形。三角头前额呈尖顶状,为额缝闭合引起,常伴筛骨短,眼眶间距短缩。脑回压迹增多、增深提示长期颅内压增高,见于多数颅缝受累的病例。以全部颅缝早闭最严重。颅缝闭合之前颅缝区先有骨生长障碍,表现为沿颅缝的骨影,增浓硬化,有时闭合限于颅缝一段,CT 三维重建可明确诊断。有些病例颅底下陷,引起眼眶容积减小,眼球突出。其他可合并面骨发育进行性畸形,鼻旁窦发育障碍等。

四、遗传性颅面骨发育不良

遗传性颅面骨发育不良(hereditary craniofacial dysostosis)又称 Crouzon 病,主要包括以下各种畸形:①长头或三角头畸形(颅骨);②面骨发育不全示鹰钩鼻,上颌小而下颌骨相对较大至咬合不良;③有遗传和家族发病史;④部分病例有足趾骨融合。严重并发症有进行性眼球突出致视力下降。颅内压进行性增高,智力发育迟缓,上颌骨发育不良导致鼻咽腔窄小影响通气。当有并指畸形时易与 Apert 病相混淆。

颅面骨发育不良应区别于颅面综合征(craniofacial syndrome),后者无颅缝早期愈合,而以对称性和非对称性颅面,下颌骨和脊柱畸形为主。

五、先天性皮窦

先天性皮窦为内衬复层鳞状上皮细胞的窦道,发生在中线部位,向内可伸入中枢神经系统或其覆盖物。窦道的任何部分可以扩大形成表皮样囊肿或皮样囊肿。为胚胎 3～5 周时神经管闭合缺陷,神经上皮细胞异常分离所致。多见于腰骶部,其次为后枕部,罕见于额及颅外侧部。临床表现为皮肤局部隆起,窦孔伴慢性分泌,因窦道扩张或伴随表皮样囊肿所引起的神经系统症状。作者曾见一例表现为反复难治的脑膜炎。颅内的囊肿可位于硬脑膜内外、枕大池、小脑或第四脑室。X 线片见颅顶骨缺损而提示本病,缺损一般较小,位于枕骨中线近窦汇区。呈窄条形斜向通过颅板。当有囊肿形成时,缺损呈圆形,局部有时可见软组织肿块。CT 可显示软组织肿物,骨缺损及伴随的颅内异常,MRI 的软组织分辨率和对颅内病变的显示优于CT,但对颅骨缺损的显示不及 CT。

六、对称性顶骨孔

约有 60% 颅骨在顶骨后上角可见导静脉穿过颅骨的细小缺损,称为顶骨孔,为膜性骨钙化不全的结果。有的缺损较大可容指尖,有时两侧顶骨孔联合成单一的骨缺损。国外有作者报道一家族中 56 个成员有顶骨孔,似有遗传性。临床除偶尔触及对称的两个圆形骨缺损区外无症状。X 线及 CT 表现为顶骨后上角,矢状缝两侧对称性圆形或椭圆形骨缺损区,边缘整齐。顶骨孔可逐渐变小或完全消失遗留灶性硬化,但也有持续终身者。

七、颅底陷入症

颅底陷入症系一种以枕骨大孔为中心的颅底（枕骨斜坡及岩骨）向上凹陷的先天性畸形。多数因第1、2颈椎和枕骨先天发育异常所致。多在儿童期之后出现症状，表现为延髓、脊髓和小脑压迫症状。还可造成供血不足或脑脊液循环受阻。

X线表现：颅底扁平，枕骨大孔向上凹陷变形，齿突上移。颅椎重叠界限不清或合并颅椎融合，寰枢关节半脱位或齿突发育异常等。X线测量颅底陷入的方法很多，仅介绍三种简便、实用的测量方法。

（1）硬腭与枕骨后下缘连线（McGregor线）。于颅骨侧位像上取硬腭后缘与枕骨外板下缘最低点连线。观察齿突尖端的位置，一般应在此线以下，若超过此线5 mm以上，应考虑本病。

（2）枕骨大孔前后缘连线（McRae线）。颅骨侧位像，齿突尖端应在此线以下，高于此线则为异常。

（3）硬腭后缘与枕骨大孔后唇连线（Chamberlain线）。颅骨侧位像正常时齿突不超过此线。如齿突超过此线上方3 mm即可诊断为本病。

（4）多排螺旋CT，尤其是利用重建技术可以全面显示本病，凡有延髓和脊髓压迫症状及颅椎联合部畸形之患儿，矢状位MRI很有必要。

第五节　颅骨感染性疾病

一、颅骨化脓性骨髓炎

颅骨骨髓炎（osteomyelitis of the skull）因抗生素的应用发病率明显下降，其感染途径可直接蔓延或引入。如头皮蜂窝织炎、乳突炎、鼻窦炎、开放性骨折、开颅手术可直接引起颅骨感染。血源性感染可以在菌血症的病程中发生。病变常沿板障蔓延，在板障内引起栓塞性静脉炎致颅骨坏死。由于儿童颅缝未愈合，颅缝内无血管，故感染很少蔓延至相邻颅骨。颅板受累多因板障内聚积的脓液侵蚀所致，可向内穿破颅骨内板，形成硬脑膜外脓肿，向外穿破外板形成骨膜下脓肿。临床上可有全身性感染症状，头皮脓肿以及颅内并发症等。部分病例亦可无明显临床症状。

X线表现：早期可无阳性发现或仅见局限性骨质疏松及小的透亮病灶。颅板内缘侵蚀变薄而不光滑，随后逐渐发展成不规则、大小范围不等的、片状骨质破坏区，周围骨质常有硬化增生，与正常骨质分界不清，破坏区内可见致密小死骨，常伴局部头皮软组织肿胀或有瘘管形成。骨膜反应少见。慢性病例常见颅板增厚、致密，可含小脓肿和死骨，此征象现已不多见。炎症修复期常自病灶边缘或中心开始，重新骨化需时较久。

二、颅骨结核

颅骨结核（tuberculosis of the skull）少见，多由于身体其他部位的结核病灶，血行播散引起,于板障层形成干酪坏死及肉芽组织,然后穿破内外板。临床上起病缓慢,头皮局部有冷脓肿及瘘管形成。

X线表现:颅骨结核多见于额顶骨,早期仅显示小片状骨质吸收脱钙,逐渐发展成骨质破坏的透亮区,其内可出现细小死骨,或似纽扣样死骨病灶,可局限或呈广泛不规则分布且不受颅缝限制。多个圆形、卵形或边缘呈波浪状的骨质破坏区周围的骨质密度可轻度不规则增高。切线位可见局部头皮隆起,或因窦道而高低不平。鉴别诊断:需与少数朗格汉斯细胞组织细胞增生症之呈多数小片状颅骨破坏病例鉴别。

三、颅骨梅毒

颅骨梅毒系梅毒螺旋体感染所致,分为先天性和后天性两类,儿童主要为先天性骨梅毒。一般在生后2~3周即可出现皮疹、关节肿胀等症状。稍晚发病者可于生后6~7个月才发现。但多在5~15岁时出现角膜炎、耳聋及门齿改变。血清试验(康华反应)阳性。婴幼儿型骨梅毒好发于长骨但常亦累及颅骨。

X线表现:以顶骨和额骨多见,内外板均可因树胶样肿引起大小不等骨破坏的透亮区,一般外板较内板破坏显著。广泛性骨破坏可呈地图样,一般无死骨形成。破坏区周围的颅板常有骨增生。患儿常伴发严重长骨梅毒性骨炎。诊断需密切结合临床表现和化验。

第六节　颅骨肿瘤

一、颅骨胆脂瘤

颅骨胆脂瘤(cholesteatoma),又称表皮样瘤(epidermoidoma),系胚胎期外胚层的上皮细胞团异位或迷走引起,其内含有大量胆固醇类物质。为区别于炎症所引起的感染性表皮样瘤,亦称之为真性表皮样瘤。肿瘤可位于颅骨板障间隙或内板与硬脑膜之间,生长缓慢,患儿常因头部无痛性肿块就诊。多见于3岁以下儿童。肿物突入颅内则可引起神经症状。

1.影像表现

颅骨表皮样瘤好发于顶、颞及额骨,平片表现为圆形或椭圆形骨质破坏,边缘锐利,但不甚光整,外围以纤细光滑的硬化边,系外翘的颅骨板造成,周围骨密度正常。于切线位,病变多位于板障层,呈膨胀性生长,致内外颅板变薄甚至骨质缺损。位于颅骨内板下的表皮样瘤可破坏相邻骨板。较大的表皮样瘤可有嵴状分隔,破坏的骨板外翘形成的骨嵴更明显,于CT图像上更清楚。MRI可显示局部板障高信号消失,并可清楚显示颅骨内外板的破坏和肿瘤向颅内外生长的情况。肿瘤大多数呈长T_1长T_2信号,也可因肿瘤内容物不同及合并出血、钙化而发生信号改变。Gd-DTPA增强扫描,病灶包膜可出现强化,实质部分一般无强化。病例发现几年内病灶消失,而消失前病变可呈一过性增大。

2.鉴别诊断

临床上需与朗格汉斯细胞组织细胞增生症鉴别。后者常为多发,外形不规则,边缘模糊或锐利。有时呈锯齿状,周围可有骨质增生但无硬化边,有时破坏区内见残余骨而无骨嵴。

二、骨瘤和骨软骨瘤

小儿的颅骨骨瘤(osteoma)较少见,好发于额窦附近的骨组织,其次为筛骨。肿瘤可由骨密质或骨松质组成,发生于骨内板或骨外板。若骨瘤自外板向外生长,则局部骨质增厚、隆起,但不引起临床症状。发生于颅内板的较大骨瘤,可压迫脑组织。X线表现为局灶性骨性结构肿块,光滑整齐,基底宽且与骨外板相连续。骨瘤需与颅骨纤维性结构不良相鉴别,后者不同于骨瘤,无骨皮质及骨松质结构。表现为弥散性骨质增生、增厚,无清楚界限,且可见囊性改变。

骨软骨瘤(ostochondroma)好发于颅底的软骨部位,如蝶骨、筛骨和枕骨。进展缓慢,可有头痛和肿瘤所在部位的压迫症状,颅骨的X线表现为外形不规则、密度不均匀的骨性肿块,其中的低密度区为软骨结构。

三、颅骨淋巴管瘤

本病较少见,在颅骨所引起的X线改变与畸形性头颅血肿相似,但后者并不随年龄的增长而增大,却反而缩小。而淋巴管瘤(Lymphangioma)则随年龄病骨继续增厚,病变范围缓慢扩展。

四、海绵状血管瘤

颅骨海绵状血管瘤(cavernous hemangioma),可伴发于身体其他部位之血管瘤。X线表现为圆形边缘不规则低密度区,其中可见有致密的骨针组成的蜂窝样或放射状阴影。切线位通常见颅外板向外呈放射排列的骨针,而内板并无移位。

五、骨肉瘤

骨肉瘤(osteosarcoma)在儿童罕见,临床表现为颅部肿块、疼痛。骨肉瘤生长迅速,严重者可出现神经症状。X线表现为不规则状、边缘不整齐的骨质破坏,可由致密的针状瘤骨形成。病变进展迅速,且不受骨缝限制。X线形态也可分为溶骨型、成骨型和混合型。颅骨的成骨肉瘤与Ewing瘤从临床和X线上难以鉴别,需依靠病理诊断。

六、颅骨转移瘤

小儿颅骨转移瘤主要见于神经母细胞瘤,约有半数的病例发生全身骨转移。X现表现为颅底眼眶和颅顶的单发或多发、大小不等的溶骨性骨破坏及轻度骨增生。若同时发生颅内转移,可见颅缝增宽,常伴发硬脑膜外肿块,需CT检查。

第七节　肿瘤样病变

一、颅骨纤维性结构不良

颅骨纤维性结构不良(fibrous dysplasia of skull)又称骨纤维异常增生症,好发于5～10

岁儿童，男性多见，多侵犯额骨、面骨及眶部。病程长，发展缓慢。颅骨 X 线特征是病变呈海绵状或多囊样膨胀性透亮区，可伴小片状新骨形成或呈弥散性磨玻璃状骨增生，颅面骨肥厚畸形，形成所谓狮面。骨皮质与骨松质分界不清，正常腔孔受挤压变窄。头颅 CT 检查可以发现骨质增厚，密度增加，病变内散在分布囊状低密度区。累及眶部者，可伴眼球突出。

本病有自限倾向，儿童期病变发展迅速，青春期后可停止发展。恶变较少见。

二、朗格汉斯细胞组织细胞增生症

朗格汉斯细胞组织细胞增生症（Langerhans cell histiocytosis，LCH）包括勒雪病、黄色肉芽肿及嗜酸性肉芽肿。为全身多系统多器官性疾病。颅骨破坏最多发生于黄色肉芽肿病（韩-薛-柯病），为其三大主症之一。病变可侵犯颅骨任何部位，以额、顶、蝶骨、眶部及颞骨多见。孤立或多数病灶，最多达 32 处。起自板障层，可为圆形、椭圆形或不规则形，边缘欠光整，常呈锯齿状，边缘模糊或锐利依病变发展过程而定。部分病损内含小纽扣状残余骨，即所谓"纽扣征"。周围骨质轻度硬化。病灶可相互融合形成大片不规则透亮区，状似地图故名地图样颅（geographic skull）。严重者大部分颅骨溶解、破坏，可见少量残余骨似溶冰状。病变累及眶壁和蝶鞍。眶壁破坏多发生于眶外上缘，致眼球突出。蝶骨多累及大、小翼和蝶骨平台，蝶鞍有无破坏与临床尿崩症无直接关系。

颅顶骨修复较完全，需 6 个月以上，长者达数年。病程可有反复，或此起彼伏。眼眶破坏修复期遗有眶壁增厚，眼眶变形缩小，颅底骨常见骨增厚硬化改变。

三、溶血性贫血

略。

第二十三章　颅脑 CT 检查

第一节　检查方法和正常影像

一、检查方法

(一)常规检查

横断面(或轴位)扫描:患者仰卧,有 3 个主要扫描平面。其扫描基线为:①听眦线(orbitomeatal line,OML);亦称为眶耳线,简称 OM 线,即外眦至外耳孔中点的连线。②听眉线(superior orbitomeatal line,SML);亦称为上眶耳线,简称 SM 线,即眉毛上缘中点与外耳孔中点的连线。③瑞氏基底线(Reid's base line,RBL);亦称人类学基线,简称 RB 线,即眶下缘与外耳孔中点的连线。检查幕上病变常用 OM 线;幕下病变常用 SM 线;眶内病变常用 RB 线。

冠状面扫描:患者仰卧或俯卧位,头部过伸,使冠状面与 0 m 线垂直扫描。

(二)增强扫描

一般认为,对急性颅脑外伤、急性卒中可只做平扫;对于脑瘤术后复查或只有增强检查才能显示病变的复查病例可只行造影增强;对于脑肿瘤、脑血管疾病、感染性疾病均需做增强扫描,外伤患者平扫正常时亦可行增强扫描。一般造影剂用量为 60～100 mL 或儿童以 2 mL/kg 用量,团注或快速滴注。

其显影机制分为两类。①血管内显影:如动脉瘤、动静脉畸形,其显影时间短,应注药后扫描或边注边扫。②血管外显影:强化机制在于血-脑屏障的破坏(如胶质瘤)或血供丰富(如脑膜瘤、听神经瘤、脓肿壁)。由于垂体血供丰富,垂体增强扫描有利于缺乏血供的垂体瘤尤其微腺瘤的检出。

(三)脑池造影 CT 扫描

造影剂可应用阳性非离子型水溶性碘造影剂(碘曲仑和碘海醇等)和阴性造影剂(空气),后者主要用于小听神经瘤的诊断。一般阳性造影剂的用量为 8～10 mL,空气 3～5 mL,经腰穿注入。水溶性造影剂取头低脚高位或病变侧在低下部位,气体反之。一般注入造影剂 15 min后扫描,观察脑室多于 6 h 后扫描,延时的目的在于降低碘液浓度。如欲观察脑脊液的动力变化,则于注入造影剂 2 h、6 h、12 h 和 24 h 后进行扫描,必要时可于 48 h 或 72 h 后扫描。

(四)脑 CT 血管成像

脑部 CT 血管成像或称为脑部 CT 血管造影(CT angiography,CTA),是指经静脉注入造影剂后利用 CT 对包括靶血管在内的受检层面进行连续的薄层立体容积扫描,然后进行图像后处理,最终使靶血管立体显示的血管成像技术。

扫描从后床突下 30 mm 开始,向上达后床突上 50～60 mm。其常用扫描参数如下:螺距 1～2,层厚 1～2 mm,重建间隔 1 mm,造影剂用量(300 mg/mL)80～120 mL,注射流率 2.5～

3.5 mL/s,延迟时间 15～25 s。双层或多层螺旋 CT 可增加螺距、减小层厚,以取得更优质的图像;图像后处理可采用 MIP、SSD 和 VR,以 MIP 最常用。

脑 CT 静脉成像(CT venography,CTV)扫描方法同上,只是扫描延迟时间为 40 s。

CTA 包括 CTV 可用于显示脑底动脉环(Willis 环)和大脑前、中、后动脉主干及其 2～3 级分支血管;CTV 可显示大脑内静脉、大脑大静脉、皮质静脉、上矢状窦、直窦、横窦和乙状窦等。CTA 包括 CTV 可用于动脉瘤、血管畸形(主要是 AVM)、肿瘤血管、静脉病变及头皮血管瘤等的诊断。

(五)脑 CT 灌注成像

CT 灌注成像在中枢神经系统的应用包括:①作为颅外颈动脉或椎动脉闭塞性疾病的功能性检查方法,研究颅内血流量和侧支循环情况。②早期发现梗死或缺血,并显示其范围。③血管炎或继发性蛛网膜下隙出血时估计血管痉挛情况。④AVM 估计分流情况。⑤研究肿瘤的血液灌注情况。

1.检查技术

CT 灌注成像的质量受造影剂注射的总量、速度、患者的心功能状态以及 CT 扫描伪迹、部分容积效应等多种因素的影响。扫描时经肘静脉注射加热至 37 ℃的造影剂 40～50 mL(儿童约为 1 mL/kg 体重)。开始注射造影剂的同时启动快速动态扫描程序,以 1 层/s 的速度连续扫 30～40 s 以上,重建 30～40 幅灌注图像。注射流率多为 8～9 mL/s,最快达 20 mL/s,国内有学者采用 2.5 mL/s 也获得较满意的 CT 灌注图像。通常包括最大强度投影(MIP)图、脑血流量(CBF)图、脑血容量(CBV)图、局部灌注达到峰值的时间(TTP)等图像。这些图像可通过数字化形式存储,均可彩色显示,以突出病变区域的对比度。

2.灌注参数

(1)脑血容量(cerebralblood volume,CBV)。是指存在于一定量脑组织血管结构内的血容量,根据时间—密度曲线下方封闭的面积计算得出。

(2)脑血流量(cerebralblood flow,CBF)。CBF=CBV/MTT,指在单位时间内流经一定量脑组织血管结构的血流量,单位为 mL/(100 g·min)。它反映脑组织的血流量,CBF 值越小意味着脑组织的血流量越低。正常值一般>50 mL/(100 g·min),<20 mL/(100 g·min)将导致膜泵衰竭和细胞死亡。

(3)平均通过时间(meantransit time,MTT)。开始注射造影剂到时间—密度曲线下降至最高强化值一半的时间,主要反映的是造影剂通过毛细血管的时间,单位为秒(s)。

(4)峰值时间(timeto peak,TTP)。为开始注射造影剂至强化达到峰值的时间,由时间—密度曲线测得,单位为秒(s)。

此外,还有表面通透性(permeability of surface,PS)等参数。

二、正常解剖和 CT 表现

(一)颅盖软组织(头皮)

颅盖软组织在额、顶、枕部分为皮肤、皮下组织、帽状腱膜、帽状腱膜下层和颅骨骨膜 5 层。前 3 层紧密连接,CT 不能识别。帽状腱膜下层由疏松结缔组织构成,内含少量血管,CT 呈低密度带,头皮裂伤出血亦在此层,如有化脓感染可蔓延到整个颅顶,并可经导静脉扩散到颅内。颅盖软组织在颞部则由皮肤、皮下组织、颞浅筋膜、颞深筋膜、颞肌和颅骨骨膜 6 层构成。

颅骨外膜 CT 不能识别,在颅缝处连接紧密并深入缝间成为缝间膜,故骨膜下血肿不超过此缝,并可据此与帽状腱膜下血肿相鉴别。

(二)脑颅骨和颅缝闭合的时间及顺序

脑颅骨由枕骨、额骨、蝶骨、筛骨各一块及颞骨、顶骨各两块组成。颅骨分为 3 层,即外板、板障和内板。成人内外板 CT 表现为高密度,CT 值>250 HU。新生儿板障为低密度,随年龄增长密度增加,50 岁后板障层钙化与内外板融合为一层致密层。成人颅缝宽约 0.5 mm。新生儿各骨之间为一片等密度的结缔组织膜相连,称为囟。

颅缝闭合约在 30 岁以后开始。一般矢状缝先闭合,继为冠状缝。而人字缝和枕骨乳突缝闭合最晚,且可终生不闭合。额缝在出生 6 个月后开始闭合,而在 5～6 岁时应完全闭合,此缝亦可终生存在。颅底缝多在出生时闭合,只有蝶枕缝到青春期闭合。

此外,应注意识别脑膜中动脉、板障静脉沟、静脉窦、导静脉、蛛网膜颗粒等常见的脉管压迹,以免误诊为骨折。

(三)颅底各颅窝的特点和孔道

颅底骨内面由蝶骨嵴和颞骨岩部嵴分为前、中、后颅窝。

1.前颅窝

筛骨板菲薄,外伤易造成骨折、损伤嗅神经及形成脑脊液漏。额骨眶板上面凹凸不平,脑外伤时底部的滑动易引起脑挫伤。

2.中颅窝

孔、洞较多,外伤骨折或肿瘤破坏通过这些结构引起相应的症状。如骨折累及蝶窦出现鼻出血、脑脊液鼻漏;岩锥骨折可损伤面神经和听神经;鼓室盖骨折引起脑脊液耳漏;脑膜中动脉损伤引起硬膜外血肿。

3.后颅窝

有大量肌肉覆盖,骨折较少见。但与颈段相连,可有畸形发生。

(四)脑膜

脑的表面有 3 层被膜。①软脑膜:紧贴脑的表面,随脑回起伏。②蛛网膜:位于中层,由薄而透明、疏松成网的纤维构成,无血管结构(故增强扫描无强化),与硬脑膜走行一致。③硬脑膜:位于外层,由致密结缔组织构成,厚而坚韧,与颅骨内面的骨膜完全融合,故通常说硬脑膜为两层结构组成。正常 CT 不能直接显示 3 层结构。由于硬脑膜有丰富的血供且无血-脑屏障,可以发生明显强化。

硬脑膜内层向颅腔内反折形成双层皱襞有支持、保护作用。主要形成物如下。①大脑镰:前端附着于鸡冠,后缘呈水平形与小脑幕相续。大脑镰上、下缘两层分开分别形成上、下矢状窦。轴位像 CT 呈略高密度线状影,40 岁后可钙化。②小脑幕:呈帐篷状分隔大脑枕叶和小脑。后方附着于枕骨横沟,两侧附着于岩锥,上缘正中与大脑镰相续,两侧前内缘形成小脑幕切迹,围绕中脑。轴位呈两侧对称的略高密度影,冠状位呈人字形线状略高密度影。③小脑镰:附着于枕内嵴上的一窄条状突起,分隔小脑半球。④其他:三叉神经半月节(Meckel 腔)、海绵窦、直窦、横窦、乙状窦等。

(五)蛛网膜下隙和脑池

脑蛛网膜在脑沟裂处不随之凹入,与软脑膜之间形成宽窄不一的蛛网膜下隙(或称蛛网膜下腔),内含脑脊液。某些局部宽大处称为脑池。主要的有:①大脑纵裂池。②胼胝体池。③小脑延髓池(又称枕大池)。④小脑溪(又称小脑谷)。⑤延池。⑥桥池。⑦桥脑小脑角池。⑧脚间池。⑨视交叉池。⑩终板池。⑪外侧裂池。⑫环池。⑬四叠体池;⑭大脑大静脉池。⑮小脑上池(是四叠体池向后的延续)。⑯帆间池(又称中间帆腔或第三脑室上池)。

鞍上池为 CT 和 MR 等轴位图像所特有。由于扫描体位的影响可呈如下几种。①六角星:前角为纵裂前部的后端(紧贴前角后端的横行部分,主要是交叉池);两前外侧角为两外侧裂池;两后外侧角为围绕中脑的环池;后角为大脑脚间的脚间池。②五角星:与六角星不同的是,两后外侧角为围绕桥脑上部的桥小脑角池,后角不显示。鞍上池前方是额叶底部直回,两侧壁是颞叶海马沟回,后方为大脑脚或桥脑上部。

鞍上池内前部可见两条视束,横径约 12 mm,前后径约 8 mm,外侧可见两条颈内动脉,中央可见垂体柄,正常垂体柄粗<4 mm。

帆间池与第三脑室顶部的区别:帆间池位于第三脑室顶的上方、穹隆体和穹隆连合的下方,呈尖向前的三角区,两前外侧界为穹隆的内侧缘,后界为胼胝体压部。与第三脑室的区别为:①帆间池的层面较第三脑室顶高。②帆间池后界为胼胝体压部,而第三脑室顶部的后界为松果体。③帆间池前部的尖不与侧脑室相连,而第三脑室前端可达侧脑室前角。

此外,枕大池可发育巨大(但一般不产生临床症状)呈对称性和非对称性。结合其有无张力、颅骨有无压迹等可与蛛网膜囊肿相鉴别,有文献将其列入发育异常。因终板较薄不显影,常看到终板池与第三脑室下部相通的假象。小脑溪位于两侧小脑扁桃体之间,呈一细长的间隙,后通小脑延髓池,前通第四脑室。

(六)大脑半球的分叶及边缘系统

1.分叶

大脑由中线的半球间裂分为左右两半,中间由胼胝体相连。大脑半球由脑沟裂分为下列 5 叶。①额叶:位于前上部。内侧以纵裂和大脑镰与对侧分开,后方由中央沟与顶叶分开,外下方经外侧裂与颞叶分开,前下方为额骨和眶顶。②颞叶:经外侧裂垂直部和水平部与额叶分开。顶枕裂(沟)与枕前切迹(枕极前 4~5 mm)的连线为颞、枕叶的分界。③顶叶:经中央沟与前方的额叶分开,下方以外侧裂与颞叶分开,后方以顶枕沟与枕叶分开。④枕叶:经顶枕沟与顶叶分开,与颞叶的分界线为顶枕沟与枕前切迹的连线。⑤岛叶:隐藏于外侧裂深部的近三角形的独立区域,四周有环形沟,由额、顶、颞叶皮质沿外侧裂深部凹入形成岛盖。

2.边缘系统

大脑半球内侧面的扣带回、海马回、钩回、海马、杏仁核等相连构成一个弯弓形脑回,因位置在大脑和间脑交界处的边缘,所以称为边缘系统或边缘叶。通过控制下丘脑来调节内脏及情绪活动。

此外,颞、顶、枕叶的分界线是假设的,因此很不清楚,这一区域也称为颞枕交界区。

(七)大脑半球的白质

1.半卵圆中心

髓质占大脑半球的大部分,较厚的皮质下纤维在横断面图像、侧脑室上层面呈半卵圆形,故称为半卵圆中心,是影像学的一个概念。

2.大脑白质纤维分类

大脑白质的纤维结构复杂,大体分为以下 3 种。

(1)联络纤维。在一侧半球内部各回、各叶间的往返纤维称为联络纤维。短的是联系在相邻脑回之间的弓状纤维;长的是联系在各叶皮质间的纤维,如钩束、扣带束、上纵束、下纵束及枕额上、下束等。

(2)联合纤维。指联系左右半球的纤维,主要有胼胝体、前联合和海马联合等。①胼胝体:位于大脑纵裂底部,呈拱桥状。前端弯向腹后方称嘴,由嘴向前上方弯曲部称为膝,由膝向后延伸为体部(构成侧脑室壁的大部分),后端较厚称为压部。②前联合:位于胼胝体嘴的后下方,呈卵圆形,是两半球的嗅球和海马旁回的联合。

(3)投射纤维。大脑皮层与其下部的间脑、基底节、脑干和脊髓的连接纤维称为投射纤维。包括内囊、穹隆、外囊和最外囊。①内囊:两侧内囊横断面呈"><"型,中央顶点为膝,前后分别为前肢和后肢。内囊位于丘脑、尾状核和豆状核之间。内囊后肢边缘模糊的低密度区(位于膝部到豆状核后缘距离的 2/3～3/4 处)为正常皮质脊髓束,勿误为缺血灶。②外囊:在豆状核外,居豆状核和屏状核之间,两侧在横断面呈"()"型。③最外囊:位屏状核外侧,岛叶内侧,CT 难以显示。

(八)基底节

基底节包括尾状核、豆状核、屏状核和杏仁核。其中豆状核有两个白质板将其分为 3 部分,外部最大称为壳,内侧两部分称为苍白球。

但 CT 不能显示其白质板。尾状核和豆状核合称为纹状体,与维持肌张力及运动频率有关。杏仁核与情绪变化有关。

(九)间脑

间脑(通常将端脑和间脑合称为大脑)连接大脑半球和中脑,包括以下 4 部分。

1. 丘脑

丘脑为一大卵圆形核团。内侧构成侧脑室侧壁,借中间块使左右丘脑相连;其外侧为内囊后肢;其前端尖圆为丘脑结节;后端圆钝为丘脑枕;丘脑枕的外下部有两个隆起为内、外侧膝状体。丘脑是各种感觉传向大脑皮层的中间站。

2. 下丘脑

下丘脑构成侧脑室底和侧壁的一部分,包括视交叉、漏斗、灰结节、乳头体和垂体神经部。它是皮质下自主神经中枢,并通过下丘脑—垂体柄和垂体门脉系统调节垂体功能。

3. 底丘脑

底丘脑为丘脑和中脑的移行区。接受来自苍白球和运动区的纤维,并发出纤维到达红核、黑质及中脑被盖,功能上与苍白球密切相关。

4. 上丘脑

上丘脑位于三脑室后部,包括丘脑髓纹、缰三角和松果体,参与嗅反射通路。松果体为一退化的内分泌结构,分泌抑制青春期激素。松果体呈锥形,长 5～8 mm,宽 4 mm,向左偏移 1～2 mm 是正常现象,但向右偏移却有病理意义。CT 扫描 75% 以上成人于三脑室后部可显示松果体与缰联合钙化。缰联合钙化居前,范围不超过 1 cm;松果体钙化居后,一般不超过 5 mm。

此外,有文献将内、外侧膝状体称为后丘脑。

(十)脑干

脑干上接间脑,下续颈髓,与小脑之上、中、下脚相连,分为以下 3 部分。

1. 中脑

中脑在间脑和脑桥之间,从前向后为大脑脚、被盖和四叠体(顶盖)组成。大脑脚与被盖之间以黑质为界;被盖与四叠体之间以中脑导水管为界。腹侧两束粗大的纵行纤维为大脑脚,其间形成脚间窝,动眼神经从脚间窝出脑。中脑背部有上丘和下丘两对隆起总称为四叠体。上、下丘分别与外、内侧膝状体借上、下丘臂相连,分别是皮质下视觉和听觉反射中枢。下丘后方连接前髓帆,滑车神经自下丘下方发出。

2. 桥脑

桥脑在中脑的下方,从前向后为基底部和被盖部。前面正中浅沟内可见基底动脉。横行基底部的纤维向两侧聚成脑桥臂,经小脑中脚进入小脑。

基底部与桥臂之间有三叉神经发出。桥脑腹侧与延髓交界的沟内,由内向外有外展神经、面神经和前庭蜗神经发出。桥脑背面下半部即菱形窝的上半部为第四脑室底(CT 轴位第四脑室前为桥脑)。

3. 延髓

延髓上接桥脑,下续颈髓。腹侧面中线(前正中裂)两旁有锥体(由皮质脊髓束和皮质脑干束组成)。在延髓的下方由纤维交叉形成锥体交叉。锥体外侧有椭圆形隆起称为橄榄。锥体和橄榄之间有舌下神经穿出。橄榄背侧自上而下依次有舌咽神经、迷走神经和副神经根发出。

(十一)小脑和小脑核

小脑位于桥脑和延髓的后方,中间相隔第四脑室。小脑正中的蚓部与两侧小脑半球间无明显分界。小脑半球下面近枕骨大孔部分突出称为小脑扁桃体。小脑前后均向内凹陷为小脑前切迹和后切迹。小脑半球借上、中、下脚分别与中脑背侧、桥脑腹侧和延髓的背侧相连接,小脑表面为灰质,内部为白质。

小脑白质内有灰质团块,称为小脑中央核。共有 4 对,分别为齿状核、顶核、栓状核、球状核。其中齿状核最大,位于小脑半球的中心部,是小脑传出纤维的主要发起核。

(十二)脑室系统

1. 侧脑室

左右各一,分为以下 5 部分。①前角:又称额角,位于额叶内,在室间孔以前。顶为胼胝体,内侧壁是透明隔,倾斜的底及外侧壁为尾状核头。②体部:位于顶叶内,由室间孔至三角部。顶为胼胝体体部;内侧壁是透明隔;底由外侧到内侧分别为尾状核体、丘脑背面终纹、丘脑上面的外侧部、脉络丛和穹隆外侧缘。③三角区:即体、后角、下角分界处,内容脉络丛球。CT上是区分颞、枕、顶叶的标志。④后角:又称枕角,位于枕叶内,形状变异很大,有时缺如。顶和外侧壁由胼胝体放散形成;内侧壁上有两个纵行膨大,上方的称后角球(由胼胝体大钳构成),下方的称禽距。⑤下角:在颞叶内,又称颞角。在丘脑后方弯向下,再向前进入颞叶。顶大部分由胼胝体构成,内侧小部由尾状核尾和终纹构成,底由内至外为海马伞、海马和侧副隆起。

正常成人两侧前角之间的距离<45 mm,前角间最大距离与头颅最大内径之比<35%,在2 岁以下其比值应<29%,两侧尾状核内缘之间的距离<25 mm,为 15 mm 左右。

2. 第三脑室

两侧间脑间的狭窄腔隙。成人男性宽为 2.8～5.9 mm,女性为 2.5～5.3 mm。经室间孔与左右侧脑室相通,后经中脑导水管与第四脑室相通。顶有第三脑室脉络丛;底为下丘脑;前壁为前联合和终板;后壁为缰联合、松果体和后联合。

3.第四脑室

腹侧为桥脑和延髓,背侧为小脑,上接中脑导水管,下续脊髓中央管。经侧孔与桥脑小脑角池相通;经下端正中孔与小脑延髓池相通。第四脑室底为菱形窝,顶为前髓帆和后髓帆,呈马蹄形,宽(前后径)约9 mm。

4.中脑导水管

中脑导水管位于中脑背侧,是中脑被盖和四叠体的分界,长7~18 mm,直径1~2 mm。正常 CT 难以显示。

此外,第五、第六脑室即透明隔间腔和穹隆间腔属两种解剖变异。但第五脑室如积液过多,向外膨隆并影响室间孔的引流,可称为透明隔囊肿。

(十三)脑的动脉、静脉和静脉窦

1.脑动脉

脑的血供来自颈内动脉和椎动脉,前者供应大脑半球的前 2/3,后者供应脑干、小脑和大脑半球的后 1/3。

(1)大脑前动脉。供应额、顶叶近中线内侧面约1.5 cm的范围,呈长条形。其水平段分出细小前穿质动脉供应尾状核头、壳核和内囊前部,另有部分供应下丘脑。

(2)大脑中动脉。皮质支供应额、顶、颞叶的外表面大部分。中央支供应尾状核和壳核的一部分,以及苍白球、内囊前后肢,称为豆纹动脉。

(3)大脑后动脉。供应枕叶和颞叶底面,中央支供应部分间脑。

(4)椎基底动脉。两侧椎动脉在延髓腹侧汇合为基底动脉。基底动脉走行于桥脑前面,到脚间池分为左右大脑后动脉。基底动脉分出成对的桥脑支、内听道支、小脑前支和小脑上支。小脑后支来自椎动脉。

颅底动脉环即 Willis 环,由前交通动脉、两侧大脑前动脉、两侧后交通动脉和大脑后动脉相互吻合构成的六角形动脉环,是沟通两侧颈内动脉和椎动脉的侧支循环通路。其变异较大,完整者仅占 53.8%。

2.脑静脉

大脑半球静脉分为深、浅两组。①浅静脉:收集大脑皮质和白质浅层的静脉血,包括大脑上静脉、大脑中静脉和大脑下静脉分别汇入上矢状窦、海绵窦、横窦、岩上窦和岩下窦,其间有吻合静脉相沟通。②深静脉:主要收集脑深部的血液。透明隔静脉和丘纹静脉在室间孔后缘汇合成大脑内静脉,两侧的大脑内静脉以及基底静脉在松果体后方汇合成大脑大静脉。大脑大静脉与下矢状窦相连终于直窦。

3.静脉窦

静脉窦在两层硬脑膜之间引流静脉血液入颈内静脉,包括上矢状窦、下矢状窦、直窦、横窦、海绵窦、岩上窦、岩下窦和乙状窦。其中海绵窦位于蝶鞍两侧高5~8 mm,横径5~7 mm,前后径为 10~15 mm,增强后呈高密度,平扫不易显示。

(十四)正常颅脑 CT 横断面、Brodmann 功能定位区和大脑皮质的主要功能区

正常脑皮质的密度高于髓质,易于分辨。脑皮质 CT 值为 32~40 HU,脑髓质 CT 值为28~32 HU,两者平均相差(7.0±1.3) HU。含脑脊液的间隙为水样密度,CT 值为 0~20 HU。

1.第 1 躯体感觉区

第 1 躯体感觉区位于中央后回和中央旁小叶的后半。

2.第 1 躯体运动区

第 1 躯体运动区位于中央前回和中央旁小叶的前半。

3.视觉区

视觉区位于枕叶内侧面,距状裂(沟)两侧,包括舌回和楔叶的一部分。

4.听区

听区位于颞横回,主要是 42 区,接受听辐射的投射。其特点是一侧听区接受双侧的听觉冲动传入,但以对侧为主。故一侧听区损伤,可使双侧听力下降,但不会完全耳聋。

5.味觉区

味觉区在中央后回下端。

6.语言中枢

语言中枢在左侧半球的皮质产生了 4 个分析区,总称为语言中枢。①说话中枢:在额下回后部。此区损伤产生失语症。②书写中枢:位于额中回后部。此区损伤产生失写症。③阅读中枢:位于顶下小叶的角回。此区损伤产生失读症。④听话中枢:在颞上回后部。功能是理解别人的语言和监听自己所说的话。此区损伤,对听到的语言不能理解,自己说话错误、混乱而不自知,称为感觉性失语症。

第二节　脑缺血、出血和脑血管病变

一、动脉缺血性脑梗死

脑组织因血管阻塞引起缺血性坏死或软化称为脑梗死。广义的脑梗死除动脉缺血性脑梗死外,还包括静脉血流受阻所致的脑梗死即静脉性脑梗死。但大多习惯于狭义的将动脉缺血性脑梗死称为脑梗死。

(一)概述

引起梗死的原因很多,可分为两大类。①脑血管阻塞:又分为血栓形成和栓塞。前者最常见的是在动脉粥样硬化的基础上形成血栓;后者是指外来栓子堵塞血管所致。②脑部血液循环障碍:是指在脑血管原有病变的基础上(亦可无原发血管病变),由各种原因造成的脑组织供血不全而引起的梗死,故又称非梗阻性脑梗死。

过去将脑梗死分为 3 个时期,即梗死期、吞噬期、机化期。目前通常将脑梗死分为如下几种。①超急性期:6 h 以内。②急性期:6 h 后～2 d。③亚急性期:2 d 后～2 周内。④慢性早期:2 周～1 个月。⑤慢性晚期:1 月后。

脑供血完全终止后数秒钟神经元电生理活动停止,持续 5～10 min 以上就有不可恢复的细胞损伤。

但是临床上供血血管闭塞可能不完全和(或)存在侧支循环,仅使局部血流降低到一定程度。故部分脑组织虽有缺血损伤,但仍可恢复正常,这部分脑组织区域称为缺血半暗带。它位于缺血坏死核心与正常脑组织之间。但如超急性期治疗不及时或治疗无效可发展成为完全脑梗死。

少数缺血性脑梗死在发病 24～48 h 后可因再灌注而发生梗死区内出血,称为出血性脑梗死。

(二)临床表现

临床表现复杂,取决于梗死灶大小、部位及脑组织的病理生理反应。主要表现为头昏、头痛,部分有呕吐及精神症状,可有不同程度的昏迷。绝大多数出现不同程度的脑部损害症状,如偏瘫、偏身感觉障碍、偏盲,亦可失语、抽搐,较重者可有脑疝症状。从解剖学可知,皮质脊髓束有 10% 的纤维不交叉下降,加入同侧皮质脊髓侧束。皮质脊髓前束也有少量纤维不交叉,止于同侧颈、胸髓。这些不交叉的运动传导纤维支配了同侧肢体运动,当这些纤维受损时,导致同侧肢体出现不同程度的运动功能障碍如麻木、无力,甚至偏瘫。

(三)CT 表现

1.超急性期脑梗死的 CT 表现

①大脑中动脉高密度征:为高密度血栓或栓子所致,出现率占 35%～45%(敏感度 78%,特异度 93%),但需除外血管硬化因素。最近研究表明,此征可见于近 60% 的正常人(尤其用 7 mm 以下层厚扫描),故此征的诊断价值值得怀疑。②脑实质低密度征:可能为细胞内水肿所致,可见于脑的凸面、基底节区、岛叶,有时可伴侧裂池受压。③局部脑组织肿胀征:可能为血管源性水肿所致,局部脑沟变窄以至消失,脑回增厚、变平。脑 CT 灌注成像有利于超急性期脑梗死的诊断。

此外,脑血管 CTA 可显示闭塞部位、程度和侧支循环情况。

许多学者研究证实,CT 灌注成像可以预测半暗带,即脑血流量(rCBF)中度减低时,局部脑血容量(rCBV)无明显变化或仅有轻度下降或轻度升高,此时缺血区微血管管腔受压、变形、闭塞的程度较轻。当 rCBF 和 rCBV 均明显减低时,提示脑局部微血管管腔闭塞程度明显、微循环发生障碍、脑组织发生梗死。国内有学者将面积 CBV 定义为预测的梗死面积,则面积 CBF-面积 CBV 为预测的半暗带面积。

2.典型 CT 表现

①脑组织低密度灶,呈楔形或三角形,病灶部位、范围与闭塞动脉供血区相吻合。大脑中动脉主干闭塞,病灶呈三角形低密度区,尖端指向第三脑室;大脑中动脉闭塞在豆纹动脉的远端,病灶多为矩形低密度区,出现"基底核回避现象"。大脑前动脉闭塞表现为位于大脑镰旁的长条状低密度区。大脑后动脉闭塞在顶叶后部及枕叶可见半圆形的低密度区,位于大脑镰旁的后部。局灶性脑皮质梗死,表现为脑回丢失。室管膜下脑梗死,脑室边缘呈波浪状。一般在发病 24 h 后出现以上表现。②2～3 周时由于"模糊效应",病灶可偏小或消失。③脑梗死后 2～15 d 为水肿高峰期,可有占位效应,占位效应一般见于病变范围大的病例。如占位效应超过 1 个月,应注意有无肿瘤可能。④增强扫描病灶周围和病灶内出现脑回状、线状、团块状强化。⑤1 个月后病灶开始软化呈水样密度,病变范围大的病例可继发局限性脑萎缩。

此外,出血性脑梗死在梗死区内可见高密度出血灶。

3.增强扫描 CT 表现

梗死灶强化的形态多种多样,可表现为脑回状、线状、片状、环状,可出现在病灶的边缘和中心。而延迟 30 min～3 h 扫描可显示皮质下白质强化,可能与梗死区皮质内大量毛细血管破坏,造影剂漏出有关。

其强化机制与缺血区血-脑屏障受损,新生的毛细血管大量增生,以及局部血流量增加有关。但在 1 周内,虽有血-脑屏障的破坏,却因局部缺血坏死严重,造影剂浓度亦相应很低,故一般不出现强化。梗死 7～10 d 后因局部大量毛细血管增生,血流量增大而出现明显强化。2～3 周发生率最高,强化最明显,可持续 1 个月或更久。

(四)鉴别诊断

应注意与胶质瘤、转移瘤、脱髓鞘病变和脑脓肿等鉴别。①脑梗死常累及皮质和白质两部分;而上述病变一般只造成白质低密度。②脑梗死的分布为某一动脉区或分水岭区,有一定特征;而脑肿瘤和炎症水肿沿白质通道扩散,无明显分布规律,常呈指状低密度区;脱髓鞘低密度灶常对称性分布在侧脑室周围。③增强扫描胶质瘤常出现不均匀强化,有时可见壁结节;转移瘤常可见多灶强化。

二、脑梗死前期

从脑血流量(CBF)变化过程看,脑血流量的下降到急性脑梗死的发生经历了 3 个时期。首先,由于脑灌注压下降引起的脑局部的血流动力学异常改变;其次,脑循环储备力失代偿性低灌注所造成的神经元功能改变;最后,由于 CBF 下降超过了脑代谢储备力才发生不可逆转的神经元形态学改变即脑梗死。国内高培毅将前两者称为脑梗死前期,它不同于超急性期脑梗死。他们根据脑局部微循环的变化程度以及 CT 灌注成像表现包括局部脑血流量(rCBF)、局部脑血容量(rCBV)、平均通过时间(MTT)和峰值时间(TTP)参数图,将脑梗死前期分为 2 期 4 个亚型。

Ⅰ期:脑血流动力学发生异常变化,脑血流灌注压在一定范围内波动时,机体可以通过小动脉和毛细血管平滑肌的代偿性扩张或收缩来维持脑血流相对动态稳定。

Ⅰ$_1$:脑血流速度发生变化,脑局部微血管尚无代偿性扩张。灌注成像见 TTP 延长,MTT、rCBF、rCBV 正常。

Ⅰ$_2$:脑局部微血管代偿性扩张。灌注成像见 TTP 和 MTT 延长,rCBF 正常或轻度下降,rCBV 正常或轻度升高。

Ⅱ期:脑循环储备力失代偿,CBF 达电衰竭阈值以下,神经元的功能出现异常,机体通过脑代谢储备力来维持神经元代谢的稳定。

Ⅱ$_1$:CBF 下降,由于造成局部星形细胞足板肿胀,并开始压迫局部微血管。灌注成像见 TTP 和 MTT 延长,以及 rCBF 下降,rCBV 基本正常或轻度下降。

Ⅱ$_2$:星形细胞足板明显肿胀,并造成局部微血管受压变窄或闭塞,局部微循环障碍。灌注成像见 TTP 和 MTT 延长,rCBF 和 rCBV 下降。

三、分水岭性脑梗死

分水岭性脑梗死即指两条主要脑动脉供血交界区发生的脑梗死。

(一)概述

1.血流动力学障碍

低血压(如心肌梗死、心律失常、体位性低血压)等所致的血流动力学障碍。

2.血管调节功能失常

如糖尿病并发自主神经功能紊乱、长期低血压。

3.高血压病过分降压治疗

如不正确使用降压药物。

4.栓塞

心脏附壁血栓脱落沿血管进入脑皮质支和深穿支。

(二)CT 表现

1.皮质下型

皮质下型多为白质内低密度,常呈条形或类圆形。灰质由于血流再灌注而呈等密度,但灰质可出现明显强化。

2.皮质前型

额顶叶交界区三角形、条形低密度灶。

3.皮质后型

颞顶枕叶交界区三角形、条形低密度灶。

四、血液动力性脑梗死

当脑外动脉狭窄、部分阻塞和痉挛时,一般情况下尚能维持脑组织的血供。但当某些原因引起较长时间的血压下降时,可造成狭窄动脉供血脑组织的严重缺血而发生脑梗死,这种梗死称为血液动力性脑梗死。

(一)概述

心律失常、心功能不全、休克、高血压过分降压等是其常见原因。严重的低血压和心搏量降低如心肌梗死、外科手术等,即使患者无颅内外血管病变,也可引起大脑半球的广泛梗死。血液动力性脑梗死多为分水岭性脑梗死。

(二)CT 表现

与分水岭性梗死的表现相似,可见条形或类圆形低密度,也可广泛梗死,这种梗死以分水岭区最著。可累及基底节区和小脑,皮质可强化。

五、腔隙性脑梗死

腔隙性脑梗死即指脑深部 2～15 mm 大小的脑梗死。

(一)概述

多为高血压、糖尿病、动脉硬化、高脂血症所致。好发于基底节、丘脑、内囊区、深部室旁白质及脑干。这些部位的血管多远离大脑主干,细长且走行弯曲,对血流动力学变化敏感,易受缺血影响。

(二)临床表现

纯运动性偏瘫、纯感觉障碍、下肢运动受限、构音困难、视力障碍、失语、短小步态及共济失调等。

(三)CT 表现

梗死灶为 2～15 mm,呈圆形或卵圆形低密度,边缘不清,无水肿和占位效应。3～4 周后可形成边缘清楚的囊性软化灶。

(四)鉴别诊断

脑腔隙在病理上为一脑实质内含水分的<15 mm 的潜在腔,包括穿支动脉等病变所致的腔隙性脑梗死和非血管病变引起的腔隙病变。发病机制包括血管因素所致的缺血即腔隙性梗死,以及血管因素(如出血、动脉炎等)和血管外因素(如炎症、变性、中毒、机械损伤等)所形成的腔隙性病变,应注意分析。此外,还应注意与前联合及基底节区的扩大的血管周围间隙(多在 0.2～1.2 cm 大小)相鉴别,MR 检查有独到鉴别价值。

六、皮质下动脉硬化性脑病

本病又称 Binswanger 病,是一组以脑深部小动脉硬化、痴呆、皮质下白质变性、皮质下腔隙或软化为特征的综合征。但有人认为"皮质下动脉硬化性脑病"一词未能正确反映所看到的组织学改变,且过高地估计了临床意义。因此,有关文献应用的非特异性名词较合适,如深部脑白质缺血或老年性白质高信号(MR)。我们认为称为"动脉硬化性脑白质病"或"深部脑白质慢性缺血"更趋合理,同时我们认为有关文献所述及的"脑白质疏松症"亦属本病的范畴。

(一)概述

主要病因为慢性高血压,其病理特征为弥散性不完全的皮质下梗死,在侧脑室旁和半卵圆中心的白质内髓鞘肿胀或脱失,皮质下弓状纤维与胼胝体不受累。常有皮质萎缩及皮质下、基底节区腔隙性脑梗死,在髓动脉内有狭窄性动脉粥样硬化。

(二)临床表现

该病见于 60 岁以上老人,多隐形起病,呈进行性记忆力障碍、严重精神衰退、言语不清,反复发生的神经系统局部体征如偏瘫、失语、偏盲等。病情可缓解和反复加重,常伴有高血压。

(三)CT 表现

脑白质内斑片状或云絮状稍低密度灶,界限不清,其密度降低不如脑梗死明显。以侧脑室周围分布最明显,其次为半卵圆中心,多为两侧对称性。基底节—内囊区、丘脑、半卵圆中心常伴多发的腔隙性梗死灶,可有脑室系统扩大,脑沟、脑池增宽的弥散性脑萎缩改变。

七、脑缺氧

(一)概述

脑缺氧包括乏氧性缺氧、血液性缺氧、循环性缺氧和中毒性缺氧。常见病因有:高空高原缺氧,呼吸功能不全和某些先心病循环短路、CO 中毒以及各种严重贫血、各种休克和心力衰竭,氰化物、硫化氢、磷中毒。脑组织局部循环性缺氧包括颅脑外伤、脑血管意外、脑血流障碍、颅内感染、脑肿瘤急性恶化等。主要病理改变为早期脑组织坏死、水肿,进行性脱髓鞘,晚期脑萎缩。

(二)CT 表现

1.弥散性脑水肿

弥散性脑水肿以大脑为主,可出现大脑密度普遍减低,而丘脑、脑干和小脑密度相对较高的所谓 CT 反转征。

2.局部脑水肿

局部脑水肿以脑动脉边缘带(分水岭区)、脑室周围白质最常见,基底节次之,也可见于丘脑和小脑。

3.缺氧性脑出血

脑实质、脑室周围—脑室、蛛网膜下隙、硬膜下或硬膜外。

4.脑萎缩

晚期可出现,也可见囊状软化灶。

八、脑静脉窦血栓形成

颅内静脉血流受阻即脑静脉和静脉窦血栓形成所导致的脑梗死称为静脉性脑梗死,占脑卒中患者的 $1\%\sim2\%$。

(一)概述

近 1/3 病因不明。可分为如下几种。①全身因素:脱水、糖尿病、高凝血状态、血小板增多症、口服避孕药、妊娠、产后、近期手术、长期应用激素、肾病综合征、心脏病、结缔组织病、新生儿窒息等。②局部因素:局部感染、中耳乳突炎、鼻窦炎、脑膜炎、颅面中耳手术、颅脑外伤、动静脉畸形、动静脉瘘、腰穿等。

(二)临床表现

该病多见于 $20\sim35$ 岁女性,其表现各异。头痛最常见,15%急性起病,类似蛛网膜下隙出血,常伴头晕、恶心及视盘水肿等颅内高压症状。

$1/3\sim1/2$ 患者有局灶性神经症状,如颅神经麻痹和意识障碍,半数出现癫痫,还可有偏瘫。小脑静脉血栓可有共济失调等症状。

(三)CT 表现

最常见于上矢状窦、横窦和乙状窦,其次为海绵窦和直窦。特征性改变为致密静脉征(或索条征)和空三角征,但缺乏特异性。①早期(1～2 d):平扫静脉窦内血栓密度与硬脑膜相似,可高达 150 HU。增强扫描呈"空三角征",即三角形的硬膜窦断面,中心不强化而周围强化。②第3～10 d:平扫窦内血块渐吸收,CT 值约 80 HU。③11 d 后:血凝块基本吸收,窦内 CT 值约 50 HU。④静脉栓塞常伴有弥散性非对称性脑肿胀、梗死性脑水肿、出血性梗死或单纯出血(脑实质和硬膜下)。静脉性出血其血肿周围界限不清,多靠近脑表面,而且周围环以大片低密度灶有别于动脉性出血。

(四)鉴别诊断

高位分叉的上矢状窦、硬膜下脓肿和血肿、蛛网膜下隙出血及窦内窗孔和分隔均可类似空三角征;儿童的流动性静脉血常呈轻度高密度类似血栓,应注意鉴别。

九、高血压脑病

本病是指在血压迅速剧烈升高时,引起的急性全面性脑功能障碍,属可逆性后部白质脑病综合征(还见于妊娠高血压、慢性肾衰竭、使用免疫抑制剂和激素等)的范畴。

(一)概述

可发生于各种原因(原发或继发)引起的动脉性高血压。病理上大多有不同程度的脑水肿,脑表面动脉、静脉和毛细血管扩张,脑切面可见斑点状、裂隙状出血和小动脉壁的坏死。

(二)临床表现

该病一般起病急骤,病程短暂,所有症状历时数分钟或 $1\sim2$ h,最多数天。主要表现为严重头痛、惊厥、偏瘫、失语、黑矇、神志不清甚至昏迷。

（三）CT 表现

主要为广泛性脑水肿,呈对称性、弥散性、边界不清的低密度区,以大脑半球后部最为显著,也可累及小脑。脑室系统变小,脑沟、脑池变浅。血压改善后一段时间随访,完全恢复正常。

十、脑出血

脑出血是指脑实质内的出血,又称为脑溢血或出血性脑卒中。

（一）概述

其原因很多,临床上概括为损伤性和非损伤性两大类。后者又称为原发性或自发性脑出血,是指脑内血管病变、坏死、破裂而引起的出血。自发性脑出血绝大多数由高血压和动脉硬化(引起脑小动脉的微型动脉瘤或玻璃样变)所致,其次为脑血管畸形和动脉瘤所致。其他原因还有颅内肿瘤出血、出血性梗死、脑血管淀粉样变、全身出血性疾病、维生素缺乏、新生儿颅内出血、重症肝炎(可合并脑出血、梗死)等。

出血好发于壳核和内囊区(约占 50％)、中心部脑白质、丘脑和下丘脑、小脑半球、桥脑,以及脑室内。病理可分为 3 期。①急性期:血肿内含新鲜血液或血块,周围脑组织有不同程度的水肿,还可有点状出血。②吸收期:血肿内红细胞破坏、血块液化,周围出现吞噬细胞,并逐渐形成含有丰富血管的肉芽组织。③囊变期:坏死组织被清除,缺损部分由胶质细胞及胶原纤维形成瘢痕,血肿小可由此类组织充填,血肿大时则遗留囊腔。

（二）临床表现

本病常突然发生剧烈头痛、意识障碍、恶心、呕吐、偏瘫、失语、脑膜刺激征等,按病情发展可分为急性期、亚急性期和慢性期。

临床预后与出血的部位及出血量的多少有关。出血位于皮质下白质区,血肿及水肿引起占位效应,导致出血区功能丧失,但预后相对较好,出血量>30 mL 为手术指证。小脑或脑干出血压迫四脑室,继发急性颅内压升高,常伴延髓生命中枢损害,直接危及生命,血肿直径>3 cm 应立即手术。

（三）CT 表现

血液形成影像的主要成分为含铁的血红蛋白,血液的密度高于脑组织,故 CT 表现呈高密度。由于脑血管较细,受部分容积效应影响,故血管内血液多不能显示。严重贫血的患者急性期脑出血亦可呈等密度甚至低密度。

1.出血量的估计

一般采用以下公式计算:$V(mL)=1/6\pi(A \times B \times C)$,A 为血肿前后径,B 为左右径,C 为上下径。A、B、C 的单位均为厘米。

2.CT 分期

通常将脑内血肿分为急性期(1 周内)、吸收期(2 周～2 个月)和囊变期(2 个月后)。也有学者根据密度分为:高密度期、等密度期、低密度期、慢性期。

(1)高密度期(1～14 d)。血液逸出血管后,红细胞分解释放含铁的血红蛋白,表现为高密度区,CT 值为 50～80 HU。出血 3～4 d 因血液凝固成血块,血浆被吸收,红细胞压积增加,血肿密度达到高峰,甚者达 90 HU,周围有水肿。严重贫血者可为等密度,甚至低密度,但血肿有占位征象。

(2)等密度期(14～64 d)。血红蛋白分解,含铁血黄素开始被吸收,血肿呈等密度。但仍有占位效应,水肿仍存在,增强扫描呈环状强化。

(3)低密度期(30～84 d)。血肿周围的新生血管及神经胶质增生形成血肿壁,血肿内含铁血黄素及血红蛋白被吸收,CT呈低密度灶。水肿消失,无占位效应,增强扫描仍呈环状强化。

(4)慢性期(3个月后)。少量脑出血被胶质和胶原纤维替代而愈合,CT呈略低密度灶。大量脑出血形成囊腔,CT近水样密度,并可出现牵拉现象,增强扫描无或轻微强化。

3.脑室内出血

单纯脑室出血与脑实质内出血破入脑室系统表现一样。少量出血时多沉积在侧脑室后角、第三脑室后部或第四脑室顶部,大量出血常呈脑室"铸型"样表现。早期可有分层现象,以后呈等或低密度,脑室内出血可形成脑积水。

此外,在诊断时应注意:①急性脑出血大的血肿可形成脑疝。②脑出血可直接破入脑室系统和蛛网膜下隙,亦可由脑室系统进入蛛网膜下隙。③出血周围水肿,在第1 d内可出现或表现轻微;3～7 d达高峰;出血16 d左右占位效应开始减退。④发现灶周水肿与血肿期龄不符时,应考虑肿瘤出血可能。⑤如局部伴有钙化或血肿密度不均等表现,除考虑到肿瘤出血外,也应考虑到脑血管畸形的可能。

十一、慢性扩展性脑内血肿

本病是自发性脑内血肿的一种特殊类型,临床及影像学表现无特异性,易与肿瘤脑卒中、囊肿合并出血感染等混淆。

(一)概述

其病因认为与隐匿性血管畸形、血管硬化、外伤、放射损伤、凝血功能障碍有关,一般没有高血压和脑外伤病史。隐匿性血管畸形或微小动脉瘤破裂出血,血肿及其代谢产物不断刺激周围组织产生炎性反应,毛细血管、纤维组织增生,并由增生的毛细血管、纤维组织形成包膜。而其丰富的毛细血管壁脆弱,反复出血、渗出,包膜内液化,使血肿体积逐渐增大。

(二)CT表现

多为边缘清楚、密度均匀或不均匀的高、低混杂囊性病灶,且其内可见液—液平面。增强扫描病灶多无强化;部分血肿周围环状强化,为病灶周围脑组织或肉芽组织强化所致。

十二、蛛网膜下隙出血

本病是指颅内血管破裂后血液注入蛛网膜下隙。

(一)概述

临床可分为两大类,即外伤性与自发性。自发性原因很多,但以颅内动脉瘤(约占51%)、动静脉畸形(6%)和高血压动脉硬化所致(15%)最多见。此外,20%病因不明。

(二)临床表现

自发性常有明显的诱因,如体力劳动过度、咳嗽、用力排便、情绪激动等。绝大多数起病急,剧烈头痛、呕吐、意识障碍、抽搐、脑膜刺激征等,同时可有偏瘫,腰穿有确诊价值。

(三)CT表现

一般在出血3 d内检出率最高,可达80%～100%,一周后很难检出。特征性表现为基底池、侧裂池和脑沟内等广泛的高密度影。

如出血量少或严重贫血均不易发现。大脑前动脉破裂血液多积聚于视交叉池、纵裂前部；大脑中动脉破裂血液多积聚于一侧的外侧裂附近，也可向内流；颈内动脉破裂血液也以大脑外侧裂为多；椎基底动脉破裂血液主要积聚于脚间池和环池。但出血量大者可难以估计出血部位。

（四）并发症

1. 脑积水

脑积水早期为梗阻性，发生率约为 20%。可演变成交通性。

2. 脑动脉痉挛

造成脑缺血和脑梗死，发生率为 25%～42%。

3. 伴发脑内血肿和（或）硬膜下血肿、脑室内出血

常与动脉瘤、动静脉畸形或脑肿瘤出血有关。

十三、颅内动脉瘤

动脉壁呈局限性病理性扩张，与动脉腔有一颈部相连。

（一）概述

其病因有先天性因素、动脉粥样硬化、感染因素和外伤 4 个方面。根据影像学可分为 5 种病理类型：①粟粒状动脉瘤。②囊状动脉瘤。③假性动脉瘤。④梭形动脉瘤。⑤壁间动脉瘤。

（二）临床表现

好发于 20～70 岁。在破裂前 90% 无特殊临床症状，少数可影响到邻近神经或脑结构而产生症状。破裂后引起蛛网膜下隙出血和颅内血肿而出现相应的症状体征。

（三）CT 表现

颅内动脉瘤好发于脑动脉，90%～95% 分布于颈内动脉系统，5%～10% 分布于椎动脉系统。颈内动脉瘤占 20%～40%，大脑中动脉瘤占 21%～31%，前交通及大脑前动脉瘤占 30%～37%，多发性占 4%～5%。

1. 颅底较小动脉瘤

平扫难以显示，增强扫描呈高密度。

2. 较大动脉瘤

平扫呈圆形等或高密度，边缘光整，有时瘤壁可见钙化。增强扫描呈均匀强化，而血栓无强化。

3. 巨大动脉瘤

巨大动脉瘤即直径＞2.5 cm 的动脉瘤，其 CT 表现可分 3 型。①无血栓形成型：平扫呈圆形或椭圆形等或略高密度，瘤壁钙化较其他类型少见。增强扫描均匀强化。②部分血栓形成型：最常见，呈圆形或卵圆形略高密度，壁多有弧形钙化。增强扫描流动的血液强化明显，血栓不强化，从而形成高密度影内的低密度点称为"靶征"。周围很少有水肿。③完全栓塞型：平扫为圆形或卵圆形混杂略高密度，瘤壁常有钙化，周围无水肿。增强扫描呈环状强化。

此外，CTA 显示动脉瘤的敏感性可达 95%，特异性近 83%。

（四）并发症

1. 颅内出血

蛛网膜下隙出血、脑内血肿和脑室内积血，甚至可穿破蛛网膜造成硬膜下血肿。

2.脑血管痉挛

蛛网膜下隙出血所致,并导致相应区域的水肿、梗死。

3.脑积水

蛛网膜下隙出血所致。

(五)鉴别诊断

动脉瘤周围多无水肿,瘤壁可有环形强化,动态 CT 扫描时间—密度曲线呈速生速降型,与血管相同。而肿瘤则表现为缓慢上升和下降的时间—密度曲线是鉴别的关键。

十四、脑动静脉畸形

脑血管畸形分为 5 型:①动静脉畸形(AVM)。②海绵状血管瘤。③静脉畸形(又称静脉血管瘤)。④毛细血管扩张症(又称毛细血管瘤,以 MR 诊断为佳)。⑤血管曲张(包括大脑大静脉畸形等)。其中 AVM 最常见,约占 90% 以上。毛细血管扩张症一般只被病理诊断,CT或 MR 很难显示,偶见钙化。

AVM 是最常见的血管畸形,但有相当一部分脑血管造影阴性,称为隐匿性 AVM。

(一)概述

AVM 由一条或多条供血动脉、畸形血管团、一条或多条引出静脉组成。常见于大脑中动脉分布区的脑皮质,亦可发生于侧脑室(如脉络丛)、硬脑膜、软脑膜、脑干和小脑。

(二)临床表现

好发于 20~30 岁,男性多于女性,10%~15% 无症状。常见的症状如下。①头痛:偏头痛或全头痛,阵发性。②出血:出现相应症状和体征。③癫痫:约 30% 为此就诊。④脑缺血症状:脑梗死、脑萎缩。⑤部分颅外听到杂音。

(三)CT 表现

AVM 平扫呈局灶性高、低或低、等混杂密度区,多呈团块状,也可见点、线状影,边缘不清,但有时可不显示。常伴斑点状或条状钙化,轻度或无占位征象。病灶周围无水肿表现,但有时可出现脑室扩大和交通性脑积水。增强扫描呈团块状强化,有时可见迂曲的血管影,造影剂充盈及排出均较快。CTA 多可有效显示其供血动脉、畸形血管团和引流静脉。

其并发症有出血、梗死、软化灶及局限脑萎缩表现。

(四)鉴别诊断

钙化明显的肿瘤以及强化明显的肿瘤(如胶质瘤)其水肿及占位效应均较显著,可与AVM 鉴别。AVM 增强扫描的时间—密度曲线与血管相似亦是与肿瘤鉴别的重要依据。

十五、颅内海绵状血管瘤

本病占脑血管疾病的 7%,近年来的研究显示其属不完全染色体显性遗传性疾病。目前多认为其发生源于脑内毛细血管水平的血管畸形,可位于脑内或脑外,为非真性肿瘤。

(一)概述

病灶由微动脉延伸出来的、血流缓慢的、大小不等的丛状薄壁的血管窦样结构组成,其间有神经纤维分隔,窦间没有正常脑组织。

由于其血管壁薄而缺乏弹性,且易于发生玻璃样变、纤维化,因而易出血,并可有胶质增生、坏死囊变、钙化,病灶可全部钙化形成"脑石"。病灶周围可见含铁血黄素沉着或有机化的血块。病灶无明显的供血动脉及引流静脉。

(二)临床症状

好发于 40～60 岁,常以颅内出血为首发症状。典型表现为癫痫发作、突发性头痛和进行性神经功能障碍等。

(三)CT 表现

80％位于幕上,好发于额、颞叶,也可发生于蛛网膜下、硬膜下,脑外者多位于鞍旁海绵窦区。多表现为界限清楚的圆形或卵圆形的等至稍高密度影。其内可见"颗粒征"颇有特征性,即在略高密度背景内含有数量不一的颗粒状高密度影和低密度影,前者为钙化,后者为血栓形成。除急性出血或较大病灶,灶周一般无水肿及占位征象。可能因为供血动脉太细或已有栓塞,也可能因病灶内血管床太大,血流缓慢使对比剂稀释,致使增强扫描不强化或仅见周边强化。其强化程度取决于病灶内血栓形成和钙化的程度,血栓形成轻、钙化不明显者强化明显。国外报道脑外者可有骨侵蚀。

(四)鉴别诊断

(1)主要应与脑膜瘤鉴别。后者平扫密度多均匀一致,增强扫描明显强化,常有明显占位征象,并可出现水肿征象及颅骨增生和吸收有助鉴别。

(2)少数血管瘤呈环状并伴壁结节,偶有出血,病灶内显示血—液平面伴周围水肿,不易与胶质瘤等相鉴别。

十六、脑静脉性血管畸形

本病又称脑静脉性血管瘤、脑发育性静脉异常,是一种组织学上由许多扩张的髓静脉和一条或多条引流静脉组成的血管畸形。

国外有学者认为是一种正常引流静脉的非病理性变异。

(一)概述

其病因不明,多认为是胚胎发育时宫内意外因素导致静脉阻塞,由侧支代偿所致。其形成时间在脑动脉形成之后,故仅含静脉成分。畸形血管由许多扩张的放射状排列的髓静脉汇入一条或多条引流静脉组成,向皮质表面和静脉窦或向室管膜下引流,可分为皮层表浅型、皮层下型和脑室旁型。

(二)临床表现

好发于 35～40 岁,男女发病率相近。一般无症状,少数可产生癫痫、头痛,出血者可有感觉和运动障碍、共济失调等。

(三)CT 表现

它可发生在脑静脉系统的任何部位,但以额叶侧脑室前角附近的髓质区和小脑深部髓质区最常见,其次为顶叶、颞叶和脑干。

CT 平扫阳性率不到 50％。最常见的表现为圆形高密度影(34％),系扩张的髓静脉网,无水肿和占位效应,可见高密度的含铁血黄素沉着或钙化。

增强扫描阳性率为 87％,可见 3 种表现:①白质中圆形强化影(32.5％),系髓静脉网或引流静脉。②穿越脑的线形增强影(32.5％),为引流静脉。③两者同时出现(18.6％)。

特征性表现是三维 CT 血管造影(CTA)静脉期脑静脉成像(CTV)出现"海蛇头"样的深部髓静脉汇集到单根粗大的引流静脉,然后汇入到表浅的表层静脉或硬膜窦等征象。但发生于脑室壁上者"海蛇头"征象不明显。

十七、Galen 静脉瘤

本病又称大脑大静脉扩张、大脑大静脉瘘、大脑大静脉畸形等。

(一)概述

本病是由于动静脉短路,流入 Galen 静脉(即大脑大静脉)内的血流增多引起局部管腔扩张。这些短路血管多来源于颈内动脉系统或基底动脉系统,多异常扩大迂曲。静脉窦闭塞引起大脑大静脉回流受阻也是其重要的致病原因。压迫中脑导水管可致脑积水。

(二)临床表现

在新生儿、幼儿中常因动脉血直接进入静脉造成心功能不全。脑积水后可出现头痛、痉挛性抽搐、颅内压增高等症状。

(三)CT 表现

平扫可见第三脑室后部中线处之大脑大静脉池区等密度或高密度的圆形肿块,病灶边缘多光滑,与窦汇之间有扩张的直窦相连为特异性表现。可伴有病灶边缘钙化、局部脑萎缩、血肿或脑积水。增强扫描病灶呈均匀性强化,偶可显示强化的供血动脉和引流静脉。

十八、颈动脉海绵窦瘘

本病是指颈动脉及其分支与海绵窦之间异常沟通所致的一组临床综合征。海绵窦为中颅凹两层硬脑膜构成的硬脑膜窦,眼上静脉、眼下静脉、蝶顶窦静脉、外侧裂静脉和基底静脉汇入其中,颈动脉穿行其间。

这是体内唯一动脉通过静脉的结构。当任何原因造成颈内动脉壁破裂后,动脉血直接流入海绵窦,就形成海绵窦区动静脉瘘。

(一)概述

病因分为两大类。①外伤性:多见,大多由颅底骨折所致。②自发性:病因较多,主要见于颈内动脉虹吸部动脉瘤破裂、硬膜型动静脉畸形及遗传性胶原纤维缺乏病等。此外,动脉硬化、炎症、妊娠等也可造成自发性。根据解剖部位分为颈动脉海绵窦瘘和硬脑膜动脉海绵窦瘘,前者多为外伤性,后者多为自发性。

(二)临床表现

头痛、癫痫、耳鸣、视力障碍、搏动性突眼、眼球运动障碍、颅内杂音,甚至因颅内出血而出现相应症状。

(三)CT 表现

(1)患侧海绵窦扩大,密度增高。

(2)眼上静脉增粗。③眼球突出。④增强示扩大的海绵窦及迂曲的眼上静脉显著强化。此外,眼外肌肥厚和眶内软组织肿胀、突眼,患侧脑组织水肿、出血、萎缩是引流静脉压力增高及"盗血"引起的继发改变。

十九、颅骨膜血窦

本病又称血囊肿、局限性静脉曲张或骨血管瘤,是指紧贴颅骨外板的扩张静脉,它们穿过颅骨的板障静脉与硬膜窦相交通。

（一）概述

其原因不明,可由先天性、自发性或外伤性所致。有学者认为外伤是本病的最主要因素。

（二）临床表现

多见于儿童,通常以头皮肿块就诊。头皮中质软的膨隆性肿块,无搏动,局部皮肤可以微红或青紫色。

通常位于中线部位,偶尔位于侧旁,以额部为主,偶有头痛、恶心、乏力等。肿块随颅内压力的变化而改变其大小,即平卧或头低时肿块增大为其特征性症状。

（三）CT 表现

大多位于颅外中线部位或附近,上矢状窦近端,以额、顶部多见。表现为颅外头皮下均匀的软组织密度肿块,边缘清晰,无钙化,随体位大小可变化。颅外板可有轻度压迹,颅骨内有孔状骨质缺损。增强扫描静脉窦内对比剂可通过颅骨的缺损弥散至囊腔内,呈均匀或不均匀显著强化。

二十、颅内血管延长症

本病是指颈内动脉及椎基底动脉有规律的直径增大和普遍而有规律的延长为特征的血管异常。颈内动脉及椎基动脉的延长属于一种少见的先天性血管壁异常。

（一）概述

延长的血管均伴有不同程度的动脉粥样硬化、弹性内膜的破坏及其肌壁的纤维化,最终导致血栓形成或栓塞。

（二）临床表现

其发病特点主要取决于受累血管的范围、病变大小及所压迫的邻近组织情况。基本分为3 类。①脑血管意外。②颅神经受压症状:如Ⅲ、Ⅴ～Ⅵ颅神经受压。③占位效应对脑组织功能的影响:如痴呆、共济失调、震颤麻痹等,也有阻塞性脑积水的可能。

（三）CT 表现

本病所涉及的血管有基底动脉、颈内动脉幕上段、大脑中动脉、大脑后动脉。CTA 可发现异常扭曲扩张的颈内或基底动脉段,管壁可钙化。其中,基底动脉病变的诊断标准为上段基底动脉的直径增大达 4.5 mm 和基底动脉上段超过床突平面 6 mm 以上,且延长的血管可伴有迂曲移位和血管袢形成。

二十一、烟雾病

烟雾病又称 Moyamoya 病、脑底动脉环闭塞、脑底异常血管网症等,是一种脑动脉进行性狭窄、闭塞性疾病。

（一）概述

其病因不明,凡能引起颈内动脉末端、大脑前动脉和大脑中动脉近端慢性进行性闭塞的先天因素(发育不良)或后天因素(外伤、感染、动脉硬化)均可导致本病。近来遗传因素受到重视。

（二）临床表现

以 10 岁以前儿童多见,亦可见于成人。主要有缺血性和出血性两大类表现。脑血管造影是确诊的主要手段。

(三)血管造影

血管造影特点为:①大脑前、中动脉起始处狭窄或闭塞。②脑底异常血管网形成。③侧支循环广泛建立。④两侧颞、额、顶叶、基底节区梗死或出血。本病即因造影时异常血管网和侧支循环的显影似烟雾状而得名。

(四)CT 表现

无特异性。①脑梗死、软化灶:常见于颞、额、顶叶,很少见于基底节,小脑、脑干不发生。②脑萎缩:多为双侧性,额叶为甚,脑室扩大以侧脑室和第三脑室显著。③出血灶:可为脑内或蛛网膜下隙。④颅底、基底节区有点状、迂曲、不规则的网状影,并可见强化。

第二十四章　气管支气管影像诊断

第一节　气管支气管先天性病变

一、先天性气管狭窄

先天性气管狭窄极少见。通常分为软骨性狭窄和纤维性狭窄,前者由于气管软骨环发育不全或畸形引起;后者可能与胚胎时期前肠分隔气管与食管过程障碍有关,常伴有气管腔内隔膜形成。

临床上,狭窄轻的患者常无症状,狭窄较重者主要表现为呼吸困难等症状,听诊于吸气时可闻及喘鸣音。

CT 表现:高千伏摄影及体层可明确狭窄部位、范围及程度。CT 可用于了解气管狭窄的性质和进行鉴别诊断。

CT 表现为:气管内径变小,但管壁内缘光滑,管壁无明显增厚。在气管软骨发育畸形时,病变累及范围较长,多表现为气管腔从头端至尾端逐渐变细,呈漏斗状,CT 可显示畸形的软骨,以全环状"O"形软骨最常见(正常为"C"形);气管软骨发育不全时表现为气管软骨环的部分缺如及偏心性气管狭窄;纤维性狭窄累及范围一般较短,薄层扫描可见气管腔内隔膜。螺旋CT 扫描气管三维重建可很好地显示气管狭窄的外观。

二、先天性支气管狭窄、闭锁

支气管狭窄、闭锁是少见的先天性发育异常。病变多发生在段或亚段支气管,也可发生于叶支气管。支气管狭窄时所属远端肺组织通气不畅,可发生肺气肿并压迫周围肺组织;支气管闭锁时,闭锁远端肺组织因侧支通气而发生通气过度。临床表现无特征性,可表现为自幼易发生咳嗽、气短及发热等。

CT 表现:支气管狭窄,特别是发生于叶支气管的狭窄,行 CT 扫描时,可显示局部狭窄征象,其远端肺组织呈气肿表现,肺血管纹理稀疏、变细,相邻肺组织有受压膨胀不全征象;支气管闭锁表现为从肺门向肺野内放射状走行的柱状、"V"字形或"Y"字形软组织密度影,边缘光滑,增强扫描无强化。其远端肺组织有肺气肿征象。

三、先天性支气管囊肿(肺囊肿)

先天性支气管源性囊肿是肠源性囊肿的亚型之一。常位于纵隔或肺内。后者亦称肺囊肿,系支气管胚胎发育过程中形成的一种畸形。多数患者在儿童或青少年时期才被发现。

1.病理

支气管囊肿的形成与肺芽发育障碍有关。从胚胎第 6 周起,两侧肺芽开始分叶,右侧三叶左侧两叶,形成肺叶的始基,支气管在肺内一再分支,形成支气管树,其末端膨大则形成肺泡。

支气管发育是从实心的索状组织演变成中空的管状组织,如因某种因素,使原始的、实心的索状支气管不能转化为中空的管状结构,致使其远端已空化支气管内分泌物不能排出,积聚膨胀即形成支气管囊肿。

囊肿的壁一般菲薄,其组织结构与同级支气管壁类似,内层为上皮层,有纤毛上皮或柱状上皮,壁层有平滑肌、软骨片、黏液腺和弹力纤维组织,壁内无尘埃沉着。囊肿内有澄清的黏液或血液。若囊肿与支气管相通或并发感染时即形成含气或含气液的囊肿,囊内容物为空气或脓液。

2.临床表现

大部分患者无症状,胸部 X 线检查时偶然发现。如囊肿甚大可压迫邻近组织或纵隔产生不同程度的呼吸困难。继发感染时,则有发热、咳嗽、咳痰、咯血和胸痛等症状。

3.CT 表现

(1)孤立性囊肿多见于下叶。含液囊肿表现为圆形或椭圆形水样密度影,密度均匀,边缘光滑锐利,CT 值一般在 0～20 HU,提示为浆液性囊肿。也有一些 CT 值在 30 HU 以上,或表现为软组织密度,类似实性肿块。此类病变囊内容物常为黏液性或合并出血。后者有时呈现液平面。发生于细支气管的囊肿可呈分叶状,边缘可不光整,易误诊为周围型肺癌。囊肿与支气管相通则成为含气囊肿,壁菲薄而均匀。合并感染时囊壁增厚,与肺交界面变模糊,囊内可有液气平面,甚至形成脓肿样改变。约 25％ 的患者发生支气管黏液栓塞。在病变过程中含气囊肿与含液囊肿可互相转变。增强扫描,囊壁轻度强化,囊内容物不强化,故囊壁内外边界更加清晰。合并感染时囊壁增厚可见明显强化。少数囊肿恶变可显示明显强化的附壁结节。

(2)多发性肺囊肿根据发育障碍产生的情况,一般为气囊肿,在一侧或两侧肺野内呈弥散性,多数环形透亮影,有些含有小的液平面。气囊影大小不等,边缘锐利,若囊肿并发感染则在其周围出现浸润性炎症影,囊壁增厚。

4.MRI 表现

含液性囊肿表现为轮廓清楚的均质肿块,MRI 具有液体的长 T_2 的特点,在 T_2 加权图像上呈现很高的信号,但 T_1 加权像上其信号强度变化取决于囊肿内含物的生化特性。液气囊肿的液体部分信号强度变化。

第二节　气管与主支气管肿瘤

气管与主支气管肿瘤非常少见,多见于成人,可分为良性肿瘤和恶性肿瘤,以恶性肿瘤更多见,其中最常见为鳞癌,约占气管肿瘤的 50％,其次是腺样囊性癌,约占 40％。其他恶性肿瘤据报道有腺癌、软骨肉瘤、淋巴瘤、纤维肉瘤、脂肪肉瘤、浆细胞瘤、小细胞癌和转移瘤等。良性肿瘤绝大多数发生于儿童,其中相对常见的有软骨瘤、乳头状瘤、纤维瘤、脂肪瘤、错构瘤、血管瘤。少见的有平滑肌瘤、纤维组织细胞瘤、神经鞘瘤等。气管原发恶性肿瘤的好发部位是气管下 1/3,常累及隆突和主支气管;其次是上段气管,气管之侧后壁为恶性肿瘤好发部位。

各种不同肿瘤引起的临床症状无特异性,以呼吸时出现喘鸣最常见,严重者可出现呼吸困难。并有咳嗽、咯血等,造成主支气管阻塞时,可出现继发肺部感染的症状;接近声门部的肿瘤可引起声音嘶哑。因气管与主支气管肿瘤常规胸部 X 线片很难发现,易漏诊,故良性肿瘤和恶性程度不高的恶性肿瘤病史往往很长。

一、CT 表现

气管与主支气管肿瘤易通过支气管镜活检确诊,CT 检查的主要目的在于明确肿瘤侵犯的范围与程度,有无纵隔淋巴结转移等。

1.良性肿瘤

呈结节状或息肉状,向腔内凸出,边缘光整。大小多为 1～3 cm,有蒂或无蒂,肿瘤附着处管壁无增厚。钙化常见于软骨瘤和错构瘤;脂肪密度见于脂肪瘤和错构瘤。血管瘤表现不同于一般良性肿瘤,主要沿管壁生长,不向管腔内凸,有些甚至向管腔外生长。增强扫描显著强化。气管隆突或主支气管肿瘤较大时可部分或完全阻塞支气管,引起阻塞性肺炎或肺不张,肿瘤可将管腔撑大。

2.恶性肿瘤

CT 表现主要有如下几种,①气管或主支气管腔内菜花状或息肉状软组织肿物,基底较宽,邻近管壁常见有增厚,有的低度恶性肿瘤可能未见明确管壁增厚。②肿瘤沿管壁浸润性生长,管壁不均匀性增厚,可向腔内轻突,管腔呈环形或偏心性狭窄。③肿瘤同时向管腔内、外生长,并沿管壁长轴浸润,可累及较长范围,管壁明显增厚,形成软组织肿块,管腔显著狭窄。肿瘤向腔外生长可侵及邻近组织器官,但二者之间脂肪线的消失,并非一定意味着器官已受浸润。④气管下端的恶性肿瘤侵犯主支气管和主支气管肿瘤可引起阻塞性肺炎和肺不张。⑤纵隔淋巴结肿大,小细胞癌可引起肺门、纵隔广泛淋巴结转移与原发病灶融合在一起。

二、MRI 表现

MRI 与 CT 相比,它的独特优越性在于可以冠状位和矢状位成像,从而更好地显示气管肿瘤,特别是沿气管长轴生长的和累及主支气管的肿瘤及隆突肿瘤。各种良、恶性肿瘤的 MRI 表现类型与 CT 相似。肿瘤的 MRI 信号多为等 T_1、长 T_2 信号。判断肿瘤周围组织或器官受侵情况 MRI 与 CT 相仿。

第三节　支气管扩张

支气管扩张可为先天性或后天性,以后天性多见,先天性支气管扩张为支气管壁先天薄弱所致。后天性支气管扩张由于支气管及肺的慢性炎症损伤支气管壁,在此基础上,由于胸腔负压升高,支气管内压增大及周围组织牵拉等因素,导致支气管不可复性扩张。

支气管扩张依据扩张支气管的形态主要分为四型:①柱状扩张;②囊状扩张;③混合性扩张;④静脉曲张型,此型较为少见。

柱状扩张的支气管不随分支延伸而逐渐变细,相反管径较其近端支气管增粗,病变主要累及肺亚段支气管及其分支,病变程度严重者可累及肺段支气管;囊状扩张为病变远端膨大成囊状,病变多时呈葡萄状或蜂窝状,病变多侵犯 5～6 级以下小支气管;混合型为柱状扩张和囊状扩张同时存在,病变往往比较明显而广泛。咳嗽、咳痰、咯血是支气管扩张的三大主要症状。

CT 表现:对支气管扩张的诊断,CT 的敏感性和特异性都很高,但层厚的选择有很大意义,8 mm 或 10 mm 层厚的常规扫描,因支气管清晰度显示较差易漏诊,敏感性仅有 66%～79%;用 4 mm 层厚扫描,敏感性可达 96% 以上。

因此 CT 扫描可采用 4～5 mm 中厚度自肺尖扫至肺底,也可采用 1.5～2 mm 薄层或高分辨率扫描,间隔 8～10 mm,自肺尖扫至肺底。螺旋 CT 扫描薄层重建可有同样效果。

一、柱状支气管扩张 CT 表现

为与伴行的肺动脉管径比较,支气管的管腔增宽,管壁增厚,依据扩张支气管与扫描平面的角度不同,可呈环形、椭圆形或含气管状影。如果扩张的支气管内充满黏液则呈结节状或柱状高密度影,边缘锐利。此征以高分辨率 CT 扫描显示为佳。

二、囊状支气管扩张 CT 表现

为多个圆形或椭圆形含气结构,常聚集成簇或成串排列,管壁轻度增厚。合并感染时可见多个小液平面或因渗出物充满囊腔成多个圆形或类圆形之高密度影。囊状扩张的管腔旁伴行的肺动脉呈点状高密度影,状似印戒,故名印戒征,有助于鉴别扩张的支气管囊腔与含气囊肿性病变。先天性肺发育不全伴支气管扩张表现为蜂窝状密度增高影,伴肺容积的缩小。混合型支气管扩张兼有上述两型 CT 表现。静脉曲张型支气管扩张表现为支气管不规则串珠状扩张。

第四节　慢性支气管炎

慢性支气管炎是指气管、支气管黏膜及其周围组织的慢性炎症。CT 检查一般很少单独用于慢性支气管炎的诊断,胸部 CT 检查目的在于:①为排除其他慢性肺疾患进行鉴别诊断;②对已确诊的病例可用于了解病变轻重程度或有无并发症。

一、病理

慢性支气管炎的病理变化是支气管黏膜充血、水肿、杯状细胞增生,黏液腺肥大,管腔内分泌物增加并有表皮细胞脱落、萎缩及鳞化。由于炎症的反复发作,支气管壁内结缔组织增生,并可见炎性细胞浸润,管壁内弹力纤维破坏,软骨变性萎缩,支撑力减弱易于扩张或塌陷,慢性支气管炎向其周围蔓延可引起支气管周围炎,若炎症反复发作可引起支气管周围纤维化,慢性支气管炎可引起支气管扩张、肺间质纤维化、肺炎及肺心病等并发症。

二、CT 表现

慢性支气管炎的 CT 表现反映了它的病理变化,主要有以下几点。

1. 支气管壁改变

支气管壁增厚,管腔不同程度的狭窄或扩张是慢性支气管炎最常见的 CT 表现。多见于两肺下部的中、小支气管,以 HRCT 显示较好。炎性增厚的支气管壁表现为支气管走行部位互相平行的线状影像,即轨道征。横轴位呈环状,即袖口征。支气管扩张以轻度柱状扩张多见,管壁增厚,管腔横径大于伴行的肺动脉。

2.刀鞘状气管

气管横断面图像呈现矢状径明显增大而冠状径变小,冠状径与矢状径之比在 0.5 以下。此症并无特异性,亦可见于其他慢性阻塞性肺疾患,是由于长期肺气肿胸腔内压力增高、气管两侧壁受挤压所致。故气管刀鞘状改变见于气管胸腔段而颈段基本正常。

3 肺气肿改变与肺大疱

CT 较 X 线更加敏感地显示小叶中心型肺气肿,全小叶肺气肿以及肺大疱等征象。

4.肺泡炎性改变合并感染

肺泡炎性改变合并感染时肺内可见散在斑片状影,以小叶性、小叶中心型或小叶融合性阴影多见。

5.间质纤维化改变

间质纤维化改变肺纹理增多紊乱,可呈网状,以肺野外围明显。

6.肺动脉高压

肺动脉高压见于病变晚期,中心肺动脉明显扩张,CT 可准确测量肺动脉的直径,肺动脉高压时右肺动脉直径>15 mm,中等大小肺动脉亦增粗或扭曲,但周围小动脉纤细减少,呈残根状。

第五节 支气管结石与复发性多软骨炎

一、支气管结石

1.定义

支气管结石是指支气管腔内结节状或斑块状钙化。支气管结石主要来自支气管周围钙化的淋巴结。

由于呼吸运动或心脏搏动,钙化的淋巴结穿破支气管进入支气管腔内。支气管周围淋巴结钙化最常见于结核,也可见于硅沉着病和组织胞浆菌病等。支气管内异物或炎性分泌物钙化,支气管软骨钙化后与管壁分离也可形成结石。患者可有咳嗽、咯血、喘鸣、胸骨旁痛等症状,有的尚有咳出结石的病史。

2.CT 表现

支气管结石右侧多于左侧,常位于肺段或肺叶支气管腔内或部分位于管腔内,呈高密度钙化影,CT 值在 200 HU 以上,边缘锐利,大小不定。结石阻塞支气管可引起远端相应肺段或肺叶支气管不张,或阻塞性肺炎。不完全梗阻时引起阻塞性肺气肿。

二、复发性软骨炎

复发性软骨炎为自身抗体介导的反复发作性软骨炎。常并发于类风湿及其他结缔组织病,主要引起鼻耳和呼吸道软骨炎症和破坏。菜花样耳和鞍鼻变形为临床特征性表现。约半数以上患者累及气管和中心支气管,出现呼吸困难,声音嘶哑等症状,严重者可危及生命。

1.病理

上呼吸道受累的主要病理改变为软骨破坏,软骨钙化及纤维组织增生。纤维结缔组织从边缘向内生长,而替代溶解碎裂的软骨,二者交界处常有炎性细胞浸润。

2.CT 表现

病变主要累及气管和主支气管,有时可累及叶支气管。表现为管壁弥散性不均匀增厚。有些部位可见结节状钙化。气管、支气管腔广泛狭窄、变形或萎陷,不同部位狭窄程度可不一致,管壁内缘多不光整。急性期由于气管壁的炎性水肿和肉芽组织增生可使管腔狭窄加重,经激素治疗后气管壁增厚明显减轻,临床症状随之好转。早期病变可完全恢复正常,但可导致软骨异常钙化。由于管壁的纤维瘢痕收缩,软骨钙化引起的气管支气管狭窄不能恢复。

本病须与淀粉样变和韦氏肉芽肿所引起的广泛性气管支气管狭窄相鉴别。

第六节　闭塞性支气管炎

闭塞性细支气管炎(BO)是一种发生于小气道的纤维化性肺部疾病,是由多种原因引起的或原因不明的细支气管上皮损害,在修复过程中肉芽组织增生而致的瘢痕性闭塞。本病可单独存在,但易向肺泡蔓延,当小气道的肉芽组织大量蔓延到肺泡时,则称闭塞性细支气管炎机化性肺炎(BOOP)。

闭塞性细支气管炎可继发于多种因素,如:有毒气体的吸入、肺部急、慢性感染、肺梗死、结缔组织病、药物反应等,亦可为特发性。特发性闭塞性细支气管炎机化性肺炎近年增多,被看作是独立的疾病,又称为"隐源性机化性肺炎"。

闭塞性细支气管炎组织学特征为细支气管内肉芽组织栓形成。闭塞性细支气管炎机化性肺炎则见小气道的肉芽组织延伸到肺泡管和肺泡,可局限在小范围,亦可向周围肺泡蔓延形成大片纤维化性炎症。

一、临床表现

患者可有肺部感染、结缔组织病等病史,多数为特发性。常见症状有咳嗽、气短或轻度呼吸困难、胸痛和发热等症状。病史一般为数周或数月。肺功能检查显示为限制性通气障碍、肺活量减小、气体交换和弥散功能下降。少数患者血沉加快。本病预后好,为自限性疾病,激素治疗可加速炎症吸收。

二、CT 表现

闭塞性细支气管炎机化性肺炎 CT 表现有:多发结节或肿块影,多有一支气管与之相连或深入其内;单侧或双侧肺炎样实变影,可见支气管充气征,并有细支气管扩张,多分布于胸膜下或支气管血管束周围,部分有游走倾向;周边胸膜下网状影,带状影以及磨玻璃样密度增高影。以上表现可单独存在或为混合表现的一部分。此外,尚可有纵隔淋巴结肿大,支气管壁增厚或扩张,少量胸腔积液及胸膜增厚等表现。

第七节　弥散性支气管炎

弥散性泛细支气管炎(DPB)是 1 969 年首先由日本学者提出的一种独立性疾病。它是以弥散存在于两肺呼吸细支气管区域的慢性炎症为特征,主要见于日本、中国和朝鲜,是一种原因不明的疾病,可导致严重的呼吸功能障碍。

一、病理

组织形态学上是以呼吸性细支气管炎为中心的细支气管及细支气管周围炎。肉眼所见:淡黄色的结节较均匀一致,弥散地存在于两肺中。镜下所见:在呼吸性细支气管区域中,有淋巴细胞等圆形细胞浸润,使呼吸性细支气管管壁增厚,常常伴有淋巴细胞增生。由于肉芽组织及瘢痕灶的形成,使呼吸性细支气管狭窄、闭塞。闭塞的呼吸性细支气管及其末梢的肺泡萎陷和肺泡壁中有成堆的吞噬脂肪的泡沫细胞(黄色瘤),进而引起从闭塞部位至中枢侧的支气管扩张。这种病变在肺内弥散存在,所谓"泛"就是指病变累及呼吸细支气管的全层。

二、临床表现

临床上发病年龄不同,大多数患者 40 岁以后出现明显症状。通常伴有慢性鼻窦炎。初期症状有咳嗽、咳痰、呼吸困难、哮喘及低氧血症。病变进展时痰量增多,咳黄脓痰,发热。痰中常可查到铜绿假单胞菌(绿脓杆菌)。这些症状和体征与慢性支气管炎、肺气肿、哮喘、支气管扩张等相似。

三、CT 表现

胸部 X 线片的典型表现是两肺弥散散在、边缘不清的颗粒状结节状阴影,直径 2～5 mm,以两下肺叶为著,常伴有肺过度膨胀,有时有中叶和舌叶不张及轻度支气管扩张,有双轨状阴影病变进展时可有囊腔性改变或弥散性支气管扩张。胸部 CT,尤其是 HRCT 能显示反映病例特征性征象。AKIRA 根据 20 例 DPB CT 征象将本病分为 4 型:Ⅰ型是最早期表现为小叶内中心微结节,即位于小叶内细支气管血管分叉末端周围,边缘较模糊,距胸膜面 2～3 mm,病理上反映了呼吸性细支气管周围炎症。Ⅱ型:结节与从近端的支气管血管束上发出的相距 1 cm 的第 2 级或第 3 级小细线相连,这种细线相当于增厚的终末细支气管,结节则位于呼吸细支气管内,此种表现酷似新鲜的树芽,称树芽征。Ⅲ型:有些结节与也起源自近端支气管血管束的小环状或管状影相连,后者代表扩张的终末细支气管。当病变进展时,环状或管状影增加,结节影减少。Ⅳ型:为疾病的晚期,可见相当于扩张的近端终末细支气管和支气管的大囊状影,周围气道较近端气道扩张更明显,同时仍可见小环状影,或管状影。绝大多数患者有鼻窦炎的表现。

四、鉴别诊断

弥散性泛细支气管炎的症状和体征与慢性支气管炎、肺气肿、哮喘、支气管扩张等颇为相似,当合并感染时,易误诊为粟粒性肺结核。认识小叶中心型小结节(树芽征)与小环形影是诊断 DPB 的关键。其他疾病如粟粒性肺结核、慢性支气管炎与支气管扩张均无此特征,与普通的支气管扩张鉴别时有困难,但 HRCT 上,DPB 显示周围气道较近端支气管扩张更明显。临床表现对于鉴别诊断是很重要的。在临床上 DPB 有以下重要表现:血液检查冷凝集试验增高在 1∶64 以上,肺功能为严重阻塞性通气障碍,中度限制性障碍,肺活量下降,残气量增加,弥散功能通常在正常范围。动脉血氧分析有低氧血症。随着病情的发展,可合并高碳酸血症。常合并鼻窦炎。这些将帮助与其他疾病做出鉴别。

第二十五章　心脏成像技术

心血管疾病已经成为人类健康的最大威胁之一。心血管 CT 凭借其无创性、便捷性、高效的阴性预测值和敏感性逐渐成为心血管疾病的必备影像学检查手段。

随着技术的不断进步，心脏 CT 的应用范围也在不断扩大，不仅能为评价冠状动脉的解剖和生理提供检查，而且还可以评价心脏的结构、功能和心肌的活性。在这些新兴心脏 CT 技术当中，冠状动脉能谱 CT 是最先进的技术平台。通过众多的创新性技术，冠状动脉能谱 CT 不仅实现了自然心率高分辨心脏成像、低剂量心脏成像，而且将 CT 能谱成像应用于心脏和冠状动脉，实现了钙化的去除、心肌血供的定量测量和斑块的精确定性。

本章简要地回顾了心脏 CT 的技术发展历史和心脏 CT 性能的重要评价指标，着重阐述冠状动脉能谱 CT 平台的各项技术特点，为读者深刻理解后续章节所论述的临床应用奠定基础。

第一节　心脏 CT 技术的发展历史

20 世纪 70 年代，Godfey Hounsfield 博士发明了第一台 CT 扫描机，并且进行了临床头部扫描，由此获得 1979 年诺贝尔医学和生理学奖。他在获奖感言中提到，冠状动脉检测可能是 CT 下一个有前途的发展领域，在特殊扫描条件下有可能检测到冠状动脉。此后，CT 经过几次技术革命，在机器设备、技术方法、科学研究和临床应用等各方面都有了飞速的发展。

诞生于英国的第一个 X 线 CT(EMI-Scanner)只能做大脑断层扫描，而且每个影像扫描一次需要 4 min，再传输完成重建成像需要 7 min。其机械性运动属于平行旋转式，一次转 1°，总共是 180°。由于采用笔形 X 线束和只有 1～2 个探测器，所采数据少，所需时间长，图像质量差。单排螺旋 CT 的发明是由于滑环技术的引入，实现了从层面扫描到容积扫描的飞跃，使以往需 10～30 min 的检查在 1 min 内即可完成。滑环技术以铜制的滑环和碳刷接触导电，实现单向连续旋转扫描，一次屏气即可完成整个需要检查的范围，而不必分开扫描。

由于心脏是一个始终处于自主运动的器官，因此心脏检查曾经是非螺旋 CT 和单排(层)螺旋 CT 临床应用的盲区。因为非螺旋和单排(层)CT 的时间分辨率对于心脏搏动来说很低，不能完成心脏搏动冻结进行成像。20 世纪 80 年代初，出现了电子束 CT，使冠状动脉的 CT 成像得以实现，当时的电子束 CT 大多数只做一些无创性的冠状动脉钙化评价，其他的应用如评估冠状动脉的狭窄等还是非常有限的。

电子束 CT(EBCT)的概念被 Boyd 等进一步扩充，并由此产生了商用产品 Imatron(GE 医疗)扫描机。在 EBCT 中，偏转磁场控制电子枪发射出电子波束，轰击放置在机架底端的半圆形阳极靶。通过这种方式产生的轫致辐射穿过病体，被放置在患者上方的半圆弧形探测器阵列接收。与传统 CT 不同的是，EBCT 完全不需要机械运动，这使得在很短的时间内完成扫描成为可能。EBCT 第一次实现了忽略心脏运动的影响而得到相对清晰的心脏和大血管的图像。

在出现症状 8 h 后用 0.1 s 的扫描，这幅图像上能够清楚地看到升主动脉内膜的撕裂口。EBCT 曾经安装在主流的心血管研究中心，随之而来的还有各种的临床应用，例如钙化积分。EBCT 使 CT 心脏影像第一次达到了临床应用的标准，对于 CT 心功能评价也具有非常重要的价值。

尽管 EBCT 有极大的影响，但这项技术也受到诸多的限制。例如，输出波束的限制导致放射光子数比常规 CT 有所降低，数据获取不足导致空间分辨率差等。为了达到更好的图像质量，EBCT 引入了某些新技术，然而，螺旋 CT 的迅速发展逐渐减弱了人们对 EBCT 的关注度。

CT 技术的进展，尤其是多排螺旋 CT 的出现实现了心血管疾病的无创诊断。螺旋 CT 可以在检查床以恒定速度平移的同时连续不断地获得投影数据，极大地减少了扫描时间。另外，螺旋 CT 的采样方式使得它在 Z 轴方向的采样密度是均匀的，因此可以在任意位置上重建图像。

文献报道的最早利用螺旋 CT 进行心脏扫描是在 1992 年，这项研究通过 1 s/圈旋转、2 mm 层厚、30 s 连续的螺旋扫描得到原始数据，采用投影角度每次增加 45° 的数据进行图像重建，最终得到 120 幅时间上连续的图像。从这 120 幅图像中，心脏舒张期的图像数据被提取出来并在 Z 轴方向上排序，然后用三维容积再现（VR）重建出冠状动脉影像。用这种重建方式得到的图像虽然空间分辨率有较大局限性，但这是人们第一次看到的三维 CT 冠状动脉图像。此后，通过提高旋转速度，引入 ECG 门控和三维容积重建，螺旋 CT 图像质量得到了进一步的改善。1999 年，四排螺旋 CT 被研发出来，旋转速度提高到 0.5 s/圈，冠状动脉图像质量得到了进一步的提高，心脏 CT 的发展进入到多排螺旋 CT 的高速发展期。2002 年，16 排螺旋 CT 的出现，心脏 CT 进入了临床应用阶段。

相对于单排螺旋 CT 而言，多排螺旋 CT 采用阵列探测器和多通道数据采集系统，机架旋转一圈能同时获得多个层面的断层图像，大大提高了扫描速度和空间分辨率。最初的多排螺旋 CT，X 线管旋转一周所完成的容积数据采集只可重建出 2 或 4 层图像，之后在短短的几年内，又相继推出了 8 排、16 排、32 排、40 排和 64 排。64 排螺旋 CT 是 CT 心脏成像的一个里程碑，LightSpeedVCT（GE 医疗）是其中的代表作。64 排螺旋 CT 一次采集可获得 128 层图像，可以在不到 5 s 的时间内完成心脏扫描，使心脏 CT 成为临床常规。如今的多排螺旋 CT 已经发展到 128 排和 320 排，其中 320 排 CT 可以在一个心动周期内完成全心的扫描。但是宽体探测器固有的锥形束伪影问题，使宽体探测器的图像质量受到极大的挑战。如何有效解决宽体探测器的锥形束伪影问题是多排螺旋 CT 发展面临的主要问题。

随着多排螺旋 CT 心脏成像技术的发展，更多的心脏扫描序列被开发出来。心脏扫描要求数据采集和图像重建与心电图信号（ECG）联动。ECG 波形可以帮助预测心脏的运动期相，用 R-R 间期的百分比来控制心脏图像产生的期相位置。心电门控有前瞻性和回顾性两种模式。前瞻性门控通过 ECG 监测患者心电信号，根据心动周期 R-R 间期，开始曝光的期相被设置在扫描协议中，如 R-R 间期的 60% 或 70%，CT 在 R-R 间期根据预设的期相启动扫描和重建。回顾性门控模式下患者的心电信号被连续监测，同时以螺旋扫描方式连续采集数据，扫描投影的数据和心电信号被同步记录。扫描完成后，患者的心动周期信息被回顾性地用于图像重建。

第二节 心脏 CT 性能的重要指标

一、心脏扫描时间分辨

心脏 CT 成像的时间分辨率是指重建心脏 CT 图像所需要的时间窗宽度。心脏 CT 成像设备需要有较高的时间分辨率来应对心脏的快速跳动。冠状动脉紧贴心肌,而心肌在整个心动周期不断搏动,因此需要在冠状动脉成像期间冻结心脏的搏动。图像的重建可采用单扇区或多扇区扫描数据。单扇区重建指的是每一幅图像用一个心动周期内的半扫扫描数据进行重建,多扇区重建指的是每一幅图像用多个扇区内相邻期相的半扫扫描数据进行重建。

心脏成像需要在心脏运动相对较少的时间窗内进行。心动周期中相对静止的期相是舒张期,所以通常冠状动脉成像在舒张期内进行。理想的心脏成像时间窗宽度是心脏 R-R 间期的 10%。如心率为 60 次/分(心动周期为 1 s)的心脏成像,完美的冻结心脏时间分辨率是 1 s 的 10%,也就是 100 ms。

为了达到更高的时间分辨率,目前有以下几种关键技术。

1. 提高旋转速度

以单扇区重建为例,在单扇区扫描中,断层图像重建需要的 CT 图像数据为球管旋转 180°。再加上一个扇角可得到的数据,由此也就确定了单扇区重建能够达到的时间分辨率。因此,为了提高时间分辨率,CT 机架的旋转时间也越来越快。目前,市面上最快的机架旋转时间约为 270 ms,单扇区扫描的时间分辨率可达 140~150 ms。

2. 多扇区重建

单扇区重建由于机架旋转速度的影响,时间分辨率的提高有限。在多扇区重建方法中,选用不同心动周期相应期相不同部分的数据,各扇区数据的总数等于图像重建所需的扫描数据,这等于缩短每一心动周期内时间窗的宽度,结果是冠状动脉成像的时间分辨率得到了改善。该方法的时间分辨率一般可达 80~250 ms。

3. 双球管系统

双球管 CT 采用两套 X 线发生装置和两套探测器系统成一定角度安装在同一平面,进行同步扫描。两套 X 线球管既可发射同样电压的射线也可以发射不同电压的射线,从而实现数据的整合或分离。由于双球管 CT 具备在 X-Y 平面上间隔 90°的两套数据采集系统,机架旋转 90°就可以获得 180°的数据。机架旋转一周的最短时间为 0.28 s,单扇区采集的时间分辨率,因此达到了 75 ms。

4. 冠状动脉运动追踪冻结技术

冠状动脉运动追踪冻结技术(snap shot freeze,SSF)通过高分辨采样得到心脏运动过程中的一系列图像,对相邻期相的图像运动信息进行迭代傅里叶变换,在频域对冠状动脉运动(路径和速度)进行分析和建模(motion characterization),从而对运动模糊进行矫正,消除残余的运动伪影,有效地压缩重建时间窗,其有效单扇区时间分辨率高达 29 ms。

二、心脏 CT 的图像质量

心脏 CT 成像图像质量好才能清楚显示冠状动脉各级细小分支。冠状动脉从主动脉发出后的直径只有 3~4 mm,远端在 1 mm 以下,只有足够好的图像质量才能显示细小的冠状动脉分支。

决定心脏 CT 成像图像质量的是空间分辨率和密度分辨率。

空间分辨率是指 CT 能分辨紧密靠近的物体的能力。空间分辨率经常在两个正交方向上测量：(x-y)平面内和垂直于(x-y)平面(z 方向)。

密度分辨率，也称之为低对比度可探测能力(LCD)，是 CT 系统从背景中区分一个低对比度物体的能力，是 CT 和常规射线照相之间的关键区别。

图像质量是由探测器材质和准直(探测器单元的 Z 轴方向宽度)、采样率及重建方法综合决定的。

探测器材质对 CT 系统的图像质量具有决定性的影响，采用的材质决定了探测器的初始速度和余晖效应，初始速度是探测器对 X 线射入时的起始响应速度。探测器对 X 线响应的初始速度越快，系统就有潜力得到更高采样率的投影数据。余晖效应是当 X 线关闭的时候探测器的恢复速度，余晖效应越小，探测器能够越快地结束对本次投影的采样，不会对下一次采样造成累积残留。宝石探测器对 X 线的响应时间为 0.03 μs，是普通探测器速度的 100 倍，余晖效应为 0.001%，是普通探测器的 1/4。响应速度快和余晖效应小的探测器从数据采样这一根源上提高了空间分辨率。

CT 扫描机使用 Z 轴方向单元宽度为 0.5～0.625 mm 的探测器，由此就可以得到微小目标的细节图像，提供了多平面重组心脏解剖结构所需的 Z 轴方向的分辨率。最新的数据采集系统(DAS)可以迅速得到高采样率下的信号，减少余晖效应导致的伪影，提高信噪比，保证图像真实性。

迭代重建算法是近几年兴起的提高图像质量的方法，具有代表性的是 ASiR 和 VEO。迭代重建算法是对真实 CT 系统 X 线光子穿过物体并到达探测器的整个过程进行建模。与传统的滤波反投重建方法不同，迭代重建算法考虑了 X 线光子和物体相互作用，通过计算光子进入体素的具体方位和路径来考虑重建像素的大小和尺寸。在重建过程中，根据 CT 影像链模型对被迭代图像进行正投，然后得到的正投数据根据当前探测器接受到的投影数据进行补偿和反投，进一步修正迭代图像。随着迭代次数增加，图像越来越逼近真实图像。研究显示，迭代平台 ASiR 可以将密度分辨率提高 50%，高分辨迭代平台 VEO 可以将空间分辨率提高 61%。

本书所介绍的冠状动脉能谱 CT 就应用了宝石探测器、高分辨 DAS 和 ASiR 迭代重建平台。宝石探测器的高响应速度使得提高采样率成为可能。新的迭代重建算法充分发挥了宝石探测器高响应速度和低余晖效应的优势，结合探测器准直技术和最新的数据采集系统(DAS)，在同样 X 线强度(剂量)下，CT 系统兼顾了提高图像空间分辨率与抑制高采样率导致的高噪声，达到了高空间分辨率和高密度分辨率的平衡。

三、心脏扫描剂量

在心脏 CT 中，放射剂量是一个需要考虑的安全性问题。普遍的共识是过多的 X 线辐射会带来致癌的风险。2007 年美国心脏协会关于心脏 CT 检查的科学报道中引用了 FDA 网站的内容，报道指出 10 mSv 的 CT 检查可能导致致癌风险，风险系数是 1/2 000。随后更多大样本、多中心研究显示，这个风险系数在儿童和年轻患者、女性患者中更高。

随着 CT 心脏成像技术的进步，一些成熟的降低剂量的方法已经广泛应用于临床。这些技术包括：基于 ECG 的管电流调控技术、前门控轴扫描技术、基于 BMI 的 kV/mA 设置技术、大螺距心脏扫描技术、迭代重建技术。这些技术的成熟联合使用，使心脏扫描的剂量降低了 50% 甚至更多，在 BMI 较小、心率较低的心脏扫描中，联合使用各种低剂量心脏扫描技术，可以做到亚 mSv 的心脏 CT 扫描。

四、CT 冠状动脉能谱成像性能

CT 能谱成像的概念早在 20 世纪 70 年代 CT 诞生的初期就提了出来，Hounsfield 博士在 1973 年对 CT 的描述中就提到了用能谱成像来提高对物质组成的区分和定性。

在传统的 X 线 CT 系统中，X 线是由高能电子轰击重金属靶的过程中的轫致辐射现象产生的。该过程中，电子的能量转化为 X 线光子，这些 X 线光子覆盖了很宽的能量范围。X 线球管阳极和成像物体之间的材料滤过了低能量的光子，形成典型的入射光子能谱。穿过物体后的射出光子能谱进一步向高能量区域偏移。该射线硬化的现象将为 X 线衰减系数的测量带来不确定性，当射线衰减路径变长时，得到的衰减系数将会变小。根据 X 线 CT 的基本原理，想要得到精确的重建图像，必须保证衰减系数在所有方向角度的测量中保持固定不变。而这个条件对于非单色的 X 线光谱来说很难得到充分满足，从而会在图像上观察到明显的伪影。为了缓解该问题，现代 CT 系统采用一种校正方法，该方法将射线穿过水或类似水的材料后的投影值重新映射，使该值与 X 线的衰减路径长度成线性关系。此校正方法保证了水的衰减系数为一常数，从而消除了射线硬化现象给水的测量带来的不确定性。但其缺点是，当组织中含有大量非水物质，如骨头或造影剂时，仍能从图像上观察到这些物质的周围区域的伪影，而这些伪影通常会影响诊断。

要解决上述的 X 线硬化效应带来的伪影、CT 值不准和成分鉴别等问题，就需要 CT 能谱成像技术。CT 能谱成像利用两种能量的瞬时切换，可以在原始数据空间进行单能量重建和基物质重建，产生的单能量图像可以有效地去除硬化伪影、提高对比度、提高病变结构的显示；基物质图像可以进行物质分离和物质的定量测量。

在心脏 CT 成像中有许多困难的问题需要用冠状动脉能谱成像来解决，包括软斑块和支架的精细显示、去除斑块的钙化从而进行精确狭窄诊断，心肌血供的定量测量和斑块的精细定性等，应成为现代心脏 CT 必备的高级功能。

第三节　冠状动脉能谱 CT 的技术特点

本书的临床实践和研究基于冠状动脉能谱 CT 平台（Discovery CT 750 HD freedom Edition，GE Healthcare，Milwaukee，USA）。冠状动脉能谱 CT 是心脏 CT 领域一个划时代的工程技术产品，它应用了多个突破传统思维的创新技术，不仅提高了时间和空间分辨率，而且降低了扫描剂量，实现了自然心率的高分辨心脏解剖成像。最为重要的是，冠状动脉能谱 CT 将 CT 能谱成像（CT spectral imaging）成功地应用于冠状动脉，实现了冠状动脉能谱成像，这一项技术的应用解决了困扰心脏 CT 很久的钙化斑块问题、心肌灌注精确性问题和冠状动脉斑块成分分析的问题。

这些创新技术包括冠状动脉运动追踪冻结技术、心脏高分辨成像技术、冠状动脉能谱技术。

一、冠状动脉运动追踪冻结技术

冠状动脉运动追踪冻结技术(SSF)是一种提高心脏 CT 有效时间分辨率的全新采样和重建技术,是自然心率高分辨心脏成像的基础。

冠状动脉运动仍然是高心率时影响成像质量的主要障碍,是检查无法获得可以诊断图像的主要原因,也是右冠状动脉成像(RCA)中无法获得有效诊断的主要原因。

但是,冠状动脉运动是有自身规律的,这种规律可以通过特殊的采样方法记录下来,通过迭代方法计算冠状动脉的运动轨迹,从而重建出清晰的冠状动脉图像,这就是 SSF 的原理。

(一)冠状动脉运动的规律

冠状动脉的运动是有规律的。冠状动脉 3 个主要分支在心动周期的不同期相有着不同的运动速度和幅度。Husmann 对于冠状动脉运动规律的研究显示,左前降支及回旋支趋于随着左心室运动,右冠状动脉则与右心室运动同步,并同回旋支一起,在心脏舒张中后期易受心房收缩影响。三分支中,左前降支的运动最不明显,右冠状动脉的运动最明显,尤其右冠状动脉中段。对于平均直径 3 mm 的右冠状动脉来说,运动位移程度几乎等于冠状动脉血管本身的大小。在临床实践和文献报道中,我们经常看到 CT 右冠状动脉影像的运动伪影。因此,仅仅靠提高 CT 机架转速和使用多扇区技术,不足以完全冻结冠状动脉的运动。这就需要对冠状动脉运动进行分析和重建,重新定义"冻结"冠状动脉的方法。

(二)SSF 的技术原理

冠状动脉运动追踪冻结技术(SSF)是一种全新的冠状动脉运动分析和冻结技术,其技术本质是通过高分辨采样得到心脏运动过程中的一系列图像,对相邻期相的图像运动信息进行迭代傅里叶变换,在频域对冠状动脉运动(路径和速度)进行分析和建模,从而对运动模糊进行矫正,消除残余的运动伪影,有效地压缩重建时间窗,得到清晰的冠状动脉解剖图像。SSF 通过对冠状动脉的 17 个节段进行运动分析,从而对每个冠状动脉体素的运动进行追踪和矫正。SSF 是冠状动脉能谱 CT 自然心率高分辨成像的基础。

SSF 是一种"单扇区"技术,与多扇区、多期相重建有本质的不同。不像多扇区重建,SSF 使用的是一个心动周期内相邻期相的图像信息来描绘冠状动脉在一个心动周期内的运动特点,因此心跳不一致以及心动周期、机架每周的共振点等这些影响多扇区重建的因素对其影响相对小。

SSF 技术可以和前门控、后门控、常规和高分辨扫描结合使用。

全球多个心血管中心研究表明,不控制心率的被测试者 CT 冠状动脉成像应用 SSF 重建进行检查,与常规重建模式相比,明显提高了图像质量、可判读性及精确性。

二、高分辨心脏成像技术

高分辨心脏成像(HD cardiac)是冠状动脉能谱 CT 的一个重要特点,它的可视空间分辨率达到 230 μm,是行业图像质量的金标准。这个特点有利于清晰显示冠状动脉细节、支架内管腔和斑块的情况,为精确诊断提供准确信息。

设计一款高分辨心脏 CT 意味着要平衡设计获取图像数据的几个重要硬件：HD 数据采集系统、动态变焦球管和宝石探测器。这三个重要部分组成了冠状动脉能谱 CT 高分辨采样的技术三角。

（一）HD 数据采集系统

为冠状动脉能谱 CT 专门设计的高分辨 HD 数据采集系统（HD digital acquisition system）的采样速度高达 136 μs，能在高分辨模式和任何转速下都实现 7 131 Hz 的采样率，这也是 CT 采样的行业标准。

（二）动态变焦球管

为实现冠状动脉能谱 CT 高分辨图像，研发出了全新的动态变焦球管（tube with dynamic focus）。不增加 X 线输出和辐射剂量，通过全新动态变焦技术，从更多视角采集到更多的信息，从而实现高分辨的目的。

通过轻微偏转 X-Y 平面内焦点的位置，可以在多个探测器单元的不同视角上获得同一物体的信息，从而精确描述物体的位置和提供更高分辨率的图像。与传统 Z 轴飞焦点技术不同，这种动态变焦技术提高了轴位图像的分辨率，达到轴位图像的高分辨，是高分辨的最佳解决方案。

（三）宝石探测器

高分辨 DAS 和动态变焦球管带来的高采样率要求探测器反应速度要足够快，宝石探测器（gemstonede tector）选用了宝石材质，从而具备了 0.03 μs 的反应速度，这种超快速度使得冠状动脉能谱 CT 很好地利用 DAS 快速采样和 X 线球管动态焦点偏转的性能，在临床上大幅度提高了图像的空间分辨率。

通过 HDDAS、动态变焦球管和宝石探测器的平衡设计，冠状动脉能谱 CT 产生了高分辨的冠状动脉解剖图像。常规条件和高分辨条件的心脏 CT 图像，可以清晰地看到高分辨心脏 CT 图像能更清晰地观察支架和支架内的管腔状况。

三、冠状动脉能谱成像

CT 能谱成像（gemstone spectral imaging）是能量 CT 技术的高级阶段。和初级的图像空间双能量减影不同，CT 能谱成像能够在原始数据空间（projection space）进行能谱重建，突破传统混合能量的局限，实现单能量成像、能谱曲线分析、基物质成像和有效原子序数分析等能谱独有的临床功能。能谱成像已经被证实在肿瘤成像、血管成像和功能成像等领域具有独特的临床价值。冠状动脉能谱 CT 是能谱技术的新进展，全新设计的硬件实现了对心脏特别是冠状动脉的能谱采样和重建，在临床上全面拓展了心脏 CT 的价值。

（一）冠状动脉能谱的硬件设计

1.0.25 ms 单源瞬时 kVp 切换技术

能谱成像需要对同一动态解剖结构进行双能的采样数据在时间和空间上的完全匹配，实现数据空间的能谱解析。这就要求在同时、同向的条件下获得两种不同能量的信息。因此，单源瞬时 kVp 切换技术成为目前能谱成像的最佳解决方案。体部能谱的瞬时切换和曝光周期是 0.5 ms。但是要实现冠状动脉能谱，就要求用单源瞬切的方法去冻结快速跳动的心脏和运动速度更快的冠状动脉。这意味着要在心脏舒张末期几十毫秒的时间窗内进行上千次双能瞬切采样，这就要求更快的 kVp 切换速度。

0.25 ms 瞬切技术的诞生使两种能量可以在 0.25 ms 内完成能量转换和曝光,完美地用能谱冻结了快速跳动的心脏,实现了冠状动脉能谱。

2. 宝石探测器(Gemstone detector)

0.25 ms 瞬切技术要求匹配一个反应速度很快的探测器,这样瞬时切换的高低能量 X 线可以被探测器快速接受并转化成为可见光,同时探测器及时恢复常态,准备下一次数据的接收和转化。这就要求探测器具备快速的初始速度和优秀的余晖效应。冠状动脉能谱 CT 应用的宝石探测器就具备这两个特性。

宝石探测器选用了 Garnet 分子材料架构,并在此架构的基础上添加了相应的稀有元素,形成了全新的宝石 Gemstone 材质。这种分子结构的材质具有快速、高效、稳定的特性,对 X 线的响应速度达到 $0.03\ \mu s$,比稀土陶瓷探测器快 100 倍;余晖效应实现了 0.001%(40 ms),是稀土陶瓷材质探测器的 1/4,这些优秀的探测器性能可以完全满足 0.25 ms 瞬切技术对探测器的苛刻要求。

3. 能谱数据空间重建(GSI projection spacere construction)

能谱数据空间重建区别于双能量减影的重要之处在于能量数据重建的位置。双能减影是在图像后处理工作站上对两个能量的 Dicom 图像进行减影,通过双能减影指数来进行分析。而能谱的重建是在主机上完成。

宝石探测器接收的"同时、同向"的双能量投影数据(projection data)在能谱主机进行了精确匹配、基物质重建和单能量重建三个步骤,产生了全新的能谱数据(GSI data)。

这些全新的能谱数据可以在能谱容积专业工作站 AW GSI Volume Viewer 上进行单能量图能谱曲线、基物质分析和有效原子序数的分析。

4. 能谱低剂量迭代(GSI ASiR)

ASiR(adaptive statistical iterative reconstruction)是业界第一个低剂量迭代重建平台,可以抑制由于曝光剂量较低而导致的图像噪声,从而实现了低剂量条件下的高分辨图像质量。

GSI ASiR 是将 ASiR 迭代重建技术整合到能谱的重建过程中,这样可以保证能谱成像在低剂量的情况下重建出高分辨的单能量图像。应用了 GSI ASiR 的冠状动脉能谱成像,可以实现亚 mSv 的冠状动脉能谱成像。

(二)冠状动脉能谱的临床工具

1. 冠状动脉单能量图像(mono chromatic images)

冠状动脉能谱成像可获得 101 级(40~140 keV)的单能量图像,通过调节单能量,能够找到实现最佳冠状动脉图像质量的单能量点。低能量级(50~65 keV)单能量图像的密度分辨率较高,组织对比好,因此可用于显示更多解剖细节,例如软斑块和混合斑块、更细小冠状动脉分支及细小侧支循环等,而高能量级(110~140 keV)的单能量图像能有效抑制硬化伪影和金属伪影,所以常用于冠状动脉支架及(或)冠状动脉严重钙化的精确观察。同一支冠状动脉中有软斑块和支架,充分利用单能量图像的优势,可以在 60~70 keV 的单能量区域精确显示软斑块,在 100~110 keV 的单能量区域精确显示支架及支架内部管腔特征。

2. 去钙化技术(calcium free)

斑块和管壁的钙化会影响冠状动脉管腔的观察,根据 Atlanta I 研究,钙化的存在导致对冠状动脉狭窄的过度诊断,是心脏诊断假阳性的主要原因。

冠状动脉能谱 CT 可以进行物质分离,即根据需要选择任意两种基物质进行物质分离。

冠状动脉钙化的主要成分是羟基磷灰石(hydroxylapatite,HAP),CT对比剂的主要成分是碘。冠状动脉能谱CT可以选择羟基磷灰石和碘作为基物质,在碘基图像上去掉HAP钙化,从而更清晰地显示真实的血管内腔,进而保证更加精确的狭窄诊断。

3. 能谱心肌灌注(myocardial perfusion)

心肌灌注是CT评价心肌活性的主要方法。传统的CT心肌灌注入高密度的对比剂后,不可避免地会导致心肌CT值受到硬化效应的干扰,产生CT值的漂移,而准确的CT值对该类分析研究至关重要。冠状动脉能谱成像中的单能量图像,可获得更可靠的CT值,为精准心肌灌注提供了必要的保证。

而冠状动脉能谱CT的碘基图可以通过测量碘含量,定量地评价心肌的血供。心肌缺血或梗死在碘基图像上直观表现为心肌某个分段局部碘含量低于周围组织,提示该部位血流灌注降低或缺失,结合相应冠状动脉分支血管的狭窄或闭塞病变,可进行解剖和功能的同步诊断,并指导制订相应的临床治疗对策。

4. 冠状动脉斑块性质分析(plaque spectral analysis)

动脉粥样硬化斑块的形成伴随着一系列分子和组织细胞的变化:脂蛋白沉积、炎性反应、平滑肌细胞增生、细胞凋亡、组织坏死、钙化及纤维化,这些变化导致了冠状动脉管壁特殊的组织成分和空间结构的变化。通过CT冠状动脉成像可以探测到斑块体积、正向重构过程、非钙化斑块中的脂蛋白沉积,以及斑块的钙化。多年的研究证实,对冠状动脉斑块定性和半定量的CT分析,有助于预测心血管病变,对急性冠状动脉综合征和门诊冠状动脉患者具有重要的临床价值。

斑块的定性分析是依靠CT值确定。在增强心脏冠状动脉CT成像中,充满对比剂的管腔的CT值通常在200~500 HU。任何管腔之外可识别的结构,只要它的CT值高于管腔或低于管腔都被认为是斑块的一部分。根据斑块中钙化和非钙化的比例,斑块通常被分为软斑块、纤维斑块、钙化斑块和混合斑块。

但是在混合能量下产生的CT值并不准确,因为相近性质的物质在混合能量下可能会表现为相似的CT值。不同性质的斑块其CT值差异性相对较小,单一参数分析具有一定的偶然性和不确定性。

冠状动脉能谱成像可以展示不同物质的能谱曲线,对成分的敏感性更高。利用能谱曲线可更精确地开展斑块性质的分析研究,尤其对于最易引起急性心肌梗死的易损斑块(脂质斑块)的探测具有重要的临床现实意义和广阔的应用前景。

冠状动脉能谱CT各项创新技术为心脏冠状动脉CT拓展了应用前景。

第二十六章 先天性心脏病的 CT 诊断

第一节 先天性心脏病的检查技术

先天性心脏病（congenital heart disease，CHD，简称先心病）是胎儿时期心脏血管发育异常或出生后应自动关闭的通道未能闭合而致的畸形，是小儿最常见的心脏病。我国每年新出生先心病患儿约 20 万，其中，复杂先心病占 50%。先心病种类繁多，按临床症状主要分为发绀型和非发绀型；按病理解剖形态分为单发畸形与复杂畸形。单发畸形常见为房间隔缺损，室间隔缺损，复杂畸形常常是心内畸形合并心外大血管畸形，常常是先天性心脏病诊断的难点。先天性心脏病的主要治疗方法是手术矫正，术前明确诊断，尤其是明确畸形结构的解剖位置关系，对手术成功至关重要。

心脏超声作为先天性心脏病的首选影像学检查方法，可以实时、动态、多层面二维成像，结合多普勒技术，在显示心内结构畸形方面，尤其是血流动力学方面具有极大优势，但是受声学窗的影响，对心外大血管畸形的准确诊断具有一定的局限性，特别是冠状动脉、肺动静脉及周围侧支循环（包括扩张的支气管动脉）的显示；另外，该检查很大程度上依赖于操作者的检查手法，而且不能进行回顾性图像分析。

心血管造影（CAG）是心脏大血管疾病诊断的金标准，但操作复杂，且为有创检查，存在一定的检查风险，国内报道心血管造影的病死率约 1%，术后并发症多，检查费用昂贵，且由于影像的重叠仍然存在漏诊的可能，故目前很少用于先天性心脏病的诊断，主要用于先天性心脏病的介入治疗。

磁共振成像（MRI）是一种绿色的检查手段，具有无创、无放射辐射、无对比剂过敏等优点，在评价心脏解剖及功能方面具有较大的优势，但是操作复杂，检查费时，对于婴幼儿需要较长的镇静时间，多需要在麻醉状态下完成，且对患儿的心率及心律有较严格的要求，因此，MRI 在小儿先心病的检查方面具有一定的局限性。

电子束 CT（EBCT）具有时间分辨率高的优点，较早用于小儿先天性心脏病的诊断，但是 Z 轴空间分辨率低，图像信噪比低，对于细微的畸形结构显示率低，且检查费用昂贵，一定程度上限制了 EBCT 的应用。

多层螺旋 CT（MSCT）具有扫描速度快、扫描范围大、时间和空间分辨率高、无创、便捷等优点，可以同时显示心内外结构畸形，尤其对于心外大血管解剖形态及侧支循环的显示具有很大的优势，已成为无创性心血管检查中最具有潜力的检查方法之一。众多研究已经证实，MSCT 诊断先天性心脏病具有较高准确性，在术前及术后随访中具有重要价值，但射线剂量和图像质量一直是人们关注的热点。双源 CT（DSCT）具有较高的时间分辨率，高心率下图像质量有了显著提高；又因其扫描螺距可随心率变化，使心电门控下低剂量高质量地完成心脏大血管 CTA 成为可能。

第二节　先天性心脏病的多层螺旋 CT 成像技术

一、患者准备

5 岁以下儿童,口服水合氯醛合剂,待其熟睡后,在平静呼吸状态下完成整个胸部扫描;5 岁以上儿童及青少年、成年人,严格进行屏气训练后在屏气状态下完成整个胸部扫描。对于 64 层螺旋 CT 及以下螺旋 CT,需要口服 β 受体拮抗药(美托洛尔等)降低心率,待心率较低、较平稳时行 CTA 检查;对于双源 CT,无须使用降心率药物控制心率。

二、心电门控技术

由于多层螺旋 CT 结合心电门控技术行 CTA 检查辐射剂量过高,故国外学者多主张在非心电门控下行心胸联合扫描,除非怀疑合并心内结构畸形及升主动脉畸形时才使用心电门控技术。双源 CT 的问世,使心电门控下低剂量高质量地完成心脏大血管 CTA 检查成为可能。由于先天性心脏病患者多合并心内结构畸形、心脏大血管移行部结构畸形及冠状动脉发育变异等畸形,因此有学者主张行心电门控心脏大血管扫描,但是要通过多种降低辐射剂量的方法尽可能降低辐射剂量。

三、降低辐射剂量的方法

1. 低管电压

低管电流根据患者的体重调整管电压和管电流,制订个性化的扫描方案。

2. 大螺距(pitch)

扫描辐射剂量与螺距呈反比,双源 CT 的螺距是随着心率变化而变化的,心率越快,螺距越大,数据采集速度越快,扫描时间越短,则辐射剂量相对越小。小儿先心病患者,心率较快,一般无须控制心率,采用较大的螺距进行数据采集,以便降低辐射剂量。

3. ECG 电流调制技术

ECG 电流调制技术的应用,学者常采用的回顾性心电门控容积扫描覆盖整个心动周期,但是在进行图像后处理时只是利用了其中的一部分数据进行图像重组,X 线利用效率较低。ECG 电流调制技术通过在心动周期中有用部分(用于图像重建)使用高管电流输出,而心动周期的其余部分使用低管电流,从而减少曝光剂量。实际操作中,可根据患者的心率灵活确定全剂量曝光时间窗。一般对于稳定的慢心率(70 次/分以下),将全剂量曝光时间窗确定在舒张末期(如 60%～80%R-R 间期),对于稳定的快心率(80 次/分以上),采用收缩末期(如 30%～50%R-R 间期),心率波动较大时可适当增大曝光时间窗。

4. 扫描参数及对比剂注射技术

(1)扫描参数的设定:笔者据患者年龄和体重,手动调整管电流和管电压,以 Siemens 双源 CT 为例,制订基于体重的个体化扫描方案。

(2)对比剂注射方案:使用双筒高压注射器,经右侧手背静脉、肘静脉或头皮静脉注射高浓度非离子型对比剂碘海醇(350 mg/mL),对比剂注射量以体重计,儿童每千克体重 1.5～2.0 mL,注射速率为 0.5～3.0 mL/s;注射完对比剂后再以相同流率注射生理盐水(1/2 对比剂量)。成年人先天性心脏病患者检查时对比剂注射量为 85～100 mL,注射速率为 4.0～

5.0 mL/s,跟踪注射的生理盐水量约 50 mL。儿童及成年人均采用对比剂示踪法（bolus-tracking），将感兴趣区定在主动脉根部层面，触发阈值设为 100 HU，到达阈值时自动启动扫描程序。一般患者进行一期扫描，但对怀疑心房病变的患者，由于心房内对比剂浓度较高，伪影较大，故需加扫延迟期以清晰显示心房内结构畸形及房间隔病变。

5.图像后处理应用

图像预览软件在全剂量曝光时间窗内每隔 3% 重建一组图像，选择图像质量最佳的重建时相进行图像后处理，或由计算机自动选择最佳收缩期及舒张期图像进行图像后处理。后处理技术包括多平面重组（MPR）、最大密度投影（MIP）、多曲面重组（CPR）、容积再现技术（VRT）及表面阴影遮盖（SSD）等，四维重组图像指在 Inspace 工作站进行多期相图像重组，动态观察心脏运动、心瓣膜运动、冠状动脉管腔变化及心功能改变。针对心内结构畸形、心脏大血管连接部畸形及心外大血管畸形等不同的结构畸形选择最佳的后处理方法。

通常，心内畸形主要靠二维图像显示，而心脏血管连接部及心外血管畸形则主要由三维、四维图像显示整体，二维图像显示细节。

心内外结构畸形的大小及侧支循环情况对于先天性心脏病患者能否进行手术治疗及手术治疗方案的选择至关重要，所以术前准确测量心内外畸形大小，明确侧支循环形成情况是非常必要的。超声检查对心内结构畸形的定量测量（包括房间隔、室间隔缺损的大小，缺损处左心房、右心房室的压力，缺损处的分流方向及分流量，瓣膜运动、狭窄及关闭不全程度）有其他任何检查都无法比拟的优势，但是对心外大血管病变及侧支循环的建立情况却不能很好显示。多层螺旋 CT 的二维、三维后处理图像可以进行多角度数据测量，不仅能测量心内结构畸形的大小，还能测量心外大血管病变、明确侧支循环形成情况，但是缺陷在于不同的层面、不同的角度、不同的重组图像中，测量的结果大小是不一样的。如何对病变处进行准确测量，尤其是心外畸形结构准确测量对先心病患者手术是至关重要的，与能否进行手术或是手术方案的选择密切相关。

MPR 是一种简便可靠的重建方法，可以根据心脏解剖结构和病变的需要进行冠状位、矢状位及任意平面的图像重组，其中四腔心位置能够显示房间隔、室间隔及心房-心室连接部位（二尖瓣、三尖瓣）病变，短轴位有利于显示心室-大血管的连接，长轴位有利于显示心房-心室连接部位。MPR 重组图像可以准确地判断有无房室间隔缺损，并测量缺损的大小，同时也是观察冠状动脉开口、肺动脉起源异常、动脉导管未闭、大血管结构的可靠重组方法。但 MPR 不是整体观，不适合临床医生直观观察冠状动脉、肺动脉及大血管与心脏结构的关系等。

MIP 是将充盈对比剂的高密度心脏、大血管结构，显示在一个平面上，有可能产生组织结构重叠和遮盖，一般采用薄层 MIP 重建，根据要显示的结构适当选择层厚。薄层 MIP 适用于观察心脏的结构及其与大血管的关系，可以调节不同的方向、角度对重点部位进行观察，尤其在显示冠状动脉和肺动脉及其分支方面具有一定的优势。由于 MIP 重建突出了高密度，对于瓣膜的病变显示不如 MPR，而且由于存在信息重叠，故对病变大小的测量不准确。VR 重建图像可以从整体上全面、立体、直观地观察心脏结构并判断其与大血管的位置关系等，对先天性心脏病心外结构病变的诊断具有独特的优势。VRT 重组图像可以整体显示冠状动脉、肺动脉、主动脉等大血管发育情况、大血管与心脏及大血管之间的解剖位置关系。薄层 VRT 重建图像弥补了整体 VRT 的不足，能显示心脏的结构，任意方位动态切割有利于了解异常解剖结构的空间关系。

对于伴有复杂畸形的先心病,多种重建方法的联合应用是十分必要的,不仅能提高对病变诊断的准确率,而且能为临床提供更加详细、完备的诊断资料。

第三节 多层螺旋 CT 在心脏大血管疾病中的应用

一、诊断优势

1.一次扫描

可以同时观察心脏、主动脉、肺动脉及冠状动脉。随着 CT 的发展,扫描速度的加快,一次注射对比剂一次扫描可以同时获得整个胸部血管的影像,满足临床诊断的要求。

2.横断面采集数据

横断面采集数据后进行三维数据重建,避免了影像重叠,有利于观察心内解剖、心脏与大血管的位置关系以及心外大血管的解剖,尤其对于复杂的血管畸形及主、肺动脉远端分支的发育情况的显示有很大的优势。

3.后处理软件

通过强大后处理软件进行多角度、多方位、多种重组方法显示,可以更清晰、准确地显示复杂解剖位置关系,除了显示病变的细节外,还可以立体直观地显示心血管解剖及病变,为手术方案的制订提供详细信息。

二、检查指证

相对传统血管造影而言,CT 检查为一项无创的检查方法,但是相对于心脏超声及 MR 检查而言,CT 检查又具有一定的放射辐射危害,而且 CT 不能提供血流动力学及血氧含量等方面的信息,所以,要合理选择此项检查。

对于简单的心内结构畸形,如房间隔缺损、室间隔缺损等,心脏超声具有很大的优势,不仅能够清楚地显示畸形的解剖形态,而且可以进行测量,还可以观察畸形结构的血流动力学变化,对于检查的心外大血管结构畸形,如单纯的动脉导管未闭等,也无须进行 CTA 检查,只是对一些合并多种结构畸形的复杂先心病患者,诊断不明确时,根据病情有选择的使用。

由于多层螺旋 CT 心脏大血管检查需要应用含碘对比剂,故有一定的临床禁忌证。首先,碘过敏者不能行此项检查。其次,对比剂经肾代谢,肾功能不良的患者不宜行此项检查。注射对比剂时注射速度较快,心功能差的患者也不宜行此项检查,除此,心电门控扫描对患者的心率要求较严格,尤其对于疑诊合并冠状动脉畸形的患者,要求更加严格,一般单源 CT 时间分辨率较低,需要控制患者心率及心律至较慢较平稳的状态,双源 CT 时间分辨率较高,相对而言,无须应用降心率的药物,但是对于心律失常的患儿,冠状动脉的显示率较低。故应当根据患者的情况,合理地选择检查方法。

第四节　先天性心脏病的 CT 临床应用

一、房间隔缺损

房间隔缺损(artial septal defect,ASD)是起源于胚胎期的原发或继发房间隔发育缺陷,是最常见的先天性心脏结构畸形之一。

(一)病理解剖及血流动力学改变

按病变部位分为原发孔缺损、继发孔缺损及房间隔完全缺如(单心房)。其中,继发孔型房间隔缺损按照缺损部位又分为中央、上腔、下腔和混合型,中央型最多见。

由于左心房压力高于右心房,故房间隔缺损一般为左向右分流。分流大小据缺损大小及两房间压力差而定。

左心房压＞右心房压→左心房动脉血流入右心房→右心房、右心室及肺血流量增加→右心房右心室肥厚扩张,肺动脉高压-右心房压＞左心房压-右心房静脉血流入左心房。

(二)CT 影像学表现

1.直接征象

正常房间隔连续,左、右心房间对比剂不连通。房间隔缺损患者行 CTA 检查时见房间隔不连续,左、右心房间对比剂相通。

2.间接征象

右心室心腔扩大,心室壁增厚,右心房体积增大;肺动脉扩张。

二、室间隔缺损

室间隔缺损(ventricular septal defect,VSD)是由于胚胎发育过程中室间隔组成部分结合不紧密或本身心肌缺失以及室间隔周围组织结构发育异常等因素所致,是临床上较常见的先天性心脏结构畸形之一。

(一)病理解剖及血流动力学改变

室间隔据其胚胎发育来源分为 3 部分:漏斗部室间隔(又称为流出道室间隔),肌部室间隔(面积最大,约占整个室间隔的 2/3)和膜部室间隔(面积最小,但是室间隔缺损的好发部位)。故据此将室间隔缺损分为 3 型:膜周部室间隔缺损(最常见,占 70%～80%)、漏斗部室间隔缺损(20%～30%)和肌部室间隔缺损(少见)。

室间隔缺损分流量多少及方向主要取决于缺损口面积,左、右心室间压力差;而左、右心室的压力差又取决于肺循环间的阻力差。小的室间隔缺损,分流量小,肺循环容量轻度增加,不会产生肺动脉高压,对心功能影响小,房室大小正常。大的室间隔缺损,分流量大,肺血流量增加,肺动脉扩张,肺静脉回流也增加,回流至左心房、左心室的血流量亦增多,引起左心容量负荷过重及充血性心力衰竭;同时肺循环容量超过血管容量,引起肺血管痉挛,早期产生可逆性的高动力性肺动脉高压,如肺循环容量持续增多,即演变为不可逆性的阻力型肺动脉高压。当肺动脉高压致右心室压力接近或超过左心室压力时,可出现心室水平的双向分流,甚至以右向左分流为主,此时,将引起一系列临床表现,即艾森曼格综合征(Eisenmenge's syndrome)。

左心室压＞右心室压-左心室血流入右心室,再经肺循环进入左心房-左心房、左心室及右心室心腔扩大,肺循环血量增多,肺血管内阻力增加-右心室压力增高,当右心室压＞左心室压时,右向左分流。

(二)CT 影像学表现

1.直接征象

正常室间隔连续,左、右心室间对比剂不连通,室间隔缺损患者行 CTA 检查时见室间隔不连续,左、右心室间对比剂相通。

2.间接征象

由于左向右分流,肺动脉血流量增多,回流到肺静脉的血流量亦增多,导致左心容量负荷增加,表现为左心房、左心室心腔扩大;长期肺血量增多可引起肺动脉痉挛、肺动脉高压,表现为肺动脉干增宽,右心房、右心室增大,右心室壁增厚。

三、动脉导管未闭

胎儿时期动脉导管是正常的血流通道,一端连于降主动脉正对左锁骨下动脉的开口处,另一端连于主肺动脉分叉处靠左肺动脉侧,胎儿肺不呼吸,肺血管阻力较高,动脉导管的血流方向是右向左,即肺动脉向主动脉分流,胎儿出生后,随着肺循环压力的降低,动脉导管逐渐发生纤维化完全闭合而形成动脉导管索或动脉韧带,未能闭合者则形成动脉导管未闭,动脉导管未闭(PDA)也是最常见的先天性心血管结构畸形之一。

(一)病理解剖及血流动力学改变

根据未闭动脉导管的形态将其分为 3 型:①管型,又称圆柱形,两端粗细一致,较常见。②窗型,肺动脉与主动脉紧贴,呈窗式沟通,很短,内径大,分流量大。③漏斗型,两端粗细不均,主动脉端较粗,肺动脉端较细。

胎儿出生后主动脉内压力无论是收缩期还是舒张期都高于肺动脉压力,因此血液持续地自主动脉分流入肺动脉,使肺动脉血容量增加,肺动脉扩张,继而导致左心房回心血量增加,左心容量负荷增加,使左心房、左心室扩大;另一方面,为了弥补分流造成的体循环血量减少,左心室需强力收缩增加搏出量,这又加剧了左心房、左心室的扩大。对于窗型导管,口径大,高压动脉血长期冲击肺动脉,使肺动脉压增高,右心压力负荷增大,使右心室壁肥厚;当肺动脉压达到或超过主动脉舒张压时,血流只能在收缩期分流入肺动脉,若肺动脉压进一步增大超过主动脉收缩压时,导管内出现右向左分流,即肺动脉血流入降主动脉。动脉导管未闭-左向右分流,体循环血量减少,肺循环及左心血流量增加-左心负荷加重,左心室扩张肥厚;肺动脉高压。

(二)CT 影像学表现

1.直接征象

正常人行 CTA 检查时,主动脉与肺动脉间无充填对比剂的管道连通;动脉导管未闭患者行 CTA 检查时,可见肺动脉分叉处与降主动脉间见充填有对比剂的管道相通。

2.间接征象

左心房、左心室扩大,肺动脉扩张。

四、先天性肺动脉狭窄

先天性肺动脉狭窄(pulmonary stenocis,PS)指右心室与肺动脉间的通道,因先天性畸形产生的狭窄,而室间隔完整,占先天性心脏病的 10%～18%。

(一)病理解剖及血流动力学

肺动脉狭窄根据狭窄部位可分为4型:瓣膜型狭窄(最常见)、瓣下型(即漏斗部狭窄)、瓣上型(可累及肺动脉干、左右肺动脉及分支)和混合型。

肺动脉狭窄导致右心室压力负荷增大,引起与狭窄程度成比例的右心室腔压力增高。由于室间隔完整,右心室压可高于左心室压,右心室负荷明显增大使右心室壁出现继发性肥厚,长此以往致右心室扩大,右心衰竭;狭窄以远的肺动脉干可出现明显扩张,称为狭窄后扩张。肺动脉狭窄-右心室射血阻力增大-右心室壁增厚,右心腔扩大,右心衰竭。

(二)CT 影像学表现

1. 直接征象

不同角度显示肺动脉瓣、瓣下、瓣上肺动脉干及分支的狭窄部位、程度及累及长度,并可见狭窄后扩张。

2. 间接征象

右心室壁肥厚,右心腔扩大,肺动脉狭窄后扩张。

五、法洛四联症

法洛四联症(tetralogy of Fallot,TOF)是儿童期最常见的发绀型先天性心脏病,在先天性心脏病中发病率达12%~14%。

本病属于圆锥动脉干的发育畸形,为圆锥动脉干的分隔、旋转异常及圆锥间隔与窦部室间隔对合不良所致,包括4种畸形:肺动脉狭窄、室间隔缺损、主动脉骑跨及继发性的右心室壁肥厚。卵圆孔未闭和房间隔缺损是 TOF 最常见的并发畸形。

(一)病理解剖及血流动力学

胚胎早期发育过程中,动脉球嵴隔移位,造成肺动脉狭窄和主动脉粗大,室间隔膜部发育不全,粗大的主动脉向右移位而骑跨在室间隔缺损处,同时接受左、右心室的血流。由于肺动脉狭窄,右心室排血阻力大,使右心室壁肥厚。

肺动脉狭窄-右心室射血阻力增大,右心室压增高-右心室血经 VSD 分流至左室,体循环血氧饱和度低,肺动脉血流量减少,缺氧加重,发绀。

(二)CT 影像学表现

1. 直接征象

肺动脉狭窄,不同层面不同角度显示肺动脉的狭窄部位、程度及范围,相比单纯肺动脉狭窄患者,TOF 狭窄后扩张较少见;主动脉增宽,骑跨于室间隔上(一般骑跨率不超过75%);室间隔缺损(一般较大,且位置较高),右心室壁肥厚及心腔扩大(右心室壁厚度超过左心室壁)。

2. 间接征象

右心房扩大,左心房、室体积略小。

六、一侧肺动脉缺如

一侧肺动脉缺如(unilateral absence of pulmonary artery)是指肺动脉瓣存在,但肺动脉主干未分支,直接与一侧肺动脉及该侧肺相连,另一侧肺动脉完全缺如或由主动脉的某一部位发出,为一种罕见的先天性心血管畸形,以右肺动脉缺如多见,绝大多数与其他先天性心脏病并存。

（一）病理分型及血流动力学

按照肺动脉缺如侧的肺血来源分为 2 型：①肺血源于升主动脉或主动脉弓近端，一般较粗大，早期即出现肺动脉高压，引起心力衰竭；②肺血源于降主动脉或无名动脉的迷走动脉分支或扩张的支气管动脉，分支细小，可见多支，很少见肺动脉高压。

（二）CT 影像学表现

1. 直接征象

主肺动脉延续为单支肺动脉，另一侧肺动脉完全缺如，或另一侧肺动脉源于主动脉。

2. 间接征象

体-肺循环间见丰富的侧支循环形成。

七、先天性主动脉狭窄

先天性主动脉狭窄是一种较少见的先天性心血管疾病，是指主动脉瓣或瓣上、瓣下的局限性狭窄。

（一）病理解剖及血流动力学

多由于主动脉瓣瓣叶分化异常，瓣叶间互相融合所致，其中二瓣畸形最常见。根据狭窄部位分为 3 型：主动脉瓣膜狭窄（最常见，约 80%）、瓣上狭窄和瓣下狭窄。

主动脉狭窄导致左心室后负荷加重，左心室收缩压增高，左心室与主动脉间产生收缩期跨瓣压差，左心室壁代偿性肥厚。

（二）CT 影像学表现

1. 直接征象

主动脉瓣、瓣上或瓣下不同程度狭窄，部分可见瓣叶畸形及瓣上隔膜样结构。

2. 间接征象

狭窄后主动脉扩张，左心室壁及室间隔增厚。

八、主动脉缩窄

主动脉缩窄（coarctation of aorta，COA）是指主动脉有一局限性的狭窄，大多数缩窄局部呈膜样或嵴状向腔内凸出于弓峡部，部分缩窄腔内无隔膜样结构，狭窄段较长。缩窄部位多位于左锁骨下动脉远端、动脉导管或动脉韧带附着处附近的主动脉弓降部（即峡部）。

（一）病理解剖及血流动力学

一般将此病分为单纯型和复杂型。单纯型主动脉缩窄位于主动脉弓降部，不伴有动脉导管未闭及其他畸形。复杂型主动脉缩窄又分为 2 个亚型：Ⅰ型合并动脉导管未闭、室间隔缺损等其他心血管畸形，不累及左锁骨下动脉及主动脉弓；Ⅱ型并发主动脉弓发育不良，缩窄位于左锁骨下动脉开口近心端，或缩窄同时累及左锁骨下动脉开口。

主动脉缩窄的血流动力学变化取决于是否存在动脉导管未闭、主动脉缩窄的位置及程度和是否伴发心内畸形。如当合并室间隔缺损时，因主动脉缩窄导致左心室压力增高，左向右分流量增加，心力衰竭不可避免，随后肺动脉压力增高，当肺动脉压力高于缩窄段以远主动脉压力时，动脉导管的分流方向变成右向左即从肺动脉-降主动脉。合并动脉导管未闭者，缩窄位于动脉导管近心端者，临床出现分界性发绀（即下半身发绀或下半身发绀重于上半身）；缩窄位于动脉导管远心端者，早期即出现严重的肺动脉高压。

根据缩窄的部位不同,侧支循环主要包括:锁骨下-胸廓内-肋间动脉系统、椎动脉-脊髓动脉系统、颈动脉-肩胛外动脉系统。

(二)CT影像学表现

1. 直接征象

可通过不同的后处理重组方法、不同角度准确显示主动脉缩窄的位置、程度、缩窄后主动脉情况、有无合并其他心内外结构畸形及侧支循环建立情况等。

2. 间接征象

可显示以左心室增大为主的左、右心室增大及心室壁的肥厚等。

九、主动脉弓离断

主动脉弓离断(interruption of aorticarch,IAA)是指主动脉弓与降主动脉间不连接、无血流通过的一种少见的先天性主动脉弓畸形。

(一)病理解剖及血流动力学

本病特点是主动脉弓部有一段缺如,形成前后离断。左心室与发育不良的升主动脉连接,右心室发出肺动脉通过未闭动脉导管与降主动脉连接。本病多合并室间隔缺损和动脉导管未闭,因此合称为主动脉弓离断三联征。

根据离断发生的部位将其分为3型:A型(离断位于左锁骨下动脉以远)、B型(离断位于左颈总动脉与左锁骨下动脉间)、C型(离断位于头臂干与左颈总动脉间)。其中,B型最多,C型最罕见。

主动脉弓离断是升主动脉与降主动脉间连续性中断,故升主动脉由左心室供血,供应头颈部及上肢等躯体上部;降主动脉由右心室经肺动脉通过未闭动脉导管供血,供应腹部及下肢等躯体下部。由于躯体上下部血流分别来源于体循环和肺循环,故患者有明显的差异性发绀及杵状趾。若合并室间隔缺损或较大的动脉导管未闭,下半身可无明显发绀。

(二)CT影像学表现

1. 直接征象

主动脉弓与降主动脉完全离断,动脉导管未闭,室间隔缺损等并发畸形。

2. 间接征象

肺动脉扩张,左、右心室及左心房明显增大。

十、右心室双出口

右心室双出口(DORV)指主动脉和肺动脉全部或大部从右心室发出,室间隔缺损是左心室唯一的出口。典型的右心室双出口两组半月瓣下均有圆锥部,与房室瓣皆无纤维连接,肺动脉瓣狭窄可有可无。DORV是少见的发绀型先天性心脏病。

DORV是介于法洛四联症与完全型大动脉转位间的一种先天性心血管畸形。有学者认为,在有右心室流出道狭窄和主动脉瓣与二尖瓣有纤维连接的病例,主动脉骑跨大于75%者可归为右心室双出口,否则为法洛四联症。

若动脉连续右移完全起自于右心室,而肺动脉骑跨在室间隔上,且大部起源于右心室者为特殊类型的DORV,称为陶-宾综合征,当肺动脉骑跨于室间隔上,超过50%大部起源于左心室时,则诊断为完全型大动脉转位。

（一）病理解剖及血流动力学

根据半月瓣水平、主动脉与肺动脉的排列关系将其分为 4 型：①位置关系正常，肺动脉在主动脉的左前方，肺动脉瓣高于主动脉瓣；②主动脉与肺动脉呈左、右并列，两组半月瓣同等高度；③右位型大动脉异位，即主动脉位于肺动脉的右前方；④左位型大动脉异位，即主动脉位于肺动脉的左侧或左前方。

据室间隔缺损的位置将其分为 4 型：①主动脉瓣下室间隔缺损；②肺动脉瓣下室间隔缺损；③靠近大动脉开口的室间隔缺损；④远离大动脉开口的室间隔缺损。

据有无肺动脉狭窄分为 2 型：①无肺动脉狭窄；②有肺动脉狭窄型，此型类似于法洛四联症，故称为四联症型。

DORV 患者的主动脉及肺动脉均起源于右心室，主动脉必然接受源于右心室静脉血，而存在右向左分流，室间隔缺损是左心室的唯一出口，故必然存在经室间隔缺损的左向右分流；所以，DORV 的血流动力学变化取决于室间隔缺损的大小、室间隔缺损与主动脉瓣和肺动脉瓣的位置关系，以及是否伴发肺动脉狭窄及狭窄程度。因此，DORV 患者的血流动力学变化和临床表现差异较大，肺动脉狭窄者可发生发绀，临床表现类似于法洛四联症或大动脉转位；肺动脉无狭窄者，主、肺动脉压力相同，肺血增加致肺动脉高压，临床表现类似大的室间隔缺损或艾森曼格综合征。

（二）CT 影像学表现

1. 直接征象

可见 2 条大动脉全部或 1 条大动脉全部、另 1 条大动脉大部分起源于右心室；大的室间隔缺损。

2. 间接征象

右心室明显扩张，室壁增厚，左心室相对较小。

十一、完全型大动脉转位

完全型大动脉转位是指主动脉和肺动脉位置互换，主动脉位于肺动脉的前方（右前方或左前方），全部或大部出自于右心室，肺动脉位于主动脉的后方（左后方或右后方），全部或大部出自左心室。本病是最常见的发绀型先心病之一。

（一）病理解剖及血流动力学

上、下腔静脉回流的非氧合静脉血通过右心房、右心室，后经主动脉供应全身，而肺静脉回流的氧合血则通过左心房、左心室，后经肺动脉达到肺部。

患者必须依靠心内交通（卵圆孔未闭、房间隔缺损、室间隔缺损）或心外交通（动脉导管未闭、侧支血管等）方能维持生命。

因全身各器官系统均严重缺氧，使心排出量增大，心脏负荷加重，早期即发生心脏增大、心力衰竭。根据是否合并室间隔缺损及肺动脉狭窄分为 3 类。

1. 完全型大动脉转位并室间隔完整

仅借助卵圆孔未闭或房间隔缺损、动脉导管未闭形成沟通，故发绀、缺氧严重，该类患儿由于严重低氧血症大部分早期夭亡。

2. 完全型大动脉转位并室间隔缺损

较室间隔完整者相比，本型可是左、右心血液沟通混合较多，减轻患者的低氧血症症状，但是肺血流量增加可导致心力衰竭。

3.完全型大动脉转位合并室间隔缺损及肺动脉狭窄

类似于法洛四联症。

(二)CT 影像学表现

1.直接征象

2 条大血管起始部平行走行,主动脉在前,肺动脉在后,还可显示并发的心内外结构畸形。

2.间接征象

右心房、右心室增大。

十二、矫正型大动脉转位

矫正型大动脉转位是指无论心房正位或反位,形态学的右心房与形态学左心室连接,发出肺动脉,形态学的左心房与形态学右心室连接,发出主动脉,这种畸形使血液循环的生理功能得到纠正。

(一)病理解剖及血流动力学

矫正型大动脉转位是指心室大动脉连接的不一致与心房、心室连接的不一致并存,连接关系为腔静脉-右心房-左心室肺动脉,肺静脉-左心房-右心室-主动脉,由此可见,虽然存在路径的变异,但是血流动力学与正常人相同。

绝大多数矫正型大动脉转位都合并有心内外结构畸形,其中,室间隔缺损是最常见的伴发畸形,其次为肺动脉狭窄等。

(二)CT 影像学表现

可立体直观地显示房室连接、房室与大血管的连接关系以及两大动脉之间的位置关系,同时可清晰显示伴发的其他心内外结构畸形。

十三、肺静脉异位引流

肺静脉异位引流又称为肺静脉畸形连接,是指部分或所有肺静脉未能与左心房连接,而是直接或通过体静脉系统与右心房连接,分为部分型肺静脉异位引流和完全型肺静脉异位引流。

(一)病理解剖及血流动力学

完全型肺静脉异位引流的 4 支肺静脉可先汇合在一起,也可分别与体静脉或右心房连接,因此,据回流部位分为 4 型:①心上型,4 支肺静脉汇合成一支共干引流入垂直静脉,经左无名静脉、右上腔静脉至右心房,此型最多见 ;②心内型,4 支肺静脉全部直接引流至右心房或冠状静脉窦;③心下型,4 支肺静脉共干经横膈引流入下腔静脉、肝门静脉或肝静脉,此型多因回流受阻致肺静脉高压;④混合型。完全型肺静脉异位引流几乎都合并房间隔缺损,部分合并其他心内外结构畸形。完全型肺静脉异位引流血流动力学取决于心房间交通的大小、肺循环的阻力等。

该型患者体静脉和肺静脉的血都回流至右心房,借助房间隔缺损使混合血流入左心系统以维持体循环。因此,房间隔缺损大小有重要意义,缺损小不足以维持体循环,缺损大,患者耐受性好。

部分型肺静脉异位引流中,畸形引流的肺静脉可为一侧单支、一侧双支及双侧单支,异位引流的静脉可分别引流至下腔静脉、上腔静脉、无名静脉或右心房等部位。常合并房间隔缺损。异位连接的肺静脉氧合血进右心房、右心室后入肺再循环,肺血流量增加,血流动力学改变取决于异位连接的肺静脉数量和是否有房间隔缺损。异位引流的肺静脉数量越少,患者的症状越轻。

(二)CT 影像学表现

1.直接征象

4 支或部分肺静脉与左心房不连接,立体直观地显示肺静脉的回流通道。

2.间接征象

右心房、右心室增大;左心房缩小,异常通道(上、下腔静脉或冠状静脉窦)增宽。

十四、先天性冠状动脉瘘

先天性冠状动脉瘘(coronary artery fistula)是少见的先天性心血管畸形,是指冠状动脉主干或分支与某一心腔或主动脉、肺动脉间存在直接交通。

(一)病理解剖及血流动力学

根据瘘口的位置可分为 5 型:引流入右心房、引流入右心室、引流入肺动脉、引流入左心房、引流入左心室。其中,引流入右心系统的最多见。

大多数冠状动脉瘘的分流量小,对心肌的血液供应和血流动力学影响较小。如果引流量大,可出现心肌缺血、心脏增大、肺动脉高压及心力衰竭的表现。如果回流入右心房,则右心房容量负荷增加,导致右心房、右心室和左心房、左心室的增大,如果回流入右心室,则右心室、左心房、左心室体积增大,如果引流入左心室,则左心室、左心房增大。

(二)CT 影像学表现

1.直接征象

冠状动脉瘘起源的冠状动脉起始段明显扩张,可立体直观地显示瘘管的走行 。

2.间接征象

因分流量大小不同,回流的心腔不同而引起不同程度的房室增大。

十五、冠状动脉起源异常

冠状动脉起源异常包括冠状动脉异常起源于肺动脉,是少见的先天性心脏病之一。

(一)病理解剖及血流动力学改变

多为左冠状动脉起源于肺动脉。

胎儿期,肺动脉压高于主动脉压,起源于肺动脉的左冠状动脉内血供来源于肺动脉,出生后,肺动脉压低于主动脉压,肺动脉对左冠状动脉的血流灌注停止,左冠状动脉的血流主要由右冠状动脉经侧支循环供应,同时左冠状动脉部分血液逆流灌注进入肺动脉。若侧支血流量大,患者出现大的动静脉分流,导致左心房、左心室明显增大及心功能不全。

(二)CT 影像学表现

1.直接征象

左冠状动脉起源于肺动脉。

2.间接征象

右冠状动脉增宽,左心房、左心室明显增大,部分可见心肌内的低密度缺血区。

第五节 主动脉夹层及动脉瘤

一、主动脉夹层

典型的主动脉夹层（aortic dissection，AD）始发于主动脉内膜和中层撕裂，主动脉内血液经内膜破口直接穿透中层，将中层分离形成夹层，由于管腔压力不断推动，分离沿主动脉壁推进不同的长度，广泛者可自升主动脉直至腹主动脉分叉或累及髂动脉。典型的夹层为顺向分离，即在近端内膜撕裂口处向主动脉远端扩展，有时也会从内膜撕裂口逆向进展。剪切力可能导致内膜片进一步撕裂，形成内膜再破口或出口。主动脉壁分离层之间被血液充盈形成一个假腔，假腔可由于血液的充盈进一步扩张，引起内膜片凸入真腔，使真腔变窄或塌陷。

1. 分类

内膜撕裂口多位于主动脉内壁压力最大处，即升主动脉（窦上数厘米）外右侧壁或降主动脉近端（左锁骨下动脉开口以远）动脉韧带处。少数可发生于其他部位，如腹主动脉。根据病变起始部位和范围，AD 主要有 2 种分类法。

（1）DeBakey 分型：Ⅰ型，内膜撕裂口位于升主动脉，夹层由此向主动脉弓或远端扩展；Ⅱ型，内膜破口位置同Ⅰ型，但病变范围仅限于升主动脉；Ⅲ型，内膜破口位于降主动脉近端，并沿主动脉向远端扩展，少数情况下逆行扩展至主动脉弓和升主动脉。

（2）Stanford 分型：A 型，无论起源部位，所有累及升主动脉的夹层，相当于 DeBakey Ⅰ型和Ⅱ；B 型，仅累及降主动脉的夹层，相当于 DeBakey Ⅲ型。

2. CT 表现　内膜片（intimalflap）是主动脉夹层诊断的直接征象。内膜片沿主动脉长轴纵向延伸，也可呈螺旋状撕裂。内膜片将主动脉分为真腔（truelumen）和假腔（false lumen），假腔在升主动脉通常位于右侧，于主动脉弓位于前上部，在降主动脉常位于左侧，在呈螺旋状撕裂的病例中假腔可位于真腔任何方位。假腔通常明显大于真腔，假腔内可有低密度血栓形成。内膜破口表现为内膜连续性中断，破口处还可见喷射状血流。主动脉夹层可累及主要分支，表现为内膜片延伸至分支血管内，受累脏器可缺血、梗死或灌注减低。

影像学检查需提供的信息包括：①主动脉腔内是否有内膜片，即明确主动脉夹层的诊断，②夹层累及主动脉的范围，即明确主动脉夹层的分型。③夹层破口的位置。④真腔和假腔的大小、形态，假腔内是否有血栓形成。⑤主要分支血管（包括冠状动脉、头臂动脉、腹腔干、肠系膜动脉、肾动脉和髂动脉）是否受累、从真腔还是从假腔发出。⑥其他并发症，如心包积液、胸腔积液、主动脉破裂出血、动脉瘤、其他脏器缺血的情况等。

需要注意的是由于层流现象或对比剂与血液未混合均匀等原因，在动脉期血管腔内可能会出现线状低密度影，类似内膜片，此时与夹层鉴别主要有以下几点：①该低密度影较模糊；②低密度影不呈螺旋状；③由该低密度影分隔的"真腔"和"假腔"密度一致；④延迟扫描时低密度影消失，可排除夹层。

二、主动脉壁间血肿

由主动脉中层内滋养血管破裂出血形成，血肿可局限或沿中层扩展形成广泛血肿。主动脉壁间血肿（aortic intramural hematoma，AIH）的发病诱因、临床表现和并发症与 AD 相似，有的学者称其为没有内膜破口的夹层或不典型夹层。血肿的存在使主动脉管壁更加脆弱而易破裂,向内破裂时形成夹层,向外扩张则形成动脉瘤,严重者向外破裂可穿通主动脉壁。

1.CT 表现

主动脉壁内出血引起的主动脉壁异常增厚,可对称性或不对称环绕主动脉腔,厚度＞5 mm。主动脉的内径正常或略扩大。在 CT 平扫时,新鲜血肿的 CT 值略高于主动脉管腔内血液密度,陈旧血肿呈相对低密度。累及范围多较弥散。钙化的内膜片因血肿的推压而向腔内移位。增强扫描血肿本身无强化,但主动脉壁在分离过程中可导致血管内膜的损伤,在内膜片上形成一个或多个小的渗漏孔进入血肿内,表现为血肿内邻近真腔处细线样或点片状不规则形强化区,壁内血肿密度可因出血时间不同而有所差异,形成分层现象。没有内膜片、破口和真假腔。并发征象包括心包积液、胸腔积液、主动脉瘤等。受累主动脉最大直径＞5 cm、真腔变扁(短径＜75％长径)、出现心包积液或胸腔积液、持续胸痛和穿透性溃疡的存在提示AIH 有可能进展为夹层或主动脉破裂。

2.鉴别

AIH 需与典型的 AD,尤其是与内膜破口已封闭、假腔已由血栓充填的慢性 AD 鉴别。AIH 患者年龄较大且多伴有动脉粥样硬化改变,AIH 多好发于降主动脉,动态观察,AIH 可自然吸收,AIH 无主要分支血管受累,AIH 沿主动脉长轴可较广泛,AIH 时主动脉壁内缘光整,AD 多沿主动脉长轴纵向螺旋剥离,而 AIH 多呈连续性环绕主动脉。

AIH 有时还要与附壁血栓鉴别。壁内血肿沿主动脉长轴可较广泛,管腔多不扩张,而血栓较局限,常有管腔的扩张,如显示壁内钙化的移位和动脉壁内存在病变,应考虑 AIH。

三、穿透性动脉粥样硬化性溃疡

粥样硬化斑块破裂形成溃疡,溃疡穿透内弹力层并在动脉壁中层内形成血肿,血肿较局限,不形成假腔。部分病例溃疡穿透中膜达外膜形成囊状或梭形假性动脉瘤,少数病例溃疡穿透外膜导致透壁性主动脉破裂。穿透性动脉粥样硬化性溃疡(PAU)常见于有高血压和动脉硬化的老年人,多发生于降主动脉,少数发生于升主动脉和主动脉弓。

CT 表现主动脉广泛的粥样硬化改变,凸入主动脉壁内的龛影,内膜钙化内移,动脉壁内有低密度血肿影,还可见局部血管扩张形成动脉瘤。50％～70％的 PAU 较稳定,但也有近30％的病例发展为壁间血肿、夹层,甚至动脉瘤。

四、主动脉瘤

主动脉瘤(aortic aneurysm)指局限性或弥散性主动脉扩张,其管径大于正常主动脉1.5 倍或以上。升主动脉正常管径男性为 33 mm、女性为 30 mm。

1.分类

主动脉瘤有多种分类方法。

(1)按瘤壁的组织结构可分为真性和假性动脉瘤。

①真性动脉瘤是由于血管壁中层弹性纤维变性,失去原有韧性,形成局部薄弱区,在动脉内压力作用下使主动脉壁全层扩张或局限性向外膨隆形成动脉瘤。②假性动脉瘤是指主动脉壁全层破裂或内膜、中层破裂,局部向外膨出形成动脉瘤,瘤壁由血管周围结缔组织、血栓或血管外膜构成。

(2)按病因可分为粥样硬化、感染性、创伤性、先天性、大动脉炎性、梅毒性、马方综合征和贝赫切特综合征等。

(3)按部位分为胸主动脉瘤、胸腹主动脉瘤和腹主动脉瘤。

(4)按形状分为囊状、梭形和混合型。

2.CT 表现

(1)在术前 CT 可反映以下情况:①动脉瘤的大小、形态。②瘤腔内有无血栓,瘤壁有无破裂、夹层、钙化等,瘤周有无出血,周围组织压迫情况,主动脉瘤破裂时局部有时可见小气泡。③动脉瘤是否累及主要分支血管。④有无其他并发症。

(2)在腹部动脉瘤支架术前 CT 上需测量数据包括:①肾动脉下缘至动脉瘤起始部及末端的距离,动脉瘤起始部及末端与主动脉分叉距离;②瘤颈部管径,两侧髂总动脉的管径,主动脉分叉管径;③瘤体的长径,瘤体最宽处管径;④若合并主动脉夹层,还需测量各破口至肾动脉下缘距离。

(3)在胸部动脉瘤支架术前 CT 上需测量数据包括:瘤颈部管径,瘤体起始部管径,瘤体最宽处管径,瘤体长度,左侧锁骨下动脉至瘤体起始部及瘤体末端距离,主动脉夹层破口至左侧锁骨下动脉开口距离等。

(4)CT 也用于支架术后的随访和术后并发症的显示,如支架移位、变形、感染和漏血等。漏血可使动脉瘤继续扩大,导致治疗失败。对动脉瘤内支架漏血的分型主要根据支架周围血流的起源,主要分为 3 型:Ⅰ型为支架近端和远端附着点出现的漏血;Ⅱ型为主动脉分支血管(如腰动脉等)反流形成的支架周围漏血;Ⅲ型为支架内膜的撕裂或支架连接点出现的漏血。

第二十七章 冠状动脉低辐射剂量、低浓度对比剂成像

64 排螺旋 CT 冠状动脉成像正逐渐成为临床检查常规,但仍要面对众多需进一步完善和解决的问题,如何合理降低检查中的 X 线辐射剂量即为其中之一。当今大部分 64 排螺旋 CT 均具备两种扫描模式:前瞻性心电门控扫描(前门控)和回顾性心电门控扫描(后门控)。前门控扫描要求控制受检者心率<70 次/分,采用此种方式扫描,可明显降低辐射剂量。对于心率>70 次/分的受检者,可采用后门控扫描。选用此种扫描方式,通过后重建技术获得多期相数据,对病变进行进一步分析,但缺陷是辐射剂量明显加大。我们的宗旨应是在满足诊断要求和受检者状况允许的前提下,尽量控制心率采用前门控扫描完成检查。

在影响扫描剂量的众多因素中,受检者的体质指数(BMI)为不可调节因素,而受检者心率、扫描模式、管电压、管电流、扫描范围、对比剂用量、前门控时间窗补偿、后门控自动毫安调控及图像重建算法等均为可调节因素。我们通过调整可调节因素使扫描协议个体化,既满足诊断要求,又使每位受检者的扫描剂量最优化。

第一节 冠状动脉低辐射剂量成像要点

一、根据受检者体质指数设定扫描条件

当今最为常用的是根据受检者的身高、体重计算体质指数(BMI,kg/m^2),制订个体化的管电压值、管电流值,在满足诊断的前提下,尽量减少受检者的辐射剂量。以 BMI 为基础设定管电压时,对不同管电压受检者所受辐射剂量的影响进行研究,如选取 120 kV 与 100 kV 两组各 30 例行前门控冠状动脉成像,研究显示在两组患者的年龄、BMI、心率、管电流均匹配的条件下,当管电压从 120 kV 降至 100 kV 时,辐射剂量将会减少 31%。选用 100 kV 扫描时的平均有效辐射剂量(ED)仅为(0.98±0.23)mSv。

临床上全面采用低剂量冠状动脉 CT 成像后,常规组与低剂量组两组患者的多组数据经统计学分析后提示以降低 kV 值来降低扫描剂量的方案是可行的,kV 降低后图像质量并无降低,且主动脉根部的 CT 值有所提高,噪声与信噪比基本保持不变。两组数据的管电流、扫描长度均无差异。管电压调节的标准参考如下:对 BMI≤22.5,体重≤60 kg 的受检者应用 80 kV 对 BMI≤28,体重≤85 kg 的受检者应用 100 kV。

二、精准定位,缩小扫描范围

检查前向受检者讲述检查过程,能有效降低受检者的紧张程度,获得受检者的良好配合。训练好吸气、屏气,确认受检者每次吸气幅度保持一致,可定位精确,缩小扫描范围,减少受检者辐射剂量。特别是前门控扫描,精确定位可在保证扫描覆盖整个心脏的前提下,将扫描长度从 14 cm(224 幅图像)精减到 10.5 cm(168 幅图像),大大降低受检者的辐射剂量。

三、心脏滤线器

心脏滤线器(Cardiac Bowtie)模式较常规 Large Body Bowtie 模式,能有效减少受检者辐射剂量,同时可得到高质量的诊断图像。根据受检者体重还可选不同尺寸的 Cardiac Bowtie(Small/Large)来调节剂量。

四、前门控时间窗补偿(Padding)的设置

将 Padding 打开,设置为 0,每个心动周期将只能采集一个靶期相的心脏图像用于诊断,剂量较关闭 Padding 而设置靶期相前后补偿时的扫描剂量为低。

五、后门控自动毫安调制

心电图自动毫安控制(ECG mA modulation)(后门控)是指在采用回顾性心电门控扫描时,设置心电自动毫安调制开关为 On,在收缩期采用低毫安输出,在舒张期采用高毫安输出,其中相位的宽度、最大毫安输出值由操作人员根据检查需要和受检者身高、体重设定。最低毫安输出值通常设定为最大毫安输出值的 20%,可大大降低受检者的受线剂量。

六、自适应统计迭代重建技术

与传统滤过反投影(filtered back projection,FBP)辐射剂量相同的情况下,迭代重建可提高图像质量的空间分辨力和密度分辨力。在与 FBP 图像噪声一致时,迭代重建在不牺牲图像质量的前提下,可明显降低辐射剂量。常规可选用自适应统计迭代重建技术(adaptive statistical iterative reconstruction,ASiR)ASiR 30%～50%重建。80 kV 冠状动脉扫描时建议选用 ASiR 60%重建,以弥补图像噪声对图像质量的影响,亦可满足诊断需求。

通过对图像不同位置的信噪比、对比噪声比和空间分辨力等数据的详细定量分析,统计迭代重建算法较传统滤过反投影重建算法在后期提高图像质量方面有更大的潜力和优势,统计迭代为进一步降低辐射剂量提供了一个很好的数据重建方法。

第二节 冠状动脉低浓度对比剂成像要点

常规冠状动脉成像使用的低渗或等渗对比剂碘浓度均 ≥320 mg/mL。因理论上 1 mg/mL 的碘量所产生的 CT 值随着管电压的降低而升高,因此应用低 kV 冠状动脉成像时则有了应用更低碘浓度对比剂的可能性。当前等渗、含碘量为 270 mg/mL 的对比剂已在冠状动脉 CT 成像上使用了。

一、270 mg/mL 浓度对比剂的冠状动脉 CT 能谱扫描

冠状动脉 CT 能谱扫描可以获得从 40～140 keV 连续 101 个单能量的 keV 图像,随着 keV 降低,图像对比度提高,小血管的显示率明显提高,其最佳对比噪声比图像通常位于 65～75 keV。将应用 270 mg/mL 对比剂、最佳对比噪声比为 70 keV 的图像与常规应用 350 mg/mL 对比剂、120 kVp 图像相比较,可以发现冠状动脉 CT 能谱扫描并未增加患者有效

剂量,主动脉根部 CT 值未减小,但噪声、信噪比和对比噪声比均较常规扫描有所改善。

二、270 mg/mL 浓度对比剂的冠状动脉 CT 低剂量扫描

冠状动脉成像指南推荐对于 BMI<30 的受检者可以使用 100 kV 管电压扫描,有了 100 kV 管电压的基础,即可以应用 270 mg/mL 浓度对比剂。

针对 BMI≤28 的前门控受检者,对比两组图像,其中组一 46 例,低渗 350 mg/mL 对比剂,总量按 0.8 mg/kg 计算,管电压 120 kV,管电流 210~700 mA,FBP 图像重建;组二 44 例,等渗 270 mg/mL 对比剂,总量按 0.8 mg/kg 计算,管电压 100 kV,管电流 240~560 mA,ASiR 30% 图像重建。所得两组图像质量及图像测量数据证实:低管电压、低浓度对比剂的 64 排螺旋 CT 冠状动脉成像的图像质量可以满足诊断需求,实现了"双低"。双低剂量扫描最重要的是应注意图像噪声的补偿。补偿途径之一是加大 ASiR 水平,另一方法是适当提高管电流水平。

第二十八章 胸部、乳腺与心血管系统影像诊断

第一节 如何分析肺部病变CT资料

CT检查已成为胸部最常用和有效的评价方法,但由于肺病病变种类繁多、表现复杂,因此如何分析胸部CT资料、获得正确诊断是一个至关重要的临床问题。一般来说,肺部疾病的CT分析包括以下步骤:仔细分析病变的表现类型并进行归类、确定病变的分布特点、利用影像学的其他资料。

对病变CT表现的识别是第一步,这是初步确定鉴别诊断范围所必须的。其次,应尽可能确切地判断病变的解剖分布,包括病变是弥散性还是局限性、中央还是周边分布、累及肺上部还是中部与下部、是气腔还是间质侵犯、病变分布是否沿支气管血管束还是淋巴管,这些因素的判断有助于确定病变宏观与微观侵犯的部位,可缩小鉴别诊断范围。其他资料,如是否合并骨质破坏、病变的动态变化、相关临床表现与实验室资料对诊断也有提示作用。尽管如此,有时因为征象重叠、病变位置与分布变异、影像信息利用不足,仍难以缩小鉴别范围,此时需结合病史、实验室检查、甚至病理检查才能确定诊断。

一般可将肺部病变CT表现分为密度增高、密度减低、结节状或肿块状、线状影四类。

一、密度增高性病变

以下原因可导致肺密度增高:肺内结构成分的增大或增多、血管内血液量增多及血管增粗、含气减少或气腔内含有液体及细胞成分。临床上,肺密度增高常为两种以上的原因所致。导致气体减少的原因包括:①气腔与小气道容积减小;②气腔及气道末梢完全或部分被液体或细胞充填。

导致肺结构软组织成分增大的原因包括;①血管增粗及血流增多;②间质组织与末梢气道-肺泡壁增厚。

密度增高的程度取决于上述两种病变的轻重,病变较轻或较早时,肺密度呈晕状增加、支气管及肺血管仍能显示,称之为磨玻璃密度(ground-glass opacity,GGO);密度增加更明显、肺血管被掩盖时,则为肺实变(lung consolidation),常提示为病变进展期或较晚阶段。

1. GGO

GGO病变时由于气道内气体低密度与周围肺实质密度增高所致的密度差增大,小气道显示更突出,称之为黑支气管征(dark bronchogram)。GGO的形态可为结节状、局灶性或局限性,也可为多灶性和弥散性,GGO的密度可均匀,也可不均匀,边缘可清楚或模糊。

(1)生理性肺泡容积减小:呼气相时肺泡含气减少致磨玻璃密度影,形似病变,应予注意。生理因素如近地侧因重力作用导致灌注增加与肺泡内含气减少,以及呼气相扫描时由于组织含气与血流量的相对变化,这种改变以下叶为著,可能是膈肌挤压的作用。此时若疑为病变,可行俯卧位扫描进行鉴别。病理因素如胸膜增厚、纤维化导致肺泡扩张受限也能造成GGO。

(2)肺泡内气体被置换：包括液体与细胞成分，常伴间质和肺泡壁增厚，此类疾病包括肺泡蛋白沉着症、呼吸性细支气管炎与间质性肺病、肺泡内出血、支气管肺泡癌等，肺小叶内肺泡受侵以其小叶及腺泡周边部为明显，此种表现加上小叶间隔及小叶内间隔增厚构成典型的碎石路征(crazy-paving pattern)。

(3)肺血流灌注增加：肺毛细血管内血流增加也可导致密度增加，尤其是呈斑片状增加时易于识别，这种血流增加区域与反射性小气道狭窄所致的血管收缩性血流减少形成不同密度交错的马赛克状，也称马赛克灌注，应与其他肺内病变所致的 GGO 鉴别，要点是马赛克灌注区域的血管异常，典型者见于肺栓塞与肺血管炎。

(4)间质与肺泡壁增厚：轻度肺间质与肺泡壁增厚可导致GGO，多见于肺泡壁与间质的炎症或浸润性病变，常伴肺泡内细胞浸润，一般提示病变为活动性，但也可见于纤维化即慢性或非活动性病变，其证据是伴随牵引性支气管扩张。

(5)碎石路征(crazy paving)：线状影叠加 GGO 即为碎石路征，见于肺泡蛋白沉着症、肺水肿、肺部感染性病变、肺出血、急性间质性肺炎、ARDS、急性放射性肺炎、嗜酸性肺炎、多种原发性间质性肺炎、机化性肺炎、肺血管炎、支气管肺泡癌、淋巴转移、结节病、脂质肺炎等。该征中线状影为间质增厚所致，包括肺泡壁与肺间质，HRCT 显示小叶间隔与小叶内间隔增厚。

2.肺实变(lungconsolidation)

肺实变是指肺实质密度增高、肺血管与气道边缘被掩盖，但气道的含气腔仍可显示，典型表现为含气支气管征(airbronchogram)，表现为相对低密度影，并可显示正常情况下不能显示的周围气道。

实变也可为结节状、局限性，多灶性或弥散性，实变密度可均匀或不均匀，边缘清楚或模糊，边缘清楚者常为接近其他结构如叶间裂所致，而距离叶间裂较远者边缘可较清楚或模糊，或被GGO包绕。GGO与实变的鉴别诊断均需要了解患者发病是急性还是慢性以及临床症状。早期气腔实变位于小叶中心，呈支气管分布。

3.高密度性肺密度增加

高密度性肺密度增加指肺密度增加超过软组织，最常见的是钙化，多灶性钙化见于肉芽肿性病变，如结核、硅沉着病、结节病、淀粉样变等。更为致密的病变则远远超过软组织密度，常见病变包括转移性钙化、肺泡微石症、肺内播散性骨化等。转移性钙化主要是钙质沉着于肺实质及血管支气管束周围间质，见于钙磷代谢异常如肾衰竭及甲状旁腺功能亢进，CT 显示钙化为局限性块状、小叶中心性或弥散性分布。

肺泡微石症(alveolar microlithiasis)以肺泡内广泛钙化为特征，CT特点为钙化性实变，有时可见钙质沉积于小叶及腺泡边缘所致的线状影、小叶中心性结节状高密度影。播散性肺内钙化也见于慢性心脏病(如二尖瓣狭窄)、原发性肺纤维化及石棉沉着病。有时胺碘酮可在肺内聚集导致高密度实变，此时肝脾实质及其他脏器高密度改变有提示作用。

4.肺密度增高性病变的病程与分布特征

分析肺密度增高性病变的分布对诊断很有帮助，如密度增高影与支气管血管束的关系，若血管仍可显示，则为GGO；若血管被掩盖，则为实变。

GGO与实变的鉴别因病程急慢性而不同，如急性者见于肺部感染、肺水肿、出血、ARDS、急性间质性肺炎及急性放射性肺炎，亚急性与慢性者见于机化性肺炎、支气管肺泡癌、淋巴瘤、慢性嗜酸性肺炎、血管炎、脂质性肺炎、原发性间质性肺炎、过敏性肺炎、结节病、肺泡蛋白沉着症等。

其次,应观察是否有间质改变,即是否有线状密度增高影,有线状影时为碎石路征。急性碎石路征见于肺水肿、肺部感染、出血、急性间质性肺炎、ARDS、急性放射性肺炎、急性嗜酸性肺炎等,亚急性及慢性碎石路征,见于原发性间质性肺炎、肺泡蛋白沉着症、机化性肺炎、血管炎、慢性嗜酸性肺炎、支气管肺泡癌、肿瘤肺淋巴转移、结节病及脂质性肺炎等。

GGO病变的分布特征如下。①小叶中心性分布:过敏性肺炎、机化性肺炎、肺部感染性病变、肺水肿、肺出血、血管炎、转移性钙化、淋巴细胞性间质性肺炎(lymphocytic interstitial pneumonia,LIP);②胸膜下分布:寻常型间质性肺炎(usual interstitial pneumonia,UIP)、原发性间质纤维化(primary pulmonary fibrosis,PPF)、嗜酸性肺炎、机化性肺炎、石棉沉着病;③斑片状分布:非特异性间质性肺炎(nonspecific interstitial pneumonia,NSIP)、脱屑性间质性肺炎(desquamative interstitial pneumonia,DIP)、过敏性肺炎、肺泡蛋白沉着症、出血、血管炎、结节病;④弥散性分布:过敏性肺炎、吸烟相关肺病、脱屑性间质性肺炎、非特异性间质性肺炎、肺部感染、肺水肿、肺出血、ARDS、急性间质性肺炎(acute interstitial pneumonia,AIP)及肺泡蛋白沉着症。

实变性病变分布特点如下。①小叶中心性分布:过敏性肺炎、机化性肺炎、支气管肺泡癌、吸入性肺炎、肺部感染性病变、肺水肿、肺出血、LIP;②胸膜下分布:慢性嗜酸性肺炎、机化性肺炎、UIP及IPF;③斑片状分布:NSIP、DIP、过敏性肺炎、肺出血、血管炎及结节病;④弥散性分布:过敏性肺炎、NSIP、细菌性肺炎、肺水肿、肺出血、ARDS、肺泡蛋白沉着症;⑤肺叶肺段性分布:大叶性或节段性肺炎、支气管肺泡癌、机化性肺炎、淋巴瘤。

密度增高性病变肺区分布特点:不同病变可以上肺、下肺或弥散性分布为主。①上肺分布为主:结节病、结核、慢性嗜酸性肺炎等;②下肺分布为主:肺水肿、UIP、石棉沉着病、NSIP、DIP、脂质性肺炎、隐源性机化性肺炎(cryptogenic organising pneumonia,COP)、肺出血;③弥散性分布:过敏性肺炎、弥散性肺炎、肿瘤淋巴道转移、结节病。

根据病变侵犯途径、淋巴引流等特点,肺内密度增高性病变可为中心性(肺门周围)及周围性分布。①中心性分布为主的结节病、肿瘤淋巴道转移、肺泡蛋白沉着症等;②周围性分布为主:UIP、石棉沉着病、NSIP、慢性嗜酸性肺炎、AIP、DIP、过敏性肺炎、化脓性栓塞、肺栓塞。

其他分布特点:①背侧分布为主:即近地侧为主,包括肺水肿、ARDS、UIP、石棉沉着病、NSIP、结节病、过敏性肺炎、脂质性肺炎;②单侧及非对称性分布:肺炎、肿瘤淋巴道转移、结节病。

二、密度减低性病变

正常情况下,由于肺内含有间质组织、血管结构、肺泡壁等,其密度稍高于空气。肺内病变时,任何原因导致肺组织含气增加、肺血流与软组织结构减少均可使密度减低。血流灌注下降引起局部X线衰减减少。气腔内空气增多也使肺密度降低,此即空气潴留(air trapping),表现为全肺或肺局部空气过度存留,CT呼气相对此显示最佳,其机制是气道部分性或完全性阻塞及局部肺顺应性降低。

肺组织丧失或破坏也会导致肺密度减低,此时CT表现为囊状或空洞,空洞与囊肿的差别是常发生于已存在的结节或肿块及实变区,因此可见较厚的壁,囊肿壁则较薄、较光滑。根据低密度病变的原因、性质及HRCT上病变的分布,肺低密度病变包括以下几种:低灌注或马赛克灌注、空气潴留、肺囊状病变、肺气肿。

1.低灌注与马赛克灌注低灌注（hypo perfusion）

低灌注与马赛克灌注低灌注原因是气道或血管狭窄或闭塞。

气道病变导致低灌注机制是病变气道以远的空气潴留与通气障碍引起反射性血管收缩，其范围可能是小叶、肺段或肺叶乃至全肺，小气道病变时低灌注呈地图状分布，形似马赛克；低灌注区邻近的正常肺实质因代偿性灌注增加形成GGO，需注意这种GGO并非真性病变。上述低密度区（低灌注区）即称之为马赛克灌注或马赛克状少血征（mosaic oigaemia），这种低灌注易于识别，因为HRCT上可见相应肺血管变窄，据此可与周围正常肺区（与低灌注区比较，密度较高）鉴别。该低灌注的另一特点是边缘较模糊。引起低灌注的最常见气道病变是闭塞性细支气管炎（bronchiolitis obliterans，BO），也称缩窄性细支气管炎，但也见于较大气道病变，HRCT可清楚显示病变气道管壁增厚与管腔扩张，呼气相显示局部空气潴留。引起低灌注的气道病变包括：①各种原因的闭塞性细支气管炎（原发性、吸收期炎症如病毒与真菌感染、慢性支气管炎、囊性纤维化、支气管扩张、有毒气体吸入与吸烟、结缔组织病、器官移植术后、药物性肺病）；②过敏性肺炎；③结节病；④Langerhans组织细胞病与淋巴管肌瘤病；⑤AIDS相关气道病变；⑥支气管扩张与哮喘；⑦急性肺栓塞所致细支气管痉挛、血管炎；⑧各种瘢痕。

血管病变引起肺灌注异常最常见的原因是肺栓塞，CT上局部肺密度减低加上主要肺动脉增粗可提示诊断。常见病变包括：①慢性肺栓塞；②原发性肺动脉高压；③心肺疾病所致的肺动脉高压，特点是CT增强扫描肺动脉内无充盈缺损。需注意的是正常人肺CT检查也可见到局限性低灌注，尤其是吸烟或有吸烟史的患者，其特点是一般仅限于1个或2个次级肺小叶，常位于下叶、中叶及舌段胸膜下，仅见于呼气相或呼气相CT显示更明显。

马赛克灌注可与GGO或实变合并存在，见于过敏性肺炎与结节病、细支气管炎等。

HRCT上马赛克灌注需与斑片状GGO鉴别，后者的特点是：①密度增高区为病变、相对低密度区则为正常；②低密度区与密度增高区血管均正常；③密度增高区常边缘不清；④GGO病变可为小叶中心性分布；⑤呼气相CT上相对低密度区无空气潴留表现，而病变区密度进一步增高；⑥有时可见周围气道异常。

2.空气潴留（air trapping）

空气潴留是气道完全或部分阻塞所致局部空气的过度存留，尤以呼气相CT显示明显。本征象须在呼气相CT上诊断，呈低密度区，与周围的正常区域对比良好。空气潴留按次级肺小叶或按肺段分布，甚至累及一侧全肺，但也可不按肺小叶及肺段的解剖学范围分布，HRCT上同时可显示相应的支气管病变。有时空气潴留仅在呼吸相显示，或呼气相显示更清楚。空气潴留合并的支气管病变包括支气管扩张、闭塞性细支气管炎、哮喘、慢性支气管炎、囊性纤维化、过敏性肺炎与结节病。

若呼气相CT显示的空气潴留与吸气相CT的低灌注一致，则应考虑为气道狭窄所致的继发性低灌注而不是原发血管病变，而血管狭窄不会引起空气潴留，因为气道并无狭窄，因此呼气相CT上血管病变所致的肺低密度区与周围正常密度区均见密度增高。呼气相CT上空气潴留的区域密度仍较低，而其周围无气道病变的肺组织空气减少、密度增高，两者差异更明显。但不均匀GGO与血管病变所致的马赛克灌注之间鉴别困难，因为在呼气相两者的高密度和低密度区的密度均会增高，仔细观察病变区血管的轮廓及GGO区域是否界限清楚有助于区分两者。

大范围低灌注所致的肺密度降低形似融合性小叶性肺气肿或全小叶性肺气肿。HRCT上，融合性小叶中心性肺气肿呈弥散性，上叶为著，肺结构破坏，有时可见气道扩张及壁增厚，因肺动脉高压而肺动脉增粗，可同时见到间隔旁性肺气肿及肺大疱。全小叶型肺气肿可为弥散性或局限性，肺血管慢性减少、稀疏，一般无气道异常，可见肺动脉增粗。

3.肺囊状病变

肺囊状病变包括肺囊肿、囊状气腔、空洞化结节、肺气囊、支气管扩张，但不包括肺气肿所致的局限性低密度。

(1)肺囊肿与囊状气腔：指边缘清楚、通常为圆形、薄壁（厚度<3 mm）病变，壁一般厚薄均匀，也可因为细胞及纤维组织而欠均匀。囊肿内一般含气或含液体、固态或半固态物。最常见的肺囊状改变是晚期纤维化病变，呈蜂窝状，此时囊状影以肺周边部为著，大小从数毫米到数厘米。囊壁边缘清楚者见于淋巴管肌瘤病、Langerhans组织细胞病及LIP。

(2)空洞化结节：为结节坏死后形成，类似于囊肿，但壁较厚且不规则，见于Langerhans组织细胞病、转移瘤、化脓性栓塞、Wegener肉芽肿、结核、肺曲菌病、类风湿关节炎、结节病。

(3)肺气囊(pneumatocele)：是一种边缘清楚的薄壁含气腔，常见于肺部感染性疾病如金黄色葡萄球菌肺炎及外伤性肺裂伤，常为一过性，但病变愈合后可遗留瘢痕。

(4)支气管扩张：本病并非肺囊性病变，但可形似囊肿，为支气管局部不可逆性扩张，伴支气管壁增厚，支气管管径超过伴行血管管径的1.1倍，支气管扩张时一般超过1.5倍，此时可能合并相应肺动脉因局部肺灌注反射性下降而收缩变细。CT上易于显示支气管扩张的范围及形态。一般情况下，胸膜下1 cm范围内只有支气管壁增厚时才能显示。较大的支气管扩张若与扫描平面垂直时可形似囊肿，与囊肿不同的是支气管扩张邻近可见肺动脉分支，两者构呈钻戒状外观，另外，连续层面观察也可确定病变为支气管来源。有时支气管扩张与肺囊肿鉴别困难，多发的囊状支气管扩张可呈串状或丛集状，另外，支气管扩张倾向于局限性分布，而淋巴管囊肿及Langerhans组织细胞病的囊肿则为弥散性分布，支气管囊肿内可有液-气平面，而肺囊肿一般无此征象。肺纤维化病变区域或周围可见牵引性支气管扩张(traction bronchiectasis)，其扩张的形态不规则，最常见的是曲张状。但纤维化区域内多发囊状改变（即终末期肺）与牵引性支气管扩张鉴别也很困难，因为两者均可见于纤维化病变内。

(5)肺气肿：其定义是终末细支气管以远的气腔异常扩张伴壁结构破坏。肺气肿与低灌注的区别是后者为马赛克灌注的一部分，而肺气肿则可出现空气潴留。肺气肿与囊肿的差别是后者有囊壁、且分布不同。HRCT上肺气肿易于诊断，呈低密度区，一般分为3型。①小叶中心型，CT所见的低密度区位于小叶核周围，无明确的壁；②全小叶型，病变肺密度普遍降低、血管稀疏，需与低灌注鉴别，后者无肺结构破坏；③间隔旁型，可见局限性低密度，典型者位于胸膜下，有壁，但壁一般不超过1 mm厚度，称之为肺大疱(bullae)，常伴以上两种肺气肿，肺大疱较明显者为大疱性肺气肿(bullouse mphysema)。见于肺纤维化病变的肺结构破坏称为瘢痕旁型或不规则型肺气肿，有的学者也将其归类为间隔旁型肺气肿。

4.肺低密度病变的分布特点

CT检查发现肺密度减低首先应确定是否有肺结构破坏。无肺结构破坏与结构扭曲，有肺血管变窄时高度提示为血流降低或低灌注。低灌注的范围大小不一，大者可达一侧全肺，但多累及1个或多个次级肺小叶及肺段，肺周边部多见。

低密度病变具有不同的分布特点。

(1)上肺为主的低密度病变包括:Langerhans 组织细胞病、结节病、煤工肺尘埃沉着病、结节性硬化、囊性纤维化、小叶中心型肺气肿、间隔旁型肺气肿。

(2)下肺为主的低密度病变:UIP、硅沉着病、NSIP、血行转移瘤、全小叶型肺气肿。

(3)弥散性分布的肺低密度病变:淋巴管肌瘤病、血行转移瘤。

(4)中心性分布的低密度病变:硅沉着病与煤工肺尘埃沉着病、大气道疾病,有时间隔旁型肺气肿也可以纵隔胸膜下为主。

(5)周围性分布的肺低密度病变:UIP、石棉沉着病、NSIP、血行转移瘤、化脓性肺栓塞、小气道病变。

(6)背侧分布为主的低密度病变:UIP、石棉沉着病、NSIP、硅沉着病、煤工肺尘埃沉着病。

(7)腹侧分布为主的肺低密度病变:ARDS 后纤维化。

广泛分布的低灌注一般都是继发性的,其原发病变包括结缔组织病、器官移植术后、原发性肺动脉高压及肺血管阻塞性疾病。低灌注区周围围绕灌注增加是闭塞性细支气管炎的特点。若呼气相 CT 显示低密度区域 CT 值增高,则提示为低灌注,而非空气潴留。小气道炎症所致的空气潴留也表现为局部密度减低,但在呼气相 CT 上密度不会增加。提示为小气道病变的另一征象是局部气道管壁增厚。

相反,无空气潴留,低密度病变又符合血管分布,则倾向于血管病变所致的低灌注。必须注意的是空气潴留有时须在呼气相才能显示。

全小叶型肺气肿的特点是位于小叶核周围,一般为弥散性分布,肺血管变细,下叶为著。本型肺气肿需与低灌注鉴别。肺气肿与囊肿的鉴别是后者有壁。

间隔旁型肺气肿需与蜂窝肺鉴别,后者位于胸膜下,形态不规则,呈多层排列,下叶较多,而间隔旁型肺气肿为胸膜下、单层薄壁低密度影,上肺为著。

三、肺结节性病变

结节的定义是最大径<3 cm 的肺局限性密度增高性病变,其中<1 cm 者为小结节,>1 cm 为大结节、<7 mm 为微结节,1~3 mm 者为粟粒状结节。结节性病变大小一般为 1 mm 至 1 cm。

CT 对于肺结节的评估基于其外观特征及分布特征两方面,前者如边缘与密度。根据结节的累及部位可分为气腔结节与间质结节两类,但是有时难以区分两者,或气腔与间质同时受累,所以对结节分布的评价更为重要。

1.气腔结节(airspace nodules)

病理学上为小叶中心气道即终末细支气管以远的含气腔被液体和(或)细胞成分充填所致,常伴终末细支气管周围炎症,因此 HRCT 上表现为小叶中心结节与小叶中心分支状线状影,两者同时出现时即为树芽征(tree-in-bud sign)。在病程早期常为小叶中心分布,随病变进展,这种小结节融合、扩大,并逐渐累及整个次级肺小叶,形成较大结节、实变、甚至肿块。根据病变程度的不同,气腔结节的密度可为 GGO 或实变,境界清楚或模糊。

表现为气腔结节的病变包括各种病原体所致的感染性细支气管炎与支气管肺炎、吸入性肺炎、囊性纤维化、过敏性曲菌病、吸烟相关肺病、过敏性肺炎、机化性肺炎、支气管肺泡癌、肺水肿与肺出血。

2.间质结节(interstitial nodules)

间质结节与气腔结节不同的是,间质结节因为周围有含气结构的衬托,一般境界清楚,且多为软组织密度,少数 GGO 密度。间质结节可位于中央间质的支气管血管束周围、小叶中心,也可位于周围间质的胸膜下、小叶间隔及小叶内间隔。病理学上间质结节为肺间质结构内细胞结节状增生及浸润所致,可为血管及淋巴管周围分布,间质结节较大时也可融合及形成肿块。间质性结节常见的疾病包括肿瘤淋巴及血行途径播散、淋巴瘤与淋巴间质性肺病、结节病、淀粉样变性、Langerhans 组织细胞病、滤泡性细支气管炎(见于类风湿关节炎、AIDS 等)、泛细支气管炎、石棉沉着病、血管炎(如 Wegener 肉芽肿、Churg-Strauss 综合征)、结核及真菌粟粒状播散、转移性钙化等。

3.高密度结节

肺内高密度结节是指密度高于软组织的结节影,一般是钙质沉着所致,也可因为结节滑石、铁、胺碘酮、汞、硫酸钡等所致。钙化原因包括感染所致肺损伤、肺转移性钙化、慢性肺出血、职业肺病及一些原因不明的肺病如肺泡微石症、淀粉样变性、进展性大块纤维化等。感染性病变及职业肺病所致的钙化结节常伴肺门、纵隔淋巴结增大及钙化,后者常为蛋壳状钙化。出现钙化小结节的疾病包括:①感染性疾病如结核、组织胞质菌病、水痘肺炎;②转移性钙化,如甲状旁腺功能亢进、慢性肾衰竭、结节病、多发性骨髓瘤、转移瘤所致大块骨溶解;③慢性出血性疾病如原发性含铁血黄素沉着症及二尖瓣狭窄;④职业性肺病,如硅沉着病、煤工肺尘埃沉着病;⑤原因不明即肺泡微石症。

出现钙化性大结节的疾病包括:①转移瘤,包括骨肉瘤、软骨肉瘤、滑膜肉瘤、黏液产生性癌、腺癌、甲状腺肿瘤等;②淀粉样变性;③进展性大块纤维化。

4.结节性病变的分布特点

除了结节的密度和气腔、间质之分,病变的分布对诊断极有帮助。一般来说,气腔结节为病变沿气道播散所致,因此常沿支气管血管束分布;而间质结节则多沿淋巴管及血管分布。这些分布特点均以 HRCT 显示最佳。

(1)淋巴管周围分布:肺内结节的淋巴管周围分布的 CT 表现为结节位于支气管血管束周围、胸膜下、小叶间隔以及小叶中心,这些部位是向心性引流的淋巴管走行处,而呼吸性细支气管以远无淋巴管,因此这种结节不会出现于小叶核与小叶间隔之间的区域。此种分布见于癌性淋巴管炎、结节病、硅沉着病与煤工肺尘埃沉着病、淀粉样变、LIP 及淋巴瘤。癌性淋巴管炎伴随线状影,与结节一起构成串珠状外观。结节病常不对称分布,结节边缘较模糊。硅沉着病与煤工肺尘埃沉着病常伴纤维化及肺气肿。淀粉样变则以线状影居多,其结节状病变常较大及伴钙化。LIP 患者临床上常伴低蛋白血症、自身免疫性疾病、AIDS。淋巴瘤常见单发结节与边缘模糊的密度增高影。

(2)小叶中心分布:小叶中心分布结节常见于细支气管及其周围病变,也见于淋巴道播散性疾病,其 HRCT 的特点是小叶核周围结节状影,轮廓常较模糊。常见疾病如下。①细支气管及其周围病变:感染性细支气管炎(病毒及细菌多见)、支气管肺炎、吸入性肺炎、囊性纤维化、过敏性曲菌病、过敏性肺炎、机化性肺炎、支气管肺泡癌、滤泡性细支气管炎、泛细支气管炎、吸烟相关肺病、石棉沉着病早期、Langerhans 组织细胞病。②血管及血管周围病变:肿瘤性微血管栓塞、血管炎、肺出血、转移性钙化、脂肪栓塞。

(3)树芽征(tree-in-bud sign):小叶中心结节加小叶内分支线状影即为树芽征,其病理基础是扩张的细支气管内充满黏液、脓液或其他液体,以及合并细支气管周围炎症。根据树芽征与扫描平面的关系,其 CT 所见有所不同,可呈线状影或以一串结节为突出表现。小叶内分支状线状影以肺周边部为著。树芽征的肺结节一般边缘清楚,但可伴邻近气腔的炎性改变。除此之外,还可见细支气管扩张与管壁增厚。树芽征是小气道病变的征象,多见于气道感染性病变,因此可同时见到病变近端较大气道异常。

结节病及癌性淋巴管炎也可见树芽征。总之,树芽征的常见疾病是:①感染性细支气管炎最常见(结核、细菌、非典型分支杆菌感染);②支气管肺炎;③吸入性肺炎;④囊性纤维化;⑤支气管扩张;⑥泛细支气管炎及闭塞性细支气管炎。树芽征的少见疾病包括过敏性曲菌病、支气管肺泡癌、机化性肺炎及滤泡性细支气管炎。出现类似树芽征的疾病包括结节病、癌性淋巴管炎及肿瘤微血管栓塞。

(4)随机分布:随机分布结节是指结节分布与肺小叶结构无位置上的特定关系,可近小叶中心、接近小叶间隔,也可位于二者之间的肺实质,也可接近胸膜与支气管血管束,但与任何结构均无恒定关系,且一般为两肺均匀分布。随机分布的结节常为血行播散所致,沿小血管分布,最常见的是血行播散性肺结核与真菌感染,少见的是甲状腺癌、肾癌及黑色素瘤的血行播散,一般倾向于肺周边及肺底为著,符合血行播散的特点。但需注意的是,淋巴管及其周围分布、小叶中心分布结节若数目众多时也类似于随机分布,常见疾病包括结节病、硅沉着病及煤工肺尘埃沉着病、Langerhans 组织细胞病等。血行转移瘤可融合成较大结节,以肺癌、心脏及胃肠道恶性肿瘤肺转移者多见,且可合并空洞化及出血。血源性播散的感染较大时易出现坏死,HRCT 上并见到供养动脉。

各种分布类型的鉴别诊断:若胸膜下无结节,则倾向于小叶中心分布,出现树芽征时则可确诊。若胸膜下有结节,则多为淋巴管及其周围分布及随机分布,淋巴管及其周围分布也可见支气管血管束及小叶间隔处结节,这些部位有淋巴管结构。随机分布的特点是与任何结构均无位置对应关系,且较均匀。

另外,不同结节分布还有肺上部、下部或中央与周围的差别。①上下肺分布的不同,上肺为著的结节包括 Langerhans 组织细胞病、结节病、硅沉着病、煤工肺尘埃沉着病、呼吸性细支气管炎伴间质性肺病;下肺为主的包括石棉沉着病、机化性肺炎、血源播散性转移瘤、肺泡内出血;弥散性分布结节包括过敏性肺炎、弥散性肺炎、癌性淋巴管炎、肿瘤血行播散、结节病。②中央与周围分布。中心性分布的结节包括结节病、硅沉着病、煤工肺尘埃沉着病、癌性淋巴管炎;周围性分布的结节包括石棉沉着病、NSIP、机化性肺炎、过敏性肺炎、血源性播散肿瘤、感染性栓子、小气道病变。③背侧较多的结节:石棉沉着病、硅沉着病及煤工肺尘埃沉着病、结节病、过敏性肺炎。④单侧与不对称分布的结节:肺炎、癌性淋巴管炎、结节病。

四、线状影

线状影是 CT 上所见的平行于扫描平面的线形影像,因为线状影可互相交叉,因此也称为网状影。病理学上最主要的原因是间质内细胞等成分的浸润,边缘可光滑或结节状、不规则状。次级肺小叶与腺泡之间的结缔组织增厚形成间隔线及小叶内间隔增厚。淋巴管及其周围、支气管、血管病变也可形成线状影。

需注意的是横跨肺实质的粗大线状影又称为肺实质索带(parenchymal band),一般为数毫米厚及 2~5 cm 长,病理学上常为肺不张或晚期纤维化所致,后者伴有肺实质结构的破坏。

1. 间隔线（septallines）

间隔线为小叶间隔增厚所致，一般 1～2 cm 长，可勾画出次级肺小叶的形态。间隔线可延伸至胸膜，并与胸膜垂直。病变性质不同，增厚的间隔线可为均匀增厚、结节状增厚及不规则增厚。解剖学上，小叶间隔不但包括周围间质，还含有淋巴管、小叶间静脉，因此淋巴管与血管病变均可形成增厚的间隔线。另外，气腔病变如果以邻近小叶间隔处明显时类似间隔线，也可出现小叶间隔增厚，此时难以鉴别。光滑的间隔线伴 GGO 称之为碎石路征，这种 GGO 也可能是间质病变所致。①淋巴系统病变所致间隔增厚：癌性淋巴管炎、淋巴瘤、LIP、结节病、肺尘埃沉着病。②间质结缔组织病变所致间隔增厚：各种间质性肺病、石棉沉着病、淀粉样变、细菌与病毒性肺炎、肺泡出血、ARDS、机化性肺炎、肺泡蛋白沉着症。③小静脉病变：肺水肿、大的中心肺静脉阻塞。

2. 小叶内线状影

是指次级肺小叶之内的线状影，HRCT 上表现为小叶内网状影或蜘蛛足状影像，包括小叶内网状影与小叶中心分支线状影两类。①小叶内网状影，表现为小叶内相距数毫米的细线状影，最常见的原因是小叶内结缔组织增厚，包括间质浸润及间质纤维化，若为后者，则表现为细小的蜂窝状（1 mm 大小），因为小叶内间隔与小叶间隔、胸膜下间质相连，因此同时可见小叶间隔及邻近胸膜增厚。腺泡边缘的病变也可引起小叶内网状影。本征象可伴随磨玻璃密度改变，亦为碎石路征。小叶内网状影见于间质性肺病、慢性过敏性肺炎、石棉沉着病、ARDS、放射性肺炎、肺水肿、肺泡蛋白沉着症、机化性肺炎、肺出血及各种肺炎。②小叶内分支状影，位于小叶内，呈 Y 形或 X 形，为小叶内支气管血管束远端间质增厚所致，可由于各种病变的间质浸润或纤维化，纤维化使小叶内细支气管壁增厚及其周围间质增厚而显示。由于淋巴管走行于小叶中心血管周围的中央间质内，因此，淋巴管及其周围病变也可引起小叶内分支状线状影，与支气管血管束周围间质病变不同的是，淋巴管及其周围病变无网状影，其原因是呼吸性细支气管远端无淋巴管分布，另外，一般不合并 GGO。细支气管内黏液、脓液及细胞堵塞也可形成小叶中心线状影。需注意的是小叶中心线状影若与 CT 扫描平面垂直时则表现为结节状影，因此 HRCT 上小叶中心线状影常伴小叶中心结节，此即树芽征。小叶内分支线状影见于感染性细支气管炎、哮喘、慢性支气管炎、吸入性肺炎、烟雾与毒气吸入、囊性纤维化、支气管肺泡癌、各种弥散性间质性肺病。

3. 胸膜下间质增厚

胸膜下间质与小叶间隔均属周围间质，其增厚常见于各种间质性肺病。光滑的增厚见于胸膜积液。胸膜下间质增厚最常见的疾病是原发性间质纤维化（primary pulmonary fibrosis，PPF）及 UIP、胶原血管病及药物性肺病。

4. 支气管血管束增厚

此处是指围绕支气管、肺动脉周围间质的增厚，即中心间质的病变，不包括周围间质异常，后者同时出现小叶间隔增厚及小叶中心线状影。HRCT 表现为支气管壁增厚与肺动脉增粗，其表面不规则，与周围含气组织形成鲜明界限，称之为界面征（interfacesign）。支气管血管束增粗病理基础可为间质本身病变，也可以是淋巴管异常。①间质病变，包括：慢性过敏性肺炎、间质性肺水肿、各种间质性肺病、病毒性肺炎及淀粉样变性。②淋巴管及其周围病变包括：癌性淋巴管炎、淋巴瘤与 LIP、结节病、肺尘埃沉着病。须注意的是，支气管壁增厚如支气管炎与支气管扩张、及血管扩张如原发性肺动脉高压及肺淤血可形似支气管血管增粗，应结合其他征象鉴别。

5.不规则线状影及条索影

不规则线状影及条索影即肺内非小叶间隔、小叶内间隔及蜂窝状影的不规则线性密度增高影,也未达到肺内索带的大小,一般是纤维化病变所致,最常见的是 NSIP 与 UIP。肺实质索带是指长 2～5 cm、宽数毫米的非分支状影,病理学上为肺不张、间质增厚、支气管血管增粗等,其外侧一般与胸膜相连,纤维化明显时可见局部肺结构扭曲。常产生肺实质索带的病变包括:石棉沉着病、结节病、硅沉着病及煤工肺尘埃沉着病、结核、机化性肺炎等。

6.蜂窝影

小叶间隔、小叶内间隔、胸膜下间质及支气管血管束周围间质广泛增厚加上细支气管、肺泡破裂即形成蜂窝状影或蜂窝肺,病理学上这种蜂窝的壁内衬支气管上皮、并含有致密的纤维组织。CT 检查上表现为大小不等的含气囊状影加上不规则线状影,囊腔大小一般为 1 cm 左右,囊壁厚度 1～3 mm。胸膜下的囊状影一般为多层排列,此点不同于间隔旁型肺气肿,后者为单层囊状。另外,蜂窝状影常伴不规则小叶间隔及小叶内间隔增厚,且伴肺结构破坏、支气管血管束增粗、牵引性支气管扩张。常见导致蜂窝状改变的疾病包括 UIP、特发性间质纤维化(IPF)、石棉沉着病、慢性过敏性肺炎,可导致蜂窝状改变的少见疾病包括结节病、NSIP、AIP、DIP、机化性肺炎、硅沉着病与煤工肺尘埃沉着病。

7.线状影的鉴别诊断

小叶间隔增厚加小叶中心分布的线状影提示为淋巴管及其周围病变。①上下肺分布的特点。上肺分布为主的病变包括结节病、硅沉着病及煤工肺尘埃沉着病、结核、呼吸性细支气管炎、囊性纤维化;下肺分布为主的病变包括肺水肿、UIP、石棉沉着病、NSIP、DIP、机化性肺炎、肺泡出血;弥散性线状影的病变包括慢性过敏性肺炎、弥散性肺炎、癌性淋巴管炎。②肺中央与周边分布的特点。中央分布为主的线状影包括结节病、硅沉着病及煤工肺尘埃沉着病、癌性淋巴管炎、肺泡蛋白沉着症、大气道疾病;线状影周围分布为主的疾病包括 UIP、IPF、石棉沉着病、NSIP、慢性嗜酸性肺炎、机化性肺炎、AIP、DIP、过敏性肺炎、小气道疾病。③线状影的腹侧与背侧分布特点,以背侧分布者较多。背侧分布为主的疾病包括肺水肿、ARDS、UIP、IPF、石棉沉着病、NSIP、硅沉着病与煤工肺尘埃沉着病、结节病、慢性嗜酸性肺炎;腹侧分布为主的疾病,包括 ARDS 后肺纤维化等。

第二节　肺先天性与遗传性疾病 MDCT 评价

一、相关胚胎学

1.肺的发育

分为宫内期与产后两个期,宫内期进一步分为胚芽、假腺样、微管及囊泡(肺泡)4 个阶段。①胚芽期:肺的发育始于胚胎第 26 d,来自于邻近枕颈交界区前肠的腹侧囊,其外凸部分内衬内皮、间以内脏间质。左右肺芽来自此外凸部分,右侧向足侧、左侧倾向横向生长。两侧周围的中胚层向食管生长并会合,形成食管支气管分隔,这样呼吸道部分即从食管分离出来。又过几天,肺芽拉长、进入原始肺囊,5个叶支气管从原始支气管发出,此大约发生于胚胎第5周末,标志着肺胚芽期终止。②假腺样期:自胚胎第5周至第16周,主要为支气管树发育。5个叶支气管呈分叉状,约70%支气管分支出现于第10～14周。16周时几乎所有的导气部分均已出现,此时气道为盲管,内衬柱状及立方上皮。③微管期,早在胚胎第7周气管即可见到软骨,并呈离心性出现于支气管。管状期自第17周到25～28周,代表气道移行部的发育期,间质组织减少,气腔与新形成的毛细血管大致相当。④囊泡(肺泡)期:胚胎28周时肺泡的形态形成良好,胚胎30周时即可见到肺泡结构。从36周到足月是肺宫内发育的最后阶段,包括出现大量肺泡。从产后至8岁仍有肺泡发育,出生时含气界面已达3～4 m²,8岁时达到32 m²,成年人则为75 m²,导气部随体格的增大而增大。

2.肺动脉

肺动脉起自于第6主动脉弓,弓的近侧形成左右肺动脉近端,右侧者远侧部分失去与动脉弓的连接,左侧者仍与动脉导管相连。胚芽期及假囊期,肺动脉的发育与气道同步。胎儿成熟时,血管增粗加长,出生后其分支显著增多,与幼儿期肺泡的增生相适应,此过程持续至大约8岁。

3.肺静脉胚胎期

肺静脉经内脏静脉丛引流至体静脉系统原基,包括主静脉与脐卵黄静脉。心脏窦房区头足侧突出部分发育,并向肺芽内延伸。尾侧部分退化的同时,其头侧部分继续发育为共同肺静脉,最终与引流肺的内脏静脉丛连接。共同肺静脉内脏连接处大部吸收、融于左心房(LA)壁,遗留向LA引流的4支独立肺静脉。

二、肺先天性病变 MSCT 检查技术

MSCT 对于肺先天性病变诊断优越性的技术基础在于容积扫描、数据近似各向同性以及快速完成各期相扫描,以此获得质地良好的多种后处理图像,包括 CT 血管成像,直观地显示肺先天性病变的形态学特征,易化了诊断过程。扫描范围包括全肺,若疑为肺隔离症,则将扫描范围适当扩大至上腹部,以期不遗漏异常血管。增强扫描对于怀疑有肺血管异常的病变包括肺隔离症评价必不可少,其薄层多期扫描数据是不同血管重组图像的基础。增强扫描采用肺动脉主干智能跟踪技术为佳,在肺动脉 CT 值增加 100 HU 时启动扫描,可保证了肺血管强化程度及与周围组织良好对比。

多种后处理技术是提高肺先天性畸形诊断正确率的有效方法。轴位扫描图像虽然是诊断的基础,但对于支气管、血管等管道结构显示不够直观,三维后处理图像有助于展示病变的空间形态及与周围结构的关系。常用后处理技术 MPR、曲面重组(curve dplanar reformation,CPR)、MIP(包括各种斜位的 MIP)、容积再现(volume redering,VR),这些后处理在工作站采用后处理软件易于完成。其中 MIP 与 VR 的帮助最大,斜位 MIP 可清楚显示肺动、静脉瘘的供血动脉与引流静脉,对于血管较粗大或外周性分布的病变,即使仅用平扫资料行 MIP 后处理也可以做出诊断。另外,MIP 还有助于显示支气管闭锁时病变的形态特征,结合增强 CT 能做出定性诊断。VR 适宜于增强后显示血管结构,其图像根据强化程度不同赋予不同的彩阶,并且可以进行任意角度的图像旋转、干扰结构的去除,因此对指导手术具有重要价值。MPR有利于显示病变在各方位上的位置关系,并能指导活检。CPR 可将弯曲或分叉结构如支气

管、血管的病变展示在同一幅图像上。

MSCT 扫描速度快,对于儿童或难以屏气的患者能大幅度减少运动伪影的产生,使图像更清晰。三维重组图像对肺血管、支气管病变的显示直观、简单,创伤性小,价格较低,且设备较普及、技术不复杂,不能耐受支气管造影及心血管造影的患者均可进行检查,加上胸部 CT 固有的良好天然对比,MSCT 已成为肺部先天性畸形的首选检查方法。

三、累及肺血管的先天性畸形

1. 弯刀综合征

弯刀综合征是最常见的肺静脉异位引流之一,为一侧部分或全部肺静脉异常引流至下腔静脉,产生心外左向右分流,若为完全型则伴有心内缺损或 PDA。其发生可能与胚胎期肺静脉与来自 RA 的肺总静脉连接失败所致。根据异常连接的部位可见肺静脉异位引流分为四型:心上型、心内型、膈下型及混合型。随着影像检查的发展,本病发现越来越多。肺静脉引流部位包括左头臂静脉、奇静脉、RA,前者应与左 SVC 区别。

几乎均发生于右侧,肺体积缩小伴肺动脉细小或缺如,体动脉供血,静脉异常引流于膈下 IVC,也可引流至 IVC、肝静脉、PV、奇静脉、冠状静脉或 RA。伴随的肺异常包括右侧支气管为左肺的镜像及支气管憩室,并时有并发心血管畸形。CT 可明确诊断,尤其是可见畸形引流的肺静脉呈弯线状密度增高影、向 IVC 引流,病侧肺体积缩小及透过度增大,纵隔向同侧移位。其他 CT 表现包括右肺发育不良、右肺动脉发育不良、右上叶或右全肺动脉来自主动脉。增强扫描异常引流的静脉明显强化,多方位重组或 VR 均能清楚显示。

2. 肺动-静脉畸形

肺动-静脉畸形为肺动脉与肺静脉之间异常交通,为单发或多发,多发者见于遗传性出血性毛细血管扩张症,后者也称 Osier-Weber-Rendu 综合征,其表现包括黏膜小的毛细血管扩张到较大动-静脉畸形(AVM),是一种显性遗传性疾病,诊断标准包括下列 4 条中的 2 条:①鼻出血;②皮肤及黏膜毛细血管扩张;③内脏 AVM;④有本病家族史,有一级亲属患本病。内脏 AVM 常见于肺、脑及胃肠道,其中肺 AVM 的发生率达 15%～30%,实际上为肺动脉与肺静脉之间的异常交通即肺动、静脉瘘(AVF),最常见临床表现为咯血与矛盾性栓塞。肺 CT 典型表现为多发边缘清楚的圆形或匍行状结节,大小一般为 1～5 cm,可见供血动脉与结节相连,增强扫描与其他肺动脉强化一致,多方位重组、VR 及 MIP 图像能清楚显示其供血动脉与引流静脉。

3. 孤立性体动脉

孤立性体动脉正常肺供血其特征是局部肺组织为体动脉供血,该动脉粗大,局部肺实质及支气管与正常肺及支气管树相连,无解剖学上的隔离,引流静脉仍为肺静脉,因此实际上形成左向右分流。成年人可出现肺动脉高压,儿童患者可导致咯血。胸部体检有连续性杂音,有时有合并左向右分流的先天性心脏病表现,偶见咯血。CT 检查显示病变侧肺密度增高,增强扫描显示供血的体动脉,这种动脉粗大、一般起自于胸主动脉下段前壁,而相应的肺动脉分支细小或缺如。有学者认为本病属于肺隔离症的亚型,但与肺隔离症不同的是病变局部肺组织一般无炎症和囊性变。

4. 肺动脉主干中断或缺如

肺内血管仍然正常与通畅,而肺动脉近端至肺门处为盲端终止,血供来源于侧支,主要为肋间动脉、内乳动脉、锁骨下动脉及无名动脉。常发生于右侧。左肺动脉中断者常伴主动脉弓及其他心血管畸形,最常见者为 Fallot 四联症。但右侧者更为常见,且多为孤立畸形。常见症状为感染、出血及轻度呼气性呼吸困难,咯血为侧支血管破裂所致。19%～25%出现肺动脉高压。影像学上病变侧肺与肺门体积缩小,其微细的血供来自体动脉,X 线片显示单侧肺透过度增加、膈肌抬高、纵隔及心脏病侧移位,对侧肺过度膨胀及疝入病侧,肺周边可见代表侧支血管的细线状影像。类似 Swyer-James 综合征,但通气-灌注扫描无异常。CT:受累肺动脉的纵隔部分缺如或在起始 1 cm 范围内终止,胸膜锯齿状增厚及胸膜下肺实质索带—代表侧支血管与肺动脉分支的沟通,无气体潴留证据。支气管树正常。鉴别诊断包括肺动脉阻塞如慢性肺动脉血栓、大动脉炎、纵隔纤维化及 Swyei-James 综合征。

5. 左肺动脉异常

起源于右肺动脉迷走的左肺动脉起源于右肺动脉,走行于气管远端或右主支气管背侧,然后突然左转,经食管与气管之间到达左肺门,因此称之为弓状左肺动脉。一般分为两类:一类支气管正常,另一类气管支气管树有 1 种或 1 种以上畸形(如气管长段狭窄或膜缺如)及心血管畸形,后者早期病死率甚高。如伴有完整的环形气管软骨环,则可威胁生命,称为环形-弓状综合征。常在幼儿期就确诊,因为气管或支气管环形软骨环,可导致阻塞、进食困难及呼吸道感染。

偶然在无症状或呼吸道感染的成年人患者中见到。X 线片上迷走左肺动脉表现为右侧纵隔气管旁肿物,侧位位于气管与食管之间。通气-灌注扫描左肺为低灌注,而通气正常。CT、MRI 及血管造影可确诊。可通过搭桥手术治疗本病。

6. 原发性肺动脉干扩张

原发性肺动脉干扩张少见,可合并或不合并左右肺动脉的增粗,诊断需除外肺与心脏疾病(主要是肺动脉瓣狭窄)并确定右心室与肺动脉内压力正常。文献中仅少数几例报道,长期随访表明本病为良性及非进展性。常为影像学检查偶然发现,无症状。X 线片上肺动脉主干增粗可见纵隔左缘圆形突出、形似肿块,增强 CT 及 MRI 及超声可确定诊断。

7. 肺动脉瘤

可为先天性或后天性,先天性者可伴随先心、尤其是 PDA。临床出现咯血、X 线片见到肺门增大应怀疑本病。早期诊断至关重要,因为肺动脉瘤破裂的病死率为 100%。螺旋 CT 是本病首选的无创性检查,增强 CT 可清楚显示其大小、部位,呈囊状或梭状,强化均匀。

四、累及肺的遗传性疾病

1. Marfan 综合征

文献报道最常见的胸部 CT 表现为自发性气胸,发生率为 5%～10%,其他征象包括肺尖肺大疱、弥散性肺气肿、支气管扩张及上叶纤维化病变。80%患者可见胸部心血管异常,包括主动脉瘤、主动脉夹层、主动脉瓣与二尖瓣关闭不全,CT 增强扫描易于诊断。

2. 淋巴管肌瘤病

是一种少见病,病理学上主要为支气管血管束周围平滑肌增生伴支气管及血管阻塞、囊肿形成。本病临床特点为见于育龄期女性、气短、反复发作的自发性气胸及乳糜胸。特征性 CT 表现是肺内弥散性分布多发含气囊、周围环绕正常肺组织,囊的大小为 0.2～2 cm,囊壁光滑。本病主要需与 Langerhans 组织细胞病鉴别,后者以上肺较多,可见结节,囊形态较怪异。

3.结节性硬化

很少累及肺部,发生率仅 1%～2.5%。临床表现主要是呼吸困难,偶有咳嗽与血痰。HRCT 与肺淋巴管肌瘤病近似,也见两肺多发囊状病变,约 50%患者出现气胸。若肾脏同时出现血管平滑肌瘤则应首先考虑本病。

4.神经纤维瘤

神经纤维瘤肺部累及率最高可达 20%,临床表现一般轻微,可出现呼气相呼吸困难,有时有肺动脉高压。CT 表现包括两上叶肺大疱、肺内纤维化、肋骨受压变形、与脊柱旁软组织肿块。

第三节　小气道病变 HRCT 诊断与鉴别诊断

一、小气道病变 HRCT 诊断

1.小气道病变管径<2 mm 气道的炎性病变

相关解剖学概念小气道、次级肺小叶、细支气管、呼吸性细支气管、细支气管与周围血管及淋巴管。小气道病变 HRCT 征象小叶中心结节、树芽征、空气潴留与马赛克密度、磨玻璃密度与实变。小气道病变分类:①增生与缩窄性细支气管炎。②感染与非感染性细支气管炎。

2.各种小气道病变 HRCT 表现

(1)感染性细支气管炎:各种细菌、病毒、真菌等有所不同,征象包括树芽征与小叶中心结节、空气潴留等。

(2)过敏性肺泡炎:肺泡炎+肉芽肿+细支气管炎。

(3)吸入性细支气管炎:外源性物质或毒气。

(4)伴弥散性肺病的细支气管炎:结节病、过敏性肺炎、Langerhans 组织细胞病;滤泡性细支气管炎:侵犯细支气管周围淋巴滤泡,结节+树芽征+GGO,周围气道异常。

(5)泛细支气管炎:透壁性炎症,4 条诊断标准,3 类 HRCT 表现,小叶中心结节+细支气管扩张为特征。

(6)缩窄性细支气管炎:支气管异常+结节+马赛克密度。

(7)粉尘所致细支气管炎:高密度结节。

(8)哮喘:病史+支气管病变+肺密度改变+空气潴留。

(9)吸烟相关肺病:呼吸性细支气管炎伴间质性肺病、脱屑性间质性肺炎、Langerhans 组织细胞病、混合性吸烟相关肺病。

所谓小气道病变(samll airway disease)是指一组直径为 2 mm 以下气道为主的炎症性病变,有时合并纤维化性肺病,其同义词为细支气管炎,病变以膜性及呼吸性细支气管为中心,累及其周围有限的肺实质,肺功能检查多为限制性或阻塞性通气障碍。小气道病变根据临床、组织学及影像学有多种分类,但诊断主要依据是高分辨 CT(HRCT),这些病变有一种及多种 HRCT 征象,结合临床表现、实验室检查等能得出接近组织学分类的诊断。

二、相关解剖

小气道(small airway)特指膜性或呼吸性细支气管,其管径<2 mm,也有学者定义为管径3 mm 以下的支气管,解剖学上包括含有软骨的最小支气管、膜性细支气管及呼吸性细支气管,其中细支气管壁无软骨和黏液腺。膜性细支气管为第 8~14 级支气管,介于导气部与换气部之间,最终分为 3~5 个终末细支气管(约有 3 级分支)、连接腺泡。这部分气道所产生的阻力占所有气道阻力的 1/4,因此小气道病变均有中、重度呼吸困难。

1. 次级肺小叶

是最小的肺功能性解剖单位,大小为 1~2.5 cm,含有 3~12 个腺泡,由小叶支气管及小动脉供应,周围有结缔组织间隔。肺周边部(胸膜下)的次级肺小叶较大、发育较好,而肺中央部的次级肺小叶形态不规则、较小及发育不完全,因此肺周边部与中央部分别又称为肺皮质与髓质。正常情况下 HRCT 不能显示次级肺小叶,但可辨认其中央的血管结构。

2. 细支气管

入肺的气道从主支气管到终末细支气管最多分为 25 级。小支气管分出膜性支气管,后者是指没有软骨、径线约为 1 mm 大小的支气管,终末细支气管发出肺泡管、肺泡囊及肺泡。腺泡则为最大的换气单位。膜性细支气管包括终末细支气管,内衬纤毛柱状上皮与无纤毛的Clara 细胞,Clara 细胞分泌蛋白质保护支气管黏膜,细支气管的弹性纤维附着于基底膜提供机械支撑作用。细支气管壁的平滑肌由迷走神经与交感神经分支支配,分别其收缩与舒张作用。

呼吸性细支气管部分连接肺泡,是一种介于导气部与换气部之间的移行气道,直径0.5 mm左右,其远端发出多个肺泡管,每个肺泡管连接 4 个或更多肺泡。Lambert 管是连接膜性细支气管与肺泡之间的气道,提供侧支通气。

细支气管与血管及淋巴管的关系:细支气管由同等大小的肺动脉分支伴行,并有伴行淋巴管,构成支气管血管束,远端直达肺泡-毛细血管网。慢性炎症沿小气道分布的淋巴滤泡反应性增生,形成滤泡性细支气管炎。

三、小气道病变的 HRCT 检查技术及 CT 征象

以往常规影像学难以显示小气道病变,目前 HRCT 能够很好地显示小气道病变的特点。HRCT 检查应包括吸气与呼气相扫描,层厚 1.25 mm 或 1 mm,无间隔或间隔 1~2 cm,容积扫描有助于多方位图像重组(MPR),对病变分布的显示较好。后处理技术除 MPR 外,还包括最小密度投影(MinIP)、最大密度投影(MIP)等,MinIP 有助于显示轻微空气潴留现象。

1. 小叶中心结节与树芽征(tree-in-bud sign)

HRCT 上支气管显示与否取决于管径及管壁厚度,正常情况下管壁厚度约为管径的1/16,因此,正常时终末细支气管不能在 HRCT 上显示,但病变情况下支气管壁增厚、支气管周围密度增高,则会增加周围气道的显示率。

周围气道病变的直接征象是小叶中心结节与"V"形或"Y"形分支状密度线状增高影,分支状影加上小叶中心结节形成春天树枝发芽状外观,即树芽征(tree-in-bud sign),这种小叶中心结节密度常低于软组织、轮廓不清。

2. 空气潴留与马赛克密度

这两种表现是小气道病变的间接征象。马赛克密度是指吸气相 CT 上显示的不同密度区交错存在,可能代表闭塞性小气道病变、斑片状间质病变或闭塞性血管病变,最常见于缩窄性

细支气管炎,也可出现于血管性病变如慢性肺栓塞,两者不同在于低密度区肺血管大小是否正常,小气道病变所致马赛克征时血管正常。空气潴留(airtrapping)则为呼气末 CT 扫描上肺密度增加不明显及容积无明显改变的区域,HRCT 上呈地图状低密度,可勾画出次级肺小叶的外形。

3.磨玻璃密度(ground-glass opacity,GGO)及实变

GGO 是指肺密度增高、但不掩盖肺血管,而实变区则不能显示肺血管。其病理学基础为肺泡腔被液体或细胞充填,见于 BOOP 与 RI3-ILD,其他病变如出血、水肿、过敏性肺炎、急性间质性肺炎、急性嗜酸性肺炎、非特异性间质性肺炎、肺泡蛋白沉着症、淋巴瘤也可见到 GGO,因此缺乏特征性。

四、小气道病变定义、分类

1.定义

小气道病变指病变主要累及细支气管的病变,也同时合并其他导气部气道病变、间质性肺病及肺泡性肺病,包括多种疾病,其病因、临床表现及病理特征均有不同。

2.分类

迄今尚无一种广泛接受的分类方法,但一般结合临床表现、组织学所见及 HRCT 征象进行分类。临床分类依据是病原学或伴随疾病。根据组织学所见可分为增生性(细胞性)或纤维化性(缩窄型)两大类,细胞性细支气管炎以炎症细胞浸润为突出表现,HRCT 上最常见征象是边缘模糊的小叶中心结节或磨玻璃密度影(GGO)。缩窄性或闭塞性细支气管炎为胶原纤维和瘢痕所致的细支气管狭窄或完全闭塞。

根据是否感染分为感染性与非感染性细支气管炎,非感染性细支气管炎分为以下 5 类:①吸入性肺病,包括吸烟相关肺病、急性毒气吸入肺病、棚屋肺、过敏性肺炎、肺尘埃沉着病;②细支气管细支气管炎;⑤其他,包括泛细支气管炎、滤泡性细支气管炎、嗜酸性细支气管炎、以支气管为中心的肉芽肿。伴随系统性疾病的细支气管炎,包括胶原血管病、肠炎。

五、各种小气道病变及其 HRCT 评价

1.感染性细支气管炎

是细胞性细支气管炎最主要原因,可为病毒、细菌、结核、非结核分支杆菌、曲菌所致,HRCT 表现为小叶中心结节及树芽征、空气潴留,若见伴随空洞,则提示为结核、非典型性分支杆菌及真菌感染,伴随支气管扩张、尤其是累及右中叶及左舌段时则提示为非典型性分支杆菌感染,小叶中心结节+小叶性 GGO 提示为肺炎支原体肺炎。儿童最常见的急性感染性细支气管炎常为病毒性,包括呼吸道合胞病毒、腺病毒、副流感病毒、流感病毒及人类肺后病毒感染及肺炎球菌肺炎,少见病因是衣原体、细菌及真菌。病理学上可见炎症细胞主要是中性白细胞浸润气道壁,管腔内出现炎性渗出。常见临床表现包括呼吸困难、呼吸急促及发热、咳嗽等。HRCT 典型表现为边缘清楚的小叶中心结节及树芽征,呈单侧性斑片状或双侧不对称分布,并见支气管肺炎所致局限性小叶性实变或 GGO,及细支气管炎引起的空气潴留。不同类型的微生物感染可出现一些不同影像学特点,如支原体感染侵犯间质可见支气管血管束增粗及小叶间隔增厚;衣原体感染出现小气道扩张、支气管血管束增粗;反复发作的细菌性细支气管炎可出现远端气道扩张;结核所致小气道炎症主要见于上叶、可见典型的树芽征及小叶中心结节,并可见空洞及支气管扩张;曲菌病所致细支气管炎 HRCT 可见树芽征及其周围斑片

状实变。

2. 过敏性肺炎

即外源性过敏性肺泡炎，原因为吸入有机或无机物质或化学物质，组织学上可见小的有机物或蛋白复合体沉积于终末细支气管及肺泡，引起肺泡炎与肉芽肿。亚急性过敏性肺炎起病隐匿，病程长达数周或数月，表现为咳嗽、呼气性呼吸困难、食欲及体重下降、疲倦等。影像学上急性者表现为肺水肿与弥散性气腔实变；亚急性过敏性肺炎呈双侧GGO、边缘模糊的小叶中心结节，组织学上分别为肺泡炎与细支气管炎。病变呈弥散性分布，但中下叶较多。呼气相上可见空气潴留所致的局限性低密度。

3. 吸入性细支气管炎

为反复吸入外源性物质引起的慢性细支气管炎，多见于有口咽功能障碍的老年患者或神经疾病及痴呆患者。临床表现为进食时喘息、呼吸困难、呛咳等。病理学为细支气管黏膜面慢性炎症，实变区可见隐源性机化性肺炎与支气管肺炎的征象。HRCT表现为弥散性树芽征与小叶中心结节，为黏液嵌塞及细菌感染所致，病变分布与患者吸入时体位有关，因此病变常位于下叶及背侧为主。

吸入有毒气体所致细支气管病变：急性者包括氨、氯、氯化氢、二氧化氮、臭氧、光汽、烟雾、二氧化硫、可卡因，慢性者包括吸烟、粉尘，过敏性肺炎急慢性均可出现。急性期HRCT可见非心源性肺水肿及小气道炎症征象，前者表现为斑片状GGO。

4. 伴弥散性肺病的细支气管炎

包括过敏性肺炎、结节病及Langerhans组织细胞病。①过敏性肺炎，出现小气道病变的概率超过50%，CT表现包括小叶中心结节、空气潴留，有时可见树芽征。②结节病，沿淋巴管周围侵犯，可见于大、小气道周围，HRCT表现包括小叶中心结节与空气潴留。③Langerhans组织细胞病，本病肉芽肿以细支气管为中心，因此HRCT表现包括小叶中心结节及细支气管阻塞所致囊状改变。

5. 滤泡性细支气管炎（follicular bronchiwtis，FB）

病变见于支气管与细支气管周围的淋巴滤泡，危险因素为先天性或后天性免疫抑制，也可见于胶原血管病如类风湿关节炎等、淋巴增生性疾病、泛细支气管炎、全身过敏性疾病或支气管扩张的反应性病变。目前认为FB是一种反应性淋巴样组织增生。病理学特点为终末细支气管壁见丰富的淋巴滤泡，其内有生发中心，有时也见于小叶间隔与胸膜。多见于中年患者，临床表现为渐进性气短与咳嗽，肺功能检查表现为限制性、阻塞性及混合性功能异常。大环内酯类抗生素对本病有效。HRCT表现包括弥散性分布边缘模糊的小叶中心小结节及树芽征、斑片状GGO、支气管壁增厚、及斑片状低密度改变，结节一般<3 mm。少数患者可见支气管扩张及肺气肿征象。

6. 泛细支气管炎（diffusepanbronchiolitis，DPB）

又称全细支气管炎。主要见于东亚人，是一种细支气管透壁性炎症，平均年龄为40岁，80%以上合并慢性鼻窦炎，还可伴随白血病、胸腺瘤、类风湿关节炎等，免疫学显示家族性DPB患者人类白细胞抗原Bw54阳性。组织学检查可见泡沫样巨噬细胞、淋巴细胞与浆细胞透壁性浸润细支气管间质及其周围组织，邻近肺泡管及肺泡也受累，晚期可见终末细支气管扩张，有时合并急性肺炎。临床表现为咳嗽与呼气性呼吸困难，肺功能检查可见阻塞性与轻度限制性肺功能障碍，大环内酯类抗生素治疗有效。DPB诊断标准如下。①持续性咳嗽、咳痰及呼气性呼吸困难；②过去曾有鼻窦炎或鼻窦炎反复发作；③X线片上双侧弥散性结节或CT上弥散性小叶中心结节；④还包括下列之一：体检两肺粗糙的捻发音，FEV1/FVC<70%及PaO₂<80 mmHg，冷凝集滴度>64，HRCT可显示DPB特征，且常为首先怀疑本病的检查，其征象包括：①小叶中心结节及树芽征，病理基础为细支气管炎及其内充满分泌物；②囊状细支气管扩张及柱状支气管扩张；③马赛克征象及呼气相上空气潴留；④其他征象：斑片状实变、支气管黏液嵌塞及节段性肺不张，上述病变均以下叶为主，其中以树芽征＋细支气管及支气管扩张最具特征。Akria等根据HRCT表现，DPB可分为4型，与临床时期及病变严重程度有关：Ⅰ型，小叶中心结节；Ⅱ型，小叶中心结节＋分支线状影；Ⅲ型，细支气管扩张；Ⅳ型，支气管扩张。HRCT可监测病变的进展或缓解情况，如结节缩小、吸收或进展为支气管扩张。DPB的鉴别诊断包括慢性感染性疾病如结核、囊性纤维化、纤毛功能障碍性疾病、免疫抑制及慢性吸入性肺炎。

7. 缩窄性细支气管炎(constrictive bronchiolitis，CB)

本病定义与界定尚不十分明确，术语较混乱，如本病中的闭塞细支气管炎过去是指CB加闭塞性细支气管炎合并间质性肺炎(BOOP)，有学者提出闭塞性细支气管炎(obliterativebronchiolitis，OB)定义，CT见到细支气管阻塞、但又无CB征象时，并使用闭塞性细支气管炎综合征(obliterative bronchiolitis syndrome，OBS)定义肺移植后的慢性排异。也有学者称为增生性细支气管炎(proliferative bronchiolitis)。欧洲学者倾向于使用隐源性机化性肺炎(cryptogenic organizing pneumonia，COP)一词。本病的易感因素包括其他感染、移植术后、胶原血管病、吸入性肺病等，临床表现包括呼吸困难与慢性咳嗽，有时伴感染症状，肺功能检查表现为阻塞性或混合型通气障碍。

HRCT表现为局限性密度增高与密度减低交错的马赛克征，呼气相显示明显，低密度区为空气潴留、局部血管变细，密度较高区为正常肺区。其他征象包括支气管扩张与管壁增厚、小叶中心结节。

闭塞性细支气管炎(obliterative bronchiolitis，OB)：也称缩窄性细支气管炎，其特征是细支气管壁及其邻近组织炎症、纤维化，导致细支气管狭窄、甚至完全闭塞，其病因包括儿童各种原因的呼吸道感染、心脏或肺移植后慢性排斥反应、造血干细胞移植术后、吸入有毒气体后、结缔组织病、药物性肺病如D-青霉胺、肠炎性疾病如溃疡性结肠炎及其他疾病(包括弥散性原发性神经内分泌细胞增生、嗜酸性筋膜炎、Stevens-Johnson综合征、副肿瘤性天疱疮、哮喘、囊性纤维化、过敏性肺炎、结节病)。临床特点为渐进性呼吸困难、干咳、气道梗阻症状，本病常首先由CT检查发现。组织学特征为细支气管向心性管壁增厚、支气管上皮化生、平滑肌肥厚、细支气管扩张及斑片状炎症。HRCT表现包括：①吸气末扫描地图状密度减低，呈斑片状小叶性、肺段性分布，相应肺血管减少；②马赛克灌注，为通气下降区域血流灌注减少；③呼气相CT上显示空气潴留，其程度与肺功能检查气道梗阻程度相关；④细支气管改变，扩张、管壁增厚；⑤小叶中心结节及树芽征；⑥双肺胸膜下及支气管血管束周围气腔实变或GGO，须注意的是，马赛克灌注并非OB的特异性征象，还可见于哮喘、支气管扩张症、慢性血管闭塞性病变、过敏性肺炎等，鉴别时应结合其他征象，如慢性肺栓塞也可出现马赛克灌注，但可同时见肺动脉增粗。空气潴留也可见于正常人，但不应超过全肺25%范围。全小叶性肺气肿也可出现肺密度减低，但可见α-抗胰蛋白酶缺乏、肺结构破坏、血管扭曲、肺底线状瘢痕及小叶间隔增厚等。

8.矿物粉尘所致的小气道病变

粉尘也可引起小气道病变,典型部位为呼吸性细支气管及肺泡管周围,病理学表现为矿物质沉积、纤维化及少许慢性炎症。HRCT主要征象是边缘模糊的小点状密度增高影。

9.哮喘

哮喘是各种外源性刺激物造成的气道慢性炎症,临床特点为喘息、气短、胸部发憋及咳嗽等,长期反复发作则导致血管增生、气道平滑肌增厚、纤维化等不可逆性改变。

本病HRCT表现包括:①支气管壁增厚,发生率为16%~92%,增厚程度与病变程度一致。②支气管扩张,发生率尚不明确,一组研究中发生率达77%,诊断依据是支气管与伴行肺动脉径线比超过1,主要累及亚段及以远支气管,扩张的形态主要是柱状。③黏液嵌塞(mucoid impaction),呈支气管走行区分支状或结节状密度增高影,有时为树芽征,见于约20%患者。④肺密度降低,约1/3患者可见局限性或弥散性肺密度减低,其原因是小气道梗阻、空气潴留及马赛克灌注,且这种低密度与患者肺功能状态存在相关性。⑤呼气相CT上所见的空气潴留,呈斑片状低密度,约50%患者超过1个肺段范围,肺功能参数(如FEV1)与空气潴留积分有相关性。

10.吸烟

相关小气道病变与间质性肺病,吸烟有关疾病远远不止过去认为的慢性支气管炎及肺气肿,还包括呼吸性细支气管炎伴间质性肺病(respiratory bronchiol itisassociated interstitial lung disease,RB-ILD)、脱屑性间质性肺炎、Langerhans组织细胞病及混合性病变,HRCT的出现使人们对这些疾病有了更深刻的认识,这类病变已引起广泛关注。

(1)RB-ILD:是吸烟者最常见的呼吸系统疾病,组织学上可见细支气管与肺泡腔含有细小颗粒状色素的肺泡巨噬细胞沉积,细支气管及其周围结构内炎症细胞浸润,病变区周围的肺组织正常。临床表现为轻度呼吸困难、咳嗽、胸痛及体重减轻,肺功能检查为限制性及阻塞性通气障碍,肺泡灌洗可检出含棕色色素的巨噬细胞。HRCT所见包括弥散性小叶中心边缘模糊结节(2~3 mm)、斑片状GGO、小叶性密度减低、肺气肿、肺不张、网状影及线状影,此外,还可见支气管壁增厚、空气潴留,组织学上小叶中心结节为呼吸性细支气管内巨噬细胞聚集,GGO则为肺泡及肺泡管内巨噬细胞聚集所致。本病需与以下疾病鉴别。①DIP,后者很少或无结节,且GGO更为广泛。②亚急性过敏性肺炎,根据吸烟史及肺泡灌洗鉴别。

(2)脱屑性间质性肺炎(desquamantiveinter-stitialpneumonia,DIP):DIP是一独立的疾病,其90%患者有吸烟史,偶见于肺尘埃沉着病、药物反应及代谢性疾病。组织学特点为弥散性肺泡内巨噬细胞聚集与Ⅱ型肺泡细胞增生。临床表现为干咳、呼吸困难、疲倦与体重下降,肺功能检查表现为限制性通气异常及弥散功能障碍。本病激素治疗效果良好。HRCT主要表现为GGO,呈双侧性、较对称分布,肺周边部及下叶为著,部分患者肺底部可见线状影、肺结构扭曲及牵引性支气管扩张、肺周边部小囊状影(可能为细支气管或肺泡管扩张)。但HRCT上DIP表现与其他疾病,如RB-ILD及过敏性肺炎,有重叠之处。

(3)Langerhans组织细胞病:肺Langerhans组织细胞病(pulmonoary Langerhans cell histocytosis,PLCH)也与吸烟有关,累及小气道及肺间质,特点为细支气管周围Langerhans细胞聚集,出现空洞及瘢痕化。组织学:吸烟患者出现肺组织细胞浸润的原因可能是吸烟损伤细支气管上皮、导致组织细胞增多,形成以细支气管为中心的结节,晚期则出现空洞化、呈囊状病变,并导致纤维化。上述结节以Langerhans细胞为主,混杂嗜酸性细胞、中性白细胞及淋巴细胞,结节的空洞化具有特征性,其特点是与扩张的支气管相通。结节、空洞化结节及纤维化三者可在病变局部并存。PLCH 临床表现无特异性,包括呼吸困难、咳嗽,有时有气胸、体重减轻、发热,本病 HRCT 特点为上中叶分布为主,呈数毫米至 2 cm 大小结节,很小的结节也可空洞化,空洞似扩张的支气管、形态怪异,但并无显著支气管扩张。本病结节演变规律是:先形成空洞化结节,然后为薄壁囊状病变,最后为肺气肿样纤维化破坏。

(4)混合性吸烟相关肺病:尽管上述疾病可单独发生,但呼吸性细支气管炎、RB-ILD 及 DIP 有时重叠存在,甚至还可出现 Langerhans 组织细胞病的病理学表现,因此已逐渐使用"吸烟相关的弥散性肺病"一词表示吸烟有关的各种病变混合出现。

总之,细支气管炎是一类相对常见的呼吸系统疾病,常按组织学所见进行分类,这些疾病有一定的 HRCT 特点,每种疾病均为 1 种以上 CT 征象的组合,包括小叶中心结节、树芽征、GGO、实变及局限性肺密度减低、马赛克灌注,了解其分类及 HRCT 特征有助于缩小鉴别诊断范围。

第四节　乳腺 MRI 检查技术与常见非肿瘤性病变 MRI 诊断

1.乳腺检查技术

(1)高场设备(1.5T 或以上)。

(2)乳腺专用线圈。

(3)平扫 T_1WI,T_2WI+FS。

(4)动态增强检查采用 3 d 快速梯度回波成像技术,灌注成像。

(5)DWI,MRS。

(6)后处理:减影、多平面重组和容积显示。

2.常见乳腺非肿瘤性病变

(1)乳腺增生:包括乳腺囊性增生、小叶增生、纤维性病变及腺病。

(2)乳腺脓肿:哺乳期,脓肿壁具有特征性。

(3)乳腺脂肪坏死:外伤或医源性,随访缩小,动态增强有助于诊断。

(4)乳腺术后瘢痕:早期不易与肿瘤鉴别,晚期强化不明显。

(5)积乳囊肿:见于泌乳期,信号特点取决于所含水与蛋白成分。

乳腺是由腺体、血管、结缔组织等软组织构成,因此,MRI 非常适合乳腺的检查,具有极好的软组织分辨率和无射线辐射等特点,在某些方面能够弥补乳腺 X 线和超声检查的局限性,特别是随着乳腺专用线圈、磁共振对比剂及快速成像序列的开发应用,使乳腺 MRI 图像质量及诊断水平有了很大的提高。大量研究已表明乳腺 MRI 检查对于乳腺良、恶性肿瘤的诊断和鉴别诊断、对乳腺癌分期、治疗后随访以及评估肿瘤血管生成和肿瘤生物学行为及预后方面,同其他影像学检查方法相比可获得更多和更准确的信息。

一、乳腺 MRI 检查技术

乳腺 MRI 诊断准确性很大程度上有赖于检查方法是否恰当,所用扫描成像序列及技术参数是否合理。目前,由于各医疗机构所用设备及磁场强度不同,乳腺 MRI 检查方法亦不尽相同,难以制订统一方法,但在乳腺 MRI 检查中应遵循以下主要原则:①乳腺 MRI 检查应在高场设备上进行。②尽可能采用乳腺专用线圈。③除常规平扫检查外,须采用对比剂行动态增强检查。④采用三维快速梯度回波成像技术尽可能平衡高空间分辨率和高时间分辨率两方面要求(空间分辨率高以准确描述病变的形态学表现,时间分辨率高以评价病变动态增强后的时间-信号强度变化)。⑤应用 MRI 设备后处理功能进行多平面重组和容积显示。

乳腺 MRI 检查前应详细向患者解释整个检查过程,以消除其恐惧心理并得到患者最好的配合。由于乳腺腺体组织随月经周期变化而有所变化,MRI 检查最佳时间为月经后 1 周。患者俯卧于检查床上,双乳自然悬垂于专用乳腺相阵控表面线圈双孔内。扫描方位一般采用横轴面及矢状面。最常用成像序列包括自旋回波序列、快速自旋回波序列和梯度回波序列等 T_1WI、T_2WI 和脂肪抑制 T_2WI,T_1WI,主要观察乳腺脂肪和腺体分布情况,而 T_2WI 则能较好地识别液体成分如囊肿和扩张导管。层厚一般不>5 mm,无层间距。扫描范围包括全部乳腺,必要时包括腋窝。单纯乳腺 MRI 平扫检查除能对囊、实性病变做出可靠诊断外,在对病变定性诊断方面与钼靶 X 线检查相比无显著优势,故应常规行动态增强 MRI 检查。为了满足高空间分辨率(以准确描述病变结构,发现小乳癌)和时间分辨率(以评价病变动态增强前后的时间-信号强度曲线变化)两方面要求,动态增强检查应采用三维快速成像技术,同时激励兴趣容积内所有层面,并在较短时间内对所有层面进行测量,进行薄层(<3 mm)无间距扫描,有助于任意角度或方位图像重组,不会遗漏病灶,并可获得较高信噪比。MRI 增强检查常用对比剂为 Gd-DTPA,剂量为 0.1~0.2 mmol/kg,采用静脉内团注法,然后行快速梯度回波 T_1WI 的不同时相动态扫描。动态扫描一般每分钟 1~2 次,延迟 7~10 min。如所用设备条件允许,可加做 MRI 扩散加权成像(diffusion weighted imaging,DWI)和 MRI 波谱成像(magnetic resonance spectroscopy,MRS)检查。DWI 一般多采用单次激发回波平面成像技术。^{1}H-MRS 多采用点分辨表面线圈波谱(point resolved surface coil spectroscopy,PRESS)技术进行检查,体素选取要最大范围包含病灶,同时尽可能避开周围脂肪组织。近年来研究已表明应用动态增强 MRI 检查结合 DWI 和 MRS 可明显提高对乳腺癌诊断的特异性。

二、常见乳腺良、恶性病变

1.乳腺增生

有关乳腺增生的病理诊断标准及分类尚不统一,故命名较为混乱。一般组织学上将乳腺增生描述为一类以乳腺组织增生和退行性变为特征的病变,伴有上皮和结缔组织异常组合。实际上本病是在某些激素分泌失调的情况下,表现出乳腺组织成分的大小和数量构成比例及形态上周期性变化,是一组综合征。乳腺增生包括囊性增生病(cystichyperplasiadisease)、小叶增生(lobularhyperplasia)、腺病(adenosis)和纤维性变(fibrousdisease)。其中囊性增生病包括囊肿、导管上皮增生、乳头状瘤病、腺管型腺病和大汗腺样化生,它们之间有依存关系,但并不一定同时存在。

MRI 特点:①T_1WI 非增强扫描图像上增生的导管腺体组织表现为低或中等信号,与正常乳腺组织信号相似。②T_2WI上病变信号强度主要取决于增生组织内含水量,含水量越高信号强度亦越高。③导管、腺泡扩张严重,分泌物潴留时可形成囊肿,常为多发,T_1WI上呈低信号,T_2WI上呈高信号。少数囊肿因液体内蛋白含量较高,T_1WI上亦可呈高信号。④增强扫描:囊肿一般不强化,少数囊肿如有破裂或感染时,其囊壁可有强化,在动态增强扫描时,乳腺增生多数表现为多发或弥散性斑点或片状轻至中度的渐进性强化,随时间的延长强化程度和强化范围逐渐增高和扩大,强化程度通常与增生的严重程度成正比,增生程度越重,强化就越明显,严重时强化表现可类似于乳腺恶性病变。⑤DWI有助于良、恶性病变的鉴别,通常恶性病变在DWI上呈高信号,ADC值较低;而良性病变在DWI上ADC值较高。许多研究表明良、恶性病变的扩散系数具有显著性差异。⑥MRS是检测活体内代谢和生化信息的一种无创伤性技术,能显示良、恶性肿瘤之间的代谢不同。利用磁共振现象和化学位移作用进行一系列特定原子核及其化合物分析,细胞结构和功能方面很大变化,癌细胞迅速生长及增生导致某些代谢产物含量增加,已有的研究结果表明在 ^{1}H-MRS上,70%~80%的乳腺癌于 3.2×10^{-6} 处可出现胆碱峰;而大多数良性病变则无胆碱峰出现。但部分文献曾报道在乳腺实质高代谢的生理状态如哺乳期也可测到胆碱峰,也有学者认为由于胆碱是细胞膜磷脂代谢的成分之一,参与细胞膜的合成和退变,无论良性或恶性病变,只要在短期内迅速生长,细胞增生加快,膜转运增加,胆碱含量就可以升高,MRS即可测到胆碱峰。

总之,乳腺增生 MRI 诊断应密切结合患者年龄、症状、体征、生育史及月经情况等。乳腺增生部分患者可为多种成分增生,当难以区分何种成分为主时可统称为增生病。MRI 平扫检查可对囊性增生病的囊肿做出可靠诊断,MRI 动态增强检查增生性病变多表现为区域性、多发区域性或弥散性分布的斑点或片状缓慢渐进性强化,随检查时间的延长,强化程度和强化范围逐渐增高和扩大。

2.乳腺脓肿

乳腺脓肿(breast abscess)既可发生于产后哺乳期妇女,也可发生于非产后哺乳期妇女。乳腺脓肿可由乳腺炎形成,少数来自囊肿感染。

乳腺脓肿在 MRI 上比较具有特征性表现,MRI 平扫 T_1WI 上表现为低信号,T_2WI 呈中等或高信号,边界清晰或部分边界不清,脓肿壁 T_1WI 表现为环状规则或不规则中等或略高信号,T_2WI 表现为中等或高信号,壁较厚。当脓肿形成不成熟时,环状壁可厚薄不均匀或欠完整,外壁边缘较模糊;而脓肿形成成熟后,其壁厚薄均匀完整。脓肿中心坏死部分在 T_1WI 呈明显低信号、在 T_2WI 呈明显高信号。水肿呈片状或围绕脓肿壁的晕圈,T_1WI 上信号较脓肿壁更低、T_2WI 上较脓肿壁信号更高。增强 MRI 检查,典型脓肿壁呈厚薄均匀环形强化,多数表现为中度、均匀、延迟强化。当脓肿处于成熟的不同时期时,脓肿壁亦可表现为厚薄均匀或不均匀的环形强化,强化程度亦可不同。脓肿中心坏死部分及周围水肿区无强化。部分脓肿内可见分隔状强化。较小的脓肿可呈结节状强化。当慢性脓肿的壁大部分发生纤维化时,则强化较轻。如在脓肿周围出现子脓肿时对诊断帮助较大。

因此,典型乳腺脓肿在 MRI 上具有较特征性表现,脓肿壁较厚且厚度大致均匀,增强后呈环形强化,并多数表现为延迟强化,中心为无强化的低信号区。DWI 上乳腺脓肿 ADC 值较低。如在病变周围出现影像学表现特征相似的子病灶时对诊断帮助较大。

3.乳腺脂肪坏死

乳腺脂肪坏死常为外伤或医源性损伤导致局部脂肪细胞坏死液化后引起的非化脓性无菌

性炎症反应,中老年妇女多见。

乳腺脂肪坏死表现典型者病变多位于皮下脂肪层较表浅部位,当脂肪坏死发生在乳腺较深部位、与腺体重叠而表现为边缘欠清的肿块性病变时易误诊为乳腺癌。病变早期,若皮肤有红肿、瘀斑,则可显示非特异性皮肤局限增厚与皮下脂肪层致密、混浊。MRI 上新鲜脂肪坏死表现为形状不规则,边界不清楚,T_1WI 低信号,T_2WI 高信号,内部信号不均匀。动态增强检查病变可呈快速显著强化,与恶性肿瘤鉴别困难。病变后期纤维化后,动态增强检查有助于诊断,其强化方式缺乏典型恶性病变的快进快出特点。

总之,乳腺脂肪坏死典病例多有外伤、手术或炎症史,病变常发生在乳腺表浅部位脂肪层内,病变初期较大,随着时间推移,病灶逐渐缩小。乳腺脂肪坏死依靠临床病史及多种影像学检查方法有可能做出正确诊断,但通常影像学表现缺乏特异性,最后确诊依靠病理学检查。

4.乳腺术后瘢痕

尽管结合手术活检病史对乳腺手术或活检后纤维化瘢痕诊断很有帮助,但与乳腺癌的鉴别仍然存在困难。

乳腺术后影像学表现随手术或活检后时间不同而各异。术后 1～2 周内,手术区皮肤可因水肿而局限性增厚,手术路径的皮下脂肪层及乳腺实质因水肿、出血或血肿而显示异常信号。数周或数月后,水肿、出血或血肿消退,纤维增生形成永久性瘢痕组织,此时皮肤局限增厚或凹陷,皮下及乳腺实质内出现粗长条索状结构,与硬癌形态学表现相似。因 MRI 检查一方面可行不同方位成像观察病变微细结构,避免相互重叠,另一方面动态增强检查观察病变血流动力学表现,因此有助于两者鉴别诊断。瘢痕组织增强后表现主要取决于手术或放疗后时间,术后修复早期影像学上(手术后时间<6 个月或放疗后时间<9 个月)由于炎症和术后反应在 MRI 上可呈快速显著强化,其时间-信号强度曲线表现可类似乳腺癌;而陈旧性瘢痕(手术后时间>6 个月或放疗后时间>9 个月)由于纤维化改变通常无强化或仅呈轻度强化表现。所以,对于手术后时间<6 个月或放疗后时间<9 个月患者通常不建议行 MRI 检查。

总之,乳腺手术或活检后 MRI 表现取决于手术创伤后修复过程及时间。MRI 检查不同方位断面扫描更有利于观察病变形态学微细结构,避免相互重叠,有利于对手术切口及深部乳腺组织连续性观察,明显优于 X 线检查。MRI 动态增强检查,术后早期表现可类似于乳腺癌,而陈旧性瘢痕通常无强化或仅呈轻度强化。

5.积乳囊肿

积乳囊肿(galactocele)较少见,其形成与妊娠及哺乳有关。泌乳期若一支或多支输乳管排乳不畅或发生阻塞,则引起乳汁淤积而形成囊肿,因其内容物为乳汁或乳酪样物而不同于一般的囊肿。MRI 上积乳囊肿内水分含量较多时可呈典型液体信号特征,即在 T_1WI 上表现为低信号,在 T_2WI 上表现为高信号。如积乳囊肿内脂肪、蛋白或脂质含量较高,在 T_1WI 和 T_2WI 则均表现为明显高信号,在脂肪抑制序列表现为低信号或仍呈较高信号,如病变内所含成分表现为脂肪组织和水含量基本相等时,于 MRI 反相位上可表现为病变信号明显减低。增强 MRI 检查积乳囊肿的囊壁可有轻至中度强化。积乳囊肿的诊断,除影像学表现外,结合临床病史很重要,一般患者多在哺乳期或哺乳期后发现肿物。病变形态学表现具有良性肿物特征,MRI 信号表现特征取决于积乳囊肿内容物成分,增强 MRI 检查,囊壁可有轻至中度强化。

第五节　乳腺肿瘤性病变 MRI 诊断要点

1. 常见乳腺非肿瘤及良性肿瘤

(1)乳腺纤维腺瘤：T_1WI 低或中等信号，T_2WI 不同信号，渐进性或离心性强化。

(2)乳腺大导管乳头状瘤：乳头溢液，多<1 cm，低或中等 T_1、长 T_2 信号，增强流出型曲线。

(3)乳腺脂肪瘤：典型脂肪信号。

(4)乳腺错构瘤：非真性肿瘤，大小不等，可内含脂肪，混杂信号。

2. 乳腺恶性肿瘤

(1)乳腺癌：不规则或蟹足状，一般为 T_1WI 低信号，T_2WI 不同信号，明显增强及快速廓清。

(2)乳腺叶状肿瘤：包括良性、交界性及恶性，分叶状肿块，不均匀 T_1WI 低信号及 T_2WI 高信号，有囊腔，快速增强及缓慢廓清。

一、乳腺常见良性肿瘤样病变

1. 乳腺纤维腺瘤

乳腺纤维腺瘤(fibroade-noma)是最常见乳腺良性肿瘤，是由乳腺纤维组织和腺管两种成分增生共同构成的良性肿瘤。乳腺 X 线和超声检查是乳腺纤维腺瘤的主要影像学检查方法，MRI 检查则有助于进一步确诊。

纤维腺瘤的 MRI 表现与其组织成分有关。在平扫 T_1WI 上，肿瘤多表现为低信号或中等信号，边界清晰，圆形、卵圆形或分叶状，大小不一。在 T_2WI 上，依肿瘤内细胞、纤维成分及水的含量不同而表现为不同的信号强度：纤维成分含量多的纤维性纤维腺瘤，信号强度低；而水及细胞含量多的黏液性及腺性纤维腺瘤信号强度高。约 64% 的纤维腺瘤内可见胶原纤维形成的分隔，分隔在 T_2WI 上表现为低或中等信号强度，此征象为纤维腺瘤较特征性表现。钙化区无信号。通常发生在年轻妇女的纤维腺瘤细胞成分较多，而老年妇女的纤维腺瘤则含纤维成分较多。动态增强 MRI 检查，纤维腺瘤表现亦可各异，大多数(约 80%)表现为缓慢渐进性的均匀强化或由中心向外围扩散的离心样强化，少数者，如黏液性及腺性纤维腺瘤亦可呈快速显著强化，其强化曲线类型有时难与乳腺癌鉴别，所以准确诊断除依据强化程度、时间-信号强度曲线类型外，还需结合病变形态学以及 DWI 表现进行综合判断以减少误诊。

诊断要点：乳腺纤维腺瘤 MRI 上形态学表现呈良性肿瘤特征。部分纤维腺瘤于 MRI 平扫上显示不明显，MRI 动态增强检查应作为常规。纤维腺瘤较特征性表现是在 MRI T_2WI 上肿瘤内可见低信号分隔，动态增强后大多数病变呈渐进性强化，时间-信号强度曲线呈渐增型，强化方式有由中心向外围扩散的离心样强化趋势，DWI 上 ADC 值无明显减低。少数纤维腺瘤亦可呈快速显著强化。其强化类型有时难与乳腺癌鉴别，准确诊断除依据强化程度、时间-信号强度曲线类型外，还需结合病变形态学表现进行综合判断，必要时与 DWI 和 MRS 检查相结合。

2. 乳腺大导管乳头状瘤

乳腺大导管乳头状瘤(intraductal papilloma)是发生于乳晕区大导管良性肿瘤，乳腺导管上皮增生突入导管内并呈乳头样生长,因而称为乳头状瘤。乳腺导管造影是诊断导管内乳头状瘤的重要检查方法。主要临床症状为乳头溢液。

MRI 检查不是乳头溢液的首选检查方法。乳头状瘤在 MRI T_1WI 上多呈低或中等信号,T_2WI 上呈较高信号,边界清楚或欠清楚,发生部位多在乳腺大导管处,病变通常较小,直径多在 1 cm 以下,增强扫描时纤维成分多、硬化性的乳头状瘤无明显强化,而细胞成分多、非硬化性的乳头状瘤可有明显强化,增强病变的时间-信号强度曲线多呈流出型,DWI 上 ADC 值较低,而类似于恶性肿瘤,但早期强化率通常较乳腺癌低。重 T_2WI 可使扩张积液的导管显影,所见类似乳腺导管造影。

乳腺导管造影是诊断导管内乳头状瘤的重要检查方法,乳腺导管乳头状瘤在动态增强MRI 上曲线表现类型及 DWI 上 ADC 值有时与乳腺癌相似。

3.乳腺错构瘤

乳腺错构瘤(hamartoma of the breast)为正常乳腺组织异常排列组合而形成的一种少见瘤样病变,并非真性肿瘤。

乳腺错构瘤多呈圆形或卵圆形,大小可从 1~20 cm 不等,边缘光整,在 MRI T_1WI 和 T_2WI 上信号强度表现依据肿瘤内成分含量不同而不同,如以脂肪组织为主,则呈高信号表现,其中可见低或中等信号区;如以腺体和纤维组织为主,则信号强度低,并在其中可见高信号区,呈高信号表现的脂肪组织影在脂肪抑制序列上呈低信号。

错构瘤影像学上表现特点呈混杂密度或信号特征,其内包括脂肪组织及纤维腺样组织,且多以脂肪组织为主,肿瘤具有明确的边界,根据此种特征性表现即可做出错构瘤诊断。

二、乳腺恶性肿瘤

1.乳腺癌

乳腺癌常见病理类型包括浸润性导管癌、浸润性小叶癌、黏液腺癌、髓样癌以及导管原位癌等,其中以浸润性导管癌最为常见。目前,乳腺 X 线和超声检查为乳腺癌的主要影像学检查方法,尤其是乳腺 X 线检查对显示钙化非常敏感,但由于各自成像原理不同,这两种检查方法各有其所长和限度。MRI 检查因其成像特点,已成为乳腺 X 线和超声检查重要补充。

通常乳腺癌在 MRI 平扫 T_1WI 上表现为低信号,当其周围由高信号脂肪组织围绕时。则轮廓清楚;若病变周围为与之信号强度类似的腺体组织,则轮廓不清楚,甚至病变显示不明显。肿块边缘多不规则,可见毛刺或蟹足状改变。

在 T_2WI 上,其信号通常不均匀且信号强度取决于肿瘤内部成分,胶原纤维所占比例越大则信号强度越低,细胞和水含量高则信号强度亦高。部分乳腺癌在平扫时难以显示,动态增强MRI 检查是乳腺癌诊断及鉴别诊断必不可少的检查步骤,病灶显示较平扫更为清楚,且可发现平扫上未能检出的肿瘤。动态增强 MRI 检查乳腺癌信号强度趋于快速明显增高且快速减低,即时间-信号强度曲线表现为流出型,强化方式多由边缘强化向中心渗透,呈向心样强化。由于 MRI 对比剂 Gd-DTPA 对乳腺肿瘤并无生物学特异性,其强化方式并不取决于良、恶性,而与微血管的数量及分布有关,因此,良、恶性病变在强化表现上亦存在一定的重叠,某些良性病变表现可类似恶性肿瘤的强化方式,反之亦然。

MRI 强化表现类型类似于恶性的良性病变常包括:①少数纤维腺瘤,特别是发生在年轻妇女的细胞及水分含量多的腺性及黏液性纤维腺瘤。②少数乳腺增生性病变,特别是严重的乳腺增生性病变。③乳腺炎症。④手术后时间<6个月或放疗后时间<9个月的新鲜瘢痕组织,由于炎症和术后反应强化MRI表现可类似于乳腺癌。⑤新鲜的脂肪坏死。⑥部分导管乳头状瘤。而MRI强化表现类似于良性的恶性病变可包括:①部分以纤维成分为主的小叶癌及导管癌。②部分缺乏血供的恶性病变。③导管内及小叶内原位癌等。因此,对于MRI强化表现存在一定的少数不典型的乳腺良、恶性病变的MRI诊断须结合其相应形态学表现以及DWI和MRS进行综合分析,以提高对乳腺病变诊断的特异性。通常乳腺癌在DWI上呈高信号,ADC值降低,而乳腺良性病变ADC值较高,良、恶性病变ADC之间的差异具有统计学意义,根据病变ADC值鉴别乳腺肿瘤良、恶性具有较高的特异性。值得注意的是,部分乳腺病变于DWI上呈高信号,但所测得的ADC值较高,因此,要考虑到在DWI上部分病变呈高信号为T_2透射效应所致,而并非扩散能力降低[1]H-MRSI上,乳腺癌在3.2×10^{-6}处可出现胆碱峰,但目前[1]H-MRS成像技术仍受到诸多因素的制约和影响(如磁场均匀度和病变大小等),价值有限。

乳腺癌中导管原位癌由于其发生部位、少血供以及多发生钙化等特点,动态增强MRI上尽管有些导管原位癌可表现为不规则、边缘毛刺肿块,时间-信号强度曲线呈快进快出典型的恶性病变强化特征,但相当一部分导管原位癌多表现为导管或段性强化,伴周围结构紊乱,动态增强后呈延迟缓慢渐进性强化特点。对导管原位癌MRI诊断的标准,形态学评价权重应大于动态增强后血流动力学表现,如形态学表现为沿导管走行方向不连续的点、线样或段性强化,并伴有周围结构紊乱,即使动态增强曲线类型不呈恶性特征亦应考虑恶性可能。

乳腺癌中的黏液腺癌因本身的病理学特点,其临床和影像学表现不同于常见的非特殊型浸润性导管癌。黏液腺癌常见于绝经后妇女,肿瘤生长缓慢,多为膨胀性生长,边界清晰。MRI平扫脂肪抑制T_2WI上表现为高或明显高信号,动态增强检查病变时间-信号强度曲线多呈渐增型,在DWI上呈明显高信号,ADC值较高。

乳腺癌患者多有相应临床症状,其形态学多表现为不规则,边缘呈蟹足状,MRI动态增强检查,乳腺癌信号强度趋于快速明显增高且快速减低即时间-信号强度曲线呈流出型。强化方式由边缘向中心渗透呈向心样强化趋势,DWI上ADC值减低。MRI对于常见的浸润性导管癌诊断具有较高的准确性,似少数良、恶性病变在强化表现上存在一定的重叠,对于强化表现存在一定重叠的少数不典型的乳腺良、恶性病变的MRI诊断必须结合其相应形态学表现以及DWI和MRS进行综合分析。

2.乳腺叶状肿瘤

乳腺叶状肿瘤属于乳腺纤维上皮型肿瘤,临床少见,发生率占乳腺肿瘤的0.3%～1.0%,占纤维腺瘤2%～3%。WHO于1981年和2003年对乳腺疾病进行统一分类时,将其命名为叶状肿瘤,分为良性、交界性和恶性3个亚型。叶状肿瘤无论良性还是恶性都易复发。

在MRI平扫,多数叶状肿瘤表现为边缘清楚的类圆形或分叶状肿块,T_1WI上多表现为不均匀低信号;T_2WI上表现为不均匀较高信号,当叶状肿瘤内有出血、坏死或黏液样变时,其信号相应发生变化。肿瘤巨大时,可见整个乳腺被肿瘤占据,但皮下脂肪层仍较完整。存在囊腔时,内部信号常不均匀。动态增强MRI检查,早中期肿瘤多呈快速明显渐进性强化,中后期时间-信号强度曲线多为平台期,囊腔和分隔显示更加明显,有学者认为囊腔的存在是叶状肿瘤较为特征性表现。

乳腺叶状肿瘤形态学特征为明显分叶状外形,边缘光滑、锐利,超声和MRI上囊腔的存在也是叶状肿瘤较为特征性表现,但不典型乳腺叶状肿瘤仅依据影像学表现与其他疾病鉴别困难,最后诊断需依靠病理学确诊。

第六节　急性主动脉综合征及其 CTA 评价

主动脉夹层、主动脉壁内血肿及主动脉穿透性溃疡是造成急性胸背部疼痛的常见原因,二者病理、形成机制及预后有所不同,有时也可合并发生,难以分辨发生的时间关系,因此将三者合称为急性主动脉综合征。由于检查设备普及、老龄化及临床医师的警惕性增高,在影像学实践中越来越常见到这些病变。多层螺旋 CT 由于检查迅速、时间及空间分辨率高以及多种后处理技术已成为这些疾病首选检查手段,准确识别这几种疾病的 CTA 表现、有关预后征象及鉴别诊断具有重要临床意义。

定义:①主动脉夹层(AD)是指主动脉内膜一个或多个破口、导致管腔内血液进入动脉中层形成假腔,其中近侧的内膜破口称为入口、远侧者称为出口或再破口。再破裂口及多个假腔时常见于结缔组织病患者。②主动脉壁内血肿(IMH)为主动脉壁内不流动的血肿,不与主动脉腔相通。③动脉硬化性主动脉穿透性溃疡(PAU)是主动脉动脉硬化斑块破裂,造成内弹力层中断的溃疡性病变。

一、主动脉 CTA 检查方法

16 层以上的多层 CT 均能获得满意的主动脉 CTA 图像,目前其对急性主动脉综合征的术前评价方面已完全取代导管法血管造影,CTA 优越性是创伤性更小、检查速度更快、更安全、费用低,其高质量的薄层图像有助于清楚显示内膜瓣、主动脉病变分支累及情况、是否存在重要脏器的灌注异常及主动脉之外的其他器官是否存在病变,也可与其他引起胸痛疾病如肺动脉栓塞、急性冠脉综合征鉴别,已成为急性主动脉综合征的首选检查。CTA 唯一缺点仍是需静脉注射对比剂与有辐射,但其收益明显大于检查风险。

首先需行 CT 平扫,其目的是观察是否为高密度的 IMH。而增强检查是急性主动脉综合征 CT 检查的关键,若超声检查已提示为 AD,也可直接行 CT 增强扫描。心电门控可用于减少搏动伪影,尤其对于心率较快的患者可鉴别是否为升主动脉搏动所致的假性 AD 及观察冠状动脉是否受累,其中前瞻性门控较回顾性门控能较多地降低放射线剂量。应用 ECG 门控另一优点是可更好地观察冠状动脉是否受累及进行心功能测定。应从颈部扫描至股总动脉起始部以判定病变范围。观察的图像以轴位为主,但各种 2 d 与 3 d 后处理技术对主动脉病变性质、部位、程度及分支的显示具有重要价值,这些方法包括最大密度投影(MIP)、曲面重组(CPR)、多方位重组(MPR)及容积再现(VR)。典型扫描参数包括:FOV 25~30 cm,准直为 0.5~1.25 mm,扫描时间 25~30 s,扫描方向为头-足方向,共 2 期,采用间隔小于准直的重叠重建。300~400 mg/mL 非离子型碘对比剂,注射速率 3~5 mL/s,总量 1.5~2 mL/kg,智能跟踪对比剂团触发扫描。须注意的是,主动脉 CTA 检查能因对比剂剂量不足或延迟时间不恰当致主动脉强化不均匀,钙化也可产生伪影。

二、主动脉夹层(AD)

过去称夹层动脉瘤。典型的 AD 包括内膜瓣、真假两个腔、一个入口、一个或多个出口。最常见入口位于主动脉瓣上方数厘米的主动脉右前壁,次常见位置是动脉韧带远侧的降主动脉,再破口或出口位于胸降主动脉、腹主动脉或髂动脉。AD 多与老年化所致的主动脉退变及高血压有关,较年轻患者的危险因素包括主动脉瓣畸形、主动脉缩窄、妊娠、结缔组织病(如 Marfan 综合征、复发性多软骨炎、巨细胞动脉炎等),医源性损伤也与 AD 有关。AD 的发生机制包括:①血流对主动脉内膜冲击造成的损伤;②主动脉壁内滋养血管或囊性坏死所致的出血;③高血压等因素造成主动脉管壁平滑肌强力收缩所致的主动脉内膜损伤。AD 的尸解发现率为(5～10)/百万,男性约为女性的 3 倍。

AD 的假腔一般为螺旋形,升主动脉水平位于右前方,主动脉弓水平位于上、后方,降主动脉水平则位于左后方,假腔大于真腔、导致后者受压,主动脉分支可来自真腔或假腔或二者。由于血流搏动的影响,夹层的撕裂多为顺血流方向,少数为逆向撕裂。夹层可撕裂外膜,导致心包积血与心脏压塞、胸腔积血、累及主动脉瓣导致主动脉逆流。AD 临床上主要表现为急性胸痛或背痛,70%患者同时有高血压,两侧肢体脉搏或血压不一致。

分类:AD 有两种分类方法。①Stanford 分型,属于较新和简化的分型。升主动脉受累为 A 型,未受累者则为 B 型。A 型较少、约占 1/3,但并发症较多,包括急性冠状动脉梗阻、心脏压塞、主动脉瓣反流,1 年生存率仅为 30%,因此需急诊手术治疗。B 型较多,占 2/3,其破口一般位于左侧锁骨下动脉起始部以远,该型一般无危及生命的并发症,因此,一般保守治疗,包括抗高血压及支架置入。无论分型如何,若主动脉重要分支受累,则需手术治疗。②DeBakey 分型,为经典分型,包括 Ⅰ～Ⅲ 型。Ⅰ 型撕裂起自于升主动脉,累及升主动脉、主动脉弓及一定长度的胸降主动脉与腹主动脉;Ⅱ 型,夹层局限于升主动脉;Ⅲ 型,夹层起自于左侧锁骨下动脉起始部以远,其中限于胸主动脉者为 ⅢA 型、累及腹主动脉者为 ⅢB。少数情况下,AD 仅累及腹主动脉。

支架置入后假腔会闭塞,若脏器动脉来自假腔,则会导致缺血和梗死。CT 上真假腔不同之处如下:①位置,主动脉弓水平假腔右上方、真腔位于左下方。胸降主动脉水平假腔位于左后方,真腔位于右前方。腹主动脉水平真、假腔趋向左右排列,假腔位于左侧、真腔位于右侧。②形态,假腔内部压力较大,因此一般较大、呈半圆形或弧线或新月形包绕真腔,轴位上内膜瓣与假腔之间形成鸟嘴状外观。③血流动力学,假腔内对比剂充盈较慢,因此早期扫描假腔内密度较低、延迟扫描则见对比剂逐渐充填假腔。两期或多期扫描易于显示两者血流动力学的差异。④血栓形成,假腔内易形成血栓(约达 50%),真腔内血栓形成率不足 10%。部分性血栓易于诊断,若完全形成血栓则难以与 IMH 鉴别。⑤蛛网征(cob-web sign),见于假腔,为主动脉中膜不全性撕裂所致的条带状或弯曲线状充盈缺损。⑥内膜撕裂征,内膜瓣撕裂朝向假腔,此为血流从真腔流向假腔所致。⑦内膜钙化,位于真腔管壁或内膜瓣真腔侧。

内膜破口:为真、假腔交通处,AD 可有一个或多个破口,CT 影像学表现为内膜瓣中断或假腔侧尖角状突起。

主动脉钙化内膜内移:为假腔内血液推移所致,钙化与主动脉外壁的距离超过 5 mm 具有诊断意义,此征象平扫即可显示,但须增强扫描与动脉硬化所致的附壁血栓钙化鉴别。

AD 的并发症:①主动脉瓣关闭不全,AD 累及主动脉根部可导致主动脉瓣关闭不全,CT

可见左心室增大。②主动脉破裂，根据破裂的部位可引起心包、胸腔及纵隔血肿，CT 表现为心包、胸腔及纵隔、腹膜后及腹腔积液，密度高于水，主动脉壁不连续，增强扫描可见对比剂溢出。③AD 累及主动脉分支，主要是腹部分支，包括腹腔动脉、肠系膜上动脉、肾动脉及肠系膜下动脉，这些分支如来自假腔或内膜瓣撕裂进入管腔，则会引起相应脏器缺血，最常见的是肾脏及肠系膜血管，造成肾脏梗死及肠缺血，CT 增强可见内膜瓣进入肾动脉或肠系膜动脉、肾脏局部或全部强化减弱、肠管扩张积液及肠壁增厚、肠系膜混浊。累及主动脉弓的 AD 也可沿动脉韧带侵犯肺动脉。AD 患者主动脉分支阻塞包括动态阻塞与静态阻塞两种，前者为撕裂的内膜瓣贴附于血管开口所致，后者为内膜瓣直接进入管腔所致。④主动脉穿透性溃疡（PAU），CT 可见尖刺状或乳头状、半圆形的对比剂充盈影向主动脉管壁。⑤少数情况下 AD 可合并 IMH，CT 显示两者征象。

鉴别诊断：包括 IMH、主动脉撕裂及 PAU，①IMH，CT 增强扫描无假腔及内膜瓣，延迟扫描也无对比剂进入管壁。②主动脉撕裂，见于外伤后，特定部位是主动脉峡部腹侧，CT 扫描呈乳头状突起，范围小。③PAU，见于主动脉动脉硬化斑块，CT 增强见对比剂呈火山口状突出，管腔不规则。

AD 手术治疗后 MDCT 检查需评价支架位置及形态、有无对比剂渗漏、主动脉主要分支是否通畅等。

三、主动脉壁内血肿（IMH）

主动脉壁内血肿为主动脉壁中层的局部出血，占主动脉急诊的 10%～20%。Krukenberg 等 1920 年首次将 IMH 描述为主动脉"滋养血管的破裂导致血肿，没有内膜撕裂"，曾称为"不典型主动脉夹层"，归属于主动脉夹层，直到 1986 年才将其独立出来。本病约 1/2 患者有高血压病史。随访研究表明，有 40%～80% 的患者可自行吸收，约 21% 患者死亡。

本病发病机制尚不清楚。推测可能因素有：①主动脉壁内滋养血管破裂出血并形成血肿，血肿膨胀将主动脉中层分离而形成假腔；②动脉粥样硬化、PAU 进展所致，其依据是大多数 IMH 患者有明显的主动脉粥样硬化征象，且血肿发生部位通常与主动脉粥样硬化溃疡相邻；③医源性损伤或外伤；④主动脉夹层假腔完全血栓化。支持此论点的依据是近来手术发现多数 Stanford A 型 IMH 可见内膜缺损，而 CTA 只能检出其中 50%，且这些病例无再破裂口（出口）。

临床表现与自然史：约 50% 患者可进展为主动脉瘤或假性动脉瘤、10% 左右进展为典型 AD，其余患者可自行吸收。CTA 显示 IMH 患者主动脉管径若接近正常，则提示 IMH 可自行吸收而较少出现并发症及进展。但若合并溃疡性突出（ULP）则预后不良，易进展为 AD 及出现主动脉破裂，因此根据 CT 表现可将 IMH 分为合并 ULP 与不合并 ULP 两种。

病理上，IMH 与 AD 不同：IMH 位于中层与外膜之间，无内膜破裂，内膜有或无动脉粥样硬化。血肿的存在使主动脉管壁更加脆弱而易破裂，向内破裂时形成夹层，向外扩张形成动脉瘤，严重者向外破裂穿通主动脉壁。由于 IMH 的主动脉内膜完整，一般认为假腔内无血流存在。但少数 IMH 患者彩色多普勒超声检查显示主动脉真腔与 IMH 假腔之间有交通，可能由于粥样硬化斑块的侵蚀或溃疡形成以及主动脉中层分离过程中造成内膜损伤（渗漏孔），导致真腔血液缓慢进入假腔。IMH 主要位于胸主动脉，或自胸主动脉向腹主动脉延伸，罕见单独见于腹主动脉者，后者可能由于创伤、医源性损伤、PAU 等。

分类：IMH 分类与 AD 一致，Stanford A、B 型约各占 50％，两型治疗原则也与 AD 一致。B 型者保守治疗，但需密切观察以除外进展为 AD 或破裂或形成动脉瘤，这些并发症的发生率约达 30％。

CT 评价：因为血肿为高密度，增强扫描有可能掩盖 IMH，因此平扫必不可少。注射对比剂后血肿不强化。后处理技术：MIP 与 VR 对病变的显示价值不大，原因是 IMH 病变本身无强化，而 MIP 与 VR 均以 CT 阈值设定显示病变，一般有利于高密度或强化明显的病变，IMH 相对于强化的血管腔为低密度，因此难以显示。CPR 可显示 IMH 病变的纵向范围，但对螺旋形走行明显的病例，由于难以准确勾划其轨迹，因此显示不佳。MPR 仅展示某一特定平面的结构，故对主动脉 IMH 及扭曲不明显的降主动脉 IMH 显示较好。

IMH 的 CT 特征为管壁增厚（超过 3 mm）、其内见偏心性高密度影，增强扫描无对比剂进入，无内膜瓣及主动脉内膜破口，并见主动脉内膜钙化内移。平扫时 IMH 为壁内新月状或环形（厚度通常为 5 mm 或 7 mm）高密度或较高密度，仅少数为等密度。轴位上病变环绕管腔半周至全周，纵向范围从较局限至累及主动脉全程。主动脉真腔正常、或受压变形及变细。平扫 CT 上 IMH 另一重要征象是内膜钙化及其内移，钙化内移位超过 5 mm 具有重要意义。需注意窄窗宽有助于显示 IMH。

CTA 对 IMH 的随访也具有重要价值。A 型时主动脉最大直径＞5 cm 是预测 IMII 进展为夹层的征象，包括：真腔变扁，短径＜75％长径；IMH 厚度超过 11 mm；升主动脉受累；出现心包积液或胸腔积液。持续胸痛和穿透性溃疡的存在也提示 IMH 有可能进展为夹层或主动脉破裂，也可合并 AD。

鉴别诊断：①动脉粥样硬化斑块，由于粥样硬化斑块多含脂质，血肿 CT 值一般高于粥样硬化斑块；血肿内缘多较光滑，而粥样硬化斑块不规则；IMH 可发生在主动脉任何部位，而粥样硬化因血流动力学的原因极少发生于升主动脉，一般累及主动脉弓及胸、腹降主动脉。②AD，尤其是假腔有大量血栓形成者：有无内膜片是鉴别的关键。主动脉内膜上有小渗漏孔的 IMH 患者，根据假腔血流速度的快慢有助于鉴别，IMH 假腔血流缓慢或停滞，夹层假腔血流相对较快。AD 的假腔为螺旋形走行，而 IMH 倾向于更加偏心性分布（如后外侧）、且在血管纵轴方向上范围较小，IMH 与 AD 均可见通畅的管腔狭窄及钙化内膜瓣的内移，因此这两种征象不能鉴别二者。③附壁血栓，较局限，位于扩张的主动脉内，而 IMH 范围较长，主动脉不扩张。④大动脉炎，通常累及主动脉主要分支并导致其狭窄或闭塞，病变间一般间以正常血管。大动脉炎及动脉硬化所致的管壁增厚均为环形，而 IMH 则为偏心性。

四、主动脉穿透性溃疡(PAU)

本病 1986 年首次报道。PAU 也多见于老年、高血压及动脉硬化患者，临床表现为急性胸背部疼痛。

病理学特点为自内膜面向主动脉壁内突出的蘑菇状或领扣状溃疡，斑块及内弹力层均破裂，溃疡可深达外膜，溃疡破裂时可引起假性动脉瘤、动脉瘤、AD 及主动脉破裂，溃疡主要于动脉硬化斑块上形成。有些病例可合并动脉壁内出血即 IMH，也可致主动脉破裂。本病最常见于胸降主动脉中下段，次为腹主动脉。

临床表现与自然史：PAU 的转归各异，其中约 1/3 出现主动脉破裂，30％～50％无并发症的 PAU 随访可见病变逐渐增大。

　CTA 诊断：增强扫描可见对比剂呈火山口状突出，主动脉管壁增厚及管腔不规则，主动脉内膜钙化也见内移。与 AD 及 IMH 不同的是 PAU 的上下延伸范围明显较小，因此，若见到范围较小的 IMH，则应考虑到为 PAU 进展所致。

　CT 所见 PAU 的深度及径线是预测其预后的指标，研究表明，若深度超过 10 mm 及直径 >20 mm 则有可能进展为 IMH、AD 或主动脉破裂。

　鉴别诊断：①主要是动脉硬化溃疡，局限于内膜，且钙化位于溃疡的外侧。②IMH，平扫呈高密度或稍高密度，增强扫描无对比剂进入。③囊状假性动脉瘤：形态多不规则，范围较大。

　总之，MDCT 可快速诊断急性主动脉综合征，准确率很高，理解三种主动脉急症的基本概念及 CT 表现有助于提高诊断率及改善患者的预后。

第二十九章 腹部 CT 检查

第一节 肝脏检查方法与正常影像

一、检查方法

(一)检查前的准备、平扫和增强扫描的应用价值

1. 检查前准备

空腹口服 1‰～2‰ 的泛影葡胺水溶液或白开水 500～800 mL,上床前再口服 200 mL。增强扫描者需做碘过敏试验和选择静脉用造影剂。

2. 平扫的作用

平扫的作用应作为常规,即使增强者,如无近期平扫片,亦应在注射造影剂前行常规平扫。平扫对造成肝脏密度改变的弥散性病变如脂肪肝、血管性病变、糖原贮积病、淀粉样变性、Wilson 病、血色素沉着以及肝硬化等有重要价值;对肝内钙化灶的显示如肝内胆管结石、血吸虫病肝内钙化、肿瘤钙化等平扫是不可缺少的。平扫应从膈顶开始至肝下端为止。层厚和间隔常规为 10 mm。对小病灶宜改用薄层(2～5 mm)。

3. 增强扫描的作用

①进一步发现病变,提高病变的检出率。②根据增强特点有利于确定病变性质。③可鉴别平扫图像上的血管断面、扩张的肝内胆管断面及小结节病变。④可进一步显示肝静脉、门静脉及胆管等结构。

(二)造影剂动态循环过程分期

下述 3 期是人为划分的。

1. 动脉期

动脉期又称为注射期。约在开始注射造影剂后的 30 s 左右。腹主动脉及其主要分支增强十分显著,CT 值>150～200 HU;门静脉和腔静脉尚未显影或密度低于主动脉,肝实质的CT 值逐渐上升。早期肝实质的密度偶可不均。

2. 门静脉期

门静脉期又称为非平衡期。持续 60～90 s,造影剂已逐步由血管内向血管外分布,主动脉与腔静脉的密度趋向一致。在静脉早期肝实质的增强达到峰值,以后缓慢下降。

3. 平衡期

平衡期亦称为延迟期。造影剂在血管内外的分布处于均衡状态,肝内血管影消失。在时间—密度曲线上,主动脉曲线与肝实质曲线开始平行,并以等同速度下降。

(三)肝增强扫描常用的方式

1. 团注法增强扫描

以 2～3 mL/s 流率,团注造影剂 80～100 mL。如扫描范围大时,可采用此法与滴注法相

结合。即以 2～3 mL/s 的流率注完 50 mL 后,再改为 1 mL/s 静脉滴注法,将全部造影剂滴完。这样可保持整个扫描过程中,血液中有较高的造影剂浓度。

2.团注动态扫描

适用于扫描速度较慢 CT 机,可行上述 3 期扫描。①同层动态扫描:即在平扫或常规扫描发现病变的基础上,确定扫描层面。然后,在同一层面连续增强扫描,每 3～5 次扫描为 1 组,该时间内患者屏气;一般行两组扫描,两组间停顿 10 s。如疑为血管瘤再行延迟扫描。②进床式动态扫描:以发现病灶为主要目的,扫描范围包括整个肝脏。允许床面移动,每 3～5 层为 1 组,该时间内患者屏气,两组之间间隔 10 s,让患者呼吸。完成全肝扫描需 3～4 组。然后进行图像重建、显示和处理。

3.螺旋 CT 增强扫描

以 3 mL/s 的流率,注入 60% 造影剂 80～100 mL。于开始注射造影剂计时,延迟至 20～25 s 行动脉期,60～90 s 行门静脉期,3～4 min 行平衡期扫描。肝动脉期有利于血供丰富性肿瘤的诊断,门静脉期有利于乏血性肿瘤的诊断。

(四)肝脏延迟扫描

它指的是在一次大量注射造影剂后 4～6 h 的重复扫描,与鉴别肝癌与血管瘤的 7～15 min 的延迟扫描含义不同。目的是提高肝内小病灶的检出率。

其原理为泛影葡胺、优维显等有机碘溶液经静脉内注射后大部分经尿路排泄,小部分(10%左右)经肝脏排泄。由于正常肝细胞具有排泄和再吸收有机碘的功能,数小时后肝脏 CT 衰减值略有提高(CT 值升高 6～10 HU);而肝癌细胞不具有这种功能,这样两者的密度差异增大,有利于肝癌病灶的检出。但造影剂用量必须足够大,用 60% 的造影剂 150～180 mL(结合碘含量 50～60 g),如增强扫描时注射量不足,待扫描结束后补充注射达上述总剂量。

(五)肝动脉造影 CT(CTA)

1.方法

经股动脉插管后(Seldinger 法),将导管置于肝动脉内,根据检查目的的不同,可采用同层或进床式动态扫描。经导管注入造影剂,浓度为 30% 的含碘对比剂 10～20 mL,注射流率为 1～2 mL/s。于注射开始后即开始扫描,每 3～4 层为 1 组。如用螺旋 CT 可行全肝 1～2 mL/s,CT 检查,对发现多发小病灶更为有利。

2.诊断价值

因肝细胞癌由肝动脉供血,故 CTA 图像上呈特异性的高密度。此法对诊断小肝癌有一定价值,但有一定假阳性率。此外,对乏血性肿瘤不易检出。

(六)肝脏经动脉门静脉造影 CT(CTAP)

1.方法

同样经股动脉插管,将导管置于肠系膜上动脉或脾动脉内。经导管注入造影剂,浓度为 60%,注射流率为 2～3 mL/s。注射开始后 20～25 s 开始扫描,扫描方法同 CTA。

2.诊断价值

CTAP 是依据绝大部分肿瘤,尤其是肝细胞癌不接受门脉供血,而正常肝组织血供80%～85%来源于门脉。因而 CTAP 可明显提高正常肝组织的 CT 值,而肿瘤组织的 CT 值无改变或改变甚微,从而提高病变的检出率。此外,亦可有假阳性表现。

（七）肝脏碘化油CT

1.方法

经股动脉插管后，将导管置于肝动脉内，并尽量选择到供血动脉的末梢支，注入5 mL碘化油，于7～14 d后行CT检查。

2.诊断价值

碘化油能长期选择性地聚集在肝癌组织中。其原因可能与肝癌组织血供丰富、血流量大、血管形态结构异常，癌组织缺乏完整的单核吞噬细胞系统和淋巴系统，以及碘化油颗粒黏度大，难以清除有关。因碘化油能选择性地沉积在肝癌组织内，碘化油CT对小肝癌尤其<1～5 cm病灶的定位、定性有较高的特异性。部分血供丰富的转移瘤亦可有碘化油停滞。一些早期肝细胞癌因肿瘤血管尚不成熟且不丰富，可几乎无碘化油沉积。

（八）螺旋CT门静脉成像

1.检查前准备

主要包括呼吸训练和口服胃肠对比剂，应口服阴性对比剂如水或产气粉为好。

2.扫描参数

①单层螺旋CT：层厚3～5 mm不等，螺距1～2，重建间隔1.5～2.5 mm。②多层螺旋CT：层厚0.5～1 mm用于高分辨率扫描（HQ）；层厚5～10 mm用于快速扫描（HS）。HQ螺距为3，HS螺距为4.5～6即可。

3.对比剂注射

以3 mL/s流率注入60%对比剂100～140 mL（约2 mL/kg体重）。

4.延迟时间

延迟时间指开始注射对比剂后至开始扫描的时间间隔，多用50～70 s。

5.重建方式

MIP、MPR、MPVR（多轴向投照容积重建）。

（九）肝脏CT灌注成像

1.检查方法

患者平卧，常规行全肝平扫。层厚及层距10 mm或8 mm，螺距为1～1.5，扫描速度最少1层/s。然后选定靶层面，通常包括肝门层面，也可为病灶中心层面；经肘静脉快速团注对比剂，流率为2.5～10 mL/s，多为4～5 mL/s，用量40～50 mL。在对比剂首过前、首过时及其后，按一定时间设置、行同层动态扫描。文献中扫描程序并不相同，Miles等常扫描10次：常规扫描后，于注药后0、7、10、13、16、21、26、31、37.5、44 s各扫描一次，共计10次；其他常用的扫描设置为19～25次。

由于4层螺旋CT的广泛应用，采用程序一般为：层厚5 mm，间隔为3 s，平静呼吸下行120层扫描。

2.图像处理

先选择兴趣区（ROI），于左右叶肝实质或病灶、脾脏实质、门静脉、主动脉各选一个，在没有包括脾脏者可用肾实质代替。ROI应尽量大，但不能达脏器边缘，以免部分容积效应的影响；实质区ROI尽量不包括大血管。测量该层面不同时间获得的ROI的CT值，可获取其时间—密度曲线（TDC）。接着用灌注软件处理、得出灌注值；如无此软件，则可根据相应公式（下述）计算。

3.组织灌流量的计算公式

组织灌注量(mL/(min·mL)):组织 TDC 的最大斜率(HU/min)/供血动脉 TDC 的峰值(HU)。

4.肝灌注成像的灌注参数

(1)肝动脉灌注量(HAP)＝脾峰值增强前的肝 TDC 最大斜率/最大主动脉 CT 增加值。

(2)门静脉灌注量(HPP)＝脾峰值增强后的肝 TDC 最大斜率/最大主动脉 CT 增加值。但该方法在计算 HPP(或 PVP)时,未考虑到肝血流中动脉血流的影响,并且以主动脉作为门静脉肝的供血血管进行计算,所得的 HPP 偏低。国外有学者对此公式进行了改进:HPP＝脾峰值增强后的门静脉灌注 TDC 最大斜率/最大门静脉 CT 增加值,算得的 HPP 为 0.93,更接近于生理值。

(3)肝动脉灌注指数(HPI)。为肝动脉灌注占全肝总灌注值(TLP,为 HAP 和 HPP 之和)的比例。HPI＝HAP/(HAP＋HPP)。

(4)门静脉灌注指数(PPI)。为门静脉灌注占全肝总灌注值的比例。PPI＝HPP/(HAP＋HPP)。

文献报道的各项正常灌注指标并不一致,如 HAP(0.102±0.014)、(0.091±0.067)、0.16、0.19 不等;HPP 则为(1.03±0.43)、(1.11±0.23)、1.22、0.93 不等。差异可能为所选病例不同或 CT 值测量具有误差所致。但总的看来,HAP:HPP≈1:(3～4)。

近期国内有报道 HAPS 为(0.2828±0.0969),HPP 为(1.1788±0.4004),总肝灌注量为(1.4563±0.4439),HPI 为(19.71±5.81)%。

5.临床应用价值

①肝硬化:HPP、TLP、PPI 明显降低,HAP 虽有升高,但无统计学意义。HPP、PPI 降低可能是由于肝内组织的阻力增加所致,但 HPP 降低并不一定出现 HAP 代偿性升高。②弥散性肝癌:HPP 明显降低,而 HAP 变化变大,原因同上。③转移性肝癌:转移灶内 HAP 及邻近肝组织 HAP 均明显升高。病灶内 HAP 升高与微血管密度升高一致;邻近组织 HAP 升高意味着新生血管化,可能是恶性的;HPP 多与正常接近,但范围变化大,可异常高或异常低。④肝癌经动脉栓塞治疗(TAE)后:TAE 后 2～6 d HAP 明显升高,1 个月后降低;而 HPP 在 TAE 后 2～6 d 明显降低,1 个月后变化不显著。HAP 增加可能是栓塞后急性反应所致;而 HPP 降低可能是因为肝组织内压力增加。⑤肝移植:HAP、HPI 增加,而 HPP、TLP 无统计学差异。HAP 增加可能是肝移植后的反应有关。

二、正常解剖影像

(一)肝脏表面的解剖结构

肝脏为人体最大的腺体,分为上下两面。

1.上面

上面为凸面称为膈面。由镰状韧带从矢状位将肝分为左右两部分,但镰状韧带并非左右两叶的分界标志。

2.下面

下面为凹面称为脏面。有两条纵沟和一条横沟通过,呈"H"形。左纵沟内有肝圆韧带和静脉韧带;右纵沟的前部为胆囊,后部为下腔静脉。横沟即肝门,内有门静脉、肝动脉和肝管等结构出入肝脏。

（二）肝脏的裂隙、叶和段的划分

肝脏被叶间裂和断裂分成若干叶和段。

1.肝脏的裂隙

（1）主叶间裂。即正中裂或 Cantlie 线。基本呈矢状位，将肝脏分成左右两叶。在脏面，该裂相当于胆囊窝中点到下腔静脉左缘的连线，中肝静脉的主干位于该裂隙内。

（2）左叶间裂。即脐裂。呈矢状位，将肝左叶分成内侧段（亦称为左内叶，相当于原来的方叶）和外侧段（亦称为左外叶，相当于原来的左叶）。该裂即圆韧带裂隙和静脉韧带裂，在脏面与左纵沟一致。在裂的上部有左肝静脉干（汇入下腔静脉前的一段）通过。但国内刘树伟等认为，该裂断层中为下腔静脉左前缘与肝门静脉左支矢状部的连线，于人体正中矢状轴偏右 10°引虚线即为左叶间裂。

尾叶相当于肝脏后部一个突出的部分，以下腔静脉窝为后界，静脉韧带裂隙为前界。尾叶与右叶之间由峡部相连，有时尾叶呈舌状突起自内伸入到门静脉和下腔静脉之间，称为尾叶突。来自左叶和右叶的肝动脉和门静脉分支同时供应尾叶，尾叶的静脉血直接回流到下腔静脉。其血供特点和自成体系的解剖结构，使该部很少患某些弥散性病变，如肝硬化患者右叶往往萎缩，而尾叶却代偿性增大。

（3）背裂。位于尾叶前方，上起第二肝门的下缘，下至第一肝门的后缘。在横断面上，其上部为肝中静脉近侧端的后缘，中部相当于从下腔静脉右前缘至静脉韧带裂右端的弧形线，下部为肝门横沟或肝门静脉的后缘。背裂分隔尾状叶与前方的左内叶、右前叶以及右侧的右后叶。

（4）右叶间裂。即右门裂。基本呈冠状位，把右叶分成前段（右前叶）和后段（右后叶）。该裂在肝表面难以确定，内有右肝静脉通过。横断面肝门以上相当于下腔静脉右缘与肝右静脉长轴的连线；肝门以下相当于肝门横沟后缘（或肝门静脉右支）与肝右静脉或其右前、后支之间的连线。

（5）左段间裂。即左门裂。呈由后上斜向前下的冠状位。在断层中相当于肝左静脉向外延伸的长轴，将肝左外叶分为上、下两段。但亦有文献在横断面上，以门静脉左支的水平切面为界，将左外叶分为上、下两段。

（6）右段间裂。即横裂。断层中，此裂内无肝静脉走行，但通常将门静脉右支或肝门右切迹作为右段间裂的标志，即该平面以上为右半肝的前上或后上段，平面以下为前下或后下段。

2.叶和段的划分

根据以上裂隙可将肝脏分成 3 叶，即左叶、右叶、尾叶。每叶又分成段和亚段即右叶前段（上段十下段）和后段（上段十下段），左叶的内侧段和外侧段（上段十下段）和尾叶。也有学者将其归结为 5 叶 8 段（后述），但其含义是完全一致的。

（三）Glisson 系统、肝脏的功能解剖分段

目前，对 1 954 年由 Couinaud 创立的肝脏 8 段法功能解剖，已得到广泛应用。它是以Glisson 系统在肝内的分布为基础，以肝静脉为分段界限。

1.Glisson 系统

Glisson 系统亦称门管系统，即门静脉、肝动脉、胆管在肝内的分属支相伴而行，被结缔组织纤维鞘包绕而形成的三联管道系统，似树枝状分布于肝内。肝的各段均有 Glisson 系统的一个分支供血，并引流胆汁，而位于各段之间的肝静脉则引流相邻肝段的回血。因此，每一个

段可视为肝的功能解剖单位。

2.肝脏分段

右、中、左3支主肝静脉走行区所形成的纵行切面将肝分割成4个部分,称为4个扇区。由右向左分别称为右后、右前、左内、左外4个扇区。每个扇区又被门脉左、右支的水平切面分成上下两段(见上述;左外叶以左肝静脉向外延伸的长轴、近冠状切面分段可能更趋合理)。4个扇区不包括尾状叶。Ⅰ段,尾状叶,为一个自主段;Ⅱ段,左外扇区(相当于传统的左叶外段)的上部;Ⅲ段,左外扇区的下部;Ⅳ段,左内扇区(相当于传统的左叶内段),在外科临床上还可分为上部的Ⅳa、下部的Ⅳb亚段;Ⅴ段,右前扇区下部;Ⅵ段,右后扇区下部;Ⅶ段,右后扇区上部;Ⅷ段,右前扇区上部。

在CT检查时,可在下述4个层面上识别肝静脉和门静脉并区分各段:①最头端层面,为3支主肝静脉和下腔静脉汇合的层面。②门静脉左支层面。③门静脉右支层面。④最尾端层面,为门静脉主干和胆囊水平的层面。

(四)第一、第二肝门的解剖结构

1.第一肝门

门管系统经第一肝门(或称肝门)出入肝脏。由门静脉、肝动脉和胆管所构成。门静脉最粗,位于肝动脉和胆管的后方,肝动脉在左,胆管在右。

2.第二肝门

第二肝门位于肝顶部,为肝左、肝中、肝右静脉汇入下腔静脉处。

(五)门静脉、肝动脉、肝管、肝静脉和肝淋巴管的走行

1.门静脉及其分支

门静脉由脾静脉和肠系膜上静脉汇合而成,门静脉通过肝十二指肠韧带上升到达肝门而分为左、右侧门静脉。门静脉左支供应尾状叶左侧及肝左叶各亚段;门静脉右支供应尾状叶右侧及肝右叶各亚段。在横断面图像上,右侧门静脉较短向下、向右、向后行走,其前后侧分支通常在同一层面。在该层面或向头侧可见到左侧门静脉,该支较长,向前、向左上水平行走一段称为横部(长约22 mm,粗约9.4 mm),其末端以90°~120°角向前转为矢状部(长约21 mm,粗约9.3 mm)。矢状部前后方向走行,其末端略膨大称为囊部。囊部再水平分支到肝左叶的外段和内段。

上述为2分支型,占90%以上;少数为3分支型即门静脉右前支和右后支直接由门静脉主支发出。肝门静脉的左、右支再进一步分支的形式多样。

2.肝动脉

肝动脉位于门静脉前内侧,肝右动脉从门静脉与肝管之间进入肝内。左、右肝动脉的分叉点比门静脉的分叉点和肝左、右管的汇合点位置低,多位于胆总管汇合点和肝总管汇合点之间,口径约为相应肝管的1/2。

3.肝管

左、右肝管汇合处即肝总管,汇合点位于门静脉分叉点的前上方,它是肝内、外胆管的分界。正常肝内胆管CT图像上一般不显示,如有扩张,则表现为与门静脉平行的双套管状影。

4.肝静脉

几乎完全位于肝内,起源于小叶的中央静脉,逐级汇合,最后形成3大支即左、中、右肝静脉分别走行于左段间裂、正中裂及右叶间裂,并于第二肝门处汇入下腔静脉。

但还可存在第二肝门以外的低位肝静脉,这些静脉又称为肝小静脉,直接进入下腔静脉,属正常变异。

肝小静脉可分为左、右两组。左侧组主要引流尾状叶静脉血;右侧组主要引流Ⅶ段上、中部和肝裸区深面近下腔静脉区的静脉血,以及Ⅵ、Ⅶ段下部肾压迹处的静脉血。而且这两组静脉之间,及其与肝静脉、门静脉之间通过侧支循环相互吻合,当肝静脉有阻塞时,该两组静脉是直接联系门、腔静脉的桥梁,并可见其相应扩张。

5.肝内淋巴管

分别随门管系和肝静脉出肝,CT 图像不能显示。

(六)正常肝实质和肝血管的 CT 表现

1.肝实质

未经增强的肝实质密度个体差异较大,一般稍高于上腹部其他脏器如脾脏,在 40～70 HU 范围内。有人认为其密度主要与糖原储量有关,糖原储量高,脂肪含量少,则肝密度偏高;反之则低。除肝血管影外正常肝实质密度相对均匀。增强扫描时肝实质的 CT 值升高可达 140～150 HU。

2.肝内血管

呈分支状、条状或圆点状低密度影,严重贫血时显示更清;但肝脂肪浸润时血管显示不清,甚至在严重脂肪浸润时血管呈相对高密度。增强扫描时,在血管期血管强化高于肝实质,血管影呈高密度。

(七)肝脏形态的正常变异

肝叶和肝段的形态、大小差异明显,正常变异甚多。①如某一叶或段显示相对小些,另一叶或段相对大些。正常情况下,左、右叶体积大致相仿,通常右叶较左叶大。②右叶向下延伸的距离不一,可长可短。有时呈球状隆突,形成所谓利德尔(Reidel)叶,在系列扫描图上可见右叶向下逐渐缩小,继续向下时又膨大形成球状。③左叶的大小、形态变化更多。左叶多数超过中线,有时可达上腹部左外侧壁与脾脏接近或重叠。有时左叶外侧段甚小或整个左叶很小,不超过中线,或者先天性缺如。左叶厚薄也不一致,有的很厚;有的很薄,前后径只有 1～2 cm。

(八)门静脉系统的常见变异及先天性异常

1.十二指肠前门静脉

该异常是由肠扭转和胰腺、脾或心脏异常所致。门静脉通过十二指肠和胰头的前面。

2.双门静脉

双门静脉为少见的异常。系两个分离的门静脉上升到达肝门,CT 增强扫描有助于与其他病变相鉴别。

3.门静脉瘤

门静脉瘤可为先天性,亦可由动脉—门静脉瘘和门脉高压引起。CT 增强扫描,门静脉分支示踪可以与高血供的肿瘤相鉴别。

4.门静脉属支的变异

门静脉系统和其属支包括胆囊和胃冠状静脉之间的交通可导致肝内假性病变。

5.肝内门腔静脉分流

在横断面成像上可以看到,较肝外门腔静脉分流少见。这些分流可引起脑病。

6. Abernrthy 畸形

门静脉缺如,门静脉血通过肝外异常分流道直接回流入腔静脉,即门静脉畸形和肝外门腔静脉分流。

第二节　胆道检查方法与正常影像

一、检查方法

(一)检查前准备

(1)CT 检查前 1 d 中午吃多油脂食物,以便排出胆囊内浓稠的胆汁,因浓稠的胆汁密度较高,可掩盖泥沙样结石,且难以与造影剂混合均匀而被误诊为阴性结石。

(2)扫描前 1 周不做胃肠造影,前 1 d 晚吃少渣、少产气食物,以免形成伪影。

(3)除急诊外,扫描前应禁食 6～8 h,以免胆囊收缩而影响诊断。

(4)扫描前半小时口服 1％泛影葡胺 500 mL,但疑诊胆总管结石者可饮水。

(5)需注射含碘造影剂做增强扫描者,应做碘过敏试验。

(二)常规 CT 检查方法

1.平扫

患者仰卧,层厚和层距为 10 mm,从肝顶扫至胰头钩突,必要时或重点部位可做 2～5 mm 的薄层扫描。

2.增强扫描

采用静脉团注法,以 2～3 mL/s 流率注入造影剂 80～100 mL。扫描方法同平扫。对胆道富血供性病变及胆囊壁有较好的增强效果,有利于病变的检出。

(三)口服法胆道(胆囊及胆管)成像

1.方法

(1)给药。扫描前 1 d 中午服高脂食物,晚饭吃无脂肪和蛋白类食物,时间不晚于下午 6 时。晚 8 时和 11 时分别口服 3 g(6 片)碘番酸,总剂量 6 g。服用时每 5 min 一片,30 min 服完。服药后禁食、不禁水。

(2)扫描。于服药后 10～12 h 一次屏气螺旋扫描肝脏和胆管系统。扫描前口服适量水。准直宽度 2～5 mm,螺距 1～1.5。由胰头部向上扫描,可屏气 20 s 扫描后,间断 7 s,继续向上扫描。

为更好地显示肝内胆管,使用俯卧位及头低足高位,部分患者扫描前 20～30 min 服高脂肪餐以提高胆总管的显影。部分患者扫描前 20～30 min 注射山莨菪碱以放松 Oddi's 括约肌,显示胆总管末端。

(3)重建方法。将所得的横断面图像,由工作站行 MIP、SSD、MPR 重建。

2.适应证和禁忌证

(1)适应证。①可作为手术和治疗性 ERCP 前的筛选检查。②胆囊切除术后存在胆道症状者。③胆囊切除术前,特别是腹腔镜胆囊切除术前,可帮助了解胆系解剖结构,除外结石、肿瘤及解剖变异,以降低手术时间和减少术中胆系损伤。④ERCP 失败或者 ERCP 检查后仍不明确者。⑤一侧肝管或肝内胆管癌患者,以评价对侧肝管或肝内胆管的结构和功能,做出术中可切除性评价。

(2)禁忌证。①碘过敏者。②血清胆红素高于 85.5 μmol/L(5 mg/dL)者,因胆道分泌对比剂的能力下降,胆管不显影。③肾功能不全,肌酐>115 μmol/L(1.3 mg/dL)者,因碘剂有肾毒性。④高尿酸血症,因为胆系造影剂可增加尿酸分泌。

(四)静脉法胆道成像

1.给药

静脉注射地塞米松 10 mg 后,在 30~45 min 内滴注 10%(或 10.3%)的胆影葡胺 100 mL(含碘约 5.1 g)。注射过程注意密切观察患者。

2.扫描

扫描前口服适量水。于开始注射后 60~90 min(平均 75 min)由胰头部向上螺旋扫描。可屏气 20 s 扫描后,间断 7 s,继续向上扫描。准直宽度 2 mm,螺距 1~1.5。

3.重建方法

MIP、SSD、MPR,也可应用 VR(容积再现法)、CPR(曲面重建法)。

(五)胆管(或胆胰管)阴性成像

所谓胆胰管阴性成像是借助血管对比剂来强化肝、胰实质,与低密度胆胰管形成密度差,从而使胆胰管显影,故该方法不受胆管压力限制,血管对比剂起到"阴性对比剂"的作用。

成像方法:①患者空腹 12 h 后,于扫描前 15 min 口服 2%泛影葡胺 500~700 mL,并肌内注射山莨菪碱 10 mg。②经肘静脉以 3 mL/s 流率注入造影剂 100 mL。于开始注入造影剂后 70 s(或 50 s),由胰头向上扫描。屏气 20 s 扫描后,间断 7 s,继续向上扫描。准直宽度 2~5 mm,螺距 1~1.5 mm。图像重建间隔 1.5 mm。③用最小强度投影(MinIP)和表面遮盖显示(SSD)法得到胰胆管阴性成像的图像。

二、正常解剖影像

(一)胆道系统的解剖结构

正常胆道系统包括以下几部分。

1.肝内胆管和肝总管

肝内毛细胆管逐渐汇合成小叶间、肝段、肝叶和左、右肝管,左、右肝管汇合成肝总管。在肝内,胆管、门静脉和肝动脉三者伴行。肝内胆管分支直径<2~3 mm,或小于伴行门静脉的 1/3,分辨率较差的 CT 不能显示,但在分辨率高的增强图上,少部分可以显示。通常只有很少一部分可见近肝门区肝内胆管,并呈散在分布,与梗阻所致的广泛扩张不同。

2.胆囊管

胆囊管多在距十二指肠上缘 2.5 cm 处与肝总管汇合成胆总管。

3.胆总管

胆总管分为 4 段。①十二指肠上段。②十二指肠后段。③胰腺段。④十二指肠壁内段。约 82%的人可见其正常胆总管影。其长度差异大,少数胆囊管与肝总管汇合的位置很低,以致其上段不存在。80%与胰管汇合成乏特氏壶腹,其余则单独开口。胆总管出口的口径约为

0.2 cm,有奥狄氏括约肌环绕。胆总管直径多<6 mm,6~10 mm 者为可疑扩张,>10 mm 者为扩张。

在肝门水平,肝总管与肝动脉并列位于门静脉的右前方、肝动脉的右侧,三者在横断面上呈三角形关系。胆总管大多数(80%)位于下腔静脉的正前方,胆总管与下腔静脉间距<10 mm。

4.胆囊

胆囊为一倒置的梨形囊状器官,可分为 3 型,即圆形、梨形和长形。又分为底、体、漏斗和颈部,位于左叶内段与肝右叶前段之间的胆囊窝内。其内容物 CT 值为-5~20 HU。其横径>5 cm 提示增大,壁厚>3 mm 提示增厚。

(二)胆囊和肝外胆管的先天性变异

1.胆囊的先天性变异

①数目变异:胆囊缺如、双胆囊、三胆囊、胆囊闭锁。②体积变异:巨大胆囊、小胆囊。③形态变异:双房胆囊、叉状胆囊、葫芦状胆囊、三节胆囊、皱褶胆囊、扁平帽状胆囊及胆囊憩室。④位置变异:胆囊可位于肝右叶或肝左叶下方,以及肝后方(肝后胆囊常伴肝右叶萎缩或体积缩小);亦可埋于肝组织内(此型因胆囊收缩功能差,易感染并发结石)。少数可呈游离胆囊(亦称漂浮性胆囊),是因胆囊支持韧带松弛,使胆囊呈游走状,多见于老年体瘦者,易发生扭转或通过网膜孔疝入小网膜囊内。

2.肝外胆管的先天性变异

①数目变异:副肝管、副胆囊管。②位置变异。③形态变异。先天性胆管狭窄或发育不良、先天性胆总管囊状扩张症。

(三)先天性胆管扩张症

本病又称先天性胆管囊肿等。本病实际为先天性胆管的一部分囊状扩张。

1.发病机制

①胆管上皮增生学说。②胰胆管合流异常学说:由于高浓度的胰液长期破坏胆管壁,引起炎性反应并逐渐扩张。③神经发育异常学说:类似先天性巨结肠改变,局部囊肿壁有神经节细胞缺陷。

2.病理

根据囊肿的形态、部位、范围等分为 5 型。Ⅰ型:最多见,占 80%~90%。为胆总管呈囊状或梭形扩张,胆囊及胆囊管多无明显异常。Ⅱ型:此型少见。为胆总管单发性憩室,多发生于胆总管之外侧壁,憩室蒂与胆总管可相通或闭塞不通。Ⅲ型:也少见。为胆总管下端十二指肠壁内段囊状扩张。Ⅳ型:较多见,约占 18.9%。为多发囊状扩张,即肝内、肝外段多发囊状扩张,或肝外段多发囊状扩张。Ⅴ型:又称 Caroli 病(卡罗里病),属先天性常染色体隐性遗传病。为单发或多发的肝内胆管扩张,无肝外胆管扩张,即先天性肝内胆管扩张。其中 Caroli 病Ⅰ型多伴有结石和胆管炎,无肝硬化及门静脉高压;Caroli 病Ⅱ型非常少见,伴有肝硬化及门静脉高压,不伴结石和胆管炎。Caroli 病两型均可伴肾小管扩张,重者形成海绵肾。

3.临床表现

①先天性肝外胆管扩张:多见于 10 岁以下儿童,也可见于青年人,女性约为男性的 3~4 倍。黄疸、腹块及腹痛为本病的三大特征,但不一定同时出现。梗阻性黄疸多为间歇性,也可持续存在。②先天性肝内胆管扩张(Caroli 病):主要表现为腹痛、肝大,也可有肝硬化和门

静脉高压的症状和体征。③先天性肝内外混合型胆管扩张：兼有上述两种类型的特点。

4.CT表现

从影像学角度可分为下列3型。

(1)肝外型。肝外胆管部分或全程囊样扩张，而肝内胆管不扩张。①囊肿位于肝门至胰胆总管下端呈囊状显著扩张。②平扫或(和)增强扫描，囊肿均为圆形近水样低密度，不强化。囊壁可呈环形强化(厚1～4 mm)，反复感染后壁较厚。囊肿大小不一，大者可达十几厘米。③胆囊及胆囊管多轻、中度扩张，但病程长者可缩小。④毗邻组织和器官受压、变形或移位，以胰头及十二指肠改变最具特点。⑤肝外多发胆管囊肿具有相应表现。

(2)肝内型，即Caroli病。单独肝内胆管扩张，多见于远端肝内胆管，而肝外胆管不扩张。①肝内有多个囊状或柱状病变，呈水样密度，不强化。囊肿直径大小不一，大者可达4 cm左右。②中心点征：异常扩张的胆管包绕相伴的门静脉小分支所致。③囊肿与柱状扩张的胆管相通，呈串珠状或分节状具有特征性，是与肝内非交通性囊肿的根本区别。④可合并胆管炎、胆石症、肝纤维化、肝硬化及门静脉高压、髓质海绵肾等。

(3)肝内外混合型。即肝内外胆管同时扩张。其肝外改变同肝外型，而扩张的肝内胆管多为肝外扩张胆管向肝内的延续，主要累及近肝门区肝内胆管。肝内胆管扩张程度与胆总管扩张程度不成比例，有助于诊断。

第三节　胰腺检查方法与正常影像

一、检查方法

(一)检查前准备

检查前要求患者空腹4～6 h。检查前30 min口服2%泛影葡胺溶液500～700 mL，以充盈近段空肠；扫描前即刻再服300～500 mL同样液体，以充盈胃十二指肠。扫描前15～20 min亦可肌内注射山莨菪碱20 mg，以减少胃肠蠕动。充盈胃肠道亦可用清水代替。

(二)常用检查方法

1.常规平扫

从膈顶开始按上腹部常规层厚和间隔(如10 mm)做连续扫描，直至胰腺全部显示为止，胰腺范围约在T_{11}至L_2水平。

2.动态增强扫描

动态增强扫描包括动床式和同层面两种方式，以前者常用。一般采用薄层、团注造影剂法，以流率2～4 mL/s注入造影剂80～100 mL(总量按1.5～2 mL/kg计算)。开始注射造影剂后15～20 s开始扫描，层厚及间距3～5 mm。

3.螺旋CT增强扫描

国内有研究表明，高剂量可提高胰腺的增强效果，可采用1.5 mL/kg总剂量，以2.5～3 mL/s流率注入造影剂。行动脉期(18～25 s)、实质期(40 s)和门静脉期(65～70 s)扫描。层厚 3～5 mm,螺距 1～1.4。国内有学者主张仅行实质期和门静脉期双期扫描即可。

此外,螺旋 CT 尤其是多层螺旋 CT 的应用,也促进了胰腺灌注成像的应用。国外有研究表明胰腺的正常灌注量为 1.25 mL/(min·mL),SD 0.16。

二、正常影像

(一)胰腺的位置、毗邻关系和形态

胰腺位于腹膜后腔横过第 1～2 腰椎前方,其右侧嵌于十二指肠降部与水平部所形成的凹陷内,左侧端伸达脾门。前面被构成网膜囊后壁的后腹膜所覆盖,再向前即为网膜囊下隐窝和胃后壁,后面为腹主动脉、下腔静脉、双侧肾静脉及左肾上腺、腹腔神经丛、胸导管起始端等结构。

胰腺形态略呈三棱形,且狭长。边缘可很光整,也可为规则的锯齿状或轻微分叶。可分为4 部分:①头部;②颈部;③体部;④尾部。此外,常将胰头部下方的三角形或楔形钩突称为钩突部。主胰管起自胰尾部,横贯胰腺全长;副胰管位于主胰管的上前方,大多与主胰管相通,不相通者占 20%～30%。

(二)正常胰腺的 CT 表现

胰腺在脾动脉下方、脾静脉前方,走向呈斜行、横形、"S"形和马蹄形,故横断面扫描形态各异。

1.胰头部

横断面近圆形,位于中线右侧。前方为胃窦,右侧为十二指肠降段,后方为下腔静脉。胰头向下伸展的钩突呈三角形或楔形,尖向左,边缘平直。钩突前方有 1 对血管即肠系膜上动脉、静脉(动脉在后、静脉在前),钩突右侧是十二指肠降段,下方为十二指肠水平段。

2.颈部

颈部是连接头、体的狭窄扁薄部分,长 1.9～2.5 cm。胰头和颈以肠系膜上静脉右缘为界,胰颈位于肠系膜上静脉的前方。

3.体部

体部位于中线及偏左部分,后有腹腔动脉或肠系膜上动脉。

4.尾部

体、尾无明显的分界线,一般认为左肾前方的部分为尾部。

(三)胰腺的大小和测量

国内有学者统计,头、颈、体和尾的最大径分别为 32 mm、18.42 mm、24.09 mm 和23.83 mm。胰腺大小、密度与年龄呈负相关,儿童较成人大。老年人的胰腺实质因萎缩比中年人小,而主胰管却随年龄的增大而渐宽,但一般直径不超过 3 mm。

测量大小时,必须注意:①区别紧贴胰体后方走行的脾静脉,不要误为胰腺边缘。②估计胰腺大小的临床意义时,应十分重视胰腺外形。从胰头至胰尾,正常胰腺呈自然曲线,平滑而连续。如突然改变则为异常;如局限性隆起,即使其测量值在正常范围内,也应视为异常。③胰腺退行性变表现为体积的缩小和胰腺的脂肪浸润。60 岁以上老人胰腺逐渐萎缩,边缘分叶,切迹深>2 mm。④注意勿将脾静脉与胰腺之间的脂肪间隙误为胰管。⑤在脊柱侧弯的患者,胰腺可扭曲变形,勿误为增大。此外,勿将十二指肠降部憩室内充满物质,以及胰头后方的肿大淋巴结误为胰头增大。

（四）胰腺的密度

正常胰腺的密度均匀或欠均匀，与胰腺间质中脂肪含量有关，CT 值低于肝脏，与血管和脾脏相近，平扫 CT 值为 30～50 HU，一般增强后 CT 值增至 100～150 HU。

（五）胰腺的常见变异

1.分离胰腺

分离胰腺最常见。系大体完整的胰腺内存在两套完全分离、互不相连的胰腺导管系统，是急性胰腺炎重要诱因。薄层 CT 扫描可发现单独存在的腹胰导管，有时还可直接显示由薄层脂肪分隔开的腹胰部和背胰部。

2.右位胰腺

右位胰腺见于内脏反位者，胰腺大部分位于右侧。

3.分叉胰腺

①由于胰发育过程中胰尾部分叉，形成两部分胰尾。②也可由于肠系膜上动脉或胃网膜左动脉压迫而使胰尾分叉。

4.环状胰腺

胰腺呈环状包绕十二指肠降部，有完全型和不完全型两种。

5.异位胰腺

异位胰腺又称迷走胰腺或副胰，是一种与胰腺本身无丝毫连接的异位生长的胰腺组织。常呈小块状生长，大者直径可达 7 cm，小者仅 0.5 cm，一般直径在 1～4 cm。

此外，还可见短小胰腺、胰腺发育不良等。

（六）胰腺异常的 CT 征象

胰腺异常的 CT 表现主要有以下几方面。

1.胰腺增大

胰腺增大为局限性或弥散性，常因肿瘤或急性胰腺炎引起。

2.胰腺萎缩

除老年人胰腺萎缩外，儿童及成人常因囊性纤维化或慢性胰腺炎引起胰腺实质形成瘢痕而致体积缩小。囊性纤维化还可见实质脂肪浸润、密度减低、胰管扩张、多发大小不等的囊肿形成及微小钙化等，与慢性胰腺炎类似。此外，萎缩还可见于老龄缺血、慢性蛋白质缺乏症、胰管梗阻等。

3.囊样病变

囊样病变可为炎性、肿瘤性和先天性。

4.脂肪替代

①类固醇治疗、库欣氏综合征或肥胖者，以及老年人引起的脂肪浸润一般较轻。②囊性纤维化呈慢性改变，除脂肪浸润外，还有胰腺萎缩等表现。③胰、血液和骨（Schwachman-Diamond）综合征是干骺端软骨发育不全伴消化道吸收不良和中性粒细胞下降的一组疾病。胰腺完全性的脂肪浸润，初期腺体增大、后期正常或变小，无钙化、囊性改变。④其他伴有脂肪替代的病变还有糖尿病、慢性胰腺炎、酒精性肝炎等。

总之，胰腺被脂肪替代相当常见，这种表现最常见于肥胖和老化。CT 表现为实性软组织被混杂的脂肪分隔。更典型的病例中，脂肪已成为胰腺的主要组织成分，特别是老年人可伴有明显的胰腺萎缩。脂肪替代在胰腺的分布可均匀或不均匀。胰头前部容易被脂肪替代，而其后部和胆总管周围脂肪浸润较轻。不均匀的脂肪浸润应与小的胰腺病变相鉴别。

5.其他

创伤性损害、先天发育异常、胰腺分离、环形胰腺、先天性短胰腺、胰腺发育不良和胰腺组织移位等。

此外,国内文献还将胰腺间质脂肪浸润、胰腺萎缩、"休克"胰腺统称为胰腺退化性改变。"休克"胰腺表现为实质内灶性或广泛性的出血灶,但灶周无炎性反应,可能与休克和缺氧有关。常出现在临终前,故又称为"濒死"性胰腺。

第四节　脾脏检查方法与正常影像

一、检查方法

(一)扫描前准备

一般扫描前口服 2% 的泛影葡胺 500~800 mL,使胃肠道充盈。

(二)扫描方法

1.平扫

自膈肌开始,以 5~10 mm 层厚与间距行连续扫描。螺旋 CT 可采用 3~10 min 的准直,螺距 1:1~2:1。

2.增强扫描

静脉团注 60% 造影剂 100 mL,做快速或动态扫描,脾明显强化。因此,可以鉴别病灶是原发于脾或附近脏器如胃、胰、肾上腺或肾。但部分患者在静脉早期由于脾脏呈不均匀强化,可遗漏小的病变,稍后脾脏强化密度即逐渐趋向一致。

近年来推出的脂溶性造影剂如 EOE-13 选择性地只被肝、脾网状内皮细胞所吸收,特异性强、增强效果好。但毒性强,尚较少应用。

二、正常解剖影像

(一)脾的正常形态、大小和密度

1.形态

脾位于左膈下,其位置也可因个人情况而不同,如脾周围韧带松弛可位置较低。外缘圆隆而光滑,伴 9~11 肋骨下行。内缘因胃、胰及肾造成的压迹而呈分叶状隆起,不同层面有不同的外形。正常脾内缘可见 1 至数个小切迹,脾下缘亦可有切迹。脾门部可见大血管出入。

在较深切迹的扫描层面,脾脏可形似完全离断,但上下层面仍可见切迹两侧的脾是相连的。最常见的隆起夹在胰尾和左肾上腺之间,可形似肾上腺、肾或胰尾部肿块,尤其脾大时多见。

2.大小

脾的大小因不同年龄、体重及营养状况而不同。一般成人脾脏长 12 cm,宽 7 cm,厚 3~

4 cm。长＞15 cm 肯定增大,脾厚＞4.5 cm 可视为增大。此外,脾脏的下缘超过正常肝脏的下缘或脾脏前后径超过腹部前后径的 2/3 均提示脾大。

3.密度

正常脾脏密度均匀,其 CT 值正常范围较大,平扫时总低于正常肝脏 5~10 HU。增强扫描早期皮质强化高于中间髓质而致密度不均,稍后密度均匀,CT 值可达 100~150 HU。

(二)副脾

副脾是一种并不少见的先天性变异,由正常脾组织构成,尸检时发现副脾占 10%~30%,与创伤所引起的异位脾组织种植不同。

1.病理

副脾呈球形,最常见于脾门附近;少数靠近胰尾;罕见于其他部位如胃壁、小肠壁、大网膜、肠系膜、横膈甚至盆腔内或阴囊内。可与脾完整分离,亦可与主脾有一细蒂相连。单个或多个,通常不超过 6 个。副脾多由脾动脉供血,有脾门和正常结构的包膜。

2.CT 表现

①呈单发或多发的、边缘光滑的圆形或卵圆形结节影。②密度均匀且与脾实质密度相同。③动态增强扫描与脾同时增强和消退,CT 值与脾相同。④不典型部位者需结合超声等观察其血供来源等综合诊断。

识别副脾的意义:①脾亢等病在脾切除后,副脾可以明显增大并引起原发症状的复发,因此应把副脾一并切除。②勿将副脾误为增大淋巴结或肿瘤。③脾脏肿瘤亦可累及到副脾,如淋巴瘤。④副脾少见的并发症是自发性破裂、梗死或扭转。

(三)游走脾

本病亦称为异位脾、迷走脾、脾下垂或漂浮脾。

1.病因

尚有争论,大多认为是一种少见的先天性异常,由于支持脾脏的韧带松弛或缺如所致。但亦有学者认为还存在着继发因素,包括脾大、创伤及妊娠时内分泌作用和腹部松弛等。

2.临床表现

可发生于 6~80 岁,以 20~40 岁的女性多见。患者可无症状而偶然发现。由于急性或慢性扭转可引起急腹症、脾梗死、脾坏疽、脓肿、胃食管静脉曲张、脾淤血、脾大、脾功能亢进等。

3.CT 表现

可显示在胃后方和左肾前方的脾缺如。在下腹部或盆腔内可见一个密度均匀的实质性"肿块",相当于脾脏大小;增强扫描符合正常脾组织的强化规律。如有扭转存在,可有脾梗死表现;如扭转累及胰尾,可导致胰尾坏死和腹腔积液;如慢性扭转病例,可见增厚和强化的假包膜,由网膜和腹膜粘连形成。

(四)无脾和多脾综合征

无脾和多脾可为孤立性表现,但常伴先天性心血管异常和内脏位置异位,分别称为无脾综合征和多脾综合征。

1.CT 表现

常见表现如下。

(1)无脾综合征。①肺部畸形:双侧呈三叶肺(右肺形态)、双侧右支气管型表现等。②腹部内脏位置异常和畸形,以及脾缺如。③增强扫描见主动脉和下腔静脉位于同一侧可提示无脾综合征,而本征很少见到下腔静脉肝段缺如伴奇静脉连接。

(2)多脾综合征。①肺部畸形:双侧呈二叶肺(左肺形态)。②腹部内脏位置异常和畸形。③右侧多个小脾、下腔静脉肝段缺如伴奇静脉连接等为其特征性征象。

第五节　胃肠检查方法与正常影像

一、检查方法

(一)胃肠道腔内对比剂的应用

1.高密度对比剂

常用的有1%～2%有机碘(如泛影葡胺)溶液。能满意显示被检器官,但用量较多时,能遮蔽胃肠壁,使其显示不满意。疑胆道结石者不宜应用此类造影剂。

2.等密度(水)对比剂

以水和其他饮料作对比剂,方便、价廉。其最大优点是平扫时可与胃肠道壁构成良好的对比,静脉注射造影剂后显示更满意。缺点是个别严重虚弱者不能耐受需要的口服水或灌水量,对小肠检查也欠满意。

3.低密度对比剂

主要有脂类(12.5%～25%)和气体两种。脂类对比剂理论上能够极为满意地衬托出被检器官壁,是良好的腔内对比剂,但多量服用时会引起恶心、呕吐等反应,而难以推广使用。气体对比剂,由于CT值过低,易产生伪影。

此外,胃肠道检查时还常用:①低张药物如654-2肌内注射或静脉滴注10～20 mg,可抑制胃肠蠕动、扩张胃肠腔。②为加速对比剂的充盈过程,可加服胃肠促排药,如口服甲氧氯普胺25 mg或山梨醇、甘露醇30～50 mg。

(二)食管

1.检查前准备

让患者咽下低浓度钡剂或有机碘剂(2%～4%)。

2.平扫

取仰卧位,自胸骨切迹扫描至食管胃交界处,以8～10 mm层厚和层距连续扫描。螺旋扫描螺距为1。

3.增强扫描

可使食管与纵隔结构对比更清楚。一般以2～3 mL/s流率静脉注射有机碘剂100 mL。扫描方法同平扫。

(三)胃和十二指肠

1.检查前准备

禁食6～8 h,使胃充分排空。检查前10 min肌内注射低张药、口服对比剂800～1 200 mL。

2.平扫

从胸骨剑突扫至脐部,部分患者视需要可扫至盆腔,层厚和间距 5～10 mm。

3.增强扫描

于平扫完后,以 2～4 mL/s 流率静脉注射 100 mL 碘对比剂,行动脉期和门静脉期扫描。

(四)小肠

1.检查前准备

一般患者应禁食 12 h,检查前 2～3 h 口服 2％的碘对比剂 800 mL,使结肠适度充盈;检查前 1～2 h 再服 600 mL 以充盈远段小肠;检查前 15～30 min 再服 600 mL 以充盈胃及近段小肠,可口服山梨醇或甘露醇 30～50 mg,加快胃肠充盈。检查前 5～10 min 可肌内注射低张药物。

2.扫描方法

自肝脏膈面扫描至耻骨联合。层厚为 8～10 mm,层间距为 8～16 mm,扫描时间不应超过 5 s/层。必要时增强扫描,可采用团注法、分次团注法、团注加滴注法等,延迟 70 s 扫描。

(五)结肠和直肠

1.检查前准备

充盈结肠和直肠有两种方法:①扫描前 4～6 h 口服对比剂或加用甘露醇。②清洁灌肠后用对比剂或生理盐水 1 500～1 800 mL 保留灌肠,以后者为佳。扫描前可肌内注射低张药物。

2.扫描方法

一般采用仰卧位,根据病变部位的不同还可以采用左、右斜位或俯卧位。自肝上缘扫描至耻骨联合上缘,多用 8～10 mm 层厚和 10～15 mm 间距扫描,病变部位可加 4～5 mm 薄层扫描。增强扫描有利于显示肠壁、血管和淋巴结等。一般以 2 mL/s 流率注入造影剂 100 mL,延迟 60 s 开始扫描。

3.结肠 CTVE

有报道采用 5 mm 层厚(准直)、重建间隔 1 mm、螺距 1,图像质量最好。并有学者认为观察时 CT 值阈值－980 HU 结肠显示最佳。再结合 MPR、SSD 和透明显示(Ray Sum)图像,有助于病变的定位、定性。

二、正常解剖和 CT 表现

(一)食管

食管的全程大部被脂肪所包绕,以致易与邻近结构区别。充分扩张的食管管壁厚度常＜3 mm,如＞5 mm 时为不正常。40％～60％的患者 CT 检查时食管内含有气体。

临床上通常将食管分为颈、胸、腹 3 部分,自食管上端至胸廓上口为食管颈部;从胸廓上口至膈食管裂孔为食管胸部;膈以下为食管腹部。食管胸部又分为上、中、下 3 段。从胸廓上口至主动脉弓上缘为上段;主动脉弓上缘至下肺静脉下缘(或肺根下缘)为中段;以下为下段。

(二)胃

1.胃壁

在 CT 图上,胃被适量对比剂扩张后,胃壁显示良好,厚度均匀,胃壁的正常厚度为 2～5 mm。充盈不良的胃壁厚度可≥10 mm,在非扩张状态下可达 20 mm。正常情况下,胃窦和胃食管交界处的胃壁较厚,甚至明显增厚或类似局限肿块,但有学者认为该处最厚不超过

12 mm。亦有学者认为胃体部胃壁厚度＞3 mm,胃窦部和胃食管连接区＞5 mm 时均视为异常。在测量胃壁厚度时,应从黏膜皱襞的深谷至浆膜表面。

增强扫描尤其是螺旋 CT(SCT)增强扫描动脉期胃壁一般分为 3 层:①黏膜层;②黏膜下层和肌层;③浆膜层。即黏膜下层和肌层为相对低密度,而黏膜层和浆膜层强化较著。门静脉期多呈均匀强化,不能分层。

2.胃周韧带

胃周韧带主要包括肝十二指肠韧带、肝胃韧带、胃脾韧带和胃结肠韧带。肝十二指肠韧带内含有门静脉、胆总管、肝固有动脉和淋巴结等。肝胃韧带内有胃左右动脉分支、胃冠状静脉和淋巴结。肝胃韧带内＞0.8 cm 的软组织影提示淋巴结增大或曲张的静脉。

3.胃的淋巴结

有不同的分组方法,国内有学者分为 4 组。①胃上组:位于贲门附近至胃小弯上部一带,接受胃底和胃体右侧 2/3 的淋巴。②脾胰组:位于脾区和胰体尾部,接受胃底和胃体左 1/3 的淋巴。③幽门上组:位于胃窦和幽门的上方,接受胃体下部和胃窦近小弯侧的淋巴。④幽门下组:位于胃窦和幽门的下方,接受胃体下部和胃窦近大弯侧的淋巴。

(三)小肠

小肠大体可分为十二指肠、空肠和回肠 3 部分。

1.十二指肠

十二指肠分为上部(球部及球后部)、降部、水平部及升部。除十二指肠上部属腹膜内位器官外,其余部分为腹膜外位器官。十二指肠与胰腺关系密切,自降段始即环绕胰头和钩突。降段的外侧是胆囊和肝脏,后方是肾和肾上腺。胆总管经球后方沿十二指肠降段内缘与胰管共同形成壶腹而进入十二指肠乳头部。

2.空肠与回肠

因其通过活动范围大的肠系膜与后腹壁相连,因此又称为系膜小肠,属腹膜内位器官。空肠与回肠无明显分界,一般认为近侧 2/5 的肠袢为空肠,远侧 3/5 的肠袢为回肠。

充盈良好而充分扩张的小肠,扫描层面与肠管中轴垂直或平行时,其内径正常为 2～3.5 cm,肠壁厚度＜3 mm,壁厚＞4 mm 可视为异常,但在回肠末端正常上限为 5 mm。若肠壁局限性或环形增厚＞15 mm,则强烈提示肿瘤存在。肠系膜与网膜中有脂肪、血管和不超过 3～5 mm 的小淋巴结。肠系膜脂肪的 CT 值为 −75～−125 HU,CT 值增高表明有水肿、出血、炎性细胞浸润或纤维化等病理改变。

(四)大肠

大肠分为盲肠(包括阑尾)、结肠(分为升结肠、横结肠、降结肠和乙状结肠)、直肠(包括肛管)3 部分。其中盲肠、阑尾、横结肠、乙状结肠、直肠上段属腹膜内位器官;升结肠、降结肠、直肠中段属腹膜间位器官;直肠下段属腹膜外位器官。

升、降结肠位于两侧肾前间隙内;横结肠位于中腹部贴近腹壁上缘,由胃结肠韧带与胃大弯相连,该韧带是病变扩散的要道,结肠肝曲与肝下缘、胆囊、十二指肠及右肾上腺相邻。

直肠壶腹表现为充气的环状影,外形光滑,周围脂肪内可见少量点状血管影,两侧对称。

当结肠内有足够的气体或造影剂时,肠壁厚度一般＜5 mm,如＞6 mm 则为异常。但当肠壁与扫描层面斜行或平行时可出现增厚的假象。

第六节　原发性肝细胞癌

一、概述

肝肿瘤以恶性多见，约占 90% 以上，其中肝细胞癌占原发性恶性肿瘤的 75%～85%。原发性肝肿瘤可发生于肝细胞、胆管上皮细胞以及血管、其他间质、中胚层组织等。

原发性肝癌的细胞学类型有肝细胞癌、胆管细胞癌与混合型。近些年报道的纤维板层样肝细胞癌为肝细胞癌的一种特殊类型。

肝细胞癌的病因主要有两方面。①乙型肝炎病毒（HBV）：国内病例中，90% 以上感染过 HBV，即 HBsAg 阳性。②黄曲霉素（AFT）：长期低剂量或短期大剂量摄入可诱发。此外，与饮水污染、丙型肝炎、戊型肝炎、饮酒和吸烟等也有一定关系。

（一）肝细胞癌的分级

可分为 4 级：Ⅰ级高度分化；Ⅱ～Ⅲ级中度分化；Ⅳ级为低度分化。中度分化最多，其 AFP 多为阳性，而高度与低度分化者 AFP 阴性者为多。

（二）大体病理

肝细胞癌（HCC）的大体病理分型较为繁杂。

(1) Eggel 于 1 901 年提出的经典分类曾被广泛应用至今。此分类将 HCC 分为 3 型。①结节型：直径＜5 cm 的属结节，单个或多个分布。②巨块型：直径≥5 cm，常为单个巨块，也有密集结节融合而成的巨块，以及 2 个以上巨块的。③弥散型：少见，该型结节很小，直径为 5～10 mm，弥散分布且较均匀，全部合并肝硬化；易与肝硬化结节混淆。上述分类属中、晚期肝癌的类型。

(2) 20 世纪 70 年代以后国内将 HCC 分为 4 型：①块状型：单块状、融合块状或多块状。②结节型：单结节、融合结节、多结节。③弥散型。④小癌型。小癌型（即小肝癌）的提出标志着肝癌诊断水平的提高。

(3) 20 世纪 80 年代以来日本学者的分类为。①膨胀型：肿瘤分界清楚，有纤维包膜（假包膜），常伴肝硬化；其亚型有单结节型和多结节型。②浸润型：肿瘤边界不清，多不伴肝硬化。③混合型（浸润、膨胀）：分单结节和多结节两个亚型。④弥散型。⑤特殊型：如带蒂外生型、肝内门静脉癌栓形成而见不到实质癌块、硬化型肝细胞癌等。日本和中国以膨胀型为多，北美以浸润型为多，而南非地区多不伴肝硬化。国内 80%～90% 伴肝硬化，而出现相应影像学表现。

(4) 小肝癌的病理诊断标准。目前国际上尚无统一标准。中国肝癌病理协作组的标准是：单个癌结节最大直径≤3 cm；多个癌结节，数目不超过 2 个，其最大直径总和应≤3 cm。

（三）转移途径

(1) 血行转移。最常见。HCC 易侵犯血窦，在门静脉和肝静脉内形成癌栓，并向肝内、外转移。肺为肝外转移的主要部位，其他有肾上腺、骨、肾、脾和脑等。

(2) 淋巴转移。以肝门淋巴结最常见；其次为胰头周围、腹膜后（主动脉旁）和脾门等区域。

(3) 种植性转移。最少见。此外，除晚期少数患者产生癌性腹膜炎外，极少发生腹膜转移。

（四）HCC 的单中心与多中心起源

多结节型 HCC 或巨块结节型 HCC，究竟是 HCC 肝内播散的结果（即单中心起源）还是多中心起源,尚有争论。Esumi(1986 年)通过 HBV-DNA 整合这一分子生物学方法证实两种可能性同时存在。

二、临床表现

国内将其临床分为 3 期:Ⅰ期(亚临床期,无临床症状和体征)、Ⅱ期(中期)、Ⅲ期(晚期)。一旦出现症状,肿瘤多较大,已属中晚期。

1.症状

以肝区痛、腹胀、上腹部肿块、食欲缺乏、消瘦、乏力等最为常见,其次可有发热、腹泻、黄疸、腹腔积液和出血等表现,低血糖与红细胞增多症为少见表现。

2.并发症

①肝癌结节破裂出血。②消化道出血,由肝硬化门脉高压和凝血功能障碍所致。③肝性脑病。

3.实验室检查

①AFP(甲胎球蛋白)定量:放免法测定＞500 μg/L,持续 1 个月。②AFP 200～500 μg/L,持续 2 个月,并排除其他 AFP 升高的因素,如活动性肝病、妊娠和胚胎性肿瘤等。小肝癌病例 AFP 常轻度或中度升高,如持续时间长(低浓度持续阳性)亦应警惕;但有 10%～30%的肝癌 AFP 阴性。其他如 γ-GT 和各种血清酶测定亦有一定意义。

三、CT 表现

(一)平扫表现

平扫很少能显示出＜1 cm 的病灶。肿瘤一般呈低密度改变;少数与周围肝组织呈等密度(分化好的),如无边缘轮廓的局限突出,则很难发现病变;极少数呈高密度。当合并脂肪肝时,与肝实质呈等密度及高密度者为肝细胞癌的特征性所见。肿瘤内产生钙化的约占 5%以下,还偶见出血及脂肪成分。合并肝硬化者可出现相应表现。

1.结节型

①为单结节或多结节,多呈类圆形。②界限清楚,部分可见完整或不完整的更低密度环状带即假包膜。③肿瘤内常形成间壁而密度不均,另因肿瘤缺血、坏死其内可见更低密度区。④有时肿瘤所在的肝段呈低密度,是由于肿瘤浸润并压迫门静脉血流减少,而致瘤周肝实质营养障碍。

2.巨块型

①单个或多个,占据一叶或一叶之大部分。②常因向周围浸润而边缘不规则。③肿瘤内多有缺血、坏死而有不规则更低密度区。④周围常有子灶(＜5 cm 为结节),有人称之巨块结节型。

3.弥散型

平扫难以显示弥散的小结节。可见肝脏呈弥散性增大、肝硬化以及门静脉内瘤栓形成。

(二)增强扫描

肝癌主要由肝动脉供血,但几乎都存在着不同程度和不同情形的门静脉供血。早期肿瘤血供多来自门静脉,随着肿瘤发展,动脉供血逐渐成为主要血供,而门静脉供血逐渐走向瘤周。CT 增强表现为如下。

1.动脉期

肿瘤显著强化。小肝癌常为均一强化；大肝癌由于内部形成间壁、有不同的血管结构、缺血坏死等而呈不均匀强化。但有时小肝癌动脉期不强化(国内有人统计占 13.2％)，主要与其坏死有关，透明细胞变可能是另一原因。

2.门静脉期

肿瘤呈低密度改变。此时，病变范围比平扫时略缩小，边界较为清晰。是因为肝癌90％～99％由肝动脉供血，而周围肝实质约 80％由门静脉供血，两者增强效应时相不同所致。

3.平衡期

肿瘤仍呈低密度。如与血管瘤鉴别可延迟至 7～15 min 扫描(即所谓延迟扫描)仍呈低密度。

(三)CT 增强的时间—密度曲线

肝癌 CT 增强的时间密度曲线可分为 5 型：①速升速降型。②速升缓降型。③无明显变化型。④速降缓升型。⑤初期速降而后稳定极缓上升型。但速升速降型是其特征性强化表现。

因肝癌主要由肝动脉供血，在动脉期 CT 值迅速上升达到峰值并超过肝实质。因平扫病灶密度多低于肝脏，故在其密度升高的极早期有 次与肝实质密度相近的第一次等密度交叉，但因极短暂，故一般不会显示。病灶峰值停留的时间很短，然后迅速下降，随着肝实质的 CT 值上升，两者的密度接近出现第二次等密度交叉。此后病灶密度缓慢下降而正常肝实质密度继续上升，病灶又成为低密度。但正常肝实质的增强上升速度较肝癌缓慢，达到的峰值低，峰值停留时间长，下降速度不及肝癌。

总之，凡血供丰富的 HCC，与正常肝实质对照均出现从高密度、等密度到低密度的 3 步曲，整个过程短暂，时间密度曲线呈速升速降型，这是肝癌的特征性表现。可能由于乏血、门静脉参与血供较著等，因而出现其他 4 种强化曲线。

(四)肝细胞癌的包膜及其边缘强化方式

1.纤维包膜的形成

纤维包膜的形成是由于肿瘤呈膨胀性生长，对邻近的非癌变肝组织产生压迫，引起纤维结缔组织增生；同时由于肿瘤细胞及其间质细胞产生促进血管生长的细胞因子，使纤维结缔组织内形成数量不等的血管。此外，癌灶压迫周围正常肝组织，进一步有利于包膜的形成。

2.HCC 的边缘强化方式

①动脉期未显示明确包膜，门脉期和平衡期显示明确包膜呈高密度影，提示肿瘤呈膨胀性生长，且包膜血管较少；或确无包膜，但癌周受压肝组织仍由门静脉供血而呈线环状强化。②动脉期包膜呈低密度，门静脉期和平衡期显示明确的包膜(略低或高密度)或包膜不清，提示肿瘤呈膨胀性生长，包膜内血管少。③三期扫描均见明确包膜且呈环状或不完整环状的高密度强化，提示包膜血管丰富。④动脉、门脉期未见包膜显示，平衡期显示包膜呈高密度，包膜内血管少。⑤三期扫描均未显示明确包膜，表现为癌灶与非癌变肝组织分界不清，提示肿瘤呈侵袭性生长，且生长迅速，无纤维结缔组织包膜。

国内有学者认为，HCC 分化低者以不完整环状强化为主；分化高者以完整环状强化为主。

(五)动脉-门静脉分流及与肝硬化、血管瘤 APVS 的机制的区别

国内有学者将 APVS 的动脉期表现分为 3 型：①Ⅰ型：门静脉三级(亚段)及以上分支提

早显影。②Ⅱ型:肿瘤或病变周围肝实质提早强化。③Ⅲ型:肝脏边缘结节形、楔形提早强化,且邻近无占位性病变。此外,还有文献报道少见的弥散型,表现为全肝早期强化,门静脉早显。

1.肝癌

肝癌病灶内出现动静脉分流征象为肝癌的特征之一。其APVS的发生机制有以下3种。①跨血管的APVS:即肿瘤组织对门静脉分支的直接侵犯破坏,使肿瘤处的肝动脉血通过破坏的门静脉壁直接灌入门静脉分支,形成肿瘤性APVS。CT表现为Ⅰ和Ⅱ型。②跨肝窦的APVS:肿瘤组织压迫、侵犯周围的肝静脉分支,造成该区域肝静脉回流受阻,致使肝窦压力升高,当此压力超过门静脉压力时,所属门静脉就成为引流静脉,直接接受肝动脉血液,形成跨肝窦的APVS。又由于受累区功能性门静脉血流减少,而致肝动脉的血流代偿性增加。还有人认为,在压迫肝静脉的情况下肿瘤周围的肝实质还会"盗取"肿瘤组织的肝动脉血供。该类在CT上呈Ⅱ型表现。③跨血管丛的APVS:肿瘤的压迫和(或)门静脉较大分支的瘤栓都可造成门静脉血流受阻,此时位于肝脏中央部分较大胆管的周围血管丛作为顺肝方向的侧支循环开放、增生,代偿受阻的门静脉血流。这种APVS在CT亦表现为Ⅱ型。但肝癌所致的Ⅱ型病变在门静脉期和平衡期均不呈低密度,有助于与肿瘤子灶相鉴别。

2.肝硬化

其APVS的CT表现以Ⅲ型多见。其形成主要与肝硬化时继发肝内血管网结构的扭曲、肝窦微细结构的变化以及门静脉高压等变化有关。原因可能为:①跨肝窦的APVS:因肝窦的结构会出现毛细血管化、胶原化,其通透性也有变化,肝内血管网结构的扭曲可使小的肝静脉出现梗阻,从而形成跨肝窦的APVS。②跨血管丛的APVS:门脉高压所致,与上述肝癌APVS的形成机制相似。③跨血管的APVS:尚未见报道,但国外有学者电镜发现肝硬化的大鼠可出现。

3.血管瘤

有文献报道肝海绵状血管瘤有近23.5%~29.7%出现APVS。于动脉期表现为瘤周楔形强化区(Ⅱ型),常伴门静脉支早显。随着时间的延长有的可变为低密度,最后呈等密度。伴脂肪肝时于平扫图上即可见到与异常灌注类似的高密度影。从狭义上说这种瘤周楔形强化区是指瘤旁肝组织内那些与瘤体内血窦相通的、扩大的肝窦腔隙或异常薄壁血管腔被对比剂充盈所致,从广义上可认为这种楔形强化是血管瘤并发APVS的一种特征性表现。

总之,APVS以肝癌最为多见,且CT表现为Ⅰ、Ⅱ型;亦可见于单纯肝硬化者,而其CT表现以Ⅲ型多见;血管瘤所致APVS应予重视。此外,肝转移瘤、肝脏手术、穿刺后亦可发生,偶为正常人。APVS应注意与肝第3血供所致的假性病变相鉴别。

(六)肝脏灌注异常

导致肝脏灌注异常的病因:多种多样,包括门静脉阻塞(癌栓、血栓)、肝静脉阻塞(布加综合征、心力衰竭、纵隔纤维化等)、局限性肝脏病变、感染(肝脓肿、胆囊炎、胆管炎)、肝内门-体分流术后所致的血流动力学改变、肝脏肿瘤、肝硬化、急性胰腺炎等,以及已述及的第3血供。

门静脉癌栓所致的肝灌注异常的增强CT表现:动脉期的不规则形或三角形高密度区,或(和)门脉期不规则形或三角形低密度区。

门静脉癌栓所致的肝实质灌注异常,其部位与受累门静脉分布一致。但当合并动脉—门静脉短路时则例外。其形成机制为:①门脉癌栓形成后血流受阻,致相应区域肝实质门静脉血供减少,即门静脉血流灌注减少。为维持肝实质血流量的相对恒定,则供应该区域的肝动脉血流量将代偿性增多,即动脉血流量高灌注。我们认为,从前已述及肝动脉—门静脉分流(APVS)之跨血管丛型可知,这种灌注异常还可与 APVS 有关。②门静脉期低灌注(伴或不伴动脉期高灌注),可能原因有两方面:一是由于门静脉癌栓未导致管腔完全阻塞,仍有血流通过肝实质;二是由于脾静脉与肝内门静脉分支之间存在着较广泛的侧支循环,这些侧支循环开放(即门静脉海绵样变),使门静脉属支的血液绕过癌栓阻塞的部位进入肝脏。

(七)门静脉海绵样变

门静脉海绵样变(CTPV)是指门静脉栓塞或后天性、先天性狭窄后引起门静脉旁、肝内及胆囊窝小静脉或毛细血管呈网状扩张,以及栓塞的门静脉再通。

正常情况下门静脉周围仅见肝固有动脉伴行,极少数可见门静脉周围有 2～3 个小血管断面显示,可能是胃右动脉或胆囊动脉显影,或存在解剖变异。胆囊壁及周缘无肉眼可见的小血管断面。故国内有学者提出 CT 图像以门静脉周围血管横断面多于 3 个作为胆总管周围侧支循环开放的标准。

门静脉癌栓所致的位于肝门、肝十二指肠韧带的形似海绵的静脉网,由门静脉之间的侧支循环(门—门短路)和门静脉分流至体循环(门—体分流)的侧支循环所形成。它包括如下内容。①门静脉胆支:包括胆囊静脉和胆管周围静脉丛。②门静脉胃支:包括胃左静脉(即胃冠状静脉)、胃右静脉,以及它们的属支如食管静脉、胃短静脉、幽门前静脉和幽门十二指肠静脉。③胰十二指肠后上静脉。④脐旁静脉:其扩张提示门体分流的存在。

国内文献报道,门静脉胆支和胃支是构成门脉海绵状变的最主要血管;胆支开放仅见于门脉海绵样变(但有学者认为亦可见于肝硬化);胰十二指肠后上静脉亦较常显示;门静脉胃支的开放与肝硬化并门静脉高压,以及门脉海绵样变均有关系。

(八)门静脉、肝静脉、下腔静脉癌栓和门静脉动脉化征

肝细胞癌向门静脉、肝静脉、下腔静脉浸润生长时,可形成肿瘤癌栓。

1.门静脉内癌栓

①平扫癌栓的密度与门脉血液密度无差异,但受累血管因癌栓生长有扩大,造成分支直径大于主干或主干与分支粗细不成比例。②增强后表现为血管内充盈缺损征象,相应血管扩张。③增强后动脉早期癌栓强化及其内显示细小的肿瘤血管,称为"门静脉动脉化征",其发生率可高达 86%,是与血栓鉴别的主要征象。血栓一般主要位于肝外门脉,累及或不累及肝内主干及分支。④位于末梢的门静脉癌栓诊断困难,CTAP 有利于显示,并可见此范围呈扇形低密度区。

2.肝静脉和下腔静脉受侵和癌栓

①受侵犯的血管不规则狭窄,或见局部压迹,也有完全被肿瘤包绕的。②腔内充盈缺损,个别病例向上可延伸至右心房内。③局部管腔扩大。④奇静脉,半奇静脉扩张。⑤应注意:增强扫描早期下腔静脉可部分显影或密度不均,需同一部位重复扫描鉴别;下腔静脉受肿块压迫亦可不显影。

(九)肝细胞癌胆管内浸润

据统计,肝细胞癌伴有肝内胆管扩张的发生率为 14.4%,小肿瘤很少发生,是肝癌肿块的直接压迫、侵犯或肝门区转移淋巴结压迫所致。肿瘤向胆管内直接浸润生长,可形成胆管内癌栓,比较少见,其发生率在 13%左右,多同时合并门静脉及肝静脉内癌栓。

CT 表现:肝内胆管轻、中度扩张,以肝门(包括左、右肝管)附近多见。CT 可显示肝总管

或大分支内癌栓,确诊需胆道造影。

对于末梢部位者,一般形成胆管内癌栓之肝细胞癌多属乏血型,周围又有扩张的胆管,故应与肝内胆管细胞癌鉴别。直接显示出胆管内癌栓及伴随门静脉癌栓征象对诊断和鉴别极为重要。

(十)肝细胞癌肝内转移的方式

其肝内转移方式有两种。①门静脉性:癌细胞经肿瘤周围之门静脉系,着重于末梢侧或中枢侧之肝实质内形成转移灶。若合并肝门侧的动脉—门静脉短路,可转移至肝较远部位。②肝动脉性:多由其他脏器的肝细胞癌转移灶,再循环入肝动脉血,引起肝动脉性肝内转移,此种方式只见于晚期患者。

CT 表现:肝内均一大小转移灶,易发生在肝被膜部位,结节型和巨块型均可伴有肝内转移,也称为子结节。平扫及增强扫描病变特点与原发灶基本相同。

(十一)肝细胞癌破裂出血

其 CT 表现为:平扫示肿瘤内斑片状、片状高密度灶;也可表现腹腔内广泛出血;还可形成肝包膜下血肿,呈沿肝脏表面的月牙形、梭形血肿征象。

(十二)肝细胞癌肝外浸润及转移

(1)肝细胞癌向周围邻近脏器直接浸润极少。①病灶巨大或近横膈者可产生横膈的直接浸润,并进而浸润胸腔。但除晚期患者外,极为少见。②肝左叶与胃前壁相邻,但肝癌直接浸润胃的发生率极低。③肝镰状韧带及胆囊可有直接受侵,也极少见。

(2)肝细胞癌早期远隔转移少见,晚期可发生血行转移、淋巴转移及腹膜种植转移。

四、鉴别诊断

(一)血管瘤

血管瘤表现典型,两者多鉴别不难,但小血管瘤的变化较多。注意快速推注造影剂于动脉早期快速扫描,以及充分的延迟扫描有助于诊断。血管瘤有以下 CT 特点:①平扫呈类圆形低密度,密度多均匀、边缘清晰。②增强扫描于动脉早期出现边缘结节状、点状、斑点状等显著强化,其密度可与同层腹主动脉相近,有特征性;一旦密度高于周围肝实质的持续时间即强化峰值持续时间长,超过 2 min。③增强区域进行性向病灶中央扩散。④延迟扫描病灶呈等密度充填。⑤如病灶中央有纤维瘢痕,除瘢痕不强化外,增强扫描仍符合上述特点。⑥少数病灶强化不著,但延迟期仍呈等密度充填。⑦个别病例始终无强化,延迟扫描亦无充填则诊断和鉴别诊断困难。

(二)肝转移瘤

转移瘤有以下 CT 特点:①转移瘤病灶多发、散在、大小相仿。②少血供者明显的边缘强化和"牛眼征";而少数富血供者呈弥散性强化。③较小病灶出现囊样变伴边缘强化。④无门脉癌栓和病灶周围的包膜(或晕圈)显示。⑤邻近脏器发现原发灶、复发灶或转移灶。

单个或数目不多的转移灶与 HCC 鉴别有一定困难。①大小不一,特别是大病灶周围的结节(卫星灶)形式出现以 HCC 可能大。②增强扫描病灶呈速升速降改变的以 HCC 可能大;而转移瘤门静脉期可呈渐进性厚壁强化,但强化程度低于肝组织。③病灶周围有包膜及门脉癌栓形成明显支持 HCC。④两者大的瘤灶均可出现囊样坏死,而小瘤内囊样变一般不见于HCC。

(三)肝内胆管细胞癌

肝内胆管细胞癌 CT 表现无特异性,下列特点有助于与肝癌鉴别。①呈边缘欠清的低密度灶,病灶常较大,部分病灶有点状钙化。②肿瘤多乏血,增强早期及门静脉期可见肿瘤边缘轻度不连续环状强化。③国内有学者报道近 60% 的病例可出现瘤体延迟强化。④局部肝内胆管扩张较多;极少数有门静脉侵犯或癌栓形成。⑤极少数有肝硬化表现,AFP 为阴性。

总之,如病灶较大,且其内有点状钙化或大片状的无强化的液性密度区出现时,应考虑胆管细胞癌。肿瘤边缘不连续环状强化及低密度肿瘤内含无定形的稍高密度影是其双期增强扫描的典型表现。

(四)肝硬化结节

单个或多个肝硬化结节与肝癌结节很难鉴别。

1.肝硬化结节缺乏动脉血供

团注动态增强扫描,甚至 CTA 如病灶无强化,则以再生结节、局灶性脂肪变或坏死结节可能性大;结节明显强化则可确立肝癌的诊断;如仅轻度强化,或血管造影见轻度染色,则很难做出诊断。总之,肝动脉血供的有无及程度与结节的良、恶性相关。

2.大结节性肝硬化

肝脏表面高低不平,肝内有许多再生结节,颇像多结节性或弥散性肝癌。下列征象有助于鉴别:①在平扫图上,肝硬化再生结节较正常肝组织密度略高。②增强扫描结节强化不明显,或不及正常肝组织,故成为低密度;或两者密度趋向一致,肝脏密度由平扫时的不均匀变为均匀。后一种情况更多见,更具有诊断意义。③门脉内见不到癌栓,而弥散性肝癌的门脉癌栓发生率近于 100%。

五、肝硬化再生结节至肝细胞癌的演变

在肝硬化基础上肝细胞癌的发生是一个多阶段过程,在这一过程中再生结节可能是第一步。其演变过程有两种观点:①再生结节(RN)-腺瘤样增生(AH)或称为普通型 AH-不典型腺瘤样增生(AAH)-早期肝细胞癌(EHCC)-小肝细胞癌(SHCC)。②RN-发育不良结节(DN)-含局灶癌变的发育不良结节-SHCC。

1.病理特征

(1)再生结节(RN)。是在肝硬化的基础上发生局灶性增生而形成的肝实质小岛,直径多在 0.3～1.0 cm。内含肝细胞、Kupffer 细胞及小胆管等正常肝组织,周围被硬化肝脏的纤维间隔所包绕。

(2)发育不良结节(DN)。最初称为腺瘤样增生,还有再生大结节、腺瘤性增生及肝细胞假瘤等名称。1994 年国际胃肠道会议正式命名为发育不良结节。结节常＞1.0 cm,多＜2.0 cm,可达 3.0 cm 左右。无真正包膜。镜下根据细胞异形性程度又分为低度 DN 和高度 DN,分别相当于腺瘤样增生的普通型 AH 和 AHHs。后者细胞异形性较明显,被认为是癌前病变。当 DN 内部出现癌灶时就称为早期肝细胞癌。

(3)小肝细胞癌(SHCC)。其定义无统一标准,国内规定直径≤3 cm 或两个相邻结节直径之和≤3 cm。包膜、脂肪变性及镶嵌模式等都是 SHCC 较为特征的病理改变。

2.CT 表现和区别

(1)平扫。SHCC 呈界限清楚的低密度;RN 和 DN 有聚铁特性,偶呈高密度。

（2）动态增强扫描。由 RN 至 SHCC 随着结节恶性程度的增高,肝动脉供血比例逐渐增加,而门静脉供血比例逐渐减少并走向结节周围。

96％的发育不良结节(DN)主要由门静脉供血,而 94％的 HCC 主要由肝动脉供血。①HCC 于动脉期明显增强,而门静脉期又呈低密度;CTA 呈高密度,CTAP 呈低密度。②RN、DN 的血供大部分为门静脉,其增强规律与正常组织多相似;CTA、CTAP 亦与肝实质同步。③一些分化较好的 SHCC 与含癌灶的 DN(即早期肝癌)、异形性明显的 DN(相当于非典型样腺瘤样增生),其血供无明显差别。因此,三者有一定重叠性,CT 表现无特异性,鉴别较困难,需结合 MR、US 等综合分析。但对上述由再生结节至小肝细胞癌的演变过程,有时病理亦难以鉴别。

六、肝癌术后复发及鉴别诊断

1.肝癌术后复发的病理机制

①肝内转移和播散。②多中心起源。③术中小的病灶未被发现,而后继续生长。

术后 AFP 浓度未下降到正常,或短期内又复上升;3 个月之内又发现新病灶,或原来可疑病灶又增大,通常把它归为术后残存。如术后 AFP 降到正常,3 个月后又复升高,同时找到新病灶通常归为复发灶。复发的时间从 3 个月至 5 年不等,也有 10 年以上的。

2.鉴别诊断

复发灶以结节型、单个居多,与原发灶 CT 表现基本相同,但需与术后残腔和纤维瘢痕鉴别。①残腔:多呈水样密度,轮廓光滑,无强化。②纤维瘢痕:靠近手术部,平扫呈低密度,无张力和占位效应,边缘较清楚,无明显强化。

第七节　胆系结石、炎症

一、胆系结石

胆石症为胆道系统的最常见疾病,可发生在胆囊、肝内外胆管。

（一）概述

其形成原因尚不完全明确,主要有以下几方面。①胆道感染。②胆道蛔虫。③代谢障碍。④神经功能紊乱和胆汁滞留。

胆系结石的化学成分主要为胆色素、胆固醇、钙质及其他少量的无机盐类。按化学成分可分为:①胆固醇结石:以胆固醇为主,其含量占 80％左右,并含少量钙、蛋白及胆色素。②胆色素结石:此类结石在我国较多,呈砂粒状或桑椹状,可有少量钙盐和有机物质为核心。③混合类结石:是由胆色素、胆固醇和钙盐分层混合而成。

（二）临床表现

与结石的位置、大小、胆道有无梗阻及并发症有关。多表现为右上腹不适及消化不良等症状;急性发作时,可有胆绞痛、呕吐、黄疸等;合并急性炎症时,出现高热等症状。

(三)CT 表现

1.常见表现

(1)胆囊结石。①胆固醇结石:表现为单发或多发低密度及等密度结石,平扫多难以诊断,常需口服造影检查。②胆色素结石:表现为单发或多发的高密度灶,大小、形态各异。泥沙样结石沉积在胆囊下部呈高密度,与上部胆汁形成液平面。③混合性结石:表现为结石边缘呈环状高密度,中心为低密度或等密度。

(2)肝外胆管结石。①胆管内圆形或环形致密影,近端胆管扩张。②结石位于胆管中心呈致密影,周围被低密度胆汁环绕,形成靶征;结石嵌顿于胆总管下端而紧靠一侧壁,则形成新月征或半月征。③胆总管扩张逐渐变细,且突然中断,未见结石和肿块,应考虑等密度结石可能。

(3)肝内胆管结石。可局限于一叶或左、右叶均有,单发或多发,大小不等、形态各异。以管状、不规则状常见,亦可在胆管内形成铸型,并可见远侧胆管扩张。以高密度结石常见。

但在诊断时应注意:①胆管结石排出后,胆总管因弹性减退或消失,不能恢复原状,可造成胆管梗阻的假象;肝内胆管周围受肝脏的保护,一般可恢复原状。②结石引起的梗阻常为不完全性或间歇性,其扩张可较轻或在临界范围内。

2.结石成分的预测

胆结石 CT 值与胆固醇含量呈负相关,与钙盐含量呈正相关。国外有学者对胆囊结石的体外研究认为:以 CT 值 140 HU(范围 135～145 HU)作为结石化学类型的预测阈值,其准确率达 84％,即 CT 值<140 HU 为胆固醇结石,>140 HU 为混合性结石和胆色素结石。还有学者行鹅去氧胆酸溶石试验,结果结石 CT 值<50 HU 或 60 HU 组大部分溶解,而>50 HU 或 60 HU 组无一例溶解。

3.CT 分类

国外有学者根据结石的 CT 表现,一般将结石分为以下几类。①高密度结石:CT 值>90 HU 者。②稍高密度结石:CT 值 26～67 HU。③环状高密度结石。④等密度结石:与盐水或胆汁相似。⑤分层状结石。⑥低密度结石。低密度、等密度、稍高密度结石以胆固醇性结石为主,其他则以非胆固醇性结石为主。

4.钙胆汁

胆汁中含有很高浓度的碳酸钙称为钙胆汁或石灰样胆汁。钙胆汁与胆结石有密切的关系。CT 或 X 线表现为胆囊呈造影样高密度,在胆囊管区或胆囊内可见结石。有时可见胆汁分层。

二、急性胆囊炎

(一)概述

本病多由结石嵌顿于胆囊颈部、胆囊管或细菌感染所致。病理可分为 4 类。①急性单纯性胆囊炎:胆囊黏膜充血、水肿、炎性细胞浸润。②急性化脓性胆囊炎:炎症波及胆囊壁全层,胆囊壁水肿、增厚,浆膜面纤维素渗出,胆囊内充满脓液。③急性坏疽性胆囊炎:胆囊壁缺血坏死及出血,胆囊内充满脓液,并可穿孔。④气肿性胆囊炎:由产气杆菌(多为梭状芽孢杆菌、产气荚膜杆菌,其次为大肠埃希菌等)感染所致,胆囊内及其周围可见气体产生;30％发生于糖尿病患者,50％不存在结石。

（二）临床表现

主要为急性右上腹痛，向肩胛区放射。多伴有高热、寒战、恶心、呕吐、轻度黄疸。既往有胆绞痛发作史。莫菲氏征阳性。

（三）CT 表现

胆囊增大，为最常见的征象。胆囊壁弥散性增厚为胆囊炎的重要依据，但不具特异性。增强扫描胆囊壁明显强化，且持续时间长。胆囊周围可见一周低密度环即"晕圈"征，为胆囊周围水肿所致。该征是胆囊炎，特别是急性胆囊炎的特征性征象。出血、坏死性胆囊炎时，胆囊内胆汁 CT 值升高。胆囊内或周围脓肿形成时，可见气体征象。有时可见胆囊扩张积液征象。气肿性胆囊炎可见胆囊壁内有气泡或线状气体，胆囊腔、胆道内及胆囊周围也可有低密度气泡影。

此外，黄色肉芽肿性胆囊炎囊壁可高度不规则增厚，偶有钙化，容易穿孔并在肝内形成脓肿和肉芽肿，不易与胆囊癌鉴别。但是，黄色肉芽肿性胆囊炎增厚的囊壁内有大小不一、数目不等的圆形或类圆形低密度灶（主要由胆固醇、脂质及巨噬细胞构成），增强扫描无强化，是其特异性表现。

三、慢性胆囊炎

（一）概述

本病为常见的胆囊疾病，可因细菌感染、化学刺激、乏特壶腹的炎症和肥厚等引起胆汁淤滞，以及代谢异常等所致。病理上胆囊黏膜萎缩、破坏；胆囊壁纤维化增厚，并可钙化；胆囊浓缩及收缩功能受损；胆囊可萎缩变小，亦可积水增大。

（二）临床表现

主要为右上腹痛及反复发作性急性胆囊炎。其他有上腹不适、消化不良、饱胀等一般性症状。

（三）CT 表现

胆囊壁增厚为主要表现之一，增厚多较规则。一般认为胆囊扩张良好时，壁厚度＞3 mm有诊断意义。胆囊壁钙化为特征性表现，如囊壁完全钙化称为"瓷胆囊"。胆囊可缩小或扩大，常合并胆囊结石。

四、急性化脓性胆管炎

（一）概述

本病因胆管梗阻及感染引起，多胆囊壁增厚、密度增高，周围无水肿见于胆管结石、胆道蛔虫，其次有胆管狭窄、肿瘤以及胰腺病变等。梗阻多位于胆总管下端。病理表现胆总管明显扩张，其内充满脓性胆汁，管壁炎性增厚，肝内可见多发脓肿。左肝管易使胆汁引流不畅、结石不易排出，而容易或加重感染，且感染可致肝实质萎缩。

此外，所谓的复发性化脓性胆管炎是感染性胆管炎的反复发作，最终导致胆管狭窄、胆管梗阻和胆管结石。

（二）临床表现

起病急骤，右上腹剧痛、高热、寒战，多数有黄疸，甚至昏迷及死亡。复发性化脓性胆管炎患者可出现反复发作的腹痛、脓毒症和黄疸。

（三）CT 表现

肝内外胆管均明显扩张，其内充满脓汁，CT 值高于胆汁。肝内胆管扩张常呈不对称性或局限分布，以左叶为著，扩张的胆管呈聚集状，是因左肝管易使胆汁引流不畅、结石不易排出所致。同时，扩张的胆管常局限在一、二级分支，而周围胆管因炎性纤维增生丧失扩张能力，表现为"中央箭头征"。胆管壁弥散性增厚，其增厚可呈弥散偏心性，增强扫描多于急性发作期呈明显强化。胆管内有时可见积气表现，常伴有胆管内结石。肝内可有多发性小脓肿。由于反复炎性阻塞、破坏，可有肝体积缩小或局限性萎缩，以左肝多见。

复发性化脓性胆管炎的基础疾病是肝内外胆管不规则扩张、胆系结石、胆囊炎、胆汁性肝硬化，典型的影像学表现是肝内胆管多房性囊性扩张并周边渐进性强化为特征（MR 平扫、增强和 MRCP 对本病的诊断具有重要意义）。

五、慢性胆管炎

本病常由急性胆管炎发展而来。

（一）概述

胆总管下端纤维瘢痕组织增生及狭窄，胆总管明显扩张，管壁增厚。

（二）临床表现

中上腹不适、腹胀。急性发作时与急性化脓性胆管炎相同，可有高热、寒颤、黄疸三联征。

（三）CT 表现

（1）肝内、外胆管明显扩张，内有多发结石，是其常见和主要的 CT 表现。结石密度从等密度到高密度不等。结石的形态多种多样。肝内大的胆管扩张，而分支不扩张或扩张不明显。

（2）肝外胆管壁呈广泛性、不规则增厚，壁厚可达 2～3 mm。

六、原发性硬化性胆管炎

本病又称狭窄性胆管炎，其病因不明，是一种罕见的慢性胆管阻塞性疾病。

（一）概述

以肝内、外胆管的慢性进行性炎症及纤维化，最终导致胆管的短段狭窄与扩张交替为特征的病变。80％的病变累及包括胆囊在内的整个胆系，20％仅局限于肝外胆道。受累的胆管壁增厚、管腔狭窄，外径变化不大，内径明显缩小或闭塞。后期可发生胆汁性肝硬化或门静脉高压，9％～15％合并胆管癌。

（二）临床表现

好发于 40 岁左右，男女之比约为 2∶1。以慢性进行性黄疸为主要表现，一般无上腹绞痛史。合并肝硬化、门脉高压等并发症可有相应表现。87％伴发溃疡性结肠炎，13％伴发 Crohn 病。

（三）CT 表现

其主要 CT 往象为跳跃性扩张、串珠征和剪枝征。①病变局限于肝外胆管者，呈典型的低位梗阻表现，狭窄处远端的胆总管仍可见。狭窄处胆管壁增厚，管腔狭小，密度增高；增强扫描管壁强化明显。可有或无胆囊壁增厚。如某段扩张的肝外胆管不与其他扩张的胆管相连称为"跳跃性扩张"，其形成基础是肝内胆管狭窄合并远段胆管扩张。②病变广泛者呈不连续的散在分布的串珠状或不规则状，反映了其多发性狭窄。段性分布的肝内胆管扩张也是其表现之一。在 1 个层面上见到 3 处以上狭窄与扩张交替出现,称为"串珠征"。但此征也可见于恶性病变。③剪枝征:即某 1 层面上见到长度≥4 cm 的肝内胆管或左右肝管,而无次级分支称为"剪枝征"。本病 25％的可见此征,但 13％～15％的恶性病变也可见此征。④晚期可见肝硬化、门脉高压表现,还可见大量的肝内胆管钙化影。

通常本病引起的肝内胆管扩张程度较轻,有明显扩张者要想到肿瘤性病变。

(四)鉴别诊断

应注意结合病史与结石、胆系感染和手术等原因所致的继发性硬化性胆管炎相鉴别。

七、胆道出血

胆道出血是肝胆疾病的严重并发症。

(一)病因

其病因很多,主要有肝内感染、肝内胆管结石、手术时的探查和肝损伤等。

(二)临床表现

临床有不明原因的消化道出血。DSA 有助于进一步确诊,并指导介入治疗。

(三)CT 表现

血液通过开放的胆总管进入胆囊,当出血量占胆囊容量的 70％和出现血凝块时,表现为胆囊不均匀性密度增高。出血量更大时,胆囊内密度均匀性增加,CT 值高达 50～60 HU。胆系出血常合并胆道梗阻,引起扩张、积血,表现为胆管扩张,其内见管状或圆形高密度灶。

本病需注意与钙胆汁(其密度高于出血 15～20 HU)、胆管结石相鉴别。结合临床对本病的诊断和鉴别有重要作用。

第八节　胰腺肿瘤

一、概述

胰腺肿瘤按组织学分为两大类。①胰导管细胞肿瘤:最常见的是导管细胞癌,占 82％以上;其他为浆液性囊腺瘤、黏液性囊腺瘤或癌、导管内乳头状瘤和胰腺类癌。②非导管细胞肿瘤:极少见,包括内分泌肿瘤、胰母细胞瘤、平滑肌肉瘤、神经母细胞瘤、纤维瘤、纤维肉瘤、血管球瘤、脂肪瘤或脂肪肉瘤、淋巴瘤和囊性畸胎瘤等,胰腺转移瘤也较罕见。

胰腺恶性肿瘤又可分为两大类。①原发性:其组织学分类尚未统一。②转移性:包括血源性、直接侵犯和淋巴源性。

二、胰腺癌

本病近年来有明显上升趋势。

(一)概述

主要为导管细胞源性的导管细胞癌(好发于胰头),其次为腺泡细胞癌(好发于胰体尾),两者均属于腺癌。其他为少见的囊腺癌等。胰腺癌胰头部占 60%～70%,体部 10%～15%,胰尾部约占 5%;有时弥散性分布于胰腺各部属弥散性胰腺癌,占 15%～20%。病灶呈坚硬的结节样肿块,与周围胰腺界限不清,较大时易变性坏死。因胰腺癌通常发生于胰管上皮,且具有围管式生长和嗜神经性生长(向后方)的特性,因此常伴胰管及胆管阻塞,造成梗阻远端胰管局限扩张和胰腺萎缩,有时可在胰内形成潴留性囊肿。胰腺癌常侵及邻近血管结构,甚至侵及胃、十二指肠等脏器。

转移途径:由于胰腺癌生长较快,胰腺又无包膜,往往早期发生转移。①血行转移:以肝脏最常见,其次为肺、肾上腺、肾等。②淋巴转移:胰十二指肠后、胰头上下、胰体上、胰十二指肠前等近胰淋巴结群,以及胃幽门下、肠系膜上血管根部、腹膜后大血管周围等远胰淋巴结群,偶可见锁骨上淋巴结转移。③腹膜种植:可达 20%～30%。

(二)临床表现

多见于中老年人,男女之比约 1.8∶1,偶见于儿童。①腹痛:约半数以腹痛和腹部不适为最早出现的症状。②黄疸:无痛性黄疸为其最突出的症状,黄疸呈持续性、进行性加重,也可有波动。少部分早期甚至中、晚期亦无黄疸。③其他:消瘦、食欲缺乏、乏力和恶心呕吐等,脏器转移者可出现相应临床症状。

(三)CT 表现

1.直接征象

(1)胰腺内低密度或等密度肿块。伴或不伴胰腺轮廓改变,90%境界不清,52%呈等密度,约 6%远段萎缩,3%有钙化。

(2)增强扫描。本病为少血管性肿瘤,故肿块强化不明显呈低密度;若肿块内部已发生坏死液化时,则呈更低密度。而正常胰腺实质可明显强化且密度均匀。对胰腺癌的检出以实质期(40 s)增强扫描为佳。

国内有学者认为,对瘤体供血起绝对主导作用的是瘤体内残存胰腺组织的微血管,高分化胰腺癌残存胰腺组织多,以等密度强化为主;中、低分化者残存胰腺组织相对减少,呈低密度强化,而且低分化者易伴有囊状、不规则大片状低密度坏死区。

(3)较大的肿瘤可造成胰腺轮廓或外形的改变,表现为局限性膨大、突出的肿块影,边缘呈分叶状;较小的肿瘤(直径≤2 cm),特别是瘤体位于中心区域时,可不造成轮廓或外形的改变,故增强扫描对显示肿瘤尤为重要。

(4)在观察胰腺增大、轮廓及外形改变时应注意:①不应单纯依赖测量径值,应注意观察胰腺由头至尾各部比例是否协调,结合增强扫描是否有低密度灶尤为重要。②胰头部肿瘤常常仅出现局部圆隆或球形扩大,而不像胰体尾部的肿瘤局部显著扩大和分叶状,但若伴有体尾部继发性萎缩,则这种球形扩大易于显示。③钩突正常为楔形,钩突肿瘤可使其圆隆或呈分叶状增大,突出于肠系膜上血管与右肾静脉之间,甚至包绕肠系膜上血管。④全胰浸润性胰腺癌者,表现为胰腺弥散性不规则增大,有时伴不规则低密度或混合密度。⑤老年人胰腺趋向萎缩且密度低,如外形不小,轮廓僵直、锯齿缘轮廓消失,密度又高,则应疑诊胰腺癌可能。

2.间接征象

其间接 CT 征象包括胰周组织结构的受侵和远处脏器的转移灶等,在前者以向腹膜后的局部扩展尤为常见。

(1)胰腺周围血管受累。主要包括腹主动脉系的腹腔动脉干、肠系膜上动脉及脾动脉,门静脉系的门静脉起始部、脾静脉和肠系膜上静脉,以及下腔静脉等。其表现为:①胰周血管的脂肪层消失。②胰周血管被肿块包绕(范围超过180°)或包埋于肿块内。③胰周血管形态异常如变细、边缘不整齐等,以及走行异常如僵直、被推挤等。④受累血管不显影或管腔扩大,有时可见腔内软组织密度的癌栓。⑤可发现代偿性的静脉侧支循环建立。

(2)胰腺周围脏器受累。主要表现为与有关脏器的正常脂肪层模糊、消失。①对空腔脏器而言,如同时出现相应管壁的不规则、结节样增厚,则高度提示受累。②肝、脾门结构紊乱,相邻实质内出现低密度灶,也提示有肿瘤侵蚀。

(3)梗阻性胆管扩张。呈突然性不规则狭窄、管腔截断消失、管腔内软组织结节并与管外胰内病灶相连等,部分可无肝内外胆管扩张。

(4)胰管扩张。发生率50%~60%(还有报道高达80%)。①扩张的胰管多呈平滑状,偶可呈串珠状,在胰头内呈圆形管状断面。多在胰头肿块处截断。②如与扩张的胆总管(位于扩张胰管的后外侧)并存则形成"双管征"。③胰体尾的胰管扩张常伴体尾部萎缩。④胰管某段的局限性扩张,应警惕早期胰腺癌。

(5)继发性潴留囊肿。呈圆形或球形水样低密度,常位于肿瘤远侧胰腺组织内,少数位于胰周。

(6)胰周淋巴结转移。可单个或融合成块,密度均匀,中心坏死出现较晚,亦可侵犯邻近血管。

(7)脏器血行转移。肝转移发生率50%以上,其他有肺、肾上腺、肾等。

(8)腹膜种植。一般较小,呈粟粒结节状,CT难以显示。偶见腹膜不均匀增厚,以及网膜、系膜软组织结节,甚至"饼状"网膜等征象。腹腔积液一般出现较晚。

3.早期胰腺癌的诊断标准

有关早期胰腺癌的定义尚存在争议,多认为其诊断标准如下。①肿块最大径≤2.0 cm。②胰周脂肪及被膜无受累。③胰周血管无受累。④无胰周区域淋巴结、远处淋巴结转移,也无肝及其他邻近或远处脏器转移。还有学者认为应将肿瘤最大径在1.0 cm作为划分标准,原位癌或有微小浸润的管内癌,不论其大小,也列入早期胰腺癌的范畴。

早期胰腺癌除了显示低密度肿块的直接征象外,其间接征象的显示如胰管、胆管的扩张,胰腺体尾部萎缩,胰腺形态或轮廓的改变亦很重要。诚然,亦可无肝内外胆管的扩张,或仅显示轻微的胰管扩张。还有学者报道几例无或仅有轻微浸润的早期胰腺癌的唯一CT征象是主胰管或分支胰管的扩张。

(四)鉴别诊断

1.慢性局限性胰腺炎

典型的临床表现、病史过程和典型CT表现大多可以鉴别慢性胰腺炎和胰腺癌,但与不典型者尤其胰头或钩突增大的局限性(或称肿块型、假肿瘤型)慢性胰腺炎鉴别常十分困难。

下列表现提示慢性胰腺炎可能大:①胰头、钩突区出现钙化,胰管内或胆总管内结石。②胰头、钩突增大,但外形规整、光滑,一般无分叶征。③强化后胰头、钩突区密度均匀或稍欠均匀,不易出现像胰腺癌那样的低密度结节或肿块(合并小假性囊肿者除外)。④胰周血管、邻近脏器无恶性侵犯表现。⑤胰头部胆管虽可扩张,但逐渐变细,无突然截断、变形表现。

但上述征象除①外均不可靠,且胰腺癌可发生于慢性胰腺炎基础上,又进一步增加了鉴别诊断的难度。

2.胰腺囊腺瘤(或癌)

胰腺囊腺瘤(或癌)较少见,组织学上囊腺瘤属良性,而囊腺癌属恶性。CT 表现为:①大小不等、单发或多发的、边界清楚或不清楚的囊实性肿块。②囊内密度一般均匀,存在分隔,囊壁可见壁结节。部分还可见囊中央放射状纤维瘢痕征象,是浆液性囊腺瘤的特征。③有时囊壁或囊内容物可出现钙化。④增强扫描可见囊壁及纤维分隔有中度强化,与乏血的胰腺癌有别。

3.胰岛细胞瘤

胰岛细胞瘤多为良性,少数为恶性。其最显著的病理特点在于富血供。增强扫描病灶显著强化,尤以动脉期显示为佳。结合临床、实验室检查不难诊断,并可与胰腺癌鉴别。

4.转移性肿瘤

消化道肿瘤、乳腺癌、肺癌等均可发生胰腺实质内转移或胰周淋巴结转移。CT 表现为胰腺实质内或胰周多数融合成团的低密度灶,与原发性胰腺癌难以鉴别。需结合病史及临床综合诊断。

三、胰腺囊腺瘤(或癌)

胰腺囊腺瘤(或癌)并不多见,约占所有胰腺肿瘤的 10%～15%;恶性者占恶性肿瘤的 5%,是胰腺癌的一种特殊类型,且与胰腺癌有不同的病理和 CT 表现。目前将其分为两大类,但以黏液性囊性肿瘤多见。

(一)概述

1.浆液性囊腺瘤

浆液性囊腺瘤也称微小囊腺瘤或富糖原囊腺瘤,无恶变倾向,胰腺亦无原发性浆液性囊腺癌这一疾病。可发生于胰腺各个部位。肿块单发多见,由多数微小囊肿组成,小囊直径从数毫米至 2 cm 不等,一般<2 cm。小囊数目从数个至无数,典型者切面呈"蜂窝状"改变。囊液为浆液性,富含糖原。有时肿块中心存在纤维瘢痕灶,呈辐射状,中央瘢痕可发生钙化。

2.黏液性囊性肿瘤

黏液性囊性肿瘤又称为巨囊性肿瘤。可分为黏液性囊腺癌(具有明显恶变表现)和黏液性囊腺瘤(有潜在恶变性,可恶变为囊腺癌)。黏液性囊性肿瘤起源于胰管上皮,多位于胰体、尾部,偶位于钩突。常为单发,肿瘤一般长得较大,瘤体有完整包膜,外表光滑,分叶清楚。切面呈单囊或多囊性、单房或多房性。囊肿一般>2.5 cm,数目一般不超过 10 个。囊壁厚薄不均,局部可见富血供的壁结节,囊壁或包膜可出现钙化。囊内含大量混浊黏稠黏液,囊之间可有较纤细间隔。黏液囊腺癌的恶性细胞常局限于整个瘤体的某一部分,故穿刺活检可漏诊。肿瘤直径>5 cm 要考虑恶性可能,>8 cm 多为恶性。

(二)临床表现

两类均好发于中老年女性。上腹部不适、隐痛及腹部包块为主要表现,偶可出现黄疸等消化道症状,或无症状而偶然发现。

(三)CT 表现

1.浆液性囊腺瘤

①小囊型:呈边界清楚的分叶状囊实性肿物,由多个<2 cm 的囊构成,囊液呈低密度。小囊之间可见肿瘤的实性部分和纤维间隔,有时可见中央呈星状的瘢痕。②大囊型:呈边界清楚

的＞2 cm 的圆形或类圆形病变,通常为单发,中心可见稀少的间隔。③混合型:中心为多发小囊,周边被＞2 cm 的大囊包绕。

增强扫描肿瘤的实性部分和纤维间隔可强化。较特征的表现是囊中央低密度无强化的瘢痕组织和呈辐射状向外延伸的可强化的纤维间隔;瘤体中央瘢痕组织的钙化发生率为 30%～46%,特别是放射状钙化亦较有特征。

小囊型是其主要类型,大囊型和混合型常需穿刺活检确诊并与其他囊性病变相鉴别。

2.黏液性囊腺瘤(或癌)

黏液性囊腺瘤(或癌)常为单发囊性肿块,病灶较大,界限清楚,为单房或多房。囊壁厚薄不均匀,可表现为不规则结节状或乳头状的腔内突起,囊内分隔菲薄呈线状或小梁状。囊壁或囊内可出现壳状或不规则钙化,多为外周性分布。国内有报道完全环形钙化、偏侧性条状钙化多为假性囊肿、囊腺瘤,而断续环形钙化,模糊的斑点、条状钙化多为囊腺癌。囊内容物以黏液为主并可含坏死组织,CT 值一般较高,20～45 HU;增强扫描囊壁和壁结节可呈中度以上强化。

此外,黏液性囊性肿瘤如实性成分较多、有明显强化的壁结节、囊壁厚薄不均或厚度＞1 cm,以及大囊附近多个子囊,则提示黏液性囊腺癌的诊断;若同时出现胰周浸润、淋巴结增大和肝内转移灶等,则更有助于良恶性的鉴别。

(四)鉴别诊断

胰腺黏液性囊腺瘤(或癌)应与下列疾病相鉴别。

1.胰腺囊肿

胰腺囊肿包括先天性囊肿、潴留囊肿和假性囊肿。①假性囊肿:多位于胰外,少数位于胰内。囊壁较薄而均匀,一般无强化,也无壁结节。囊内容物密度均匀,但如有出血、感染或囊壁增厚时二者鉴别困难。②潴留性囊肿:病因常为胰腺癌,如近端发现较确切的实性肿块即可确诊。③先天性囊肿:较少见,壁菲薄,无强化表现,常常是多囊性肾、肝病或(和)脑视网膜血管瘤病的胰腺受累表现。

2.胰腺癌

当出现较大的中央液化、坏死灶时,与黏液性囊腺癌鉴别较困难。但若发现瘤体实性成分较多,壁更厚而不均,囊变区内无分隔现象,以及囊变区内密度混杂不均等征象时,以胰腺癌的可能性大。

3.胰腺囊性淋巴管瘤

有关文献认为,单靠 CT 表现两者几乎无法鉴别,但囊性淋巴管瘤囊壁菲薄、均匀且无强化,囊内容物多呈水样密度有助于鉴别。

4.胰腺包虫病

典型表现为多囊和囊内分隔,囊内存在子囊,囊周结构强化明显,囊壁可有钙化。结合牧区生活史以及可能合并的肝、肺包虫囊肿等有助于鉴别。

5.胰腺结核

CT 表现无特异性,囊壁亦可钙化。胰腺内局限性蜂窝状强化的肿块,以及胰周淋巴结增大、且呈环状强化并融合成簇状或梅花瓣样则支持胰腺结核,结合其他部位播散灶更有助于确诊。

四、胰腺导管内乳头状黏液性肿瘤

胰腺导管内乳头状黏液性肿瘤是一种少见的胰腺肿瘤，有人认为是黏液囊腺瘤的亚型。1982 年 Ohhashi 最先报道，以往曾被称为胰腺黏液性肿瘤、黏液性导管扩张症、导管内黏液分泌增多性肿瘤、导管扩张性黏液性囊性肿瘤等，1997 年 WHO 正式定名为导管内乳头状黏液性肿瘤。

（一）概述

病理及影像学可分为主胰管型、分支胰管型和混合型。本病起源于主胰管或较大分支胰管，呈乳头状生长，表面被覆分泌黏液的柱状上皮细胞，进而胰管进行性扩张，十二指肠乳头增大，黏液可从乳头流入肠腔内。镜下表现为腺瘤、不典型增生或腺癌，三者可相互移行或合并存在，故本病可视为恶性或潜在恶性肿瘤。但发展速度相对较慢，胰周受侵及淋巴结和远处转移均少见，故预后较好。

（二）临床表现

发病于 30～94 岁，平均 65.5 岁，以 60～70 岁最多见，男女之比为 2∶1。其症状有上腹痛、乏力、体重减轻、发热等，亦可偶然发现。大多有慢性胰腺炎病史，亦可以急性胰腺炎就诊，晚期可出现糖尿病。胆总管受累可出现黄疸。实验室检查 25.2% CEA 增高，45.9% CA-199 增高。

（三）CT 表现

（1）主胰管型。主胰管弥散性或节段性扩张，胰腺实质萎缩，胰管内黏液造成密度不均匀增高，其内的乳头状肿瘤可有强化。

（2）分支胰管型。以钩突部多见，病变呈分叶状或葡萄状，由多个直径 1～2 cm 的小囊聚合而成；少数可融合成单一较大囊腔，其中伴有条索状间隔。

但 CT 对＜3 mm 的扁平状突起难以显示。可有胰管内钙化，但很少见，是由于黏液长期潴留钙盐沉着所致。

（四）鉴别诊断

（1）慢性胰腺炎。主胰管扩张一般伴局限性狭窄，典型者呈串珠状扩张，胰实质内可见粗大钙化或胰管内结石。

（2）胰腺导管癌。围管式生长可导致主胰管远端规则性扩张或胰实质萎缩。增强扫描动脉期或实质期可见低密度的肿瘤区域，胰周有受侵。

（3）经典的胰腺黏液性囊腺瘤。来源于胰腺末梢分支，常突出于胰腺表面，虽可见壁结节和分隔，但周围有纤维包膜，内部以大囊性成分为主，主胰管一般不扩张。本病以中年女性多见，好发于胰体尾部；而导管内乳头状黏液性肿瘤多见于老年男性，好发于钩突部，亦有助于鉴别。

五、胰腺内分泌性肿瘤（腺岛细胞瘤）

本病亦称胰腺神经内分泌肿瘤。少见，常因产生症状而获得诊断。

胰腺中的内分泌细胞称为胰岛细胞，包括分泌胰高血糖素的 A 细胞（亦称 α 细胞，占 20%）、分泌胰岛素的 B 细胞（亦称 β 细胞，约占 70%）、分泌生长抑制素的 D 细胞（约占 9%）、分泌胰多肽激素的 PP 细胞（约占 1%）、分泌胃泌素的 G 细胞等。多种细胞共同组成胰岛，而胰腺的全部胰岛总称为胰岛器或内分泌胰腺,故胰腺神经内分泌肿瘤统称为胰岛细胞瘤。

当胰岛细胞瘤分泌过多某种激素而出现相应的临床表现时称为功能性胰岛细胞瘤。当肿瘤分泌的某种激素的量过少未达到生物学效应的浓度时,不引起临床症状,称为无功能性胰岛细胞瘤,占15%。

(一)概述

肿瘤依据分泌激素种类及细胞类型分为:①β细胞型胰岛细胞瘤:包括胰岛素细胞瘤和胰岛素细胞癌。②非β细胞型胰岛细胞瘤:包括胃泌素瘤、胰高血糖素瘤、生长抑制素瘤、血管活性肠肽素瘤、胰多肽瘤、胰腺类癌等。其中以胰岛素瘤(占60%～75%)和胃泌素瘤(约占20%)最为重要和常见。胰岛细胞癌少见。

1.胰岛素瘤

约90%功能性胰岛素瘤为良性。可发生于胰腺各部,单发多见(90%)。肿块90%不超过2 cm,偶可3～5 cm大小。瘤体有完整包膜,血供十分丰富。

2.胃泌素瘤

约半数呈低度恶性表现,瘤体较小,但常多发(90%),多为富血供。肿瘤可发生于胰外,尤以十二指肠和胃壁多见。

3.其他功能性胰岛细胞瘤

因细胞学来源不一,而致病理学表现各异。一般瘤体稍大,且常为恶性,血供较丰富。

4.无功能性胰岛细胞瘤

约90%为恶性。好发于体尾部,常单发。由于临床症状出现较晚,瘤体一般较大,甚至超过10 cm。瘤体呈圆形或椭圆形,无分叶;可有囊变、出血或钙化,肿瘤血供丰富。

(二)临床表现

1.胰岛素瘤

胰岛素瘤可发病于30～70岁,多见于青壮年,男女发病相近。出现典型的Whipple三联征:即发作性低血糖症状、给予葡萄糖后症状缓解和发作时血糖低于2.8 mmol/L。

2.胃泌素瘤

胃泌素瘤多见于中老年,男性稍多于女性。大量胃泌素的分泌导致胃酸分泌亢进,临床上表现为难治性消化性溃疡等综合征。

3.其他功能性胰岛细胞瘤

临床表现取决于细胞学起源以及是否有胰周侵犯和远处转移。如:①血管活性肠肽素瘤,常导致低钾、低氯、水样便为特征的"胰型霍乱"综合征。②高胰血糖素瘤,可产生高血糖症和游走性坏死性红斑样皮疹。③生长抑制素瘤,出现腹泻和体重下降。

4.无功能性胰岛细胞瘤

20～40岁多见,女性多于男性。临床症状由肿瘤的生长、胰周浸润及远处转移所致,如腹痛、食欲缺乏、消瘦、黄疸等。

(三)CT检查的技术要点

其技术要点为:①对胰岛细胞肿瘤来说,血供丰富是其最主要的病理学特征,因此薄层增强CT扫描技术是必不可少的首选方法。②由于相对于周围正常胰腺组织,瘤体的富血供表现多是一过性的,即呈"快进快出"的特征性改变。故快速扫描、在瘤体峰值强化时采集数据甚为重要。③随着肿瘤的生长,尤其是无功能性胰岛细胞瘤,容易出现坏死、囊变、出血、钙化。

肿瘤的强化程度逐渐减弱、强化持续时间长，逐渐丧失"快进快出"的特征，甚至无强化。

鉴于以上 3 点，螺旋 CT 扫描采用 5 mm 或 3 mm 层厚，行动脉期、门静脉期或动脉期、实质期双期扫描，有利于病灶的检出和诊断。利用先进的 CT 检查技术，对功能性胰岛细胞瘤的检出率高达 90% 以上。

但对原发瘤体极小的病例或偶见的乏血病例 CT 判断有困难，结合临床表现和实验室检查，更有利于诊断和鉴别诊断。

(四)CT 表现

1.功能性胰岛细胞瘤

因富血故典型的 CT 表现为增强早期呈高密度结节或肿块，其 CT 值高出正常胰腺 10～30 HU，甚至 100 HU。国外有文献报道胰岛素瘤平均直径约 2.2 cm，胃泌素瘤平均 4.2 cm。偶可见瘤体内钙化灶，但多见于恶性者。还可发现恶性者对瘤周及邻近器官、血管、淋巴结的侵犯征象。

2.无功能性胰岛细胞瘤

较大的肿块，一般＞3 cm，有文献报道平均直径 10 cm 左右；多发生于胰体、尾部。约 20% 出现瘤体内钙化，呈孤立结节状。

增强扫描可为均匀或不均匀强化，密度可高于、等于或低于正常胰腺，中心可出现坏死、囊变。恶性变可有胰周淋巴结增大、肝转移等征象。

由于胰岛细胞瘤的良、恶性在病理组织学上很难鉴别，仅靠是否浸润性生长、肿瘤有否转移做出判断，故影像学检查综合分析在良恶性鉴别上有重要作用。

(五)鉴别诊断

功能性胰岛细胞瘤体积较小、富血供强化的特点，结合临床及实验室检查不难做出正确诊断。而无功能性胰岛细胞瘤需与下列疾病鉴别。

1.胰腺癌

①无功能性胰岛细胞瘤较大，直径常可＞10 cm；而胰腺癌肿块相对较小。②前者为多血管性，增强后肿块密度一般高于胰腺；而后者则相反。③前者瘤体钙化率高(20%～25%)；后者较少(2%)。④前者一般不出现胰腺后方动脉周围的侵犯，如腹腔动脉干及肠系膜上动脉等；而后者常见。⑤前者肝内转移灶也表现为富血供；而后者相反。

2.胰腺囊腺癌

胰腺囊腺癌可呈圆形、囊性低密度肿块，常为多房性，也可为单房性；多有囊壁，且囊壁厚薄不一，并可见壁结节，较为特征。囊内可见分隔。增强后囊壁、壁结节及囊内分隔有强化，据此多可与无功能性胰岛细胞瘤鉴别。

3.胰头慢性炎症合并假囊肿或脓肿

胰头慢性炎症合并假囊肿或脓肿可表现为胰头增大伴胰头内囊肿或脓肿。中心可呈圆形均匀低密度，边界光整，与无功能性胰岛细胞瘤可相似。但周围有轻微炎症渗出，脂肪层内可见条索状高密度，有时伴肾筋膜增厚，结合病史可予鉴别。

六、胰腺实性——假乳头状瘤

本病又称胰腺乳头状囊性肿瘤、囊实性乳头状上皮性肿瘤、实性腺泡细胞瘤、乳头状囊性及实性瘤等。是一种少见的组织来源尚不明确的低度恶性肿瘤。

（一）概述

其特点为肿瘤由实性区、假乳头状区及两者过渡区，以不同比例混合而成。假乳头状区肿瘤组织以纤细的纤维血管为中心形成分支状假乳头，其表面细胞呈复层排列；远离血管周围的肿瘤细胞发生退行性变，而表现为不同程度的出血、坏死、液化及囊性变，即形成了 CT 所见的囊性区。故囊性区由坏死、液化、陈旧性出血所致，但囊变、坏死与瘤体大小无关。肿瘤的实性部分有良好的血管，可以出现钙化。此外，实性与假乳头之间的过渡区，表现为肿瘤组织围绕血管形成假菊形团，大部分肿瘤组织呈网状排列，之间形成血窦，类似海绵状血管瘤（所以门静脉期肿瘤实性部分显著强化）。

（二）临床表现

常见于年轻女性，偶发于老年妇女和男性。最常见的症状是上腹部疼痛、不适且夜间加重，少数出现腰背部疼痛及体重减轻等症状，罕见梗阻性黄疸。预后较好。

（三）CT 表现

病灶可位于胰腺任何部位，肿块大、界限清、有薄包膜。瘤体多位于胰腺边缘处，突出于胰腺轮廓之外，向腹膜腔及腹膜后相对空虚的部位生长。病灶常呈实性与囊性的混杂密度，偶见单纯囊性或实性肿块，故有学者分为囊性成分为主型、囊实性成分均等型和实性成分为主型。囊内充满血凝块或坏死组织，瘤内一般无分隔；偶见瘤体或瘤壁钙化。无论肿瘤发生于胰腺何处，即使巨大胰头肿块，亦罕见胆管、胰管扩张。邻近脏器可受压推移，少有受侵累及征象；无腹膜后、腹膜腔淋巴结肿大。肿瘤多有完整包膜，厚 2～4 mm，包膜内壁光滑；增强后包膜明显强化，与胰腺分界清楚，边缘光整。增强扫描动脉期实性部分呈小片状轻度强化，门静脉期呈明显强化。小片状实性部分漂浮在低密度囊性部分中称"浮云征"有一定特征。亦可囊、实性部分相间分布或有壁结节。

本病与囊腺癌 CT 常难以鉴别。

七、胰腺少见肿瘤

胰腺少见肿瘤种类甚多，除下述几个外，还有胰腺实性假乳头状瘤（见上述）、平滑肌瘤和肉瘤、纤维瘤和肉瘤、神经母细胞瘤等，但均无特殊表现，其诊断依靠病理学。

（一）胰腺多形性癌

本病即 Cubilla 分类法中的巨细胞癌，也称为肉瘤样肿瘤。十分罕见，但恶性程度非常高。临床过程极短，极早出现转移灶，预后极差。

1.病理

组织学上由不典型增生的单核细胞、多核巨细胞和梭形细胞构成。

2.CT 表现

胰腺实质内可见与一般胰腺癌类似的低密度原发灶。最重要的表现是出现极为广泛的胰周区域淋巴结增大，以至于常误为淋巴瘤。

（二）胰母细胞瘤

本病发生于幼儿，属胰腺上皮性肿瘤，又称为婴儿胰腺癌。临床上具有肿瘤局限的特点，预后优于成人胰腺癌。

1.病理

其病理诊断标准是：①具有被膜。②来自腹侧胰头部的肿块。③明显的胰腺器官样结构。

2.CT 表现

因具有包膜而肿块边缘清晰；肿块巨大，易坏死、囊变；部分囊壁可见钙化。

(三)胰腺畸胎瘤

本病是先天性肿瘤。临床多病史长、症状轻。

1.病理

因其含有内、中、外 3 个胚层成分，故可有钙化、骨化或脂肪结构。

2.CT 表现

CT 表现多呈囊实混合密度，如见到脂肪、毛发及钙化或骨化影，CT 诊断成立。囊性畸胎瘤可见囊壁钙化和囊内脂肪。

(四)胰腺脂肪瘤或肉瘤

胰腺脂肪瘤和脂肪肉瘤极罕见。

1.脂肪瘤

如胰腺肿块为脂肪密度、边缘清楚，则脂肪瘤诊断明确。

2.脂肪肉瘤

如胰腺肿块为脂肪与软组织的混杂密度、边缘模糊，同时见到局部结构受侵或远处转移，则考虑脂肪肉瘤可能。

(五)胰腺淋巴瘤

本病占所有胰腺肿瘤的 1.5%，往往是全身性淋巴瘤脏器受累的一部分。全身性淋巴瘤胰腺受累的机会不足 1%。

1.病理

淋巴肿瘤细胞侵犯胰腺和胰周。通常有胰周、腹膜后淋巴结增大或脾、肾、硬膜外病灶。

2.CT 表现

常呈弥散性胰腺增大，且肿瘤可引起胰腺炎。平扫增大的胰腺呈均匀一致的稍低密度。局限性者肿块较大，直径多>7 cm，密度多均匀，边缘模糊，侵犯胰周脏器及结构。可继发胆管和胰管扩张，但有文献报道胰管阻塞极少见。增强扫描病灶稍有强化。可有胰周、腹膜后淋巴结增大和其他脏器受侵表现。

(六)胰腺转移瘤

本病的原发肿瘤有肾细胞癌、支气管肺癌、乳腺癌、软组织肉瘤、结肠癌、黑色素瘤、卵巢癌、前列腺癌、精原细胞癌等。

国外有资料统计：近 80% 为单发、少数为多发、偶见弥散性，肿瘤的分布没有显著性差异。病灶多呈圆形或椭圆形，有一些呈分叶状；大多数肿瘤边缘清楚，但边缘多不连续。增强扫描大多数肿瘤有明显高于胰腺实质的强化部分，但大多为不均匀强化。约 1/5 的肿瘤显示为完全低密度。

有时肿瘤含有囊性成分，个别以囊性为主，偶见钙化（如肾癌、结肠癌）。少数可有胰管甚至胆管梗阻扩张。

(七)胰腺血管球瘤

1.临床表现

多见于中老年女性。肿瘤生长缓慢，幼年时无自觉症状，长大时可有隐痛，多为血管球瘤内压增高所致。肿瘤因不含神经而不发生剧痛。

2.CT 表现

CT 表现与肝血管瘤类似,但因富血供有时与胰岛细胞瘤难以鉴别,尤其是恶变成肉瘤则不能与其他恶性肿瘤鉴别。

八、胰腺囊样病变的鉴别诊断

1.病因

胰腺囊样病变可为炎症性、肿瘤性和先天性。假性囊肿最常见,还可见于胰腺癌囊变、胰腺癌合并囊肿、囊腺瘤、囊腺癌、无功能性胰岛细胞瘤、真性囊肿。罕见的病因有囊性畸胎瘤、胰母细胞瘤、神经鞘瘤、实性—假乳头状瘤、肉瘤、转移瘤、包虫病、脓肿、结核、囊性纤维化等。

2.囊壁及钙化

①薄壁可见于囊肿、囊腺肿瘤或非功能胰岛细胞瘤,少见的有囊性畸胎瘤、神经鞘瘤等。②假性囊肿早期薄、成熟期厚可伴钙化。伴感染时壁厚但无壁结节,周围界限清,多无强化。③囊腺肿瘤多有壁结节(恶性者厚度多＞1 cm,且囊壁厚薄不均),囊壁和结节可有中度以上强化。可有钙化,且黏液性囊腺瘤(癌)钙化多在外围,而浆液性囊腺瘤的特征是中心点状瘢痕及放射状钙化。但两者钙化发生率均不足50%。④胰岛细胞瘤囊壁也可钙化,且钙化的出现可能随囊变体积的增大而增大。其囊壁可有较明显强化。⑤囊壁的完全环形钙化、偏侧性条状钙化多见于假性囊肿,囊腺瘤等;断续性环形钙化,模糊的斑点、条状钙化多为囊腺癌。⑥胰腺癌坏死囊变,壁厚薄不均,与周围界限不清楚。

3.分隔

有分隔强烈提示肿瘤性病变,尤其是囊腺肿瘤,囊样非功能性胰岛细胞瘤也可有分隔。分隔多强化较明显。恶性者分隔厚薄不一、不规则。

4.数目

若为多个不同部位发生,囊肿可能性大。肿瘤性病变多为单发,但囊腺肿瘤可有多个子囊。

5.胰腺炎征象

病史及其实验室检查有助于胰腺炎合并假性囊肿的诊断,但胰腺炎与胰腺癌可互为因果,应予注意。

6.大小及部位

基本意义不大。

7.周围改变

①良性病变对周围组织以推压为主,可有粘连。②恶性病变可粘连、侵犯周围组织及血管,并可有周围淋巴结增大及远处转移。囊腺瘤和癌、胰岛细胞瘤良恶性的鉴别主要依靠上述表现。

8.性别及年龄

如非功能性胰岛细胞瘤女性多见,且年龄多＜30 岁。囊腺肿瘤好发于女性,年龄多＞50 岁。

第九节　胃肠道恶性肿瘤

胃肠道恶性肿瘤病因尚未完全明了，一般认为与饮食习惯、慢性胃肠道炎症、感染、化学物质中毒等因素有关，部分可因其他病变演变或良性病变恶变而来，如结肠癌可在慢性血吸虫病基础上发病，息肉可以恶变等。本节叙述胃癌和结肠癌两类，小肠癌相对少见。

一、胃癌 (gastric carcinoma)

胃癌是胃肠道常见肿瘤，多为腺癌，其他还有胃淋巴瘤、胃平滑肌肉瘤等。肿瘤可发生在胃的任何部位，但以胃窦、小弯和贲门区常见。病变早期发生在黏膜层，并逐步向黏膜下、肌层和浆膜层发展。大体病理形态分蕈伞型（息肉型、肿块型、增生型）、浸润型和溃疡型三类。蕈伞型形如菜花状向腔内生长，常有糜烂；浸润型（硬癌）常侵犯胃壁各层，胃壁增厚、僵硬、弹性消失，肿瘤沿胃壁局限或全胃浸润性生长，后者即所谓"皮革囊状胃"；溃疡型可形成大而浅的盘状溃疡，常深达肌层，周围可有堤状隆起，溃疡型癌又称恶性溃疡。

（一）临床表现

（1）早期无明显症状，随病变进展出现上腹不适，膨胀感，隐痛感。疼痛无节律，不易缓解，常伴有食欲减退、消瘦、乏力，可有梗阻症状，可呕吐咖啡样血或有柏油便。

（2）上腹部可触及肿块，可有锁骨上淋巴结肿大。晚期出现恶病质临床表现。

（二）CT 表现

（1）不同类型的胃癌各有其特点。①蕈伞型胃癌表现为突向胃腔内的息肉样肿块，伴有病变附着处胃壁的增厚，肿块外形可不规则。②浸润型胃癌表现为胃壁局限性或弥散性增厚，与邻近正常胃壁分界不清，胃壁腔面常不规则，有时可见小溃疡，病变侵及浆膜层则外缘不光整，呈结节状改变。③溃疡型表现为局部僵硬平坦的肿块及其肿块表面不规则的凹陷。④增强扫描，病变呈不均匀强化，与正常胃壁无明显分界。

（2）早期胃癌（局限于黏膜或黏膜下层）分为三个基本类型。①隆起型（Ⅰ型）：肿瘤突向胃腔厚度超过 5 mm。②浅表型（Ⅱ型）：肿瘤表浅、平坦，又分为浅表隆起型（Ⅱa）、浅表平坦型（Ⅱb）和浅表凹陷型（Ⅱc）三个亚型，其隆起及凹陷均不超出 5 mm。③凹陷型（Ⅲ型）：肿瘤形成明显凹陷，超过 5 mm。增强有利于发现早期胃癌，可见局部黏膜增厚，明显强化，或显示黏膜中断。

（3）CT 除发现肿瘤本身外，主要用于肿瘤的分期与手术切除可行性评估及术后随访。观察肿瘤是否穿透浆膜层（如胃周脂肪线模糊、密度增高提示肿瘤已突破胃壁的浆膜），周围淋巴结有无增大，有无腹腔积液及腹膜种植，有无其他脏器转移等。

CT 分期为，Ⅰ期：肿块局限在腔内，管壁不厚；Ⅱ期：管壁厚 10 mm 以上；Ⅲ期：除Ⅱ期表现外，肿瘤侵犯邻近器官；Ⅳ期：除以上改变外有远处转移。

（三）鉴别要点

胃癌有时需与某些良性胃疾病如腺瘤、平滑肌瘤等鉴别，后者表面光滑，邻近黏膜受压、推移，无中断；胃良好充盈有利于病灶显示。

二、结肠癌 (colonrectal carcinoma)

在消化道肿瘤中仅次于胃癌和食管癌，70％发生于直肠和乙状结肠，腺癌多见，其次为淋巴瘤、类癌和肉瘤。早期病变限于黏膜,后逐步累及黏膜下层、肌层和浆膜层。大体病理分三型。①增生型:肿瘤向腔内生长,呈菜花状,基底宽,肠壁增厚,表面可有溃疡。②浸润型:肿瘤沿肠壁环形浸润,肠壁增厚,肠腔狭窄。③溃疡型:肿瘤呈深而不规则溃疡。

(一)临床表现

(1)早期无明显改变,主要表现为腹痛、腹部肿块与大便习惯改变。

(2)临床表现与病变发生部位有关。右侧结肠癌以腹痛、腹部肿块与贫血多见;左侧结肠癌以腹痛、便血与便秘多见,易发生梗阻;直肠癌主要表现为脓血便或黏液样便及大便变细,伴有腹泻、顽固性便秘或两者交替出现。

(二)CT 表现

(1)早期结肠癌。息肉样占位,伴局限性肠壁增厚及异常强化。

(2)因病变部位与生长方式不同而有不同 CT 表现。①增生型表现为突向腔内的广基分叶状肿块,外形不规则,伴有局部肠壁增厚,肿瘤较大时可发生中央坏死。②溃疡型表现为不规则溃疡,伴有环形或半环形肠壁增厚及肠腔不规则狭窄。③浸润型肠壁不对称性增厚、僵硬,肠腔变形、狭窄。④增强扫描,病变均呈不同程度强化,显示更为清楚。⑤仿真窥镜、最小密度投影及三维表面重建等后处理技术可以进一步显示肿瘤。

(3)肿瘤较大时,可伴有不全梗阻征象,甚至肿瘤于肠梗阻检查时发现。

(4)CT 除发现肿瘤外,还可发现腹腔积液,腹膜转移、淋巴转移、邻近或远隔转移等,结合基本 CT 征象可对肿瘤进行分期:肠腔内息肉样肿物,而无肠壁增厚为Ⅰ期;结肠壁增厚超过 6 mm,但无邻近器官浸润,为Ⅱ期;结肠壁增厚与周围界限不清,或侵犯周围组织与器官,为Ⅲ期;结肠癌合并远处转移为Ⅳ期。

(三)鉴别要点

(1)盲肠、升结肠癌需与增生型肠结核鉴别。肠结核病变范围较长,呈跳跃性分布,易同时侵犯回肠末端,常有其他部位结核,如肺结核;结肠癌病变较局限,可见软组织肿块,有周边器官及局域淋巴结转移。

(2)结肠癌有时需与结肠血吸虫肉芽肿鉴别,后者肿块表面相对光整,易发生钙化,同时正常肠管壁亦可见钙化,尚有相关病史可询。

第十节　腹部实质性脏器损伤

一、脾损伤

脾损伤是最常见的腹部钝性伤,约占腹部脏器钝伤的 40%。

(一)概述

可分为以下几类。①脾挫伤。②包膜下血肿:包膜下实质损伤而局部脾包膜完整。③脾实质内损伤而无脾破裂:此时多在脾髓内形成大小不等、形状不规则的血肿。④脾破裂:此时脾实质与包膜均有破裂,除脾内有出血外,脾周围及腹腔内均有积血。也有学者将其分为 3 种类型,即完全性破裂、中心性破裂、包膜下破裂。

迟发性脾破裂是指伤后 2 d 以上潜伏期,继而突然发生脾脏出血,并出现相应内出血临床表现者,占外伤性脾破裂的 5%～15%。

(二)临床表现

一般有脾外伤史,但当脾脏本身有病变时,即使无明确的外伤史,也可发生脾脏破裂。脾外伤后可出现左腹部疼痛、脾大和压痛,以及腹膜刺激征。当脾完全破裂时,患者的血红蛋白急速下降,并有休克等严重症状。

(三)CT 表现

1.常见表现

(1)脾包膜下血肿。表现为局限性、新月形或半月形,伴有相应实质受压变平或呈锯齿状,可呈高密度、等密度和低密度。增强扫描有助于血肿的显示。

(2)脾实质内血肿。新鲜血肿呈圆形或椭圆形的高密度,随时间推移而呈等密度或低密度区。增强扫描均呈低密度。如脾包膜破裂则形成腹腔积血。

(3)脾撕裂。①单一性撕裂:增强扫描见脾实质内线样低密度区。但急性期边缘不清,治愈后呈边缘清楚的裂隙。②多发性撕裂:呈多发性低密度或多发性高密度出血灶,增强扫描呈粉碎脾表现,通常累及脾包膜并伴腹腔积血。③脾脏不强化的楔形低密度区,提示脾脏段的动脉栓塞。

此外,脾脏包膜破裂造成腹腔积血占脾损伤的 98%,脾周血肿也是脾损伤的常见伴发征象。故当有腹腔积血和脾周血肿时,应仔细寻找有无脾损伤存在,但脾损伤偶尔可仅表现为密度不均匀而看不到撕裂。还应注意排除脾分叶、先天性切迹、肋骨所致伪影等形成的假象。

2.迟发性血肿

无论在实质内还是包膜下,其 CT 均呈低或略低密度,与新鲜血肿呈高密度不同,可能与出血时间及出血速度有关。迟发破裂常伴有渗出、水肿,加之血肿内血红蛋白随时间而降解,故呈相对低密度。增强扫描有助于血肿的显示。还有学者认为,脾实质细微不均和左肾前筋膜增厚可能是迟发性脾破裂最初的唯一征象。

(四)CT 分级

其 CT 分级方法很多,报道不一。国外学者 Moore 等将其分为 5 级:Ⅰ级,脾包膜下血肿小于其表面积的 10% 或撕裂深度<1 cm;Ⅱ级,脾包膜下血肿为其表面积的 10%～15%,脾实质血肿直径<2 cm 或撕裂深度 1～3 cm;Ⅲ级,脾包膜下血肿大于其表面积的 50%,脾实质血肿直径>2 cm 或撕裂深度>3 cm;Ⅳ级,脾门损伤,25% 以上血供阻断;Ⅴ级,脾脏完全破裂或撕裂,50%～100% 的血供阻断。

但 CT 常常低估了脾损伤的实际程度。一般认为Ⅰ级可以在严密监护下采用非手术治疗,Ⅱ、Ⅲ级主要做修补术,Ⅳ、Ⅴ级宜行脾切除术。

二、肝钝伤

肝钝伤占腹部脏器钝伤的 20%。

(一)概述

可分为以下几类:①撕裂伤。②包膜下血肿。③肝实质挫伤。④肝静脉损伤。⑤肝动脉损伤。⑥肝脏胆系的破裂。钝性损伤通常产生肝实质的撕裂伤;肝包膜下血肿通常由于穿透性创伤所致。

(二)临床表现

有右侧胸、腹部外伤史。主诉右上腹疼痛,有时向右肩放射。严重时可出现失血性休克,体检多有腹膜刺激征。

(三)CT 表现

1.肝包膜下血肿

①表现为局限性等密度或低密度区,相应肝实质受压变平。②血肿密度随时间推移而减低,多在6～8周吸收消失。

2.肝实质内血肿

常呈圆形、卵圆形或不规则状密度增高或减低区,边缘多较模糊。血肿吸收较包膜下血肿慢。在吸收过程中血肿周围出现低密度带环绕,增强扫描时此带可强化。

3.肝撕裂

肝撕裂多位于肝右叶的后段,因这部分肝与肋骨和脊柱相邻;肝左叶的损伤往往是垂直方向上的,是由于自左叶向脊柱从前向后的压力所致。撕裂可以是单一或多发性的,呈单一或多发的线状低密度,边缘模糊。1周左右撕裂的边缘可变得清晰,但2～3周后撕裂间隙变窄、边缘可又变模糊。增强扫描可以反映肝块的血供情况,不强化的肝块表示其动脉栓塞或断裂。

4.肝动、静脉的损伤

若撕裂累及主要的肝血管结构,如大的肝静脉、门静脉等,可显示邻近血管撕裂处有活动性出血的征象。

5.门静脉轨迹征

门静脉轨迹征即门静脉周围的低密度带,有可能是肝外伤的 CT 征象,并可能是唯一征象。此征被认为是门静脉周围出血或门静脉淋巴回流受阻所致。

6.胆汁瘤

胆汁瘤或称胆汁性假囊肿,可为医源性(肝穿刺)、自发性或肝外胆系创伤所致。常位于包膜下或肝周局部,呈大而薄壁的均匀液性囊肿,可使肝明显移位。

此外,腹腔积血常见。应该注意肝裸区的撕裂伤延伸至肝脏表面,可导致腹腔内积血进入腹膜后,而不形成腹膜腔积血,且体检不能发现典型的腹膜刺激征。

(四)CT 分级

肝钝性伤依据其 CT 表现可分为以下 5 级:Ⅰ级,肝包膜撕裂,表面撕裂深度<1 cm,包膜下血肿大小<1 cm,仅见门静脉周围轨迹征;Ⅱ级,肝撕裂深度1～3 cm,肝实质和包膜下血肿大小为 1～3 cm;Ⅲ级,肝撕裂深度>3 cm,肝实质血肿和包膜下血肿大小>3 cm;Ⅳ级,肝实质血肿和包膜下血肿大小>10 cm,肝组织破坏或血供中断;Ⅴ级,两叶肝组织破坏或血供中断。

三、胰腺钝伤

胰腺钝伤少见,约占腹部钝伤的 5%,且常合并其他器官(如十二指肠和肝脏)的损伤。其最常见的原因为车祸。

(一)概述

主要引起胰腺挫伤、血肿、撕裂和断裂。如果这些损伤被忽视或诊断被延误,可导致远端胰腺炎、胰腺假性囊肿形成。

（二）临床表现

以儿童和青年更常见。主要表现为腹痛、腹部压痛以及白细胞计数增高等损伤性胰腺炎的表现。

（三）CT 表现

1. 撕裂伤和断裂伤

表现为胰腺实质的中断,周围的出血位于肾旁前间隙内。

2. 挫伤和血肿

挫伤和血肿可表现为胰腺弥散性或局限性增大,或轮廓不规则。

3. 其他征象

肠系膜上动脉周围的积液、横结肠系膜处的积液、胰腺与脾静脉间隙积液,以及左肾前筋膜的增厚等,但无特异性。

此外,上述征象可以延迟出现,故对疑有胰腺损伤者,如最初 CT 表现正常,应在 12～24 h 内复查。

第十一节　腹部空腔性脏器损伤

一、肠和肠系膜损伤

在经手术的腹部钝伤患者中,小肠和肠系膜损伤者占 50%,亦可为贯通性损伤。

（一）临床表现

腹痛、腹胀和弥散性腹膜刺激征,严重者可有出血性休克。

（二）CT 表现

主要 CT 表现有:①气腹。②口服造影剂外溢。③腹膜腔和腹膜后腔积液。④肠壁增厚。⑤受累肠区附近出现高密度血块和局部肠系膜出血或血肿。

腹腔中量或大量积液,如没有发现实质性器官损伤应怀疑肠或肠系膜损伤。局限性肠系膜浸润亦常见,但无特异性。

约 75% 的肠壁撕裂能看到肠壁增厚。肠系膜增厚常提示胃肠穿孔。此外,腹腔积气可由纵隔积气、气胸或诊断性腹腔穿刺所致,应注意鉴别。

二、腹腔间隙综合征

该征在严重创伤及其他危重病患者中具有较高的发病率。

（一）概述

其机制尚未完全阐明。目前认为主要与血管渗漏、缺血再灌注损伤、血管活性物质释放以及氧自由基等综合作用导致脏器水肿、细胞外液大量增加有关。特别是在严重创伤后需要快速大量输液复苏的患者,由于血管通透性增加、内脏器官水肿和腹腔积液使脏器容积增加,引起腹内高压而导致该征的发生。

(二)CT 表现

国外有学者提出其 CT 诊断征象是下腔静脉狭窄、肾脏受压或移位、肠壁增厚和圆腹征表现。国内学者则归纳为：①腹腔大量积液、腹内高压并圆腹征。②肠壁增厚征。③腹腔脏器间间隙闭合征。④肠系膜广泛肿胀模糊征。⑤小肠黏膜"羽毛征""弹簧征"和"齿轮征"。⑥胰腺肿胀增粗征。⑦肾脏受压或移位、肾动静脉及下腔静脉狭窄征。⑧双侧胸腔积液征。

三、胆囊创伤

胆囊创伤罕见。钝性创伤常发生在胆囊充满胆汁或扩张时，常合并肝脏和十二指肠的损伤。

(一)概述

其损伤包括胆囊壁的挫裂伤、胆囊破裂和胆囊撕脱。

(二)CT 表现

胆囊是腹膜间位器官，胆汁从破裂的胆囊可渗到胆囊窝内，但渗到腹膜腔的征象少见。主要征象有：①胆囊周围积液（最常见）。②胆囊轮廓毛糙。③胆囊壁局限性增厚或不连续。④胆囊腔内出血。此外，胆囊撕脱可见胆囊动脉及其分支的破裂处明显出血。

第三十章　泌尿系统 CT 检查

第一节　检查方法与正常影像

一、检查方法

（一）检查前准备和平扫的应用价值

扫描前准备：应空腹，于扫描前半小时口服 1‰ 的泛影葡胺溶液 200 mL，使小肠充盈；扫描前 5 min 再口服 150～200 mL，使胃十二指肠充盈。

下列情况平扫是必需的：①泌尿系钙化和结石；②肾内或肾外出血；③超声检查为高回声提示为血管平滑肌脂肪瘤，尤其是脂肪含量较少的肿块。肾内肿瘤大多数与正常肾实质呈等密度，故平扫对局部较小占位病变价值不大。

（二）肾脏常用的检查方法

1. 平扫

扫描包括全肾（T_1 下缘至 L_3 上缘），对可疑输尿管病变扫描向下达盆腔，扫描层厚及层间距 10 mm；对可疑小病灶，应加做局部薄层扫描，层厚及层间距 2～5 mm。

2. 增强扫描

从肘静脉以 2～3.5 mL/s 的流率团注 60％ 的造影剂 80～100 mL，注射完毕后行普通增强扫描和动态增强扫描。①皮质期：亦称皮髓质交界期、血管显影期。一般延迟至 30 s 扫描，此时皮质强化；②实质期：亦称皮髓质增强期。延迟至 70～100 s 扫描，这时髓质也强化，皮髓质交界消失；③肾盂期：亦称肾收集系统充盈期、肾盂排泄期。延迟至 3～5 min 扫描。

动态扫描（包括同层动态和移床式动态扫描两种）的价值有：①良、恶性病变的鉴别。②肿瘤的准确分期。③血管性病变的诊断，如血管变异、动脉瘤、动脉狭窄、肾静脉和下腔静脉内血栓或癌栓形成等。④估计肾功能。⑤显示皮髓质分界对某些疾病的鉴别有意义，如肾排异反应、肾静脉血栓形成等。

3. 螺旋 CT 扫描

螺旋 CT 扫描准值宽度 3～10 mm，螺距 1：1～2：1。

螺旋 CT 尤其是多层螺旋 CT 的应用为 3 d 肾盂成像、尿路成像、仿真膀胱内镜及肾动脉 CTA 提供了必要条件。

（三）输尿管和膀胱的检查方法

1. 输尿管检查

①扫描前 2 h 及 0.5 h 各口服 1.5％ 泛影葡胺 500 mL 及 300 mL，以充盈小肠及结肠，必要时需通过直肠内注入造影剂；②扫描范围自耻骨联合下缘向上至肾门水平，层厚及层间距 10 mm；对较小的病变可加 5 mm 以下的薄层扫描；③平扫是检出结石的主要方法；④增强扫描输尿管即显影，是输尿管肿瘤和先天性异常的理想检查方法。

2.膀胱检查

检查前准备同输尿管。膀胱肿瘤是 CT 检查的主要指证,膀胱壁的良好显示是正确诊断的关键。故需注意以下几点:①充分充盈膀胱,检查前 1～2 h 让患者喝足量的水或阳性造影剂,既可充盈膀胱,亦可充盈小肠;②如膀胱内充入造影剂不宜过浓,否则不利于膀胱壁和小肿瘤的显示;③双重造影检查即向膀胱内注入 CO_2 或 O_2 100 mL 同时注入 2％的阳性造影剂或生理盐水 200 mL,利用体位改变(仰卧、俯卧)可充分显示膀胱壁和小肿瘤。

二、正常解剖影像

(一)肾的位置、形态和大小

1.位置

肾位于腹膜后,脊柱两旁。右肾比左肾低约 1.5 cm,左肾上端平 T_1 下缘,下端平 L_2 上缘;右肾上端平 T_2,下端平 L_3。偶尔左肾可低于右肾。儿童的肾脏比成人低,女子的肾位置一般比男子低半个椎体。两肾因受腰大肌向下、外侧斜行的影响亦向下、外侧倾斜。肾的内缘朝向内前方,外缘朝向外后方。但肾的位置并非固定,即立位和卧位不同。

2.形态

肾外形略似大豆,前面隆起、后面平坦、两端钝圆、外缘隆突、内缘中部凹入并裂开形成肾门。肾实质在肾门部围成的腔隙称为肾窦,容纳肾大小盏、脂肪组织及血管。肾门是肾盂和肾血管进出之处,进入肾门的结构称为肾蒂,其排列自前向后依次为肾静脉、肾动脉和肾盂。

正常成人肾脏表面光滑。婴儿肾表面有许多深沟称为肾裂,肾裂将肾分为 10 多个肾叶。肾裂 1 岁以后逐渐消失。

肾实质分为皮质和髓质两部分。肾的被膜由紧贴于肾实质表面的薄的纤维薄膜(固有包膜)、肾周脂肪囊和最外层的肾筋膜构成。

3.大小成人肾

成人肾长 10～15 cm,宽 5～8 cm,厚 3～4 cm。一般左肾较右肾长 1～1.5 cm。

(二)正常肾实质的 CT 表现

正常肾横断面呈圆形或椭圆形,可略有分叶,外缘光滑。肾的上下极较中部横截面积小。正常肾实质 CT 值为 30～50 U,稍低于脾。平扫时皮质和髓质密度一致,不能区分。

增强扫描肾实质的 3 相变化如下。①血管显影期:即皮髓交界期。外周皮质和伸入髓质内的肾柱显影,密度升高,而髓质尚未显影,两者交界清晰。此期持续 80～90 s;②实质期:即皮髓增强期。造影剂通过肾小管排泄,髓质显影,密度不断增高,最终与皮质密度一致或略超过肾皮质,皮髓质分界消失,CT 值可达 150 HU 左右。此期持续 1～2 min;③肾盂排泄期:即肾收集系统充盈期。肾盂、肾盏及输尿管显影,肾实质密度降低。

(三)肾窦和肾血管的 CT 表现

1.肾窦

肾门位于肾中部,右肾门较左肾门通常低 1～2 cm,也可出现在同一层面。肾门前中部有肾血管蒂和肾盂结构,深部为肾窦。肾窦内含有脂肪,与肾周脂肪密度相似。肾窦脂肪量多少不等,个体变异很大。

如肾窦内脂肪少或无肾盂积水,平扫不能明确区分肾窦内结构。增强扫描肾盂肾盏显影,与不强化的肾窦内脂肪对比鲜明。

2.肾血管平扫

肾血管平扫尤其是增强扫描可显示肾血管蒂位于肾盂前方,肾静脉位于肾动脉前方,口径较粗。多数肾动脉、静脉同层显示。①左肾静脉长于左肾动脉,在主动脉与肠系膜上动静脉之间穿越,最后汇入下腔静脉。②右肾动脉长于右肾静脉,行走于下腔静脉和右肾静脉后;右肾静脉斜向上汇入下腔静脉,故一般同一层面不能见到其全长。③两肾动脉进入肾之前均分叉,在肾窦脂肪内呈“Y”形表现。

两肾静脉或位于同一层面,或右侧较左侧低 0.5～1.0 cm。肾动脉显示率低于肾静脉。正常肾动脉粗 0.5～0.7 cm,起始部稍粗,管腔粗细均匀。正常肾静脉宽度<1.5 cm,下腔静脉<2.7 cm。

(四)肾筋膜及腹膜后腔的间隙

肾筋膜:肾实质外有肾包膜,包膜外有脂肪,脂肪外有筋膜。前后肾筋膜在肾的外后方融合形成侧椎筋膜,再向前与壁腹膜相连;在内侧与围绕大血管的脂肪融合。前后筋膜将腹膜后腔(是一个充满脂肪的间隙,上达横膈,向下一直延伸至盆腔)分为肾旁前、肾周和肾旁后 3 个腔隙。

1.肾旁前间隙

肾旁前间隙位于后腹膜与前肾筋膜之间。其内有胰腺、十二指肠和升降结肠,这些器官的病变可致前肾筋膜增厚,最常见的是胰腺炎和胰腺癌。

2.肾周间隙

肾周间隙又称“吉氏间隙”。位于肾前、后筋膜之间。前后筋膜向上融合附着于膈肌韧带(膈筋膜);侧方与侧椎筋膜融合;下方与髂筋膜和输尿管周围结缔组织有疏松连接。后肾筋膜在内侧与腰大肌、腰方肌融合。此间隙的下角向髂窝开放。肾周间隙的最弱点在下角内侧邻近输尿管,通过它尿和肾周渗液最易逸出。Kneeland 等以尸检证明两侧肾周间隙可在下腔静脉前方跨中线相交通。

肾周间隙内有肾上腺、肾及血管、肾周脂肪以及肾集合系统近段。以上器官病变可伸及肾周间隙,使肾筋膜增厚、肾周脂肪消失。肾周脂肪内有时可见连接肾筋膜的条索组织(是由多种原因所致的连接组织增厚)。

3.肾旁后间隙

肾旁后间隙位于后肾筋膜及横筋膜之间,其中只有脂肪组织。此间隙向下开放达髂嵴,但在其内侧横筋膜与腰大肌筋膜融合,故阻断了左右肾旁后间隙的交通。腹膜后邻近结构的病变可累及肾旁后间隙。

(五)输尿管

输尿管起始于肾盂沿腰大肌前方下行,在髂嵴水平以下,向外后斜行向下,于坐骨棘附近转向内侧,向前呈弧形进入膀胱。CT 平扫不易显示或难以与血管区分;增强扫描横断面呈浓密的圆点状影,宽 5～7 mm,沿固定的行径通过易于识别。积水扩张时呈水样低密度;增强扫描密度低于健侧,甚至形成液液平面。

1.输尿管的分段

①腹段:位于髂嵴连线以上,右侧越过右髂外动脉、左侧越过左髂总动脉进入盆腔;②盆段:位于髂嵴水平至膀胱,仍居腹膜后。男性与输精管交叉转向前内;女性在子宫颈外侧 2 cm 处与子宫动脉交叉,转向其后内方达膀胱;③壁内段:斜行穿过膀胱壁,在膀胱充盈时两输尿管

口相距 5～7 cm,排空时相距可达 2～3 cm。

2.输尿管的狭窄

输尿管的狭窄有 3 个,分别位于:①肾盂输尿管移行处;②越过小骨盆入口处;③穿过膀胱壁处。

3.输尿管壁的分层

由内向外分别为黏膜、肌层和外膜 3 层结构组成,其中肌层又有内纵、外环 2 层平滑肌。

(六)膀胱及其毗邻关系

膀胱位于盆腔下部的前方,前缘接近耻骨联合。正常膀胱呈倒置的圆锥形,完全充满时呈圆形、卵圆形,边缘光滑整齐。膀胱容量为 300～500 mL,适度扩张壁厚<3 mm。分为底、体、顶、颈 4 部分,各部分之间无明显界限。①顶部:在上,位置因膀胱充盈程度而异,顶部及后壁上方覆有腹膜;②体部:包括前壁、两侧壁及后壁;③颈部:位于前下方,尿道内口位于此处;④底部:呈三角形,朝向后下方。

膀胱三角:在膀胱底部,两侧输尿管开口与尿道内口组成的三角区称为膀胱三角。位置较固定。该区域无黏膜下层,其黏膜平滑无皱襞。

膀胱壁的分层:由内向外分别为黏膜层、平滑肌层和外膜层(由结缔组织形成)3 层。

膀胱的毗邻关系:①膀胱的最下方至耻骨联合,耻骨后缘与膀胱前壁之间为耻骨后间隙;②在男性,膀胱底部下外侧邻接精囊;在精囊内方,膀胱底部与输精管壶腹为邻;膀胱颈与前列腺相邻。在女性,底部的后方借子宫膀胱间隙松散地附着于子宫颈及阴道前壁;膀胱颈则紧贴尿道周围肌肉和尿道;③成人膀胱颈稍低于耻骨联合上缘,女性可在耻骨下 1/3 水平,婴儿膀胱位置较成人高;④膀胱大小变化很大,在儿童上缘不应高于 S_1 水平,成人上缘不应超过 $S_{2～3}$ 水平;⑤男性膀胱底部可被前列腺挤压;而无论男女,膀胱底部均可由肛提肌产生一压迹。⑥膀胱两侧面与肛提肌、闭孔内肌、壁层盆筋膜、膀胱前列腺静脉丛等相连。

(七)肾脏的正常变异

1.肾驼峰状隆起

左肾上极外前方近脾侧可见三角形或驼峰状隆起。平扫和增强扫描驼峰状隆起部 CT 值与肾实质一致,增强扫描早期其皮髓质交界清晰,与正常肾实质一致。

2.胚胎分叶

新生儿肾表面可见各肾叶间的小沟,10 岁左右各叶融合,表面皮质沟消失,部分肾叶不能完全融合而成为永存分叶,即胚胎分叶或小叶。CT 表现肾脏大小正常,表面皮质沟正对正常肾柱,后者位于两个肾盏之间。

3.肾柱肥大

肾柱肥大亦称 Bertin 柱增生。肾中部肾柱粗大突入肾窦内。在静脉肾盂造影 IVP 时可将肾盏推开,易误为占位;CT 平扫及增强扫描均与肾皮质等密度、皮髓质界限清晰。

4.肾窦脂肪增多症

肾窦脂肪增多症又称肾窦脂肪异常增多。肾窦内脂肪含量变异大,与年龄、营养状况及某些肾病有关。肥胖、衰老和肾病所致的肾萎缩均可增加肾窦脂肪;另外,慢性肾盂肾炎、结石性肾盂肾炎、结核、动脉粥样硬化、缺血性疾病、创伤、梗死也可造成肾窦脂肪增加。故可为正常变异,亦可为某些疾病所致。

本症是局限于肾盂、肾盏的改变,肾脏大小正常或稍小,其 CT 表现不同于肾血管平滑肌脂肪瘤和肾盂旁囊肿。

5.肾门血管变异

肾门血管变异非常罕见，主要有：①环绕主动脉的左肾静脉，即左肾静脉离开肾门后分为前后两支，环绕腹主动脉，然后汇成一支入下腔静脉；②主动脉后左肾静脉。

6.肾外肾盂

肾外肾盂体积常较大，无论静脉肾盂造影、超声或 CT 均可能与轻中度肾积水混淆。但后者由于尿路阻塞、造成尿流量减少，少量高浓度造影剂沉积于下方，与尿液构成层状分界，这是肾积水的典型征象。偶尔肾外肾盂也有此征象，但无肾盏扩张。另外，肾盂的位置也是鉴别的依据。但 CT 对排泄系统正常解剖的显示和轻度积水的检出不如尿路造影和超声，所以鉴别是困难的。

第二节　泌尿系统结石、积水

一、概述

泌尿系结石的病因和形成条件及分类如下。

1.病因

①肾脏病变：如感染、细胞脱落、出血等；②尿路梗阻：导致无机盐沉淀；③代谢紊乱：如血钙降低、尿钙升高；④营养不良；⑤长期卧床。

2.条件

①中心核形成；②一定的黏着物质，是一种蛋白质；③结晶物质的沉积。

3.分类（根据结石的化学成分）

①磷酸钙结石；②草酸钙结石；③磷酸镁胺结石；④胱氨酸结石；⑤尿酸结石；⑥尿酸盐结石；⑦碳酸钙结石。大部分为草酸钙和磷酸钙结石，其中草酸钙结石占全部结石的 70%～80%。

二、肾结石

肾结石在泌尿系结石中居首位，单侧多见，10%为双侧性，80%位于肾盂内。

（一）概述

结石可单发或多发。肾结石引起的病理改变主要是梗阻、积水、感染和黏膜损伤，导致上皮脱落、溃疡，最后纤维瘢痕形成。结石可与肾盂癌及感染同时发生。

（二）临床表现

多见于 20～50 岁男性，腰痛和血尿是主要症状。其疼痛可为钝痛或绞痛。常向下部或会阴部放射。合并感染则出现尿频、尿急、尿痛和脓尿。

（三）CT 表现

国内文献认为无论何种肾结石在 CT 上均表现为高密度，且远远超过软组织密度，CT 值为 300~1 300 HU。结石可呈层状、鹿角状、桑葚状、星状,亦可边缘光整。CT 还可明确显示结石梗阻产生的积水、皮质萎缩和肾功能减退。

(四)鉴别诊断

应注意与肾钙化鉴别。广泛的肾实质钙化或钙质沉着症可见于高血钙、高尿钙、甲旁亢、髓样海绵肾、肾小管酸中毒、肾皮质坏死、肾乳头坏死、肾结核和高草酸盐尿。这些钙化分散且无肿块,与肿瘤不难鉴别,有时可与结石混淆。但钙化一般完全或大部分被肾实质包绕,而结石位居肾盂或肾盏区,多可鉴别。但收集小管(或称集合管)内结石与肾实质钙化难以鉴别,增强扫描借助扩张的收集管对鉴别有一定帮助。此外,结石和(或)钙化偶可位居肾轮廓外,其原因尚难以解释。肾内良、恶性肿瘤所致的局限性钙化常伴明显的软组织肿块,不难鉴别。

三、肾钙乳

肾引流系统内(多见于肾盏憩室、囊肿或肾盂积水内)有含钙质的混悬液存留者称为肾钙乳。

(一)概述

本病病因尚不十分清楚,与肾内尿液的引流受阻有关。国内报道肾结石与肾钙乳的关系密切,是由于肾结石引起梗阻和积水,给钙乳的形成创造了条件。从化学分析看,这种颗粒很小的钙乳其化学成分与肾结石基本一致,但为何不凝结成大的结石尚不明确,可能与某些物理因素有关。

(二)临床表现

多无症状,一般以尿路感染、结石或肾积水等症状、体征而就诊。

(三)影像学表现

肾钙乳的密度低于肾结石,CT 值常在 1 000 HU 以上。因钙乳与积水相混合,故边缘不锐利,但个别囊肿型肾钙乳例外。钙乳呈团块或麻饼状,"麻点"密度较高,是由肾钙乳重叠所致。随体位变化形态和密度可变,显示钙乳液平有助于确诊。积水型钙乳,解除梗阻后钙乳量减少。

四、输尿管结石

输尿管结石一般由上尿路而来,原发者甚少见。

(一)概述

输尿管结石引起的病理改变主要与阻塞有关。如阻塞时间较长则管壁变薄并有输尿管的伸长迂曲。有些梗阻以上的管壁肌层可以肥厚,还可发生结石周围的输尿管炎和输尿管周围炎。

(二)临床表现

多见于 20~50 岁男性。主要表现为腰痛和血尿,多为绞痛和放射痛(向会阴部放射)。下端者可有尿频、尿急等症状,合并感染有膀胱刺激征。

(三)CT 表现

由于 CT 密度分辨力高,输尿管结石均可在 CT 上显示。

(1)高密度的结石影,即在输尿管走行线路上呈现"钙化点"样高密度影。由于结石的阻塞,可见近端的输尿管和肾有积水扩张。有时可见肾周间隙、肾旁间隙及腹腔内少量至大量漏出之尿液及随之产生的炎性渗出液。

(2)轮缘征又称组织环征,即结石周围的环状软组织密度影。其病理基础是结石嵌顿在输尿管内引起输尿管壁的水肿而形成。结石愈小轮缘征出现率愈高。较大的结石不出现轮缘征,是由于结石对输尿管壁过度扩张之故。但该征偶可见于静脉石和其他性质的钙化。有时输尿管结石已走入膀胱,甚至排出,但仍可有肾盂、输尿管积水表现,应予注意。

(四)鉴别诊断

盆内段输尿管结石应与盆腔静脉石相鉴别。其主要不同点如下:①国外有资料统计静脉石一般衰减值为 160 HU(80～278 HU);而结石为 305 HU(221～530 HU);②静脉石常见中心透明和(或)一端对裂;而结石则无;③少数静脉石可出现彗星征(是由于血管搏动所致的放射状伪影);而结石则无;④静脉石所形成轮缘征是由于静脉壁不钙化所致,但出现率甚低。总之,平扫如无输尿管扩张,也无轮缘征显示,结石可能性不大。

五、膀胱结石

膀胱结石可由上尿路下降而来,或原发于膀胱内。

(一)概述

膀胱结石大多来自肾和输尿管。原发结石的形成与尿滞留关系密切,炎性渗出物及膀胱内异物可组成结石的核心,经过尿盐的沉积形成结石。一般为单个,也可多发。此外,膀胱憩室内也可发生结石。

(二)临床表现

主要见于男性,多为 10 岁以下儿童和老年人。主要症状是排尿困难、尿流中断、尿痛、尿频、尿急和血尿等,若结石位于膀胱憩室内,主要为继发膀胱感染的相应症状。

(三)CT 表现

膀胱内可见密度均匀或不均匀的圆形、椭圆形、同心圆形或桑葚形的致密影。多为单发,可小如绿豆,大如胎头,憩室结石可呈哑铃状。此外亦有报道,长期卧位者可出现膀胱钙乳。

六、肾和输尿管积水

(一)概述

可分为梗阻性和非梗阻性两大类。①发生于肾盂输尿管交界处附近的梗阻:可见于先天性狭窄、异常血管压迫、结核、结石等。②发生于输尿管中部的梗阻:可见于结石、结核、下腔静脉后输尿管、肿瘤、游走肾等。③发生于输尿管下端的梗阻:可见于结石、结核、输尿管囊肿、肿瘤及手术后等。④非梗阻性积水:见于尿路感染、反流性肾炎、糖尿病等。

(二)临床表现

病因不同而症状各异。腰痛最为常见,有时出现血尿,继发感染可有相应症状。

(三)CT 表现

(1)轻度肾积水 CT 无阳性表现。

(2)中度肾积水显示肾盂、肾盏和(或)输尿管扩张;与对侧肾比较,造影剂排泄延缓,肾实质密度下降。

(3)重度和长期肾积水肾影增大;增强扫描显示肾盂、肾盏明显扩张呈囊状或分叶状,肾皮质萎缩呈羊皮纸状;应注意与多囊肾相鉴别。

输尿管积水可见输尿管扩张,管壁可水肿增厚,也可管壁变薄、输尿管伸长迂曲。

七、动力性尿路积水

该病即非梗阻性尿路积水,是由于尿液积聚较多而排空相对较少所致,无尿路器质性阻塞,而仅有张力性减低或消失。

(一)概述

病因有多种,如神经肌肉源性、先天性巨输尿管、中毒或炎症。此外,脊髓病变、肿瘤或外伤等引起的中枢神经异常改变亦为重要的病因。病理上以输尿管的改变最为明显,缺乏正常蠕动,若管径扩大明显时,则输尿管发生延长并扭曲,同时伴肾盂、肾盏积水。无输尿管器质性病变,亦无明显狭窄。长期积水易继发感染。

(二)临床表现

主要因继发感染而出现尿频、尿急、尿痛和脓尿。也可出现肾功能损害的症状和检验指标异常。

(三)影像学表现

可见肾分泌功能减退,肾盂、肾盏积水。两侧输尿管粗长迂曲,可甚似肠管,但在输尿管膀胱交界处无扩张。造影常可出现膀胱输尿管反流表现。

八、神经性膀胱机能障得

本病又称为神经源性膀胱。膀胱的正常活动功能靠神经支配来完成。调节膀胱功能的中枢神经或周围神经受到损伤,致使膀胱的正常排尿反射阻断,而引起排尿功能紊乱,称为神经性膀胱机能障碍。

(一)概述

常见于脑出血、脑肿瘤、脑损伤、脊髓病变、隐性脊柱裂等。膀胱过度扩张或膀胱肌力长期增加均可形成憩室样改变。膀胱颈痉挛或松弛等可引起膀胱输尿管反流、输尿管及肾积水等改变,常并发感染及结石。

(二)临床表现

常有不同程度的尿失禁、尿潴留和排尿困难。患者可因不同病因而出现不同症状,常有炎症和结石。

(三)影像学表现

有不同程度的膀胱扩大,容量可达 1 000 mL 以上;膀胱壁边缘不规则,有很多内凹小梁,其间有多处向外凸出,形成大小不等的憩室;有时膀胱壁光滑。还可见膀胱颈松弛、痉挛,膀胱输尿管反流、输尿管及肾积水等表现。

但上述膀胱形态的改变亦可见于膀胱颈或颈以下的梗阻性疾病,需注意综合分析。

九、输尿管夹层

(一)概述

直接原因是输尿管黏膜损伤和各种病理情况下导致的尿路梗阻。最常见的原因是结石的梗阻、肿瘤的梗阻或压迫、不同原因引起的慢性下尿路梗阻等。尿路梗阻后一方面导致肾血流明显减低,尿液生成减少,肾盂积水减慢,伴严重的肾功能损害。另一方面出现尿液的各种逆流和渗漏,其中以肾盂肾窦逆流最常见,且渗漏至肾外形成尿瘤。有学者认为,发生在输尿管中上段的渗漏则形成"输尿管夹层",根据输尿管壁的解剖结构酷似主动脉夹层。总之,其形成的要素有:①肾盂输尿管黏膜损伤;②慢性输尿管梗阻;③肾功能良好。

(二)临床表现

表现为腰痛和血尿等尿路梗阻的原发病症状,腰痛可向下部或会阴部放射。

(三)CT 表现

平扫可见输尿管呈"双环"及"双腔"改变,即"腔内腔",真腔在内、假腔靠外,其内充满尿液。增强扫描早期假腔密度高于真腔,延迟扫描后则真腔密度高于假腔。真假腔的壁明显强化,夹层的上下端真假腔之间可见线条状粘连带。

第三节　泌尿系统肿瘤

一、概述

(一)肾实质肿瘤

1. 良性肿瘤

良性肿瘤约占 10%。主要有血管平滑肌脂肪瘤(错构瘤)、腺瘤、嗜酸细胞瘤、纤维瘤、血管瘤、肾小球球旁细胞瘤(肾素瘤)、淋巴管瘤、脂肪瘤等。所谓替代脂肪瘤病,多为单侧,为炎性坏死后,脂肪组织代替而形成,不要与脂肪瘤相混淆。

2. 恶性肿瘤

恶性肿瘤主要有肾细胞癌、肾盂癌、肾母细胞瘤、肾转移瘤、肾肉瘤(如纤维肉瘤、平滑肌肉瘤、横纹肌肉瘤、脂肪肉瘤等)、恶性纤维组织细胞瘤。此外,白血病和淋巴瘤亦可有肾脏浸润。

(二)输尿管肿瘤

输尿管原发肿瘤很少见,75%～80%属恶性。良性肿瘤有乳头状瘤和血管性息肉等。恶性肿瘤较良性肿瘤多见,其中 85% 为移行细胞癌,15% 为鳞癌。因管壁较薄,又有丰富的淋巴管网和毛细血管网,故癌肿易突破管壁形成局部转移,亦可远处转移。

(三)膀胱肿瘤

膀胱肿瘤以恶性多见。绝大多数膀胱肿瘤来自膀胱黏膜即移行上皮,如良性的乳头状瘤和恶性的移行上皮癌。还有少数的鳞癌和腺癌。乳头状瘤潜在恶变,术后极易复发,应视为低度恶性肿瘤。以上肿瘤占膀胱肿瘤的 95% 以上。

少见的有来自中胚层的肿瘤,如良性的平滑肌瘤、纤维瘤、神经纤维瘤、血管瘤、嗜铬细胞瘤、肾源性腺瘤;恶性的如平滑肌肉瘤、淋巴瘤等成人多见,儿童可见横纹肌肉瘤、畸胎瘤、皮样囊肿、错构瘤等。膀胱肿瘤可为上泌尿道的肿瘤种植。

二、肾血管平滑肌脂肪瘤

本病又称为错构瘤、良性间叶瘤,是最常见的肾良性肿瘤。

(一)概述

一般起源于肾实质,也可起源于肾窦、肾包膜或肾周连接组织。肿瘤大下不等,可达 10 cm 以上。肿瘤界限清楚,但无包膜。

其组织成分主要包括成熟的血管、平滑肌和脂肪组织。肿瘤血管丰富,可有出血、坏死、囊变和钙化。

(二)临床表现

本病可多年无症状,典型表现为腰痛、血尿和腹部包块。其中腰痛最多见,血尿少见,腹部包块罕见。结节性硬化者则出现相应临床表现。

该病可分为两种类型:①单纯的肾错构瘤、不合并结节性硬化症:单侧单发为主,两侧同时发生 5%～10%。好发于 40～70 岁,女性多见;②伴结节性硬化症:常为多发,两侧性。大约 20% 肾错构瘤伴有结节性硬化症,而结节性硬化症的病例 50%～80% 伴有肾错构瘤。多发生于中青年。

(三)CT 表现

本病含有脂肪是其特征性的病理表现,准确地显示脂肪成分是其诊断的关键,即使少量也具有诊断意义,故必要时应薄层扫描。CT 表现为肾实质内境界清楚的占位性病变,密度不均匀;亦可位于肾周或包绕肾脏。增强扫描部分瘤组织强化,尤其是血管组织,但脂肪组织和坏死区不强化。

极少数以平滑肌为主者呈软组织密度,难与肾癌鉴别。本病有出血倾向(尤其较大者),出血可掩盖脂肪成分;也可伴肾包膜下、肾周和(或)腹膜后出血,产生大量纤维化。巨大的错构瘤可恶变,但少见。

有学者认为,乏脂肪者呈均一强化和持续强化为其 CT 特点,有别于肾癌速生速降的强化特点。

(四)鉴别诊断

1.脂肪瘤和脂肪肉瘤

脂肪瘤和分化良好的脂肪肉瘤 CT 表现为有间隔、境界清晰的脂肪密度肿块,且脂肪瘤无强化,多可与错构瘤相鉴别。分化不良的脂肪肉瘤表现类似恶性肿瘤,有侵蚀性,密度与软组织类似,不难鉴别。

2.肾癌

肾癌内脂肪成分罕见,多为肾癌侵犯、包绕或吞噬脂肪所致,注意分析多可鉴别。两病可同时存在,应予注意。此外,肾畸胎瘤罕见,容易诊断。

三、肾腺瘤

肾腺瘤为良性肾肿瘤,但一般认为是一种潜在恶性的肿瘤或癌前病变。无论病理还是影像学与肾癌均难以区别。

(一)概述

肿瘤多<3 cm,生长缓慢,常为尸检时偶然发现。腺瘤多位于靠近包膜的肾皮质处,生长甚慢,界限清楚。组织学上分 3 类:乳头状型、管状型和腺泡型。6% 的肾癌起源于肾腺瘤。

(二)临床表现

多无症状,而偶尔发现。因少数肾癌起源于腺瘤,故临床应作为早期癌瘤对待。

（三）CT 表现

肾实质内圆形等密度或稍高密度结节，多<3 cm，边缘清楚，可有钙化。增强扫描轻度强化，有细分隔或呈网格状。有时增强曲线酷似肾癌。

总之，本病与小肾癌及其他良性肿瘤均难以鉴别。

四、肾嗜酸细胞瘤

本病又称为肾嗜酸细胞腺瘤，是一种少见的有别于肾腺瘤的良性肿瘤。嗜酸细胞瘤属于上皮来源，可起源于肾、唾液腺、甲状腺、胸腺等，也有肾上腺的报道。

（一）概述

多为单发，偶为多发、两肾发病。肿瘤大小 0.6～15 cm 不等，平均 4.4 cm。肿瘤质地较均匀，中心有瘢痕(54%可见)，通常认为瘢痕是由于肿瘤缓慢生长、长期缺血所致，故肿瘤越大其发生率亦越高。但无出血、坏死。光镜下肿瘤细胞呈单一性，胞浆嗜酸颗粒丰富，偶尔可见核的多形性，核仁明显；电镜下胞浆内充满紧密排列的肿胀线粒体。此病的生物学行为，文献争论较多。一方面虽为良性，但有潜在恶性行为。另一方面又有人将其分为 3 级：Ⅰ级为良性；Ⅱ级有潜在恶性倾向；Ⅲ级为恶性。但亦有人认为不存在恶性可能。

（二）临床表现

通常无症状，少数有腰痛、血尿或腹部包块。

（三）CT 表现

(1)平扫呈等密度或稍高密度肿块，界限清楚。

(2)增强扫描呈中度强化，而表现为相对低密度(低于肾强化幅度)，无坏死囊变、出血。

(3)中心星状瘢痕。是本病的特征性表现，呈长条状或星状低密度。

(4)肿瘤内的钙化。少见。

(5)肿瘤包膜。平扫呈等密度常不易显示；增强扫描有助于显示，可呈稍高密度。

（四）鉴别诊断

(1)肾癌肿瘤密度不均，常有坏死出血，甚至呈囊性肿块，边缘多欠清晰，包膜不完整。而嗜酸细胞瘤密度多较均匀，中心可有条状或星状低密度瘢痕，无坏死囊变、出血。

(2)肾腺瘤通常<3 cm，其密度多均匀，边缘清晰。两者多难以鉴别，但肾腺瘤无中心瘢痕。

(3)肾血管平滑肌脂肪瘤含有脂肪者不难鉴别，但小者且缺乏脂肪时则难以区分。

五、肾球旁细胞瘤

本病又称为肾素瘤，是一种良性肾素分泌性肿瘤。由肾小球入球小动脉的平滑肌细胞分化而来，极其罕见。

（一）概述

肿瘤位于肾皮质内，界限清楚，瘤内常有出血灶。组织学上为单一细胞组成，排列成巢索状或管状结构，其间有许多血管间隙。肿瘤细胞可有许多分泌颗粒，与正常肾小球球旁细胞特点一致。

（二）临床表现

多发生于 15～20 岁，女性多见。有严重的持续性高血压、头痛、烦渴、多尿、夜尿增多以及低血钾症状。实验室检查以血醛固酮水平增高、肾素升高、低血钾为特征。常合并多次脑出血症状及征象。也可无症状。

(三)CT 表现

肿瘤一般单发、较小,2~5 cm。肿瘤位于肾皮质处,偶尔位于肾皮质下或肾周间隙。病灶呈等、低密度,边缘光整。因相对乏血增强扫描呈轻度强化,而仍低于肾实质。此外患者可有反复脑出血表现。

总之,结合其典型的临床表现及 CT 特点,该病的诊断准确性高。但需注意与分泌肾素的肾细胞癌、肾腺瘤鉴别。

六、肾血管瘤

本病罕见,是累及血管的先天性肿瘤样病变。

(一)概述

多为单侧,可累及肾皮质、髓质或肾盂的上皮下区,大多位于髓质。病变一般较小,有的可达 10 cm 以上。与其他部位的血管瘤相似,可为毛细血管型或海绵状型,多为海绵状。由充满血液和血栓的海绵状薄壁血管构成,可有退化、坏死后充满血液的大囊腔。

(二)临床表现

大多无症状。部分患者可有血尿,可为持续性,大多为间歇性;伴疼痛及血块。重者大出血伴腰痛。

(三)CT 表现

平扫血管瘤呈等密度(因肝、脾密度高于肾脏,故肾血管瘤呈等密度)。增强扫描病变呈多发结节状、团块状强化,且持续时间较长为其典型表现。有时可见迂曲成团的血管。

(四)鉴别诊断

主要与肾癌鉴别。肾癌呈低密度,常有出血、坏死、囊变,而无结节状、团块状强化,可资鉴别。

七、肾囊性淋巴管瘤

本病为罕见的肾脏良性肿瘤,术前诊断困难。

(一)概述

其发生与淋巴组织发育不良导致继发的淋巴管扩张有关。病灶大小与淋巴管梗阻的位置有关。如果经过肾蒂的淋巴管阻塞,可引起双肾弥散性淋巴囊肿;如肾内小的淋巴管阻塞,则可引起局限性肿块或淋巴囊肿。

(二)临床表现

可发病于所有年龄,多在 30 岁以后。血尿、腰部钝痛、肾绞痛及肾部肿块为最常见的表现。

(三)CT 表现

常表现为被膜下或肾内低密度肿块,肾大小多无改变。平扫为圆形或类圆形低密度灶,边界清楚,密度均匀,可单发或多发;或弥散分布于肾周呈环形均匀密度,边界清楚。因阻塞淋巴管进行性扩张,故显示多腔病变、分隔厚薄不均。偶于肿瘤边缘见有钙化。增强扫描多无强化,部分有轻度强化。亦可由于肾小管及血管的强化,其内见散在扩张的淋巴管。

八、其他少见肾良性肿瘤

（一）肾平滑肌瘤

常位于包膜下的肾皮质内，一般仅数毫米大小。

CT 表现无特异性，呈低密度结节；增强扫描有强化。

（二）肾纤维瘤

肿瘤一般甚小，多位于髓质，少数位于皮质，具有完整包膜。单发多见，偶为多发且可累及双肾。多无症状。

CT 表现无特异性。平扫呈高密度，密度均匀，多无坏死囊变，可有钙化骨化表现；增强扫描为乏血性肿块，但可延迟强化。

（三）弥散性肾胚细胞瘤病

本病少见。本病累及肾皮质全层，肾脏增大，胚胎小叶显著。常见于肾母细胞瘤患者，尤其是两肾肾母细胞瘤者，因此认为是肾母细胞瘤的前期病变。

CT 表现无特异性。表现为肾显著增大，肾盂、肾盏伸展、扭曲；一侧肾或双肾多发不强化的低密度灶，有假包膜。对<2～3 mm 者不易检出。

九、肾细胞癌

肾癌又称肾细胞癌，起源于肾小管或集合管的上皮细胞，为泌尿系最常见的恶性肿瘤，占肾恶性肿瘤的 85%。

（一）概述

肿瘤 94% 以上呈膨胀性生长，没有包膜，但可以有假包膜（由肾组织受压变性、纤维化而形成）。瘤内常发生出血、坏死、囊变、钙化甚至纤维化。

1997 年国际抗癌联盟和美国癌症联合会推荐使用新分型法分为 5 种亚型：透明细胞癌（占 70%）、乳头状癌（又称嗜色细胞癌，占 10%～18.5%）、嫌色细胞癌（占 4%～5.9%）、集合管癌（占 0.4%～3%）及未归类肾癌。透明细胞癌起源于肾近曲小管，肿瘤血管丰富，常同时含有实性和囊性结构，极少数以囊性为主。乳头状癌起源于肾近曲小管或远曲小管，肿瘤常有出血、坏死、病变及明显纤维包膜。嫌色细胞癌起源于肾集合管上皮的暗细胞，肿瘤一般呈实性结构，很少出血坏死。

本病 5% 为多灶性，1%～2% 为两侧性。其转移途径为局部浸润、淋巴转移和血行转移。小肾细胞癌是指肿瘤直径<3.0 cm 的肾癌，这种癌肿常认为是早期病变。

囊性肾细胞癌占肾细胞癌总数的 10%～15%。其形成机制尚不清楚，可能与下列因素有关。①肿瘤呈囊性生长，形成大小不等、互不相通的多房囊性肿物，常有假包膜；②肾癌中心供血不足，出血和坏死囊变。其壁厚且不规则，常为单房；③肾癌起源于囊肿壁上的上皮细胞，结节常位于囊肿的基底部；④肾癌引起肾小管或肾小动脉阻塞导致囊肿形成，当肿瘤增大时，嵌入囊肿内，此型少见。

（二）临床表现

好发于 40～70 岁，男女之比约为 2∶1，罕见于青年或儿童。早期多无症状，随病情发展可出现 3 大症状。①30%～80% 出现无痛性血尿。②30%～60% 有腰痛，多为钝痛，血块通过输尿管出现绞痛；③20%～40% 触及腹部包块。此外，小肾癌临床无症状，及时切除预后甚佳。

(三)CT 表现

1.常见表现

其常见表现为:①平扫呈形态不规则的软组织肿块,常使肾外形扩大或局部隆起。有短毛刺并与肾周筋膜相连是其主要特征之一。多边界清楚。有时平扫显示不清,只有增强扫描才能发现。病灶内常有囊变、出血、坏死、钙化等,少数可合并感染。瘤内出血表现为高密度灶;钙化呈中心性或偏心性,钙化外有软组织成分(而良性钙化多为边缘性);②增强扫描:大部分肾癌为多血供型,在增强早期(皮髓交界期)病灶明显强化,CT 值升高多>20 HU,随后快速下降,即强化曲线呈速升速降的特点。在 30～40 s 以后开始转为低密度。少血供者强化不著。增强扫描还可观察肾静脉内或下腔静脉内有无癌栓存在,主要表现为在增强血管腔内的低密度占位表现,并可见因血管受侵而局限扩张;③大多数肾癌向内可压迫、侵犯甚至填塞肾盂、肾盏,部分可有肾积水征象。向外可突破肾包膜侵入肾周脂肪和肾筋膜,表现为肾周脂肪层模糊、消失,肾筋膜增厚,但上述并非肿瘤侵犯的特异征象,如出现包膜外壁结节或肾周间隙内肿块,则可肯定包膜或肾周间隙受侵;④淋巴结转移:淋巴结>1.5 cm 应考虑转移,而<1.0 cm 则为正常范围,1.0～1.5 cm 者不易定性。⑤远处血行转移:最常见于肺、骨、肝。

国外有学者认为,皮髓交界期明显强化只出现在透明细胞癌(75%),而不出现在其他类型细胞癌;并且还有学者认为,皮髓交界期 CT 值>83.5 HU,排泄期 CT 值>63.5 HU,很可能是透明细胞癌。国内有学者发现,在皮髓交界、实质和排泄期透明细胞癌比乳头状癌和嫌色细胞癌强化明显。

2.肾细胞癌

边缘部 CT 征象与病理表现的关系,肿瘤边缘的 3 类 CT 形态恰与病理上肿瘤边缘的 3 种类型相对应。①CT 肿瘤边缘清楚无分叶者,病理上大多包膜完整;②边缘清楚伴分叶者,病理上大多包膜不完整或锯齿状;③边缘不清者,病理上大多无包膜。

平扫肿瘤边缘不清者,增强后肿瘤大多"缩小"或边缘变清。边缘不清是肿瘤周围正常肾实质内散在浸润的癌细胞所致。平扫肿瘤边缘清楚,无论有无分叶,癌细胞分化程度较高;而边缘不清者,癌细胞分化程度较低,呈浸润性生长。

3.小肾细胞癌

小肾癌是指肿瘤直径小于 3.0 cm 的肾细胞癌。大多呈圆形或椭圆形,密度均匀,平扫时低于或等于肾实质,为 30～40 HU;少数因出血而密度较高,边缘多较清楚。

少数密度不均,界限也欠清。可突出肾轮廓外。肿瘤内可有出血、坏死、囊性变,但钙化少见。增强扫描因大多数血供丰富,而在皮质期明显强化,CT 值增加 40 HU 以上,实质期强化迅速减退,呈"速升速降"表现。

增强后密度不均是由于瘤内多有出血、坏死、囊性变所致。小囊性肾癌的囊壁、壁结节、囊内分隔也于皮质期明显强化,且呈"速升速降"表现。假包膜发生率很高,但 CT 只能发现少部分。

总之,小肾癌可无轮廓异常,多有假包膜形成而边缘清楚、密度可不均、速升速降型强化曲线是其较为特征性的表现。少血供型难以定性,需注意与良性肿瘤甚至出血性肾囊肿鉴别。

4.囊性肾细胞癌 CT

①囊壁改变:囊壁较厚,且不均匀、不规则。增强扫描可见囊壁、分隔及结节的早期厚环状不规则强化和"快进快退"的特点;②钙化:囊壁及分隔钙化明显,呈斑点状、线条状及壳状,且

广泛粗大,有别于线形、量少、薄而细的良性钙化;③分隔:常见,且粗细不均,通常>1 mm,与囊壁交界处呈结节状增厚。④囊液:密度不均,可出现碎屑、凝血块等;⑤病变与正常肾实质的分界:多不清,与缺乏包膜及浸润性生长有关;⑥病变的大小:常较大。当较小时,恶性征象少或不明显,则诊断困难;⑦鉴别诊断:应注意与肾囊肿并感染、肾畸胎瘤、肾结核、多囊肾等囊性病变相鉴别。此外,肾盂癌、肾母细胞瘤亦可呈囊样生长。

总之,肾癌应注意结合病史与弥散性黄色肉芽肿性肾盂肾炎、肾脓肿及肾周脓肿,以及淋巴瘤、脂肪肉瘤等相鉴别。

十、肾脏集合管癌

本病又称 Bellini 导管癌,是恶性程度较高的上皮细胞性肿瘤,因起源于集合管上皮细胞而得名,占肾癌的 0.4%～3%。

(一)概述

虽然肾皮质和髓质中均可见到集合管,但肉眼观察集合管癌位于髓质。也有学者根据肿瘤浸润的部位不同分为单纯髓质型、皮质髓质型和皮质-髓质-肾盂型。该肿瘤有向肾内、外浸润及淋巴结转移和远处血行转移的特点。组织学特点是瘤细胞呈腺管状或腺管乳头状排列,内有明显间质反应及淋巴细胞、浆细胞、其他炎性细胞浸润;免疫组织化学检查肿瘤细胞表达 34BE12 和(或)PNA 等。

(二)临床表现

多见于青壮年,发病年龄为 20～80 岁,男性略多。血尿、腰腹痛为最常见的症状。还可有腹胀、腹块以及远处转移的症状。

(三)CT 表现

肿瘤较小时,表现为髓质区界限不清的低密度灶,肾轮廓无改变;中度均匀强化。肿瘤较大时,累及肾皮质并侵犯肾被膜及周围结构时,表现为界限不清的混杂密度灶,可有囊变、坏死及钙化;增强扫描强化不均,肾盂及肾盏受压移位;肿瘤突破肾被膜则可肾周脂肪囊密度增高、条索状影及肾筋膜增厚;同时,还可见肾盂软组织块、肾窦脂肪密度消失,以及肾动、静脉受累。

(四)鉴别诊断

主要应与肾透明细胞癌鉴别,后者肿瘤界限多清楚,肾被膜、肾周脂肪囊、肾筋膜的受累相对少见。尤其增强扫描无论在皮质期、实质期,还是肾盂期,其肿瘤实性部分的强化程度总是高于肾集合管癌,有助于鉴别。此外,结合肾盂癌的生长部位和生长特点,两者也可鉴别。但肾集合管癌的确诊及鉴别仍靠病理组织学。

十一、肾盂癌

肾盂癌占肾恶性肿瘤的 8%～12%。肾盂癌较单纯输尿管癌多 2～3 倍,而膀胱癌 50 倍于肾盂原发癌。

(一)概述

肾盂癌 85%～95% 为移行细胞癌,此外,还有 10% 为鳞状细胞癌,腺癌不到 1%。移行细胞癌最常发生于肾盂(82%～90%),且常为多发(20%～44%);同时发生在膀胱 10%,同侧输尿管 17%,或同时发生在膀胱和输尿管(15%)。85%的移行细胞癌是乳头型,属低度恶性,浸润慢、转移晚。非乳头型移行细胞癌为浸润性恶性病变,恶性程度高,早期可直接扩散和转移,

5 年生存率小于 10％。此外，所谓的良性乳头状瘤，易恶变，亦有学者认为属低度恶性，影像学难以鉴别。

肾盂癌的转移途径：①局部浸润肾实质、肾盂和肾门周围组织；②淋巴转移：主动脉旁、纵隔和锁骨上淋巴结转移；③血行转移：肺、肝和骨多见，其次为肾上腺、对侧肾和胰、脾。

(二)临床表现

好发于 40 岁以后，以 50～70 岁多见，男女之比 2∶1～3∶1，典型症状为无痛性、间歇性全程血尿。腰痛以钝痛为主，血块进入输尿管可出现绞痛。

(三)CT 表现

表现为肾盂内软组织肿块，CT 值为 8～30 HU，密度高于尿，低于肾实质。典型的肾盂移行细胞癌常居肾盂的中央，且常呈离心性膨胀性生长，可侵犯肾窦及肾实质，但肾外形多不发生变化，为其特点之一。若肿瘤侵犯大部肾脏或蔓延至肾外时，其表现可类似肾细胞癌。肾盂癌血供少于肾细胞癌，增强扫描可轻、中度强化，肾功能常减退。但我们遇见 1 例于实质灶，增强扫描轻度强化；右肾盂肾盏有积水表现期呈显著强化，CT 值升高近 80 HU。晚期患者，延迟扫描有时可见未累及的散在肾实质呈条带状轻度或明显强化。少数可有钙化(约占 1％)，呈散在或集中的不规则高密度钙化灶。还可有肾小盏或肾盂变形、受压、移位、梗阻，甚至发生肾盂肾盏积水。非乳头状移行细胞癌及鳞癌很少或不产生肾盂内低密度光滑的或分叶状软组织肿块，但可有管壁增厚、浸润性肾肿块表现。

(四)鉴别诊断

(1)肾细胞癌。当肾癌和肾盂癌长到一定大小时，均可向肾盂和肾实质方向相互侵犯，而鉴别困难，下列特点有助于鉴别。①肾癌血供丰富，增强比肾盂癌明显；②肾盂癌常居于肾盂中央，且常呈离心性生长增大和(或)浸润肾实质；肾癌则起源于外周肾实质，甚至起源于中央者，也偏心侵犯肾窦。但晚期这种关系不复存在，而鉴别困难；③即使很大的肾盂癌，仍可保持肾外形轮廓不变，这种情况在肾癌中少见；④晚期肾盂癌倾向于造成收集系统阻塞，使肾功能部分或几乎完全丧失；延迟扫描未累及的小部分散在肾实质呈条状强化，提示肿瘤中心性起源、离心性扩张或侵犯；⑤即使晚期肾盂癌也很少侵犯肾静脉和下腔静脉。

(2)结石、凝血块、肾盂旁囊肿。平扫 CT 值肾囊肿为 -10～10 HU，结石为 100～250 HU、凝血块一般为 50～65 HU，而肾盂癌多为 8～30 HU；且前三者增强扫描均无强化。借此多可鉴别。

十二、肾母细胞瘤

本病又称为肾胚胎瘤或 Wilms 瘤，系恶性胚胎性混合瘤。约占肾恶性肿瘤的 6％，是儿童期最常见的恶性肿瘤之一。可发生于肾的任何部位，但始自肾盂者少见。

(一)概述

本病起源于间胚叶组织，由胚芽、上皮、间叶三种成分构成，后者可化生为肌肉、脂肪、血管、软骨和骨组织等。肿瘤多单发，也可多中心起源，4％～10％为双侧性。肿瘤大多位于肾包膜下肾皮质，外生型主要向肾外生长。而所谓肾外型罕见，主要起源于肾异位的胚细胞，多位于肾脏附近腰椎旁，亦可位于腹股沟、盆腔、后纵隔等。肿瘤内可有坏死、囊变、出血和钙化。肿瘤增大可直接侵犯或挤压肾组织，引起肾盂、肾盏的变形，并突破肾包膜侵入肾外组织。少数侵及肾盂输尿管，可种植到远处泌尿器官。30％～40％侵及肾静脉及下腔静脉。常转移到肺、肝,腹膜后次之,骨、脑转移等少见。

(二)临床表现

多见于 1～3 岁小儿,75％见于 5 岁以下,90％在 7 岁以前,新生儿极为罕见,男女发病相近。临床表现为腹胀或无痛性包块,少数有轻度腹痛、血尿(30％)、高血压、贫血、发热等。15％伴先天性畸形,如先天性无虹膜、半身肥大、马蹄肾和内脏巨大症。

少数发生于成人的肾母细胞瘤,可发生于 15～84 岁,多见于 20～30 岁,女性稍多于男性。主要症状为迅速生长的腹部肿块,腹痛多位于腰、背部。就诊时间短,约一半以上有血尿,就诊时约 1/3 已有转移。

(三)CT 表现

肿瘤起自肾皮质,多位于一侧肾的上极(多于下极)。在肾内膨胀性或弥散性生长,也可大部分向肾外膨隆而类似肾外肿瘤。平扫呈实性或囊实性肿块,少数以囊性病变为主。肿块密度不均,可有出血、坏死、囊变,较少有钙化(5％～15％,也有报道达 27％)或低密度脂肪组织(7％)。瘤体一般较大,巨大者向前可抵腹壁、向内超越中线、向上下可压迫邻近脏器。残余的肾脏见于瘤体的周围或上下极内,平扫时与肿瘤分界不清。部分病例肿瘤内含有扩大的肾盂(盏),少数肿瘤早期经肾盏突入肾盂呈息肉状生长。增强扫描呈不均匀强化的实质性肿块,但仍低于明显强化的肾脏;肿瘤包膜可强化;肿瘤内出血、坏死、囊变区无强化而显示更清楚。在肾盂显影期可见肾盂、肾盏的受压、移位、变形和扩张等。国内有学者认为肿瘤压迫、侵蚀肾脏,使残存肾实质呈"新月形"强化,为肾母细胞瘤的典型 CT 表现,且此征象有助于与腹膜后其他恶性肿瘤侵及肾脏造成的破坏相鉴别。还可见肿瘤外侵、血管受侵、淋巴和远处血行转移表现。

成人肾母细胞瘤多位于肾包膜下的皮质部,因而常表现为自肾内向外延伸的肾外肿块。瘤内常有出血、坏死,并可有钙化,约 75％有假包膜。增强扫描因少血管而轻度强化,肾静脉及下腔静脉内常有癌栓。

(四)鉴别诊断

1.神经母细胞瘤

肿块小时易于鉴别,但肿块大时无论平扫或增强可难以鉴别。①后者主要起源于肾上腺,肾形态较完整,但移位明显;而肾母细胞瘤致肾变形,但移位不常见;②肾外性肿块肾有外来压迹;而肾源性肿块肾有不规则缺损、破坏,残存的肾实质呈"新月形"强化为肾母细胞瘤的典型表现;③腹膜后神经母细胞瘤的分叶征、钙化、腹膜后淋巴结增大和腹主动脉及其分支的包埋等征象有助于与肾母细胞瘤相鉴别。

2.儿童患者

鉴别诊断还应注意与肾透明细胞肉瘤、肾细胞癌、肾恶性横纹肌样瘤、肾胚胎性横纹肌肉瘤、先天性中胚肾瘤,以及小儿腹膜后其他肿瘤相鉴别,但鉴别点特异性不高。肾透明细胞肉瘤为不伴钙化的实质性肿块,易发生骨骼转移;肾恶性横纹肌样瘤可伴中枢神经系统的原发肿瘤(后颅凹中线处,与肾母细胞瘤相似),并易早期转移至脑;先天性中胚肾瘤病变相对良性,发病年龄多在为 3～4 个月内,为较大的实质性肿块,其周围浸润及远处转移少,预后好。

3.肾细胞癌

成人肾母细胞瘤主要与肾细胞癌鉴别。①后者好发于中、老年男性;而成人肾母细胞瘤多见于 20～30 岁女性。②后者生长缓慢,体积稍小于前者;而肾母细胞瘤生长快、体积较大;

③后者 CT 表现常在肾内发展;而成人肾母细胞瘤常向肾外生长。④后者为多血管肿瘤,增强扫描呈速升速降强化曲线;而成人肾母细胞瘤为少血管肿瘤。

十三、肾脏肉瘤

肾脏肉瘤为恶性肿瘤,其种类颇多,但均较少见。

(一)概述

肾脏肉瘤来源于肾脏间质组织或包膜。可有脂肪肉瘤、平滑肌肉瘤、纤维肉瘤、血管肉瘤、横纹肌肉瘤和间叶肉瘤、血管外皮瘤等。瘤体可位于肾内,也可向肾周围生长。

肾及肾周脂肪肉瘤大多数起源于肾周围的脂肪层,常较大,可有囊变、坏死、出血区。镜下与其他部位的脂肪肉瘤相似。

平滑肌肉瘤占肾恶性肿瘤的 2%~3%。多起源于肾包膜,也可发生于肾盂和肾乳头部的平滑肌组织。常转移至肺、肝等部位。也可有囊变、坏死、出血区,有时可有钙化。镜下与其他部位的肉瘤平滑肌相似。

有学者认为血管外皮细胞瘤约占肾脏肉瘤的 20%,而血管肉瘤却十分罕见。

纤维肉瘤和横纹肌肉瘤都十分罕见。前者多起源于肾包膜,后者可能来自未分化的间叶。

(二)临床表现

肾脏肉瘤可发生于各年龄组,以 40 岁以上多见。临床上可出现肾癌常见的 3 大症状,即腰痛、腹部肿块和血尿。

(三)CT 表现

肾内或肾周出现大小不等的类圆形软组织肿块,常发生坏死、囊变、出血、钙化等改变。增强扫描多有轻度不均匀强化。病灶边缘不规整,侵犯或包围肾脏;侵及肾脏时则肾界限不清楚,并有推压移位等征象;肾周筋膜、腰肌等组织可受侵、增厚、破坏等,甚至可侵及腹膜、肠管。

除脂肪肉瘤含脂肪密度外,其他肉瘤无组织特异征象,与肾癌较难鉴别。但肾癌速升速降的强化曲线有助于鉴别。

十四、肾淋巴瘤

除了造血系统和网状内皮系统外,肾脏是结外淋巴瘤的最好发部位之一。

(一)概述

肾淋巴瘤多为继发性,可由血行播散累及肾脏,亦可由腹膜后病灶侵犯所致。因肾内缺乏淋巴组织,故原发者非常少见。国外文献报道尸检淋巴瘤患者,累及肾脏的病例高达 30%~60%,但 CT 发现率仅为 3%~8%。肾淋巴瘤多为非霍奇金淋巴瘤,且多为 B 细胞型。

(二)临床表现

一般无明显的泌尿系症状。可因发热、浅表淋巴结肿大或查体发现肝、肾异常而就诊。

(三)CT 表现

可有多种表现,缺乏特异性。常见的有下列 5 种类型。①多发肿物型:占 50%~60%。通常为双侧,也可为单侧;病灶呈软组织密度,可有轻度强化;大小为 1~3 cm,肾外形多无变化或变化轻微;半数合并腹膜后淋巴结增大,结合病史可与转移瘤鉴别;②单发肿物型:占 5%~15%。此型可能是多发肿物型的特殊表现。平扫呈均匀软组织密度,有轻微强化,常有肾外形变化。肾癌强化明显,且呈"快进快退"型强化曲线有助于两者鉴别;③肾弥散增大型:占

20％。常为双侧性；由于肾间质淋巴组织增生，可仅表现为肾脏增大，肾外形正常；增强后可见多发边界模糊之浸润灶，可有肾功能减退。应注意与炎性病变相区别；④邻近病灶侵犯型：占25％。肿大融合的腹膜后淋巴结包绕肾血管、侵及肾门。常合并腹部其他部位软组织肿块；⑤肾周肿物型：约占 10％。表现为腹膜后肿物直接侵犯或包绕肾脏，可有肾筋膜增厚及肾窦侵犯。应注意与肾周转移癌、腹膜后纤维化、胰腺炎、尿瘤等鉴别。

十五、肾转移瘤

肾转移瘤并不少见，仅次于肝、肺、骨骼转移瘤。

（一）概述

肾转移瘤的原发恶性肿瘤依次来源于肝、乳腺、肺、胃、子宫颈、结肠、胰腺等，亦有文献报道最常见于肺，并经尸检认为约 19％的肺癌有肾转移，且多为双肾。

转移途径：①邻近结构恶性肿瘤的直接蔓延侵犯；②淋巴道转移；③血行转移；④对侧肾转移，常为癌栓经肾静脉侵入肾脏。⑤全身恶性肿瘤波及肾脏，如白血病、淋巴瘤等。

肾转移瘤常为多发和双侧性，少数为单侧，甚至为只有一个病灶。病灶多位于皮质，常在肾包膜下，但髓质也可有转移。瘤体呈球形、椭圆形或不规则形。大小多为 1～2 cm，但也有较大者。

（二）临床表现

肾转移瘤多数体积较小，故很少因转移瘤发生肾功能的变化。肾脏受累症状常被其他脏器受累症状所掩盖。除原发癌的表现外，部分可有血尿、疼痛和肿块等。

（三）CT 表现

平扫多呈等或低密度灶，增强扫描因少血供轻度强化，仍呈低密度。病灶多数密度均匀、边缘光整。

两肾多发小病灶，常见于肺、乳腺等肿瘤转移；单侧孤立性病灶，类似原发癌，多见于结肠癌转移；肾及肾周同时侵犯，多见于黑色素瘤转移。

十六、输尿管癌

本病占泌尿系肿瘤的 1％～2％。

（一）概述

多来自输尿管上皮组织。好发于输尿管中下段，多为单侧发病，偶为双侧。可以单发或多发。可孤立存在，或由肾盂肿瘤蔓延或种植形成，也可由膀胱肿瘤向上蔓延而来。绝大多数为移行上皮癌，鳞癌、腺癌和未分化癌均甚少见。肿瘤可呈广基浸润生长或呈菜花状生长，致不同程度的输尿管梗阻。早期局部淋巴结转移和血行转移到肺、肝和骨骼等并不少见。

（二）临床表现

多发生于 50 岁以上，男性约为女性的 2 倍。主要症状为无痛性肉眼血尿，部分有腰痛，亦可出现腹部包块。晚期出现恶病质。

（三）CT 表现

平扫和增强可见病变部位输尿管管壁增厚、腔内软组织肿块、管腔狭窄和闭塞，以及肾盂肾盏积水表现。肿块小者多呈圆形，边缘较光整或有小棘状突起；肿块较大者（>5 cm）则多不规则，中央可有坏死液化，周围有粘连浸润。增强扫描呈轻度不均匀强化，与管壁强化程度相仿;肾盂期可见输尿管内不规则充盈缺损。增强扫描还可明确邻近脏器的侵犯程度及有无淋巴结转移。

(四)鉴别诊断

1.结石

即使阴性结石其 CT 值亦明显高于肿瘤,但应注意输尿管肿瘤合并钙化或结石的比率较高。

2.血块密度

血块密度与形成时间长短有关,无强化表现。短期随访可有明显的退缩。

3.息肉

息肉发病年龄小。好发于输尿管上 1/3 段。呈条状充缺,管壁光滑,无破坏。但严格说良、恶性肿瘤形态学无明显特异性,有赖于细胞学和病理组织学。

4.结核及其他炎性狭窄

一般病变范围较长,管壁呈均匀性增厚。结核则呈不规则串珠状的狭窄及扩张,均伴肾脏及膀胱的相应改变。

此外,还应与腹膜后纤维化及其他腹膜后占位性病变相鉴别。

十七、膀胱癌

本病为泌尿系最常见的恶性肿瘤,占所有恶性肿瘤的 4%。

(一)概述

最常见于膀胱三角区、侧壁和后壁,常为多中心。90% 为移行细胞癌,腺癌约占 2%,鳞癌占 5%~10%,鳞癌多发生于有慢性炎症的患者。此外,相当部分组织学上的良性乳头状瘤,性质上却是恶性的,因此乳头状瘤为潜在恶性肿瘤,甚至有人称为乳头状癌Ⅰ级。肿瘤为带蒂的乳头状肿块,或呈广基生长,也有溃疡和浸润型的。多向邻近组织直接蔓延,少数局部淋巴结转移和血行转移到肺、肝和骨骼等。

(二)临床表现

好发于成年男性,40 岁以上者占 93%。主要为无痛性肉眼血尿,多为间歇出现的全程血尿。可有尿频、尿急和排尿困难。

(三)CT 表现

(1)腔内肿瘤可以是单个或多个突入腔内。肿瘤密度欠均匀,边缘清晰,内可有斑点状钙化。增强扫描强化不显著。当累及黏膜下层或肌层时,表现膀胱壁增厚,但 CT 不能区别限于黏膜内或已侵入黏膜下层及肌层。晚期肿瘤可充满整个膀胱,如肿瘤位置接近输尿管的开口,可导致输尿管梗阻。

(2)累及膀胱周围组织。累及浆膜层后,可见膀胱壁外缘不光滑、与周围的脂肪层分界模糊,甚至伴纤维条索状粘连。

(3)累及邻近器官可见膀胱精囊三角消失,前列腺、精囊增大变形等。

(4)肿瘤蔓延达盆壁或有淋巴结转移可累及前腹壁、盆壁及闭孔内肌等。盆腔淋巴结>15 mm者为阳性。

CT 分型:国内有学者根据其病理分型,将 CT 表现分为 4 型:①乳头状有蒂型;②非乳头状有蒂型;③乳头状宽基底型;④非乳头状宽基底型。

（四）鉴别诊断

1.其他类型膀胱肿瘤

如良性的乳头状瘤、炎性假瘤,恶性的肉瘤、淋巴瘤均表现为膀胱腔内的占位,CT 难以鉴别。

2.膀胱结石

无论阳性或阴性其密度均明显高于膀胱癌等一般肿块,且位置有活动性。

3.膀胱血块

膀胱壁完整,无受侵;变换体位有活动性。

4.膀胱结核

膀胱多明显缩小,轮廓毛糙,即所谓"挛缩膀胱";均伴肾脏、输尿管的相应改变。与肿瘤不难鉴别。

5.神经源性膀胱

膀胱多呈宝塔状,体积增大,小梁甚粗,膀胱壁普遍增厚。IVP 多伴输尿管反流。

6.脐尿管肿瘤

膀胱前上方、壁外的软组织肿块,并侵犯膀胱顶部前方黏膜;而膀胱癌以腔内肿块及膀胱壁改变为主,壁外改变较少,且顶部前壁非好发部位。

7.前列腺增生

前列腺增生和前列腺癌突入膀胱内块影的上下径远小于横径,仅 1～2 个层面可显示。另外膀胱底部和侧壁正常,与块影可分开或紧贴。当然整个膀胱壁可因排尿障碍而广泛增厚,但无局部改变。

十八、脐尿管癌

脐尿管源于尿囊上部,在胚胎第七周,膀胱处于脐部,随后沿前腹壁向下沉降,上部渐缩小、闭锁为脐尿管索,此处组织结构与膀胱相同。

（一）概述

脐尿管癌少见,占膀胱肿瘤的 0.17%～0.34%。发生于膀胱内或近膀胱的脐尿管端。其中黏液腺癌占 95%。脐尿管上皮为移行上皮,而脐尿管肿瘤多为腺癌,对此有两种解释:一是移行上皮向柱状上皮的化生,进而恶变;二是腺癌起源于脐尿管内残余的岛状含黏液的后肠上皮。

（二）临床表现

脐尿管癌多见于 40～70 岁。早期多无症状,肿块较大或浸润膀胱壁时才出现临床症状。主要表现为腹痛和中下腹中轴线上腹内包块,当侵及膀胱时出现膀胱刺激征和血尿。

（三）CT 表现

位于膀胱顶部中轴线上软组织肿块或含钙化的囊性肿块;肿块主要位于膀胱外,推压膀胱,与膀胱壁界限不清,局部膀胱壁增厚。肿块内可有斑点状钙化,位于肿块中央或周围。增强扫描肿块强化程度不一,多强化明显。肿块前缘可侵及腹壁,还可直接侵犯或沿淋巴道转移至大网膜、腹膜、盆腔淋巴结及器官。

（四）鉴别诊断

脐尿管囊肿有时可呈实性密度或因感染而壁厚,但囊肿壁相对均匀规则,其钙化粗大,沿壁呈环状;而癌变壁厚而不规则,钙化呈细小斑点状。

第三十一章 骨骼与软组织影像诊断

第一节 骨局限性囊状病变 CT 与 MRI 特征

一、骨局限性囊性病变的 CT 与 MRI 特征

1.骨囊状病变 CT 与 MRI 检查技术

(1)CT:易于显示囊状病变内部结构、强化特点及引导活检。

(2)MRI:显示囊液特征、水肿及代谢特点。

2.常见骨囊状病变

(1)单纯骨囊肿:长骨近干骺端,纵向生长,骨片坠落征。

(2)动脉瘤样骨囊肿:干骺端与椎骨,膨胀明显,液-液平面。

(3)骨内滑膜囊肿:邻近关节面的骨端,扇贝状硬化缘。

(4)内生软骨瘤:干骺端与骨端,内见钙化。

(5)囊性骨纤维异常增生症:病变基质钙化。

3.少见骨囊性病变

(1)脉管瘤:血管瘤与淋巴管瘤。

(2)棕色瘤:甲状旁腺功能亢进。

(3)软骨母细胞瘤:骨骺边缘部,硬化缘及钙化。

(4)软骨黏液样纤维瘤:干骺端偏心性病变钙化。

(5)局限性骨脓肿与结核:感染症状,死骨。

(6)骨巨细胞瘤:骨端,横向生长,液面征。

(7)表皮样囊肿:颅骨与指骨,外伤史,硬化缘。

(8)血友病性假肿瘤:不同时期出血密度及信号。

(9)骨纤维组织细胞瘤:边缘清楚,硬化缘。

(10)骨脂肪瘤:脂肪密度及信号。

(11)转移瘤:原发瘤病史,有强化。

骨局限性囊状病变是一种常见的影像学征象,可见于多种良性、恶性骨肿瘤、骨肿瘤样病变及炎性病变,以局部膨胀性溶骨性破坏为特征,临床上一般先行常规 X 线检查,对于复杂解剖部位及征象复杂的病变需行 CT 与 MRI 检查进一步推测性质。CT 密度分辨率高,易于显示囊性病变内是否有纤维基质、钙化及骨化、病变边缘情况,有无液-液平面,以及病变内有无脂肪、血液及气体成分。

二、检查方法

骨局限性囊状病变 CT 检查的适应证主要是:①观察复杂部位病变;②了解囊状病变内部有无分隔、钙化、出血、脂肪及液面等特点;③增强扫描了解病变血供情况;④显示病变对邻近

软组织的影响;⑤引导活检。CT 扫描以多层螺旋设备为佳,准直层厚选择 0.5～1.25 mm,骨算法及标准算法,常规重建 5～10 mm 层厚图像,并进行病变骨多方位重组及其他三维后处理(如曲面重组、容积再现、最大密度投影等)观察病变与载瘤骨的空间关系。另外,疑为恶性肿瘤及富血供性肿块时,应行增强扫描及血管成像,观察骨囊状病变的血供及其与邻近血管的关系。

MRI 检查对骨囊状病变的检出、定性、分期及随访具有重要意义。扫描时需注意采用尽可能小的 FOV 以增加分辨率,根据病变部位选择不同线圈,常规包括 T_1WI、脂肪抑制 T_2WI/STIR 序列及钆对比剂增强扫描。

TWI 有助于显示骨髓脂肪及其受侵,对于中心性囊状病变显示最佳。T_2WI 可观察肿瘤内有无囊变、囊液成分及灶周是否存在水肿。MRI 所见病变的信号特点,加上囊状病变所在部位、形态特点可为囊状病变诊断提供更多信息。新的 MRI 技术,包括动态增强 MRI、DWI、MRS 及 PWI 对骨囊状病变评价也有一定作用。

三、常见骨囊性病变

1.单纯骨囊肿

也称良性骨囊肿或单房骨囊肿。本病原因不明,迄今提出的可能机制包括静脉阻塞、间质液体引流障碍、滑膜组织残留或嵌入骨内、创伤性血肿吸收、轻度骨髓炎及局部骨代谢异常等。本病占局限性骨病变的 3%～5%,多见于 20 岁以下青少年患者,男性明显较多。最常见的发病部位是肱骨近侧干骺端,其次为股骨近侧干骺端,其他部位包括坐骨、耻骨、前臂骨、颅面骨与脊椎、足部骨、髂骨等。一般仅在出现病理性骨折后出现症状。

(1)CT 检查表现为局部囊状低密度,骨皮质轻度变薄及膨胀,若有病理性骨折则见骨皮质中断及嵌入囊肿内,称"骨碎片坠落征"。无骨膜反应,囊内密度稍高于水,骨折后可为高密度。随着骨骼生长,病变逐渐向骨干方向"移行"。

(2)MRI 检查典型表现为囊状长 T_1,长 T_2 信号,有时因内部蛋白成分表现为 T_1WI 高信号。骨折后可见囊内液液平面及出血信号。增强扫描囊壁可见薄层环状及分隔状轻度强化。病理性骨折后不典型表现包括囊肿内信号不均匀、明显实性信号、结节状或不规则状强化、皮质下软组织强化等。

(3)鉴别诊断:①动脉瘤样骨囊肿,CT 与 MRI 上骨皮质膨胀、病变部位及液-液平面有助于鉴别。②骨纤维异常增生症,CT 上密度较高,呈磨玻璃状,常侵犯较大范围的长骨骨干。③骨肉瘤,溶骨性者可误诊为囊肿,但与骨囊肿不同之处是发病部位有差异。④骨巨细胞瘤,肿瘤位于骨端,破坏区无硬化缘。

2.动脉瘤样骨囊肿(ABC)

ABC 原因不明,可能与反应性血管病变或外伤有关,血管病变包括骨髓内动静脉畸形、静脉血栓。另外,最近也发现某些基因与原发性 ABC 有关,包括 USP6、CDH11 肿瘤基因等,在有些患者还发现第 16 及 17 号染色体畸变。本病占原发骨肿瘤 1%～2%。发病年龄多＜20 岁,女性稍多。ABC 好发部位包括长与短管状骨、骨盆、中轴骨及颅面骨。长管状骨者位于干骺段。椎骨者可累及椎体与椎弓。临床表现为局部疼痛与肿胀,侵犯脊椎者可致神经根与脊髓受压症状。

(1)CT 检查 ABC 表现为局部显著膨胀的低密度病变,骨壳变薄,特征性表现为囊腔内液-

液平面征(约占 1/3),近地侧处密度较高。

(2)MRI 检查对病变显示优于 CT,可见血液信号及薄分隔,囊壁呈低信号,周围水肿为 T_2WI 及 STIR 序列高信号。增强扫描囊壁及分隔可见强化,若见厚壁强化及明显软组织成分,提示为继发性 ABC。随访观察发现 T_1WI 信号增高,则可能为恶变所致,原因为病变内出血及液化、坏死。CT 与 MRI 对不规则骨的 ABC 显示优于 X 线检查。CT 与 MRI 增强扫描均可见明显强化。

特殊类型 ABC 的 CT 与 MRI 表现:①骨表面 ABC,位于骨骺及干骺端,CT 上可见肿瘤位于骨外,内侧见骨皮质残留,外侧则有包壳状骨膜反应,MRI 检查其信号类似骨髓内 ABC,周围骨膜反应呈低信号。②实性 ABC,病理学上与骨髓内 ABC 实性成分一致,但内部无出血,可能为 ABC 愈合期。MRI 检查其 T_1WI 及 T_2WI 信号均较高,邻近骨髓常见明显水肿信号。③继发性 ABC,约占 30%,原发病变包括骨巨细胞瘤、软骨母细胞瘤、非骨化性纤维瘤、纤维异常增生症、骨囊肿、骨母细胞瘤及软骨黏液样纤维瘤、骨肉瘤、骨髓炎等。CT 与 MRI 检查除原发病变表现外,可见局部骨膨胀明显。

(3)鉴别诊断:①血管扩张型骨肉瘤,呈地图状骨质破坏及骨膨胀,但膨胀程度不及 ABC,CT 上可见恶性骨膜反应、皮质破坏及邻近软组织肿块,多数患者有肿瘤基质骨化。②骨囊肿,MRI 检查无双层信号及血液信号。③骨纤维异常增生症,CT 与 MRI 上密度/信号不均匀,骨骼塑形异常,患者为青少年。④骨巨细胞瘤,发病年龄常>20 岁,病变多见于长骨骨端,横向生长为主,影像学上典型者呈皂泡状。

3.骨内滑膜囊肿

骨内滑膜囊肿也称为邻关节囊肿、软骨下/滑膜骨囊肿、神经节囊性骨缺损及骨内囊性-滑液包涵囊肿。

其特点是位于关节面下方,内衬纤维膜,但不与滑膜相延续。包括原发性与继发性两类,继发的原因可能包括骨髓内滑膜细胞化生、急慢性创伤、滑膜疝。本病发病率不详,文献报道发病年龄为 14～91 岁,男性稍多。好发于长骨骨端关节面下,并向干骺段延伸,以下肢最多见,常为偏心性分布,可单发或多发。

(1)CT 与 MRI 特点为邻近关节面的囊状骨破坏,边缘呈分叶状或扇贝状硬化缘,局部骨皮质变薄或中断,病变内无钙化。MRI T_1WI 上病变信号欠均匀,近似骨骼肌,偶见蛋白成分所致的高信号,病变边缘因纤维组织而呈稍高信号:T_2WI 与 STIR 序列多为均匀高信号。有时可见肿瘤内液面征。少数病例可见与关节腔相通或突破骨皮质。增强扫描囊肿边缘强化,偶见内部不均匀增强。MRI 对小囊肿的显示优于 CT。

(2)鉴别诊断:包括骨巨细胞瘤、软骨肉瘤及软骨母细胞瘤、骨脓肿。软骨下囊肿,与关节腔相通,可伴骨性关节炎、类风湿关节炎、骨无菌性坏死等疾病,CT 检查可见硬化缘。

4.内生软骨瘤

50% 以上见于双手诸骨,其他部位包括足骨、上下肢长管状骨,肿瘤多在长管状骨干骺端及短管状骨骨端,若膨胀明显时可形似囊肿。CT 表现为边界清楚的溶骨性破坏,边缘呈分叶状,瘤内可见钙化。MRI 检查呈 T_1WI 低信号及 T_2WI 高信号,钙化基质为低信号。若并发骨折,则可见骨膜反应。

5.囊性骨纤维异常增生症

骨纤维异常增生症是一种起源于髓腔的良性肿瘤样病变,按发病涉及的骨骼分为单骨性与多骨性两类,前者可形似囊肿。

囊性者约占骨纤维异常增生症10%以下,常规影像学上形似继发性 ABC 或恶性骨肿瘤,此时需要行 CT 与 MRI 检查进一步定性,且 CT 与 MRI 对复杂部位如椎骨的骨纤维异常增生症显示明显优于 X 线片,CT 检查可见病变基质钙化。MRI 特点为病变边缘清楚,内部有 T_2WI 高信号成分,T_1WI 上一般为等信号或低信号,病变边缘可见骨质硬化所致的低信号带。增强扫描可有不同程度强化。本病有时可继发 ABC,MRI 检查有助于显示其内的脂肪信号及液-液平面。

二、少见骨囊性病变

1.脉管瘤

①血管球瘤好发于末节指骨与颞骨,其 CT、MRI 特点为膨胀性骨质破坏及明显增强,T_2WI 为明显高信号。②骨淋巴管瘤可为多发或单发性,单发者罕见。根据病变累及范围分为局限性与弥散性,局限性者常见于胫骨、肱骨、髂骨、颅骨、下颌骨、椎骨、手部骨骼。CT 与 MRI 最典型的表现是中心性溶骨性破坏,可见膨胀性多房及分叶状改变,多发者、包括同时具有软组织海绵状血管瘤时对诊断具有提示意义。

2.棕色瘤

棕色瘤见于原发性甲状旁腺功能亢进,CT 与 MRI 表现为多发或单发性溶骨性破坏,有时可见轻度膨胀性改变,多见于面骨、骨盆、肋骨及股骨,病变坏死及液化明显时可形成囊肿。

3.软骨母细胞瘤

软骨母细胞瘤的 CT 与 MRI 特点是位于骨骺区边缘清楚的溶骨性破坏,可见硬化缘及基质钙化,有时可见邻近致密的骨膜反应,MRI 检查显示瘤周水肿所致的 T_2WI 高信号,边缘不清,以脂肪抑制 T_2WI 或 STIR 序列显示最佳。

4.软骨黏液样纤维瘤

是一种少见的软骨来源良性肿瘤,以长管状骨、尤其是下肢骨多见,好发于干骺段,并侵犯骨端及骨骺。CT 与 MRI 表现为长骨干骺段偏心性膨胀性骨质破坏,CT 上可见肿瘤内钙化,多发囊腔时形似皂泡状。MRI 特点为 T_2WI 上分叶状高信号。

5.局限性骨脓肿与结核

①Brodie 脓肿:为慢性或亚急性骨髓炎所致,常为葡萄球菌感染所致,儿童最多见。CT 与 MRI 表现为长骨干骺段边缘清楚的溶骨性病变,CT 呈低密度,可见硬化缘(MRI 为低信号),偶见小死骨,一般无骨膜反应及膨胀性改变。②骨骺或干骺段结核,影像学上呈局限性边缘清楚的骨质破坏,多无骨膜反应,邻近骨质疏松,特征性表现是内见泥沙状死骨,以 CT 显示最佳。

6.骨巨细胞瘤

巨细胞瘤(GCT)是一种相对常见的局部侵袭性骨肿瘤,约占原发骨肿瘤10%,楚国人常见良性骨肿瘤之一,好发年龄为 20～50 岁,性别差异不明显。GCT 最常见于长骨骨端关节面下 1 cm 范围内,其中膝关节周围骨质约占50%,其他常见部位包括桡骨远端、髂骨、肱骨近端。GCT 起源于干骺端,此点有助于与骨母细胞瘤鉴别,后者以生长板的骨骺侧为中心。病理学上 GCT 分为 Ⅰ～Ⅲ 级,但分级与预后不相关,目前已不受重视。

本病大部分病例 X 线检查即可诊断,但 CT 与 MRI 更能显示其病理特点,尤其有助于复杂解剖部位病变的评价,MRI可见出血信号及慢性出血所致含铁血黄素沉着。CT检查可见病变为长骨骨端偏心性膨胀性骨质破坏,边缘清楚或模糊,内部可见分隔,呈皂泡状,局部骨皮质变薄,有时有病理性骨折及骨膜反应,部分病例可见肿瘤累及邻近软组织。MRI对软组织侵犯显示优于CT,多见于干骺端,关节软骨具有阻止肿瘤侵犯的作用,因此一般不累及关节。肿瘤呈T_1WI及T_2WI低至中等信号,边缘为低信号。

继发ABC时CT与MRI检查可见不同密度与信号的液面征,一般为CT低密度,T_1WI低或高信号,T_2WI明显高信号。

所谓恶性GCT是指GCT具有恶性生物学行为,可出现肺转移,占GCT的5%~10%。与恶性GCT有关的三个概念是:①良性转移性GCT,组织学上为良性,但可出现肺转移,发生率低于5%,CT表现为肺内多发边缘清楚的软组织结节或肿块。②真性恶性GCT,原发恶性者约占6%,患者年龄较大;继发恶性者更为常见,多有放疗史。③GCT含有肉瘤成分,罕见,目前尚未确定为一特定类型。

7.表皮样囊肿

好发于颅骨与末节指骨,可有外伤史。病理学上囊壁为角化鳞状上皮,囊内可见角质碎屑与胆固醇。CT表现为边缘硬化的溶骨性破坏,局部骨质膨胀,密度近似水,CT值为-5~20 HU,位于颅骨者内外板均见受侵。

8.血友病性假肿瘤

在血友病中发生率约2%,可位于骨内或骨膜下,好发于骨盆、股骨、手与胫骨。CT与MRI特点为边缘清楚的骨质破坏,可伴骨皮质中断及骨膜反应,邻近软组织可见不同密度和信号的肿块(与出血时期有关),有时有钙化。其他特点包括有或无钙化的软组织血肿、血性关节积液、关节软骨侵蚀及软骨下囊肿等。

9.骨纤维组织细胞瘤

是一种少见的良性骨肿瘤,多见于20岁以上患者,CT与MRI上为边缘清楚的溶骨性破坏,边缘可见硬化,可侵犯骨骺、干骺端及骨端。

10.骨脂肪瘤

可见于各年龄段,无明显性别差异。好发于四肢长管状骨,其他部位包括肋骨、颅骨、骨盆,干骺端最常见。影像学表现为骨内局限性骨质破坏,表现清楚,CT特点为脂肪密度、病变硬化缘及病灶内钙化,MRI特点为病灶内见脂肪信号,STIR及化学饱和脂肪抑制序列信号降低。

11.转移瘤

膨胀性溶骨性破坏的骨转移瘤见于肾癌、甲状腺癌、肺癌、前列腺癌骨转移,一般无骨膜反应,CT与MRI检查可见骨质破坏区及其周围软组织肿块,注射对比剂可见不同程度增强。

总之,骨局限性囊状病变包括一大类良性、恶性骨肿瘤及肿瘤样病变,甚至感染性病变,CT与MRI能更好地显示病变内部结构、有无钙化及残留骨、有无水肿及软组织肿块,对病变性质确定及范围显示更加有利于治疗计划制订及治疗后定期随访。

第二节 软组织肿瘤 CT 与 MRI 诊断要点

一、软组织肿瘤的 CT 与 MRI 特点

1. 软组织肿瘤分类及 CT、MRI 评价

(1)WHO 九大类软组织肿瘤。

(2)CT 与 MRI 显示软组织肿瘤的优越性。

(3)良恶性肿瘤的 CT 与 MRI 一般特点。

2. 脂肪组织来源肿瘤

(1)脂肪瘤:最常见,脂肪密度及信号,有时内见纤维间隔。

(2)血管脂肪瘤:脂肪+静脉石+强化血管。

(3)纤维脂肪瘤:明显纤维间隔。

(4)骨旁脂肪瘤:管状骨周围脂肪密度病变。

(5)脂肪肉瘤:仅次于 MFH,不同分化 CT 与 MRI 表现有差异,分化好者可见脂肪密度及信号,不均匀强化。

(6)其他:较少见的脂肪来源肿瘤:肌内与肌间脂肪瘤、良性间叶瘤、脂肪母细胞瘤、梭形细胞脂肪瘤或多形性脂肪瘤、骨髓脂肪瘤、软骨样脂肪瘤、神经脂肪瘤、冬眠瘤。

3. 纤维母细胞与肌纤维母细胞来源肿瘤

(1)纤维肉瘤:低度恶性,不规则肿块,不均匀强化。

(2)纤维瘤与纤维瘤病:软组织密度、T_2WI 高信号肿块,术后易复发,脉管组织来源肿瘤。

(3)血管瘤:分类,内见静脉石,强化类似肝血管瘤。

(4)淋巴管瘤:儿童,水样密度及信号,血管成分有强化。

(5)恶性纤维组织细胞瘤:老年人,境界清楚或不清,周围结构侵犯,有水肿及强化。

4. 肌肉组织来源肿瘤

(1)平滑肌瘤:近似肌肉密度,T_2WI 信号稍高。

(2)平滑肌肉瘤:肿块较大,不均匀,实性部分强化。

(3)横纹肌肉瘤:肿块界限不清,混杂密度及信号,强化。

5. 神经源性肿瘤

(1)神经纤维瘤:CT 较低密度。T_2WI 靶征,延迟强化。

(2)神经鞘瘤:四肢关节屈侧,近似肌肉密度及信号,明显强化,远侧肌肉萎缩。

6. 未分化肿瘤-滑膜肉瘤

软组织肿瘤是一大组来自脂肪、纤维、肌肉、神经、滑膜、脉管、甚至骨与软骨来源的良恶性肿瘤,可发生于体表和深部软组织内,体表软组织肿瘤多不经影像学检查,深部软组织肿瘤必须影像学检查才能发现及诊断,断面影像学检查、尤其是 CT 与 MRI 对深部软组织肿瘤,包括肢体软组织肿瘤的形态、范围及性质评价均有重要作用。

二、软组织肿瘤分类及影像学评价

软组织肿瘤按其来源进行分类,但少数肿瘤、尤其是恶性肿瘤分化不良,缺乏特定组织来源的病理学特征,即使是免疫组织化学和遗传学检查也不能明确组织来源,占软组织肉瘤的

5%～15%。因一般著作不介绍分类，兹将 WHO 2002 年软组织肿瘤分类照录如下。

1.脂肪组织来源肿瘤

脂肪组织来源肿瘤包括 3 类：①良性肿瘤：脂肪瘤、脂肪增多症、神经脂肪增多症、脂肪母细胞瘤及脂肪母细胞瘤病、血管脂肪瘤、软组织骨髓脂肪瘤、软骨样脂肪瘤、梭形脂肪瘤及多形性脂肪瘤、冬眠瘤。②中分化脂肪肿瘤或局部侵袭性脂肪肿瘤：不典型脂肪性肿瘤、分化良好的脂肪肉瘤。③恶性脂肪肿瘤：去分化脂肪肉瘤、黏液样脂肪肉瘤、圆形细胞脂肪肉瘤、多形性脂肪肉瘤、混合型脂肪肉瘤、普通型脂肪肉瘤。

2.纤维母细胞及肌纤维母细胞肿瘤

包括以下 3 类：①良性肿瘤：结节性筋膜炎、增生性筋膜炎、增生性肌炎、骨化性肌炎与指纤维骨性假瘤、缺血性筋膜炎、弹性纤维瘤、婴儿纤维性错构瘤、肌纤维瘤与肌纤维瘤病、结肠纤维瘤病、青少年透明蛋白纤维瘤病、包涵体纤维瘤病、腱鞘纤维瘤、促结缔组织性纤维母细胞瘤、乳腺型肌纤维母细胞瘤、钙化性腱膜纤维瘤、血管肌纤维母细胞瘤、细胞性血管纤维瘤、颈项型纤维瘤、Gardneio 纤维瘤、钙化性纤维性肿瘤、巨细胞血管纤维瘤。②中分化纤维性肿瘤（局部侵袭性）：浅表纤维瘤病、纤维样纤维瘤病、脂肪纤维瘤病、孤立性纤维性肿瘤与血管外皮瘤、炎性肌纤维母细胞瘤、低恶度肌纤维母细胞肉瘤、黏液性炎性纤维母细胞肉瘤、婴幼儿纤维肉瘤。③恶性肿瘤：成人型纤维肉瘤、黏液样纤维肉瘤、低恶度纤维黏液样肉瘤、硬化性上皮样纤维肉瘤。

3.纤维组织细胞来源肿瘤

纤维组织细胞来源肿瘤包括：①良性纤维组织细胞肿瘤：腱鞘巨细胞瘤、弥散性巨细胞瘤、深良性纤维组织细胞瘤。②中分化纤维组织细胞肿瘤（罕见转移）：丛状纤维组织细胞瘤、软组织巨细胞瘤。③恶性纤维组织细胞肿瘤（MFH）：多形性 MFH 及未分化多形性肉瘤、巨细胞 MFH 及伴巨细胞的未分化多形性肉瘤、炎性 MFH 及伴明显炎症的未分化多形性肉瘤。

4.平滑肌来源肿瘤

①良性肿瘤：血管平滑肌瘤、深部平滑肌瘤、生殖器平滑肌瘤。②恶性肿瘤：平滑肌肉瘤。

5.血管周细胞肿瘤

血管球瘤、血管外皮瘤。

6.骨骼肌来源肿瘤

①良性肿瘤：横纹肌瘤。②恶性肿瘤：胚胎型横纹肌肉瘤、腺泡性横纹肌肉瘤、多形性横纹肌肉瘤。

7.脉管来源肿瘤

①良性肿瘤：血管内皮样血管瘤、血管瘤病、淋巴管瘤。②中分化肿瘤（局部侵袭性）：Kaposi 肉瘤样血管内皮瘤。③中分化肿瘤（罕见转移）：网状血管内皮瘤、淋巴管内乳头状血管内皮瘤、混合型血管内皮瘤、Kaposi 肉瘤。④恶性肿瘤：内皮样血管内皮瘤、软组织血管肉瘤。

8.软骨与骨组织来源肿瘤

软组织软骨瘤、间叶性软骨肉瘤、骨外骨肉瘤。

9.未分化肿瘤

①良性肿瘤：肌内黏液瘤、邻关节黏液瘤、深部软组织侵袭性血管黏液瘤、多形性透明化血管扩张性肿瘤、异位错构瘤样胸腺瘤。②中分化肿瘤（罕见转移）：血管瘤样纤维组织细胞瘤、骨化性纤维黏液样肿瘤、混合性肿瘤或肌上皮瘤或骨软骨瘤。③恶性肿瘤：滑膜肉瘤、上皮样

肉瘤、腺泡样软组织肉瘤、软组织透明细胞肉瘤、骨外黏液样软骨肉瘤、PNET/骨外 Ewing 瘤、纤维组织增生性小圆细胞肿瘤、肾外横纹肌样瘤、恶性间叶瘤、血管周上皮样细胞分化的肿瘤（PEComa）、内膜肉瘤。近 20 年来，CT 与 MRI 已成为软组织肿瘤最有效的评价方法，CT 能清楚显示肿瘤的大小与范围，MRI 多平面成像及高度的软组织分辨能力使之更胜一筹，有利于肿瘤的分期，虽然对软组织肿瘤良恶性的判别仍存在困难，但已成为软组织肿瘤的首选检查。CT 与 MRI 检查均包括平扫与增强扫描，CT 常规行多方位重组，还可以行 CT 灌注成像，MRI 新的评估方法包括动态增强扫描、灌注成像、波谱分析、扩散成像等。MRI 与 CT 血管成像可用于显示肿瘤与血管的关系。本节叙述常见软组织肿瘤的 CT 与 MRI 表现及鉴别诊断。

CT 对于软组织肿瘤显示的优越性在于易检出钙化及骨质改变，脂肪性肿瘤也能清楚显示其内特征性低密度改变，且对肺转移的显示其他检查不能替代。

良恶性肿瘤的鉴别：良性软组织肿瘤的特点是边缘光滑及清楚、体积较小、密度及信号均匀。恶性者信号及密度不均匀，易出现坏死，体积较大（>5 cm），且位置一般深在，如腹膜后软组织肿瘤中 70％以上为恶性。

三、脂肪组织来源肿瘤

脂肪组织来源肿瘤是最常见的软组织肿瘤，约占间叶组织肿瘤至少 50％，发生率约 2.1％，CT 与 MRI 均能准确诊断这类病变。

1. 脂肪瘤（lipoma）

脂肪瘤内含成熟脂肪组织，其特点是：①组织学上与正常脂肪一致，但有包膜，边缘清楚。多为单发性，内见纤维组织间隔。②位置多表浅，仅 1％脂肪瘤位于深部组织。③表浅部位脂肪瘤为类圆形，而深部脂肪瘤则为各种形状。④深部脂肪瘤好发于胸壁及手足深部软组织、腹膜后。⑤年龄与性别：表浅脂肪瘤为 26～65 岁，无明显性别差或男性稍多。⑥临床表现：肿块质地柔软，多无其他症状，或压迫神经导致局部疼痛或触痛。⑦病变大小：一般<8 cm，少数可达 10 cm 大小。

（1）CT 特点①边缘清楚的均匀低密度肿块，CT 值−40～−120 HU。②可见纤细的纤维包膜，密度与肌肉近似。③钙化率约 10％。④偶见邻近骨皮质增厚，深部脂肪瘤可致邻近结构受压。⑤增强扫描无强化。

（2）MRI 特点：①脂肪瘤在各序列上信号均与皮下脂肪一致，脂肪抑制信号降低。②包膜较薄，内部常见条索状纤维间隔，呈低信号。③增强扫描无强化。

2. 血管脂肪瘤（angiolipoma）

本病也称血管性脂肪瘤（vascular lipoma）、血管脂肪瘤及纤维黏液脂肪瘤，特点是：①分为非浸润性与浸润性两种，前者常见于躯干与四肢，20～50 岁常见。②瘤内含薄壁血管。③组织学上由脂肪组织、小血管及毛细血管构成。

CT 与 MRI 特点包括：①呈边缘清楚的肿块，可有包膜。②CT 平扫呈脂肪密度，内见条索状软组织密度影，有时可见钙化的静脉石。③T_1WI 上脂肪呈高信号、非脂肪成分为低信号。④非脂肪组织呈 T_2WI 高信号。⑤增强扫描可见迂曲强化，符合血管。

3. 纤维脂肪瘤（fibrolipoma）

脂肪瘤内含有纤维结缔组织即为纤维脂肪瘤，其 CT 及 MRI 特点是纤维组织构成间隔，在 CT 上为线状或条索状影，MRI 上为低信号。

4.骨旁脂肪瘤(parosteallipoma)

本病罕见,仅占所有脂肪类肿瘤0.3%,但影像学有特征性表现。其特点是:①常见于成年患者,平均50岁,男性较多。②好发部位为大腿、前臂、小腿、上臂,近骨骺及干骺端处,约1/3病例病变接近股骨。③多呈单发的无痛性包块,位于桡骨近端附近可导致后骨间神经麻痹。④组织学表现与脂肪瘤一致,内部有间隔,有时可见骨与软骨化生,2/3以上患者合并骨骼改变。

CT特点:肿物呈脂肪密度。邻近骨质可见骨性赘生物、皮质增厚及骨膜反应。

MRI特点:病变信号与皮下脂肪一致。T_2WI上纤维间隔及透明软骨为高信号。并发肌肉萎缩,内见条纹状高信号。增强扫描病变内纤维成分轻度强化。

5.脂肪肉瘤(liposarcoma)

本病是仅次于恶性纤维组织细胞瘤的软组织肉瘤,约占所有软组织恶性肿瘤20%。其特点是:①WHO将其分为分化良好型、去分化型、黏液样型、圆形细胞型及多形性型5类,以分化良好型最多见(50%)。②侵袭性强的脂肪肉瘤血供更丰富。③好发部位:四肢最多见,其中下肢更常见,腹膜后也较常见。④好发年龄为40～60岁,男性较多,若为儿童,则多为黏液样脂肪肉瘤。⑤本病预后不佳,术后局部复发约见于2/3病例,转移可发生于肺及其他脏器。

CT与MRI特点:①肿块大小超过5cm。②CT上密度不均匀,低密度为主,其中分化良好型密度类似脂肪瘤,其他类型可不显示脂肪密度。③偶见瘤内骨化,钙化率为10%～15%。④MRI上不同类型的脂肪肉瘤信号有差异,一般呈T_1WI为低信号、T_2WI为不均匀高信号,分化良好者倾向于脂肪信号。⑤增强扫描为不均匀强化。

6.其他较少见的脂肪组织来源肿瘤

(1)肌内与肌间脂肪瘤:本病仅占良性脂肪性肿瘤的8%,特点是:①主要见于成年人,平均52岁,男性稍多。②典型部位是四肢较大肌肉内,如大腿、肩部及上肢。③肿瘤内脂肪可浸润邻近的肌肉,甚至达整块肌肉,称之为浸润性脂肪瘤。

CT与MRI特点:①肿块边缘清楚,外观呈双结节状或多结节状。②少数完全位于肌肉内者形态不规则。③脂肪瘤内间隔厚度<2mm,且增强扫描无强化,这一点与脂肪肉瘤不同。

(2)良性间叶瘤(benignmesenchymoma):脂肪瘤内偶见骨与软骨成分,形成黏液样或钙化性退变,以往称之为良性间叶瘤。CT与MRI有助于显示其脂肪及骨质、软骨混合的特征,有时也称为软骨脂肪瘤及骨脂肪瘤。

(3)脂肪母细胞瘤(lipoblastoma):本病见于婴幼儿,其特点是:①肿瘤有包膜,其内脂肪组织排列呈多分叶状,组织学上脂肪与胎儿脂肪近似。②可能与染色体8q11异常有关。③随着儿童生长可转化为正常脂肪。④位置:表浅部位如颈部、躯干、会阴,也可见于腹膜后。⑤临床表现为无痛性肿块。⑥因病变界限欠清楚,因此术后易复发(可达25%)。⑦发病年龄平均4岁,男童稍多。

CT与MRI特点:①病变界限难以确定。②CT与MRI上为脂肪性密度/信号与非脂肪性组织按不同比例混合。③黏液样区域可见增强,其内含丰富血管。

(4)梭形细胞脂肪瘤或多形性脂肪瘤:梭形细胞脂肪瘤是一种良性、缓慢生长的无痛性脂肪瘤,其特点是:①男性多见,好发年龄为45～65岁。②好发部位:颈项部、肩部、背部,少数位于肌肉内与四肢。③本病病理学检查易误诊为脂肪肉瘤,组织学为成熟脂肪细胞、纤维母细胞样纤维细胞、黏液及胶原纤维构成,血管一般不明显,但也可见血管外皮样血管结构。

CT 与 MRI 特点：①肿瘤内见不同比例的脂肪，少数可见软组织密度或信号。②增强扫描血管成分可见明显强化。

（5）骨髓脂肪瘤（myolipoma）：软组织骨髓脂肪瘤 1991 年首次报道，其特点是：①肿瘤由不同比例的平滑肌与成熟脂肪构成。②好发于成年患者，女性较多。③好发部位为腹膜后、腹股沟区及腹壁。④CT 与 MRI 上表现为脂肪与肌肉密度及信号的结构混合，较大肿块可见钙化。

（6）软骨样脂肪瘤：本病罕见，可形似黏液样脂肪肉瘤及骨外黏液样软骨肉瘤，其特点是：①部位为肢体皮下或深部软组织内。②女性较多见，年龄为 14～70 岁。③大体病理为有包膜的肿块，可见分叶，平均大小为 4 cm。④组织学上为条索状脂肪母细胞、黏液样与透明软骨样基质、成熟脂肪构成。

CT 与 MRI 特点：①边缘清楚的脂肪性肿块，内见细小的条索状软组织影。②黏液变明显者呈 CT 低密度及 T_2WI 高信号。③有些肿瘤内见钙化。

（7）神经脂肪瘤病：又称神经纤维脂肪瘤、神经纤维脂肪错构瘤、神经周围脂肪瘤、神经脂肪浸润及神经内脂肪瘤，WHO 2002 年证实命名为神经脂肪瘤。其特点是：①可能由于神经束膜的脂肪与纤维母细胞增生所致。②见于前臂、手及腕部掌侧，呈缓慢增大的肿块，可有疼痛、触痛、感觉减退等症状。③好发于青少年，无明显性别差异。

CT 与 MRI 表现有一定特征性：①肿瘤呈纵行圆柱状，直径 3 mm 大小。②呈中央软组织密度或 T_1WI 低信号及周边低密度或 T_1WI 高信号，后者代表脂肪。

（8）冬眠瘤（hibernoma）：本病罕见，1906 年首次报道，其特点是：①好发于胎儿、新生儿及平均 38 岁的成年人，男性稍多。②部位为胸膜下及腋窝，也见于胸壁及颈部、纵隔、大腿、背部等。③肿瘤大小为 5～10 cm，少数达 20 cm。④镜下为单泡状或多泡状脂肪细胞夹杂嗜酸性细胞，分为典型型、黏液样型、脂肪瘤样型及梭形细胞型。

CT 与 MRI 特点：①肿瘤形态呈分叶状，内见纤维间隔。②典型者 CT 与 MRI 信号与脂肪瘤一致或为中等密度的软组织肿块，内部显示 CT 等密度及 MRI 低信号的分隔。血管明显者 MRI 上可见流空信号。注射对比剂后病变不均匀强化，富血供的冬眠瘤明显强化，若有动、静脉瘘，则形似脂肪肉瘤。

四、纤维母细胞及肌纤维母细胞来源肿瘤

1.纤维肉瘤（fibrosarcoma）

纤维肉瘤是一种来源于纤维母细胞的低度恶性软组织肿瘤，本病特点是：①儿童与成年人均可发病，男性较多。②四肢表浅软组织最多见，而腹膜后、纵隔、颈部、肠系膜、实质脏器较少见。③肿瘤边缘清楚，有假包膜，组织学上梭形纤维母细胞呈席纹状排列。④临床上早期为无痛性肿块，晚期生长迅速，并发生转移。

CT 与 MRI 特点：①CT 上肿块形态不规则，与肌肉等密度，发生坏死囊变是密度不均匀，邻近骨质可见侵蚀及硬化。②MRI 呈 T_1WI 等及低信号，T_2WI 为稍高信号，不均匀，侵犯骨质时可见骨皮质及髓腔信号异常。③增强扫描肿块不均匀强化。

2.纤维瘤与纤维瘤病

纤维瘤与纤维瘤病是一种纤维组织增生所致的肿瘤，纤维瘤又称瘤样纤维组织增生，其特点是：①好发部位为四肢及颈部、盆腔、腹部的浅筋膜、肌腱及腱膜、肌肉，与 MFH 不同的是后

者易于发生于深部软组织。②术后易局部复发,但不出现转移。③好发年龄为 20～40 岁,无性别倾向。④临床表现为局部软组织肿块,有触痛。

CT 与 MRI 特点:①肿块境界不清或清楚。②CT 上密度近似或高于肌肉,邻近可见骨质改变。③MRI 呈 T_1WI 等或低信号、T_2WI 不均匀高信号。

五、脉管组织来源肿瘤

1. 血管瘤(hemangioma)

血管瘤是最常见的软组织肿瘤,其特点是:①根据管腔大小分为毛细血管瘤、海绵状血管瘤、静脉性血管瘤及动脉静脉畸形(或称动静脉性血管瘤)。②位于肌肉内称肌肉内血管瘤,具有特殊的蔓状及蚯蚓状病理血管者称蔓状血管瘤。③年龄与性别,儿童与青少年多见,无明显性别差异或女性稍多。④肿瘤大小从数厘米至 10 cm 以上。⑤好发部位为四肢多见,也可见于躯干及颌面部。

CT 与 MRI 表现:①CT 上为等或低密度肿块,呈结节状、条索状。②静脉石为低信号、CT 呈环状或实性的高密度。③MRI 上 T_1WI 信号与肌肉一致或较低,T_2WI 为边缘清楚的高信号。④血管瘤内混杂肌肉、纤维、脂肪、黏液基质、含铁血黄素、出血、骨化则为混杂信号。⑤MRI上蔓状血管瘤呈典型的迂曲走行的流空信号。⑥海绵状血管瘤呈局限性混杂信号肿块,T_1WI 上以等及低信号为主,T_2WI 为高信号,陈旧性出血则为各序列低信号,增强扫描特点类似于肝血管瘤。

血管肉瘤(hemangiosarcoma):是一种来源于血管内皮的恶性肿瘤,其特点是:①年龄与性别,青少年多见,也可见于老年人,无明显性别差异。②好发部位,颌面部多见,躯干及四肢较少见。③病理学上为类圆形肿块,大小多为数厘米,境界不清,无包膜,切面可见含血液的扩张血管腔。④临床表现为迅速增大的无痛性肿块,皮肤可见蓝色或紫色斑点。

CT 与 MRI 特点:①CT 上肿块界限不清,与肌肉等密度。②MRI 上为 T_1WI 等及低信号、T_2WI 混杂高信号肿块,内部可见流空信号。③增强扫描肿块显著强化,并见迂曲扩张的强化血管。

2. 淋巴管瘤(lymphangioma)

淋巴管瘤是淋巴管的先天性畸形,并非真性肿瘤,其特点是:①由增生扩张的淋巴管及其他间质组织构成,原因不明。②分类:囊状淋巴管瘤(囊状水瘤)、海绵状淋巴管瘤及毛细淋巴管瘤。③病理学上为大小不等的扩张淋巴管构成,内衬内皮细胞,腔内含浆液或乳糜液。④浅表部位者以幼儿多见,呈柔软的无痛性肿块。深部者可见于儿童及成年人,可出现邻近器官的压迫症状或为影像学检查偶然发现。⑤好发部位包括颈部、腋窝、腹膜后、腹腔、纵隔等。

CT 与 MRI 特点:①病变呈囊状、壁薄,边缘清楚,可因邻近结构的限制而呈各种其他形态,说明其质地柔软。②CT 一般呈水样密度或稍高于水的均匀密度,囊壁或分隔呈菲薄的线状,囊肿内若有出血,则在近地处出现斑片状高或稍高密度及液-液平面。③MRI 上典型者为 T_1WI 不均匀低信号及 T_2WI 明显高信号,合并出血或囊内蛋白成分较高时 T_1WI 信号增高。④增强扫描含血管成分时明显强化。

六、纤维组织来源肿瘤-恶性纤维组织细胞瘤

恶性纤维组织肿瘤(MFH)是老年人最常见的软组织恶性肿瘤,约占所有软组织恶性肿瘤的 1/5,其特点是:①好发部位为四肢、腹膜后及头颈部、胸壁,其中四肢约占 3/4,②平均 50 岁

左右,男性多见。③肿瘤无包膜,质地硬,最大径一般超过 5 cm。④组织学为梭形纤维母细胞及多形性巨细胞构成。⑤临床表现为进行性增大的无痛性肿块,50％患者可有肺、淋巴结等处转移,术后复发者接近 50％。

CT 与 MRI 特点:①边界清楚或不清楚的肿块。②CT 呈等密度或等低密度混杂,中心可见低密度。③MRI 上信号不均匀,呈 T_1WI 低信号及 T_2WI 高信号,出血可为高信号。④肿瘤周围肌肉及皮下脂肪可见水肿信号。⑤MRI 易于显示神经血管束的侵犯。⑥增强扫描实性部分可见强化。

七、肌肉组织来源肿瘤

1. 平滑肌瘤(leiomyoma)

其特点是:①好发部位,皮肤与皮下组织。②成年男性多见。③病理学上为边缘清楚的结节,一般 1~2 cm,有包膜,组织学类似子宫平滑肌瘤,为编织状平滑肌细胞构成。

CT 与 MRI 特点:①边缘清楚的结节状病变。②CT 上密度与肌肉一致,MRI 为 T_1WI 等或稍低信号、T_2WI 为稍高信号。

2. 平滑肌肉瘤(leiomyosrcoma)

软组织内者仅占所有平滑肌肉瘤的 1/4,少于胃肠道及子宫,其特点是:①好发于 40~60 岁,无明显性别差异。②肿块大小多超过 5 cm,呈类圆形,边缘不清或有包膜,较大者易囊变与坏死。③临床表现为局部肿块,伴有或不伴有疼痛。

CT 与 MRI 特点:①肿瘤境界欠清或见部分包膜。②CT 上为不均匀中低密度。③MRI 呈 T_1WI 等及低信号,T_2WI 为中高信号,不均匀。④增强扫描,实性部分明显强化。

3. 横纹肌肉瘤

横纹肌肉瘤是一种较常见的软组织恶性肿瘤,其特点是:①组织学上为各种分化程度的骨骼细胞构成,类型包括胚胎型、腺泡状及多形性。②胚胎型与腺泡型好发于儿童及青少年,多形性则以成年人常见。③好发部位,四肢最常见,躯干及头颈部少见,并偶见于泌尿生殖系统。

CT 与 MRI 特点:①CT 平扫为等或稍高密度肿块,境界不清。②MRI 上 T_1WI 信号近似肌肉,T_2WI 为混杂高信号。③增强扫描肿瘤不均匀强化。④邻近肌肉、神经血管束及骨质侵犯。

八、神经源性肿瘤

1. 神经纤维瘤(neurofibroma)

神经纤维瘤是一种来自于周围神经的良性肿瘤,其特点是:①组织学上由神经鞘细胞及纤维母细胞构成。②神经走行于肿瘤中央,肿瘤无包膜,境界清楚,可发生黏液样变,大小数毫米至数厘米。③多为散发,合并神经纤维瘤病 I 型者仅 10％,后者为丛状神经纤维瘤。④好发年龄,20~40 岁。⑤部位,皮神经最多见,神经纤维瘤病者可见于神经丛、脑神经与脊神经。

CT 与 MRI 特点:①肿块一般呈梭形、椭圆形或囊条状。②CT 平扫呈肌肉密度或较低密度,甚至近似水样密度。③MRI T_1WI 为等或低信号,T_2WI 为中心低信号及周边高信号(靶征),T_2WI 上低信号成分及靶征具有一定特征性。④增强扫描,早期强化较弱,但延迟扫描可见渐进性强化。

2. 神经鞘瘤(schwannom)

神经鞘瘤是周围神经来源较常见的软组织肿瘤,其特点是:①好发于四肢关节的屈侧,偏侧性生长。②呈边界清楚的椭圆形肿块,一般为无痛性,远侧可因肿瘤压迫神经导致异常感觉或肌肉萎缩。③20～40 岁成年人好发,无明显性别差异。④病理学上可见完整包膜,大小为 3～4 cm。

CT 与 MRI 特点:①圆形或椭圆形肿块,边缘清楚,密度及信号较均匀。②CT 上与肌肉等密度或稍低密度。③MRI T_1WI 等信号为主,T_2WI 为高信号,若继发坏死、囊变及出血则信号不均匀。④增强扫描肿瘤一般呈明显及均匀强化。⑤可合并肿瘤远侧肌肉萎缩及 T_2WI 信号增高。

九、未分化肿瘤-滑膜肉瘤(synovial sarcoma)

滑膜肉瘤是一种可能来自于多潜能间叶组织、高度恶性、但生长缓慢的软组织肿瘤,其特点是:①部位,位于关节外近关节部位,四肢多见,膝关节周围最多见,也可见于躯干及头颈部。②大体观肿瘤界限清楚,呈分叶状或结节状,有假包膜,瘤内可见坏死及出血。③组织学上由不同分化程度的梭形细胞及上皮细胞构成。④年龄与性别,平均 30 岁,无明显性别差异。⑤临床表现为有触痛的软组织肿块,局部肿胀,并可见远处转移。⑥本病预后不良,较早发生转移,术后易复发。

CT 与 MRI 特点:①肿块边界清楚,CT 与肌肉等密度。②有 1/3～1/2 可见无定形或斑点状钙化,邻近骨质侵蚀及骨膜反应。③MRI T_1WI 为低或等信号,T_2WI 为高信号,质地不均匀,偶见液-液平面。瘤内可见低信号分隔。邻近肌肉可见水肿所致的 T_2WI 高信号。瘤内出血根据时期不同信号不同,晚期为各序列低信号。④增强扫描肿瘤不均匀强化。

总之,软组织来源肿瘤种类繁多,影像学表现复杂多样,多层螺旋 CT 与 MRI 由于多方位成像及 MRI 多参数成像的特点,能清楚显示病变的形态学特点,并反映其内部结构,结合患者年龄、发病部位及临床表现,可对大多数软组织肿瘤做出正确诊断;CT 与 MRI 多方位成像资料可提供病变与周围骨骼、肌肉及神经血管束关系的信息,对于临床治疗具有重要指导意义。

第三十二章　心脏磁共振检查

第一节　检查方法

一、扫描序列选择

1. 自旋回波序列(SE)

自旋回波序列是心脏 MRI 检查的常规序列,TR 时间由心电图 R-R 间期所决定,一般一个 R-R 间期为 600~1 000 ms,单回波时间通常为 15~30 ms。当在一个 R-R 间期内行多层面采集时,即 TR 为一个 R-R 间期时间,两个相邻解剖层面时间相隔为 50~100 ms,所以每一层面采集于心动周期不同的相位,此时为典型的 T_1WI,获得心脏大血管的解剖形态结构,心脏和大血管壁为等信号,心血管腔内血流为无信号或较低信号。在 SE 序列亦可进行单层面多时相位法成像,即在同一扫描层面位置上,进行多次成像,通过调整 R 波后的延迟时间,可分别获得收缩末期、舒张末期的时相。

当 TR 时间为 2 倍或 3 倍的 R-R 间期时,即为 T_2WI,可分别进行多层面单回波,多层面多回波及单层面多回波成像。T_2WI 对显示心肌的缺血性病变较为敏感。

2. 快速成像序列

快速成像序列是在 SE 序列基础之上,发展起来的新的扫描序列,能明显缩短扫描时间,并可进行心脏电影(Cine-MR)成像。

(1)小角度激发。用小于 90°的脉冲取代常规 SE 序列中的 90°脉冲,使其纵向磁矩降低并不明显,而横向 Y 轴的磁矩增加幅度较大,激发后磁矩仍大部分保持在纵向,仅需很短时间即可恢复到平衡状态。TR 可短至 20 ms 以下,甚至几个毫秒,所获图像含有较强的 T_2 加权因素,称准 T_2WI,由于磁矩较 90°脉冲小,其信噪比较低,图像质量不如常规 SE 法。

(2)梯度回波(gradient echo,GRE)。利用反转梯度场来取代 180°射频脉冲产生回波信号,可使 TE 缩短至 8~12 ms,甚至更短为 2~3 ms。在 X 轴频率编码方向加双极梯度,首先负向梯度场通过选择层面,使自旋系统去相位,自旋逐渐散开,彼此形成相位差;继之梯度场反转,加一个与负向梯度大小相等,时间相同的正向梯度磁场,使自旋瞬间反向,原先具有较大相位的自旋转为较小,自旋以与去相位相同的速度复相位,此过程产生回波信号,称为梯度回波信号。

(3)心脏 MRI 电影(Cine-MRI)。应用快速成像技术行心脏扫描,将心电图信号记录到计算机中,控制相位编码前进,或将相位编码与心电信号进行整合,使一个心动周期内获取数十幅图像,将其以电影方式连续显示即为心脏 MRI 电影。此法进一步提高了 MRI 的时间分辨率。估价心功能的精确度提高,并能进行血流动态分析,使心腔和室壁厚度的测量更准确。

快速成像图像与 SE 法不同,心脏和大血管内正常流速和层流的血液信号呈白色高信号,而静止的心壁或血管壁呈中低信号,二者之间形成强烈对比。

快速扫描技术在心血管疾病的诊断中主要用于心室功能测定；心脏瓣膜狭窄和关闭不全的定性和半定量分析；显示先天性心脏病左右之间异常分流；主动脉夹层和假性动脉瘤的破口；判断室壁瘤壁的反向运动等，快速成像与 SE 技术结合应用，提高了 MRI 检查的准确性，能提供更多的诊断信息。

（4）MRA 在心血管中应用。磁共振血管造影（magnetic resonance angiography，MRA）是利用血流本身的特点进行成像，它不同于传统 X 线血管造影，不是血管腔本身成像。MRA 现已广泛应用于临床诊断中，其主要方法有 2 种。

时间飞跃法（time-of-flight，TOF）。应用快速扫描 GRE 技术，选取适宜的激发角，可产生血流的增强。由于脉冲间隔时间很短，扫描层面内静止组织反复被激发，纵向磁矩不能充分弛豫而处于饱和状态，信号很弱，呈灰黑色；血管内血液流动，采集 MR 信号时，如果血流速度足够快，成像容积内激发的饱和自旋质子流入扫描层面内，纵向磁矩大，发出强信号呈白色，于是血管内外信号差别很大，使血管显影。

按采集的方式不同，TOF 法又分为 2 D TOF MRA 和 3 D TOF MRA。2 D TOF MRA 对缓慢或中等流速的血流敏感，用于评价静脉和严重狭窄的动脉效果好；3 D TOF MRA 对快速血流敏感，可用作病变的初步筛选。

相位对比法（phase contrast，PC）：应用快速扫描 GRE 技术和双极流动编码梯度脉冲，对成像层面内质子加一个先负后正、大小相等、方向相反的脉冲，静止组织的横向磁矩亦对应出现一个先负后正、大小相等、方向相反，对称性的相位改变，将正负相位叠加，总的相位差为零，故静止组织呈低或无信号；而血管内的血液由于流动，正负方向上相反的相位改变不同，叠加以后总的相位差大于零。其相位差与血流速度成正比，故血流呈亮白色高信号，使血流与静止组织间产生良好的对比。PC MRA 对极慢血流敏感，可区分血管闭塞和极慢血流，亦分为 2 D MRA 和 3 D MRA 两种形式。

MRA 能显示出直径 2~3 mm 的小动脉瘤、血管畸形、中等动脉的狭窄及闭塞或夹层，故在心血管系统 MRI 诊断中选用 MRA 技术进一步检查，以弥补 MRI 的不足。

二、扫描层面选择

由于心脏长、短轴与人体正交轴线间不存在平行或垂直关系，加之室间隔向左前下倾斜，使心脏无法在人体三种正交切面上显示其心室长、短轴像。因此，在心脏大血管的 MRI 检查中，必须选择多种方向切层，目前常用如下几种方向切面扫描。

1. 人体横切面

人体横切面扫描是心脏 MRI 扫描最基本和必不可少的切层方法。由于切层方向与体轴一致，有利于判断心脏、大血管的相对位置及其解剖结构关系。

2. 人体冠状面扫描

人体冠状面扫描也是心脏 MRI 扫描的基本切面，有利于整体观察心脏的位置、结构及其与内脏结构的关系（如：与左、右支气管的关系，与肝脏及下腔静脉的关系）。

3. 人体矢状面切层

此切层与心脏长、短轴既不平行，也不垂直，切面上所显示的室壁与心内结构不是标准的解剖断面形态，且不同类型的心脏矢状切面所显示的形态各不相同，因此，该切面只根据具体情况选用。

4.平行室间隔心室长轴像(long axis image of ventricle for parallel the ventricular septum)

以横断面为定位像,旋轴梯度场方向,使扫描线与室间隔相平行,相当于心血管造影的右前斜位,有利于显示左室长轴及其流出道、流入道。

5.垂直室间隔心室短轴像(short axis image of ventricle for perpendicular to the ventricular septum)

以横断面为定位像,旋转梯度场方向,使扫描线与室间隔相垂直,相当于心血管造影的左前斜位,该切面能显示升主动脉、主动脉弓、降主动脉的全貌。

6.垂直室间隔左室长轴像(long axis image of left ventricle)

选取平行室间隔心室长轴像中左室最大切面一层为定位像,旋转梯度场方向,使扫描面与心尖和主动脉根部的连线相平行。该切面与超声心动图中的心尖四腔心切面类似,如加大角度,又可获得心脏五腔心切面,为显示四个心腔及心内结构的最佳切面。

7.平行房室沟平面、垂直心室长轴之心室短轴切面

以平行室间隔、左室长轴相为定位像,使扫描切面与左室长轴线相垂直,即可获得左室短轴像,该切面是测量心脏功能常用切面,在同一部位分别获取收缩末期和舒张末期时相图,计算其心室腔体积的变化、射血分数、室壁增厚率等。

第二节 冠状动脉粥样硬化性心脏病

冠状动脉粥样硬化性心脏病(coronary atherosclerosis heart disease),简称冠心病(coronary heart disease,CHD),是由于冠状动脉血管内膜产生粥样硬化性斑块,导致所支配区域心肌供血不足,引起心肌细胞因缺血、缺氧所致变性、坏死,晚期坏死心肌瘢痕形成及纤维化,在心腔内压力作用下形成室壁瘤。本病多见于40岁以后的中老年人,男性明显多于女性。冠心病在临床上共分六种类型:①隐匿型或无症状型;②心绞痛;③心肌梗死;④心律失常;⑤猝死;⑥心力衰竭。目前MRI对冠心病检查最有效的诊断是心肌梗死,本节重点介绍急性心肌梗死、陈旧性心肌梗死及室壁瘤形成的MRI诊断。

一、急性心肌梗死(acute myocardial infarction,AMI)

(一)概述

急性心肌梗死是由于冠状动脉粥样硬化伴有斑块出血、血栓形成或冠状动脉痉挛等原因,所致管腔急性闭塞,冠脉血流中断,引起持续而严重的急性缺血,最终导致局部心肌缺血、坏死。形态学上分三种类型:①透壁性心肌梗死,病变累及心室壁全层,此型最常见。②灶性心肌梗死,梗死灶小,可单发或多发,临床生前难以发现。③心内膜下心肌梗死,病灶位于心壁内层1/2以内。

(二)病理改变

发生急性心肌梗死患者的冠状动脉绝大多数具有弥散性广泛的粥样硬化病变,使管腔明

显狭窄,其横切面面积减少75%以上,完全闭塞的管腔内半数以上有血栓形成。由冠状动脉痉挛引起管腔闭塞者,个别患者可无粥样硬化病变。冠状动脉闭塞后20~30 min,其供血部位的心肌即有少数坏死,1~12 h间绝大部分心肌呈凝固性坏死,心肌间质则充血、水肿,伴有多量炎症细胞浸润。此后,坏死的心肌纤维逐渐溶解,形成肌溶灶,随后渐有肉芽组织形成。

(三)临床表现

发生急性心肌梗死者,主要表现为胸骨后突发性压榨样闷痛或紧缩、撕裂样疼痛,可放射至左肩、左上肢前内侧直至无名指,常伴有烦躁不安,出冷汗,有窒息或濒死感。疼痛剧烈而持久,休息或舌下含硝酸甘油不能缓解。约25%患者并发心力衰竭。常在起病后数小时至数天内发生,表现为阵发性呼吸困难,心率加快,两肺出现干、湿啰音及广泛哮鸣音,严重者出现肺及(或)右心衰竭。5%~15%患者合并心源性休克。发病后24 h内常发生致命性室性心动过速、室性期间收缩或室颤等心律失常。

(四)MRI表现

(1)梗死部心肌信号强度异常,在T_2WI表现为局部异常高信号。

(2)梗死部位的心室壁变薄,判断标准为同一扫描层面梗死区室壁厚度小于或等于其他正常室壁厚度的65%。

(3)梗死室壁出现节段性运动减弱,邻近部心室腔内血流因速度减慢而使信号强度增高,表现在T_1WI上呈高信号。

(4)注射Gd-DTPA后增强扫描,在T_1WI见梗死心肌明显强化,其强化形式可有:①均匀增强。②心内膜下增强。③不均匀增强。④环状增强。

(五)诊断要点

(1)临床上有典型的急性心肌梗死发病症状、体征。

(2)MRI平扫T_2WI见梗死区心肌MRI信号增高,T_1WI上显示梗死心肌室壁变薄。

(3)增强扫描见梗死心肌有明显的异常强化。

(六)鉴别诊断

当患者有急性心肌梗死的临床表现及心电表现时,MRI诊断急性心肌梗死不难。MRI诊断急性心肌梗死的主要目的是明确梗死的部位、范围以及是否为可逆性心肌梗死。可逆性心肌损害时,Gd-DTPA增强扫描往往不出现明显强化,而当心肌呈现明显强化时常提示为不可逆性心肌损害。

梗死区局部心肌呈高信号,而心腔内局部血流因流动缓慢亦产生高信号,两者间界限不清,此时可在同一层面采集不同时相(舒张期、收缩期)加以区别,血流信号在不同时相会有形态变化。另外,血流缓慢造成的高信号还应与局部血栓形成相鉴别。血栓在T_1WI上信号强度较高,在多回波成像中,随回波数增加,血栓的信号亦增加,而血流的信号随之减弱。

二、陈旧性心肌梗死(old myocardial infarction,OMI)

(一)概述

心肌梗死发病6周以后,坏死的心肌逐渐由纤维组织修复替代,形成瘢痕而逐渐愈合,称为陈旧性心肌梗死。

陈旧性心肌梗死的局部室壁明显变薄,体积缩小,有时可并发钙化,局部室壁的运动幅度明显下降,导致心脏的射血分数降低。

（二）MRI 表现

（1）梗死的室壁节段性变薄，比急性期变薄更明显，以收缩期图像显示最明显。

（2）局部心室壁 MRI 信号减弱，以在 T_2WI 上显示明显。

（3）室壁运动异常，表现为局部运动减弱，采用 SE 序列时应在同一层面分别获得收缩末期、舒张末期图像进行比较，亦可用 GRE 序列、Cine-MRI 上动态观察局部室壁的运动情况。

（4）陈旧性心肌梗死部位的心腔内侧常可见附壁血栓形成。在 T_1WI 呈中等信号强度，而在 T_2WI 上表现比心肌信号略高。

（三）诊断要点

（1）有急性心肌梗死的发病史。

（2）MRI 可见局部心肌变薄、MRI 信号减弱。

（3）病变部心室壁运动减弱。

第三十三章　腹部核磁共振检查

第一节　检查方法和正常影像

一、检查方法

患者取仰卧位,做肝胆胰扫描中心对剑突,检查前勿进食,以防掩盖病变。腹部的 MRI 检查一般选用体部线圈,必要时对病变区使用表面线圈,以获得清晰的图像。横轴位扫描为腹部各脏器检查的基本方法,根据病情诊断需要选用矢状、冠状及斜位扫描。扫描序列及参数依所选用的机型和软件而异,但无论何种机型和软件,均必须做相同层面的 T_1 和 T_2 加权像。腹部参与呼吸运动,为了减少腹部运动产生伪影,常用压迫法限制腹部运动,亦可选用预饱和技术和屏气扫描方法。腹主动脉内流速很快的血流也会产生伪影,应使用流动补偿,使流动的血流不产生 MR 信号,消除其伪影。在可能的情况下,通过改变相位编码方向,使伪影不致重叠到病变区影像上,胃肠蠕动伪影尚无理想解决办法。Gd-DTPA 增强 MRI 扫描视诊断需要而定,通常应在注射造影剂后 $10\sim12$ min 之内完成扫描,而且只做 T_1 加权多方位扫描。肝脏动态增强扫描可在注药后 2 min、5 min、8 min、10 min、12 min 屏气状态扫描,几次扫描参数相同,高档 MR 机可选用动态扫描序列。胰腺需做 5 mm 薄层扫描,无间距。胆道 MRI 检查方法与肝、胰基本相似。磁共振胆胰管成像(magnetic resonance cholangiopancreatography,MRCP)为胆胰系疾病的影像学诊断开辟了一条新的途径,其基本原理是利用体内的液体作为天然对比剂,在重度 T_2 加权序列的 MR 图像上,静态或缓慢流动的液体(胆胰液)呈高信号,而实质脏器或快速流动的血液呈低或无信号,白色的高信号的液体在黑色低信号背景的衬托下显示清晰。MRCP 检查以常规横断面图像定位,做冠状面 TSE 序列的连续多层面重 T_2 加权扫描,原始图像以冠状面最大强度投影法(MP)进行三维重建,MRCP 具有无创性,检查安全简便,不需对比剂和 X 线照射、图像类似于直接胆胰管造影片,并可多方位旋转多角度观察等诸多优势。

二、正常 MRI 影像表现

大部分腹部组织器官的磁共振信号强度呈中等强度,在周围脂肪组织的高信号强度对比下,易于观察。肝脏的信号强度在 T_1WI 上较脾高,而在 T_2WI 上低于脾脏,肝叶和肝段由肝静脉和含有脂肪组织的叶间裂分开,门静脉大部分检查为信号流空影像。胰腺主要在横切位上,其信号强度呈黑白相间的稍高于肝脏的中等信号强度。胆囊显示为肝右下窝中的囊性结构,在 T_1WI 上呈低信号,T_2WI 上信号强度明显增高。部分胆汁内含有高浓度胆固醇物质,在 T_1WI 上呈较高信号强度。肝内胆管在 MRI 检查时不显影,肝外胆管及胆囊管仅见于少部分患者。胆总管见于门静脉前,呈环状影。

第二节　肝硬化

一、概述

肝硬化是以广泛结缔组织增生为特征的一类慢性肝病,病因复杂,如肝炎、酒精和药物中毒、淤胆淤血等,国内以乙肝为主要病因。

肝细胞大量坏死,正常肝组织代偿性增生形成许多再生结节,同时伴肝内广泛纤维化致小叶结构紊乱,肝脏收缩,体积缩小。组织学上常见到直径 0.2～2 cm 的再生结节。肝硬化进而引起门脉高压、脾大、门体侧支循环建立以及出现腹腔积液等。

二、临床表现

早期肝功能代偿良好,可无症状,以后逐渐出现一些非特异性症状,如恶心、呕吐、消化不良、乏力、体重下降等;中晚期可出现不同程度肝功能不全表现,如低蛋白血症、黄疸和门静脉高压等。

三、MRI 表现

MRI 检查可以充分反映肝硬化的大体病理形态变化,如肝脏体积缩小或增大,左叶、尾叶增大,各叶之间比例失调,肝裂增宽,肝表面呈结节状、波浪状甚至驼峰样改变。单纯的肝硬化较少发现信号强度的异常,但并发的脂肪变性和肝炎等可形成不均匀的信号,有时硬化结节由于脂变区的三酰甘油增多,在 T_1WI 上出现信号强度升高。无脂肪变性的单纯再生结节,在 T_2WI 表现为低信号,其机制与再生结节中含铁血黄素沉着或纤维间隔有关。肝外改变可见腹腔积液、肝外门静脉系统扩张增粗、脾大等提示门静脉高压征象,门脉与体循环之间的侧支循环 MRI 亦能很好地显示。

四、诊断要点

(1)有引起肝硬化的临床病史,不同程度肝功能异常。
(2)MRI 示肝脏体积缩小,肝各叶比例失调,肝裂增宽,外缘波浪状,有或无信号异常。
(3)脾大、腹腔积液、门静脉系统扩张等。

五、鉴别诊断

需与肝炎、脂肪肝和结节性或弥散性肝癌鉴别。

第三节　原发性肝癌

一、概述

原发性肝癌为我国常见的恶性肿瘤之一,我国恶性肿瘤的发病率,肝癌在男性居第三位,女性居第四位。近年来世界肝癌发病率有上升趋势,每年死于肝癌者全球约 25 万人,我国约 10 万人,为此肝癌研究受到广泛重视。

国内肝癌病理协作组在 Eggel 于 1901 年提出的巨块型、结节型和弥散型三型分类的基础上,结合国内诊治现状,提出下列分类。①块状型:单块状、融合块状或多块状,直径≥5 cm。②结节型:单结节、融合结节或多结节,直径<5 cm。③弥散型:指小的瘤结节弥散分布于全肝,标本外观难与单纯的肝硬化相区别。④小癌型:目前国际上尚无统一诊断标准,中国肝癌病理协作组的标准是:单个癌结节最大直径≤3 cm,多个癌结节数目不超过 2 个,且最大直径总和应≤3 cm。以上分型均可有多发病灶,可能为多中心或主病灶在肝内的转移子灶,在诊断时应予注意。肝癌的细胞类型有肝细胞型、胆管细胞型与混合型,纤维板层样肝癌为肝细胞癌的一种特殊类型。肝癌转移以血行性最常见,淋巴途径其次,主要是肝门区和胰头周围淋巴结,种植性转移少见。我国的肝细胞癌病例 50%～90%合并肝硬化,而 30%～50%肝硬化并发肝癌。

二、临床表现

亚临床期肝癌(Ⅰ期)常无症状和体征,常在定期体检时被发现。中、晚期肝癌(Ⅱ～Ⅲ期)以肝区痛、腹胀、腹块、食欲缺乏、消瘦乏力等最常见,其次可有发热、腹泻、黄疸、腹腔积液和出血等表现。可并发肝癌结节破裂出血、消化道出血和肝性脑病等。70%～90%的肝癌 AFP 阳性。

三、MRI 表现

磁共振检查见肝内肿瘤,于 T_1WI 表现为低信号,T_2WI 为高信号,肝癌的瘤块内可有囊变、坏死、出血、脂肪变性和纤维间隔等改变而致肝癌信号强度不均匀,表现为 T_1WI 的低信号中可混杂有不同强度的高信号,而 T_2WI 的高信号中可混杂有不同强度的低信号。有时肿瘤有包膜存在,表现为低于肿瘤及正常肝组织的低信号影,在 T_1WI 上显示清楚。肿瘤周围于 T_2WI 上可见高信号水肿区。肿瘤还可压迫、推移邻近的血管,肝癌累及血管者约 30%,表现为门静脉、肝静脉和下腔静脉瘤栓形成而致正常流动效应消失,瘤栓在 T_1WI 上呈较高信号,而在 T_2WI 上信号较低。静脉瘤栓、假包膜和瘤周水肿为肝癌的 MRI 特征性表现,如出现应高度怀疑为肝癌。

注射 Gd-DTPA 后肝癌实质部分略有异常对比增强。小肝癌 T_1WI 信号略低但均匀,T_2WI 呈中等信号强度,注射 Gd-DTPA 后可见一强化晕。肝癌碘油栓塞化疗术后,由于脂质聚积于肿瘤内,T_1WI 和 T_2WI 均表现为高信号;但栓塞引起的肿瘤坏死、液化,则 T_1WI 为低信号、T_2WI 为高信号。

四、诊断要点

(1)有肝炎或肝硬化病史,AFP 阳性。

(2)MRI 检查见肝内肿瘤,T_1WI 呈低信号,T_2WI 信号不规则增高,可呈高低混杂信号。

(3)可见静脉瘤栓、假包膜和瘤周水肿。

(4)Gd-DTPA 增强扫描肿瘤有轻度异常对比增强。

(5)可见肝硬化门脉高压征象。

五、鉴别诊断

肝细胞癌需与胆管细胞癌、海绵状血管瘤、肝脓肿、肝硬化结节、肝腺瘤等鉴别。

第四节　胆管癌

一、概述

原发性胆管癌约占恶性肿瘤的 1%，多发生于 60 岁以上的老年人，男性略多于女性，约 1/3 的患者合并胆管结石。

病理上多为腺癌。从形态上分为三型：①浸润狭窄型。②巨块型。③壁内息肉样型，少见。据统计 8%～31% 发生在肝内胆管，37%～50% 发生在肝外胆管近段，4%～36% 发生在肝外胆管远段。临床上一般将肝内胆管癌归类于肝癌。肝外胆管近段胆管癌即肝门部胆管癌是指发生在左、右主肝管及汇合成肝总管 2 cm 内的胆管癌。肝外胆管远段胆管癌即中、下段胆管癌是指发生在肝总管 2 cm 以远的胆管癌，包括肝总管和胆总管。

二、临床表现

上腹痛，进行性黄疸，消瘦，可触及肿大的肝和胆囊，肝内胆管癌常并存胆石和胆道感染，所以患者常有胆管结石和胆管炎症状。

三、MRI 表现

胆管癌的 MRI 表现取决于癌的生长部位和方式，但都有不同程度和不同范围的胆管扩张。根据胆管扩张的部位和范围可以推测癌的生长部位是在左肝管、右肝管或肝总管。MRCP 能很好显示肝内外胆管扩张，确定阻塞存在的部位和原因，甚至能显示扩张胆管内的软组织块影，是明确诊断的可靠方法。较大的菜花样癌块 MRI 表现为肝门附近外形不规则、境界不清病变，T_1WI 呈稍低于肝组织信号强度，T_2WI 呈不均匀性高信号，扩张的肝内胆管呈软藤样高信号，门静脉受压移位，可见肝门区淋巴结肿大。肝外围区的肝内小胆管癌的 MRI 表现与肝癌相似。

四、诊断要点

(1)进行性黄疸、消瘦。
(2)MRI 显示肝内胆管扩张，MRCP 显示梗阻部位和原因，即扩张胆管内的软组织肿块。
(3)肿块 T_1WI 呈低于肝组织信号，T_2WI 呈不均匀性高信号，胆总管狭窄或管壁增厚。

五、鉴别诊断

需与胆管系统炎症和结石、原发性肝癌及肝门区转移瘤鉴别。

第五节　胰腺癌

一、概述

胰腺癌是最常见的一种胰腺肿瘤,近年来,其发病率有明显增长趋势,男性多于女性,以 50～70 岁发病率高,早期诊断困难,预后极差。胰腺癌起源于腺管或腺泡,大多数发生在胰头部,约占 2/3,体尾部约占 1/3。大多数癌周边有不同程度的慢性胰腺炎,使胰腺癌的边界不清,只有极少数边界较清楚。部分肿瘤呈多灶分布。胰头癌常累及胆总管下端及十二指肠乳头部引起阻塞性黄疸,胆管及胆囊扩大;胰体癌可侵及肠系膜根部和肠系膜上动、静脉;胰尾癌可侵及脾门、结肠。胰腺癌可经淋巴转移或经血行转移到肝脏及远处器官;还可沿神经鞘转移,侵犯邻近神经如十二指肠胰腺神经、胆管壁神经和腹腔神经丛。

二、临床表现

胰腺癌早期症状不明显,临床确诊较晚。癌发生于胰头者,患者主要以阻塞性黄疸而就诊;发生于胰体、胰尾者,则常以腹痛和腹块来就诊。如患者有下列症状应引起注意:①上腹疼痛。②体重减轻。③消化不良和脂肪泻。④黄疸。⑤糖尿病。⑥门静脉高压。

三、MRI 表现

MRI 诊断胰腺癌主要依靠它所显示的肿瘤占位效应引起的胰腺形态学改变,与邻近部位相比,局部有不相称性肿大。肿块形状不规则,边缘清楚或模糊。胰腺癌的 T_1 和 T_2 弛豫时间一般长于正常胰腺和正常肝组织,但这种弛豫时间上的差别不是每例都造成信号强度上的差别。在 T_1WI 约 60% 表现为低信号,其余表现为等信号;在 T_2WI 约 40% 表现为高信号,其余表现为等或低信号。肿瘤可压迫侵犯周围组织,如肝、肾,以及压迫或包绕胰后的血管组织。肿瘤侵犯胰导管使之阻塞,发生胰导管扩张,扩张胰管内的胰汁在 T_2WI 为高信号。胰头癌阻塞胆总管,引起胆总管扩张。如出现腹膜后淋巴结转移,则可见淋巴结肿大。癌向胰周脂肪组织浸润,显示为中等信号的结节状或条索状结构伸向高信号的脂肪组织,边界可清楚锐利,也可模糊不清。胰周血管受侵犯表现为血管狭窄、移位或闭塞。脾静脉或门静脉闭塞常伴有侧支循环形成,在脾门和胃底附近可见增粗扭曲的条状或团状无信号血管影。肿瘤内部可出现坏死、液化和出血等改变,在 T_2WI 表现为混杂不均的信号,肿瘤性囊腔表现为不规则形的高信号,有时难与囊肿鉴别。

四、诊断要点

(1)有上腹痛、消瘦、黄疸等临床症状。

(2)MRI 检查见胰腺肿块和轮廓改变,肿块 T_1WI 呈低或等信号,T_2WI 呈高信号或低等信号。

(3)胰周血管和脂肪受侵,淋巴结肿大,胰管和肝内胆管扩张。

五、鉴别诊断

胰腺癌需与伴胰腺肿大的慢性胰腺炎、胰腺假性囊肿、胰腺囊腺瘤等鉴别。

第三十四章 腹膜后腔和腹膜腔磁共振成像

一、腹膜后腔和腹膜腔

腹膜腔是体内最大排列最复杂的浆膜,男性是封闭的,而女性在通往输卵管的末端是开放的。腹膜腔是由腹壁的壁层腹膜和遮盖腹部脏器的脏层腹膜包绕成的潜在腔隙,正常含少量浆液。腹膜腔主要功能是为器官间表面提供润滑使所包含的脏器活动和运动不发生障碍,同时也有吸收和免疫功能。然而,腹膜腔、腹膜系带、肠系膜和网膜在疾病过程中时常受累,为腹膜腔和腹膜后腔之间疾病播散提供了通道或成为播散的终点。腹膜后腔是隔室样的间隙,位于腹后壁腹膜外且主要位于腹后壁腹膜后部,包括有些器官系统如胰胆管系统和泌尿生殖系统,病理过程中也常累及。

尽管 CT 比 MRI 有更高的空间分辨率,但 MRI 有更高的对比分辨率,能够多层图像序列采集,各自在描述侵袭腹膜腔或腹膜后腔疾病过程的不同内在特征方面可有重要价值。由于手术需要打开腹膜腔承担形成粘连风险,鉴别疾病部位在腹膜腔内或是腹膜后腔有重要临床意义。

在 MR 上,T_1WI 可用于证实高信号的脂肪或出血、淋巴结肿大和肿瘤侵犯血管。脂肪抑制 T_2WI 可描述淋巴结肿大、囊肿或坏死、积液和含液体组织结构的扩张或梗阻,如胆管系统和胆囊、肠或泌尿生殖系统。CE 延迟 T_1WI 由于可使病变显示更清晰,可迅速对腹部和盆部实性病变进行筛选,因此是一个最有价值的 MRI 采集,并且可描述实性或囊性/坏死病变的性质,腹膜、肠系膜、结肠系膜、网膜、胃肠道和骨有关部位疾病的范围,以及可描述腹部血管栓塞或包绕肿瘤的存在及性质。在 T_1WI 和 T_2WI 正常腹膜腔与腹壁肌肉信号为等信号。本章对各种侵袭腹膜腔和腹膜后腔非实质部分疾病的病理特点和 MR 表现进行回顾。

二、腹膜后肉瘤

软组织肉瘤是罕见的间质性肿瘤,在美国发病率约为 7 000 例/年,占不到成年人恶性肿瘤的 1%。15% 的肉瘤源于腹膜后腔,45% 发生于下肢,15% 发生于上肢,10% 发生于头颈区,而剩余部分发生于腹壁和胸壁。多数腹膜后腔肿瘤为恶性,腹膜后恶性肿瘤 1/3 为肉瘤,发病率每年 1~2 例/1 000 000。腹膜后肉瘤可发生在任何年龄,但多数出现在 50~70 岁阶段,男性比例稍高。多数腹膜后肉瘤为高组织级别,通常体积较大,平均大小为 17 cm。腹膜后肉瘤的最常见的组织学亚类型为脂肪肉瘤(40%),之后为平滑肌肉瘤(30%)。恶性纤维组织细胞瘤(MFH)多见于四肢,腹膜后腔少见,仅占腹膜后肉瘤的 15%。肉瘤很少由先前存在的良性软组织肿瘤发展而来,只有恶性周围神经鞘瘤可能由神经纤维瘤发展而来,几乎所有患者都患有 I 型神经纤维瘤(NF-I)。

腹膜后腔可容纳体积巨大的肿瘤肿块。腹膜后肉瘤产生症状和体征前常已经很大。随后出现症状和体征通常不明确、不特异,导致诊断迟后,预后较差。MR 可明确原发肿瘤范围并可对邻近器官和血管累及进行评价。MR 成像提示疾病不能切除特点,包括广泛血管累及、腹膜种植和疾病远处转移。对于能够切除肿瘤的患者,可免除术前活检。尽管 MRI 是软组织评价的一种极好的检查,但由于各种软组织病变的影像学表现重叠,因此常不能做出具体的组织学诊断。然而,对主要组织学构成及位置的判定可有助于提供明确的组织学诊断。例如,巨大腹膜后肿块内肉眼可见脂肪的出现支持分化良好的脂肪肉瘤诊断,而累及腔静脉则支持平滑肌肉瘤诊断,尤其是当肿瘤内出现囊变或坏死部分更是如此,同样如果巨大腹膜后肿块中含低信号钙化,或出血却无脂肪成分或中央坏死则支持 MFH 诊断。

软组织肉瘤的分级分期对于判定预后以及制订治疗计划和评价治疗非常重要。分级决定了肉瘤的组织学恶性程度。在软组织肉瘤分级上有两个最重要的参数是有丝分裂象数量和坏死程度。低级别肉瘤转移罕见但可局部侵犯,而高级别肉瘤有转移倾向,并且表现有局部侵犯行为。总的来说,组织学检查可预测肿瘤的侵袭性,随访影像检查常是切除的肉瘤是否呈恶性的最终仲裁者。

一般来说,软组织肉瘤的分期是以临床、影像学和组织学资料为基础,并且提供特定时间点上的疾病状态或范围的信息。腹膜后肉瘤根据 GTNM 分类法进行分期。依照 GTNM 系统,G 期是基于肿瘤的级别,T 期则基于病变相对筋膜的大小和深度("a"表示病变全部位于浅筋膜以上,"b"意味着病变侵犯浅筋膜或全部在浅筋膜以下)来分,N 期是基于是否出现区域性淋巴结转移,而 M 期是根据是否出现远处转移。因此,所有腹内肉瘤依据定义都是"b"病变。总的来说,区域性淋巴结肿大在软组织肉瘤中少见,出现频率不足 4%。而且,不足 1/3 患者出现转移。腹膜后肉瘤可切除率为 38%~100%。

化疗对于腹膜后软组织肉瘤无效,辅助性放疗因对邻近腹内组织结构产生毒性而受到限制。因此,尝试完整手术切除是对原发或复发腹膜后肉瘤治疗的首选方案,但由于与腹膜后重要组织结构相邻且解剖部位深,常常会复发,且常侵犯邻近腹膜后组织结构,因此常很难或无法进行。而且同时要对受肿瘤侵犯的邻近器官行附带切除以确保手术边界清晰,但操作经常也很困难。

原发腹膜后肉瘤患者中位生存期为 72 个月。局部疾病复发患者中位生存期为 28 个月,而有转移病变患者中位生存期为 10 个月。完整切除后 5 年生存率在 40%~75%。肿瘤复发、病变不可切除、不能完全切除和高的组织学分级都与生存时间降低显著相关。未完全切除的患者中位生存 18 个月,而完全切除的患者中位生存期为 103 个月。不能切除的患者(即有远处转移、腹膜种植或广泛血管累及者)与未完全切除的患者相比生存期并无显著差异。因此,如果没有任何影像学表现说明疾病不可切除,原发病变或局部复发应该积极尝试手术完全切除。如仅为姑息减轻症状则行不完全切除。总的来说,腹膜后肉瘤整体完整切除,包括邻近受累组织结的切除是决定生存期的最重要独立预后因素。继腹膜后肉瘤完整切除这一因素之后,组织学分级是决定复发和整体生存率的最重要预后因素。根治性切除后分化良好肿瘤 5 年生存率平均为 75%,相对分化较差的为 30%。由腹膜后肉瘤所致的远处转移少见,多是原发肿瘤生长很长一段时间后的高度恶性肿瘤才会发生,发病率约为 25%。以治愈为目的切除远处转移是延长生命的最好方法,对于转移数量有限、长时间没有疾病和肿瘤临床生长缓慢以及已行或正行原发肿瘤完整切除的患者行这种治疗最佳。

(一)脂肪肉瘤

脂肪肉瘤(liposarcoma)是最常见的腹膜后肉瘤(约占 40%),而原发肠系膜和原发腹膜的脂肪肉瘤罕见,多数脂肪肉瘤发生在深部软组织,而脂肪瘤常发生于软组织表面。脂肪肉瘤源于原始间质细胞,而并非源于成熟的脂肪细胞。尽管世界卫生组织(World Health Organization,WHO)将其分成 5 种类型(分化良好型脂肪肉瘤、黏液性脂肪肉瘤、圆形细胞性脂肪肉瘤、去分化脂肪肉瘤和多形性脂肪肉瘤),但从概念上脂肪肉瘤只分成 3 种亚群。由于组织学上分化良好型亚群经过一段时间可发展为有可能转移的去分化肉瘤,因此分化良好型和去分化脂肪肉瘤可并为一组亚群。另一组亚群由黏液性和圆形细胞型组成,病变范围介于纯黏液性与圆形细胞(低分化黏液性)性脂肪肉瘤之间。第三组亚群表现特点罕见,或其构成形式无法纳入上述分类(多形细胞型或混合型脂肪肉瘤)。

腹膜后脂肪肉瘤平均直径为 20 cm,与局部复发呈正相关,与转移呈负相关。肝和肺两者转移率之和不足 10%。大多数的发病及死亡皆因为局部复发。相比非脂肪肉瘤患者约有 4 倍高的转移风险。与腹膜后其他类型肉瘤患者的情况相反,对无法切除腹膜后脂肪肉瘤患者实施不完全切除或减积术,或可延长生存期,此外还可减轻症状,尤其是对原发疾病无法切除患者效果尤佳。与仅探查或活检相比(中位生存期 4 个月),部分切除(中位生存期 26 个月)是延长生存期的一个独立因素,且有术前症状的患者 75% 术后症状减轻。

1.分化良好型脂肪肉瘤

分化良好型脂肪肉瘤是腹膜后脂肪肉瘤最常见的类型,在 50~70 岁阶段发病率达高峰,男女患病概率均等。分化良好型和去分化型共同占脂肪肉瘤的 35%~40%。在 T_1WI 和 T_2WI,分化良好型脂肪肉瘤通常与皮下脂肪信号相等,在脂肪抑制成像序列信号衰减支持分化良好型脂肪肉瘤超过脂肪瘤的影像学特点包括病变较大(>10 cm)、出现厚壁间隔(>2 mm)、结节区或球形区、病变内非脂肪肿块区和脂肪组成百分比降低(肿块内脂肪<75%)。出现厚壁间隔和相关病变内非脂肪肿块区域时,分化良好型脂肪肉瘤的可能性分别为脂肪瘤的 9 倍和 32 倍。

外生性肾血管平滑肌脂肪瘤很难与分化良好的肾周腹膜后脂肪肉瘤鉴别。血管平滑肌脂肪瘤较为典型的影像学特点包括肾实质缺损(由于肾脏是最常见的原发部位)、内部血管扩张和同侧或对侧肾内脂肪病灶的出现。肾周腹膜后脂肪肉瘤较典型的特点包括肾脏外占位效应,界面光滑,无肾实质缺损,内部无扩张血管且无其他肾脏脂肪性病变。尽管较侵袭性较强的脂肪肉瘤可侵犯肾脏,但这种肉瘤通常不是分化良好型脂肪肉瘤。

分化良好型脂肪肉瘤大部分是非转移性病变,在组织学上是 I 级病变,但在腹膜后局部复发率接近 100%。局部复发时常伴有恶病质和肠梗阻。近 10% 的分化良好的腹膜后脂肪肉瘤一般 7~8 年后可去分化。

2.去分化脂肪肉瘤

去分化脂肪肉瘤与分化良好型脂肪肉瘤发生的年龄组相近,在 70 岁前阶段达高峰,男女发病概率均等。组织学上,病变有分化良好型脂肪肉瘤区,有非脂肪源性(去分化)成分,有高级纤维肉瘤或恶性纤维组织细胞瘤表现。在 MRI 上,去分化型脂肪肉瘤有含脂肪的分化良好型脂肪肉瘤高信号特征区,但有更多低 T_1WI 高 T_2WI 信号非脂肪组织肿块区,肿瘤在 CT 或 MR 上表现为骨化或钙化的患者预后较差。成年人去分化型脂肪肉瘤的生物学行为与高度恶性的多形性肉瘤相似,5 年存活率不足 25%。

3.黏液性脂肪肉瘤

黏液性脂肪肉瘤为腹膜后脂肪肉瘤中第二常见的亚型。与分化良好型脂肪肉瘤不同,黏液性脂肪肉瘤生于较年轻的年龄组中,发病率高峰在 40~50 岁阶段。黏液型预后介于分化良好型和去分化型之间。组织学上看,黏液性脂肪肉瘤由黏多糖的黏液基质和少量成熟脂肪组成。MRI系列特征表现有黏液性脂肪肉瘤内有相关的脂肪内容物、大量的黏液物质、多细胞和多血管以及坏死。在MRI上,典型的黏液性脂肪肉瘤表现T_1WI上信号与低信号液相似,T_2WI上相对肌肉呈极高信号。绝大部分含黏液肿块显示有脂肪灶或低信号间隔。有些富含黏液的脂肪肉瘤在平扫成像上可类似于囊肿或囊性肿块。黏液性间质强化程度不同取决于供血程度,因此图像强化可鉴别肿瘤中的囊肿和黏液成分。黏液组织同时也可在MFH内出现,且无脂肪的情况下,黏液性脂肪肉瘤可表现与其相似。

4.多形性和圆形细胞型脂肪肉瘤

多形性脂肪肉瘤(pleomorphic liposarcoma)是腹膜后脂肪肉瘤中最少见的一种类型。在组织学上,细胞具有明显多形、生长紊乱的特点如巨型怪细胞。多形性脂肪肉瘤和圆形细胞型脂肪肉瘤(round cell liposarcoma)是不均匀非脂肪肿瘤,影像学特征不能与其他恶性软组织肿块相区别。在MRI上,在T_1WI和T_2WI表现不均匀,并且肿瘤内常出现出血和坏死灶。多形性和圆形细胞型具有高度恶性并且有局部复发和转移趋势。

(二)平滑肌肉瘤

平滑肌肉瘤(leiomyosarcoma)是第二常见的腹膜后肉瘤,约占30%。多数平滑肌肉瘤出现在40~60岁阶段,近2/3腹膜后肉瘤发生在女性。各种软组织平滑肌肉瘤中约50%发生在腹膜后腔,使其成为最常见的软组织单发部位。典型的腹膜后平滑肌肉瘤边界清晰,平均直径为16 cm,表现有肿瘤内坏死和出血。邻近器官通常未直接受侵犯时先移位,但邻近腹膜后组织结构却通常经直接受累。2/3腹膜后平滑肌肉瘤相对出现在下腔静脉(IVC)腔外部位,而近1/3有腔内和腔外两部分。平滑肌肉瘤是最常见的静脉腔内肿瘤,且是下腔静脉最常见的原发肿瘤。

影像学表现有腔内和腔外两部分腹膜后肿块提示极有可能为平滑肌肉瘤。纯粹腔静脉内平滑肌肉瘤占5%,女性极为常见(占患者80%~90%),且在年龄较轻患者中出现(平均年龄50岁)。影像学上,纯粹腔内平滑肌肉瘤表现为息肉状或结节状肿块坚实地附着在血管壁。这些肉瘤比完全在血管外的要小,出现瘤内出血和坏死可能性较小,且最常位于膈和肾静脉之间。有腔内部分的平滑肌肉瘤比完全腔外的可能更早产生症状。下腔静脉上段受累患者可产生Budd-Chiari综合征的症状和体征。当有下腔静脉下段受累时,会发生下肢水肿。肿瘤未延伸至肝内下腔静脉或下腔静脉以上可以切除,而肿瘤浸润肝内下腔静脉、肝静脉、右心房和肝内下腔静脉以上常不能切除。

MRI上,平滑肌肉瘤通常在T_1WI呈低至中等信号,在T_2WI呈不均匀中高信号。中心液化性坏死灶(同其他肉瘤相比,在平滑肌肉瘤中更常见并且更广泛)T_1WI上呈低信号,T_2WI上呈高信号。典型出血区在T_1WI表现高信号。较少见的表现有实性非坏死肿块,通常肿瘤较小。平滑肌肉瘤依据其肌纤维成分表现为多种强化,并且通常相对周围骨骼肌强化延迟。腔内轻度血栓和瘤栓可采用T_1WI鉴别。影像学表现支持瘤栓诊断的包括血管管腔扩大和血栓强化。

关于其他腹膜后肉瘤,完全手术切除是腹盆部平滑肌肉瘤的最好的治疗方法,并且是影响患者生存期的最重要因素。然而,40%~75%患者切除后可出现局部复发。腹膜后平滑肌肉瘤预后差,5年存活率仅有约15%。有些患者或因继发肝内下腔静脉、肝静脉或右心房浸润或因疾病转移而不可切除肿瘤,此类患者占40%。可切除的下腔静脉平滑肌肉瘤结果最佳,5年存活率为68%。

(三)恶性纤维组织细胞瘤

恶性纤维组织细胞瘤(MFH)是老年人中最常见的软组织肉瘤,几乎占软组织肉瘤的25%。仅15%发生于腹膜后腔,MHF是继脂肪肉瘤和平滑肌肉瘤之后第三常见的腹膜后肉瘤。多数 MFH 患者出现在50～80岁,近2/3患者为男性。

腹膜后 MFH 表现为巨大多叶的孤立肿块,常伴有出血坏死,有时伴有肿瘤内钙化。最常见的组织学类型是车轮状多形性 MFH。黏液型 MFH 次常见,特点是黏液间质明显和预后较好。

MRI 上,MFH 表现为沿筋膜层在肌纤维之间延伸相对边界清晰的巨大肿块,相对肌肉在 T_1WI 呈低到中等信号,T_2WI 呈不均匀信号升高。肿瘤内无脂肪存在。"果盘"征(bowloffruit sign)是与肿瘤内存在的实性成分、囊变、出血、黏液间质和纤维组织相关的 T_2WI 上低、中高信号混合征。尽管"果盘"征常出现在 MFH 中,但并无特异性,因为在其他肿瘤如滑膜肉瘤和尤文肉瘤(Ewing's sarcoma)也有这种描述,不过后面这些类型极少发生在腹膜后腔。MFH 常发生广泛肿瘤内出血。不过,大多数 MFH 肿块有不出血的实性部分,因此多数肿瘤可与轻度良性血肿相区别。CT 上 20%的 MFH 病变表现有肿瘤内钙化,而在 MRI 上却很难有前瞻性发现。

三、腹膜间皮瘤

间皮瘤(meso the lioma)是一种源于身体浆膜腔内壁的间皮细胞的罕见肿瘤,在美国每年有 300～400 新发病例。间皮瘤累及胸膜内层,较之累及腹膜腔常高出 2～5 倍。与胸膜间皮瘤相比,腹膜间皮瘤一般很少与石棉肺或吸烟有关。由于胸膜间皮瘤常可蔓延到腹膜腔,因此做出腹膜间皮瘤诊断前,必须排除源于胸膜部位的间皮瘤播散的可能。

MRI 上影像学表现通常无特异性,包括腹膜、肠系膜或网膜增厚,形成结节或肿块,网膜饼(常成块状),肿瘤内出血,腹膜弥散性强化、粘连和腹腔积液。由于肿瘤细胞很少黏附于衬在蠕动小肠表面的脏层腹膜,因此肿瘤更多出现在壁层腹膜表面。典型恶性腹膜间皮瘤治疗为采用广泛腹膜切除的细胞减积术。为了缓和减少腹腔积液手术期间和术后进行腹膜内高温化疗,对长期生存有利。患者有 31 个月的中位生存率,56%的 3 年生存率和 36%的 5 年生存率。

四、原发性腹膜癌

原发性腹膜癌(primary peritoneal carcinoma,PPC)是一种少见的恶性肿瘤,最初被认为是卵巢上皮癌患者中 7%其实为原发性腹膜癌,这种腹膜癌是以腹盆癌症转移为特征,卵巢表面可不受累或很少受累。PPC 主要发生于绝经后的白种妇女,峰值年龄在 60～70 岁阶段,与卵巢上皮癌相比发病要晚 10 岁。有遗传性卵巢癌妇女患 PPC 风险升高 10 倍,甚至预防性切除卵巢之后还需随访。关于 PPC 病因有两个理论,肿瘤可能起源于在胚胎性腺迁移过程中遗留在腹膜腔内的卵巢组织残余恶变,PPC 也可能是继发于腹膜间皮内中胚层的 Mullerian 系统(Miillerian system)。

如果出现症状和体征,它们往往无特异性、温和,与卵巢上皮癌患者相似。组织学上,PPC 95%以上患者与乳头状浆液型卵巢上皮癌类似。MRI 上,影像学表现包括腹腔积液,腹膜、肠系膜和网膜结节或肿块,有时为网膜饼,弥散性腹膜结节性增厚且强化。如果卵巢正常,可排除原发卵巢癌诊断。PPC 的手术分期和治疗与卵巢上皮癌相似.

五、腹膜假黏液瘤

腹膜假黏液瘤(pseudomyxoma peritonei)一词或"腹膜的假性黏液瘤"(false mucinous tumor of the peritoneum)传统上是一病理学诊断术语,指任何导致腹膜腔内黏液聚集的良性或恶性病症。不过,腹膜假黏液瘤应当用一个严谨的临床描述词:指患者有黏液性腹腔积液,且腹腔积液源于阑尾原发性黏液腺瘤,该腺瘤有腹膜播散性腺黏蛋白沉积症(DPAM)的病理特点。它与腹膜黏液癌病(PMCA)正相反,后者是源于多个潜在部位中的一个产生的黏液性腺癌。

腹膜假黏液瘤(病理上称 DPAM)是一种罕见疾病,男性发病率为女性 2 倍,峰值年龄在 50～60 岁,每 1 万例腹部切除中发现有约 2 例。腹膜假黏液瘤为临床无痛过程,腹膜病变一段时间后也很少有形态改变。尽管卵巢和胃肠道被认为是潜在原发部位,但组织学和分子遗传学研究表明 DPAM 源于阑尾黏液腺瘤。卵巢黏液瘤种植常与之共存,通常很小且位于表面,可双侧或右侧。

腹膜假黏液瘤始于阑尾腔内就有进行性生长的原发性阑尾黏液性腺瘤,最终使管腔闭塞,导致扩张并最终破裂,经过一段时间后,腺瘤的含黏液上皮细胞播散到腹膜腔,因此,腹膜播散通常发生在淋巴播散或血管播散之前,这样,淋巴结转移和实质性转移也就极为罕见。移动的腹膜表面,如脏层腹膜往往种植很稀疏,而吸收腹膜液体的腹部表面,如大网膜和小网膜和偏侧膈下表面常被肿瘤细胞覆盖。另一个肿瘤重新分布机制是重力,重力作用下自由游动的腹膜内肿瘤细胞往往于聚集在腹膜腔下垂位,包括 Douglas 窝、Morrison 窝(肝肾间隙)、左腹外侧沟和由 Treitz 韧带产生的陷窝。

MRI 上,早期腹膜假黏液瘤可表现为腹膜腔内多腔黏蛋白性腹腔积液和黏液性肿瘤种植,在 T_1WI 上呈中等信号,T_2WI 上呈高信号,相应地缺少一个中心被分隔的管径正常的小肠和肠系膜。网膜饼特点是残存网膜出现小的脂肪剩余区,呈肝脏轮廓的扇形巨大囊性黏液瘤肿块使偏侧膈下表面(主要在右侧)明显增厚。由于阑尾原发性黏液腺瘤很难与腹盆部大量的黏液肿瘤鉴别,因此通常不可能确认。该病无转移性淋巴结肿大和实质性转移。

腹膜假黏液瘤治疗包括腹膜切除和以治愈为目的的术中腹膜内化疗。由于其与结肠直肠腺瘤和腺癌同步或异步发生显著相关,因此阑尾腺瘤患者应该行全结肠评价。总体而言,经治疗的患者 5 年和 10 年存活率分别达 90% 和 68%,中位存活期 112 个月。尽管腹膜假黏液瘤生物学上无侵袭性,不侵犯或转移,但由于具营养功能的腹盆空间被黏液瘤替代,如果不治疗却是致命的。

六、腹膜黏液癌病

腹膜黏液癌病(PMCA),一种最常源于卵巢、阑尾、结肠或小肠的原发性黏液腺癌,它会导致肿瘤向腹膜内播散。与真正的腹膜假黏液瘤(或 DPAM)相反,恶性转移种植可黏附于腹膜表面,包括小肠的脏层腹膜,常与淋巴结累及、实质器官浸润和腹膜腔外远处转移病变有关。

影像学上,应该确定肿瘤原发部位,同时应该找到淋巴结肿大、远处转移性病变以及发现小肠和肠系膜累及程度,因为这些都与患者生存期缩短有关。预示细胞减积术不完全的最可靠。影像表现是在空肠邻近回肠的小肠和肠系膜上肿瘤>5 cm 和小肠部分梗阻。黏液性腹膜癌病经治疗患者 5 年和 10 年存活率分别为 50% 和 21%,中位存活时间 46 个月。

七、腹腔内促结缔组织增生性小圆细胞瘤

腹腔内促结缔组织增生性小圆细胞瘤（DSRCT）是一种罕见的侵袭性恶性肿瘤，这种肿瘤的确切本质和细胞来源仍未确定，但一些学者认为是源于间皮细胞或间皮下细胞。多数DSRCT患者在 10～40 岁阶段，男性患病率为女性的 5 倍。

MRI 上，最具有特征性的影像学表现是在腹膜内、网膜、肠系膜或膀胱周围无原发器官部位的多发浸润性软组织肿块。在 T_1WI 和 T_2WI 上 DSRCT 病变表现相对特异但敏感度低的低信号肿块特点，表现极小强化，符合小细胞致密的细胞结构和促结缔组织增生间质的组织学表现。

一般每个患者出现 4～5 个肿块（为 1～17 个），每个软组织肿块一般直径为 5 cm（2～12 cm），影像检查时，1/2 患者出现腹腔积液和远处转移。典型的 DSRCT 患者的治疗由多种方法途径组成，包括有创性手术切除，联合化疗和外部放疗。由于疾病的浸润程度，肿瘤常不可能完全切除。

DSRCT 预后极差，中位生存期为 17～32 个月。

八、原发腹膜后性腺外生殖细胞瘤

原发腹膜后性腺外生殖细胞瘤（EGCT）占所有生殖细胞瘤的 1％～3％，最常发生于纵隔，腹膜后腔稍少见。原发 EGCT 男性比女性更常发生，峰值年龄在 30～50 岁，比原发睾丸生殖细胞瘤患者年龄组稍大。原发腹膜后 EGCT 据推测是源于未正常移行的生殖脊原始中线生殖细胞残余。另一个病因是原发性 EGCT 与隐匿性性腺生殖细胞瘤（原位癌或"燃尽"肿瘤）同步或异步发生有关。

由于大多数腹膜后生殖细胞瘤是来自原发性睾丸细胞瘤的转移，男性患者应该仔细进行临床和影像学评价以排除有原发性睾丸细胞瘤共存。总的来说，精原细胞瘤（占 EGCT 的15％）通常为分叶状均匀肿块，而混合型和非精原细胞瘤则表现不均匀，伴有实性区和囊性区、坏死和出血。精原细胞型 EGCT 与肿瘤标志物升高无关，而大多数非精原细胞型 EGCT 与血清 α-甲胎蛋白（与卵黄囊瘤或胚胎性癌成分相关）或人绒毛膜促性腺激素（humanc horionic gonadotropin，hCG）（与绒毛膜癌成分相关）水平升高有关。一系列肿瘤标志物水平与临床进程和疗效有关，高水平与生存率有关。

MR 上，原发腹膜后 EGCT 典型表现为腹膜后中线处 T_1WI 中低信号、T_2WI 中高信号的巨大（一般 7～8 cm）肿块，有时在 T_2WI 有中心高信号区。精原细胞型 EGCT 一般信号较为均匀，而混合型和非精原细胞型 EGCT 由于有囊性坏死或出血一般信号较为不均。腹膜后肿块位于中线位置最有助于提示此诊断，而原发性睾丸细胞瘤所致的腹膜后转移性淋巴结肿大往往位于外侧和旁正中位置。原发腹膜后 EGCT 治疗和预后与伴有腹膜后转移的原发性睾丸细胞瘤相似。

九、类癌

类癌（carcinoid tumor）是一种缓慢生长的神经内分泌肿瘤，来源于内分泌胺前体摄取和脱羧作用（APUD）细胞，占所有胃肠道肿瘤的 2％。大多数类癌（75％～85％）发生在胃肠道，有 10％～20％发生于肺（支气管类癌），余下发生在其他器官。阑尾是胃肠道类癌最常见部位（达 40％），小肠是次常见部位（达 20％，大多在回肠），而直肠是第三最常见部位（约 13％）。

类癌是继腺癌之后第二常见的小肠恶性肿瘤（30%），1/3 多发。虽然不是肠系膜原发恶性肿瘤，但类癌最初腹部影像学表现常为肠系膜淋巴结转移，因此在本章论述。类癌出现的一般年龄在 40～60 岁，男女发生均等。与其他胃肠道类癌出现的峰值年龄在 40 岁开始不同，阑尾类癌出现在较年轻患者群体中，发生在女性为男性的 2 倍，通常在切除阑尾时偶然诊断。然而，空回肠类癌通常在晚期出现肝转移，且表现与其他胃肠道类癌不同。

局限性腹部类癌的症状和体征出现时无特异性。类癌综合征是类癌的较特异性表现，近 10% 患者出现肿瘤代谢产物蔓延到肝脏外。类癌综合征是由肿瘤细胞产生分泌各种激素物质主要是 5-羟色胺在高于门静脉循环水平进入体静脉循环所致。患者可有水样泻、面部阵发性潮红、哮喘样喘鸣或右心衰竭（"类癌性心脏"）。1/3 或 2/3 有类癌综合征患者发生类癌性心脏病，有约 50% 的病死率。导致衰竭的心脏解剖结构改变包括：心内膜纤维弹性组织增生伴瓣膜狭窄或三尖瓣反流转移性病变常是最初表现，在一些系列研究中达 90%，特别是空回肠和直肠类癌。类癌转移最常见部位是淋巴结、肝脏和肺。由类癌所致继发肠系膜受累常见，其发生约占患者的 2/3，几乎都是因为原发小肠类癌转移超过了 Treitz 韧带所致。原发肿瘤大小是判定转移病变风险最可靠的决定因素。例如，<1 cm 类癌不足 10% 与恶性淋巴结肿大或肝转移有关，而 >2 cm 类癌 80% 以上与转移性病变有关。

MRI 上，胃肠道类癌表现为边界清晰的结节性肿块或为区域性的相对均匀一致的肠壁增厚。边界清晰结节性肿块这一类型于 T_1WI 上为均匀中等信号，T_2WI 上为中等到高信号，在 CE T_1WI 早期明显强化，而区域性肠管壁增厚这一类型在 T_1WI 和 T_2WI 两者均为中等信号，且表现显著均匀强化。两种类型都很难发现，但两种情况下脂肪抑制 CE 延迟 T_1WI 可表现适当强化，可能是因为巨大的细胞间隙。可能更为常见的情况是 MRI 检查并未发现原发肿瘤，而只是发现肠系膜结节或肝脏转移病变。在一组 52 例肠类癌患者 CT 检查中，未显示散在原发肿瘤，仅 9 例呈非特异性小肠增厚。

肠系膜转移表现为星状软组织肿块，在 T_1WI 和 T_2WI 呈中等信号，在 CE 延迟 T_1WI 中等显著强化。在 CT 上钙化出现达 70%，在 MRI 很难显示，即使有所显示，那么在 T_1WI 和 T_2WI 也表现为极低信号的病灶。细的线形毛刺以星状或轮辐状结构伸入周围的肠系膜，在 T_1WI 和 T_2WI 为低信号。这些毛刺与肠系膜收缩同样具有特征性。线形软组织表示结缔组织对类癌分泌的激素活性物质（尤其是 5-羟色胺）的激素作用做出的增生反应。腹膜转移在 T_1WI 为中等信号，在 T_2WI 为中等到高信号，在 CET_1WI 早期中等显著强化。肝脏转移同样通常多血供，常在 CET_1WI 动脉期显著强化，肝脏转移性病变典型 T_2WI 信号表现与脾脏的转移性病变相似。肠系膜和腹膜转移在脂肪抑制 CE 延迟 T_1WI 显示最佳。

类癌的治疗在于阻止肿瘤生长和控制症状。对原发类癌和可切除转移性病变的患者手术切除是最好的治疗方法。如果在诊断时出现肝转移，原发肿瘤仍要切除以免出现肠梗阻、出血和穿孔等并发症。如果有弥散性肝脏受累和严重的类癌综合征复合症状时，肝动脉化疗栓塞可用于减轻症状。奥曲肽和生长抑素类似物可减轻类癌综合征症状，但未证实其能显著延长生存期以及使肿瘤缩小

在没有疾病转移情况下，局限性类癌完整切除使 5 年生存率达到 90% 以上。然而，诊断时病变不可切除或有肝脏转移患者 5 年生存率为 30%，如果诊断时出现类癌综合征 5 年生存率为 21%。由于转移倾向很低，阑尾（86%）和直肠（72%）类癌 5 年生存率极好，而空回肠（55%）类癌预后相对较差。

十、腹部副神经节瘤

副神经节瘤(paraganglioma)有时称为肾上腺外副神经节瘤,是一种罕见的神经源性肿瘤,源自沿主动脉轴线对称分布的特定神经鞘细胞,称作副神经节,与腹部、盆部、胸部和颈部交感神经链密切相关。副神经节最大的集聚体包括在肠系膜下动脉处覆盖在主动脉上的一双主动脉旁体(organs of zuckerkandl),其生理作用尚未明确。副神经节在早期婴儿期间十分明显,12～18 个月时显著退化。10%～20%副神经节瘤位于肾外,大多数肾外副神经节瘤源于腹膜后腔的主动脉旁体,仅有少数发生在沿主动脉或主动脉血管分支的其他部位。

副神经节瘤患者常出现在 30～50 岁,男女发病率相等,不过有时也发生在更年轻的患者。偶尔副神经节瘤可存在多中心,特别是有副神经节瘤家族史时,或者可与其他肿瘤有关,如作为 Gamey 综合征一部分的胃部恶性胃肠道间质瘤(GIST)和肺软骨瘤。达 40%肾外副神经节瘤为恶性(而嗜铬细胞瘤为 10%),表现为有肠系膜播散或局部侵袭行为。近 10%患者有转移。根据组织学表现不能断定副神经节瘤的潜在恶性和生物学行为。副神经节瘤可通过血行或淋巴播散,转移性病变最常见部位为淋巴结、骨、肺和肝脏。

依据是否分泌儿茶酚胺可判断副神经节瘤有无功能性。肾上腺外腹部无功能性副神经节瘤表现为非特异性症状和体征,在术前很少明确诊断。然而,肾上腺外功能性副神经节瘤25%～60%患者产生症状和体征与嗜铬细胞瘤相似,包括慢性或间歇性高血压、头痛和心悸。在患者中,检测出尿中儿茶酚胺升高可建立术前早期诊断。

然而,肿瘤功能活性和恶性程度之间相关性差。在 MRI 上,副神经节瘤信号和强化特点与嗜铬细胞瘤相似,总的来说,肿块在 T_1WI 呈中低等信号,在 T_2WI 呈偏高信号,常是由于瘤内坏死或出血灶而不均匀,与大体病理表明相同。门脉期和延迟期出现进行性强化;动脉期强化表现多样。功能性副神经节瘤比无功能性副神经节瘤小(平均大小分别为 7 cm 和 12 cm)。

尽管恶性副神经节瘤通常较大、坏死和边缘欠清,这些特点同样可出现在良性副神经节瘤。而且,信号特点和不均匀程度也不能鉴别副神经节瘤的良恶性。正因如此,仅有出现转移性病变才是确定恶性的影像学标准。对于腹部肾外副神经节瘤完整手术切除是治疗的选择,辅助治疗包括放疗、[131]碘-间碘苄胍(^{131}I-MIBG)和化疗可使症状减轻,也可行局部转移病变手术切除,尤其是对孤立病变。如果临床上疑似腹部副神经节瘤时,术前应该行功能活性评价。患功能性肿瘤患者术前使用 α 受体阻滞药以免在肿瘤手术处理期间发生术中高血压危象。总的来说,患腹部副神经节瘤患者 5 年存活率可达82%。由于很可能随后转移、疾病本身病史长以及预测恶性行为上组织病理学标准的有限,建议扩大随访。总之,肿瘤的生物学行为是最重要的预后因素。

十一、腹膜后神经节瘤

神经节瘤(ganglioneuroma)是种少见的源于交感神经节的良性神经源性肿瘤,占所有原发腹膜后肿瘤的 1%～2%。神经节瘤的发生是神经母细胞瘤的 3 倍。

神经节瘤发生于女性稍多于男性,比为 1.5:1,最常见 0～50 岁阶段,诊断时平均年龄7 岁。后纵隔和腹膜腔是神经节瘤两个最常见部位(占病变的 80%)。尽管有些神经节瘤来自于成熟的神经母细胞瘤和成神经节细胞瘤,但大部分为原发。多数神经节瘤患者无症状。不然,腹痛和可触及的腹部肿块是最常见的症状和体征。多数患者尿中儿茶酚胺水平正常。有些有激素活性的神经节瘤产生儿茶酚胺,患者有与副神经节瘤和类癌相似的症状和体征。

有些肿瘤同时也可分泌促雄性激素导致男性化。

神经节瘤是种边界清晰有包膜的良性肿瘤,由成熟神经鞘细胞、散在成熟的神经节细胞和数量不一的黏液间质和胶原组成。影像学上,腹膜后神经节瘤为界限清晰的纵向肿块,形态呈分叶形或椭圆形。神经节瘤通常并不导致骨质改变,仅有很少延伸至神经孔。神经节瘤平均大小为 8 cm。可出现血管部分或完全包绕,不累及管腔。

神经节瘤普遍在 T_1WI 为低信号,在 T_2WI 为中等至高信号,如果存在出血成分 T_1WI 可表现为混杂中等至高信号,受黏液间质与细胞成分和胶原纤维比例影响。如果细胞成分和胶原纤维相对黏液间质丰富时 T_2 呈中等信号,而肿瘤内有大量黏液间质伴有相对少量的细胞成分和胶原纤维时 T_2 表现高信号。偶尔,继发于神经节细胞和胶原族交织在 T_1WI 和 T_2WI 可出现漩涡样外观。与神经鞘瘤不同,神经节瘤不出现囊变。CT 上半数肿瘤表现有钙化,通常呈散在斑点状,与神经母细胞瘤钙化形态不定且粗糙不同,且显影时在 T_1WI 和 T_2WI 表现为低信号灶。神经节瘤显示渐行性强化。由于神经节瘤的影像学特点与成神经节细胞瘤和神经母细胞瘤重叠,因此在 MRI 上不可能鉴别,除非出现转移性病变。

总的来说,腹膜后神经节瘤的治疗为如有可能则行完整切除手术,特别是患者由于肿瘤尺寸巨大或分泌激素而产生症状,尽管有学者建议采用较保守方法。预后极好,手术切除后复发罕见,但建议切除后定期影像学监测。

十二、腹部神经鞘瘤

神经鞘瘤(schwannoma)是周围神经神经鞘的良性肿瘤,占所有腹膜后肿瘤的 4%,且仅有很少位于网膜和肠系膜。神经鞘瘤最常位于头颈部和四肢屈肌表面。神经鞘瘤最常发生在 20~60 岁阶段,通常单发,发生在女性常是男性的 2 倍。多数患神经鞘瘤个体无症状,为生长缓慢、无痛性软组织肿块。神经鞘瘤通常直径<5 cm,但腹膜后神经鞘瘤在出现时可较大。

总体而言,神经鞘瘤为孤立的梭形肿块,自被纤维外鞘包绕相对母体神经处于离心位置的神鞘细胞。组织学上,神经鞘瘤的成分为有序致密的梭形细胞(AntoniA 区)以及较有序的含细胞较少的松散的黏液(AntoniB 区)。越大的腹膜后神经鞘瘤越可能要经历变性改变,包括囊变(达 2/3)钙化、出血和玻璃样变。在 MRI 上,神经鞘瘤为边缘锐利的梭形、圆形或椭圆形肿块,一般来说在 T_1WI 为中低信号,在 T_2WI 为高信号,实性部分强化。在 T_1WI 和 T_2WI 上可能显示有低信号包膜。神经鞘瘤比神经纤维瘤不均匀信号更为常见,归因于伴随出血出现 AntoniA 和 AntoniB 区混合(通常在 T_1WI 呈高信号)、囊变(在 T_2WI 呈极高信号,无强化)或钙化(T_2WI 呈极低信号,常很难进行前瞻性描述)。黏液性部分在 T_2WI 呈高信号,并表现多种强化。神经鞘瘤和神经纤维瘤两者均可在 T_2WI 出现靶征,中央区为中低信号纤维组织,周边被高信号黏液组织包绕。当发现神经鞘瘤的母体神经时,神经鞘瘤往往相对神经处于离心位置。神经鞘瘤当其较大或有症状时,尤其需要实施手术切除或摘除;因为神经鞘瘤一般与其下的神经纤维可以分离开,所以手术切除时无须切除周围神经。

十三、腹部神经纤维瘤

神经纤维瘤(neurofibroma)是种周围神经鞘的良性肿瘤,占所有良性软组织肿瘤的 5%。在 20~50 岁阶段散发,男性更常见。10%神经纤维瘤病Ⅰ型(NF-Ⅰ)患者发生纤维瘤。约有 1/3 患孤立神经纤维瘤患者有 NF-Ⅰ,几乎所有的多发性神经纤维瘤和丛状神经纤维瘤患者都有 NF-Ⅰ。在 NF-Ⅰ型患者中,神经纤维瘤常解剖部位深在(尤其是在腹膜后腔和脊柱旁),

常伴有神经系统症状,但极少累及肠系膜。腹部神经纤维瘤的其他症状和体征并无特异性。散发的神经纤维瘤通常较大且多发。神经纤维瘤可分局部型、丛型和弥散型(最后这种类型典型的出现在 NF-1 型患者皮下组织)出现,很少有向恶性转变。组织学上,神经纤维瘤由神经鞘细胞、厚的胶原族和数量不一的变性黏液组成,成分各异。最具特征性的形式为含波浪状细胞核深染的长形细胞交织成簇。位于神经纤维瘤中心常有纵向的残存神经纤维簇。

MRI 上,神经纤维瘤在 T_1WI 常呈低信号,T_2WI 呈高信号,CE T_1WI 强化。可均匀或不均,具有前文神经鞘瘤部分所述的特征性靶征,或在高信号背景下由线形或曲线形低信号的 Schwann 细胞簇及胶原纤维组成的漩涡样外观。多数神经纤维瘤呈梭形,按特有的神经分布方式呈纵向,其渐细的末端集中于或邻近神经根。如果为多发或丛型,为 NF-Ⅰ 型所特有,可出现无数巨大神经纤维瘤的簇状浸润性肿块,使神经根弥散性增厚并蔓延至多个神经丛,结果出现特征性"虫包样"外观。浸润肠系膜的丛型神经纤维瘤可能与血管包绕和狭窄有关。NF-Ⅰ 的其他影像学表现如脊柱侧凸、硬膜膨大或脊膜膨出也可能出现。神经纤维瘤,特别是丛型、有症状或可疑恶变的神经纤维瘤,可行手术治疗。由于神经纤维瘤与其起源的神经根密切相关,因此手术切除需要切除源发神经。

十四、恶性周围神经鞘瘤

恶性周围神经鞘瘤(MPNST)是来自周围神经的神经鞘,或向周围神经的神经鞘分化的恶性肿瘤,占软组织肉瘤的 5%～10%。NF-Ⅰ 型患者 2%～5% 可发生该肿瘤,通常潜伏期至少 10 年。相反,50%MPNST 患者有 MPNST 继发于暴露辐射之后,潜伏期 15 年以上。多数 MPNST 发生在 20～60 岁阶段,比其他腹膜后肉瘤更早发病。患有 NF-Ⅰ 型患者中 MPNST 通常出现在 20～30 岁。与 NF-Ⅰ 型相关产生的 MPNST 比以散发形式出现的往往有更高的组织学级别、体积更大且更有侵袭性,预后极差。正如其他腹部肉瘤,MPNST 表现有腹部占位的非特异性症状和体征。来自于神经主干的 MPNST 如坐骨神经和骶丛可产生感觉和运动症状,包括放射痛、感觉异常和无力。先前存在的神经纤维瘤突然生长,特别是丛型神经纤维瘤,或引起相关疼痛,尤其是自发不间断疼痛,应该引起临床怀疑 MPNST,尽管良性神经纤维瘤也可生长或引起疼痛。总的来说,与 NF-Ⅰ 型患者肿块相关的疼痛对于 MPNST 发生是最大的风险因素,相对风险率接近达 30 倍。

MRI 上,良性和恶性神经肿瘤由于信号和强化特征重叠,因此不能可靠鉴别。MPNST 一般 >5 cm,可表现为边缘不清提示周围组织浸润,这与水肿有关,可延伸至神经孔,但这些特点同时也可在良性神经肿瘤中出现。在 MPNST 中由于中央坏死所致的不均匀常见,但有囊变的良性肿瘤同样可表现不均匀。MPNST 最重要的影像学表现是肿块迅速增大,特别是与疼痛相关时可能性更大。如其他肉瘤一样腹膜后 MPNST 治疗主要依靠是完整手术切除。如同其他腹部肉瘤一样,影响患者生存期最重要的因素是完整切除的执行情况。局部复发和远处转移性病变是 MPNST 常见并发症。MPNST 患者 5 年总生存率约为 40%,患有 NF-Ⅰ 患者 5 年生存率为 15%。

十五、腹壁和腹内纤维瘤病(硬纤维瘤)

纤维瘤病分为浅表型(筋膜型)或深在型(硬纤维瘤),深在型又分为腹外、腹壁和腹内型(肠系膜、结肠系膜、网膜和腹膜后)。在此讨论腹壁和腹内型硬纤维瘤。

硬纤维瘤(desmoidtumor)是种少见的肿瘤样病变。占所有肿瘤的 0.1% 和纤维性肿瘤的

3.5％。可散发，或与家族性腺瘤样息肉病(FAP)有关。FAP以常染色体显性形式遗传，患有一种表型FAP(称为Gardner综合征)的患者可发展成硬纤维瘤，此外还可发展成结肠多发息肉或结肠癌。在FAP中硬纤维瘤的发病率为3.6％～34％，与一般人群相比FAP患者发病风险约高1 000倍。散发硬纤维瘤发生的男女比为1：(2～5)，而FAP相关性硬纤维瘤的发生概率男女均等。两种硬纤维瘤高发阶段均在30～40岁阶段。以上散发性硬纤维瘤为单发，常出现在腹膜后、盆腔和前腹壁，且通常较大(平均直径14 cm)。相反，相关性硬纤维瘤多发占40％，很可能累及肠系膜(最常见)和腹壁，且一般较小(平均直径5 cm)。硬纤维瘤虽然少见，仍是肠系膜最常见的原发肿瘤。

临床上，腹内硬纤维瘤最常以无症状腹部肿块出现，但有些可产生轻微腹部疼痛。次常见的症状和体征与局部小肠或肠系膜血管侵犯有关，或与输尿管梗阻有关。散发性硬纤维瘤患者80％出现轻度骨质畸形，例如外生性骨疣、内生性骨疣和腹壁纤维瘤病常发生在年轻妊娠妇女，更常见于分娩后第1年期间。直肌和筋膜硬纤维瘤通常不穿过腹中线，而这可能与向腹内延伸有关。腹膜后硬纤维瘤少见，发生占不到患者的20％，常造成输尿管梗阻，具有多种临床表现，且很少能完全切除。肠系膜硬纤维瘤通常有边界不清的漩涡状结构，但有时可呈散在小肿块，后生长为有肠系膜脂肪袋的漩涡状软组织病变。

组织学上，硬纤维瘤由丰富胶原围绕的均匀细长的梭形成纤维细胞组成。细胞组成多样，肿瘤有些部分完全被致密纤维组织代替，有些区域表现间质黏液改变。硬纤维瘤较大时，坏死和囊变罕见。硬纤维瘤表现为无包膜而有浸润性边缘。临床行为和组织学表现之间未发现相关性。

硬纤维瘤真正病因不明。而多数患者为特发，遗传基因异常、损伤(包括手术创伤)和雌性激素是潜在致病因素。约20％腹壁散发硬纤维瘤手术操作后发生，有50％发生在术后4年内。此外，近75％的FAP相关性腹内硬纤维瘤在结肠切除术后一般2～3年时发生。年轻女性腹壁硬纤维瘤生长最为迅速，产后妇女和口服避孕药妇女有发生倾向，绝经和卵巢切除术后可自行消退。

由于硬纤维瘤可有多种不同的细胞构成、纤维变性、血管浸润，因此边界或良好或很差，在MRI上表现有多种信号且强化。然而总的来说，硬纤维瘤有浸润性，MRI上T_1WI和T_2WI大部分常呈中低信号，尽管并不是恶性但也常常表现有侵袭性。偶尔，T_1WI上可显示部分或完全低信号纤维囊，T_1WI和T_2WI上可表现有低信号胶原带。由于有更多细胞、更少成熟纤维的不成熟病变在T_2WI会出现比骨骼肌高的信号，因此T_2WI上高信号的出现并不能排除硬纤维瘤诊断。影像学随访上这些高信号不成熟硬纤维瘤与迅速生长有关。成熟与不成熟硬纤维瘤均有强化趋势。

硬纤维瘤术后复发与原发病变有相似的MRI特点，复发部位常在原发病变边缘。由于一般情况下通过体积的减小和T_2WI大量低信号的增加，反映肿瘤内胶原增加提示治疗有效，因此MRI在评价非手术治疗的效果上有重要价值。

有几项硬纤维瘤的影像学特征提示发病率和病死率升高，预后很差，这些特征包括肠系膜肿块>10 cm、多发肠系膜肿块、广泛小肠累及和双侧肾积水。总的来说，患腹内硬纤维瘤患者平均生存期为5年。FAP相关性腹内硬纤维瘤患者比不相关的结局差得多。腹壁硬纤维瘤患者治愈率达20％，据报道称手术治疗后无病生存期为5～15年。

尽管手术摘除后常局部复发，但手术摘除仍是硬纤维瘤治疗的基础。对于腹壁肿瘤或小的腹内肿瘤在患者能够耐受手术情况下行大范围手术切除最佳,以便达到切除的边缘肿瘤阴性。巨大的腹内硬纤维瘤如果不牺牲重要组织,如肠系膜血管,就不能被完整切除,术中病死率和主要患病率达 60%,复发率达 90%。因此,一般来说,如果没有发生胃肠道或泌尿生殖道梗阻、瘘形成或脓肿形成,腹内巨大硬纤维瘤不建议手术摘除。术后放疗可有助于降低疾病复发的风险。

无细胞毒性药物、有细胞毒性药物和观察都是硬纤维瘤非手术治疗的选择,但仍没有一种普遍有效的治疗方法。有人把无细胞毒性药物,如非甾体抗感染药(NSAID)和抗雌激素类药,如他莫昔芬作为硬纤维瘤治疗的一线药物,尤其是当肿瘤很小、无症状且未能产生肠梗阻时较为有效。不过,鉴于 5%~15%患者可出现自行消退,有时可尝试行候诊观察,尤其当患者患有 FAP 或者患有与肠系膜血管密切相关的病变时,尤为可行。偶尔可使用细胞毒性药物,使有症状的、临床侵犯的、复发的、不能切除的或不敏感的硬纤维瘤在不同程度上有所缓解,而且对于已造成肠道和尿道进行性梗阻而不能手术的硬纤维瘤可达到很好的预期。

十六、腹盆良性非实质性含脂肪类病变

脂肪瘤(lipoma)是一种由成熟脂肪组成的间质性良性肿瘤,是种最常见的间质肿瘤和最常见的腹膜后良性肿瘤。脂肪肿瘤在所有软组织肿瘤手术组中占了 50%。孤立性脂肪瘤通常出现体重增加期间,最常在 40~70 岁阶段,比分化良好的脂肪肉瘤峰值年龄范围明显年轻。脂肪瘤更常发生在肥胖男性。尽管对于较大或有症状的腹部脂肪瘤行手术摘除,但一般不行任何治疗。与脂肪相似,脂肪瘤由成熟脂肪细胞组成,只是细胞稍大、大小和形态稍多样,可出现混合间质成分,最常见为纤维结缔组织。未发现有脂肪瘤经恶性转变为脂肪肉瘤。

MRI 上,与分化良好脂肪肉瘤相比,典型脂肪瘤呈均匀、在所有脉冲序列上等于脂肪信号,这是脂肪瘤影像学上最可靠的特征。而相当多的脂肪瘤影像学表现上有显著非脂肪区域可能与分化良好脂肪肉瘤重叠。1/3 脂肪瘤可显示有非脂肪成分,一般是由于脂肪坏死伴有钙化、纤维化、炎症和黏液样变。边界清晰的薄的包膜与脂肪瘤边缘相邻。脂肪瘤通常比分化良好型脂肪肉瘤小且常大小保持稳定。

十七、原发性腹膜后畸胎瘤

原发性腹膜后畸胎瘤是种罕见病变,占原发腹膜后肿瘤的 5%~10%。主要发生在儿童,成年人不到 20%。成年人畸胎瘤比儿童畸胎瘤更可能恶变(各自分别 20%和 6%),女性患原发性腹膜后畸胎瘤的概率为男性的 2~4 倍。总的来说,畸胎瘤常发现于卵巢、睾丸和前纵隔。多数原发性腹膜后畸胎瘤患者无症状,而有些较大肿瘤可产生非特异性症状。良性畸胎瘤患者 α-甲胎蛋白水平正常,而恶性畸胎瘤可升高。

原发性腹膜后畸胎瘤产生源于未能迁移至正常性腺位置的全能基细胞。总体说来,畸胎瘤可呈囊性或实性,常含成熟组织包括皮肤和皮肤附属物、韧带、骨、牙齿或脂肪。囊性畸胎瘤一般为良性界限清晰病变,含多个实性和囊性区域,还有成熟脂肪、皮脂物或黏液。而实性畸胎瘤常为恶性,除含有成熟成分外还有不成熟胚胎组织。腹膜后畸胎瘤常位于接近肾上极的位置。

MRI 上,畸胎瘤通常为边界清晰、不均匀、实性或多囊性病变,可含有脂肪成分,在所有脉冲序列中与表皮脂肪的信号相同。钙化、骨化和牙齿在 T_1WI 和 T_2WI 显影时表现极低的信号。肿瘤其他部分很少有特异的 MRI 特征。由于即使组织学上良性的病变也可由于持续生

长导致明显发病,因此,如有可能,无论良性或恶性,腹膜后畸胎瘤都要手术切除。

(一)盆腔脂肪增多症

盆腔脂肪增多症(pelvic lipomatosis)是一种罕见疾病,其特点为盆腔直肠和血管周围区域的无包膜脂肪组织过度生长,最终导致下部尿道和直肠乙状结肠受压。非洲人、美洲人患病大约占全部患者的 2/3,峰值年龄在 20～40 岁。75％伴有增生性膀胱炎,尤其是囊腺炎(膀胱恶变前状态)。

盆腔脂肪增多症的特征是膀胱及直肠周围的盆腔腹膜后脂肪大范围良性过度增生。脂肪弥散生长,完全由成熟脂肪组成,总体上和组织学上不能与体内其他脂肪组织相鉴别。盆腔脂肪增多症的病因未明,但很可能是遗传所致。盆腔脂肪增多症常无症状。进行性病变可并发增生性膀胱炎,推测是由于脂肪组织压迫膀胱继发淋巴和静脉淤滞。有报道说后期的并发症有梗阻性肾衰竭和膀胱腺癌。

MRI 上,盆腔脂肪增多症表现为在膀胱和直肠周围无包膜、均匀脂肪组织包绕盆腔器官,表现与所有脉冲序列中成熟脂肪相似的信号。也可出现低 T_1WI 和 T_2WI 信号的散在瘤内线形纤维化病灶,其他表现还有膀胱底向上移位、梨状膀胱、膀胱颈和后尿道延长、前列腺升高和输精管越过中线移位。也可出现因盆壁外脂肪肥大导致直乙状结肠外部光滑狭窄,此外还有一侧或双侧输尿管扩张和移位,伴或不伴肾积水。盆腔脂肪增多症没有确定的治疗方法。

由于脂肪和邻近正常组织之间手术界限不清,因此脂肪组织完整手术切除一般来说很难或者说是不可能的,并且切除也不一定能帮助改善临床症状或体征。其他治疗措施,包括减轻体重服用抗菌药物、给予皮质类固醇、放疗和化疗都无效。尽管盆腔脂肪增多症本身病史并不完全明确,但约 40％患者在诊断后平均 5 年时需要尿路改道以防因尿路梗阻性病变导致肾衰竭。由于盆腔脂肪增多症和增生性膀胱炎患者有较高的膀胱癌发病率,因此应定期行膀胱癌筛查。

(二)硬化性肠系膜炎

硬化性肠系膜炎是一种罕见的特发性炎症性纤维硬化疾病。

根据炎症、脂肪或纤维化出现的相对数量,硬化性肠系膜炎分为 3 种类型,称为肠系膜脂膜炎、肠系膜脂肪营养不良及回缩性肠系膜炎。肠系膜脂膜炎和肠系膜脂肪营养不良是硬化性肠系膜炎的急性/亚急性形式,而回缩性肠系膜炎是慢性形式。硬化性肠系膜炎的发病机制按一般顺序为:肠系膜脂肪和肠系膜非特异性炎性增厚,随后是脂肪坏死,最终导致进行性纤维化瘢痕形成及回缩。硬化性肠系膜炎最常发生于 40～60 岁阶段,男性常为女性 2 倍,患病率为 0.6％,尽管自体免疫反应和肠系膜局部缺血很可能是发病机制,但真正病因未明。硬化性肠系膜炎可与腹膜后纤维化或硬化胆管炎共存。然而在多数患者中,硬化性肠系膜炎常是在对不相关疾病行影像学检查时偶然发现。硬化性肠系膜炎与恶性病变(主要是淋巴瘤,但也包括泌尿生殖腺癌和胃肠腺癌)相关。多达 15％硬化性肠系膜炎患者后来可发展成恶性淋巴瘤。

硬化性肠系膜炎的症状和体征与炎症或相对邻近器官的占位效应有关,可无症状和体征、间歇性或迅速进行性。1/3 患者无症状。有症状时,最常表现的症状为腹痛。实验室检查结果无任何表现或无特异性。对于大多数有症状患者,硬化性肠系膜炎为良性过程,尽管病程长短不一,但最常见结果为症状自发减轻。硬化性肠系膜炎的主要并发症与进行性纤维化、肠系膜回缩和肠系膜血管受压结果导致肠系膜静脉血栓、肠梗阻或肠缺血有关。

MRI 上，一个或多个肠系膜脂肪肿块通常表现为 T_1WI 上中高信号，T_2WI 上多种信号。如果纤维化和钙化占主要地位（如在回缩性肠系膜炎），会出现相对均匀低 T_2 加权信号成分。急性/亚急性肠系膜脂膜炎和肠系膜脂肪营养不良呈不均匀高 T_2WI 信号，主要由炎性组织和脂肪组成，很少有钙化和纤维（CT 表现为"肠系膜模糊"）。

偶尔可出现具有极高 T_2 加权信号的多房囊性病灶，表明肠系膜淋巴系统梗阻造成淋巴管扩张。邻近小肠段由于肠系膜回缩可出现孤立、受限或扭结，这在回缩性肠系膜炎中比在肠系膜脂膜炎或肠系膜脂肪营养不良中更显著。

"脂肪环"征，表现为直接环绕在肠系膜静脉周围的脂肪堆积，是肠系膜脂膜炎的有利影像学特征，尽管并不完全特异，但具有特征性表现，出现达患者的 75％。在肠系膜脂膜炎中可出现肿瘤假包膜，表现为由于炎症过程正常肠系膜受累产生的周围软组织信号带。然而，当肠系膜脂膜炎发展成回缩性肠系膜炎时，这两种影像学表现并不出现。病变横断最大直径方向朝左（出现达 98％）并且散在、边界清晰、<5 mm 的软组织结节是硬化性肠系膜炎的另一具有特征性的影像学特点，一般在其他肠系膜疾病中不出现。方向向左是与空肠肠系膜方向保持一致，最常由于硬化性肠系膜炎累及。

由于手术切除技术困难并且没有任何益处，因此一般没有行之有效的治疗方法。对持续性或进行性复合症状患者仍未有广受认可的治疗方法。肠梗阻可行活检和旁路方法手术探查，仅对有明显指证的恶变患者采取手术切除。偶尔，对于晚期或进行性病变，给予皮质类固醇和免疫抑制药如硫唑嘌呤或环磷酰胺治疗。

十八、非实质性腹部囊肿

肠系膜、网膜、结肠系膜和腹膜后非实质性腹部囊肿罕见，发病率在成年人占 1/100 000，在儿童占 1/20 000。尽管关于这些囊肿的病因和分类存在争议，但这些病变一般属于以下几种范畴：①淋巴源性病变（单纯淋巴管囊肿，淋巴管瘤）；②间皮源性病变（单纯间皮囊肿，腹膜多发囊性间皮瘤）；③肠源性病变（肠源性囊肿，肠道重复性囊肿）；④支气管源性囊肿，⑤成熟囊性畸胎瘤（皮样囊肿）；⑥非胰腺假性囊肿（损伤或感染）。

一般而言，在评价腹部囊性肿块时首先要明确器官来源。如果腹部囊性肿块并非来自实性脏器而是来自于肠系膜、网膜或腹膜后腔时，鉴别诊断包括原发性肠系膜、网膜、结肠系膜或腹膜后囊肿，同时也包括良性和恶性囊性肿瘤和先天异常等可能性。在 MRI 上，囊肿壁厚、出现内部间隔、钙化、脂肪、囊肿内含物的信号和强化特点等有价值的影像学特点将有助于与各种腹部囊肿之间的鉴别。随着 MRI 检查的进行可勾画囊肿累及的邻近组织结构及范围，同时可对恶性病变如淋巴结肿大、腹膜种植或远处转移病变特点进行评价。然而，不同腹部囊肿的影像学特点常存在重叠，此外还与其他囊性病变的特点重叠，通常需要组织学分析来确立明确诊断。

腹部非实质性"囊肿"的最常见类型为淋巴管瘤，之后为非胰腺假性囊肿、肠道重复性囊肿、单纯间皮囊肿和肠源性囊肿。所有类型的非实质性腹部囊肿有症状时通常表现为腹部巨大的疼痛性肿块，但多数个体表现无症状。巨大非实质性腹部囊肿一般治疗采用手术切除以防止如破裂、出血、扭转、重复感染或间歇生长等并发症以及除外囊性恶性肿瘤，然而，较小的无症状非实质性腹部囊肿如不表现出生长或侵袭性的影像学特点有时可影像随访。

十九、淋巴囊肿

单纯性淋巴囊肿(lymphaticcysts)为先天性,通常很小(1～5 cm),单房,一般经过一定时间后保持稳定,无症状。组织学上,单纯性淋巴囊肿囊壁含有平滑肌纤维、淋巴样组织、淋巴间隙和(或)偶尔有含脂类物质的泡沫细胞,内衬为扁平内皮细胞。MRI上,一般在 T_1WI 呈低信号,T_2WI 呈高信号,囊壁强化时极弱。

淋巴管瘤 是一种罕见的囊性病变,最常发生于颈部(75%)和腋窝区(20%),而余下 5%可发生其他部位,腹部最常见。腹部淋巴管瘤的最常见部位是肠系膜,之后是网膜囊、结肠系膜和腹膜后腔。出现多系统累及和腹内广泛淋巴管瘤者罕见,且预后差。40%的腹膜后淋巴管瘤和腹部其他淋巴管瘤出现在较大儿童或成年人(余下 60%发生于儿童),而颈部和腋窝区淋巴管瘤较常出现在年龄不到 2 岁的婴儿和儿童。

淋巴管瘤的病因和发病机制并不完全明了,有人认为是继发于淋巴管梗阻的获得性畸形,也有学者认为是与淋巴系统沟通失败有关的先天淋巴管扩张畸形。

病理学上,淋巴管瘤较大,壁薄,通常为多房囊性肿块,内衬与正常淋巴管中相似的细长内皮细胞。根据淋巴间隙大小淋巴管瘤通常分为毛细血管型(单纯型)、海绵型和囊肿型(水囊瘤型)。毛细血管型淋巴管瘤由小的薄壁淋巴管组成,海绵型淋巴管瘤由较大的淋巴管道组成,囊肿型由大的肉眼可见的淋巴间隙组成,中间杂有胶原和平滑肌。液体内容物主要为乳糜性的,但也可是浆液性或出血性的。

肠系膜、网膜或结肠系膜淋巴管瘤通常有症状,尤其在儿童,反映了它的侵袭行为。它们常表现有可触及的腹部肿块和腹痛,可并发小肠梗阻、肠扭转和梗死。与之相反,腹膜后淋巴管瘤通常无症状,可在较大儿童或成年人在断层影像学上或在不相关疾病手术时偶然发现,或由于触及异常而诊断。

MRI上,淋巴管瘤通常表现为巨大的囊性单房或多房薄壁病变,多囊部分大小不一,可能与梗阻所致肠管扩张有关。浆液性内容物 T_1WI 上呈低信号,T_2WI 上呈高信号。液性内容物常为乳糜性的、蛋白性的或出血性的,在 T_1WI 上呈较高信号,T_2WI 上呈高信号。伴有感染或出血并发症时,外部囊壁和内部分隔往往较厚。分隔或囊壁可表现轻度强化。肠襻分离、在肝周围间隙和陷凹处液体的缺乏和局部间隔可鉴别腹部淋巴管瘤与腹腔积液。

为防止并发症如进行性生长、重复感染、破裂、出血或扭转,一有可能就要行淋巴管瘤完整切除手术。不过,单纯性淋巴囊肿和间皮囊肿一般很容易摘除,与之相比淋巴管瘤可粘连到腹内重要组织,如小肠,故很难或不可能完全切除。

二十、间皮囊肿

单纯间皮囊肿是由于内衬间皮的腹膜表面未完全融合造成的先天性病变。多数发生在年轻和中年女性,通常位于肠系膜,也可发生于网膜。间皮囊肿无间歇性增长,通常无症状。病理学上,是由扁平、立方或柱状间皮细胞内衬的薄壁单房囊肿,通常含有浆液性液体,无任何淋巴结构纤维性囊壁。与淋巴管瘤不同,间皮囊肿无内间隔,内容物同单纯液体信号,不像有些淋巴管瘤显示有短 T_1。囊壁可表现极小或不强化。

二十一、肠道重复性囊肿

肠道重复性囊肿(entericduplicationcysts)是在妊娠期间形成的肠真性憩室,含有肠黏液、肌层和神经丛。由于肠道重复,囊壁"重复"正常的肠管壁 。肠道重复通常黏附于正常肠管,偶尔移至肠系膜。典型的是沿肠管系膜边缘发生。病理学上为厚壁单房囊肿,内含浆液性内容物为主,但有时会出现乳糜性或出血性内容物。囊壁含正常肠管各层,包括黏液层(通常为胃或胰腺小肠上皮)、环形和纵形肌层和肠系膜丛。MRI上,通常可见厚壁强化,内容物通常为浆液性的,在 T_1WI 呈低信号,T_2WI 上呈高信号。

(一)肠源性囊肿

与之相反,肠源性囊肿源于获得性肠道憩室迁移至肠系膜,且仅由肠道黏膜内衬,无肠道壁重复。病理学上,肠源性囊肿为薄壁光滑囊肿,通常为单房,内含浆液性内容物。衬有肠道上皮组织,外有薄的纤维囊壁,无肌层或神经丛。MRI上,有浆液性内容物,偶尔有间隔,但通常囊壁很难分清。

(二)支气管源性囊肿

支气管源性囊肿是一种罕见的先天性前肠囊肿,通常位于肺实质或纵隔内,而很少发生在腹膜后腔。在胸腹膜融合期间,气管支气管树芽异常发育,随后迁移至腹腔,腹膜后支气管源性囊肿形成。病理学上,支气管源性囊肿通常为非功能性肺组织的薄壁单房囊性肿块,由平滑肌、韧带和腺体组成,内衬有纤毛柱状上皮细胞。如果体积较大、继发感染或破裂可有症状,否则通常无症状。在 MRI 上,由于通常是单纯液体,在 T_1WI 呈低信号,T_2WI 呈高信号,而有出血、蛋白、黏液或碎屑时,有时有液-液平面,T_1WI 可出现高信号。一般不强化或表现为周围极小强化。多数腹膜后支气管源性囊肿发现在腹膜后腔上部,邻近膈肌脚。

(三)腹部血管瘤

血管瘤是种最常见的软组织肿瘤之一,大约占所有良性肿瘤的 7%,近似于正常血管。多数血管瘤发生表浅,常于头、颈区,但也常可发生于深部实质性脏器,如肝、脾,发生在肠系膜、网膜或腹膜后腔内极罕见。可发生于各年龄段男女。

肠系膜和网膜血管瘤可表现为腹痛、胃肠道出血、腹腔积血和触及腹部肿块。腹膜后血管瘤一般无症状,尤其是发生的早期阶段,由于肿块仅影响邻近解剖组织结构,症状出现时并不特异。治疗方法采取非手术治疗,只有为了缓解持续或严重的症状,或对于罕见的病变破裂者才进行手术切除。

MRI上,肠系膜和网膜血管瘤一般边界清晰,边缘呈圆形或分叶状,在 T_1WI 上呈低信号,T_2WI 和重 T_2WI 相对骨骼肌两者均呈高信号。偶尔由于存在脂肪细胞(相对同相位,在 T_1WI 梯度回波反相位成像信号衰减)、出血(在 T_1WI 呈中等信号)、纤维化或血栓,表现信号不均匀。钙化的静脉石显影时在 T_1WI 和 T_2WI 均呈极低信号,在 CT 和 X 线片上显影更佳,对诊断有提示作用。

二十二、腹盆淋巴结肿大

人体有 $400\sim500$ 个淋巴结,约 1/2 位于腹部和盆部。正常和恶性淋巴结相对骨骼肌在 T_1WI 上均呈中等信号,T_2WI 上均呈中高信号且强化。在传统成像序列上淋巴结的信号特征性表现在鉴别良性和恶性淋巴结上并不准确。淋巴结坏死提示恶性淋巴结肿大,如转移性鳞状细胞癌或较少见的淋巴瘤,但也可在良性感染性疾病,包括结核和不典型分支杆菌感染时遇到。

短轴大小估测是鉴别淋巴结良恶性最常用的影像学标准。作为一般规律,短轴上小于或等于 10 mm 淋巴结为良性可能,而>10 mm 的很可能是病理性增大,然而也存在重叠,恶性淋巴结可有时<10 mm,而良性反应性或增生性淋巴结可有时>10 mm。

(一)淋巴瘤

淋巴瘤是最常见的腹膜后恶性肿瘤,占腹膜后恶性肿瘤的 1/3。尽管非霍奇金淋巴瘤(NHL)发病率随年龄增长而增加,但各年龄均可患病,而霍奇金淋巴瘤(Hodgkir^s lymphoma)的发病年龄呈双峰分布,多发于年轻人和老年人,临床变化过程可在无痛到高度侵袭之间,很大程度上取决于肿瘤的组织结构。而腹部内霍奇金淋巴瘤通常局限于脾脏和腹膜后腔,随疾病播散到邻近淋巴结,非霍奇金淋巴瘤更常累及各种淋巴结群和结外部位。近 50%非霍奇金淋巴瘤患者有肠系膜淋巴结肿大,可发生融合,伴特征性肠系膜血管包绕。与之相反,由于其他疾病所致的淋巴结增大通常保持分散,形成聚集性肿块者罕见。随全身症状和体征的出现可出现腹痛或触及腹部肿块。采用淋巴瘤 Anne Arbor 分期系统有助于预测霍奇金和非霍奇金淋巴瘤患者预后和生存期,但由于非霍奇金淋巴瘤更常血行播散,因此对非霍奇金淋巴瘤意义不大。淋巴瘤患者治疗方法取决于多种因素,可非手术治疗包括化疗、放疗、免疫治疗、骨髓移植或手术切除。

MRI 上,典型的淋巴瘤相对骨骼肌在 T_1WI 呈中等到稍高信号,T_2WI 呈高信号。可伴随出现骨髓、胃肠道、泌尿生殖道和其他实质脏器如肝脏或脾脏的累及。也可出现腹膜淋巴瘤病的表现,但罕见。由于经治疗的淋巴结肿块在 T_2WI 呈低信号,提示肿瘤已无活性或纤维化,因此治疗后 T_2WI 淋巴瘤淋巴结肿块信号的评价有重要价值。然而,利用 T_2 加权信号证实疗效经验的出版物大多集中在纵隔型霍奇金淋巴瘤患者。

(二)腹部结核

淋巴结肿大是腹部结核最常见的表现,并且 50%患者仅有腹部表现。肠系膜、网膜、胰周、门周、下腔周围和上方主动脉旁淋巴结常受累,与引流自小肠和右结肠的淋巴结有关。MRI 上,淋巴结通常多发且很大(一般直径大小为 2～3 cm),在一活动性病变中相对骨骼肌 T_1WI 呈中低信号,T_2WI 中心呈高信号,不伴有尿道、胆道或胃肠道梗阻。在 T_2WI 淋巴结内高信号程度一般与中心坏死数量有关,而淋巴结坏死程度与临床症状和体征有关。相对较少见的是,可出现肿大的淋巴结在 T_1WI 和 T_2WI 上相对骨骼肌中心呈低信号,归因于钙化或疾病晚期组织无活性或纤维化。结核的影像学表现可类似其他疾病,判定有患病风险的患者是否有活动性结核感染应该不难。

(三)Whipple 病

Whipple 病是一种罕见的慢性功能障碍,其特征是感染所致的小肠脂肪肉芽肿性炎症可扩展到全身任何实质脏器系统。

峰值年龄在 40～50 岁阶段,白种人最常患病,男性染患概率为女性的 8 倍。由于有多种临床特点,因此很难诊断,但最常表现为关节病、体重减轻、腹泻和腹痛,很少出现发热、淋巴结肿大或肝脾大。通过对累及的组织,如小肠或周围淋巴结活检,然后组织学分析显示颗粒性泡沫巨噬细胞 PAS 阳性可做出诊断。MRI 上,由于可出现肝脾大或腹盆淋巴结肿大,因此影像学表现可类似于恶性肿瘤如淋巴瘤。此外,由于坏死可表现淋巴结中心不强化。其他影像学表现包括腹腔积液、小肠壁增厚、小肠褶皱增厚和骶髂关节炎,总的来说,治疗采用抗生素长期治疗。

(四)Castleman 病

Castleman 病也就是所谓的血管滤泡性淋巴结增生或良性巨型淋巴结增生,是一种病因未定的增生-异常增生-肿瘤性淋巴结增生过程,是腹盆淋巴结增大的一种罕见病因。临床上一般表现为单中心或仅限于相对稳定单一淋巴结解剖区域的局部病变,或多中心或以全身淋巴结肿大、全身症状、器官肿大和更具有侵袭性的临床病程为特征的散在病变,30%患者可发展成恶性病变。单中心病变比多中心病变(峰值年龄 50～60 岁阶段)出现的年龄明显年轻(峰值年龄 20～30 岁阶段)。单中心病变患者通常有胸腔内病变,而多中心病变患者可累及多个解剖部位包括肠系膜、腹膜后腔和盆腔(占患者的 7%～12%)。

MRI 上,Castleman 病的病变一般相对肝实质 T_1WI 上呈低到中等信号,T_2WI 上呈高信号,轻度显著强化。腹部 Castleman 病约有 1/3 患者可出现钙化,CT 上显示更佳。单中心病变往往表现均匀、边界清晰的单个腹内大肿块,或表现为单个主要肿块伴有卫星结节(一般大小为 6 cm,为 3～10 cm),而多中心病变往往在多个部位出现大小不一、边界清晰的淋巴结,有时伴有肝脾大、腹腔积液和腹膜后筋膜增厚。

一般情况下,对于单中心 Castleman 病手术切除是标准治疗方法,通常在几个月内全身症状及实验室检查异常都会消退,治愈率接近 100%。对于多中心 Castleman 病联合化疗和皮质类固醇是主要的治疗手段,也可选择使用干扰素。尽管有这些治疗方法,但多中心 Castleman 病预后很差,中位生存率 24～33 个月,死因常为败血症和淋巴瘤。

二十三、腹膜后纤维化

腹膜后纤维化(RPF)是一种罕见纤维化反应性病变,发病率约占人口的 1/200 000。特发性 RPF(Ormond 病)常发生于男性,男女比值为 2：1,归因于男性动脉硬化症状疾病的发病率较高。任何年龄患者均可发生 RPF,但多数是在 40～60 岁阶段,大多数 RPF 患者有不确定的、非特异的腹部症状,包括背部、胁腹部和腹部钝痛。症状和体征可能与腹膜后组织,如输尿管、IVC、大动脉及其分支和性腺血管被包埋和压迫有关。输尿管是最常受压组织,疼痛可能是由于炎症、输尿管梗阻或输尿管异常蠕动。可发生少尿、无尿和最终发生肾衰竭。IVC 受压导致下肢水肿、阴囊水肿或下肢深部血栓性静脉炎。约 15%RPF 个体可伴随出现腹膜后腔以外纤维化病变,包括纤维性纵隔炎、硬化性肠系膜炎、眼眶假瘤、原发性硬化性胆管炎和 Reidel 甲状腺炎。梗阻性尿路病变患者会出现实验室检查异常。

所有 RPF 患者约 2/3 认为是特发,约 1/3 患者发生是对各种药物、恶性肿瘤或其他原因的反应。达 25%的腹主动脉瘤患者(称炎性腹主动脉瘤)可与动脉瘤周围纤维化有关,有些学者认为炎性腹主动脉瘤是早期或轻微 RPF 形式。服用美西麦角,一种麦角衍生物,治疗偏头痛的患者近 1%发生 RPF,停药后症状常可出现缓解。由于知道了这些美西麦角不良反应(也包括胸膜和血管纤维化),这种药物使用已经减少,因此药物相关性 RPF 患者减少。其他麦角衍生物如溴隐亭,常用于治疗帕金森综合征,也可与 RPF 有关。

恶性 RPF 是一种少见的 RPF 类型,临床上很难与良性或特发性病因所致的 RPF 鉴别。恶性 RPF 出现腹膜后小的转移灶时(常为淋巴瘤),引起促结缔组织过度增生反应。恶性 RPF 与恶性腹膜后淋巴结肿大不同,后者一般与输尿管向外侧移位有关。由于结核、梅毒、放线菌病或真菌感染,非特异性胃肠炎包括阑尾炎、Crohn 病或憩室炎,腹膜后出血,尿外渗或以前接受放疗或手术均有报道可能是 RPF 的罕见病因。

　　特发性 RPF 真正病因尚未明了,有学者认为其中一个因素是慢性纤维性主动脉周围炎,其很可能是由于破裂的动脉硬化斑块成分如蜡样物质(不能溶解的蛋白复合物和被氧化的低密度脂蛋白)引发的免疫反应。观察发现 RPF 往往发生在有严重的动脉硬化斑块区域的动脉壁(通常为大动脉壁),中膜变薄,该发现支持这一理论。RPF 大体病理表现包括环绕在腹主动脉下方灰白密集的斑块样肿块,常伴有输尿管、主动脉和其他腹膜后组织包绕和受压。组织学上,RPF 内从中心到外侧组织特征上呈带状改变,RPF 外侧边缘往往有炎症,而中心部分往往纤维化。

　　典型 RPF 起始于骶岬或下部腰椎位置的动脉分叉以下,而后沿脊柱前表面主动脉和腔静脉周围向上延伸至肾门,偶有包绕肾盂。一般情况下,一侧或两侧输尿管通常在中间 1/3 被包绕,常导致肾积水。RPF 前侧边缘未超出后侧腹膜且边缘清晰,而后侧边缘往往边界不清,可浸润邻近组织。纤维化斑块可在中线或离心,边界可清晰或不清,可局部或广泛。RPF 在 T_1WI 上呈中低信号,T_2WI 上,良性 RPF 成熟纤维斑块呈低信号,而早期良性不成熟纤维化斑块和恶性 RPF 因炎性水肿含大量自由水或细胞过多呈高信号。皮质类固醇治疗后成熟,炎症反应降低,而后 T_2WI 信号减低,动态 CE T_1WI 强化降低。

　　很可能提示恶性 RPF 的影像学表现为:出现其他部位淋巴结肿大或转移性病变、下方骨质破坏、边缘不清、斑块不均匀或伴有邻近腰人肌 T_2WI 高信号改变。由于恶性腹膜后淋巴结病偶尔可融合并包绕大血管,因此类似于 RPF 表现,尤其是淋巴瘤,因此诊断时需注意将 RPF 和恶性腹膜后淋巴结肿大鉴别,然而,一般来说腹膜后转移性病变最常表现为动脉和腔静脉周围分叶状肿块,归因于淋巴结肿大。淋巴瘤和其他肿瘤导致恶性淋巴结肿大使大动脉向前、输尿管向外侧移位,而良性 RPF 通常不造成大动脉明显向前移位或输尿管明显向外侧移位。有报道称极少数 RPF 可自行消退者,但多数患者需要采取药物或手术方式治疗。美西麦角或溴隐亭相关性 RPF 患者采用不连续药物治疗,治疗后通常症状和纤维化都很快消退。而其他 RPF 患者,在制订可能使用皮质类固醇的治疗方案前,常规获取深部活检以排除恶性或感染的原因。在早期特发性病变使用皮质类固醇减少炎症可致使症状和体征改善,影像学上 RPF 缩小/成熟,7～10 d 输尿管梗阻减轻。如果单独药物治疗无效时,采用开放式输尿管松解或腹腔镜输尿管松解(从周围纤维斑块中剥离输尿管)的介入方式常可有效减轻输尿管梗阻。尽管输尿管松解术可有效使约 90% 患者的输尿管梗阻缓解,但单独采用输尿管松解术治疗患者梗阻复发率达 22%。因此,常同时使用皮质类固醇治疗阻止炎症进程,在疾病较早期阶段极为有效。

　　恶性 RPF 患者预后极差,诊断后一般存活期 3～6 个月。相反,特发性 RPF 患者预后一般良好。实际上,有效的输尿管松解术且无肾脏损伤,在预防梗阻症状复发和维持肾脏功能方面,长期有效率可达 90% 以上。然而,这些患者通常有明显的动脉硬化性疾病,继发心肌梗死和脑血管意外导致将来发病死亡,结果有报道称通常 RPF 患者 10 年存活率不到 70%

二十四、炎性腹主动脉瘤

　　5%～15% 腹主动脉瘤患者伴有无症状性动脉瘤周围纤维化,从形态学和组织学上看与RPF 相似。动脉瘤周围纤维化不但未对动脉瘤破裂起防护作用,而且常给这种动脉瘤修复手术带来困难和危险。

　　炎症性腹主动脉瘤(inflammatory abdominal aortic aneurysm,IAAA)发病机制被认为与

特发性 RPF 相似,动脉周围炎症反应代表对抗原(如从大动脉壁漏出蜡样质)的免疫反应。总的来说,IAAA 的前侧和外侧壁覆有一厚层的白色纤维组织,可使十二指肠和其他邻近组织黏附到动脉瘤囊上。在严重患者,炎症/纤维化组织可蔓延累及输尿管、IVC、左肾静脉、小肠系膜或横结肠系膜并伴有潜在梗阻。动脉周围炎症组织在某种程度上解释了 IAAA 手术治疗比非炎症性 AAA 有更高病死率的原因,因此术前辨别非常重要。

动脉硬化性 AAA 和 IAAA 两者发生于男性比女性更多见,IAAA 患者一般年龄出现在 60～70 岁(与动脉硬化性 AAA 相似),年龄在 50～90 岁。尽管如此,多数 IAAA 患者(75%)有腹痛或背痛,而非炎症性 AAA 患者仅有 13.5%。IAAA 患者比非炎症性 AAA 的症状显著得多(最常有腹痛和背痛)(93%和 9%),更可能有家族性动脉瘤病史(17%∶1.5%),并且一般是当前吸烟者(42%∶24%)。IAAA 比非炎症性 AAA(平均大小 8.0 cm 和 6.4 cm)表现更大,大部分 IAAA 患者血沉加快。患者有慢性腹痛、体重减轻和血沉加快三联征则高度提示 IAAA。

MRI 上,IAAA 典型影像学表现在于扩张动脉的复杂层壁组成,最为显著是 T_2WI 上高信号的同心环,但在 T_1WI 也可同时出现。这些管壁同心环的出现表明是纤维层和炎症层交替。IAAA 有 3 个或更多高信号同心环层,而非炎症性 AAA 最多表现有两个高信号环。在 T_1WI 上,炎症性组织周围边缘表现中等信号,不易与腔内血栓和周围组织鉴别。在 CE T_1WI 上,炎症性囊套均匀强化,腔内血栓界限清晰,邻近受累组织结构边界更清晰。

此外,CET$_1$WI 上环绕大动脉的组织边缘可表现与腹膜后纤维化相似,腹主动脉动脉瘤样扩张例外。在可疑 IAAA 表现患者,作为最佳诊断检查有人推荐 MRI MRA 而非 CECT,信号 MRI 检查在发现动脉瘤周围炎症性改变方面有很高的敏感性,适合于肾脏损害患者。

IAAA 个体术前采用皮质类固醇治疗可有利于控制炎性病变便于手术修复,尤其是当炎性病变严重或伴随邻近腹膜后组织受累时。由于的确存在大动脉破裂的危险,而且 75%以上患者经手术修复后动脉瘤周围纤维化自发减轻,因此动脉瘤切除是 IAAA 的首选治疗。经治疗 IAAA 患者由于有发生吻合口周围动脉瘤的危险,因此需要影像学随访。手术治疗的 IAAA 和非炎症性 AAA 患者 5 年和 10 年存活率相似。

二十五、腹膜后和腹膜腔积液

炎症和损伤原因导致。根据生化参数如腹腔积液血浆蛋白梯度或总蛋白含量,腹膜腔积液即腹腔积液可分为漏出性的或渗出性的。肝硬化、肾病综合征、充血性心力衰竭和低蛋白状态通常是漏出性腹腔积液的原因,而恶性肿瘤、感染性腹膜炎和胰腺炎是渗出性腹腔积液常见的原因。根据液体的组成和内在病因,腹膜腔和腹膜后积液也可分为单纯性、蛋白性、出血性、胆汁性、乳糜性、输尿性、肠道性、感染性、炎症性或恶性肿瘤性。

在多数患者,腹膜后积液残留局限于筋膜层或筋膜粘连所产生的间隔内。而大量液体迅速产生,可沿分层的、各种融合的、可能扩张的腹膜后筋膜层流动,使压力减低。随着炎症、感染或出血的加重,可出现穿透筋膜在间隔之间蔓延,也可蔓延至腰大肌和腹壁肌肉系统,常伴有邻近组织消失和移位或动脉周围软组织层增厚。

炎症性积液邻近原发部位最为显著。胃肠道包括胰腺、升结肠和降结肠、十二指肠以及腹膜后附属结构的腹膜外部分,多数炎症性积液源于腹膜后腔肾旁前间隙。急性胰腺炎是肾旁前间隙积液最常见的原因之一,胰周液体常蔓延至小腹膜囊和小肠系膜以及横结肠的腹膜下间隙。由于腹膜后腔肾旁后间隙内不存在任何脏器，因此局限于此间隙的炎症性积液罕见，但多数累及肾旁后间隙的炎症积液一般继发其他间隙的严重感染，如脊柱、肋骨或骨盆的骨髓炎。

非包裹性的积液由周围组织结构围绕形成，流向下垂位置，正常脏器的形态未改变。分布在大腹膜囊和小腹膜囊之间的腹膜腔积液可有助于提示病因。例如，漏出性腹腔积液一般有较小的小囊成分，癌瘤一般有相同大小的大囊和小囊成分，而胰腺炎则一般有较大的小囊成分。MRI 上，单纯性积液和漏出性腹腔积液在 T_1WI 有很低信号，T_2WI 上有极高的信号，而蛋白性积液和渗出性腹腔积液一般有相似的 T_2 加权信号，但 T_1WI 有不同程度的高信号。

（一）出血/血肿

腹膜后和腹膜内出血/血肿可为自发性的，也可继发于动脉瘤或血管畸形破裂或瘘、抗凝治疗、出血素质、损伤、动脉导管插入或内部实质性脏器病理性破裂。自发性腹膜后出血通常源于肾旁后间隙，可蔓延至腹膜外脂肪、盆腔、腰大肌或腹壁肌肉组织。尽管如此，多数 AAA 通常后部出血局限在腰大肌间隙或蔓延至左肾后的后方筋膜间层面，IVC 出血常直接进入右后方筋膜间层面。在这种患者中，出血常同样也出现在肾旁间隙，前方的筋膜层面常很少受累。

MRI 上，出血表现取决于出血时期。为评价超急或急性期血肿而行腹部和盆部 MRI 检查者少见，因此在腹部 MRI 检查中显示的血肿大多为亚急性或慢性。亚急性期血肿可表现两个有特征性外部信号层：相应含铁血黄素在所有脉冲序列有很薄的低信号周围缘，内层由正铁血红蛋白所致的 T_1WI 非常清晰的周边高信号带。血肿中心部分基于血清肿、去氧血红蛋白和正铁血红蛋白出现的数量有多种信号。T_1WI 积液外周表现称为同心环征，是亚急性血肿特异病征表现。而外层边缘由于含铁血黄素沉积在 T_1WI 和 T_2WI 变得极低，成熟血肿缩小，核心信号降低。

活动性出血有时可表现 T_1WI 上高信号灶，或由于静脉内钆对比剂外渗不断出现管腔外高信号，一般提示需要立即手术或血管造影治疗。偶尔，出血性肿瘤可很难与非肿瘤性自发出血相鉴别，典型出血性肿瘤有明显强化的实性软组织部分，而有大量 T_1WI 极高信号成分的出血性病变通常为良性血肿。

（二）胆汁/胆汁瘤

腹膜腔内胆汁性积液（胆汁瘤）可由医源性、创伤性或胆管系统自发性破裂引起，通常位于上腹部，70% 在右上腹，30% 在左上腹。常无症状，但有时可导致腹膜炎。胆汁性液体在 T_1WI 表现多种信号，T_2WI 表现高信号，与胆囊信号相似。基于钆和锰的两种 MRI 对比剂均可通过胆道系统分泌采集信号，采用这些对比剂其中一种进行增强 MRI 延迟检查可证实局部积液为胆汁，并可发现胆汁瘘的部位，采用经皮导管引流和治疗潜在胆汁瘘部位，多数胆汁瘤可得到有效治疗。

（三）乳糜性腹腔积液

罕见的乳糜性腹腔积液和极为罕见的乳糜性腹膜后腹腔积液分别是由于淋巴液或乳糜在腹膜腔内和腹膜后腔内积集。成年人乳糜性腹腔积液最常见原因为腹部恶性肿瘤，尽管任何类型癌症和淋巴结累及均可导致乳糜性腹腔积液，但淋巴瘤占达患者的 50%。医源性且非手术性创伤是乳糜性腹腔积液第二常见原因，达复杂腹部手术患者的 8%。原发性乳糜障碍也可导致乳糜性腹腔积液。

乳糜性腹腔积液形成的主要机制：一是漏出物源于腹膜后巨淋巴管，通常通过腹膜后淋巴瘘，一是漏出物源于扩张的小肠浆膜下层和肠系膜淋巴管，通常由于乳糜池和胸导管梗阻所致。

MRI 上，由于有很高脂肪内容物，乳糜性腹腔积液内可发现脂肪液体平面，这几乎可以说是特异病征特点。化学位移成像可能会显示乳糜性腹腔积液内脂质，但目前尚无报道。腹腔积液内未能测到脂肪的情况下，诊断要通过临床病史和液体的化学测定来确定。鉴别诊断包括畸胎瘤腹膜内破裂，但这种情况罕见。

(四)尿性囊肿

尿性积液通常发现于腹膜后腔，最常在肾周间隙，最常由于梗阻性尿路病变，其次为腹盆部损伤、手术或诊断性器械操作。偶尔由于损伤或先前的手术使腹膜后间隙吻合边缘破裂，如在创伤性腹膜内膀胱破裂情况下，也可能发生腹膜内尿性腹腔积液。当尿液外渗进入腹膜后腔时，包绕分解肾周的腹膜脂肪，形成尿性囊肿。MRI 上尿性囊肿或尿性腹腔积液往往在 T_1WI 上呈低信号，T_2WI 上呈极高信号，与身体其他部位的单纯性液体相似。有些患者在 CET_1WI 增强的分泌期，由于钆对比剂从泌尿生殖系统外渗，尿液延迟强化可直接显示尿瘘。尿性囊肿的治疗一般包括尿瘘潜在病因的治疗，尿性囊肿本身有时经皮引流。

(五)感染性积液/脓肿

典型腹膜后腔感染性积液为亚急性，有恶心、呕吐、体重减轻、发热、寒战、盗汗、食欲减退、肋腹痛或髋部痛的非特异性症状和体征。因此，25%～50%患者受到忽视，未能做出腹膜后感染的诊断，随之发病率和病死率升高。

腹膜腔感染性积液或局限于腹膜后脓肿形成或扩散形成弥散性腹膜炎。脓肿的定义是充满脓汁的囊腔，成熟时其中心含坏死的细胞碎屑，周边为多血供的结缔组织。腹膜脓肿形成最常见部位是 Douglas 窝，这也是在腹膜腔内最下垂的部位，不过感染性液体同时也常沿右结肠旁沟上行进入右肾下和肝下的腹膜间隙，这也是腹膜脓肿的常见部位。腹膜脓肿最常在术后形成，尤其是胃肠道手术后，但也可在 Crohn 病、阑尾炎或憩室炎并发肠穿孔情况下形成。脓肿若无排出病死率达 100%，因此经皮脓肿引流常用于治疗腹膜脓肿和腹膜后脓肿，附带抗生素治疗。

MRI 上，脓肿表现为局部复杂性积液，通常在 T_1WI 表现低信号，蛋白内容物增多时 T_1WI 上有时表现为中高信号，T_2WI 上表现为中高信号和厚的周边强化。分层坏死可在 T_1WI 和 T_2WI 上出现低信号，40%～50%影像检查患者中也可出现小泡形式的气体或气-液平面，在 T_1WI 和 T_2WI 呈极低信号，这会提高脓肿病变诊断的特异性。大多数脓肿为圆形或卵圆形，而邻近实质性脏器可为透镜状或新月状外形。胰腺炎时，与腰大肌有关的腹膜后积液不常见。源自胃肠道疾病(如继发于阑尾炎、憩室炎、Crohn 病或结肠癌穿孔)的感染播散是继发性腰大肌积液的最常见原因，肾脏疾病(如继发于肾脏周围脓肿)是次常见原因，由脊柱骨髓炎扩散而来的也不少见。原发性腰大肌脓肿一般罕见，且为特发性的，而在世界某些地区发病率可高达 20%，尤其是免疫受损的患者，90%由于金黄色葡萄球菌感染。全世界范围内结核是腹膜后脓肿的一个重要原因，因此在做腰大肌积液鉴别诊断时，需考虑到结核。很多较大的结核性腰大肌脓肿可能在无骨组织受累的征象下发生，但 5%脊柱结核(Pott's disease)患者可形成结核性腰大肌脓肿。

MRI 上，腰大肌脓肿与身体其他部位的脓肿有相似表现，有时有腰大肌肿大的继发表现，由于肌肉水肿、骨破坏和浸润在 T_2WI 上呈高信号,因此周围脂肪层消失在 T_1WI 上显示最佳。

腰大肌血肿因血肿内的正铁血红蛋白 T_1WI 上周边常呈高信号。这种表现结合创伤或抗凝治疗史常可诊断,临床上这种并发症患者可随访。累及腰大肌有囊性部分的恶性肿瘤通常很大并有侵袭性,且实性组织强化,因此通过 MRI 不难鉴别脓肿、血肿和肿瘤。

腰大肌脓肿的治疗可包括经皮引流,手术引流和(或)抗生素或抗结核治疗。与肾或胃肠疾病相关的腰大肌脓肿额外需要早期手术纠正潜在性疾病,因此治疗成功与否取决于鉴别原发和继发腰大肌积液。然而,决定术前经皮脓肿引流对减少发病率有重要价值。

二十六、腹膜炎

腹膜炎(peritonitis)是腹膜腔的炎症,最常由于细菌感染引起。细菌性腹膜炎可分为原发性或继发性的。原发性或自发性细菌性腹膜炎(SBP)在腹腔内无明确感染源下发生,为菌血症发作期间的低蛋白腹腔积液聚集。SBP 最常发生于肝硬化腹腔积液患者,这样的患者 SBP 发病率约为 12%。在住院的肝硬化腹腔积液患者中 SBP 的发病率为 25%,静脉曲张出血的患者中此病发病率达 50%。SBP 首次发病后幸存的患者复发 SBP 的占 50% 以上。

肝硬化患者 SBP 一般是由单一细菌引起的,主要包括革兰阴性杆菌,最常见为大肠埃希菌。总的来说,大肠埃希菌、克雷伯杆菌和金黄色葡萄球菌是占所有 SBP 患者病因的 75%。肝脏 Kuffer 细胞的代谢活性和吞噬细胞功能受损、门体旁路和低补体血症使菌血症患者细菌清除能力下降,SBP 风险率升高。感染传播到腹膜腔被认为是循血行途径,而细菌穿过完整小肠黏膜转移是另一种途径。

SBP 患者可能有典型急性腹膜炎表现,例如明显腹痛和反跳痛、发热、白细胞升高和血压降低。然而,更常见的患者只有较细微的症状和体征。约 1/3 患者无症状。肝硬化患者任何内科治疗恶化都应引起临床怀疑 SBP,因为早期诊断性穿刺和经验性抗生素治疗很有帮助。尽管只有通过剖腹或腹腔镜才可明确鉴别自发性与继发性细菌性腹膜炎,但腹腔积液的临床特点和实验室分析通常就足以确立诊断。SBP 有 15%～50% 的病死率,一定程度上归因于严重的慢性肝病基础,并且长期预后极差,SBP 发作后幸存的患者在随后 2 年内 70%～80% 死于肝病。与预后较差的相关因素包括肝性脑病、肾功能不全、高胆红素血症、低蛋白血症和体温过低。主要治疗方法为经验性抗生素治疗。

继发性细菌性腹膜炎可由于多种腹内功能障碍中的一种引起的,包括胃溃疡病、急性胆囊炎、急性阑尾炎、急性憩室炎、胰腺炎或穿透性创伤,这些障碍引起胃肠和泌尿生殖道丧失完整性,伴随腔内容物漏入腹膜间隙。穿刺时,多种微生物革兰染色强阳性提示继发性腹膜炎。继发性腹膜炎治疗需要手术纠正潜在病因,以及抗微生物药物治疗。

MRI 上,细菌性腹膜炎影像学表现包括腹膜表面增厚且强化,单纯性或多房性腹腔积液,有间隔,有时与 SBP 患者肝硬化表现有关,或与继发性细菌性腹膜炎患者腹腔内其他病变有关。在 SBP 中也可出现腹腔积液延迟强化,但并不具有特异性,因为其他病因引起的渗出性腹腔积液也会出现这种情况。

二十七、硬化性包裹性腹膜炎

硬化性包裹性腹膜炎是一种罕见的严重疾病,其特征是进行性腹膜硬化、炎症、钙化和血管改变,伴部分或全部小肠包绕。硬化性包裹性腹膜炎在病因学上为多因子致病,但最常与慢性非卧床腹膜透析有关(占<1%患者)。染病患者往往长期透析,在腹膜透析液中有生物不相容物质,导致腹膜腔纤维化蛋白生成和组织形成。

出现的症状和体征包括食欲减退、恶心、腹痛、腹胀和腹膜超滤作用丧失,开始发病时病征不明显,多数患者常未被怀疑而未能做出正确诊断,导致治疗延缓。

在大体病理上,腹膜表面表现为肠系膜毛糙、增厚,导致僵硬、增厚,小肠襻运动能力下降。组织病理学上,出现腹膜硬化,伴有致密分层纤维化组织及营养不良性钙化。常常腹部某一区域比其他区域更易患病,形成肿块或"腹膜茧",通常含小肠段和腹腔积液。

MRI 上,提示硬化性腹膜炎的特点包括粘连的小肠襻扩张,伴有气液平面和管腔增厚,在所有脉冲序列呈极低信号的脏层和壁层腹膜钙化/骨化,一般在 CT 上显示更佳,弥散性光滑腹膜增厚,有时显著强化多房性腹腔积液 。有肠梗阻时一般行手术治疗,包括粘连松解和解除小肠梗阻。药物治疗包括皮质类固醇、免疫抑制剂或全胃肠外营养。有腹膜感染时,可给予抗生素治疗。行长期非卧床腹膜透析患者,从腹膜透析转向血液透析,可促使症状和体征改善。

总的来说,硬化性包裹性腹膜炎有 25%～90% 的高病死率。在一组研究中由于肠梗阻、营养不良、败血症或术后并发症的原因,4 个月时病死率为 60%。因此,在评价腹膜硬化时不管是留置或清除透析管,如有可能采取预防措施非常重要,包括使用生物相容更好的腹膜透析液,除抗生素外避免腹膜内给药,迅速治疗腹膜炎和腹膜活检。

第三十五章 肾脏系统 X 线检查

第一节 检查方法与正常影像

一、肾

肾位于脊柱两旁,长 10~15 cm,宽 5~8 cm,厚 3~4 cm。正常肾影呈蚕豆形,轮廓光滑,外缘凸、内缘凹,凹面相当于肾门的位置。

左肾上腺平第 12 胸椎体上缘,下极平第 2 腰椎体下缘;右肾较左肾低 1~2 cm。两肾上腺较近,下极较远,肾长轴下端向外倾斜。肾影内缘中部距脊柱 2 cm,正常肾随体位变动上下 1~5 cm 范围。

二、输尿管

输尿管位于腹膜后,是肾盂向下延续的部分。开始在腰大肌外缘,逐渐向内偏移,接近或越过腰椎横突下行,经骨盆边缘入盆腔,然后在坐骨棘附近,向前内倾斜止于膀胱三角。男性输尿管长 27~30 cm,女性长 25~28 cm,右侧较左侧短 1~2 cm。输尿管有 3 个生理狭窄区,上部在肾盂、输尿管交界处,中部在越过盆腔边缘处,下部在进入膀胱处。

三、膀胱

膀胱充盈较满时呈圆形,位于耻骨联合上方,边缘光滑整齐,密度多均匀一致。

第二节 泌尿系统结石

一、肾结石

(一)X 线诊断要点

1.X 线片检查

结石形态可为圆形、卵圆形、桑葚形或鹿角形,大小不定,小的仅粟粒大,大者可充满整个肾盂肾盏,密度均匀或分层。侧位片上,结石多与脊柱重叠,一般不超出椎体前缘。吸气和呼气片,可见结石影与肾影的相对位置不改变。

2.静脉尿路造影

常用于检查阴性肾结石,造影显示肾盂、肾盏内充盈缺损影,应与肾盂内肿瘤、血块、气泡鉴别。

(二)读片

略。

(二)临床联系

本病好发年龄 20～50 岁,男性居多,常为单侧性。典型症状为疼痛、血尿。疼痛可为肾绞痛或钝痛,常向下腹部和会阴部放射。血尿多为镜下血尿,很少发生肉眼血尿。如合并有感染,则出现尿频、尿急、尿痛和脓尿。

二、输尿管结石

(一)X 线诊断要点

1.X 线片检查

输尿管区可见粟粒大至豆粒大的致密影,可呈圆形、桑葚形或不规则形,其长轴与输尿管走行一致。多在生理狭窄区。

2.静脉尿路造影

输尿管结石表现造影剂至结石部位完全停止或仅有少量造影剂通过。结石以上尿路可因梗阻而扩张积水。结石较小,引起部分梗阻时,结石区输尿管轻度扩张,肾盂肾盏积水扩大。

(二)读片

略。

(三)临床联系

本病易发年龄为 20～50 岁,男性多见,主要症状为突发性肋、腹部绞痛并向会阴部放射,同时伴有血尿。继发感染时出现尿急、尿频和尿痛症状。

三、膀胱结石

(一)X 线诊断要点

X 线片显示膀胱区有致密影,多呈圆形、扁圆形、同心圆或桑椹形,外缘不整,大小不等。单发或多发。单发结石偏于一侧,不随体位改变而移动,呈哑铃状者是憩室内结石。阴性结石应行膀胱造影检查,显示膀胱内圆形或扁圆形的充盈缺损。

(二)读片

略。

(三)临床联系

本病主要见于男性,多为 10 岁以下儿童和老年人。临床表现排尿疼痛、尿流中断、尿频、尿急和血尿等。

第三节　肾结核

一、X 线诊断要点

(1)X 线片检查可无异常发现,有时可见肾实质内云絮状或环状钙化,甚至全肾钙化。

（2）静脉尿路造影。病变初期可完全正常。病变累及肾小盏,显示肾盏边缘不整如虫蚀状,并可见小盏外侧有一团对比剂与之相连;病变造成肾盏、肾盂广泛破坏,形成肾盂积脓时,常不显影。

膀胱结石。膀胱内可见数相大小不一的类圆形致密影。

二、读片

略。

三、临床联系

本病原发病灶主要位于肺,早期多无明显症状,感染波及肾盂或膀胱后可引起相应症状,还可伴全身症状。

第四节　肾肿瘤

一、肾细胞癌

（一）X 线诊断要点

X 线诊断包括 KUBX 线片、尿路造影和肾动脉造影异常表现。

1. KUBX 线片

KUBX 线片可发现肿瘤钙化,呈细点状或弧线状致密影,较大肾细胞癌可致肾轮廓局限性外突。

2. 尿路造影检查

由于肿瘤的压迫、包绕,可使肾盏伸长、狭窄和受压变形,也可使肾盏封闭或扩张。若肿瘤较大而影响多个肾盏,可使各肾盏聚集或分离。由于肿瘤的侵蚀,可使肾盏边缘不整或出现充盈缺损。肿瘤邻近肾盂时,也可造成肾盂受压、变形、破坏及充盈缺损。

3. 肾动脉造影检查

肿瘤使邻近血管发生移位,病变区出现网状和不规则杂乱的肿瘤血管,并有对比剂池状充盈,由于动静脉瘘而使静脉早期显影。

（二）读片

略。

（三）临床联系

本病为最多见的恶性肿瘤,好发年龄在 40 岁以上,典型表现为无痛性血尿和腹部肿块。

二、肾盂癌

（一）X 线诊断要点

X 线片检查多无阳性发现,少数病例可见到不规则的钙化。静脉尿路造影显示肾盂、肾盏内有不规则的充盈缺损,形态不规则。当肿瘤侵犯肾实质,还可出现肾盂、肾盏受压变形、分开或聚拢；肿块引起阻塞，可造成肾盂和肾盏扩大、积水。

（二）读片

略。

（三）临床联系

本病好发于 40 岁以上男性，典型临床表现为无痛性全程血尿，可并有胁腹部痛，肿瘤体积大者可触及肿块。

第三十六章 泌尿系统核磁共振检查

第一节 检查方法与正常影像

一、检查方法

泌尿系统各个器官位置相差较远,不同器官的结构特点不同,周围的影响因素亦不同,因此它们的 MRI 检查方法相差很大。

(一)肾脏检查方法

选用体部线圈,FOV 大小因人而异,一般 32~40 cm。矩阵 256×128~196(频率编码×相位编码)。512×256 矩阵因其对运动伪影敏感,不作常规应用。

呼吸运动引起肾脏的上下移动,造成肾脏 MR 图像中的运动伪影。可以利用呼吸补偿软件、呼吸带限制膈肌运动等减轻肾脏运动伪影。脂肪饱和抑制技术能减小脂肪的高信号强度,更好地显示肾脏的解剖结构。检查前肌内注射胰高血糖素以减轻胃肠道伪影对肾脏的影响。大多数情况下,肾脏横轴位扫描即可完全达到诊断目的。冠状位和矢状位扫描对肾血管、下腔静脉、肿瘤轮廓及肿瘤周围的浸润等有帮助。T_1WI 扫描常用 SE 序列,T_2WI 扫描常用梯度回波技术。

(二)膀胱检查方法

线圈选择、FOV 大小和矩阵大小的选择与肾脏检查类似。运动伪影抑制技术同肾脏检查。盆腔带缚于盆腔部,限制盆腔内脏器的运动,以减少运动伪影。检查前憋尿约 2 h,以膀胱充盈满意为度。膀胱过度充盈易引起患者不适而运动,膀胱壁过度伸展影响小病变的显示。采用常规横轴位加权扫描、横轴位及矢状位加权扫描序列。评价膀胱颈部时加做冠状位扫描。增强扫描不作为常规,主要用于肿物与膀胱内血块或残余物的鉴别。选择合适的扫描平面,应用梯度回波扫描技术动态增强扫描是目前检查膀胱癌的理想方案。

(三)泌尿系统水造影成像技术

磁共振泌尿系统水造影成像即磁共振尿路成像(magnetic resonance urography,MRU),MRU 以重度 T_2 加权脉冲序列为成像基础。在重度 T_2 加权像上,长 T_2 的肾盂、输尿管和膀胱中静态或缓慢流动的尿液呈高信号,而相对短 T_2 的实质脏器和快速流动的血液呈低或无信号。在黑色低信号背景衬托下,白色高信号的尿路收集系统显示清晰。

MRU 采用半傅立叶采集单次激发快速自旋回波(half-fourier acquisition single-shot turbo spin echo,HASTE)序列和快速自旋回波(fast spinecho,FSE)序列成像。SSTSE-MRU 成像时间短,每层扫描仅需 2 s,图像运动伪影大为减少。FSE-MRU 采用呼吸门控技术,检查时不用屏气,但检查时间稍长。MRU 检查常采用脂肪抑制技术,以抑制腹膜后和腹壁的脂肪高信号,改善图像质量。一般采用冠状面成像,其图像类似于排泄性尿路造影片。也可根据各段尿路的特点,采用斜冠状面或矢状面成像,更好地显示病变。检查前口服利尿剂、钆喷酸葡胺稀释液和输尿管加压,可提高图像质量。多层面 HASTE-MRU 和 FSE-MRU 的原始图像经最大强度投影(MIP)三维重建,可对感兴趣区域进行三维旋转观察。

MRU 检查主要适用于各种原因引起的尿路梗阻患者。其适应证是:①排泄性尿路造影的禁忌证,如对碘过敏和严重肾衰竭者;②肾排泄功能损害,排泄性尿路造影对尿路显示不太清楚者;③不宜行排泄性尿路造影检查的孕妇和检查不合作的儿童。

MRU 与其他检查方法相比,主要优点有无创伤性;不需造影剂和无 X 线照射;不受肾功能异常的影响;可多方位成像,多角度观察。其主要缺点有空间分辨率相对较低;尚不能反映肾功能变化的情况。

二、正常 MRI 影像表现

(一)正常肾脏 MRI 表现

在 T_1WI 上,肾实质分为两区:①外围皮质,呈较高信号。②中心髓质,呈较低信号。在所有平面上,皮质向髓质的延伸及髓质的锥体均能清晰区分。采用脂肪抑制技术,两者对比更明显。在 T_2WI 上,皮髓质均呈高信号,相互差别不大。所以,T_1WI 用于显示肾内解剖结构,但肾内集合系统显示不佳。肾盂、肾盏呈尿液特征信号,即 T_1WI 呈均一低信号,T_2WI 呈均一高信号。

肾动脉、肾静脉、主动脉及下腔静脉呈流空的低信号管状结构。在 SE 序列下常可见流动相关伪影。肾周脂肪和肾脂肪囊均呈高信号,两者之间的肾筋膜有时可见,呈线样低信号。肾实质边缘在频率编码方向形成化学位移伪影,表现为肾的一侧边缘的低信号带,另一侧的高信号带。如果伪影影响病变的显示,可以改变频率编码方向,减少伪影。

Gd-DTPA 增强扫描时,不同时相下肾脏表现不同。多平面梯度回波快速成像可以显示肾脏增强的动态变化:①动脉期:注射 Gd-DTPA 30 s 之内,肾皮质增强为主,皮髓质信号差异增大;②肾小管早期:注射 Gd-DTPA 1 min 后,皮质增强同前,髓质增强增加,皮髓质差异减小;③集合管期:注射 Gd-DTPA 1.5 min 后,皮质信号稍有下降,而由于 Gd-DTPA 在集合管内的浓集,髓质信号明显降低,结果皮髓质差异再次明显;④外分泌期:注射 Gd-DTPA 2 min 后,皮髓质差异不存在,仅在乳头部呈低信号。肾盂、肾盏因 Gd-DT-PA 的浓集呈低信号。

肾脏增强的动态变化受注射方式、扫描方法及患者是否脱水等多因素影响。常规 SE 序列扫描成像速度慢,皮髓质同样增强,其差异不能显示。

(二)正常膀胱 MRI 表现

MRI 多平面成像能显示出膀胱的复杂解剖结构。T_1WI 膀胱呈低信号的囊状结构,膀胱壁和尿液对比良好,边缘锐利。T_2WI 尿液呈高信号,膀胱壁呈环绕尿液的线样暗带。膀胱壁厚度因膀胱充盈状态不同而不同。正常膨胀状态下其厚度不超过 5 mn。膀胱侧壁在横轴位和冠状位图像上显示较好,顶部和颈部在矢状位和冠状位图像上显示最好。正常膀胱壁在频率编码梯度方向出现化学位移伪影,表现为膀胱壁一侧的高信号带,另一侧的低信号带。当病变受伪影影响时,可旋转频率编码的方向,改变伪影的位置。脂肪抑制技术能降低化学位移伪影。周围脂肪 T_1WI 上为高信号,T_2WI 上为中等信号。周围血管和输精管呈低信号的管状结构,围绕膀胱底部。

顺磁性造影剂经肾脏浓集后在膀胱内呈分层效应。在 T_2WI 上,浓集造影剂比重比尿液大,位于底层,显示低信号;稀释的尿液位于中层,呈高信号;上层为未磁化尿液,呈低信号。正常膀胱壁在增强 SE 序列扫描 T_2WI 上轻度强化,不易看到,在脂肪抑制技术扫描 T_2WI 上增强明显。

(三)泌尿系统 MR 水造影成像正常表现

泌尿系统 MR 水造影成像即磁共振尿路造影(MRU),其图像和常规 X 线片排泄性尿路造影相似,但能三维旋转观察,多角度照相。

MRU 图像上,两侧肾盂肾盏对称,壁光滑,内部为均匀信号。肾小盏末端呈内凹的杯口状。输尿管呈线样高信号,走行自然,边缘光滑,管径最大不超过 5 mm。膀胱呈球样均匀高信号,外缘光滑,其颈部有时可见前列腺所致的光滑浅压迹。三维旋转可清晰显示输尿管进入膀胱的情况。

第二节 肾 癌

一、概述

肾癌即肾细胞癌,又称肾腺癌、肾透明细胞癌,起源于近端肾小管上皮细胞。其发生率占肾脏肿瘤的 85%,多见于 40 岁以上成人,很少见于儿童,男女比例 2:1。

大多数病例为单侧和单发病变。肿瘤多位于肾上极或肾下极的实质内,边界较清楚,呈圆形或椭圆形,其内可发生坏死、囊变、出血和钙化。组织学分三型:透明细胞型、颗粒细胞型和未分化型,预后依次变差。血道是主要的转移途径,肿瘤经肾静脉播散到全身其他器官。经淋巴道先转移到肾门、腹主动脉和下腔静脉周围淋巴结,进而向腹膜后他处转移。肾癌也可侵犯周围器官。

二、临床表现

肾癌早期多无明显症状。典型的临床症状为血尿、腹部肿块和腰部疼痛"三联征"。具有典型三联征的病例不足 1/3,大部分病例仅具有其中一项或两项症状。部分病例伴有非泌尿系统症状,如高血压、红细胞增多症、高钙血症及性功能紊乱等,由肿瘤的内分泌活动所致。

三、MRI 表现

(1)肾实质内肿物,圆形或椭圆形。肿物较大时突出肾表面,压迫肾盂输尿管时出现肾积水表现。

(2)T_2WI 呈低信号,T_2WI 呈高信号,且混杂不均,皮髓质信号差异消失。肿物发生坏死、囊变及出血,呈相应的特征性信号改变。

(3)肿物周围低信号环,为肿瘤的假包膜,具有一定的特异性。假包膜在 T_2WI 清楚。其病理基础是受压迫的肾实质、血管和纤维组织。

(4)增强扫描,肾癌有不同程度的增强,但强度低于正常肾实质。囊变坏死部分无强化。

(5)可以转移至同侧肾脏内,也可突破肾包膜进入肾周脂肪,进而侵犯肾筋膜及邻近器官。淋巴结转移时可见肾门、主动脉及下腔静脉旁淋巴结增大,信号不均,甚至相互融合。肾静脉和下腔静脉瘤栓形成时,可见血管腔内异常信号缺损。

肾癌的 MRI 分期。

Ⅰ期:肿瘤局限于肾包膜内。

Ⅱ期:肿瘤突破肾包膜,但仍局限于肾筋膜囊内。

Ⅲ期:肿瘤侵犯同侧肾静脉、淋巴结及下腔静脉。

Ⅳ期:远处转移或累及除同侧肾上腺外的其他器官。

MRI 在判断肿瘤是否突破肾包膜仍有困难,不易区分Ⅰ期或Ⅱ期。

四、诊断要点

(1)血尿、腹部肿块和腰部疼痛临床"三联征"。

(2)肾实质内异常信号区;肿块周围假包膜征;增强扫描呈不规则不同程度强化;肾盂肾盏变形。

五、鉴别诊断

(1)肾囊肿出血。

(2)肾盂癌。

(3)肾淋巴瘤。

(4)肾血管平滑肌脂肪瘤。

(5)肾转移瘤。

第三节　膀胱癌

一、概述

膀胱癌人群发病率 3.6/10 万,男女之比为 3.7∶1,40 岁以上患者占大多数。约 90% 病例是移行上皮癌,其次是腺癌和鳞癌。

膀胱癌好发于膀胱三角区,其次是膀胱侧壁。大多数为单发,也可多发,多发者占膀胱癌 16%~25%。早期病变呈单纯的乳头状,进而呈息肉状或菜花状,外生性生长,突入膀胱内。后期可向膀胱壁浸润性生长,使膀胱壁增厚或呈结节状。肿瘤表面可坏死形成溃疡。常见的转移淋巴结依次是:闭孔组淋巴结、髂外中组淋巴结、髂内及髂总淋巴结。

二、临床表现

常见无痛性间歇性肉眼血尿。肿瘤位于膀胱底部颈部时,或肿瘤浸润膀胱壁深层时可出现尿频、尿急、尿痛等膀胱刺激症状。晚期出现排尿困难、尿潴留及膀胱区疼痛等。

三、MRI 表现

(1)肿瘤小于 1 cm 时,仅表现为膀胱壁的局部增厚,信号改变不明显。

(2)较大肿瘤表现为突入腔内肿块,可有蒂或呈斑块状、分叶状。

（3）T_1WI 肿瘤信号强度介于尿液和脂肪之间；T_2WI 肿瘤信号与尿液信号相似或稍低。

（4）浸润程度的判断，膀胱壁受侵表现为 T_2WI 低信号环中断、破坏；膀胱周围受侵表现为膀胱壁与周围高信号脂肪界面模糊或高信号脂肪内出现灰色信号团块。前列腺及精囊的浸润表现为与肿瘤相邻部分出现与肿瘤相似的异常信号。

四、诊断要点

（1）临床表现为间歇性、无痛性肉眼血尿，甚至有尿频、尿急、尿痛等膀胱刺激征。

（2）膀胱壁肿块向腔内突出，向膀胱壁外浸润。

五、鉴别诊断

（1）膀胱充盈不佳致膀胱壁增厚。

（2）慢性膀胱炎。

（3）盆腔放疗致膀胱壁增厚。

（4）膀胱乳头状瘤。

（5）前列腺增生或前列腺癌。

第三十七章 检验核医学

第一节 概　述

　　检验核医学是将实验核医学的相关技术应用于医学检验领域的一门重要的交叉学科,是核医学的重要分支学科,也是现代医学检验学的重要组成部分。

　　检验核医学的内容十分丰富,几乎涵盖所有借助核技术发展起来的医学检测技术,因此,核技术是检验核医学的重要支柱性技术。其中同位素示踪技术是检验核医学的重要基础。同位素示踪技术是利用放射性核素或稳定核素作为示踪剂,对研究对象进行标记和测定的微量分析技术。这种技术因其具有快速、灵敏、简便、准确、可定量、定性、定位等优点,已经成为研究生物体物质代谢、遗传工程、蛋白质合成、分子生物工程和分子医学等不可缺少的重要技术,并被广泛应用于临床医学的各个学科。由于检验核医学相关技术具有上述优点,对于绝大多数在体内含量很低的活性物质测定都具有重要的临床意义。

　　通常,内分泌激素、生殖激素、肿瘤标志物等活性物质在体内的微量变化或存在与否,能导致机体的功能变化或病理改变,因此,尽可能早期发现它们的变化,对于疾病的早期诊断、治疗方案的拟定、疾病的预后评价和疗效观察等均有重要价值。在这方面,检验核医学的许多检测方法,以其超微量分析的高灵敏度,高特异性和简便快速的特点,领先于其他定量分析方法。此外,检验核医学的放射性或稳定性核素示踪技术,以及各种体外标记免疫分析技术,对于许多活性物质在体内分布、代谢和转化规律的揭示;受体分布和核酸序列的分析研究,生物化学和分子生物学问题的阐明,药物的代谢动力学与作用靶点的定位分析研究等方面都是不可缺少的关键技术。

　　回顾检验核医学的发展历程,可以追溯到 20 世纪初期。早在 1913 年,瑞典放射化学家赫维西(George Charles de Hevesy)就应用放射性元素作为化学及物理学的示踪剂;在 20 世纪 30 年代,他首先采用放射性核素示踪方法研究了人体生理过程,测定了骨骼中无机物组成的交换;并首次应用稳定性核素(氘水)示踪分析技术测定了人体水含量;还创立了中子活化分析法。为此,在核医学界,赫维西被称为"实验核医学之父"。至 20 世纪 50 年代末,美国学者耶洛和伯森,成功运用同位素示踪技术和免疫学方法创建了放射免疫分析法,为检验核医学的形成和崛起奠定了基础。此后,随着核技术和诸多相关学科技术的发展,使检验核医学的内容得到不断丰富,为学科的日趋成熟和完善创立了必要条件。至 20 世纪 80 年代,检验核医学已发展为核医学的一门分支学科,极大地拓展了核医学和检验医学的应用领域,使医学检验技术发生了划时代的变化。

第二节 体外标记免疫分析基本原理

体外标记免疫分析是指在实验室内,通过特定的实验用品,对取自生物体的被测样品进行特定的标记免疫结合反应,然后,应用特定的仪器,测定样品中的标记免疫复合物,以此确定某种生物活性物质含量的一类超微量分析技术。

体外标记免疫分析依据其结合反应的性质,可分为竞争性结合反应与非竞争性结合反应两类,它们的基本原理有所不同。

一、竞争性结合分析的基本原理

(一)基本原理

标志物和被测物(或标准品)对限量的特异结合物发生的竞争性抑制结合反应,最终形成的标记复合物(标志物-特异结合物)与被测物的含量呈负相关。

(二)基本试剂

1.标志物

用体外分析可探测的物质(如放射性核素、酶等)标记配体(如抗原、抗体等)形成的化合物称为标志物。其基本要求是:①标记率高;②纯度高;③免疫活性保持不变;④有效期内稳定性好。

2.标准品

是与被测物性质完全相同,真实含量已被标定的物质。它是体外分析定量的一"衡器",故要求其纯度高、含量准确、性质稳定,化学结构和免疫活性与被测物完全一致。

3.特异结合物

特异结合物是影响体外分析质量好坏的重要因素。它可以是血浆结合蛋白、受体蛋白、酶蛋白及抗体。对特异结合物的主要要求是:①亲和力高;②特异性高;③稀释度或滴度高;④保存期长。

二、非竞争性结合分析的基本原理

非竞争性结合分析的基本原理:待测物和标准品(X)与过量的标记结合物($^*Y$)进行反应,形成的标记复合物(X-$^*Y$)与被测物的含量呈正相关。

非竞争性结合分析与竞争性结合分析比较,有以下特点:①标志物为特异结合物,最常用的是标记抗体;②标志物为过量,待测物与其为非竞争性结合,故反应速度快;③特异性和灵敏度高;④检测范围宽。

第三节 体外标记免疫分析技术的类型和特点

体外分析技术依据其示踪物质的物理特性和结合反应的基础,可以分为:放射标记免疫分析和非放射标记免疫分析两大类型。

一、放射标记免疫分析的类型和特点

根据放射标记免疫分析中被标志物的性质不同,可将放射标记免疫分析分为:放射免疫分析(RIA)和免疫放射分析(IRMA)两类。

(一)放射免疫分析法(RIA)

1. 基本原理

RIA 是应用放射性核素标记抗原(*Ag)与非标记抗原(Ag)竞争结合限量的特异性抗体(Ab)的免疫反应分析技术。基本原理是竞争性抑制结合反应。

在 RIA 反应体系中,*Ag 和 Ag 与 Ab 的结合能力相同;*Ag 和 Ag 与 Ab 结合,形成 *Ag-Ab 和 Ag-Ab 复合物。当 Ab 为限量而 *Ag 为定量,*Ag 和 Ag 的分子数量之和大于 Ab 的分子数量时,*Ag 和 Ag 与 Ab 结合形成竞争性抑制结合反应。在反应体系中 Ag 的量增加,就会抑制 *Ag 与 Ab 的结合,呈游离状态的 *Ag 数量增加。随着 Ag 量的递增,*Ag 与 Ab 结合形成 *Ag-Ab 的量则递减。这种竞争性抑制的数量关系是 RIA 定量分析的基础。

2. 分离技术

当上述 RIA 反应体系达到动态平衡时,需采用特定的分离技术,将反应体系中游离 *Ag 和 *Ag-Ab 分开。常用的分离技术如下。

(1)双抗体沉淀法:双抗体沉淀法是以第二抗体和可溶性的抗原-抗体复合物结合,形成分子较大的抗原-抗体-第二抗体复合物,经离心沉淀分离。

(2)聚乙二醇(PEG)沉淀法:PEG 相对分子量为 6 000,浓度为 7%~9%的 PEG 可使抗原-抗体复合物沉淀。

(3)PR 试剂法:PR 试剂是 PEG 与第二抗体按一定比例配制而成。PR 试剂法是双抗体与 PEG 沉淀法相结合形成的 RIA 分离方法。

(4)药用炭吸附法:本法是用蛋白质、葡聚糖或右旋糖酐包被的药用炭吸附 RIA 反应体系中的 *Ag,形成大分子复合物,经离心沉淀后,*Ag-Ab 留在上清液中。

(5)固相分离法:先将 RIA 中的抗体连接在某种固相载体上,然后将 *Ag 和 Ag 的溶液与固相抗体共同反应,最终除去液相并用缓冲液洗涤固相,测定固相载体上抗原-抗体复合物的放射性。

抗体可以联接在反应试管的内壁,也可以包被在微球表面。该法不需离心,操作十分方便,分离效果好。

3. 放射性测量

放射性测量的数据单位为每分钟计数(counts per minute,CPM)。测量数据主要包括以下几种:①总放射性计数(T),是分离前游离 *Ag 和 *Ag-Ab 的放射性计数;②*Ag-Ab 放射性计数(B),是分离后,测得 *Ag-Ab 的放射性计数;③游离 *Ag 放射性计数(F),是分离后 *Ag 的放射性计数;④最大结合放射性计数(B_0),是分离后,对 Ag 为 0 的反应管中 *Ag-Ab 进行测定获得的放射性计数。

4. 绘制标准曲线

以各管已知浓度的标准抗原(标准品)的放射性计数(B/(B+F)、$B/B0$ 或 B/F)为纵坐标,其浓度值为横坐标,绘制剂量反应曲线,即标准曲线。

5.样品浓度的确定

待测样品与已知浓度标准抗原在相同条件下进行反应,最后通过测量各样品管的放射性计数,即可在标准曲线上查得待测样品的含量。

(二)免疫放射分析(IRMA)

1.基本原理

IRMA 是利用过量的标记抗体作示踪剂,与待测抗原样品或标准品结合形成复合物,反应平衡后,除去未与待测抗原结合的游离^{125}I标记抗体,测量复合物的放射性。复合物的放射性与待测抗原的量呈正相关。从标准曲线上可查出待测抗原的含量。

2.基本方法

(1)单位点 IRMA:这种方法是先将待测抗原与过量的^{125}I标记抗体充分结合,形成抗原^{125}I标记抗体复合物,然后加入固相抗原(抗原包被珠)与反应体系中游离的^{125}I标记抗体结合,测定反应体系中液相的放射性。

(2)双位点 IRMA:先将一个抗体连接到固相材料上,加入待测抗原与其结合,然后再加入过量的^{125}I标记抗体与已结合到固相抗体上的抗原的另一抗原决定族结合,形成固相抗体-抗原-^{125}I标记抗体复合物,洗弃未结合的^{125}I标记抗体,测定固相复合物的放射性,待测抗原的含量与固相复合物的放射性呈正相关。

3.IRMA 的特点

主要优点:①示踪剂为标记抗体;②比 RIA 的反应速度快;③特异性与灵敏度均优于RIA;④标准曲线较 RIA 的工作范围宽;⑤方法的稳健性较好,即不易受实验操作或外界环境的影响。主要缺点:①测定的种类受限,待测抗原至少要有两个抗原决定族,不能测小分子抗原;②抗体用量较大;③在待测抗原含量过高时可出现"倒钩效应";④难以实现全自动化检测。

二、非放射标记免疫分析的类型和特点

非放射标记免疫分析与放射标记免疫分析的原理基本相同,只是示踪剂发射的信号不是射线而是其他形式的物理信号,因而探测仪器也有所不同。非放射标记免疫分析主要包括酶标记免疫分析(EIA)、化学发光免疫分析(CLIA)、电化学发光免疫分析(ECLIA)和时间分辨荧光免疫分析(TrFIA)等类型。

(一)酶标记免疫分析(EIA)

1.基本原理

EIA 是继 RIA 和 IRMA 之后首先发展起来的非放射性标记免疫分析技术,它包含了多种酶联免疫分析技术。其基本原理与双位点 IRMA 相同,不同点是以酶分子替代放射性核素标记抗体,与相应的待测物进行非竞争性的结合反应。反应结束后,取结合的复合物,利用酶的催化活性,将特定的底物转化为特定的颜色,用分光光度计测定光密度值,颜色的深浅与酶的量呈正相关,而酶的量又和复合物的量呈正相关。

2.EIA 的特点

以酶作为示踪物质标记抗原或抗体,通过分光光度计测量光密度完成定量测定分析。分光光度计与放射性测量仪相比,灵敏度较低,但酶反应的放大作用,可补偿测量灵敏度的不足。因此,酶标记免疫分析技术具有检测特异性强、灵敏度高、准确性好,试剂稳定、货架寿命长、对环境没有污染等优点。酶标记免疫分析技术的主要缺点是一旦将底物显色后即难于复原,显

色后需在一定时间内一次性读数,无法重复测量。

(二)化学发光免疫分析(CLIA)

CLIA 是将化学发光与免疫反应相结合,建立起来的一种超微量标记免疫分析技术。根据化学发光免疫分析中标志物和反应原理的不同,可分为直接化学发光免疫分析、化学发光酶免疫分析和电化学发光免疫分析。

1. 直接化学发光免疫分析

直接化学发光免疫分析的基本原理是:用化学发光剂(如吖啶脂)直接标记抗体或抗原,与待测样品中的相应抗原或抗体发生免疫反应后,形成酶标记抗体或抗原复合物,加入 H_2O_2 和 NaOH 使成碱性环境,此时吖啶脂自动分解、发光。通过化学发光仪可测定单位时间内产生的光子能,这部分发光的积分与待测抗原或抗体的量呈正相关,可由标准曲线上查得待测物的含量。

直接化学发光免疫分析的特点:①吖啶脂直接标记的抗体或抗原结合稳定,标志物的生物学活性和理化特性不受影响;②吖啶脂在碱性环境中发光的氧化反应简单快速,不需催化剂,背景噪声较低,测定的敏感性高;③吖啶脂在瞬间发光,持续时间短,对化学发光仪检测的灵敏度要求高。

2. 化学发光酶免疫分析

化学发光酶免疫分析(CLEIA)的基本原理是:用辣根过氧化物酶(HRP)或碱性磷酸酶(ALP)标记抗体或抗原,与待测样品中相应的抗原或抗体发生免疫反应后,形成酶标记抗原或抗体复合物,经洗涤后加入发光剂,如鲁米诺(HRP 催化的发光底物)或 AMPPD(3-(2'-螺旋金刚烷)-4-甲氧基-4-(3'-磷酰氧基)苯-1,2-二氧杂环丁烷为 ALP 催化的发光底物),在酶的催化下分解底物而发光。通过测定仪检测发光信号,由标准曲线计算出待测物的浓度。

CLEIA 的特点:①酶标记抗体或抗原结合稳定,CLEIA 的测定过程与 ELISA 十分相似,只是酶催化的底物改为发光剂;②鲁米诺和 AMPPD 等发光剂发出的光持续时间长,稳定性好,便于测定仪检测。

3. 电化学发光免疫分析(ECLIA)

其原理不同于上述两种化学发光免疫分析。它是用电化学发光剂三联吡啶钌(ruthenium,Ru)标记抗体或抗原,以三丙胺(TPA)为电子供体,在电极的表面由于电子的转移而发生特异性化学发光反应,它是由电化学和化学发光两个过程共同完成。在 ECLIA 系统中,处于激发态的三联吡啶钌退激时发射出特定波长的光子而恢复到基态。光信号通过检测仪收集,光的强度与待测物的含量呈正相关。

ECLIA 的特点:①电场中三联吡啶钌不断得到 TPA 提供的电子,可反复发光,光信号持续时间长,强度高,容易测定;②试剂稳定,货架寿命长;③检测灵敏度高,线性范围宽。

(三)时间分辨荧光免疫分析(TrFIA)

TrFIA 技术是用镧系元素标记抗原或抗体,并结合时间分辨测定技术建立的新型非放射性超微量分析技术。

1. 基本原理

TrFIA 采用双功能螯合剂,其一端与镧系元素铕(Eu)连接,另一端连接抗体的游离氨基,形成 Eu 标记抗体;经免疫反应后,形成具有 Eu 的免疫反应复合物。该复合物在"荧光增强剂"的协同作用下,通过紫外线激发可发射强荧光。这种激发可以反复发生,荧光信号可上百万的增加。因此这种技术也被称作解离增强镧系荧光免疫分析。

时间分辨是指镧系元素受激活后产生的荧光寿命较其他干扰荧光的寿命长数百倍,时间分辨荧光免疫分析仪器在每次激发后的数百微秒之后才开始测量,这时干扰荧光的水平已很低。当镧系元素的荧光的水平也很低时,则停止测量,开始下一次紫外线激发。

2.TrFIA 的特点

①荧光信号强,测量时间短,不损害样品,可重复测量;②镧系元素的标志物易制备,稳定性好,无放射性,有效期长;③不受样品中一般荧光的干扰,测量灵敏度高,标准曲线范围宽。

第四节 体外标记免疫分析的临床应用

体外标记免疫分析技术的灵敏度达 $10^{-9} \sim 10^{-15}$,可测定纳克(ng)级水平的物质,可精确地定量分析许多传统检测技术无法测定的极微量物质。

目前,此类方法可对数百种生理病理活性物质进行测定,在临床各学科得到广泛应用。本文只能对部分常规项目作简要介绍。

一、甲状腺相关检测指标的临床应用

(一)游离三碘甲状腺原氨酸(FT_3)与游离甲状腺素(FT_4)

1.FT_3 和 FT_4 升高

(1)甲状腺功能亢进症(简称甲亢):甲亢时 FT_3 和 FT_4 均升高。但亚临床甲亢时,FT_3 和 FT_4 可在正常范围或 FT_3 升高,而高灵敏 TSH 值已降低,患者的甲亢症状不明显。T_3 型甲亢 FT_3 升高而 FT_4 正常;T_4 型甲亢则反之。甲亢用抗甲状腺药物治疗时,FT_4 的下降往往先于 FT_3。

(2)甲状腺激素不敏感综合征:因靶器官对甲状腺激素不敏感或无反应,患者血清 FT_3 和 FT_4 均升高,但临床上无甲亢症状,有的可出现甲状腺功能减退症状。

(3)亚急性甲状腺炎:亚急性甲状腺炎时 FT_3 和 FT_4 均可升高。大多数表现为一过性升高。

(4)非甲状腺疾病:急性发热性疾病的危重患者可出现 FT_4 增高。主要是因为血清蛋白和甲状腺素结合减少或亲和力降低,引起血清中结合甲状腺素减少,而使游离激素增高。

2.FT_3 和 FT_4 降低

(1)甲状腺功能减退症(简称甲减):甲减时 FT_3 和 FT_4 均降低,但 FT_4 较 FT_3 敏感。但亚临床甲减时,FT_3 和 FT_4 可在正常范围或 FT_4 降低,而高灵敏 TSH 值已升高,患者的甲减症状不明显。

(2)应用抗甲状腺药物:应用抗甲状腺药物时 FT_3 和 FT_4 均低于正常或 FT_3 在正常范围而 FT_4 降低,高灵敏 TSH 值已升高,提示抗甲状腺药物应用过量。

(3)桥本甲状腺炎:桥本甲状腺炎常见 FT_3 和 FT_4 均低于正常。但亚临床桥本甲状腺炎 FT_3 可在正常范围而 FT_4 降低,而高灵敏 TSH 值已升高。

(二)高灵敏度 TSH

从 20 世纪 60 年代末开始用放射免疫分析法测定 TSH 至今,检测方法已进入第 3 代,应用化学发光免疫分析技术测定 TSH,其灵敏度可达 0.1~0.02 mU/L 水平,这种高灵敏度 TSH(sTSH)水平的测定是诊断甲状腺疾病的重要检测指标。

1. TSH 升高

(1)原发性甲状腺功能减退症:典型的原发性甲减 TSH 明显升高,同时伴随 FT$_3$ 和 FT$_4$ 的减低,这与甲减时甲状腺激素分泌不足导致对垂体 TSH 分泌的负反馈抑制减弱有关。但亚临床甲减仅见 TSH 升高而 FT$_3$ 和 FT$_4$ 在正常范围。因此,sTSH 测定被认为是诊断原发性甲减最灵敏的指标;也可作为原发性甲减甲状腺素替代治疗的监测指标。

(2)地方性甲状腺肿:缺碘性甲状腺肿因甲状腺合成甲状腺激素不足,引起垂体分泌 TSH 增加,血 TSH 升高。

(3)垂体瘤:垂体分泌促甲状腺激素。腺瘤能自主性地分泌 TSH 使血 TSH 升高,FT$_3$ 和 FT$_4$ 升高并可能伴有其他垂体激素分泌增多。

2. TSH 降低

(1)甲状腺功能亢进:甲亢患者血清甲状腺激素过多而抑制了垂体 TSH 的分泌,使血清 TSH 降低甚至测不出。甲亢患者与正常人之间 sTSH 测定值交叉极少,亚临床甲亢患者 TSH 低于正常,而 FT$_3$ 和 FT$_4$ 在正常范围。故 sTSH 测定是甲亢早期诊断首选的重要指标。

(2)继发性甲状腺功能减退:因下丘脑或垂体病变所致甲减,血清 TSH 值可正常或低于正常,可伴有 FT$_3$ 和 FT$_4$ 降低。

(3)其他疾病:库欣病血中皮质醇激素含量较高和未经治疗的肢端肥大症患者,血清 TSH 值可降低。

(三)甲状腺相关抗体

甲状腺球蛋白抗体(TGAb)与甲状腺微粒体抗体(TMAb)均属抗甲状腺细胞内的组织成分抗体,而抗甲状腺过氧化物酶抗体(TPOAb)是 TMAb 的主要成分,属 IgG 类的免疫球蛋白,三种抗体均与自身免疫性甲状腺疾病有关。

TGAb、TMAb 和 TPOAb 测定的临床意义:①桥本甲状腺炎患者中约 90% 血清 TGAb、TMAb 和 TPOAb 明显升高,后者的灵敏度高于前两者;②约 60% 的 Graves 病患者血清 TGAb、TMAb 和 TPOAb 呈中等或较低水平升高,有时与桥本甲状腺炎伴甲亢难以鉴别;③某些非甲状腺疾病如慢性肝炎、红斑狼疮、类风湿病、慢性感染、肾上腺皮质功能不全(艾迪生病)等,血清 TGAb、TMAb 和 TPOAb 亦可升高。

(四)促甲状腺激素受体抗体

促甲状腺激素受体抗体(TRAb)主要由甲状腺内的免疫活性淋巴细胞产生,属多克隆抗体,其中有甲状腺刺激抗体(TSAb)、甲状腺生长刺激免疫球蛋白(TCI)和甲状腺功能抑制抗体(TFIAb)。临床上测定 TRAb 的意义:①约 75% 的 Graves 病患者血清 TRAb 阳性。②Graves病患者经抗甲状腺药物、手术或 ^{131}I 治疗后,血清 TRAb 水平逐渐下降,提示治疗效果较好;若治疗后持续转为阴性,可作为停药的参考指标;若血清 TRAb 持续阳性,虽然甲状腺功能早已恢复正常水平,提示停药后复发的可能性较大;治疗后假如血清 TRAb 持续高水平,则提示疗效不佳,Graves 病情难以控制。③可预测 Graves 病患者家庭成员发生 Graves 病的可能性。④甲状腺功能正常的 Graves 病突眼患者血清 TRAb 阳性。

二、代谢性疾病相关检测指标的临床应用

(一)胰岛素

胰岛 B 细胞瘤、2 型糖尿病、继发性糖尿病、胰岛素受体异常、肥胖、肝硬化等均可致血清胰岛素升高。1 型糖尿病和胰腺炎等可导致血清胰岛素水平降低。

(二)C 肽

C 肽与胰岛素无交叉反应,不受外源胰岛素和胰岛素抗体的影响,故用 C 肽评价胰岛 B 细胞的分泌功能较胰岛素更可靠。C 肽测定的临床意义与胰岛素基本相同。

三、心血管疾病相关检测指标的临床应用

(一)肾素-血管紧张素-醛固酮系统

肾素-血管紧张素-醛固酮系统(RAAS)包括多种激素原、激素及相应的蛋白酶成分,对调节人体血压、水和电解质平衡,以及对维持人体内环境稳定都起着十分重要的作用。临床上主要测定血浆中肾素活性、血管紧张素 Ⅱ(AⅡ)和醛固酮水平。主要用于:①原发性高血压按血浆肾素浓度高低分为正常肾素型、低肾素型和高肾素型,各型高血压的临床处理原则不同。以高肾素型多见,该型患者存在发生中风或心肌梗死的高度危险性;②肾素瘤系肾小球旁器细胞良性肿瘤,可分泌过多的肾素,引起 RAAS 功能亢进,导致严重肾素型高血压;③原发性醛固酮增多症患者血浆醛固酮异常升高,尿中醛固酮排出量也增高,一般与肾上腺皮质肿瘤或增生相关;④肾上腺皮质功能减退症患者因肾上腺皮质破坏和坏死,导致醛固酮分泌减少,并伴有其他皮质激素降低。

(二)内皮素

内皮素(ET)是一种从猪的血管内皮细胞中纯化分离出的含有 21 个氨基酸的活性多肽。临床主要用于:①心力衰竭时血浆 ET 水平明显升高,因血浆 ET 水平与心力衰竭严重程度呈正相关,故血浆 ET 浓度可作为慢性心功能不全的重要标志;②原发性高血压、肺动脉高压和原发性醛固增多症患者血浆 ET 增高,如合并心、肾并发症时,血浆 ET 异常增高;③急性心肌梗死患者血浆 ET 浓度显著升高,且与梗死面积大小呈正相关。

四、生殖系统激素检测的临床应用

(一)睾酮

睾酮(T)在男性以睾丸间质细胞分泌为主,在女性主要由肾上腺,少部分来自卵巢分泌。睾丸间质细胞瘤、真性性早熟、多囊卵巢综合征、特发性多毛征、卵巢肿瘤、皮质醇增多症及避孕药、苯妥英钠等药物均可引起血清睾酮异常升高。先天性曲细精管发育不全、无睾症、隐睾、垂体前叶功能减退、高 PRL 血症、甲减、慢性肝病、慢性肾衰竭等都可出现程度不同的血清睾酮水平降低。

(二)雌二醇

雌二醇(E_2)是体内最主要的雌激素。成年女性 E_2 95% 以上来自发育卵泡或黄体,E_2 随月经周期呈周期性变化。男性 E_2 主要由睾丸间质细胞合成分泌。女性性早熟、男性乳房增生症、睾丸间质细胞瘤、畸胎瘤、垂体瘤、肝硬化、多胎妊娠、男性系统性红斑狼疮等均可引起血清 E_2 浓度增高。卵巢发育不全、无卵巢、卵巢早衰、下丘脑或垂体功能减退、先天性肾上腺皮质

增生症等疾病均可造成血清 E_2 水平下降。此外,血清 E_2 可用于评价药物排卵疗效,如监测排卵时卵泡成熟和卵巢过度刺激,指导 HCG 用药和收集卵子的时间。

(三)黄体酮

黄体酮(P)对月经周期的调节、维持妊娠等发挥着重要的作用。非妊娠妇女卵巢的卵泡膜细胞产生 P;妊娠期间,胎盘滋养体细胞分泌 P。双胎以上妊娠、先天性 $17-\alpha$ 羟化酶缺乏症、妊娠高血压综合征、妊娠合并糖尿病、卵巢颗粒细胞瘤、子宫内膜腺癌等,血清 P 水平可增高。原发性或继发性闭经、无排卵性子宫功能性出血、黄体功能不全、早产、不孕症、异位妊娠、死胎等,血清 P 水平可降低。

第三十八章 核医学在消化系统显像中的应用

核医学在消化系统的应用,主要是利用放射性核素及其标志物对消化腺系统和消化道系统实施相关疾病的检查。消化腺的检查主要有肝胆疾病和唾液腺疾病的显像和功能测定等;而消化道检查主要有肠道出血、异位胃黏膜、食管反流等的定位显像和功能测定。此外,还有许多实验室体外标记免疫分析技术,可对各种消化系统疾病进行定量定性诊断。本章重点介绍与核素显像相关的诊断技术。

放射性核素消化腺显像和功能测定是利用可被消化腺组织选择性摄取的核素及其标志物进行的显像。主要包括:肝静态显像、肝血流灌注和肝血池显像、肝胆动态显像、唾液腺显像及其功能测定等。

第一节 核素消化腺显像

一、肝静态显像

(一)原理

肝由多角细胞和库普弗细胞组成,后者与肝实质细胞分布相平行,均匀地分布于整个肝脏。肝静态显像又称肝胶体显像(colloid liver imaging),是以颗粒大小适当的放射性胶体为显像剂,经静脉注射后,被肝内具有吞噬功能的库普弗细胞摄取,且能在其间存留较长时间而不被迅速排出,通过核医学显像仪器获得肝的静态影像。大多数肝内病变(如肝癌、肝囊肿、肝脓肿、肝血管瘤等)与正常肝组织不同,不具有库普弗细胞,因此,病变部位失去吞噬肝胶体显像剂的功能,显示为放射性分布缺损或减低。

(二)方法

1.显像剂

常用 ^{99m}Tc-植酸盐(^{99m}Tc-phytate,^{99m}Tc-PHY)静脉注入后与血液中的钙离子螯合,形成不溶性 ^{99m}Tc 植酸钙胶体颗粒(20~40 nm)。也可用 ^{99m}Tc-硫胶体(^{99m}Tc-sulfurcolloid,^{99m}Tc-SC),颗粒大小为 300~1 000 nm。

2.显像方法

(1)平面显像:静脉注射显像剂 ^{99m}Tc-PHY 111~185 MBq(3~5 mCi)15~20 min 或以后,取仰卧位以 SPECT 或 SPECT/CT 进行显像。常规显像主要采用前后位和右侧位,必要时加做后前位。每个体位采集计数 500~1 000 k。

(2)断层显像:静脉注射 ^{99m}Tc-PHY 185~370 MBq(5~10 mCi),探头围绕患者身体旋转 360°,每 3°~10°采集一帧(一般每帧 6°),每帧采集 10~30 s,计数 $5×10^5$。采集数据经计算机图像重建,可获得横断面、冠状面和矢状面的肝脏断层图像,并可获得肝三维立体图像。

(3)注意事项:为防止"伪影"的干扰,确保影像质量,应注意:①显像前 24 h 内不宜进行钡剂检查;②显像时应除去衣物表面的金属物品;③嘱受检者平静呼吸,以减少脏器位移的影响;

④肝功能不良、门静脉高压者显像开始时间适当延迟。

(三)图像分析

1.正常图像

(1)形态位置:正常肝脏影像上界不超过右侧第 5 肋间,右侧下界与肋弓相近,左侧下界在胸骨剑突下。前位相一般呈直角三角形,边缘完整、光滑;后前位相左叶放射性明显低于右叶,右叶下缘放射性略呈稀疏;右侧位相肝脏呈卵圆形、椭圆形、菱形或逗点状,变异较多,但正常影像边缘均光滑,其前下方有向内凹的胆囊窝,后下缘存在右肾所造成的压迹,后上方由于肝静脉和下腔静脉的压迫也可形成压迹。

(2)肝大小:可通过肝右叶平行于正中线的右叶最大长径和左叶通过身体正中线的肝左叶长径来测定肝的大小。

(3)肝内放射性分布:正常肝内放射性分布基本均匀。由于肝右叶组织较左叶厚,右叶放射性分布高于左叶。

左右叶间常见条索状放射性稀疏,由肝圆韧带及镰状韧带压迹所致。肝下缘影像较模糊,近肝门处常见一凹陷性压迹,与汇管区血管、胆总管有关,肝上缘的肝静脉与下腔静脉交界处也可出现局限性稀疏影。计数不足也可造成放射性分布不均匀。

(4)肝外放射性分布状态:不同的显像剂肝外放射性聚集的程度不同。用^{99m}Tc-PHY,肝功能正常时脾显影较淡;使用^{99m}Tc-SC,脾显影清晰。若脾、脊柱(骨髓)都明显显影,往往提示肝功能低下。

2.异常图像

主要包括肝的位置、形态、大小以及放射性分布异常。

(1)位置异常:可表现为位置上移、下垂、陷入胸腔内、左右逆转等。肝位置下移常见于肺气肿等呼吸道疾患、内脏下垂、邻近器官的压迫等。腹内压增高患者肝可向正中线甚至向上推移。内脏转位者可呈左位肝。

(2)放射性分布异常:①肝区局灶性放射性稀疏或缺损,见于原发性肝癌或转移性肝癌、肝腺瘤、肝血管瘤、肝脓肿、肝囊肿等,可表现单个或多个放射性稀疏或缺损区。②肝内放射性分布弥散性稀疏,肝内放射性分布不均匀,可见多数散在的斑点状甚或斑片状放射性减低区,伴有肝脏大小和形态上的变化,且肝脏以外的放射性摄取可明显增加,常为肝硬化、肝炎、肝吸虫病、代谢性疾病等弥散性实质性疾病以及肝内恶性肿瘤的表现,但肝胶体显像对这些疾病的诊断及鉴别诊断并无特殊价值。③肝内局限性"热"区,少数情况下,肝显像可见局限性放射性浓聚区,称为"热"区,多见于上腔静脉或下腔静脉综合征、肝静脉闭塞征及布-查综合征(BCS);偶尔也见于肝硬化、肝血管瘤、肝脏局限性增生等疾病。

(四)临床应用

1.肝占位性病变的部位、大小和累及范围的诊断

当肝发生局灶性病变(如原发性肝癌、肝转移癌、肝血管瘤、肝囊肿、肝脓肿等)时,肝的库普弗细胞的吞噬功能受损,影像上表现为病变呈放射性减低或缺损。

2.肝位置、形态、大小及功能评价

肝胶体显像可无创性地获得肝脾形态、大小、位置、功能等信息。肝对放射性胶体颗粒的摄取反映了肝实质库普弗细胞的吞噬功能,当肝功能受损时,因受损程度的不同,可见肝影呈不同程度的放射性分布不均、稀疏或缺损改变。

3.术前评估术后肝残留功能及手术切除范围的确定

对局限性肝占位进行部分切除时,可进行肝胶体显像以评估残留部分的肝功能,这可为确定手术方案提供客观依据。

4.肝弥散性病变的病情评估和追踪观察

肝胶体显像可对肝实质库普弗细胞吞噬功能损害导致的肝弥散性病变的严重程度做出初步判断,同时可作为治疗效果的评价和临床随访观察的一种监测手段。

二、肝血流灌注和肝血池显像

(一)原理

肝为双重血供,75％来自门静脉,25％来自肝动脉。当静脉注射^{99m}Tc-RBC后,肝在动脉期不显影,到静脉期才显影。恶性肝肿瘤生长迅速,血供丰富,常直接由动脉供血,因此,在动脉期病灶区立即显示放射性填充。^{99m}Tc-RBC在经过一定时间后,与血管瘤病灶血池中的未标记血细胞相交换并达到平衡。达到平衡的时间依病灶的大小而不同,为0.5～2 h。当达到完全平衡时,肝血管瘤内每像素的计数远远高于周围正常肝组织,使肝内血管瘤被清晰显示。

(二)方法

首先行肝血流灌注显像,尔后实施肝血池显像,具体方法如下。

1.显像剂

^{99m}Tc-红细胞(^{99m}Tc-RBC),剂量740～1110 MBq(20～30 mCi)。

2.显像方法

"弹丸"式静脉注射后,以剑突为中心,即刻开始连续采集,每帧2 s,共16帧,获得肝血流灌注相影像。30 min以后,用静态平面显像方法,分别做前位、右侧位和后位等体位的肝显像,即为肝血池显像;如高度怀疑血管瘤,而病变部位在30 min未见放射性明显填充时,需延长显像至1～5 h。对于较小的病变可加做SPECT断层显像,也有助于检查出多发病变。

(三)图像分析

1.肝血流灌注相动脉期

"弹丸"式注射后,依次可见上腔静脉、右心,肺及左心显影,此后2～4 s腹主动脉开始显影,延续2～4 s双肾及脾显影,而肝区不出现明显放射性。

2.肝血流灌注相静脉期

双肾显影后12～18 s,肝区放射性持续增加,并逐步超过肾。此为门静脉灌注所致。

3.肝血池相平衡期

30 min或更长时间后,^{99m}Tc-RBC在循环血液中充分混合,达到平衡状态。通过静态影像可观察到心、脾、肝等血池影像。正常情况下肝区放射性分布均匀,强度一般低于心血池影和脾影。

(四)临床应用

1.肝血管瘤

肝血管瘤是最常见的肝良性肿瘤,主要由血窦构成,内含大量血液。当肝胶体显像表现为单发或多发局限性放射性缺损区,而在肝血池显像时呈过度充盈,即局部放射性明显高于周围正常肝组织,这种现象是肝血管瘤的典型改变。

另外,肝血流灌注相中血流灌注正常或略降低,而延迟0.5～1 h或以后的肝血池显像,病灶局部呈过度充盈,这种"血流血池不匹配"现象,亦是肝血管瘤的典型特征改变。这种典型改变对诊断肝血管瘤的特异性可达 100%。但也有部分肝血管瘤在灌注相动脉期即已开始充盈。

肝血流灌注和血池显像是诊断直径>2 cm 的肝血管瘤的首选方法,其特异性接近 100%,结合肝胶体显像更有利于做出诊断。对直径<2 cm 的病灶,应用 SPECT/CT 显像,可大大提高病变的精确定位和定性能力。

2.评估

肝内占位的血流情况。病变部位放射性活度可有高于、低于、等于正常肝组织 3 种情况:①高于周围正常肝组织,往往是肝血管瘤的特征性改变;②低于周围正常肝组织,提示该病变血供减少或无血供,多为肝囊肿、肝脓肿、肝硬化结节等;③等于周围正常肝组织,表示病变有血供,其血供与肝组织相近,多见于肝癌、转移性肝癌、良性实质性肿瘤或血管瘤等。肝癌在血流灌注相血供增强或正常,在平衡相有填充,但无过度填充可作为鉴别。

三、肝胆动态显像

应用可被肝摄取并经胆囊排泄的放射性核素标志物,对肝胆实施动态显像,可观察显像剂被肝脏摄取、分泌、排出至胆道系统和肠道的全过程,借以了解肝细胞功能及胆系通畅情况,对肝胆系统疾病的诊断和鉴别诊断有重要价值。

(一)原理

利用能被肝的多角细胞选择性摄取的放射性显像剂,经静脉注射后,可从血液中迅速清除,高度浓聚于胆汁内,经胆道排出至肠腔,而不被肠道黏膜吸收;用核医学显像设备在体外探测这一过程,可以动态观察显像剂在肝、胆道、胆囊和肠腔内放射性摄取和排出情况,以了解它们的形态及功能。肝细胞功能正常是肝胆动态显像的前提,胆道通畅是放射性显像剂积聚于胆囊和出现在肠道的条件。

(二)方法

1.检查前准备

检查前患者至少应禁食 4～12 h,并停用影响 Oddi 括约肌功能的药物。

2.显像剂

目前常用的有^{99m}Tc-依替菲宁(^{99m}Tc-EHIDA),此为^{99m}Tc 标记的亚氨二醋酸类药物;另有吡哆氨基类化合物,如:^{99m}Tc-吡哆醛-5-甲基色氨酸(^{99m}Tc-PMT)。早年多用^{131}I-玫瑰红,由于^{131}I 的 $T_{1/2}$ 较长,适合 24 h 以上的长时间延迟显像。

3.显像方法

^{99m}Tc-EHIDA 检查时,患者仰卧于 SPECT 探头下,取前后位,自肘静脉注射示踪剂后,即刻、5 min、10 min、15 min、20 min、30 min 及 40 min 各采集一帧图像,为确认胆囊位置,可加做右侧位显像。

(三)图像分析

正常情况,注入显像剂后 3～5 min 肝显影,10～15 min 肝影清晰,肝内胆管也清晰显示,典型时可见"胆道树"结构;15 min 后胆囊显影,20～30 mm 显影清楚,并可见肠腔内有放射性出现;40～60 min 胆囊逐渐缩小,大量放射性出现在肠腔。显像剂注射后 1 h 内胆管系统各部位都应显像,如显像延迟或不显像,或肠道不显影,则为异常,需做延迟显像。

(四)临床应用

1.急性胆囊炎的诊断

最特异的病理表现为炎症、水肿致胆囊管梗阻。由于胆囊管阻塞导致显像剂不能进入胆囊,使得胆囊持续不显影。如静脉注射显影剂后,肝、肝内胆管、胆总管显影良好,而胆囊始终不显影,延迟达 60 min 仍不显影,而肠腔内有放射性出现,结合病史,诊断率可达 95%。如果胆囊显影则可排除急性胆囊炎。

2.急性胆囊炎的鉴别诊断及其方法

胆囊不显影并非急性胆囊炎特有,在慢性胆囊炎、胆囊结石、胆囊癌等胆囊疾病中也可发生;此外,急性胰腺炎、酒精中毒、长期静脉营养及禁食时间过长等也可造成胆囊不显影。临床如难以除外上述原因引起的胆囊不显影,可行下列 3 种方法进行鉴别。

(1)延迟显像:可在注射后 2～4 h 多次显像;如胆囊仍不显影,提示急性胆囊炎。

(2)吗啡介入试验:吗啡介入试验能明显缩短诊断急性胆囊炎的等待时间。当肝胆动态显像 1 h 胆囊仍不显影时,可静脉注射吗啡 0.04 mg/kg,然后继续显影 30 min,观察胆囊显影情况。当胆管通畅时,注射吗啡后 20～30 min 胆囊可以显影。其原理是:吗啡可使胆总管出口的 Oddi 括约肌收缩,使胆总管内压增加 10 倍。如果胆囊管是通畅的,由于胆总管的内压明显增加,使含有显像剂的胆汁大量流入胆囊而引起胆囊显影,如果胆囊管梗阻,含有显像剂的胆汁不能流入胆囊而使胆囊不显影,这样就可确诊急性胆囊炎。

(3)促胆囊收缩素介入试验:禁食过长或使用完全性静脉营养的患者,可能由于胆汁无法进入充盈的胆囊而造成胆囊不显影。缓慢静脉注射八肽胆囊收缩素(辛卡利特,Sincalide)0.01～0.02 μg/kg 后胆囊即开始收缩,15 min 药效达高峰。充盈的胆囊排空后含显影剂的胆汁即可进入胆囊并使其显影。如胆囊仍不显影,结合病史,可确诊急性胆囊炎。

3.慢性胆囊炎的诊断

慢性胆囊炎的病理改变主要为胆囊的慢性炎症可导致胆囊管部分梗阻或胆囊运动功能失调,因此,肝胆动态显像时,本病可有多种表现,如胆囊显影正常、显影延迟或显影不良等。但大多数慢性胆囊炎患者胆囊显影可延迟到 1～4 h。胆囊显影越迟,诊断慢性胆囊炎的符合率就越高。肠道先于胆囊出现放射性,是慢性胆囊炎的特征表现,该征象诊断慢性胆囊炎的准确性可达 75%。

4.黄疸梗阻程度判别

肝外梗阻性黄疸,其梗阻程度有完全性梗阻和不完全性梗阻。

(1)完全性梗阻:在静脉注射显像剂后 1～2 h 仅见肝内扩张的胆管,胆囊扩大,至 24～72 h 小肠腔内仍不见放射性出现。

(2)不完全梗阻:梗阻部位不同,影像表现不同,如胆总管受阻,胆囊可显影,若梗阻部位较高,胆囊不显影,肝内胆管有不同程度扩张,放射性进入肠腔可延缓达 24 h 以上。

5.先天性胆总管囊肿

先天性胆总管囊肿表现为扩张的胆总管囊肿内滞留大量的放射性浓聚,延迟至 4～6 h 仍不见排出,而胆汁从胆囊及胆道排出是通畅的。

6.先天性胆道闭锁

静脉注入显像剂后,连续观察 24 h,仅肝显影,而胆系结构始终不显影,肠道内也始终无放射性浓聚出现。

某些有明显胆汁淤积的婴儿肝炎者,也可 24 h 肠道不显影。此时需进行苯巴比妥介入试验:肠道内持续 24 h 未见放射性浓聚的患儿,需口服苯巴比妥每天 5 mg/kg,连续 7~10 d,然后再做肝胆动态显像,如 24 h 后肠道内仍无放射性浓聚,则诊断先天性胆道闭锁。如果出现放射性,则考虑婴儿肝炎。对一些 24 h 肝影仍很明显的婴儿肝炎,可延迟至 48~72 h 显影,有时肠道内可出现放射性,可除外先天性胆道闭锁。有些病程较长(>3 个月)的先天性胆道闭锁患儿,由于已有肝细胞损害,故很难与婴儿肝炎相区分。伴肝功能严重损害的先天性胆道闭锁患儿,大多不能进行手术治疗,因此,早期行肝胆动态显像明确诊断非常重要。

7.婴儿肝炎综合征

由于肝细胞受损,静脉注射显像剂后,药物停留在血循环中,清除缓慢,可见心影持续存在,肾影清晰,而肝、胆系显影极差。

8.胆道术后评价

胆道手术后,肝胆动态显像可提供多种有价值的信息:①术后的胆汁漏;②术后有无胆道闭塞;③胆-肠吻合口是否通畅;④Billroth Ⅱ式术后胆道通畅情况,有无胆汁-胃及食管反流现象;⑤肝移植术后有无排异反应,有无感染或胆道梗阻。

四、唾液腺显像

唾液腺是消化腺的重要组成部分,人体有 3 对较大的内分泌唾液腺:即腮腺、颌下腺和舌下腺。这些腺体均具有摄取和分泌某些放射性核素的功能,利用这一特性实施的唾液腺核素显像和功能测定方法,简称为唾液腺显像。

(一)原理

当静脉注射 $^{99m}TcO_4^-$ 后,可迅速被唾液腺(主要为腮腺和颌下腺)小叶内导管上皮细胞从血液中摄取积聚于腺体内,并逐渐分泌入口腔;在一定的唾液腺刺激因素(如酸性物质)作用下,可加速分泌;通过体外对唾液腺进行显像,可以了解唾液腺的位置、大小、形态,以及唾液腺的摄取、分泌、排泄功能和唾液腺有无占位性病变等情况。

(二)方法

1.检查前准备

检查前患者无须特殊准备,勿服用过氯酸钾。另外,因腮腺 X 线造影剂可影响唾液腺摄取 $^{99m}TcO_4^-$ 的能力,故应在造影前或在造影后数日行唾液腺显像检查。

2.显像方法

(1)静态显像:静脉注射 $^{99m}TcO_4^-$ 185~370 MBq(5~10 mCi)后,于 5 min、10 min、20 min、40 min 分别行前位显像,必要时加做左、右侧位显像。每帧采集 $5×10^5$ 计数,矩阵 128×128 或 256×256,视野应包括整个唾液腺和部分甲状腺。检查前 30 min 可皮下注射阿托品 0.5 mg,以抑制唾液腺分泌,减少口腔内放射性的干扰,有助于唾液腺形态、位置的观察。

(2)动态显像:静脉弹丸注射 $^{99m}TcO_4^-$ 185~370 MBq(5~10 mCi)后,以每帧 2 s 共采集 30 帧,矩阵 64×64 或 128×128,随后以每帧 30 s 连续采集 40~60 min。采用前位显像,必要时加做侧位。嘱患者舌下含服维生素 C 300~500 mg,继续采集 5 min,观察唾液腺分泌排泄情况。分别画出各唾液腺的 ROI,得出各自的"时间-放射性曲线"。

(三)图像分析

正常情况下,注射显像剂后唾液腺显影逐渐清晰,20~30 min 时达摄取高峰。此时双侧腮腺和颌下腺显影轮廓清楚,两侧对称,放射性分布均匀,腮腺浓于颌下腺,以后影像缓慢变淡。约 40 min 后,口腔内的放射性分布浓于腮腺。正常情况下,唾液腺和甲状腺摄取 $^{99m}TcO_4^-$-速率相同,故可用甲状腺作为参照。酸性物质可引起唾液腺分泌明显增加,当导管通畅时,分泌出的唾液很快被引流出去,腮腺影明显减淡,口腔内显影剂分布明显增加,借此可判断腮腺的分泌功能和导管有无阻塞。

(四)临床应用

1.急性唾液腺炎

常见于病毒、细菌感染引起的急性唾液腺炎,酒精中毒及放射治疗后的炎症反应。影像表现为唾液腺炎性区摄取功能亢进,两侧或一侧唾液腺显影呈弥散性浓聚。

2.慢性唾液腺炎

慢性唾液腺炎为唾液腺摄取功能减退,表现为两侧或一侧唾液腺显影呈弥散性稀疏缺损或不显影。

3.干燥综合征

干燥综合征是一种风湿免疫性疾病,可致唾液腺功能受损。临床患者约 80% 有口干表现,腺体可轻度增大,无肿块。核素显像典型表现为唾液腺放射性摄取减少,甚至不显影,口腔内放射性浓聚量更少,酸性物质刺激也不能明显增加口腔内放射性分布。由于病情严重程度不同,可表现为摄取正常,少数患者以一侧改变为主。

4.唾液腺占位性病变

根据肿块部位摄取 $^{99m}TcO_4^-$ 的能力不同,可将占位性病变分为"冷"结节、"温"结节和"热"结节 3 种类型。

(1)"冷"结节:肿块部位的放射性分布低于周围正常腺体组织,表现为稀疏或缺损。如稀疏或缺损区边缘清晰且较光滑,多为良性混合瘤、唾液腺囊肿、脓肿等。如缺损区边缘不清晰,且不光滑,则多提示恶性占位。

(2)"温"结节:肿块部位的放射性分布与周围正常腺体组织一致或接近,多为腮腺混合瘤或单纯性腺瘤,恶性占位的可能性较小。

(3)"热"结节:肿块部位的放射性分布明显高于周围正常腺体组织,大多为淋巴乳头状囊腺瘤,恶性占位的可能性很小。

5.异位唾液腺与移植唾液腺

(1)异位唾液腺:在颈、口面部发现正常唾液腺部位以外的异常放射性浓聚影,要考虑异位唾液腺,但应注意与异位甲状腺相鉴别,^{131}I 显像有助于鉴别诊断。

(2)移植唾液腺:可对移植后唾液腺的摄取、分泌和排泄功能进行有效评价。

6.涎石症与唾液腺导管阻塞

表现为酸性物质刺激后唾液腺内放射性浓聚不但不减少,反而有不同程度的上升,口腔内放射性分布则无明显变化。

核素唾液腺显像在评价唾液腺的摄取、分泌和排泄方面明显优于其他临床常用影像方法,但在发现唾液腺占位的敏感性和准确性方面不及 X-CT 和磁共振影像检查。

第二节 核素消化道显像

核素显像在消化道的应用主要有：消化道出血显像、异位胃黏膜显像、胃食管反流显像及功能测定。此类方法在临床应用较少，但有独特的临床意义。

一、消化道出血显像

采用放射性核素标记只在正常血管内存在的物质，注入血管后能均匀分布于血液，并与血流同步循环，一旦胃肠道血管发生破裂，它将与溢出的血液同时出现在血管破裂处，利用放射性核素示踪原理，可对胃肠道出血部位进行定位，这种方法称作消化道出血显像。

(一)原理

静脉注射^{99m}Tc-红细胞(^{99m}Tc-RBC)后，随血液循环到达出血部位，并溢出血管外，在出血部位形成放射性浓聚区。一般在静脉注射 15 min 后，进入大循环内的^{99m}Tc-RBC，随循环逐渐稀释，放射性逐渐下降，而出血部位放射性逐渐增高，形成明显对比，从而达到对血管破裂处进行定位诊断之目的。

(二)方法

1. 显像剂

主要有两种：一是^{99m}Tc-RBC，静脉注射后，在血液循环中存留时间较长，故可用于持续性或间歇性出血的诊断；其次是^{99m}Tc-胶体，由于静脉注射后，迅速被肝、脾等网状内皮细胞所摄取，在血液循环中存留时间较短，因此，仅用于急性活动性消化道出血的诊断。故消化道出血显像时，应根据患者的病情和临床资料，选择合适的显像方法。

2. 显像方法

(1)^{99m}Tc-RBC 显像：患者仰卧位，SPECT 或 γ 照相机探头的视野包括剑突和耻骨联合之间的整个腹部。

静脉注射^{99m}Tc-RBC 370～555 MBq(10～15 mCi)后，立即以每帧 2～5 min 进行动态采集，或每 5～10 min 采集 1 帧，连续采集 30 min。随后每 10～15 min 采集 1 帧。如 60 min 时仍为阴性，可于 2 h、4 h 或 6 h 做延迟显像，以捕捉出血机会，若疑为慢性或间歇性出血，则应在 24 h 内多次显像。

(2)^{99m}Tc-胶体显像：静脉注射^{99m}Tc-胶体 370 MBq(10 mCi)后即刻以每帧 2 s 的速度连续采集 32～64 帧，然后以每帧 1～2 min，共采集 16 帧。由于^{99m}Tc-胶体可被单核-吞噬细胞系统迅速自血液中清除，延迟显像至 60 min 即可。必要时可重复注射显像剂再次显像。

(三)影像分析

1. 正常影像

正常影像可见大血管、脾等含血量丰富的器官有大量放射性分布，全腹部无异常放射性浓聚区。

2. 异常影像

在急性胃肠道出血时，可见腹部有放射性出现，并随时间延迟而增高，出血量大时随肠蠕动而下移，可见肠型。在慢性间歇性出血时，静脉注入^{99m}Tc-RBC 后，需采用连续多次采集法，可能发现出血部位。

（四）临床应用

^{99m}Tc-RBC 及 ^{99m}Tc-胶体显像诊断胃肠出血的灵敏度均可达 85%～90% 或以上,可探测出血率低达 0.1 mL/min 的消化道出血,敏感性高于 X 线血管造影检查,特别是对间歇性肠道出血的诊断。消化道出血显像在以下情况下具有更大优势:①胃镜或结肠镜无法达到的出血部位;②临床有持续出血症状,但其他常规检查结果为阴性时;③血管造影结果可疑或阴性;④急性大量出血使内镜视野模糊;⑤患者拒绝有创性或有痛苦的检查方法;⑥小儿消化道出血。

消化道出血显像具有可长时间观察整个肠道的优点,故对慢性间歇性肠出血、多发出血灶的诊断更具有明显的优势。此外,对异位胃黏膜糜烂造成的出血,还可通过 ^{99m}TcO$_4^-$ 异位胃黏膜显像进行定位、定性显像。

二、异位胃黏膜显像

异位胃黏膜(HGM)组织中含有胃腺,具有摄取某些核素的功能,故可利用特定的放射性核素对异位胃黏膜组织进行显像,该显像方法称为异位胃黏膜显像。

（一）原理

正常胃黏膜具有快速摄取高锝酸盐(^{99m}TcO$_4^-$)的特性,异位的胃黏膜同样具有这种特性,故在静脉注射 ^{99m}TcO$_4^-$ 后,异位胃黏膜可很快聚集 ^{99m}TcO$_4^-$,形成异常的放射性浓聚灶,通过 γ 相机或 SPECT 显像可以在体外进行诊断。

（二）方法

1.检查前准备

检查当日禁食、禁水 4 h 以上,检查前应排空大小便。禁用过氯酸钾、水合氯醛等阻滞 ^{99m}TcO$_4^-$ 吸收的药物,以及阿托品等有抑制作用的药物,或可刺激胃液分泌的药物。检查前 2～3 d,避免做肠系钡剂检查。

2.显像方法

用新鲜 ^{99m}TcO$_4^-$ 淋洗液作为显像剂,静脉注射 370 MBq(10 mCi),小儿酌减。患者取仰卧位。探头视野范围:食管显像以剑突为中心;肠道显像从剑突到耻骨联合。一般可用动态或间隔显像方式检查。动态显像每 5 min 1 帧,持续 30 min,然后在 60 min 时再采集 1 帧。也可分别于即刻、5 min、10 min、30 min、60 min 各采集 1 帧,每帧 5 min,总观察时间可为 60～120 min。每帧计数 500～1 000 k。食管显像可于病灶显示后,饮水 200～300 mL,重复显像。

（三）图像分析

结果判断可采用肉眼定性分析和使用 ROI 技术进行半定量分析。正常时仅见胃显影,食管不显影;肠道可因胃黏膜细胞分泌的显像剂的排泄而一过性显影,尤其是十二指肠球部较为明显,结肠脾区及肾脏有时显影;后期图像上,膀胱影像渐浓(可嘱患者排尿后再做显像)。在胃与膀胱影之间无异常浓聚灶。在上述正常显像范围以外,如出现位置相对固定,放射性异常浓聚灶或条索状浓聚影,尤其是在食管下段或小肠区出现异常聚集,均提示异位胃黏膜可能,但应注意鉴别假阳性。

（四）临床应用

异位胃黏膜好发于胃以外消化道节段,如:巴雷特食管(BE)、梅克尔憩室(MD)和小肠重复畸形等。运用异位胃黏膜显像可提供其位置范围,为临床诊断提供有价值的信息。

1.巴雷特食管

巴雷特食管(BE)好发于食管下端,男性多发,且有随年龄增长而增加的趋势。多由于长期的胃-食管反流,刺激食管上皮化生,导致胃黏膜的壁细胞取代了食管下段的正常鳞状上皮细胞所致,是严重的反流性食管炎的并发症和发生食管腺癌的危险因子。BE食管的图像表现为在胃影上方可见食管下端有异常显像剂浓聚影,与胃同步显影,且随时间长,局部浓聚影渐浓,饮水后局部影像无明显变化。本方法简便灵敏,无创伤,有定位、定性的作用,临床价值较大。

2.梅克尔憩室

梅克尔憩室(MD)是好发于空肠、回肠段的先天性畸形,30%～50%的憩室内有异位胃黏膜。最常见的症状是局部出血、炎症等,少数患者可发生肠套叠或肠扭转。异位胃黏膜显像通常表现为腹部脐周、右下腹出现位置相对固定的灶状浓聚影,与胃同步显影,随着时间延长,影像渐浓。侧位显像时浓聚灶靠近腹侧是诊断要点。45～60 min后,个别病灶因分泌物排出或出血,浓聚范围可有扩大、变形、出现肠影的现象。对于高度怀疑该病而第一次显像阴性者,可重复显像,并于注射^{99m}TcO$_4$前20 min皮下注射五肽胃泌素 6 μg/kg以增强胃黏膜摄取^{99m}TcO$_4$,从而提高阳性率。

3.小肠重复畸形

小肠重复畸形也是好发于空肠、回肠段的先天性畸形,其影像常表现为腹部出现条索状浓聚影,其形态与部位多变,典型表现为浓聚灶呈肠襻状。

在异位胃黏膜显像过程中应注意:①严格禁食,停用干扰、阻断胃黏膜摄取及促蠕动、分泌药物。②在分析结果时需注意那些可导致假阳性或假阴性的情况,如肠套叠、小肠梗阻等疾病可造成假阳性,而部分憩室在急性炎症期出血量大或血栓形成、梗阻及异位胃黏膜壁细胞数量少或坏死等因素引起摄取^{99m}TcO$_4$减少或快速清除,可导致假阴性结果。③本法不适应于无异位胃黏膜的憩室检查。

三、胃食管反流显像与功能测定

胃食管反流(GER)是指食管下端括约肌不适当弛缓或经常处于松弛状态等功能障碍,引起胃内容物(包括从十二指肠流入胃的胆盐和胰酶等)反流入食管。利用放射性核素示踪技术,可以准确显示胃食管反流影像,并精确测定其反流指数。

(一)原理

口服不被食管和胃黏膜吸收含放射性核素的饮料,利用其在胃内存留期间,于上腹部施加不同压力,同时对食管下段及胃进行连续显像,观察食管下段有无放射性出现,根据食管下段是否出现放射性浓聚影及其与压力的关系,即可判断有无胃食管反流以及反流程度,并可定量计算其反流值。

(二)方法

1.患者准备

受检者应禁食4～12 h。

2.显像剂

取^{99m}Tc-SC或^{99m}Tc-DTPA(标记率应＞98%)14.8～37 MBq(0.4～1 mCi),加入150 mL

橘子汁和 150 mL HCl(0.1 mol/L)混合液,制成酸性显像剂;婴幼儿可加入牛奶中,牛奶量按 300 mL/1.7 m² 体表面积计算,放射性活度为 7.4~11.1 MBq(200~300 μCi)。

3.显像方法

(1)用带压力装置的腹带或普通腹带,将连接血压计的气囊固定于受检者上腹部。

(2)嘱受检者 3 min 饮完 300 mL 酸性显像剂,再饮 15~30 mL 纯净水(清除食管内残余显像剂);10~15 min 或以后仰卧于 SPECT 或 γ 照相机探头下,取前位显像,视野包括食管和胃。在显像前应先在视屏上观察食管部位有无显像剂残留,若有,可再饮适量纯净水后再观察。

(3)用血压计充气球对气囊充气逐级加压,分别在 0 mmHg、15 mmHg、30 mmHg、45 mmHg、60 mmHg、75 mmHg、90 mmHg 和 100 mmHg 压力下采集胃和食管内放射性变化的影像,每次采集时间为 30 s;采集条件为:选用低能通用或高灵敏准直器,能峰 140 keV,窗宽 20%,矩阵 128×128。腹部加压时的压力要准确,否则会影响结果准确性,每次加压时,均从 0 开始,然后维持该压力不变,直至显像结束。

(4)婴幼儿显像:显像剂经鼻饲入胃,拔出鼻饲管。鼻饲 5~10 min 或以后开始显像,婴幼儿检查可不用腹带加压,每帧 2 min,连续采集 1 h,2~4 h 在胸部多次显像。

4.影像处理

用 ROI 技术获得各时相食管的计数率,绘制"时间-放射性曲线",观察曲线上是否出现尖峰及其数目。

峰的高度与反流量成正比,其宽度反映反流发生的持续时间。

(三)影像分析

1.正常影像

正常人在腹带压力<100 mmHg 时,食管内无放射性浓聚影,但在腹带压力达 100 mmHg 时,可测出微量放射性存在;GERI 正常参考值为 2.7%±0.3%;食管"时间-放射性曲线"无尖峰出现,或尖峰数<3。

2.异常影像

(1)异常放射性浓聚:贲门上方食管内出现放射性浓聚影,如仅稍高于本底为弱阳性,明显高于本底但显著低于胃影者为阳性,稍低于或等于胃影为强阳性。

(2)GERI:3%~4% 为可疑;>4% 提示 GER 存在。

(3)尖峰:食管"时间-放射性曲线"出现 4 个以上尖峰提示有 GER 存在。

(4)压力:腹部未加压时即有反流者称为自发性反流;加压后的反流称为诱发性反流。

(四)临床意义

胃食管反流显像是无创性、高灵敏度诊断 GER 的方法,比胃镜、钡剂检查更符合生理要求。其诊断 GER 的灵敏度达 90% 以上,较食管下端括约肌测定、酚红反流试验、X 线检查、酸灌注试验、内镜检查及组织学检查等方法准确率更高。

利用核素示踪技术建立的呼气试验,是在现代生物医学、生物工程学、核物理学、分析化学等多学科综合发展基础上产生的一种独特的检测方法。

第三节　核素示踪呼气试验

一、呼气试验的种类

呼气试验的种类依据其示踪核素的物理性质不同,有放射性和非放射性核素示踪技术两大类型。如目前在消化系统的临床应用和基础研究中普遍应用的 ^{14}C 或 ^{13}C 呼气试验,前者为放射性核素,后者为稳定性核素。根据临床用途不同,又有:胃幽门螺杆菌(Helicobacter Pylori,Hp)感染试验、肝细胞代谢功能试验、胃排空功能以及胰腺外分泌功能等试验。本节仅对目前临床最为常用的诊断 Hp 感染的 ^{13}C-尿素呼气试验(^{13}C-ureabreath test, ^{13}C-UBT)及其临床应用,给予简要介绍。

二、 ^{13}C-尿素呼气试验

(一)原理

^{13}C-尿素呼气试验(^{13}C-UBT)检测胃幽门螺杆菌感染的基本原理是:口服一定剂量的 ^{13}C-尿素,在胃内可被 Hp 产生的尿素酶分解成氨和二氧化碳($^{13}CO_2$), $^{13}CO_2$ 在小肠上段黏膜被吸收进入血循环,由肺呼出体外,应用高灵敏度的稳定性核素分析仪器测定呼出气体中 $^{13}CO_2$ 的丰度,即可判断胃内有无 Hp 感染。

若胃内无 Hp 感染, ^{13}C-尿素被吸收后随尿液排出,呼出的气体中不含有 $^{13}CO_2$,利用这一机制,即可判断胃内尿素酶的活性,诊断有无 Hp 感染。

^{14}C-UBT 和 ^{13}C-UBT 的原理相同,但测定方法不同。

(二)方法

1.患者准备

受检者检查前停用抗生素和铋剂至少 30 d,停用硫酸铝和质子泵抑制药至少 2 周。检查前禁食 4~12 h。

2.试验方法

试验前用 0.1 mol/L 柠檬酸漱口,采集 0 时(口服 ^{13}C-尿素前)肺呼出气体(参比样品)于试管或气袋中,50 mL 饮用水送服一粒 ^{13}C-尿素胶囊后 30 min(此时间段应适当活动体位,使试验药物能与胃壁广泛接触),同样方法采集气样(试验样品);然后用气体质谱分析仪测定参比样品和试验样品中的 $^{13}CO_2/^{12}CO_2$ 丰度比,结果以(千分差值)表达。

(三)试验结果计算与判断标准

Hp 感染的诊断,通常采用 8‰ 来表示测定的结果,称为千分差值,一个 Delta 为相差 1/1 000。

呼气试验的测定结果:超基准值(Delta Over Baseline,DOB)其诊断标准为 Hp 感染阳性,DOB 值>4.4;阴性,DOB 值<3.6。

(四)临床应用

1.Hp 感染的诊断

^{13}C-UBT 试验检测 Hp 感染的阳性率可高达 95% 以上。本法既可用于诊断,也适用于根除治疗的监测,易为患者接受,是理想的 Hp 感染检查方法。

2.消化道疾病的辅助诊断和研究

目前,Hp 已被公认为慢性胃炎、溃疡病、胃癌及胃相关性淋巴瘤的元凶之一。研究表明,Hp 感染与消化道疾病有着密切的关系,如:慢性胃炎、消化性溃疡、胃癌、胃黏膜相关性淋巴样组织恶性淋巴瘤(MALT)、胃食管反流病等疾病,^{13}C-UBT 试验都有阳性表现。

3.Hp 感染的普查

Hp 感染广泛流行于全世界。在不同国家、不同地区的感染率不完全一样。这种差异与卫生状况、社会经济和教育程度不同有关。一般来说,第三世界国家人群的感染率高于发达国家人群。某些发展中国家感染率可高达 80% 以上,在发达国家感染率也在 40%～50% 或以上。在不同年龄组感染率也不一样,在美国,每增加 1 岁,感染率增加 1%～2%。在我国一些地区的儿童 Hp 感染率也较高,可达到 60% 以上。由此可见,高度重视儿童和青少年早期的消化道不适症状,采用呼气试验有助于早期明确诊断,并给予及时合理的治疗,是预防国人胃病发生的有效手段。

第四节　比较影像学

放射性核素肝胶体显像是最早被临床采用的影像诊断方法之一,曾是活体内显示肝形态的唯一方法。但此技术的主要缺陷是缺乏特异性,大部分肝内占位性病变均显示为放射性缺损,因为病变的检出是基于正常肝组织的缺如,而不是异常组织的表达。另外,受仪器分辨率的限制,肝静态显像对位于肝门部位的病变难以发现,<1.5 cm 的病变探测率较低,灵敏度不如 X-CT、MR 和超声影像。MR 对肝结节性质的鉴别诊断优于 B 超和 CT。对中晚期肝癌和直径 5 cm 以上的肝癌,核素显像与其他影像检查均有典型表现,但局部解剖结构模糊,故在此方面已基本被其他影像学方法替代。

目前,肝胶体显像与其他核素显像如肝血流、血池显像及肝肿瘤阳性显像联合应用,对肝占位病变的性质加以鉴别等方面仍有价值。如在肝血管瘤的鉴别诊断中,结合肝血池显像,诊断特异性可高达 90%～100%,明显高于其他影像学方法。随着新一代 SPECT/CT 的应用,解剖影像与功能代谢影像的有机结合,必将更有效地发挥核素肝显像应有的作用和价值。

事实上,已被普遍应用于临床的 PET 功能代谢影像与 X-CT 或 MR 解剖结构影像已实现完美的图像融合,使肝肿瘤影像学诊断的特异性、敏感性和准确度得到了显著提高。

对于胆道系统疾病的诊断,如急性胆囊炎、先天性胆道闭锁、胆总管囊肿等,超声影像检查对大部分典型病例可以确诊,但个别病例由于腹腔内气体过多,造成干扰,仍需依靠 X-CT 进行诊断;MR 成像显示的信息不比 CT 多,故临床不常用。核素显像在此方面虽有相应的、甚至更能全面反映疾病功能代谢病理变化的技术手段,但限于显像过程不如上述方法简便快速,加之缺少相应的显像设备(如移动式床边 γ 相机),故在急诊中难以发挥作用。

第三十九章　核医学在呼吸系统显像中的应用

呼吸系统包括呼吸道、肺和胸廓。呼吸道是气体的传导部分,肺是气体交换的场所,肺的基本单位是肺小叶。肺组织具有双重血液供应,除肺动脉外,还有支气管动脉供血。肺动脉按气管分支形式逐级分布至全肺。肺动脉是肺的功能性血管,进入肺门后不断分支,与各级支气管伴行,直到肺泡,在肺泡隔内形成毛细血管网。肺泡表面分布的毛细血管床的管径为 7～10 μm。肺泡毛细血管十分丰富,并有膨胀性大、血管阻力小、压力小等特点。肺的局部血流分布决定于肺泡内压力、肺动脉压力、肺间质压力,也与胸内肺支持结构和重力有关。立位时在重力的影响下,肺尖部的血流量较小。当影响肺部血流动力学的疾病发生时,这种分布会出现改变。肺的局部通气功能取决于局部肺的顺应性和气道阻力。肺的局部顺应性降低时肺的容积减小、呼吸道阻力增加(如支气管痉挛、异物、肿瘤压迫、分泌物增加等)均可使局部气体交换发生障碍。呼吸系统显像检查方法包括肺灌注显像、肺通气显像、肺通气/灌注显像和肺代谢显像等。肺灌注显像可用于检查肺动脉血流灌注情况,肺通气显像用于检查气道的通畅性,二者联合应用时可对肺部疾病进行诊断和鉴别诊断并评估肺功能,本章将作重点介绍。

第一节　肺灌注显像

一、原理

肺灌注显像是利用放射性颗粒在肺毛细血管内暂时嵌顿的原理,得到肺血流灌注平面影像或断层影像。由于放射性颗粒在肺内的分布与肺动脉血流灌注成正比,因而肺显像代表着肺动脉的血流分布。当肺血管出现狭窄或栓塞时,该血管辖区的肺血流减少或无血流,放射性颗粒不能随血流进入该区域,则在肺影像的相应区域出现放射性分布减低或缺损。

肺灌注显像一般没有危险性,因为被堵塞的毛细血管数只占两肺总数的 1/1500,而且堵塞是暂时的,放射性颗粒可生物降解,其降解产物被机体网状内皮系统吞噬。

二、检查方法

(一)显像剂

最常用的显像剂是 ^{99m}Tc 标记的大颗粒聚合清蛋白(macroaggregated albumin,MAA)和人血清蛋白微球体(human albumin microphere,HAM)。放射性活度为 74～185 MBq(2～5 mCi),含蛋白颗粒数 20 万～70 万个。MAA 颗粒直径为 10～60 μm,HAM 颗粒直径为 10～30 μm,目前临床上主要使用 MAA 作为肺灌注显像剂。

(二)显像方法

患者无须特殊准备,必要时(如 COPD 重症患者)可吸氧,以减少肺血管痉挛所造成的肺放射性减低(肺血管痉挛造成的假阳性)。常规取仰卧位注射示踪剂,以减少重力影响。如果取坐姿或站姿,则由于重力的影响,肺基底部的血流会高于其他部位,放射性分布明显高于其他部位。诊断肺动脉高压时可采用坐位,此时肺尖放射性分布不仅不减少反而增加。患者取仰卧位,自静脉缓慢注入显像剂,注意注射器穿刺入血管时和注射结束后,不要抽回血,以免药物与血液在注射器内发生凝聚,形成大颗粒而造成肺内假性放射性"热区"。

注射显像剂后 5 min 显像,显像方法包括平面显像和断层显像。目前,多数核医学科将平面显像作为肺灌注显像的首选方法。

1. 平面显像

采用多体位显像,包括前位(ANT)、后位(POST)、左侧位(LL)、右侧位(RL)、左前斜(LAO)、右前斜(RAO)、左后斜(LPO)及右后斜(RPO),采集时将双肺同时包括在探头视野内,选用低能高分辨或通用型准直器。

2. 断层显像

对于肺深部的病变或肺段以下的小病变,有必要对患者进行断层显像检查,以增加影像的分辨率,提高检出率,减少假阴性。患者取仰卧位,双手抱头,使探头尽量贴近胸部。探头配以低能通用型准直器。数据采集矩阵 64×64,ZOOM 1.0,每 6° 采集 1 帧,每帧采集时间为 15～25 s(依据肺区放射性记数率确定),探头围绕肺部旋转 360°。采集的数据经计算机处理后进行图像重建,获得两肺横断面、冠状面及矢状面的三维图像。

三、注意事项

注意在显像过程中,患者体位应保持不动,平静呼吸。对于咳嗽剧烈的患者,检查前应服用止咳药,以避免体位移动。

(1)一次检查注射的蛋白颗粒数不宜过大,对一侧肺缺如、肺叶切除或已知肺血管床明显受损害者,注射颗粒数要相应减少。

(2)标记后的 ^{99m}Tc-MAA 一般要在 4 h 内使用,否则会降解失效。

(3)准备氧气和急救药品。

(4)儿童做肺灌注显像时要按每千克体重 2～3 MBq(0.05～0.08 mCi)。

(5)^{99m}Tc-MAA 为悬浮液,抽取药时和注射前需振荡摇匀,注射时尽量避免回血,以防止血液与 MAA 凝聚成更大颗粒,引起不应有的栓塞,或造成持续不退的肺内大"热点"。

(6)由于 MAA 入血后受重力的影响,易向肺的低下部位沉降,故注射时应采用平卧位。只有在检查是否有肺动脉高压时,才使用坐位注射。

(7)注射速度要缓慢,特别是在肺血管床破坏严重的患者,如在慢性肺心病时,绝不可采用"弹丸"注射,以免引起急性肺动脉压增高造成意外。

四、图像分析及结果判断

(一)正常图像

正常两肺叶放射性分布与肺动脉血供的小动脉和毛细血管分布一致,肺实质内放射性均匀。肺灌注显像时,各肺叶放射性高低与其肺实质厚度或体积成正比。肺门部位的大血管和气管,如肺动脉不能被 ^{99m}Tc-MAA 阻塞而无放射性分布。除肺以外,其他脏器组织不应出现放射性分布,如果甲状腺和胃部出现放射性浓聚,则表明血液中出现游离放射性高锝酸;肝内有放射性滞留时,表示 ^{99m}Tc-MAA 药物不纯;脑部见到放射性摄取时,提示患者有右向左分流等心肺疾病。

1.前位

两肺形态完整,右肺影较左肺影大,肺内放射性分布均匀,纵隔及心脏部位呈空白区。肺底与膈肌水平一致,受呼吸运动影响而稍欠整齐。肺尖、周边和肋膈角处放射性分布略稀疏。

2.后位

两肺大小基本对称,纵隔及心脏形成的空白区相对较小。此体位显示两下肺野病变较前位好。肺上部及周边放射性分布略稀疏。

3.侧位及斜位

可较好地显示外围肺段情况,放射性分布基本均匀,肺门及肺尖部位稍显稀疏。

4.断层图像

有助于鉴别肺段与非肺段缺损,提高图像的空间分辨力,但在分析图像时需要将肺部正常解剖结构与病变区别开来。

(二)异常图像

1.位置、形态及大小异常

胸廓外伤畸形、肺叶切除术后以及胸腔积液等均可造成肺形态、大小和位置的异常,胸内肿瘤或邻近脏器组织病变(如动脉瘤、心脏扩大等)压迫时也可造成形态异常。

2.放射性分布异常

任何原因引起的肺动脉血流改变均可导致肺内放射性分布异常,并与肺血流受损的解剖部位一致。主要表现为:①放射性分布稀疏或缺损,提示局部肺动脉血流灌注减低或缺如;②肺血流分布逆转,即肺尖放射性分布高于肺底部,主要见于肺动脉高压。

肺动脉栓塞时,肺灌注显像呈肺叶、肺段或亚段性缺损;肺组织受压或被推移时,如心脏向左扩大可压迫左下肺动脉,引起局限性肺灌注缺损。肺门肿物压迫大的肺动脉时,可引起一侧肺不显影;双肺呈不均匀放射性分布时,有多发散在的放射性减低或缺损区,常是慢性阻塞性肺部疾病所致广泛肺毛细血管床受损的表现;肺动脉高压时,肺血流分布发生逆转,致使肺上部放射性反而高于肺底部;支气管动脉与肺动脉间有侧支循环形成时,肺动脉血倒流入支气管动脉,使原来应该被灌注的部位出现放射性稀疏或缺损区。

五、临床应用

1.肺动脉血栓的诊断和疗效观察

肺栓塞(pulmonary embolism,PE)是由内源性或外源性栓子堵塞肺动脉或其分支引起肺循环障碍的临床和病理生理综合征,发生肺出血或坏死者称为肺梗死。PE是许多疾病的严重并发症。临床资料表明,凡能及时做出诊断及治疗的肺栓塞患者,病死率一般介于 5%～8%,而未被及时诊断和治疗者的病死率达 30%。虽然 X 线血管造影是诊断该病的主要检查方法,但属于侵入性检查,可产生一些并发症,不能作为常规检查,而肺灌注显像作为非侵入性检查方法,对该病诊断的符合率达 70%～80%,若与肺通气显像结合,则诊断肺栓塞的准确性达 95%～100%,可作为诊断肺栓塞的首选方法,对治疗后患者可再次检查以观察疗效。

肺动脉栓塞时,肺灌注显像呈肺叶、肺段或亚段性缺损,在平面图像中常呈现楔形缺损改变。

2.肺部占位性病变的诊断

灌注显像可提供病变区血流灌注情况及肺门血管的受累情况,能为决定手术治疗及化疗提供有价值的信息,但不能做出病变性质的诊断。

3.诊断慢性阻塞性肺疾病及肺动脉高压症的评价

在我国,慢性阻塞性肺疾病是常见病、多发病,其进展的最终结局是肺心病,直接威胁着患者的生命。早诊断、早治疗对延长患者生命有重要的意义。疾病早期X线胸片有肺纹理增强,而无特异性改变,灌注显像可见不同程度的肺血流受阻,与通气显像缺损区相一致,或小于通气显像缺损区;晚期血流受损范围增大,当伴有肺动脉高压时,可表现为肺血流分布逆转,即两肺上部的肺血流灌注增加,甚至超过两肺下部,形成"八"字形分布。

肺灌注显像对慢性阻塞性肺疾病患者肺血管床损害的部位、范围、程度及药物疗效的判断有一定的价值。

4.怀疑大动脉炎综合征等疾病累及肺血管者

大动脉炎综合征可累及肺动脉,除严重的病变外,X线检查往往难以诊断,此时肺灌注显像有助于对该病的诊断,肺灌注显像呈放射性分布缺损区。

5.心脏及肺内右向左分流患者的诊断和定量分析

在先天性心脏病中,以房间隔缺损和室间隔缺损较为多见,当肺动脉压力增高时,便出现右向左分流,若及时治疗则预后较好。正常人肺灌注显像时,左心及全身其他脏器几乎没有放射性分布;当由右向左分流时,^{99m}Tc-MAA颗粒将随血流进入左心系统,分布在肺以外的脏器中,肺动脉压力越高,由右向左分流愈多,肺内放射性计数越少,肺外放射性计数越高,其中以双肾显影最为明显。

第二节　肺通气显像

一、原理

受试者吸入放射性气体或放射性气溶胶后,放射性气体或气溶胶随气流进入气道及肺泡内,随后呼出。在此过程中用γ相机进行显像,可显示肺内放射性分布和动态变化,称为肺通气显像。根据所用显像剂的不同,又可分为放射性气体肺通气显像和放射性气溶胶肺通气显像。

放射性气体^{133}Xe或^{81m}Kr被吸入后,随吸入的气流到达肺泡,肺内局部放射性气体分布的多少、清除的快慢与该局部通气量、换气量呈正相关。当肺部疾病引起通气和肺泡间气体扩散障碍时,放射性气体进入受阻,清除缓慢,在肺部通气显像上显示放射性分布稀疏、缺损或局部放射性滞留。

将放射性溶胶溶液经雾化吸入后,根据颗粒大小不同(颗粒越大,近端气道沉淀越多)可在呼吸道的相应部位(如喉头、气管、支气管、细支气管和肺泡)沉积和滞留,从而显示气道及肺的影像。当呼吸道的某个部位被阻塞时,雾化颗粒不能通过阻塞部位,则阻塞部位的近端呈现放射性浓集,远端呼吸道及肺泡呈放射性缺损。

二、检查方法

(一)放射性气体吸入肺通气显像法

应用特殊的呼吸装置,让患者反复吸入密闭系统中放射性气体^{133}Xe 370~555 MBq(10~15 mCi),从而使肺显像,肺内各部位的放射性分布与局部通气量成正比。用 γ 相机显像分别采集平衡影像、清除影像及滞留影像。根据采集时间的不同可分为 3 个时相。

1. 单次吸入相

令患者一次深吸气后,吸入^{133}Xe 气体,屏住呼吸 15 s,采集后位肺影像,即单次吸入影像。此时肺内的放射性分布情况可反映肺各部位的吸气功能和气道通畅情况。

2. 平衡相

令患者反复呼吸密闭系统中的^{133}Xe 气体与氧气的混合物,持续 3~5 min,此时两肺野与密闭系统中的放射性气体达到平衡,肺内各部位的放射性分布反映局部肺的容量。

3. 清除相

停止吸入放射性气体,改为吸入室内气体,呼出的气体被采集在特殊的容器内。此时相持续 120 s,可以每 10 s 采集一帧图像。该时相可反映肺各部位呼气功能和气道通畅情况。通气显像时可进行定量分析,具体方法是:对吸入法通气显像中清除相的图像和注射法通气显像的图像进行计算机处理,勾画每一肺段或肺叶的感兴趣区域,获取时间-活度曲线,在曲线上可分别计算半清除时间($T_{1/2}$)和清除率,该两项参数均可反映肺的呼气功能和气道通畅情况。

(二)放射性气溶胶吸入显像

通常应用的显像剂为^{99m}Tc-DTPA 气溶胶 1 110~1 480 MBq(30~40 mCi)或锝气体(Technegas)500 MBq。沉积部位决定于雾粒的大小,雾粒直径大于 30 μm 时,主要沉积于喉头及气管;直径 10~30 μm,主要沉积于支气管;直径 3~10 μm,沉积于细支气管;直径 1~3 μm,可达肺泡;直径小于 1 μm 的雾粒则随呼吸排出。因此,为了获得高质量的影像,需要将颗粒大小控制在 1~30 μm 范围。

1. 雾化气溶胶肺通气显像

(1)显像前准备:向受检者解释检查程序,接雾化器各管口,使之处于工作状态。令患者用嘴咬住口管,用鼻夹夹住鼻子试吸氧气,使之适应此种呼吸。

(2)吸入微粒:采用超声雾化或喷气雾化,使受检者尽可能多地吸入气溶胶微粒,吸入时间为 5~8 min。常规采集前位、后位、左右侧位、左右后 45°斜位 6 帧影像,必要时也可采集左右前 45°斜位,矩阵 256×256,ZOOM 1 或 1.5,预置计数每帧 100~500 k。

(3)数据处理:根据所用仪器提供的软件进行影像处理。

2. Technegas 气溶胶通气显像

(1)吸入 Technegas 气溶胶:患者戴面罩,手动瓣膜控制吸入,呼出的放射性气溶胶经面罩上的单向瓣膜排出,并吸收在填料中。患者缓慢吸入经过滤的 Technegas-氩气混合物,在最大吸入时屏气 5 s,使 Technegas 扩散进入肺泡。患者潮式呼吸 1~2 次,同样能获得满意结果,大多数患者可得到每秒 2 500 计数。

(2)采集方法:同^{99m}Tc-DTPA 肺通气显像,预置计数为每帧 100 k。若进行动态采集,患者取仰卧位,进行吸入期动态采集,动态分析获得结果。

三、注意事项

(1)放射性显像剂^{99m}Tc-DTPA 应符合放化纯度要求,放射性活度总量不应低于 110 MBq,体积不大于 4 mL。

(2)影响放射性气溶胶在肺内分布的因素与气溶胶颗粒大小、受检者吸入过程中的呼吸方式和气管的解剖结构有关。因此应让受检者吸入气溶胶时平稳呼吸,使气溶胶均匀分布于末梢肺组织,减少中央气道沉积。同时应嘱受检者减少吞咽动作,以免放射性气溶胶进入上消化道,影响图像质量。氧气流量应低于 7 L/ min,以保证雾粒质量。

(3)受检者要练习空白吸入。有痰时,应咳出再行吸入雾粒。对哮喘患者必要时可在雾化剂中加入少量解痉剂。

四、图像分析及结果判断

正常肺通气显像与灌注显像相似,单次吸入相与平衡相肺影像相近,只是前者肺影像不如平衡相图像清晰。单次吸入相和平衡相图像显示两肺放射性分布均匀,清除相肺内放射性迅速消失,正常人 2 min 的肺清除率达 95％以上,$T_{1/2}$ 为(21.4±4.5)s。

(一)正常影像

1. 放射性气体通气显像

(1)单次吸入显像:主要反映肺的局部通气功能和气道通畅情况。由于一次吸入放射性气体较少,故肺尖及肺的边界轮廓不甚清晰。

(2)平衡期显像:主要反映肺的同期各部位容量。两肺放射性分布均匀,肺的上、下野无明显差别。由于脊柱的影响,静态图像可见两肺叶之间存在明显条带状空白区域,左下肺野由于心脏的关系,放射性分布也可能相对减少。

(3)清除影像:主要反映肺局部的呼气功能、气道通畅情况。放射性分布随着放射性气体的逐渐呼出而均匀地减少,各部位放射性减低迅速,半清除时间不足 2 min,肺内放射性^{133}Xe 2～3 min 内应基本消失,此后影像上无局部放射性滞留。

2. 放射性气溶胶通气显像

正常肺叶内放射性分布基本均匀,周边略低。正常肺通气影像和肺灌注影像所见基本一致。受检者吞咽气溶胶可致食管、胃显影,必要时饮水冲洗后复查。

Technegas 肺通气显像时影像与雾化气溶胶肺通气显像所见基本相同,由于其在中央气道沉积少,故外周肺组织显像较好,获得的影像质量高。

(二)异常影像

1. 放射性气体通气显像

单次吸入影像和平衡期影像的异常表现主要是局部放射性的减低或缺损,提示有通气功能障碍。若只单次吸入影像异常,而平衡期影像基本正常,则提示以气道病变为主;若二者表现一致,则提示多为肺实质病变或局部气道完全阻塞所致。清除影像的异常表现为局部放射性下降缓慢。当其他部位放射性已基本清除后,该局部还有放射性滞留。

2. 放射性气溶胶通气显像

①气道狭窄不畅,因流体动力学改变使狭窄部位形成涡流,故流经该处的气溶胶微粒部分沉积下来,影像呈现放射性浓聚的"热点",而狭窄部远端的气溶胶微粒分布正常或下降;②气

道完全性阻塞,气溶胶微粒不能通过阻塞部位,因而呈放射性缺损区;③气道和肺泡若有炎症、肺泡萎陷、肺气肿、肺大疱等,则气流减低,致使气溶胶微粒的进入减少,呈现放射性减低区;④肺叶、肺段或肺段以下由于血栓等致血供丧失,早期有无效通气,放射性分布不受影响或减低不明显,后期由于出现肺梗死,肺泡萎缩,可见放射性分布稀疏缺损改变;⑤肺局部肿瘤可致肺局部通气丧失,形成放射性分布缺损改变。

五、临床应用

肺通气显像作为一种无创性检查方法,能了解肺的通气情况,对诊断慢性阻塞性肺疾病较X线胸片及常规的肺功能试验方法敏感,特别是与灌注显像结合时对诊断PE有重要价值。

1.通气与灌注显像联合应用(V/Q显像)诊断呼吸系统疾病

联合应用V/Q显像时可提高诊断符合率,特别是对大病灶的诊断率接近100%。还能用于PE与慢性阻塞性肺部疾病的鉴别诊断:灌注显像正常者,可排除PE的诊断;灌注显像有局限性放射性缺损稀疏时,通气显像若正常(不匹配),则PE的诊断可成立;若灌注、通气显像均异常(匹配),则多为慢性阻塞性肺部疾病所致的肺实质疾病;若既有相匹配的改变,又有不匹配的征象,则应考虑在慢性阻塞性肺部疾病基础上发生PE的可能。

2.气道阻塞性疾病的诊断

肿瘤、支气管吸入异物、黏液栓堵塞均可产生不同程度的通气显像异常。阻塞一旦发生,显像即可显示异常,当阻塞解除后,显像又可恢复正常。

3.慢性阻塞性肺部疾病的诊断

肺通气显像可以估价肺的局部通气功能,对慢性阻塞性肺疾病的诊断及预后的估价都有意义。慢性阻塞性肺疾病患者,炎症和黏液使其气道黏膜表面不光滑,气体通过不畅,形成涡流。通气图像上表现为中央气道内放射性沉积增多,形成不规则分布的"热点",而末梢肺实质内放射性分布减少,且不均匀,表现为散在的弥散性减低区或缺损区。灌注图像显示放射性分布呈非节段性斑片状减低区或缺损区,病变部位与通气图像基本匹配。

4.肺大疱

肺通气及灌注显像表现为匹配的呈肺叶状分布的放射性缺损区,可对肺减容手术前患者肺功能的判断及手术预后的估测提供可靠的依据。

5.肺肿瘤

由于放射性气溶胶吸入通气显像可以进行多体位照相及SPECT显像,所以其对肺部肿瘤的诊断优于应用放射性气体的通气显像。此外,通过V/Q比值对局部肺功能及分肺功能的测定,可对肿瘤手术前患者肺功能的判断及手术预后的估测提供可靠的依据。

6.支气管哮喘

哮喘发作时,由于气道痉挛,故中央气道内放射性沉积增多,在阻塞气道近端更为明显,通气图像可见肺叶或肺段的放射性减低或缺损,用支气管扩张药物后病情轻者重复显像可见图像恢复正常。通气显像对哮喘诊断、预后判断、临床疗效观察均具有重要意义,可以显示支气管痉挛部位、范围,并了解治疗效果。

第三节　V/Q 显像

一、原理

肺通气显像和肺灌注显像是肺核医学显像的 2 种方法,这 2 种显像方法分别对肺的通气功能和血流灌注功能进行检测。临床上出于对通气功能和血流灌注功能变化的比较对照、综合分析的要求,通常在尽量短的时间间隔内完成肺通气显像和肺灌注显像。这种显像方式称为 V/Q 显像。报道的临床应用的显像方式很多,所采取的肺通气显像、肺灌注显像方法多样。根据显像药物、显像方法以及检查诊断的要求不同,可选择肺通气显像后行肺灌注显像,也可在肺灌注显像后行肺通气显像,或者同时行肺通气、灌注显像。

二、检查方法

V/Q 显像方法包括以下几种。

1. ^{99m}Tc-DTPA 通气/^{99m}Tc-MAA 灌注显像

先行肺通气显像,再行肺灌注显像,二者容易得到满意的结果。先行 ^{99m}Tc-DTPA 肺通气显像。患者位置、探头位置保持不变,进行 ^{99m}Tc-MAA 肺灌注显像(185 MBq),若灌注影像不理想,难以同通气影像区分,则可加大 ^{99m}Tc-MAA 的注射剂量至 555～740 MBq。同一体位的采集预制计数、矩阵等条件在通气、灌注显像时应一致。

在不具备 ^{133}Xe 肺通气显像设备的核医学科,多采用这种 V/Q 显像方法。

2. ^{133}Xe 肺通气/^{99m}Tc-MAA 灌注显像

如前所述,^{133}Xe 放射性惰性气体的缺点是其 γ 射线能量较低,所以不适用于 ^{99m}Tc 标记药物肺灌注显像后的肺通气显像。因为 140 keV 光电峰的散射会明显影响到 ^{133}Xe 81 keV 的能峰窗,虽然可以通过图像技术进行各种处理校正,但还是会影响肺通气图像的空间分辨率。

一般在 ^{99m}Tc 标记药物肺灌注显像前进行 ^{133}Xe 肺通气显像,^{133}Xe 肺通气显像后,^{133}Xe 气体大部分很快从肺中排出,不会明显影响 ^{99m}Tc-MAA 灌注显像影像的质量。静脉注射 ^{99m}Tc-MAA 活度不需要增加,111～185 MBq 足以满足显像要求。

3. ^{133}Xe V/Q 显像

一次性静脉注射 ^{133}Xe 生理盐水溶液,通过 ^{133}Xe 肺灌注显像方法,先后采集肺灌注显像、肺灌注呼气显像影像,可获得肺血流灌注和肺通气(只有呼气)结果。此方法不是气道吸入放射性,不能反映吸气功能状况,也难以准确显示局部肺组织通气信息,且只有单一后位影像,因而应用受到限制。

4. 锝气体(Technegas)肺通气/^{99m}Tc-MAA 灌注显像

在 Technegas 肺通气显像后行 ^{99m}Tc-MAA 肺灌注显像。Technegas 用于通气显像的特点是放射性分布均匀,外周渗透好。即使在气道有疾病的患者中,也未见到中央气道放射性沉积。由于其在中央气道沉积少,故外周肺组织显像较好,获得的影像质量高。Technegas 吸入人体后,在 20 min 内其放射性分布基本没有改变,因而适合于多体位或断层显像。在 Technegas 肺通气显像后,进行 ^{99m}Tc-MAA 肺灌注显像,^{99m}Tc-MAA 剂量为 185 MBq(3 mCi)。

值得一提的是,Technegas 肺通气显像和 ^{99m}Tc-MAA 灌注显像中的放射性核素均为 ^{99m}Tc,虽然前者对后者的影响并不显著,还是要对灌注显像的影像加以处理,去除 Technegas

肺通气显像残留放射性的影像。

三、注意事项

参见肺灌注显像和肺通气显像的相关内容。

四、图像分析及结果判断

V/Q 显像比较分析主要观察 2 种影像相同解剖部位放射性分布改变情况。若同一部位或多部位肺通气影像和肺灌注影像放射性分布异常的大小、形状、范围等方面基本一致,则视为匹配改变,否则为不匹配改变。V/Q 显像不匹配是指在肺灌注显像时影像异常(放射性分布稀疏缺损区),而相同部位肺通气显像未见明显异常或异常部位范围和程度都小于肺灌注显像的改变。这种不匹配改变多见于急性肺动脉血栓栓塞、慢性肺动脉血栓栓塞、其他病因引起的肺栓塞、支气管肺癌、纵隔肺门占位以及其他胸肺肿瘤、肺动脉发育不全等患者,其 V/Q 显像也可呈不匹配改变。

五、临床应用

(一)肺血栓栓塞症的诊断与鉴别

肺血栓栓塞症(pulmonary thrombo embolism,PTE),为肺栓塞(pulmonary embolism,PE)的最常见类型,占 PE 中的绝大多数,通常所称 PE 即指 PTE。核素肺显像诊断肺栓塞的诊断标准如下。

1. 肺栓塞高度可能性(>90%)

肺灌注显像出现≥2 个肺段放射性缺损区,肺通气显像或 X 线胸片的相应部位正常或病变范围小于灌注影像缺损区(即肺灌注显像与通气显像不匹配)。不匹配的原因是由于肺组织的血液供应由肺动静脉系统及支气管动静脉系统组成,二者之间有非常丰富的吻合支。如果患者肺动脉分支栓塞后,支气管动脉可借助吻合支供血于该区肺组织,因此这部分肺组织很少发生坏死,肺组织通气功能正常,故肺通气显像与 X 线胸片多表现为阴性,而肺灌注显像在肺栓塞形成后即呈阳性表现,因此肺灌注显像与肺通气显像联合应用时,在早期诊断肺栓塞具有独特优势。

2. 肺栓塞中度可能性(50%)

肺灌注显像只有单个亚肺段放射性缺损区,肺通气显像或 X 线胸片与之不匹配,或肺通气显像表现为弥散性异常,难以判断与肺灌注显像是否匹配。单纯根据放射性核素显像时不能确诊,必须结合临床或行肺动脉造影检查。

3. 肺栓塞低度可能性(<10%)

肺灌注显像出现单个小放射性缺损区,肺通气显像或 X 线胸片与之不匹配;或各种显像均有非节段性异常,且基本匹配;或 X 线胸片异常的范围大于肺灌注显像上的缺损区。

4. 肺栓塞可以排除

肺灌注显像正常,基本上可以排除肺动脉血栓栓塞。但异常的肺灌注显像并不一定是肺栓塞,只有与肺通气显像不匹配的灌注异常才是肺栓塞显像的特征。

(二)肺动脉畸形及肺动脉病变的诊断

1. 肺动脉闭锁

患侧肺因无血流灌注而不显影。

2.肺动脉狭窄

由狭窄动脉供血的肺区无血流灌注或稀疏,呈肺段分布。

3.肺动脉发育不全或缺如

患侧肺血流灌注缺损或稀疏,通气功能正常。结合临床及 X 线胸片与肺栓塞相鉴别。

(三)慢性阻塞性肺部疾病

肺灌注显像的典型表现是弥散性散在的与通气显像基本匹配的放射性稀疏区或缺损区,与血流分布无一定关系。此类患者中 90％以上合并有不同程度的肺动脉高压,且左侧出现频率明显高于右侧。由于血流动力学的改变可导致肺灌注不正常,即为两肺上部的肺血流灌注增加,甚至超过两肺下部,形成"八"字形分布。

肺灌注显像对慢性阻塞性肺部疾病患者肺血管床损害的部位、范围、程度及药物疗效的判断有一定价值。

(四)支气管肺癌

肿瘤压迫和浸润肺门血管后,造成肺灌注显像的大片缺损。若肿瘤位于胸骨后,则一般 X 线片难以发现,但因肿瘤浸润肺血管,肺灌注显像可以较早发现异常。因此,肺灌注显像对了解中央型肺癌患者肺门血管受累情况以及对治疗方案的选择有较大的帮助,但无法鉴别肿瘤的良恶性。

(五)肺血管病或全身性疾病累及肺动脉

大动脉炎、胶原病等全身性疾病,往往累及肺动脉。肺灌注显像的缺损区也呈肺段分布,通气功能大多正常,在判断结果时一定要密切结合临床表现。肺灌注显像可以用来判断此类患者肺血流灌注受损的程度与范围。

第四节　肺 PET 显像

一、原理

葡萄糖、脂肪酸、氨基酸、核苷等,能够灵敏而准确地定量分析肿瘤的异常代谢、蛋白质合成、DNA 复制肿瘤增生状况。^{18}F 标记的 2-脱氧葡萄糖(^{18}F-2-deoxy-2-fluoro-D-glucose,^{18}F-FDG)为目前最为常用的一种。细胞摄取^{18}F-FDG 后,经细胞内己糖激酶作用,转变为 6-磷酸脱氧葡萄糖后,不参与葡萄糖的进一步代谢而滞留在细胞内,通过 PET 显像,能定量地测量肿瘤组织对^{18}F-FDG 的摄取速率及摄取量,准确判断肿瘤的葡萄糖代谢异常程度及变化。^{11}C 标记的蛋氨酸(^{11}C-Met)是另一种常用的 PET 肿瘤显像剂,能灵敏地反映肿瘤组织的氨基酸代谢及蛋白质合成的变化,而且是活性肿瘤组织细胞的有效标志物之一。

二、检查方法

(一)显像剂

PET 肿瘤显像最常使用的显像剂为^{18}F-FDG,使用量为 259～370 MBq(7～10 mCi),静脉

注射。^{11}C-Met 的常用量为 370～740 MBq(10～20 mCi)，静脉注射。此外，还有 ^{11}C 标记的组氨酸、亮氨酸、胸嘧啶脱氧核苷等以及 ^{18}F 标记的雌激素类似物，如 ^{18}F-ES 等。

(二)显像方法

1. ^{18}F-FDG 显像

(1)受检者准备：在检查前至少禁食 4～6 h。注射放射性药物之前安静休息 30 min，以卧位或半卧位休息为宜，避免走动。

(2)显像步骤：①透射显像：患者仰卧在检查床上，经体位固定后进行脏器或全身的 ^{68}Ga 透射显像，用于组织衰减校正。通过多束低能激光在体表画上标记，用于再次显像时体位的精确重复定位。②发射显像：显像前固定患者的体位，发射显像的位置及视野应与透射显像完全相同。③动态显像：静脉"弹丸"注射 ^{18}F-FDG 后，立即启动已设置好的连续动态采集程序，基本顺序为 30 秒/帧×10，60 秒/帧×5，5 分钟/帧×3，在影像采集的同时采集对侧肘静脉血样本，用于计算肿瘤对 ^{18}F-FDG 的摄取率。④静态显像：静脉注射 ^{18}F-FDG 后，在 50～55 min 时进行静态影像的采集，每一断面影像的计数应为 $1×10^8$ 左右。⑤全身显像：静脉注射 ^{18}F-FDG 后，在 50～55 min 时开始全身显像。由于 PET 视野有限，当一个视野的采集达到一定的计数后，经计算机调控，通过床位移动，依次进入第 2 个视野，直至达到预定采集范围。

2. ^{11}C-Met 显像方法

(1)患者准备：同 ^{18}F-FDG 显像，但患者在检查前 6 h 内可进食少量低蛋白饮食。

(2)显像步骤：PET 显像分为透射显像和发射显像两部分。①透射显像：与 ^{18}F-FDG 显像中描述的透射显像相同。②发射显像：显像前固定受检者的体位，发射显像的位置及视野应与透射显像相同。③动态显像：静脉弹丸注射 ^{11}C-Met 后，立即启动已设置好的连续动态采集程序，第一时相 30 秒/帧为 10 帧，第 2 时相 60 秒/帧为 5 帧，第 3 时相 5 分钟/帧为 3 帧。在影像采集时，同时采集对侧肘静脉血样本，用于计算肿瘤对 ^{11}C-Met 的摄取率。④静态显像：静脉注射 ^{11}C-Met 后，在 40～45 min 进行静态影像的采集，每一断面影像的计数应为 $1×10^8$ 左右。⑤全身显像：在静脉注射 ^{11}C-Met 后，在 40 min 时开始全身显像。经计算机调控，通过床位移动，依次采集影像，直至达到预定的采集范围。

(三)影像处理

经放射性时间衰减校正及透射显像的组织衰减校正后，通过适当的滤波处理和重建断层影像，并制作矢状和冠状断层影像以及三维立体影像。临床常用的半定量指标有肿瘤标准化摄取值，定量指标有肿瘤摄取率。

标准化摄取值(SUV)＝衰减校正后的平均感兴趣区域放射性/每千克体重的放射性示踪剂注入剂量

肿瘤摄取率 Ci(t)/Cp(t)＝kiCp(t)dt/Cp＋Vp。式中 Ci 为 PET 测定的肿瘤组织放射性计数，Cp 为血浆中的放射性计数，ki 为肿瘤摄取率，Vp 为确定的感兴趣区域内容积。

上述肿瘤摄取率也可通过作图法算出，即 Y 轴为 Ci(t)/Cp(t)；X 轴为 Cp(t)dt/Cp，Vp 为截距，从而计算出斜率值，即肿瘤摄取率(ki)。

三、注意事项

(1)局部断层显像时应注意将可疑病灶位于采集视野中心。

(2)放射性药物注射时应选择病灶对侧肘静脉进行注射。

（3）透射显像与发射显像间患者位置应保持完全一致。

（4）显像剂的摄取增加并非肿瘤的特异性表现，部分正常组织可见生理性摄取，局部炎症和手术伤口等也可浓聚^{18}F-FDG。

（5）^{18}F-FDG 摄取减少可发生在肿瘤组织化疗或放射治疗后。

四、图像分析及结果判断

1.正常影像

两肺对^{18}F-FDG、^{11}C-Met 的摄取对称，放射性分布均匀，无明显的放射性异常浓集或缺损区；但应注意饮食和用药对正常影像的影响。

2.异常影像

肿瘤的恶性程度与局部^{18}F-FDG 的摄取速率和浓集量有一定的相关性。肺部恶性肿瘤多表现为肿瘤原发灶和转移灶，^{18}F-FDG 或^{11}C-Met 摄取异常增加，明显高于周围正常组织，显示出明显的异常浓集区。少数肿瘤也可表现为^{18}F-FDG 或^{11}C-Met 摄取与周围正常组织相似或低于正常，这主要取决于肿瘤的类型、分化程度和增生状态等。

五、临床应用

1.肺部良恶性肿瘤的鉴别诊断

在 X 线胸片、CT 或 MRI 上，肺癌常表现为局灶性结节或非特异性不易透光区，往往难以鉴别良恶性。^{18}F-FDG 在肿瘤局部的异常浓集，是恶性肿瘤的重要标志。^{18}F-FDG PET 显像能反映肺肿瘤经治疗后，肿瘤部位的代谢改变。有研究认为，PET 的^{18}F-FDG 可反映肿瘤代谢的变化比观察肿瘤大小（即形态的变化）要可靠，并可及时地反映疗效。

2.单个肺结节的诊断

单个肺结节，绝大多数是偶然发现的，并且恶变的发生率很高。目前，常规评价单个肺结节的方法包括 CT 检查、经胸廓的针吸活检、支气管镜和直视下的胸腔镜检查。这些常规的方法因其固有的缺陷而正受到 PET 的强烈冲击。^{18}F-FDG PET 通过肿瘤组织对葡萄糖的利用率而对肿瘤进行定位和定性，该方法的实用性越来越受到人们的重视。普遍认为，PET 显像的真阳性率和真阴性率很高，其敏感性比特异性要高。

虽然 PET 的特异性比敏感性要低，并且对于假阳性来说，PET 基本上没有假阴性，但与 CT 相比，PET 比 CT 的特异性得到很大提高，其最大的潜在实用价值在于可避免良性肺内孤立性结节（SPN）患者不必要的外科手术。

3.肿瘤转移与复发病灶的检测

在多数肿瘤复发和转移灶的检测中，^{18}F-FDG 异常浓集的定位诊断灵敏性明显高于同组 CT 检查的比较结果。肿瘤疗效判断是 PET 代谢显像最独特的优势，肿瘤局部^{18}F-FDG 或^{11}C-Met摄取在有效化疗和放疗后会产生明显的改变，能及时反映临床治疗效果，指导临床尽快修正或制订更有效而合理安全的治疗方案，CT 和 MRI 则难以在有效治疗后立即显示出相应的变化。

4.肺癌组织学的判断

肺癌组织学类型对判断肺癌恶性度有较重要的临床价值。有研究表明，不同组织学类型的肺癌之间^{18}F-FDG 摄取有明显区别，以小细胞肺癌摄取最高，其次依次为非小细胞肺癌、腺癌、鳞癌。

5.肺癌的分期

临床肺癌的分期通常采用 TNM 系统，^{18}F-FDG PET 显像在判断肿瘤大小及局部的浸润范围、有无局部淋巴结和远隔转移等方面的应用越来越多。①判断肿瘤大小及局部侵及范围，尽管 CT 扫描可对肿瘤大小及局部侵及范围进行精确的判断，但 PET 显像可估测肿瘤的大小，对 T_1 期（直径＜3 cm）和 T_2 期（直径＞3 cm）的病灶进行分类，尤其是可准确地判定 CT 扫描难以确定的有恶性胸膜种植转移，利于 T_4 期的判断；②判断局部淋巴结有无转移；③判断有无远隔转移，PET 显像可通过全身断层显像对肺癌的远隔转移情况进行全面评估，为肺癌治疗方案的确定提供可靠依据。

6.对判断疗效和复发的价值

对不能进行手术治疗的肺癌患者，临床上通常采用肿瘤大小的变化来判断放、化疗的疗效，而 ^{18}F-FDG PET 显像可通过观察治疗前后葡萄糖摄取的变化（即代谢变化），更准确地反映治疗效果。对于手术或放疗后局部异常改变是瘢痕还是复发，单纯通过形态学检查往往难以做出准确的判断，^{18}F-FDG PET 显像通过观察代谢变化可准确做出判断。

7.其他

①异常肿块的良恶性鉴别及恶性程度的判断；②肿瘤病程的分期及患者预后的评价；③临床治疗效果的评价与肿瘤耐药的探讨；④鉴别肿瘤治疗后的残存组织的性质，即局部病灶已坏死或仍有存活的肿瘤；⑤肿瘤复发的早期判断及复发或转移灶定位；⑥肿瘤的转移诊断及组织的活检部位的选择。

第四十章 核医学在心血管系统显像中的应用

第一节 心肌灌注显像

一、原理

正常心肌细胞可摄取某些正一价放射性阳离子,以这类物质为显像剂可使心肌显影,而且心肌聚集放射性多少与心肌血流灌注量正相关,也与心肌细胞活性相关。冠状动脉狭窄或阻塞致心肌缺血梗死,或心肌炎、心肌病致心肌细胞变性坏死时,病变部位摄取显像剂的量减少或不摄取,显像表现为放射性稀疏或缺损,据此可对冠心病或心肌损伤性疾病进行诊断。

二、检查方法

(一)显像剂

目前临床上常用的显像剂有^{201}Tl 和^{99m}Tc-MIBI。

(二)显像方法

1. 静息显像

患者于检查前 24 h 停服 β 受体阻滞剂及扩张冠状动脉的药物。静脉注射^{201}Tl 1.5～2.5 mCi,10 min 后显像;或静脉注射^{99m}Tc-MIBI 15～20 mCi,1 h 后显像。

2. 介入显像

(1)运动负荷显像

1)原理和意义:运动负荷主要是通过体力活动增加心肌的耗氧量,以激发心血管系统的反应,用以评价冠状动脉血流的储备功能。运动负荷显像的价值主要是提高早期冠心病的检测率。

2)方法:常用的运动方式有活动平板法和踏车法 2 种,以踏车法为例。当患者的心率达到亚最大心率(190-年龄),或出现心绞痛、血压下降等时,立即注射显像剂,并嘱咐患者继续运动30～60 s。运动过程中连续监测心电图。

(2)硝酸甘油介入显像

1)原理和意义:硝酸甘油具有扩张冠状动脉、增加缺血心肌侧支循环的作用。硝酸甘油介入显像的主要价值是用于缺血心肌(或称冬眠心肌)和坏死心肌的鉴别,有助于评价心肌细胞的活性。

2)方法:常规显像呈现不可逆缺损或者只做静息显像呈缺损患者,24 h 后舌下含化硝酸甘油 0.5 mg,即刻静脉注射显像剂。原有的不可逆缺损区出现一定放射性填充,表明有存活的心肌。

(三)显像方式

分为平面显像、断层显像 2 种。

1. 平面显像

静脉注射显像剂后，以静态采集的方式获取 3 个体位的显像，即前后位、左前斜位和左侧位。前后位显示左心室的前侧壁、心尖和下壁，左前斜位显示后侧壁、心尖、下壁和间壁，左侧位显示前壁、心尖和下后壁。平面显像尽管采用多体位观察，但仍无法避免某些心肌节段互相重叠而难以分辨。

2. 断层显像

受检者取仰卧位，双臂抱头并固定。静脉注射^{201}Tl 1.5～2.5 mCi，10 min 后使用低能通用平行孔准直器，采集矩阵 64×64，能峰选用 70～80 keV，窗宽 20%。探头接近胸壁，视野包括整个心脏，尽量减少肝影。如静脉注射^{99m}Tc-MIBI 15～20 mCi，准直器以低能高分辨为宜，采集矩阵 64×64，能峰选用 140 keV，窗宽 20%。

(四)图像重建

先进行均匀度校正，再用滤波反投影法进行图像重建，重建过程中最重要的是选择滤波函数。重建 3 个方向的断层图像：短轴、垂直长轴、水平长轴。各断层图像每一层面的厚度为 6～9 mm。

(五)靶心图的建立

靶心图是经圆周剖面分析建立起来的一种定量分析图像。具体处理方法为：应用短轴断面图像，对每一层做圆周剖面分析。即先确定左心室中心和搜寻半径，然后从 0°开始顺时针旋转进行搜寻，以每隔 6°的扇形区作为一计算单位。计算机自动搜寻出各扇形区的最大计数值，直到全部搜寻完毕为止。以每个扇形区的最大计数值为分子，全部扇面(360°)的最大计数值为分母，计算出每个扇形区的计数百分值，以此值表示各层面心肌各部位的相对放射性浓度。应用彩色或灰度编码，以不同颜色或灰度表示各扇形区不同大小的计数值百分数进行显示。经上述定量化分析后，再对各层面图像进行重组，把短轴断面从心尖到心基底部的各层面图像以同心圆的形式逐层由内到外排列，这样就把分离的多层面短轴断层图像，组合成一个各层面相连的二维靶心图。根据靶心图上不同的颜色或灰度，可直观地分辨心肌各节段放射性分布的差别。这种未做进一步处理的靶心图称为原始靶心图。选择一组正常人，建立正常靶心图，并将各扇形区计数值百分数的正常均值和标准差存于计算机中，将每位受检者各扇形区的计数值百分数与存在计算机内的正常值逐个比较，各部位计数值百分数低于正常值的程度以标准差度量，并以不同颜色显示，即为标准靶心图。凡低于正常均值减 2.5 个标准差的部位用黑色显示为变黑靶心图，对确定病变部位和范围更为直观。静息、负荷和延迟显像，均可得到各自的原始靶心图、标准靶心图和变黑靶心图。

三、注意事项

(1)在患者检查前，应严格进行仪器的日常质控检查、放射性药物的外观及质量控制，若药物来自奶站，则应有正式的出厂检测报告，合格才用。

(2)对冠心病心肌缺血的诊断，一定要结合负荷(运动或药物)试验及静息心肌灌注显像。

(3)检查前，患者需要停服有关药物，如抗心律失常或减慢心率以及硝酸酯类药物等，并取得患者合作。

(4)^{201}Tl 心肌灌注显像检查时，患者应空腹，在注射^{201}Tl 后让患者坐起，可减少腹腔内脏及肺中因^{201}Tl 浓聚增加对心肌影像的干扰。

(5)用 ^{99m}Tc-MIBI 作显像剂,其标记率应大于 95%,静脉注射后 30 min 进食脂肪餐,以排除胆囊内放射性干扰,若肝区放射性清除慢,则可鼓励患者适当活动。

(6)检查过程中,应使患者保持体位不动,并嘱患者在检查中保持平稳呼吸,以减少因膈肌运动对心肌显像的影响。对不合作患者应加以固定。

(7)运动负荷必须严格掌握适应证,核医学医师在进行此项工作前,应在心内科进行专门培训,熟悉心电图的诊断及可能的急救措施,合格后才能独立实施此项检查,否则一般应要求有专业心内科医生在场;在检查室内须配备心电监测仪、除颤器及必要的急救器械和氧气、药物等。

(8)在运动负荷试验过程中,须密切观察患者情况以及心电图、血压变化,若出现较严重的情况(如血压下降、患者情况不好),应立即停止检查,并继续观察血压、心率及心电变化,必要时请心内科医师进行处置。

(9)若遇到下列情况之一,不管是否已达到预计心率,均应终止试验。患者主诉头晕头疼、面色苍白、大汗淋漓、步态不稳、视力模糊和阵发性咳嗽、严重持续心绞痛、血压骤升或下降、收缩压≥26.7 kPa(200 mmHg)或血压下降幅度≥1.33 kPa(10 mmHg)、心电图示 ST 段下降≥0.3 mV、ST 波呈弓背向上提高 0.3 mV、严重心律失常(如频发室性心动过速)等。

(10)进行早期及延迟显像时患者体位、数据采集和影像处理的条件必须保持一致,以利比较和定量分析。技术人员在显像采集过程中,应密切观察患者情况,不可离开岗位,有病情变化时应及时通知医师。

(11)对同一患者行负荷与静息心肌灌注显像时,对位应尽可能一致,图像处理(尤其是断层处理)中,轴向、色阶,配对要一致,以更好地判断有无异常。

(12)详细了解病史,结合患者的年龄、性别、典型症状以及其他检查结果,进行综合分析,才能得到更全面的诊断结果。

(13)以提高诊断心肌缺血准确性为目的者,应严格按适应证执行,即在首次心肌显像图上有放射性缺损区或明显稀疏区者。

(14)在应用硝酸甘油前应测血压,血压低于 11.97/7.98 kPa(90/60 mmHg)者不用,以防发生低血压。

(15)静脉泵入硝酸异山梨酯时,要按规程进行,必须监测血压和心电图。

(16)长期口服戊四硝酯类药物患者,此试验的敏感性可能降低,可采用其他方法评价心肌存活,如 ^{201}Tl 再注射法、低剂量多巴酚丁胺介入法,有条件的单位可行 ^{18}F-FDG 心肌代谢显像。

四、图像分析及结果判断

分析图像主要从以下 4 个方面进行观察:心肌内放射性分布情况,心肌形态,心腔大小,右心室心肌显影情况。

(一)正常图像

一般情况下只见左心室影像,影像清晰。右心室因心肌较薄可不显影或隐约显影。

1.断层影像

左心室各壁放射性分布均匀。①短轴影像:呈环状,中心空白区为心腔,显示前壁、前后侧壁、前后间壁、下壁及后壁;②水平长轴影像:呈立位马蹄形,显示心尖、前后间壁、前后侧壁;

③垂直长轴影像：呈横位马蹄形，显示前壁、心尖、下壁和后壁。

2. 靶心图

图的中心为心尖，周边为基底部，右侧为前、后间壁，左侧为前后侧壁，上部为前壁，下部为下、后壁。放射性分布与短轴断面图像相同，间壁、下后壁放射性分布较侧壁、前壁略低，间壁基底部呈放射性稀疏、缺损（膜部），有时在心尖和前壁可出现小范围稀疏区。

变黑靶心图上不出现变黑区。靶心图能直观显示冠状动脉的血供区。

（二）异常图像分析

1. 放射性分布异常

除正常分布可见的放射性稀疏区以外，在 2 种断面连续 2 个以上层面可出现放射性稀疏、缺损区，变黑靶心图上表现为变黑区，即为放射性分布异常。常见以下几种类型：①可逆性灌注缺损，运动负荷或双嘧达莫介入显像，出现局限性稀疏或缺损区，延迟显像，该区显示放射性填充（再分布），为心肌缺血改变；②不可逆性灌注缺损，运动负荷或双嘧达莫介入显像出现局限性稀疏或缺损区，延迟显像无变化，为心肌梗死、瘢痕或其他原因引起的心肌坏死，严重的心肌缺血也可有此表现；③可逆加不可逆性灌注缺损，运动负荷或双嘧达莫介入显像出现局限性稀疏或缺损区，延迟显像原稀疏或缺损区范围缩小，见于心肌梗死伴缺血或严重缺血；④反向再分布，反向再分布是指运动负荷显像正常，延迟显像出现放射性稀疏、缺损区，或负荷及延迟显像均有稀疏、缺损区，但以后者较明显或范围增大；⑤弥散性放射性分布不均匀（或称花斑状改变），心肌内放射性分布弥散性不均匀，呈点、片状稀疏或缺损，个别区域呈过度放射性浓集，见于心肌炎和扩张型心肌病等。

2. 心肌形态异常

正常各断面心肌断层图像的形态如前所述（见正常图像），某些病变（如心肌梗死、室壁瘤等），可使一些心肌节段显影缺如，造成心肌形态不完整或失去正常形态。

3. 心腔大小异常

扩张型心肌病心腔扩大，心壁变薄。肥厚型心肌病或高血压病心腔相对缩小，心壁增厚，前者以间壁增厚为主，后者为弥散性增厚。

4. 右心室心肌显影异常

正常心肌显像右心室心肌不显影，运动后可轻度显影，肺心病合并肺动脉高压时，右心室心肌肥厚，显影增浓。左心室大面积心肌梗死，或左心室心肌供血明显减少时，右心室心肌供血相对增多，右心室亦可显影，右心室显影在短轴断面上最易分辨，位于左心室右侧，呈"C"字形。

五、临床应用

（一）冠心病的诊断

1. 心肌缺血的诊断

为本检查的主要适应证。缺血区的典型表现是可逆性灌注缺损区。本法能直接观察缺血的部位、范围及严重程度，也能提示冠状动脉病变的部位。

2. 心肌梗死的诊断

根据不可逆性灌注缺损的影像表现可诊断心肌梗死，并可显示梗死的部位及大小，提示冠状动脉狭窄的部位。

3.室壁瘤的辅助诊断

室壁瘤处心肌多为瘢痕组织,不摄取显像剂,心肌灌注显像表现为不可逆性灌注缺损,范围和大小与瘤体一致。心肌灌注显像对室壁瘤诊断的灵敏度较高,但缺乏特异性,故不是诊断室壁瘤的首选方法。可结合门控心血池显像综合评价。

(二)判断心肌梗死区内是否有心肌存活

评价冠心病心肌细胞的活性,对指导治疗和判断预后有重要意义。运动-再分布(或静息显像)呈可逆性灌注缺损者,是心肌细胞存活的指证,而不可逆性灌注缺损者多为无活性心肌。但有低估存活心肌的情况,即部分呈不可逆性灌注缺损的节段,仍有活性心肌细胞存在。硝酸甘油介入显像对评价心肌存活情况有一定实用价值。

(三)评价冠心病的疗效

应用心肌灌注显像评价冠状动脉搭桥术、经皮冠状动脉腔内成形术(PTCA)、溶栓治疗以及其他治疗方法的疗效,是较为可靠且无创的方法。治疗后,负荷心肌显像恢复正常,说明病变血管已再通;反之,则治疗失败。

(四)心肌病的鉴别诊断

心肌灌注显像对扩张型和缺血性心肌病的鉴别诊断有一定的价值。缺血性心肌病呈节段性放射性灌注缺损区伴心腔扩大。扩张型心肌病影像多呈正常与减低相间的放射性分布。肥厚型心肌病心肌影像可见心肌不对称增厚,尤以室间壁上部增厚为著,伴有心腔缩小。

(五)心肌炎的辅助诊断

心肌炎是临床常见的心血管疾病之一,好发于青少年,为继发病毒感染后发生的非特异性间质炎症和心肌细胞变性、坏死等病理改变。弥散性心肌炎表现为心肌内放射性分布弥散性不均匀,呈点、片状轻度稀疏,称"花斑状"改变。局灶性心肌炎表现为病变局部呈放射性减低。心肌灌注显像诊断心肌炎的灵敏度约为80%,但不具有特异性,所以应结合病史、发病年龄及其他实验室检查进行综合分析评价。

第二节　门控心肌灌注显像

一、原理

门控心肌灌注显像是以心电图 R 波触发采集不同心动周期时段的心肌灌注显像。通常将一个心动周期分成 8~16 个时段显像。将每个心动周期时段的放射性计数叠加起来,形成收缩期、舒张期不同时段的心肌灌注图像。利用电影显示、半定量方法,可同时观察心肌灌注、左心室室壁运动,并可测量左心室功能。常用的显像剂与心肌灌注相同。

二、检查方法

(一)患者准备

停用 β 受体阻滞剂和减慢心率的药物 48 h,停用硝酸酯类药物 12~24 h。

(二)显像方法

患者取仰卧位,探头视野包括心脏。采集图像前,先连接心电图,采集时以 R 波作为触发信号。每个 R-R 间期分为 8~9 帧图像,其条件同普通断层显像,但每帧计数不低于 500 k。

(三)图像处理

采集结束后应用滤波反投影法对原始图像重建,获得 8~9 组心肌垂直长轴、水平长轴、短轴图像,每层厚约 4 mm,然后叠加生成 3 个断面,从 ED-ES-ED 的整个心动周期的心肌显像断层图像。同时经计算机图像处理,可获得左心室三维图像、动态电影显示,以观察室壁运动并计算出左心室射血分数。

(四)心功能参数的计算(见门控心血池显像)

1. EF

EF 是指射血分数(ejection fraction,EF),为最常用的反映心室收缩功能的参数,为每搏量占舒张末期容量的百分比。用计数法计算 EF 的公式如下,式中 BG 为本底计数。

$$EF = (EDC-ESC)/(EDC-BG) \times 100\%$$

2. PER

PER 是指高峰射血率(peak ejection rate,PER),为心室射血期内单位时间的最大射血量。正常参考值为 (3.7 ± 0.8) EDV/s。

3. PFR

PFR 是高峰充盈率(peak filling rate,PFR)。PFR 与 EF 一样,是反映整个心脏功能的指标,被广泛地用作左心室舒张功能的指标之一,分析早期快速充盈相作为早期左心室充盈的指数。其单位为 EDV/s,正常值为 (2.83 ± 0.43) EDV/s。

三、注意事项

心率变化太大或心律失常频繁者不宜做门控心肌灌注显像。

四、图像分析及结果判断

(一)正常图像

由于此影像为门控采集,因此可得到两组断层显像,一组为心室舒张末期系列影像,另一组为收缩末期影像。其各个层面排列、形态和放射性分布基本同非门控断层图像。主要不同之处:左心室舒张末期影像图示左心室心影大,心肌壁薄,放射性分布较稀疏,而收缩末期影像图示相对应的层面上心影缩小,心肌壁增厚,放射性分布增浓。同时,门控采集可以三维显示左心室,判断左心室壁运动及计算左心室功能。此外,通过观察舒张期和收缩期影像的变化,可提高对心肌病变的检出率。心功能参数正常。

(二)异常图像

放射性分布异常除正常分布可见的放射性稀疏区以外,在 2 种断面连续 2 个以上层面出现放射性稀疏、缺损区,变黑靶心图上表现为变黑区,即为放射性分布异常。常见以下几种类型。

1. 可逆性灌注缺损

运动负荷或双嘧达莫介入显像,出现局限性稀疏或缺损区,延迟显像,该区显示放射性填充(再分布),为心肌缺血改变。

2.不可逆性灌注缺损

运动负荷或双嘧达莫介入显像,出现局限性稀疏或缺损区,延迟显像无变化,为心肌梗死、瘢痕或其他原因引起的心肌坏死。严重的心肌缺血也可有此表现。

3.可逆加不可逆性灌注缺损

运动负荷或双嘧达莫介入显像出现局限性稀疏或缺损区,延迟显像原稀疏或缺损区范围缩小,见于心肌梗死伴缺血或严重缺血。

4.反向再分布

反向再分布是指运动负荷显像正常,延迟显像出现放射性稀疏、缺损区,或负荷及延迟显像均有稀疏、缺损区,但以后者较明显或范围增大。

5.弥散性放射性分布不均匀(或称"花斑状"改变)

心肌内放射性分布弥散性不均匀,呈点、片状稀疏或缺损,个别区域呈过度放射性浓集,见于心肌炎和扩张型心肌病等。

以上图像的异常,常伴随有心室功能参数的异常。

五、临床应用

①冠心病(心肌缺血、心肌梗死、室壁瘤)的诊断;②冠心病手术或介入治疗前了解心肌细胞活性;③评价冠心病的疗效;④原发性心肌病的诊断;⑤心肌炎的辅助诊断;⑥肺心病和右心室梗死的辅助诊断。

第三节　门控心血池显像

一、原理

采用^{99m}Tc标记患者自身红细胞或人血清清蛋白等作为血池显像剂,在心腔血池中充分混匀,达到平衡后行心血池显像。以患者自身心电图上R波作为门控装置的触发信号启动SPECT显像,在一个心动周期内等时间间隔采集多帧图像,即可获得心动周期各个时相的左、右心室的动态影像。

由于心动周期时间短,影像采集得不到足够的放射性计数,因此要连续重复地采集数百个心动周期,将各心动周期相应时相的影像进行叠加,使之达到足够的计数量,得到一个综合性的心动周期的系列影像。通过该系列影像的电影显示可以观察心腔形态和左、右心室的室壁活动。

左、右心室内的放射性计数与心室容积成比例,因而分别勾画左、右心室感兴趣区域得到心动周期各时相心室影像的放射性计数值,生成左、右心室的时间-放射性曲线,该曲线实际上相当于时间-容积曲线。通过对曲线进行计算,即可对左、右心室的收缩与舒张功能进行各种定量指标分析。

二、检查方法

(一)静息显像

注射显像剂 15 min 后可进行显像。患者取仰卧位,探头视野包括心脏及大血管,常规采集左前斜位(LAO),探头于左前斜位 30°～45°对位,观察左心室前壁时需要加右前斜位(RAO),探头于右前斜 30°对位,以门电路控制的方式进行显像,因此该方法又称门控心血池平面显像。具体方法为:连接心电图,以患者心电图的 R 波作为触发门电路的信号,每个心动周期一般采集 16～32 帧图像,连续采集 300～500 个心动周期,将资料存入计算机,经图像对应叠加,获得一个心动周期的系列图像。

(二)运动显像

主要用于评价心肌的储备功能,具体方法是:采用仰卧式踏车实验,按踏车功量计运动量分级方案逐级增加运动量,直到达到亚最大心率(190-年龄)或出现心绞痛发作,心电图 ST 段下降>1 mm 等,立即采集图像,并嘱患者继续踏车至采集完毕。运动时应注意体位保持不变,以保证图像质量。显像方法同静息显像。

(三)图像处理

使用计算机软件处理心室电影、心室容积曲线,进行心功能参数计算及时相分析等。

三、注意事项

(1)在检查过程中应密切观察患者情况,注意是否有异常不良反应,对病情危重的患者更应重视。

(2)在 30°～45°左前斜位时应转动探头观察图像,以使左、右心室达到最佳分隔的角度进行采集。如果左、右心室分隔不佳,则会影响检查结果。

(3)保证患者的心电图导联接触良好,心电示波上患者的 R 波清楚,并可见正常触发信号。

(4)如果患者装了起搏器,则起搏信号有时与 R 波的信号均被计算机接收,此时,应重新调整起搏器与 R 波的振幅,以便计算机能准确识别 R 波。

(5)在采集过程中患者不得移动体位。

四、图像分析及结果判断

(一)局部室壁运动分析

通过不同体位影像的心动电影显示,可以观察左心室各壁的运动情况,如在前位像可以观察到前侧壁、心尖和下壁的运动情况,在左前斜 30°～45°像可以观察到下壁心尖、间壁和后侧壁的情况,在左侧位像可以观察到前壁、心尖、下壁和后壁的情况。

1.正常图像

正常情况下,心室各节段均匀地向心性收缩,收缩末期影像明显小于舒张末期影像。

2.异常的室壁运动

分为如下几类。

(1)弥散性室壁运动:低下见于扩张型心肌病和各种原因所致心力衰竭的表现。

(2)局限性室壁运动:异常如果出现于运动负荷时,则是诊断冠心病的重要依据。局限性室壁运动异常分为运动低下、无运动和反向运动 3 类。其中，反向运动又称矛盾运动，是指收缩期局部室壁反而向外扩张，是室壁瘤的特征性表现。

（二）反映整体心室功能的参数

1.心室容积曲线分析及心室功能测定

计算左、右心室功能时必须采用左、右心室最佳分隔的 LAO45°位影像，用计算机 ROI 技术可生成左心室的时间-放射性曲线，即心室容积曲线（ventricular volume curve），据此曲线可以计算出多项心室功能参数。

（1）射血分数（EF）：其为心室每搏量占心室舒张末容积的百分数，是心室收缩功能参数。静息状态下，左心室 EF≥50%，右心室 EF≥40%。运动负荷后 EF 绝对值比静息状态值上升 5% 以上。用类似的方法还可以计算出心室收缩早期的功能参数——前 1/3 射血期的 EF(1/3EF)。

（2）高峰充盈率（PFR）：其是反映心室舒张期容积的最大变化速率，是心室舒张功能参数，参考值≥2.1EDV/s。1/3 充盈率（1/3FR）是前 1/3 充盈期的平均充盈率，可反映心室舒张早期的功能。

（3）高峰射血率（PER）：其为心室射血期单位时间的最大射血量，单位为 EDV/s，参考正常值为(3.7±0.8)EDV/s。

（4）高峰射血时间（time of peak ejection rate，TPER）：其为心室开始收缩至高峰射血时间，单位为 ms。参考正常值为(186±49)ms。心室收缩功能受损时 EF、1/3EF、PFR 降低，TPER 延长。

2.心室容量负荷参数

心室舒张末期容量（end-diastolic volume，EDV）和心室收缩末期容量（end-systolic volume，ESV）等左心室容量是重要的心脏功能指标。正常人运动时，左心室 ESV 降低。冠心病患者运动导致心肌缺血时，ESV 往往增加。

因而，测定 ESV 有助于正确评价冠心病患者静息及运动时心功能变化。通过前后负荷的变化，冠心病患者在心肌收缩力降低的情况下，完全可表现为 EF 值正常，而 ESV 则不受前、后负荷的影响，能更好地反映心肌收缩功能。

（三）相位分析

1.振幅图

振幅图可显示心肌各部位的收缩幅度，以不同的灰度和色阶表示，灰度和色阶高的区域表示收缩幅度大，反之，收缩幅度小。正常振幅图左心室呈卵圆形，右心室为 L 形，左右心房呈"八"字形，位于两心室上方。正常左心室收缩幅度大于右心室，故灰度或色阶较右心室高，左心室心尖和游离壁收缩幅度最大，故灰度或色阶最高。局部室壁运动障碍处的灰度或色阶减低。

2.相位图

相位图显示心脏各部位的收缩时序。以不同的灰度或色阶显示，灰度或色阶高的区域代表开始收缩的时间晚，反之，收缩发生的时间早。正常相位图的形态与振幅图相似，由于正常左右心室各部位的收缩基本同步，故两心室的灰度或色阶差别不大，以 16 种颜色显示的彩色相位图上，两心室的颜色相差不超过 3 个色阶。由于心房与心室呈逆向运动，故房室间灰度或色阶相差较大。

3.相位直方图

相位直方图为各像素区的相位频率分布图,其横坐标为相位角的度数(0°~360°),纵坐标为一定范围相位角的像素个数。正常相位直方图上有心室和心房大血管 2 个峰,心室峰高而窄,心房大血管峰低而宽,二者均呈正态分布并相距 180°。

4.相位电影

根据心肌收缩与心电兴奋的对应关系,对心肌依次收缩的部位用光点作标志,进行动态显示,直接观察心肌激动和传导的过程,即为相位电影。正常时,心肌兴奋性始于右心房相当于窦房结处,继之向左、右心房扩布,向下传导至房室结时,由于兴奋在房室结内延缓,且房室结本身不具收缩性,故光点消失,经瞬间延迟后兴奋自房室结传出,光点再现,先出现于室间隔基底部右侧,然后沿着室间隔下行,迅速传至左、右心室,最后消失于左心室或右心室基底部。本法对于显示心室内传导异常较为直观。

综上所述,相位分析是一种显示心肌局部收缩功能、收缩协调性和激动传导过程的方法,对冠心病和心室内传导异常的诊断有重要价值。

五、临床应用

(一)心肌缺血的诊断

1.收缩功能参数

由于心功能的代偿作用,故静息时收缩功能参数对心肌缺血的检测灵敏度较低,静息左心室射血分数低于正常者仅 26% 左右。因缺血心肌的储备功能减低,故加做运动显像可提高诊断的灵敏度,正常人运动后左心室射血分数较静息时升高 5% 以上,心肌缺血患者运动后左心室射血分数升高小于 5% 或保持不变,甚至下降。

需要指出的是,EF 等参数对心肌缺血的诊断特异性差,任何导致心肌收缩储备功能降低的疾病(如扩张型心肌病、瓣膜病等)均可引起 EF 等下降,在排除上述器质性心脏病后,诊断才有意义。

2.舒张功能参数

近年来,许多文献报道,舒张功能参数(PER、TPER 等)对心肌缺血的诊断较 EF 敏感。即使在静息状态下,PER、TPER 对冠心病的检出率也高达 90%。可能与心肌缺血时心肌顺应性降低,较早地影响心脏舒张功能有关。与收缩功能参数一样,舒张功能参数对冠心病的诊断亦不具有特异性。

3.局部室壁运动分析(regional wall motion analysis,RWMA)

RWMA 对心肌缺血的诊断有重要意义。局部室壁运动可通过局部 EF 值、轴缩短率、室壁勾边图、局部 EF 图、SV 图、振幅图和相位图等综合估价。RWMA 诊断心肌缺血的特异性高,可达 100%。但是,其灵敏度低,静息时约为 40%,运动后为 68%,结合收缩和舒张功能参数综合分析可提高心肌缺血诊断的准确率。

(二)心肌梗死的诊断

急性心肌梗死患者,心脏收缩和舒张功能降低,病变局部室壁运动异常,常表现为运动减弱或无运动,相位分析显示心肌收缩不同步,出现延迟相位。大部分患者随着病情好转,心功能逐渐改善,如连续监测,心功能恢复不明显,甚至进一步降低,则提示有并发症或预后不良。急性心肌梗死恢复期测定运动 EF 的变化,对判断远期预后有一定意义。运动后 EF 降低者,远期预后不良。陈旧性心肌梗死患者测定心功能,可用于劳动能力的鉴定。测定右心室射血分数对协助诊断右心室心肌梗死有一定价值。

(三)室壁瘤的诊断

室壁瘤是心肌梗死常见的并发症,及早诊断对指导治疗和判断预后有重要意义。室壁瘤分为真性和假性 2 种。真性室壁瘤多发生在前壁和心尖部,在心室壁勾边图和矛盾运动图上呈反向运动,相位图上相当于瘤体部位出现延迟相位,对应于相位直方图,可见心室峰之后出现一延迟的室壁瘤峰。相角程明显增大。假性室壁瘤是由于心肌梗死后,局部心包包裹血液形成一个与心室腔相通的囊腔,晚期易发生破裂导致死亡,及时就诊,手术切除,效果较好。假性室壁瘤好发于后壁和侧壁,在心血池影像上,心室腔失去正常形态,室壁瘤处呈异常膨出,在室壁瘤与心室腔之间有一瓶颈样狭窄通道。

(四)心脏手术治疗前后心功能的估价

心功能的好坏可直接影响心脏手术的结果,因此手术前测定心功能可预测手术的预后,确定是否适用于手术治疗。如冠状动脉搭桥术患者,术前左心室射血分数＞45％者手术效果较好,否则,病死率较高;瓣膜置换术前左心室射血分数＞50％者,术后 3 年存活率较高。此外,手术后测定心功能改善与否,可用于判断疗效。

(五)原发性心肌病的诊断

1.原发性扩张型心肌病

其表现为心腔扩大,静息心室收缩、舒张功能明显减低,室壁运动普遍减弱。由于心肌细胞呈弥散性退行性变,故心肌收缩不同步,相位分析心室相角程显著增大。

2.原发性肥厚型心肌病

左心室心腔缩小,室间隔空白区增宽,心室收缩功能呈高动力改变,表现为左心室射血分数正常或升高。由于弥散性心内膜下纤维化,舒张期心肌顺应性降低,不能正常松弛,故心室舒张功能减低,PFR 降低。另外,由于心肌收缩同步性差,故相角程亦增大。

(六)室内传导异常的诊断

应用相位分析,可对左、右束支传导阻滞和预激综合征等室内传导异常性疾病进行诊断。左束支传导阻滞的相位图表现为左心室灰度或色阶较右心室高,即左心室兴奋延迟,相位电影显示,左、右心室兴奋不同步,右心室先兴奋而左心室后兴奋。右束支传导阻滞则相反。预激综合征在相位图和相位电影上表现为预激旁道处有过早出现的异常兴奋灶。相位分析还能协助预激旁道定位(右心室型、左心室型或间隔型),以指导手术或射频消融治疗。

(七)慢性阻塞性肺疾病心功能的评价

慢性支气管炎、肺气肿及肺心病心功能代偿期,右心室收缩与舒张功能多为正常。肺心病心功能失代偿期右心室射血分数、右心室高峰充盈率降低,左心室射血分数亦降低。肺心病患者的右心室收缩功能和平均肺动脉高压呈显著负相关。测定肺心病右心室射血分数、左心室射血分数的变化,可用于指导治疗及判断预后。

第四节　心肌代谢显像

心肌具有利用多种能量底物的能力,根据血浆各底物与激素水平的高低及局部血流情况等因素,可利用游离脂肪酸、葡萄糖、乳酸、丙酮酸、酮体、氨基酸等,其中葡萄糖和脂肪酸是心肌细胞代谢的重要能量底物,将放射性核素标记的代谢底物给患者静脉注射后,能够被心肌细胞迅速摄取,应用 SPECT 和 PET 即可进行心肌代谢断层显像。目前最常用于心肌代谢显像的放射性核素有 2 类:一类是发射正电子的放射性核素,主要有 ^{18}F、^{11}C、^{15}O、^{13}N 等;另一类为发射单光子的放射性核素,如 ^{123}I。在正常情况下,心脏的主要能量代谢底物为脂肪酸,但当各种原因引起血浆脂肪酸浓度降低时,葡萄糖的氧化利用则成为心脏的主要能量来源。正常人在禁食条件下体内脂肪酸是心脏的主要能量来源,心肌摄取 ^{18}F 标记的脱氧葡萄糖(^{18}F-deoxyglucose, ^{18}F-FDG)减少,显影不清,而脂肪酸代谢显像则清晰。在葡萄糖负荷下,血浆葡萄糖和胰岛素水平上升,血浆脂肪酸水平降低,则心肌主要利用葡萄糖作为能源物质,因此心肌葡萄糖代谢显像清晰。禁食和运动状态下,缺血心肌可摄取 ^{18}F-FDG,而正常的和坏死心肌则不摄取;在葡萄糖负荷下,正常和缺血心肌都摄取 ^{18}F-FDG,因此在不同条件下应用相应的标记药物进行代谢显像,即可了解心肌的代谢的状态,从而用于心脏疾病的诊断和对心肌细胞存活的判断。

一、葡萄糖代谢显像

(一)原理

葡萄糖是心肌做功的重要能量来源物质,用 ^{18}F 标记的脱氧葡萄糖是当前最常用和最重要的葡萄糖代谢显像剂,心肌葡萄糖代谢显像的独到之处在于能定量代谢过程。^{18}F-FDG 的结构类似于葡萄糖,与葡萄糖不同的是,其在己糖激酶作用下经磷酸化后,不再参与进一步的代谢过程,而滞留在心肌细胞内,因此可用 PET 或符合线路 SPECT 进行心肌代谢显像。

(二)检查方法

1. 负荷 ^{18}F-FDG 显像

空腹 6 h 以上,然后依血糖水平口服 25~50 g 葡萄糖,30 min 后静脉注射 ^{18}F-FDG 185~370 MBq(5~8 mCi),60~90 min 后显像,对糖尿病患者和糖耐量异常者口服葡萄糖后依血糖水平给予适量的胰岛素,以促进心肌吸收 ^{18}F-FDG。

2. 空腹显像

空腹 12 h 以上,静脉注射 ^{18}F-FDG 111~185 MBq(3~5 mCi),60~90 min 后显像。

(三)注意事项

(1)应保证在整个图像采集过程中心脏位于采集视野内。

(2)透射显像与发射显像间患者位置应保持完全一致。

(3)血糖直接影响心肌 ^{18}F-FDG 摄取与分布,必须严格控制血糖水平和影响血糖变化的各种相关因素。

(四)图像分析及结果判定

(1)短暂的(几分钟)或一过性的缺血能引起心肌葡萄糖代谢上升,一般无细胞结构损害,发生室壁运动异常的概率很低；缺血时间长（超过十几分钟）或反复多次缺血，心肌葡萄糖代谢上升，并伴有室壁运动异常，一般为可逆性，经过一段时间后可自发性恢复，称为心肌顿抑。缺血时间进一步延长，或转为慢性缺血后，心肌超微结构基因表达会发生变化，宏观上表现为血流灌注下降、葡萄糖代谢上升、室壁运动下降，血供恢复后，室壁运动恢复时间长于心肌顿抑，称为冬眠心肌。冬眠心肌和顿抑心肌统称为存活心肌。缺血程度进一步加重或时间更长时心肌可发生永久性不可逆改变，称为心肌梗死。

（2）禁食状态下，血浆葡萄糖水平下降时，正常心肌能够减少利用甚至停用葡萄糖，转而增加利用游离脂肪酸进行氧化，以维持能量的需要，而缺血的心肌由于氧供随血流减少而减少，故耗氧量较大的游离脂肪酸 β 氧化受到限制，需氧量较低的葡萄糖氧化和甚至不需氧也能进行的糖原酵解仍可进行，葡萄糖几乎成为缺血心肌的唯一能量来源。临床上，^{18}F-FDG 心肌葡萄糖代谢显像一般与静息或负荷心肌灌注显像结合使用。①心肌灌注影像及室壁运动正常，则不管代谢影像如何，均为正常心肌。②灌注正常，室壁运动异常，不管代谢影像如何，均为心肌顿抑。③灌注上升，^{18}F-FDG 显像正常或上升，则为心肌存活；灌注下降，^{18}F-FDG 摄取下降，则心肌不存活。

（五）临床应用

1.心肌缺血的诊断

正常及缺血心肌均可摄取^{18}F-FDG，因此应在空腹进行检测。初步研究表明，^{18}F-FDG 检测心肌缺血的敏感性要高于心肌灌注显像。

2.心肌葡萄糖代谢的评价

在扩张型心肌病、肥厚型心肌病和高血压性心肌病患者，心肌代谢会发生改变；肥厚型心肌病患者，其心肌细胞从基因型到表型都发生了一系列变化，心肌纤维增生肥大，葡萄糖代谢增高。^{18}F-FDG 心肌显像显示局部葡萄糖摄取率增高。研究表明，^{18}F-FDG 显像可对非缺血性心脏病患者进行治疗评价；在肺动脉高压患者，由于压力及室壁负荷增大，右心室葡萄糖代谢增加，经过治疗后，右心室压力下降，葡萄糖代谢减低。

3.预测血管重建术后左心室局部及整体功能恢复情况

随着冠状动脉搭桥术和冠状动脉成形术在冠心病治疗中的应用越来越广，心肌细胞存活的研究显得更为重要。在心肌梗死患者，术前获得心肌血流灌注减低区及室壁运动活动消失区心肌存活与否的信息，是准确预测再通术后局部心室功能能否改善的重要依据，代谢活性的存在是心肌存活的最可靠标志，在心肌血流灌注减低或室壁活动消失的节段，^{18}F-FDG-PET 显像有显像剂摄取是指示心肌存活的重要指标，而再通术后血流的改善提示心肌功能将恢复及预后良好，因此心肌代谢显像也成为选择冠状动脉搭桥术或冠状动脉成形术适应证及其疗效和预后估计的重要手段。

4.评价冠心病患者的预后

有明显存活心肌的患者，其血管重建术后年病死率明显低于药物治疗（3.7%对11.7%）；而无存活心肌的患者，其血管重建术后年病死率与药物治疗差别不大（8.5%对11.6%），左心室射血分数小于30%的患者血管重建围手术期间病死率上升，一般情况下存活的心肌节段应具有一定的数量，大于20%手术后功能才能明显改善，即左心室射血分数提高5%以上。

(六)注意事项

在某些情况下,^{18}F-FDG 显像不适用于鉴别坏死与存活心肌,如在糖尿病患者,即使在常规胰岛素或口服降糖药的情况下,在有或无葡萄糖负荷时存活心肌可能不摄取^{18}F-FDG。此外,急性心肌梗死早期,坏死的心肌也可摄取^{18}F-FDG。对心肌存活的判断最好结合患者心肌血流灌注显像综合判断。

二、心肌脂肪酸代谢显像

(一)原理

心肌脂肪酸代谢显像常用的显像剂为^{11}C-棕榈酸、^{123}I 标记的游离脂肪酸等。在生理状态下,棕榈酸占血液中循环脂肪酸的 25%～30%,是心肌能量代谢的主要底物,60%～80%产生ATP 的是通过脂肪酸的氧化作用而获得,其中一半来自棕榈酸的氧化。

正常心脏禁食状态下和运动时,乳酸水平上升,乳酸成为心肌的主要能量来源,此时将放射性核素标记的游离脂肪酸(FFA)静脉注射后,能迅速被心肌细胞摄取,参与心肌的脂肪酸代谢过程,应用 SPECT 或 PET 可以描绘出心肌脂肪酸代谢活性的图像。目前常用的单光子显像药物为^{123}I 标记的游离脂肪酸类似物,如直链 ω 位苯基 15 烷酸(IPPA)和支链 β 位甲基 ω 苯基 15 烷酸(BMIPP),对位碘的 IPPA 在进入心肌细胞后,短暂转化为三酰甘油和磷脂形式并迅速进入线粒体进行 β 氧化代谢,代谢产物碘苯甲酸直接或在肝转化为马尿酸后迅速由肾脏清除,邻位碘的 IPPA 和 BMIPP 由于受空间化学结构的影响,使其进入线粒体进一步 β 氧化受阻,而以三酰甘油和磷脂形式滞留于心肌细胞,更有利于高质量的 SPECT 显像,正电子核素^{11}C标记的棕榈酸(^{11}C-PA)作为 FFA 的示踪物,静脉注射后被心肌细胞吸收,很快经过 β 氧化,再被清除出去并随血液离开心肌。

用 PET 进行心肌动态显像不仅可以显示^{11}C-PA 在心肌内的分布,而且可以获得心肌清除曲线,其曲线可分为早期快清除相和较晚的慢清除相,早期快清除相的半衰期与心肌的耗氧量呈负相关,与^{11}C-PA 在心肌内氧化生成^{11}C-CO$_2$ 的速率呈正相关,故可作为心肌能量代谢的指标。

(二)检查方法

一般选择在禁食状态下检查,静脉注射^{123}I-BMIPP 111 MBq,在 20 min 和 3 h 后分别作SPECT 采集,按常规方法进行图像处理,重建左心室水平长轴、垂直长轴和短轴断层影像。如使用^{11}C-PA,则需要应用 PET 或符合线路 SPECT 心肌显像。

(三)注意事项

参见本节葡萄糖代谢显像的相关内容。

(四)图像分析及结果判定

正常人^{11}C-PA 左心室心肌显影均匀,在心肌缺血情况下,脂肪酸代谢显像与葡萄糖代谢显像的影像特征有较大差异,缺血区脂肪酸代谢显像呈局灶性缺损,而^{18}F-FDG 显像同一部位则显像剂摄取增高,表明物质代谢已由脂肪酸转为葡萄糖,按以下公式分别计算各节段的局部摄取指数(RRU):

$$RRU = 该节段总计数/最大节段总计数 \times 100\%$$

正常心肌各节段摄取^{123}I-BMIPP 均匀,各节段间 RRU 没有明显差别。

(五)临床应用

①心肌缺血的诊断;②存活心肌的判定;③扩张型心肌病及肥厚型心肌病代谢评价。冠状动脉狭窄>70%的心肌缺血患者,心肌对^{11}C-PA 的摄取减少,清除缓慢,可用于心肌缺血的早期诊断及心肌梗死区存活心肌的判断。直链脂肪酸是经过 β 氧化代谢并从心肌中释放出来,因此,脂肪酸的利用可通过评价放射性示踪剂的洗脱动力学直接得到。心肌脂肪酸代谢显像对心肌缺血的诊断、心肌梗死范围及程度的估计、心肌梗死区存活心肌的检测以及对扩张型和肥厚型心肌病的评价有重要意义。在心肌缺血的情况下,其洗脱明显减慢,^{11}C-PA PET 显像和血清碱性磷酸酶估测的心肌梗死范围大小之间存在很好的相关性,^{123}I-BMIPP 在肥厚型心肌病患者心肌中的分布不均匀,早期相肥厚部位^{123}I-BMIPP 摄取明显减低,延迟相不均匀分布更为明显。

第五节　大血管显像

一、动脉显像

(一)原理

放射性核素动脉血管显像是一种了解大动脉及其主要分支情况的检查技术。利用放射性核素的示踪技术,经外周静脉"弹丸"式注射放射性核素,经右心快速流经肺循环,并经左心快速充盈大动脉及其分支,用 SPECT 进行快速连续显像,获得示踪剂通过大动脉及其主要分支的动态影像,对图像进行定性、定量分析。

(二)检查方法

以^{99m}Tc-RBC 作为示踪剂最佳,其优点是在首次通过显像后,可进一步做延迟血池显像,对主动脉瘤、动静脉瘘等疾病的诊断有辅助价值。如不做血池显像,也可采用^{99m}TcO$_4$-或^{99m}Tc-DTPA,剂量 740~925 MBq(20~25 mCi),容量小于 1 mL。选用低能通用型准直器。患者取仰卧位。观察主动脉时通常取前后位和左侧位,以每秒 1 帧的速率连续采集 30 s;观察分支动脉时,根据显示部位不同,注药部位和显像方式亦不同。如显示头臂干动脉、颈总动脉和上肢动脉时,令患者上举双上肢,紧贴于头部两侧,探测视野包括主动脉弓、头部及双上肢近心端 2/3 部分。经股静脉穿刺,以"弹丸"式注射示踪剂,进行连续动态采集,速率和时间同主动脉显像。显示腹主动脉、髂动脉和下肢动脉时,则于肘静脉注射,当示踪剂在腹主动脉出现时(注射后 8~10 s),用全身扫描的方式自腹主动脉向下追踪显像至足部,扫描速率 50 cm/min。15 min 后患者再行上述部位的静态血池显像(示踪剂选择^{99m}Tc-RBC 时)。检测肢体动脉缺血性疾病时,显像结束后,在双侧肢体造影和血池图像上,于病变远端部位勾画 ROI,获取放射性计数,计算患侧/健侧计数比值,以此做半定量估价。

(三)注意事项

(1)高质量的"弹丸"式注射显像剂是大动脉清晰显影的重要条件,肘静脉穿刺应选择贵要静脉,因其回心路径短,分支少,药物"弹丸"不易解离。

(2)避免金属异物或起搏器对图像的影响。

(四)图像分析及结果判断

1.正常图像

(1)肺动脉显像:肘静脉或股静脉"弹丸"式注射示踪剂,历时 3～4 s,经右心和肺动脉显影,肺动脉主干及主要肺动脉分支可分辨。此后双肺同时显影,历时 3～4 s,双肺影逐渐消退。

(2)主动脉显像:肘静脉注入示踪剂 6～8 s 后,经左心室及升主动脉显影。升主动脉走向与左心室长轴一致,由左下向右上倾斜,然后向左后弯曲移行于主动脉弓,再向下折返为降主动脉,其影像呈倒"8"字形。正常主动脉显像剂充盈及消退迅速,血管形态规则、边缘整齐,无局限性扩张或狭窄。

(3)主要分支动脉,较大的分支动脉(如头颈动脉、肱动脉、尺动脉、髂动脉、股动脉及腘动脉)可在主动脉显影后陆续显影,一般各主要分支动脉影像清晰可见。3 级以下的分支逐渐变细,显影剂也逐渐被稀释,远端的动脉分支影像变得模糊。正常外周动脉分支的显影剂充盈、消退及血管走行和形态多呈对称性表现。

2.异常图像

常见的有主动脉局限性狭窄与扩张。肢体动脉和颈总动脉显影不对称,患侧/健侧计数比值减小。血池显像可见主动脉走行区域有局限性浓集区(见于主动脉瘤),肢体血池不对称。患侧/健侧计数比值减小。

(五)临床应用

1.主动脉狭窄

狭窄好发于升主动脉和降主动脉起始部,多为先天异常。核素造影表现为病变处主动脉影像变细且减淡,常合并狭窄后动脉扩张,血池显像可见扩张的动脉处有放射性滞留。

2.主动脉瘤

动脉瘤由多种病因(如梅毒、炎症、外伤等)造成局部动脉壁损伤,内腔扩大而形成。好发部位依次为升主动脉、主动脉弓、降主动脉和腹主动脉,临床表现为搏动性肿块。瘤体内易形成血栓而引起下游组织与器官供血不足或栓塞,核素造影表现为瘤体部位呈局限性扩张,放射性异常浓集,血池显像亦有同样显示。如动脉瘤内有血栓形成,表现为扩张的内腔呈不规则改变,可见局部充盈缺损。核素动脉造影有助于鉴别肿瘤是否为主动脉瘤,对临床确定治疗方案有一定帮助。

3.夹层动脉瘤

临床上较少见,多继发于高血压和动脉硬化症。病理改变为主动脉内膜破裂,血液进入动脉壁中层,使动脉壁分离,形成假腔。假腔与动脉管腔相通时,核素动脉造影显示双腔均显影,且放射性滞留;不相通时,则假腔不显影,主动脉腔狭窄(受压所致)。

4.多发性大动脉炎(无脉症)

无脉症多发生于一侧肢体,故核素动脉造影表现为双侧肢体显影不对称,患侧影像变淡,患侧/健侧计数比值减小。血池显像可见双侧肢体血池影像多数不对称,患侧放射性减低,患侧/健侧计数比值减小。由于血池显像不止反映动脉供血情况,显示的是肢体的血容量,故病变肢体侧支循环建立较好时,血池影像可正常。

5.闭塞性动脉硬化症

本病为老年性动脉退行性改变,发病年龄为 40～45 岁,男性居多,常伴有高血脂、高血压、冠心病和脑动脉硬化症,动脉闭塞多发生于腘动脉或肘动脉以上部位。核素动脉造影与多发性大动脉炎相似。出现坏疽时,血池显像可准确显示缺血范围,为手术切除提供依据。

核素动脉造影,具有简便、无创等优点,但血管造影不如 X 线动脉造影清晰,尤其对四肢远端动脉显示不清。临床上可做主动脉瘤和周围动脉缺血性疾病的筛选诊断。

二、静脉显像

原理:自静脉远端注入的放射性核素显像剂,随静脉血液朝向心端方向回流,依次充盈小、中、大静脉血管,体外动态采集流经静脉血管的示踪剂,使静脉显影,并可显示静脉血流动力学改变,称为放射性核素静脉显像。下肢静脉系统有深、浅静脉之分,深、浅静脉之间有丰富的交通支相连,如果在注射部位的近心端适度结扎止血带,阻断浅静脉,则远心端静脉注射的显像剂可经深静脉回流,从而选择性地使深静脉各段依次显影。这里主要介绍下腔静脉和下肢静脉的造影。

(一)下腔静脉造影

1.检查方法

示踪剂多选用^{99m}Tc-植酸钠,目的是在下腔静脉造影后同时做肝显像,肝显影情况对诊断布卡综合征有一定价值。另外,可以肝门区作为参照,判断下腔静脉病变的部位。示踪剂用量 370 MBq(10 mCi),容量小于 1 mL。采用低能通用型准直器,患者取仰卧位,探测视野包括整个下腔静脉走行区域。体表位置相当于脐至胸骨角。经一侧股静脉穿刺,快速注入示踪剂。以每秒 1~2 帧的速率采集 20 s,延迟 5 min 后,再做肝的静态显像。采集结束后,于下腔静脉远端选取 ROI,获得时间-放射性曲线(即下腔静脉通过曲线),计算曲线上升支 1/2 峰值时间,即半通过时间(HTT)。

2.注意事项

(1)如果预计短时间内需重复检查,一般不选用^{99m}TcO$_4^-$,可选择能被某些脏器迅速摄取的显像剂如^{99m}Tc-植酸钠、^{99m}Tc-DTPA(或 EC);如果行上腔静脉显像,一般不用^{99m}Tc-MAA,以免肺影干扰上腔静脉影像。

(2)显像剂的放射性强度和 MAA 的颗粒数:一般成人以 111~185 MBq(3~5 mCi)为宜,儿童用药强度酌减,计算公式如下。

$$小儿投予量=(身长(cm)/174)×成人投予量$$

采用^{99m}Tc-MAA 时,MAA 的颗粒数一般成人一次用量为 20 万~60 万,对于疑有重度肺血管床受损和严重肺动脉高压的,应考虑改用其他检查方法。

(3)有严重过敏史者,可考虑改行其他方法检查。

3.图像判断及结果分析

(1)正常图像及正常值:正常下腔静脉短而直,上接右心房(显示为扩张的浓集影像),下连呈倾斜走向的髂总动脉。其内壁光滑、整齐,充盈良好,上下口径大致相等,相当于近横膈处影像略变淡,为肝遮挡所致。HTT:(3.22±1.2)s。

(2)异常图像:常见的异常改变有以下几种:管腔局限性狭窄或阻塞,远端静脉内放射性滞留伴有 HTT 异常,显示与阻塞部位相关的侧支循环通道。

4.临床应用

(1)下腔静脉阻塞:术后随访表现为下腔静脉影像中断,远端静脉内放射性滞留,HTT 明显延长或无法测出,伴有相应的侧支循环。

(2)布卡综合征:布卡综合征系指肝静脉和(或)下腔静脉肝段血流受阻而引起的门静脉和下腔静脉高压综合征。本检查可显示下腔静脉肝段阻塞。虽不能直接显示肝静脉阻塞,但配合肝显像,观察肝内放射性分布,可间接显示肝静脉回流情况。有肝静脉阻塞时,可见除尾状叶以外的肝组织因淤血而显影不良;而尾状叶呈特异性浓集,原因是尾状叶静脉不汇入肝静脉而直接开口于下腔静脉,肝静脉阻塞时尾状叶血液回流不发生障碍,肝细胞摄取功能正常,显像时尾状叶呈"热区"改变。

(3)其他:①下腔静脉狭窄;②不明原因的肝脾大、腹腔积液、门脉高压或双下肢水肿的协诊。

核素下腔静脉造影的优点是安全、简便、无创伤;能较好的显示侧支循环、血流速率等血流动力学的改变。其缺点是图像小、对比度差、不能精确地定位。应注意中心静脉压增高时,亦可造成下腔静脉回流障碍。

(二)下肢静脉造影

1.检查方法

于双踝关节上方紧扎止血带以阻断浅静脉的回流,双足背静脉同时等速注入显像剂,同时启动 γ 相机进行显像,可以显示显像剂流经下肢深静脉的全过程影像。采集结束后松开止血带,活动下肢后重复显像,观察显像剂的清除情况。显像剂:^{99m}Tc-MAA 或 ^{99m}Tc-RBC 111～185 MBq(3～5 mCi)。当怀疑有肺栓塞时则用 ^{99m}Tc-MAA,它可使静脉内新鲜血栓显影,亦可同时进行肺灌注显像。

2.注意事项

下肢深静脉显像时,阻断浅静脉要适度。其他注意事项参见上肢静脉造影的相关内容。

3.图像判断及结果分析

(1)正常图像:两侧深静脉呈现出较连续而清晰的血管影像,走行自然,入腹后向内上汇合成下腔静脉;无浅静脉和侧支血管充盈。松开止血带并活动后,无显像剂滞留。

(2)异常图像:静脉影像缩窄或中断;出现相应的侧支循环;延迟显像见远端静脉内放射性滞留;用 ^{99m}Tc-MAA 显像时血栓部位呈点状或条索状浓集灶;合并肺栓塞时,肺灌注显像可见放射性缺损区。

4.临床应用

(1)下腔静脉或双髂总静脉阻塞的诊断:影像特点为两侧下肢深静脉不显影,扩张的浅静脉和腹壁侧支血管显影。此方法对髂静脉阻塞显示最好,可根据出现不同的侧支循环通道对其进行准确的定位。如:髂总静脉阻塞时,常见自同侧髂内静脉至对侧髂内静脉再经对侧髂总静脉回流入下腔静脉的侧支显影,而髂外静脉阻塞时,该侧支不显示。对小腿部深静脉阻塞诊断灵敏度较低,主要是无典型的侧支循环通道。如阻塞原因系血栓栓塞性静脉炎或其他原因引起的静脉血栓形成,^{99m}Tc-MAA 延迟显像时可见相当于血栓部位有点状或梭形放射性浓集。同时做肺显像可了解有无合并肺栓塞。核素下肢静脉造影对下肢静脉阻塞诊断的准确率为 85%～90%。

(2)静脉瓣功能不全的辅助诊断:下肢深、浅静脉血液的正常回流,除其他因素(如肌肉收缩、动静脉间的压差等)外,良好的瓣膜功能亦是重要条件之一。下肢静脉瓣膜功能不全时,可造成血液回流障碍,核素静脉造影表现为:静脉管腔粗细不均匀,瓣膜下部分呈局限性扩张,且放射性滞留,整个静脉影像呈串珠样改变。

　　(3)其他:①血栓栓塞性静脉炎的诊断;②其他原因,如外伤、妊娠、长期卧床等引起的静脉血栓形成;③在行大静脉剥脱术前,应了解深静脉是否通畅。

　　核素下肢静脉造影具有简便、无创、符合生理状态等优点,但显示形态结构不如 X 线静脉造影清晰。有时会出现假阳性结果,如髌骨遮挡致腘静脉影像变淡,易被误诊为腘静脉狭窄等。

第四十一章　核医学在神经系统显像中的应用

中枢神经系统是构成许多高级神经活动的基础。核医学影像技术（包括 SPECT 显像和 PET 显像），除了显示神经系统形态结构以外，还能进行功能成像。其在反映疾病早期的病理生理变化，探讨发病机制以及高级神经活动研究方面具有重要意义。

神经系统核医学主要包括放射性核素脑血流灌注显像、脑代谢显像以及脑脊液间隙显像等。

第一节　脑血流灌注显像

一、原理

理想的脑血流灌注显像剂具有分子小、零电荷、脂溶性高的特点，可自由穿透正常血-脑脊液屏障，被脑细胞所摄取。这类物质在脑内浓聚的数量与局部脑血流量呈正比。在脑细胞内酶的作用下，迅速发生水解、脱羧，失去脂溶性或电中性，因而不能反向通过血-脑脊液屏障，一定时间内在脑组织中能稳定停留。静脉注射后，通过断层显像设备所获得的局部脑组织的放射性分布即反映了注射时的局部脑血流量（regional cerebral blood flow，rCBF）。

二、检查方法

（一）显像剂

脑血流灌注显像一般分为 SPECT 和 PET 脑血流灌注显像。

1. SPECT 显像剂

（1）^{99m}Tc-双半胱乙酯（^{99m}Tc-ethyl cysteinate dimer，^{99m}Tc-ECD）、^{99m}Tc-六甲基丙烯胺肟（^{99m}Tc-hexa methyl-propylene amine oxime，^{99m}Tc-HMPAO）又称^{99m}Tc-六甲基丙二胺肟：属于电中性、脂溶性的化合物，能通过血-脑脊液屏障。^{99m}Tc-双半胱乙酯的主要特点是体外稳定性好，体内清除较快，可在一天内重复显像，适合于特殊检查或介入试验，主要缺点是脑内分布有轻微变化。^{99m}Tc-六甲基丙烯胺肟（HMPAO）主要优点是脑摄取率高，脑内分布相对稳定。注射后 8 h 内无再分布，脑清除不明显。其最大缺点是体外稳定性差，制备后快速降解，因此必须在标记后 30 min 内注入人体。目前国内使用^{99m}Tc-ECD 较多。

（2）^{123}I-异丙基安菲他明（^{123}I-N-isopropyl-p-iodoamphetamine，^{123}I-IMP）：其在脑细胞中的摄取率高。静脉注射后，绝大多数被肺摄取，然后不断释放到血液中。注射后 20～30 min 脑内放射性逐渐达到平衡，60 min 脑内放射性相对稳定。其后由于肺内^{123}I-IMP 不断释放入血和脑组织的再摄取，出现再分布现象。目前认为，再分布现象和脑神经细胞的代谢有关，在缺血性脑血管疾病延迟显像中出现再分布，反映局部脑组织具有活性。但^{123}I 是由加速器生产的，价格昂贵，能量较高，与^{99m}Tc 标记显像剂相比，图像较差，国内应用较少。

（3）^{133}氙（^{133}Xenon，^{133}Xe）：其是一种中性脂溶性惰性气体，以弥散方式自由通过完整的血-脑脊液屏障,被脑组织摄取,并不断从脑组织中洗脱。该显像剂的优点是能进行脑组织血流的绝对定量,缺点是脑内滞留时间短,故普通 SPECT 难以获得高质量的影像。

2.PET 显像剂

(1)^{15}O-H_2O:半衰期仅为 2 min,可在短时间内对同一患者进行反复检查,脑组织摄取率与局部脑血流呈线性关系,是目前公认的 rCBF 定量测定的"金标准"。

(2)^{13}NH$_3$-H_2O:半衰期为 10 min,血浆清除速率快,脑组织摄取迅速,在脑内滞留时间较长。

(二)受检者准备

使用^{123}I-IMP 时,需用复方碘溶液封闭甲状腺,一般在检查前 2～3 d 开始服用,每日 3 次,每次 3～5 滴。或用碘化钾,每日 50 mg,共计 7 d。

使用^{99m}Tc-HMPAO 或^{99m}Tc-ECD 时,注射前 0.5～1 h 令受检者空腹口服过氯酸钾 400 mg,以封闭甲状腺、脉络丛和鼻黏膜,减少^{99m}TcO$_4^-$ 的吸收和分泌。未使用过氯酸钾封闭脉络丛、鼻黏膜,或封闭不够时,有时可见静脉窦轻度显影,特别是鼻黏膜内放射性浓集明显,影响影像的清晰度。

视听封闭:在无噪声、较暗的室内令受检者保持安静,戴眼罩、耳塞,约 15 min 后注射显像剂。

使用^{99m}Tc 标记化合物时,^{99m}Tc 标记化合物放化纯度应＞90％。若低于此,则因游离^{99m}Tc 和其他杂质相对较多,使头皮、颅骨、静脉窦、鼻腔及软组织内放射性浓集增高,易造成脑内放射性分布紊乱,甚至产生伪影。

1.^{99m}Tc-ECD

用量 740～1110 MBq(20～30 mCi),弹丸式静脉注射,注射后 30 min 采集 SPECT 影像。

2.^{123}I-IMP

用量 111～222 MBq(3～6 mCi),弹丸式静脉注射,注射 10 min 后即可开始采集,必要时在注射 3～5 h 后再次做延迟显像。

3.^{99m}Tc-HMPAO

应在标记后 30 min 内使用,用量 740～1110 MBq(20～30 mCi),弹丸式静脉注射。

4.^{133}Xe

它是一种中性脂溶性惰性气体,多为吸入,用量 185～370 MBq(5～10 mCi)。

(三)影像采集

SPECT 探头配置低能高分辨型或通用型准直器。探头旋转半径以 12～14 cm 为宜。采集矩阵 128×128,旋转 360°,5.6°～6°/帧,共采集 64 帧影像。采集时间:^{123}I 标志物 40～60 秒/帧,^{99m}Tc 标志物 15～20 秒/帧,以保证每帧影像达 100 k 计数。^{133}Xe 动态 SPECT 显像探头配置扇束准直器,能峰 80 keV,宽度 20％,其他条件同上述。

三、注意事项

调节探头的旋转半径和检查床的高度,使其满足脑显像的要求。令受检者平卧于检查床上,头部枕于头托中,用胶带固定体位,保持体位不变直至检查完毕。调节头托使眼外眦和外耳道的连线与地面垂直。显像期间把检查房内的灯光调暗,保持室内安静。采集数据时患者头部位置若发生变动,会严重影响影像质量,重建的断层影像可见脑内各结构紊乱。为防止头部移位,对幼儿和不能合作的患者,预先应给予镇静剂。

四、图像分析及结果判断

读片时首先观察影像质量,合格的影像能清晰显示大脑皮质沟回、基底节、丘脑等结构,对比度好。双侧基底节显示尾状核头部和豆状核,丘脑呈椭圆形。熟悉并掌握正常图像是分析理解异常图像的基础。此外,还应了解仪器的性能、显像剂质量、数据采集与重建参数等,因为其中任何一个环节出现问题都将影响影像质量。

(一)正常影像

脑血流灌注断层显像反映的是脑内的血流分布,加上脑 SPECT 本身的分辨率较低,故在解剖结构方面远不如 CT 或 MRI 清晰。^{99m}Tc-ECD、^{99m}Tc-HMPAO 及 ^{123}I-IMP 这 3 种脑显像剂的正常影像非常相似。大脑半球左右两侧放射性分布基本对称,大脑皮质、小脑皮质、基底节神经核团、丘脑、脑干显影清晰,其中小脑、基底节及枕叶视觉中枢因局部血流量多而呈现放射性高浓聚区。脑白质及脑室部位放射性分布明显稀疏。由于两侧半球功能状态不尽一致,故影像上两侧半球的放射性分布也略有差异,但总体来看,两侧半球各结构大致是对称的。

(二)异常影像

在 2 个或 2 个以上断面的同一部位呈现放射性分布异常,可以表现为放射性分布稀疏、缺损或增高,左右两侧放射性分布不对称,白质区扩大,脑中线偏移,失联络征,以及介入试验后病变区血管不扩张,其相应支配区血流灌注相对减低等。

PET 脑血流灌注影像分析同 SPECT 检查所见,一般以目测法定性分析,也可以进行半定量和定量分析。半定量分析大多是以勾画感兴趣的方法,计算病灶与对侧相应部位的放射性计数比值,差异大于 10% 为异常。

五、临床应用

(一)短暂性脑缺血发作和可逆性缺血性脑病的诊断

短暂性脑缺血发作和可逆性缺血性脑病多是因动脉或(和)脑血管痉挛引起的一过性供血不足,导致供血区的局灶性神经功能障碍,在脑组织结构上多无异常改变。患者临床症状消失后,rCBF 可能仍未恢复到正常范围,而处于慢性低灌注状态,这时神经系统检查及 CT 和 MRI 检查的结果多为阴性,SPECT 则能显示大脑皮质不同部位存在血流低灌区和脑细胞功能减低区。SPECT 常规显像未见异常时,可考虑使用乙酰唑胺(Diamox)药物介入试验,可提高阳性率,有助于慢性低灌注状态病灶的检出。

(二)脑梗死的诊断

急性脑梗死发病早期通过 rCBF 显像即可检出。但因 SPECT 的空间分辨率有限,故对小的腔隙性梗死 SPECT 未能充分显示。发病数日后,病变的放射性减低区周围出现异常的放射性增高区,称为过度灌注。一部分患者大脑病变的对侧小脑放射性分布亦减低,这种现象称为交叉性失联络,CT 和 MRI 无法发现这些现象。因此,本法对脑梗死的早期诊断、病情估计、疗效评价等有较高的临床价值。

(三)癫痫灶的定位诊断

rCBF 显像对癫痫灶的检出率可达 70%~80%,借助诱发试验可进一步提高癫痫灶的检出率。癫痫发作期病灶区的血流增加,rCBF 显像表现为病灶区放射性增浓;而发作间期癫痫病灶的血流低于正常,rCBF 显像病灶呈放射性减低区。

(四)早老性痴呆的诊断与鉴别诊断

早老性痴呆(阿尔茨海默病)患者 rCBF 影像的表现为弥散性大脑皮质萎缩、脑室扩大和脑沟增宽。SPECT 显示脑内多发性放射性减低区,主要位于颞区及颞顶,多为对称性。病情较轻者在右半球的颞顶区放射性分布减少,中等者波及两侧额叶及枕叶,较重者在两侧额叶及颞叶、枕叶放射性分布更稀疏。多发性脑梗死性痴呆表现为大脑皮质多发性散在分布的放射性减低区,基底节和小脑常常受累。帕金森病痴呆则主要是基底节部位放射性分布减低。斯-里-奥综合征的主要表现是额叶放射性分布减低或缺损。

(五)脑肿瘤手术及放疗后复发与坏死的鉴别诊断

SPECT 显像呈多样性改变,转移瘤常表现为脑局部放射性减低,而原发性脑肿瘤常摄取显像剂,如血运丰富的脑膜瘤,高度恶性的神经胶质瘤和神经母细胞瘤则可见瘤区放射性分布增高。生长速率较快者由于中心部坏死,可见放射性分布减少呈环状,但多数胶质瘤表现为放射性减少。SPECT 有助于术后、放疗后复发、局部水肿和瘢痕的鉴别;复发性脑肿瘤病变局部表现为放射性分布增高,而瘢痕和水肿等则表现为放射性分布减少。

(六)小儿缺氧缺血性脑病

小儿缺氧缺血性脑病(hypoxic-ischem icenc ephalophathy,HIE)是一种常见的新生儿疾病,以脑瘫、智力低下和惊厥为主要症状。脑灌注显像是早期诊断 HIE 较灵敏的方法,可较好地反映 HIE 病情的程度,评价疗效和估计预后,并且可进行长期的随访观察。出生后 2 d 的 HIE 患儿,SPECT 显示双侧额叶放射性分布缺损,血流灌注和功能明显低下。多数 HIE 患儿经过 1 年的综合治疗后,SPECT 所示和正常儿童所见大致相同。

(七)脑动静脉血管畸形

脑动静脉血管畸形(aterio venous malformation,AVM)由于动静脉短路,故局部灌注明显减少。动态显像可见动脉相有明显的异常放射性浓聚,脑血流灌注显像表现为病灶区呈明显放射性减低甚至缺损,表明患者病灶局部缺血缺氧。同时还可以显示与动静脉畸形病灶部位无关的"窃血"现象,用"窃血"现象可以预测患者的出血可能性。

(八)脑功能研究

脑血流量与脑的功能活动之间存在着密切关系,应用 rCBF 显像,结合各种生理负荷试验,有助于研究脑局部功能活动与各种生理刺激的应答关系。

(九)其他

偏头痛、精神分裂症、脑外伤后遗症、遗传性舞蹈病患者 rCBF 显像均有异常改变。SPECT 对于诊断和研究不同类型的精神和情感障碍性疾病很有价值。抑郁症以额叶放射性分布减低为主,病程较长者和病情进展较快者常伴有脑萎缩。躁狂症发作期额叶单侧或两侧局限性放射性分布增高,基底节亦增高。幻听症发作期多见单侧或两侧颞叶局限性放射性分布稀疏。抗精神病药物中毒者以全脑弥散性病变为特点,皮质变薄,放射性分布稀疏,但基底节功能亢进。

第二节　脑血流灌注显像介入试验

一、原理

脑血流灌注显像介入试验是指利用介入因素,使脑的血流灌注和功能发生改变的诊断和研究方法。机体通过各种机制维持脑血流的平衡,局部脑血流量不但与脑血管阻力、压力差等因素有关,也与局部脑组织的代谢活跃程度有关。通过外部各种因素的介入,引起局部脑血流量发生改变,以显示与其他部位之间的差异,这就是脑血流灌注显像介入试验的基本原理。

脑灌注显像剂经静脉注射后,很快被脑细胞摄取,其脑内分布反映注射时刻的脑血流灌注和功能状态。介入试验前,静脉注射脑灌注显像剂反映基础状态脑的血流分布和功能状态,当进行介入试验时使脑细胞处于激发状态,再次注射脑灌注显像剂,就可获得介入状态下的脑血流灌注和脑的功能活动状态。

二、检查方法

脑血流灌注显像介入试验主要有五大类:①药品介入试验,包括乙酰唑胺介入试验、贝美格药物诱发试验、尼莫地平介入试验、乙酰肉毒碱介入试验、抗胆碱药物介入试验、抗精神病药物介入试验、双嘧达莫介入试验、腺苷介入试验、CO_2负荷试验等;②人为干预介入试验,包括过度换气诱发试验、剥夺睡眠诱发试验、睡眠诱发试验、直立负荷试验、颈动脉压迫试验、大脑半球不对称试验等;③生理刺激介入试验,包括肢体运动、视觉、听觉刺激试验和躯体感觉刺激试验等;④认知作业介入试验,如记忆试验、听觉语言学习试验、计算试验、思索试验等;⑤物理性干预试验,如磁场干预试验、低能激光照射试验、针刺激发试验等。

常用的检查方法有下列几种。

(一)乙酰唑胺介入试验

1. 原理

乙酰唑胺(Acetazolamide,商品名 Diamox)是磺胺的衍生物,也是碳酸酐酶抑制剂。乙酰唑胺阻断脑内碳酸酐酶的作用,使碳酸脱氢氧化过程受到抑制,使脑内 pH 急速下降。正常情况下脑组织 pH 下降时会反射性地使脑血管扩张、rCBF 增加。但是病变部位血管反应不明显,而出现相对放射性减低区。这种介入试验可提高 SPECT 脑灌注显像对缺血性脑血管病的检出率。

2. 方法

采用同体位连续两次显像方法,即介入试验前显像结束后,保持体位不变,静脉推注乙酰唑胺 1 g,2 min 后注射脑灌注显像剂,10 min 后进行第 2 次显像。也可采用隔日法:静息显像与乙酰唑胺负荷显像间隔 48 h 左右,不在同一天进行。可先做静息显像,也可先做乙酰唑胺负荷显像。注意两次显像条件,如显像剂剂量、注射环境,以及注射后进行断层采集的时间、体位、参数设置、处理条件等都要尽可能保持一致。

(二)过度换气诱发试验

1. 原理

深呼吸能使肺泡内 CO_2 加速排出,血液中 CO_2 浓度下降,反射性地引起血管收缩,循环速

第四十一章　核医学在神经系统显像中的应用

率减慢,使 rCBF 降低,以保持脑组织内的 CO_2 含量不至于太低,纠正血液 pH。由于脑血管收缩,rCBF 降低使脑组织处于缺氧状态,葡萄糖供应减少,这增加了脑皮质细胞的兴奋性,有病变的脑细胞就容易产生痫性放电或其他异常,继而导致癫痫灶局部血流灌注增高和脑细胞功能活动亢进。此时,若"弹丸式"注射脑灌注显像剂,再进行 SPECT 显像,即可发现癫痫灶。

2.方法

采用非连续 2 次显像方法。做好显像前各项准备,然后令受检查者端坐,连续不断地进行深呼吸,呼吸要有足够的深度(换气量为 5～6 倍),频率一般为 20～25 次/分。为保证足够的换气量,可在距患者 20～30 cm 处悬挂宽 2 cm、长 20～30 cm 的纸条,根据纸条摆动的幅度,粗测换气量。整个试验持续 5～10 min,若脑电图记录到痫波出现,则立即注射脑灌注显像剂。若无脑电图监测,则试验可持续 20 min 以上,直至诱发出临床发作时再立即注射脑灌注显像剂。

(三)生理刺激介入试验——肢体运动、视觉和听觉刺激介入试验

1.原理

脑局部的血流灌注量的变化受脑细胞的功能活动和代谢控制,无论是感觉性、运动性,或者某种形式的思考,都伴有某一区域脑神经元活动增强。同时,产生的代谢产物引起血管扩张,血流灌注增多。生理刺激介入试验完全是建立在正常生理活动的基础上的,所以它不但可以用于研究生理功能活动和大脑的关系,也可以用于评价脑神经疾病状态下各种生理功能的损害、功能残留和预后等。

2.方法

采用同体位连续 2 次显像方法。介入试验前显像结束后,保持体位不变,在生理刺激介入试验期间静脉脑灌注显像剂。10 min 后进行第 2 次显像。生理刺激介入试验的方法很多,例如,随意运动刺激时可做右手等容握力运动,或右下肢缚沙袋 500 g 做抬腿运动;视觉刺激时可使用点光源刺激单眼或双眼;听觉刺激时可佩戴微型耳塞机,播放流行歌曲等。

(四)认知作业介入试验

1.原理

认知作业介入试验是指在进行认知功能评定过程中进行脑灌注显像的特殊检查方法。认知是人脑的功能活动产物,它包括记忆力、注意力、分析综合能力和运动操作等一系列综合信息的加工处理过程,是人正确感知周围环境,判断、处理和解决问题的基础。认知功能评定是神经心理学研究的重要手段,它可以用来研究脑功能和行为的关系,了解正常的精神活动过程中所涉及的特定脑区。其对于特定脑部的病灶所引起的特定精神变化,以及治疗过程中认知功能状态的变化十分重要。

2.方法

认知功能评价涉及不同层面的多个方面,故测定方法种类很多,如韦氏成人智力量表与韦氏记忆量表、连线测验、本顿视觉保持测验、数字警觉度测验、临床记忆量表等。

(五)物理性干预试验——针刺激发试验

1.原理

现代医学技术研究证明,针刺效应的发挥依赖于中枢神经系统的结构和功能的完整性。针刺肢体穴位时,针刺信号通过神经末梢感受器和感觉传导系,经脊髓后角上行至网状结构和丘脑,再投射到相应的神经核团和大脑皮质。入脑的针刺信号具有激发、调整脑神经元功能和

— 631 —

代谢的作用,并整合针刺信号传送到效应器。利用针刺信号能够明确激发脑细胞功能、代谢和脑血流灌注的特性,把原本是治疗的针刺方法用于诊断。当脑内存在脑血流灌注和功能低下区(例如脑梗死、偏头痛等)时,给予适宜的针刺信号,可见脑内病灶区的血流灌注和功能完全或部分恢复。因此,针刺激发试验除可以评价脑细胞的存活情况,还可以作为预后评价和治疗方法的选择手段。

2.方法

采用同体位连续 2 次显像方法,在介入试验前及显像结束后,保持体位不变,在针刺激发介入试验期间静脉注射脑灌注显像剂,10 min 后进行第 2 次显像。

三、注意事项

(1)介入试验(特别是药物介入试验),可能会产生一些不同程度的不良反应。在进行介入试验前必须熟知所实施介入试验的原理、方法、注意事项和可能出现的不良反应及相应的危险,要针对介入试验可能出现的问题,准备必要的拮抗药品和抢救措施,防止发生意外。

(2)在进行癫痫诱发介入试验时,如果有条件最好使用脑电图仪监测,当出现典型癫痫波或出现临床发作时,应立即注射脑灌注显像剂,同时终止诱发。

(3)数字减影技术难度较大,其关键点在于头部固定、层与层的一致和像素的匹配。如果在位置、层与层不一致或像素不匹配的情况下做减影处理,势必造成假性脑内结构的错乱,使影像模糊、分辨率下降。

四、影像分析及结果判断

1.正常影像

正常情况下,生理性刺激或负荷后,在相应支配区的脑皮质血流明显增加,一般可较基础状态增加 25% 左右。

2.异常影像

应用定量或半定量分析,病灶区局部血流量减少,或病灶区与对称部位正常区的放射性计数比值下降超过 10% 属于异常。在 2 个或 2 个以上断面的同一部位呈现放射性分布异常,病变区血管不扩张,其相应支配区血流灌注相对减少等。

五、临床应用

1.评价脑血管的储备能力

虽然脑血管造影能够观察和测定主干动脉的狭窄程度,但是不能提供脑组织循环储备的功能情况,而乙酰唑胺介入试验提供了一种新的评价脑循环储备功能的方法。乙酰唑胺介入试验可明显提高 TIA 检出的阳性率,有助于早期发现隐匿性病灶,了解病灶区域的血流储备能力,并对病情进行分级和病程随访,同时也是判断脑部疾病的治疗效果、预后、病程监测和手术随访的方法。

2.较确切地定位致痫灶

在癫痫发作间期和发作期进行 SPECT 脑灌注显像,有助于识别致痫灶的位置、大小、血运和功能状态。发作间期显像主要有 3 种所见:①局限性放射性减低区,例如,特发性癫痫、脑膜炎后遗症、外伤后局部脑萎缩和脑肿瘤 SPECT 显示局灶性放射性缺损区,一般和 CT 所示的异常部位相同,但范围大;②局限性放射性增高区,个别患者可见灶状放射性增高,其他脑区无异常;③无明显异常,即脑内放射性分布近于正常,如果不进行发作期显像,则无法定位致痫灶。

发作期显像主要表现为脑区内放射性局灶性增高,也有 3 种所见:①放射性填充,在发作间期所示的减低区同一位置,可见明确的放射性填充,并呈灶状浓集区,匹配一致;②放射性再增高,发作间期所见的灶状增高区,再增高现象并呈灶状浓集区者;③非典型性异常放射性增高,虽有异常放射性增高,但发作间期和发作期所示的病灶位置不尽一致,例如,局部脑萎缩、脑肿瘤则是在缺损区的周围出现局限性异常增高区。

3. 脑生理功能定位和认知功能研究

应用 SPECT 生理刺激介入试验研究语言后发现,无意义的音节刺激使基底节左前部 rCBF 增高,具体名词引起双颞叶 rCBF 增高,但右颞叶 rCBF 比左颞叶高得多。所有记忆作业都影响海马和双侧颞下部。右手和右下肢做随意运动时,左侧额、顶叶,相当于中央前回与中央后回的运动感觉支配区 rCBF 增高。双耳佩戴耳机听流行歌曲时,以左侧颞叶上回变化为主。

4. 针刺疗法治疗脑部疾病原理研究和疗效评价

正常人在安静状态下电针刺激单侧肢体穴位时,可明显提高相应部位脑组织的脑血流灌注,激发脑神经细胞的功能活动,以刺激肢体的对侧大脑皮质、对侧丘脑、同侧基底节和双侧小脑皮质为主要表现。缺血性脑血管病组相对正常脑区所见和正常人组大致相同。对同样的针刺条件,缺血性脑血管病患者比正常人反应更敏感,全脑都有反应,病灶脑区变化更为明显。从患侧肢体的对侧给予针刺信号,发现病灶区的局部全脑血流比值及血流功能变化率均较对侧明显,同时亦可见病灶侧丘脑、额叶、顶叶、颞叶和视皮质区,对侧基底节和双小脑血流灌注和功能增高。

5. 脑血管性痴呆和早老性痴呆的鉴别

脑灌注介入试验用来区别局部脑血流改变是基于神经源性或脑血管源性,从而区别是早老性痴呆还是脑血管性痴呆。早老性痴呆脑部血管的数量和结构仍在基本正常范围内,应用药物介入后,病灶局部脑血流量可有增加,显示正常或接近正常的脑血流储备功能;脑血管源性引起的痴呆,在药物负荷下,往往显示为脑血管储备功能低下,局部脑血流量不能增加。

6. 蛛网膜下隙出血的手术指证

介入脑显像用以评价蛛网膜下隙出血后脑血管扩张能力、病变范围、有无脑血管痉挛、发展程度和过程等,对决定手术时机与方式均有指导意义。

第三节　PET 脑代谢显像

一、原理

正电子发射断层显像作为一种显像技术,经过半个多世纪的发展,尤其是进入 20 世纪 90 年代以来,PET 显像已从研究阶段全面进入临床应用阶段,PET 已成为重要的临床检查手段之一,为神经精神科学的发展提供了有力的支持。脑 PET 显像反映了脑内的各种生理、生化过程,包括血流量、血容量、局部葡萄糖代谢、氨基酸代谢、蛋白质合成、血脑屏障的完整性、受体的密度和分布以及神经精神药物药理作用过程等。通过 PET 可以观察到脑组织的功能状态和正常人的高级精神活动过程,以及各种脑疾患引起的行为和感觉变化,PET 在神经精神系统中的应用越来越显示其在脑功能研究中的巨大潜力。

最常用的代谢显像是葡萄糖代谢显像,从显像的原理来看,图像的质量也是以 FDG 脑显像最佳。本节重点介绍最有代表性的脑葡萄糖代谢显像,而对氧代谢显像和蛋白质代谢显像及神经受体显像只进行简单介绍。

脑的代谢非常旺盛,其能量绝大部分来自糖的氧代谢。由于脑组织本身并不能储存能量,所以需要连续不断地供应氧气和葡萄糖。葡萄糖几乎是脑细胞能量代谢的唯一来源。

^{18}F-FDG(2-^{18}F-2-脱氧-D-葡萄糖)为葡萄糖的类似物,静脉注入人体后进入脑组织,在己糖激酶的作用下磷酸化生成 6-磷酸-FDG,后者不能进一步代谢,而滞留于脑细胞。通过 FDG-PET 显像,可反映大脑在生理或病理情况下葡萄糖代谢情况,应用动态采集,还可获得糖代谢的各种速率常数、脑组织葡萄糖代谢率等定量参数,在脑功能性疾病诊断方面有很高的临床价值。FDG-PET 可以从分子水平评价脑神经细胞的代谢,从而早期诊断疾病。

二、检查方法

(一)检查前准备

(1)熟悉病情、采集相关病史,并了解是否存在影响 FDG 摄取的因素,其中包括近期化疗、放疗、手术及其他用药情况(如激素等);CT 及 MRI 等影像学资料;病理资料;是否有糖尿病病史;癫痫患者的发作情况、抗癫痫药物治疗情况、脑电图资料等。

(2)注射显像剂前禁食 4~6 h,检查者保持安静,戴黑眼罩和耳塞,常规视听封闭,平静休息 15 min,静脉注射显像剂 ^{18}F-FDG 10 mCi,体积 1mL,安静休息 45~60 min 后进行显像。患者仰卧于检查床上,置头部于头托中。固定头部在检查过程中保持体位不变。利用计算机 ROI 技术和一定的生理数学模型,可得到局部脑葡萄糖代谢率(local cerebral metabolic rate of glucose,LcmRGlu)及脑葡萄糖代谢率(cerebral metabolic rate of glucose, cmRGlu)。

(3)视 PET 机型不同,选择其适当的重建参数(重建方式、滤波函数、矩阵大小、放大因子、截止频率、陡度因子等)进行图像的重建。一般采集矩阵 128×128。采用滤波反投影重建方法,并进行衰减校正,层厚 4 mm。

(二)脑氧代谢显像

^{15}O$_2$ 被受检者吸入后,参与氧代谢全过程,用 PET 进行动态显像可得到脑氧代谢率(cerebral metabolic rate of oxygen, cmRO$_2$)。结合 CBF 测定结果,还可计算出人脑的氧摄取分数(oxygen extraction fraction,OEF),计算公式为 OEF= cmRO$_2$/CBF。

(三)脑蛋白质代谢显像

利用^{11}C-MET(^{11}C-甲基-L-蛋氨酸)、^{11}C-TYR(^{11}C-酪氨酸)、^{18}F-FET(^{18}F-氟代乙基酪氨酸)和^{123}I-IMT(^{123}I-碘代甲基酪氨酸)等做显像剂,可获得反映脑内氨基酸摄取和蛋白质合成功能的影像。

(四)中枢神经受体显像

中枢神经受体显像是利用放射性核素标记的特定配基,鉴于受体-配体特异性结合性能,在活体人脑水平对特定受体结合位点进行精确定位,并获得受体的分布、密度与亲和力影像;利用放射性标记的合成神经递质的前体物质,尚可观察特定中枢神经递质的合成或释放、与突触后膜受体结合以及再摄取情况,称为神经递质显像。借助生理数学模型,可以获得中枢神经递质或受体的定量或半定量参数,从而对某些神经递质或受体相关性疾病做出诊断、治疗决策、疗效评价和预后判断。目前中枢神经递质和受体显像多处于研究阶段,研究的受体主要有多巴胺受体、乙酰胆碱受体、5-羟色胺受体、苯二氮受体和阿片受体等。

三、注意事项

(1)有糖尿病病史或糖耐量异常者,应测定血中葡萄糖浓度。理想的空腹血糖水平在 $60\sim120$ mg/dL($3.33\sim6.67$ mmol/L),若餐后血糖高于 200 mg/dL(11.11 mmol/L),则应采取措施调控血糖。

(2)怀孕和哺乳期妇女一般不进行 PET 检查。怀孕妇女确需进行 PET 检查时,应认定检查的益处远大于对胎儿的不良影响,由申请医师告知患者或患者委托的直系家属,并取得知情同意,且必须调整注射剂量。

(3)对不合作患者可应用适量镇静剂。

(4)对癫痫发作频繁者,应进行脑电图监测,了解有无亚临床发作。

(5)PET 或 SPECT/PET 图像要结合 CT 或 MRI 的影像结果,进行综合判断,最好能进行图像融合,从而使精确的解剖结构与灵敏的代谢改变融为一体。

(6)患者应向医师提供尽可能详细的病史及其他影像学、电生理检查资料。

四、图像分析及结果判断

1. 正常影像

生理静息状态下,脑[18]F-FDG 葡萄糖代谢的影像与脑局部血流灌注显像的影像相似,也表现为左右对称的图像。灰质影像明显浓于白质,大脑皮质、基底节、丘脑、脑干、小脑的影像清晰,左右两侧基本对称。全脑葡萄糖代谢率的参考值为 $20\sim51$ μmol/(100 g · min)。左、右大脑半球的平均局部脑葡萄糖代谢率分别为$(37.67\pm8.67)\mu$mol/(100 mg · min)和$(37.11\pm8.72)\mu$mol/(100 g · min),左右半球间差异没有统计学意义。

2. 异常影像

异常影像包括全脑摄取葡萄糖降低,局部葡萄糖代谢率降低、缺损,局部葡萄糖代谢异常升高、交叉失联络症等。这些异常影像的表现基本上和脑血流灌注显像相似。

五、临床应用

1. PET

在脑肿瘤的临床诊断和评价方面具有重要作用,其具体包括肿瘤分级、放射性坏死与肿瘤复发的鉴别、预后判断等。FDG-PET 显像结果表明,高度恶性肿瘤为高代谢,而低度恶性肿瘤为低代谢。值得注意的是,FDG-PET 显像并不总是与 CT 显像相关,尽管绝大多数高代谢肿瘤 CT 表现为增强,仅 50% 的低度恶性肿瘤显示强化,强化通常为恶性程度高的一个标志。当两者矛盾时,FDG-PET 比 CT 或 MRI 较能确切地判定恶性程度。PET 在脑肿瘤中应用较多且具有重要价值的是肿瘤放疗后复发与坏死水肿等的鉴别诊断。脑放射损伤是放疗的主要并发症,其症状也为颅内高压的表现,与肿瘤复发相似;由于两者都有占位效应,并且都有血-

脑脊液屏障破坏，CT 和 MRI(包括增强)表现也多相仿，故两者鉴别诊断困难，但两者预后和治疗方案又完全不同。PET 有助于鉴别肿瘤的复发与坏死，由于放射性损伤后脑细胞较正常组织少，故损伤区糖代谢低于正常。如果增强病灶存在 FDG 摄取，则提示有活力的肿瘤存在或肿瘤复发。胶质瘤治疗后的复发在 FDG-PET 图像上可表现为不规则片状、环状、局灶性或点状的异常放射性浓聚。相反，如果无 FDG 摄取，则为坏死。

2. 脑功能研究

在生理静息状态下，正常人左右两侧大脑半球葡萄糖代谢基本对称，接受外界刺激或运动肢体时，由于支配感觉或运动中枢的能量需求和代谢活动加强，其所对应的特定区域的葡萄糖代谢表现出相应变化，显示该中枢所在局部部位的放射性增强。若给予单纯语言刺激时，则左侧颞叶代谢增高；用灯光给予视觉刺激时，视觉皮质代谢增高；单侧手指运动时，对侧中央前回及辅助运动皮质区代谢增高；给予音乐刺激时，右侧颞叶代谢增高。

3. 脑血管疾病

脑血管疾病对葡萄糖代谢和脑血流灌注有明显的影响。脑梗死急性期第 2 d，可见 Lcm-RGlu 增高而 rCBF 却降低，呈明显的不匹配现象。这可能是由于局部短暂性无氧酵解增强的缘故。在发病后 1～3 周可见梗死灶周围脑血流呈过度灌注，而葡萄糖代谢却明显减低。这是因为调节机制受损，受损伤的脑组织血管扩张，造成非营养性血流灌注增高的结果。病情进入稳定期后，葡萄糖代谢和脑血流灌注恢复匹配，梗死灶内局部葡萄糖利用达最低程度。

4. 癫痫

癫痫根据病因分为原发性和继发性两大类。对药物难治性原发性癫痫，手术切除癫痫病灶是有效的治疗方法，而成功的关键是术前准确定位。原发性癫痫患者头皮脑电图、CT、MRI检查难以发现致痫灶。FDG-PET 或 SPECT/PET 研究表明，癫痫发作间期病灶部位葡萄糖代谢减低，而发作期代谢增高。颞叶患者低代谢可波及同侧海马及额叶、顶叶，丘脑的低代谢可作为癫痫灶定侧诊断的一个有价值的指标。小脑的低代谢可发生于对侧、双侧或同侧。颞叶癫痫患者，FDG-PET 能够预测颞叶切除术后患者的预后，广泛低代谢的患者手术效果差，致痫灶低代谢程度越明显，手术切除后癫痫不发作的概率越高。

癫痫病灶往往仅有脑功能和代谢的改变，而无脑组织结构和形态方面的损失。CT 和MRI 等能精确反映脑部形态学的变化，对癫痫的诊断有其作用，但对没有形态学改变的病灶往往无异常发现。此外，放射性核素脑显像所显示的低灌注病灶范围往往较 CT、MRI 所示结构异常区大，这是由于病灶局部向邻近血管"窃血"显像所致。因此，结合核医学影像、CT、MRI，可有效提高非创伤性的定位癫痫病灶的能力。

5. Alzheimer 病的早期诊断与鉴别诊断

前瞻性研究发现，PET 比临床诊断方法(包括血液学检查、反复性的神经心理测试、脑电图等)能提前约 2.5 年检测 Alzheimer 病，其准确性在 90% 以上。Alzheimer 病早期双侧顶叶出现对称性减低，晚期双侧颞叶出现减低，常累及额叶，最后导致全脑的代谢减低。PET 对痴呆治疗的评价也是重要的，这是因为 PET 能够早期准确诊断 AD，并与其他类型痴呆及与正常老化进行鉴别诊断、病程生物学分期及治疗的生物学反应评价。多发性梗死性痴呆典型图像表现为脑内散在的、多发和不规则的代谢减低区，往往和脑血流灌注显像所示的放射性减低、缺损区相吻合。进行性豆状核变性病表现为豆状核葡萄糖代谢明显下降，也可伴有全脑的葡萄糖代谢减低。而慢性进行性舞蹈病痴呆，无论早、晚期尾状核代谢始终减低。震颤麻痹伴痴呆除颞顶叶代谢降低外,纹状体葡萄糖代谢异常,特别是初级视觉皮质代谢明显减低,侧枕叶中度减低,而中颞叶相对保留。

FDG-PET 还可对记忆能力的减退做出预后评价,例如相关皮质的相对低代谢能够预测是否会发生认知功能的下降,而且发现有关记忆标准测试结果下降幅度与下顶叶、上颞叶及后扣带回初期的低代谢程度相关。痴呆患者的神经功能缺失症状往往与低代谢或低灌注区相吻合,有明显语言功能障碍或出现失语时,可见左额、颞、顶叶以及外侧裂区代谢明显减低;记忆缺失者,双侧中颞叶血流灌注减低且以右侧为著。

6.精神障碍

精神分裂症与局部大脑皮质和神经核团功能障碍的定位研究已有一些进展。多数精神分裂症患者额叶和前扣带回的 LcmRGlu 明显降低,但轻度躁狂期的全脑代谢率与正常对照组无明显差异。抑郁患者未经药物治疗前的全脑 LcmRGlu 亦在正常范围,但病情好转、情感恢复正常时,基底节 LcmRGlu 明显增高。精神分裂症 LcmRGlu 的改变与病程和类型有关。

7.脑生理功能和智能研究

脑代谢显像可用于人脑生理功能和智能研究,包括智力的神经学基础研究,如语言、数学、记忆、注意力、计划、比较、思维、判断等涉及认知功能的活动,同时还能够研究大脑功能区的分布、数量、范围及特定刺激下上述各种活动与能量代谢之间的内在关系。

第四节　脑脊液显像

一、原理

脑脊液(cerebro spinal fluid,CSF)循环系统显像是脊髓蛛网膜下隙、脑蛛网膜下隙、脑池和脑室显像的总称。将不参与代谢过程,只是作为指示剂的水溶性显像剂,注入蛛网膜下隙后,它将混合在 CSF 中参与 CSF 循行,指示 CSF 的生成数量、速率和被吸收入血的过程。在体外用显像装置追踪,以此来了解和判断 CSF 循环动力学功能,以帮助疾病的诊断。

二、检查方法

(一)显像剂

1.^{99m}Tc-DTPA(二乙三胺五醋酸)

用量 74～185 MBq(2～5 mCi),体积 1 mL。

2.^{111}In-DTPA

半衰期为 2.8 d,主要的能量 173 keV 和 247 keV,用量 37 MBq(1 mCi),体积 1 mL,适合观察 48～72 h CSF 循环情况,对脑脊髓膜的辐射量不大。

(二)操作程序

(1)检查前向受检患者简要说明本检查的价值和临床意义,解除患者对穿刺操作的顾虑和紧张情绪,求得积极配合。

(2)腰椎穿刺术,采用常规方法,由核医学科医师或神经科专科医师实施。

(3)小脑延髓穿刺术,采用常规方法,由神经科医师实施。

(三)仪器条件

(1)SPECT 或 γ 相机探头配置低能通用型准直器。

(2)检查前准备,向患儿和患儿家长简要说明本检查的意义,求得积极配合。疑有 CSF 漏者,在检查前用棉球做鼻栓或耳塞,堵塞双侧鼻孔或双侧外耳道。检查后测定鼻栓和耳塞是否有放射性,证实是否有 CSF 漏。

(3)给药方式,在严格无菌操作下常规腰穿成功后,接上装有显像剂的注射器,用缓慢流出的 CSF 稀释至 2~3 mL,再缓慢将显像剂推注到蛛网膜下隙,然后放入针芯,起针盖敷料,术毕。对颅压较高的患儿应按压腰穿局部 2~3 min,防止显像剂外溢。腰穿后 4~6 h 内要求患儿全身放松,尽量去枕平卧,防止出现低压性头痛。

(4)影像采集条件,一般分别于注射后 1 h、3 h、6 h、24 h 进行前位和后位全脑脊髓蛛网膜下隙显像。使用 ^{99m}Tc-DTPA 时探头配置低能通用型准直器,能峰 140 keV,窗宽 20%;采集矩阵皆为 256×1024,扫描速率 15~20 cm/min。1 h 后的各次显像加摄头部前位、后位、左侧位和右侧位像,采集矩阵为 256×256。时间采集方式,每次采集时间要求放射性计数一致,以便对比各次结果。对 CSF 循环速率较慢者,可延迟至 48 h 或 72 h。

三、注意事项

(1)实施腰椎穿刺术和小脑延髓穿刺术时,要严格遵守无菌操作规范。

(2)腰椎穿刺后要求患者全身放松,去枕平卧 4~6 h。若患者出现穿刺后低压性头痛,平卧 4~6 h 改善不明显,可嘱患者多饮盐开水,必要时静脉滴注 10% 的葡萄糖盐水 500~1 000 mL。对于一些颅内压较高的患者,要预防由于 CSF 压力突变产生的脑疝,在行穿刺术前应做好抢救准备,穿刺成功后的 CSF 流出量和显像剂注入量应等体积。

(3)小脑延髓穿刺术的穿刺部位险要,邻近生命中枢——延髓,难度较大,技术要求高,应由神经科专科医师实施,并严格遵守指证,慎重行事,以保安全。小脑延髓穿刺术适用于因局部软组织炎症粘连、腰椎板融合术后等不能施行腰穿者。

四、图像分析及结果判断

1.脑池显像

1 h 小脑延髓池显影;3~6 h 颅底各基底池、四叠体池、胼胝体池以及小脑凸面陆续显影,前、后位影像呈向上"三叉形";24 h 大脑凸面呈弥散放射性分布,呈"伞"状。侧脑室始终不显影。

2.脑室显像

一侧侧脑室注入显像剂后几分钟,除对侧侧脑室不显影外,全脑室系统均显影,并迅速到达基底池。

五、临床应用

1.交通性脑积水的诊断与鉴别诊断

由于显像剂随脑脊液反流入侧脑室,使侧脑室持续显影,故前位影像呈"豆芽"状;而且脑脊液的清除缓慢,24~48 h 大脑凸面及上矢状窦区放射性分布极少。

2.脑脊液漏的诊断和定位

CSF 系统显像是检测和定位 CSF 漏理想而有效的方法,尤其是间断性 CSF 漏。常可见眼眶上、鼻道、耳道或 CSF 系统影像外的异常放射性浓聚,即为 CSF 漏。为了提高显像的阳性率,可每隔 10 min 测定鼻栓或耳栓一次,当鼻栓或耳栓的放射性高于本底 2 倍时,即可考虑有 CSF 漏,并注意观察计数率的变化,如进一步增高,再行显像定位。体位:鼻漏,头前倾,除正位外,宜做侧位;耳漏,正位。

3.梗阻性脑积水的诊断与鉴别诊断

梗阻性脑积水脑室显像可见脑脊液循环受阻、脑室扩大。中脑导水管阻塞表现为对侧侧脑室立即显影,而第三脑室以下脑脊液间隙持续不显影。室间孔完全阻塞时,在该侧侧脑室显像剂持久滞留,第三脑室以下脑脊液间隙和对侧侧脑室完全不显影。第四脑室出口阻塞的影像特点为全脑室明显扩大,基底池和小脑延髓池持续不显影。

4.其他

①脊髓肿瘤、脊髓炎症、脊髓蛛网膜炎、椎骨转移瘤或骨肿瘤等疾病时脊髓蛛网膜通畅程度的诊断和鉴别诊断;②脑萎缩的鉴别诊断,如 Alzheimer 病、老年性痴呆、代谢性病变、脑动脉硬化症等;③CSF 系统术后短路通道功能的评价;④蛛网膜下隙出血和脑出血急性期,CSF 循环功能和蛛网膜下隙通畅情况的评价;⑤脑外伤和脑部术后 CSF 循环功能、蛛网膜下隙通畅情况、脑穿透性畸形、蛛网膜囊肿等。

第四十二章 核医学在骨骼系统显像中的应用

放射性核素骨显像是目前临床上最常用的检查方法之一,它不仅能显示全身各个部位骨的形态,也能反映各个局部骨骼的血供和代谢情况,因为比单纯的形态学图像灵敏,能早期发现骨骼疾病,为临床诊断和治疗提供直接依据。骨显像方法有静态显像和动态显像。静态显像包括全身显像、局部显像及断层显像,动态显像包括三时相骨显像和四时相骨显像。

第一节 全身骨显像

一、原理

全身骨显像是最常用的骨显像方式,属于静态显像,它一次显像就能展示全身所有骨骼的情况。这一特点对临床了解骨骼疾病的全身病变特点和分布特点非常重要,有助于发现隐匿病灶,从而为诊断和治疗提供较为系统的影像学依据。

构成人体骨架的 206 块骨总体上分为两部分:一部分为中轴骨,包括颅骨、脊柱、胸骨、肋骨和骨盆;另一部分为四肢骨,包括上肢骨、下肢骨等。全身骨骼两侧基本对称。

骨主要由骨膜、骨质和骨髓组成,除关节表面以外,每一块骨均由骨膜所包裹。骨膜是一层致密的结缔组织,其所含的成骨细胞和破骨细胞,分别具有生成新骨和破坏骨质的功能。骨膜上有丰富的毛细血管和神经穿透皮质进入髓腔。骨质又分为骨密质和骨松质。长骨的骨干和扁骨的内外板是一层比较致密和坚固的骨质,称为骨密质(又称为骨皮质)。长骨的两端和扁骨的中间是很多不规则的片状或杆状的骨质,称为骨小梁,骨小梁相互连接构成骨松质。骨松质的腔隙充满毛细血管和造血组织,称为骨髓,骨髓又分为红骨髓和黄骨髓。正常骨的代谢——成骨和破骨是一种动态平衡。

骨的主要成分为有机物、无机盐和水。有机物主要是骨胶原纤维束和黏多糖蛋白,无机盐主要是碱性磷酸钙,即钙离子与羟基结合形成的羟基磷灰石晶体。羟基磷灰石是一个六角形的晶体,表面积巨大。每克骨内的羟基磷灰石晶体的表面积约为 $100 \ m^2$,是阳离子(Ca^{2+}、Mg^{2+}、Na^+、K^+、Sr^{2+} 等)和阴离子(PO_4^{3-}、Cl^-、F^- 等)进行吸附和交换的场所。

把亲骨性放射性核素或放射性核素标记的化合物引入体内后,放射性物质迅速与骨的无机基质(羟基磷灰石晶体)进行化学吸附、离子交换,与骨组织的有机成分(骨胶原蛋白和骨黏蛋白)相结合,然后聚集于骨骼,在体外用 γ 照相机、SPECT、SPECT/CT、PET 或 PET/CT 探测放射性物质所发射的射线,经过计算机处理,从而使骨骼显像。

骨骼摄取放射性物质的多少与骨的局部血流灌注量、骨的无机盐代谢更新速率和成骨细胞的活跃程度有关。放射性物质的聚集随血流增加而增加,但又受弥散限度的影响,在血流明显增加时二者不呈线性;血流增长 3~4 倍时,放射性物质的聚集量只增加 30%~40%。血流阻断时放射性物质则不可能聚集,表现为放射性缺损。骨的无机盐代谢速率快时,放射性聚集较多;反之,放射性集聚减少。成骨细胞活跃时,摄取放射性物质较多;反之,当成骨细胞的代谢低于溶骨细胞时,放射性物质摄取减少。所以,当骨的局部血流量增加、骨代谢活性增强、成骨细胞活跃和新骨生成时,局部骨组织可以聚集较多的放射性物质,图像表现为放射性热区。当骨的局部血流量减少或发生溶骨反应时,局部骨组织可以聚集的放射性物质较少,图像表现为放射性冷区。

通过骨显像不仅能显示人体骨骼的形态,而且能反映各个部位骨骼局部的血供和代谢情况。当局部骨组织血供丰富、生长活跃或新骨形成时,放射性聚集增加,该处骨显影密度增加(热区);当局部骨组织血供减少或出现骨溶解时,放射性聚集减少,该处骨显影密度减低(冷区)。所以,当骨骼局部发生病理性改变(如炎症、肿瘤、骨折)时,可导致血供、代谢及成骨修复过程的变化,骨显像均会在相应部位表现为异常影像。而 X 线片需要在局部骨盐密度变化近50%时才能显示异常。因此,对于骨骼疾病的早期,骨显像较 X 线片更为灵敏,可较 X 线诊断提前 3～6 个月,甚至更早。

二、检查方法

1.显像剂

骨显像剂以含 P-C-P 键的磷酸盐化合物的应用最为广泛。这种显像剂在体内能迅速被骨摄取,血液清除率高,组织本底低,骨/软组织比值高,骨骼显示较好。注射后 2～4 h 有 50%～60% 的显像剂沉积在骨骼中,其余部分被肾脏所清除。临床常用的主要有^{99m}Tc-亚甲基二磷酸盐(^{99m}Tc-MDP)和^{99m}Tc-亚甲基羟基二磷酸盐(^{99m}Tc-HMDP)。成年人使用剂量为 740～1 110 MBq(20～30 mCi)。体重较重的患者可酌情加量;儿科患者剂量按 250 μCi/kg 计算,最小剂量不应低于 2 mCi。如因特殊原因所给显像剂的剂量低于上述剂量者,需要适当延长采集时间,以弥补由此造成的计数率减低。显像剂的使用方法为静脉注射。

2.患者准备

不需要特殊准备,患者仰卧于显像床,探头应尽量贴近患者。全身显像的常规采集体位为前后位和后前位。尽量让患者感觉舒适、放松,患者的左右肢体和躯干位置应尽量保持对称,双手五指分开平放。根据需要和病情,患者及图像采集可以采用其他体位。

3.显像方法

采用 γ 相机或 SPECT 仪,配置低能高分辨准直器,或低能通用型准直器,能峰为140 keV,窗宽 20%,采集矩阵 256×1024(全身扫描),或 256×256(全身分段显像)。扫描速率为 10～20 cm/min(全身扫描)。全身分段显像时,每个部位采集 2 min 以上。采集完毕后,使用图像处理软件,拼接成全身图像,或对图像分段拍片。

全身扫描和全身分段显像在静脉注射显像剂后 2～5 h 内进行,必要时可在 18～24 h 内显像。肾功能正常的婴幼儿骨显像剂从软组织中的清除较成年人快,显像可在静脉注射显像剂 1.5 h 后进行。

三、注意事项

无明确禁忌证。静脉注射显像剂后,嘱咐患者多饮水,以促进^{99m}Tc-MDP 经尿排出,成人在注射显像剂后 2 h 内饮水应达到 500～1 000 mL,检查前应先排净尿液,经输尿管或膀胱造瘘术后患者的尿袋需要尽量排空,以减少膀胱对图像的影响,同时,还要注意不要让尿液污染患者的衣物和身体,以免造成假阳性。有金属饰品的患者,要摘除金属物品。因疼痛而不能卧床者,可先给予镇痛药物。

四、图像分析及结果判断

(一)正常图像

全身骨骼显像清晰,放射性聚集两侧呈对称性均匀分布。全身各部位的骨骼由于结构、代谢活性程度及血运情况不同,故放射性分布也不同。含有松质骨较多的扁平骨(如颅骨、肋骨、椎骨和髂骨)、大关节(如肩关节、肘关节、腕关节和踝关节)等部位,以及长骨的骨骺端放射性较浓集;而含有密质骨较多的骨干放射性分布较稀疏。儿童和青少年处于骨质生长活跃期,骨骺未愈合,显像时骨骺的骨生长区血流灌注量和无机盐代谢更新速率快、成骨细胞活跃,显像剂摄取较多,骨影普遍较成人增浓。

1.正常前位影像

可见颅骨、颈椎、胸骨、胸锁关节、肩峰、髂嵴、股骨粗隆、膝关节、踝关节均呈对称性显示,以胸骨及胸锁关节显示清晰。

2.正常后位影像

能清晰显示颅骨、双肩、肩胛下角、后肋、颈椎、胸椎、腰椎、骶骨和股骨头。由于生理性弯曲,故胸椎段显示更为清晰。双侧骶髂关节和坐骨由于重力作用而出现影迹增浓征象。肾显影比前位明显。

(二)异常图像

1.放射性分布浓聚区(热区)

凡能使骨骼血供增加的良、恶性病变(骨质破坏、新骨形成、骨质代谢紊乱),均可显示放射性浓聚区,如癌瘤骨转移、原发性骨肿瘤、骨折、畸形性骨炎等。其形态有:点状、圆形、条形、片状、团块状或炸面圈形状。

2.放射性分布稀疏区(冷区)

凡能使骨骼血供减少或发生溶骨性改变的病变,均可显示放射性稀疏区,如股骨头缺血性坏死的早期、骨梗死、骨囊肿、放射治疗后。有时骨显像图上可见到一部分骨骼高度浓集,而另一部分骨骼呈现"冷区",即热、冷区同时出现。这种表现少见,一旦出现,几乎全部是转移癌。

3.超级骨显像

全身骨骼放射性均匀、对称性的异常浓集,软组织活性很低,骨骼显影非常清晰,双肾及膀胱不显影,这种现象称为超级骨显像(super bone scan)。见于某些累及全身骨代谢病变,如甲状旁腺功能亢进或恶性肿瘤广泛骨转移。

4."闪烁"现象(flare phenomenon)

临床上有 10%~15% 的肿瘤患者在放疗或化疗后,临床表现有显著好转,但骨影像在 2~3 个月内的表现为原有病灶的放射性聚集较治疗前更为明显,再经过一段时间后又会消失或改善,这种骨显像与临床表现不匹配的现象称为"闪烁"现象。这是治疗后短期内放射性骨炎未愈,局部血流仍有增加、修复性新生骨骨盐代谢活跃所致,是骨愈合和修复的表现,而不是转移性骨肿瘤恶化的结果。

5."双轨征"

患者长骨骨皮质增厚,骨显像表现为沿长骨的骨皮质放射性增高,呈"电车轨道"状线性浓集,不侵及长骨的两端,称为"双轨征"。主要见于肺性肥大性骨关节病。该病具有新骨形成、杵状指(趾)和滑膜炎三征。肺癌、慢性肺疾病、胸膜炎以及鼻咽癌肺转移患者常伴有肺性肥大性骨关节病。

6.骨外软组织病变摄取显像剂

骨外软组织摄取显像剂主要是细胞外液扩张、局部血管增生、通透性提高和局部组织钙的浓度提高所致。可见于多种病变,如骨化性肌炎、脑梗死、急性心肌梗死、钙化的心包或心瓣膜病、畸胎瘤等。

五、临床应用

1.早期骨转移癌的诊断

恶性肿瘤常常发生转移,早期诊断骨转移癌是骨显像在临床上的主要应用。据统计,在进行骨显像的肿瘤患者中,有50%左右已发生骨转移;在骨转移患者中,有20%~45%骨显像阳性而X线检查阴性。因此,定期对恶性肿瘤患者进行骨显像检查,对疾病分期和治疗方案的制订是十分必要的。

成人骨转移癌多见于乳腺癌、肺癌、前列腺癌、鼻咽癌、胃癌、甲状腺癌等,儿童多见于神经母细胞瘤发生骨转移。恶性肿瘤患者如主诉有固定的骨骼疼痛,但实验室各项检查及X线片等显示正常结果时,应做全身骨显像,以早期发现转移病灶。骨显像应为此类患者的常规检查项目之一。

2.原发性骨肿瘤的诊断

原发性骨肿瘤基本上均可由X线片证实,并多可做出定性诊断和确定局部病变范围。放射性核素骨显像诊断原发性骨肿瘤的阳性率为70%~90%,但是全身骨显像有助于观察肿瘤是单发还是多发,对病情的估计和决定治疗方案都很有价值。

常见的原发性骨肿瘤有成骨肉瘤、软骨肉瘤、尤文肉瘤、骨巨细胞瘤、骨膜外骨肉瘤和多发性骨髓瘤。在骨显像上,成骨肉瘤和软骨肉瘤很难区分,都表现为放射性浓集区,主要依靠病理检查进行确诊。尤文肉瘤多发生在扁平骨和股骨、胫骨、尺骨及跖骨,表现为放射性浓集区。骨巨细胞瘤也称为破骨细胞瘤,属于潜在恶性,典型图像为病灶中心呈放射性冷区,病灶周围显像剂浓集或整个肿瘤显像剂异常浓集。多发性骨髓瘤是侵犯红骨髓的肿瘤,骨显像多种多样,主要通过骨髓细胞学分析以确诊。

成骨肉瘤和尤文肉瘤的骨转移率很高,全身骨显像除探测原发病灶外,主要用于探查有无远处转移。一般来说,骨显像显示病灶的范围比X线片所显示的要大,对于已确诊的原发性骨肿瘤,骨显像能显示骨质代谢异常的范围,有助于手术方案的制订和合理安排放疗照射野的大小,并可估计治疗后的效果。

3.缺血性骨坏死的诊断

骨坏死常为无菌性坏死,多见于外伤性骨折、长期应用激素的患者、长期饮酒者。骨无菌性坏死常发生于股骨头、远端股骨髁和肱骨头。

股骨头是缺血性无菌性坏死最常见的部位,坏死初期表现为患侧股骨头区放射性减少。随着股骨头磨损髋臼,刺激血管重建,放射性核素摄取量增多,逐渐出现"炸面圈"样改变,即中心区放射性减少而周围放射性增强。后期由于髋臼磨损更加严重,放射性聚集更加明显,以至掩盖了股骨头坏死的放射性减少,但断层显像仍能见到"炸面圈"征象。

儿童特发性骨坏死,多见于5~9岁儿童,男性多于女性(4∶1到5∶1)。这是一种软骨病,导致血管坏死,主要发生在股骨头干骺端,其机制尚未明。典型者见股骨头外上方有放射性稀疏缺损区,早期 X 线片无异常表现,晚期可见股骨头碎裂和塌陷,经过自身修复,股骨头逐渐呈扁平畸形。

4.骨折的诊断

绝大多数骨折根据 X 线片可以做出诊断,但一些细小骨和附属结构的骨折,如胸骨、腕骨、肩胛骨、老年人或骨质稀疏患者的近端股骨、脊柱骨的附属结构的细小骨折及应力性骨折,特别是线性骨折和不完全骨折,有时 X 线片较难做出诊断,而全身骨显像多可显示。此外,全身骨显像还可显示由外伤导致的全身多发骨折。

应力骨折(如疲劳性骨折)是指由于异常负荷反复加在正常骨上所造成的不完全骨折,是运动员和舞蹈演员的常见病,好发于胫骨。X 线片常为阴性,骨显像上则呈长梭形放射性增高区。不完全骨折的典型表现:局部弥散性放射性增浓的背景上,出现一清晰的线形浓影。

5.骨髓炎的早期诊断

临床上最常见的是急性骨髓炎,大多是金黄色葡萄球菌进入骨髓所致,好发于儿童和少年,男性较多。长骨中以胫骨、股骨、肱骨、桡骨多见。

急性骨髓炎具有发病急、高热等明显的中毒症状,患肢活动障碍和深部疼痛,局部红肿和压痛。发病 24 h 内在骨显像上即可显示异常放射性浓集,而 X 线片上一般在 2 周以后才可见异常。

诊断早期骨髓炎时要注意和软组织炎症(如蜂窝织炎)进行鉴别。详见三时相骨显像。

6.代谢性骨病及骨关节疾病的诊断

代谢性骨病是指一组以骨代谢异常为主要表现的疾病,包括原发性和继发性甲状旁腺功能亢进症、软骨病、肾性营养不良综合征、畸形性骨炎(Paget 病)等。代谢性骨病的全身骨显像有以下特征:①全身骨骼普遍对称性增浓影中,颅顶骨和下颌骨尤为明显,呈现"面具脸";②胸锁关节及胸骨显影明显,呈现"领带征";③肋软骨呈串珠状增浓影;④有散在的假性骨折增浓影;⑤肺和胃等软组织钙化影;⑥肾脏显影不清或不显影;⑦四肢长骨摄取显像剂增高,出现"双轨征";⑧24 h 全身显像剂存留率明显增高。

7.移植骨监测

骨显像对判断移植骨是否存活有独特的价值。骨移植后,待软组织损伤反应减退,局部骨显像若见移植骨处放射性近似或高于正常骨组织,表明血运良好,植骨成活;反之,则植骨失败。

8.诊断骨关节炎性病变和退行性病变

骨显像可观察全身关节的改变,在骨关节炎症和退行性病变临床症状出现之前,骨显像即可显示异常,较 X 线片敏感。如类风湿性关节炎、风湿性关节炎、骨性关节炎、肺性肥大性骨关节病等。骨显像还有助于观察病累及范围和活动程度,能较灵敏地反映病情的变化和疗效,是一种很好的检查方法,现在应用日益增多。

类风湿性关节炎的主要受累部位是手的掌指关节、近端指间关节,骨显像可见这些部位出现放射性分布浓集区。风湿性关节炎的主要受累部位是膝、肘等全身大关节,在各大关节部位可见放射性分布浓集区。强直性关节炎的特点是骶髂关节和脊柱放射性增高,椎后两侧小关节呈线条状放射性浓集带。肺性肥大性骨关节病的骨显像特征为四肢长骨骨皮质对称性显影增强,呈"双轨征"改变,其关节周围由于继发性骨膜炎,故也呈现放射性增高。

9.诊断 Paget 病

Paget 病又称畸形性骨炎,是临床上的常见骨病之一,是由病毒引起的一种慢性进行性局灶性骨代谢疾病。骨显像的特征是:受累骨的全部或大部分显著的放射性摄取增加并均匀分布;常为多骨受累,单发少见;受累骨增大和变形,病灶边界整齐,可见解剖学上的细微结构,如椎骨的横突;四肢骨病变几乎总是源于关节端,向骨干进展;病灶多年缓慢变化。骨显像的优势在于可评价 Paget 病的骨骼病变范围。

第二节　三时相骨显像

一、原理

三时相骨显像临床也称之为动态骨显像,与静态骨显像进行比较,三时相骨显像可以进一步了解病变血管空间的变异或血管形成的特征,对于鉴别诊断以及估计病程的长短有重要作用。

三时相骨显像包括血流相、血池相和延迟相(常规静态骨显像)。血流相能显示血管走向,可得到大血管的位置、形态及充盈状况信息,显像剂浓聚或增高时可反映血管空间的变异。在血池相,显像剂摄取增高是由新生血管形成而引起,是反应性肉芽组织和肿瘤的血管形成的特征。在延迟相上,骨摄取显像剂的程度反映了骨盐的代谢状况。而在许多骨、关节疾病中,骨盐的代谢状况相似,故三时相骨显像适用于需要了解局部病变血管空间变异或血管形成特征的各种骨骼、骨关节疾病。在不同的疾病或在疾病的不同时期,病变骨盐的代谢活跃状况与病变血管空间变异或血管形成程度的核素显像表现可以一致或者不一致。三时相骨显像的原理同全身骨显像。

二、检查方法

(一)显像剂

同全身骨显像,注射方法为"弹丸"式静脉注射。

(二)操作方法

1.患者准备

不需要特殊准备,患者仰卧于检查床上,探头对准患病部位及其相对称部位。

2.显像方法

采用相机或 SPECT 仪,配置低能通用型准直器,能峰 140 keV,窗宽 20%,矩阵为 128×128,设置不同的采集速率和所需图像帧数;在床边经"弹丸"式静脉注射显像剂后即刻采集,采集速率 1~3 秒/帧,共采集 20 帧,即为血流灌注相;在注射显像剂后 1~2 min,用矩阵为 128×128或 256×256、1~2 分钟/帧的速率继续采集 5 帧,即为血池相;在静脉注射显像剂后 2~4 h内进行局部静态骨显像,即为延迟相。这 3 个时相合称为动态骨显像。如果在三时相骨显像的基础上加做 24 h 的静态影像,则称为四时相骨显像。

3.影像处理

使用 ROI 技术做时间-放射性曲线,进行定量或半定量测定,计算血流灌注、血池和骨盐摄取比值,以进行对比分析。

三、注意事项

同全身骨显像。

四、图像分析及结果判断

三时相显像技术是在静脉注射骨显像剂后,在不同时间进行多次显像,分别采集血流、血池及延迟(静态)骨显像的资料。

(一)正常图像

1.血流相

^{99m}Tc-MDP"弹丸"式静脉注射后立即以 2 秒/帧的速率连续采集 1 min,获得病变部位及其对称部位的动脉灌注系列影像,此时可见大动脉及二级动脉陆续显像,随即逐渐显示软组织轮廓。骨骼部位放射性较软组织低,左右两侧动脉显影时间及局部放射性分布浓度基本一致。

2.血池相

在注射显像剂后 2～4 min 期间以 1 帧/ min 的速率采集的影像,它反映了软组织内的血运。图像:软组织轮廓清晰,放射性分布均匀,两侧对称,大血管持续可见。此时相骨骼放射性仍较低。

3.延迟相

即骨骼显像的第三相,在静脉注射显像剂后 2～4 h 采集的静态骨显像,可反映显像剂在骨骼内的沉积情况。图像:软组织影消退,骨骼显示清晰。

(二)异常图像

1.血流相

骨骼部位邻近软组织内放射性异常增高时提示骨骼局部动脉灌注增强,常见于恶性骨肿瘤和急性骨髓炎;局部放射性减低时,表明动脉灌注减少,可见于股骨头缺血性坏死、骨梗死和一些良性骨骼病变。

2.血池相

局部放射性增高可由局部血管增生扩张造成(如急性骨髓炎、蜂窝织炎),也可能是静脉回流障碍所致;放射性减低表明局部血供减少。

3.延迟相

同静态骨显像。

五、临床应用

1.原发性骨肿瘤的良恶性鉴别

良性和恶性骨肿瘤在静态骨显像图上都主要表现为放射性分布浓集,但恶性肿瘤一般血供丰富,在三时相骨显像上放射性浓集均明显增加,利用动态骨显像对于鉴别骨肿瘤的良恶性有一定意义。

2.缺血性股骨头坏死的诊断和鉴别

缺血性骨坏死在骨显像上的表现与病程有关。在疾病早期,股骨头部位因血供中断,故在三时相骨显像上均表现为放射性摄取减低,周围无浓集反应。但此期改变在临床上一般较少检出,主要是临床症状不明显而就诊率低所致。

儿童特发性股骨头坏死,系软骨病导致的血供减少,血流相可见患侧血供低于健侧,放射性分布减低;血池相可见患侧放射性高于健侧,提示静脉回流障碍;延迟相可见放射性核素浓集,典型者可见股骨头外上方有条状的放射性稀疏缺损区。

3.移植骨的血供、成活状况的检测

骨移植术后,利用三时相骨显像监测能了解移植骨的血供和新骨形成情况,评价骨的成活。一般在骨移植后 2 周,在三时相骨显像上就可以看到,移植骨部位放射性分布不低于周围正常骨组织,与骨床连接处放射性浓集,表明血供良好,移植骨成活;反之,如果呈放射性分布缺损区,则移植骨无成活。

4.骨关节创伤的评价

一般的骨折 X 线片就能做出快速准确的判断,不需要进行骨显像,但是对于未出现骨质断裂的应力性骨折,X 线检查阳性率较低,患者出现症状的 6 周内多为阴性。而骨显像则可在早期灵敏地查出异常,特别是三时相骨显像。其特征是在三时相骨显像的血池相显示局部血流增加,在延迟相的骨折部位出现卵圆形或梭形的放射性浓集区。如果骨显像正常,则可排除应力性骨折。

5.急性骨髓炎与软组织炎症的鉴别

对于早期的急性骨髓炎,要注意和软组织炎症如蜂窝织炎进行鉴别。一般采用三时相骨显像方法进行鉴别。骨髓炎早期血流相、血池相和延迟相显像表现均为浓集区,主要是局部血流增加和代谢异常所致。软组织蜂窝织炎显像时,只有血流相和血池相表现浓集区,延迟相可见放射性浓集主要弥散在软组织内,骨的摄取呈减少趋势,甚至根本看不到骨的影像。

第三节　骨代谢显像

一、原理

骨代谢显像主要是指利用 PET 技术进行显像。与 MRI、CT 和 B 超等显像技术相比,PET 能提供更早或对临床有重要价值的信息,显示出明显的优越性,其灵敏度和特异性及诊断准确性均高。随着 PET-CT 显像技术的成熟,骨代谢显像在临床上也开始得到广泛应用。目前,骨代谢显像主要用于鉴别肿瘤的良恶性和全身探测骨转移癌。

恶性肿瘤细胞的分裂增生比正常细胞快,代谢异常活跃,能量消耗相应增加,其糖酵解速率异常高于正常或良性病变,葡萄糖为细胞能量的主要来源之一,它进入细胞的量与糖酵解速率成正比。^{18}F-2-脱氧葡萄糖(^{18}F-FDG)是最常用的显像剂,FDG 进入细胞的机制与葡萄糖相同,在细胞内通过己糖激酶的作用磷酸化生成 6-磷酸脱氧葡萄糖,但^{18}F-FDG 不能像 6-磷酸-葡萄糖一样继续进入葡萄糖代谢途径。因此,探测骨组织内^{18}F-FDG 情况就可以了解骨组织的代谢状况,葡萄糖代谢增加是恶性细胞的一个特征。

二、检查方法

(一)显像剂

^{18}F-FDG 具有很强的亲骨性,是临床最常用的显像剂。^{18}F-FDG 成人一般剂量为 300 MBq,使用方法为静脉注射。

(二)操作方法

1.患者准备

注射前禁食 4～6 h,血糖浓度<7.2 mmol/L(130 mg/dL),以避免肿瘤组织对 ^{18}F-FDG 摄取减少。注射前、注射后及显像过程中,患者要保持非常安静的状态。显像前要排空尿液。

2.显像方法

使用仪器为正电子发射计算机显像仪或符合线路双探头 SPECT。给药后 50～55 min 进行局部和(或)全身静态断层显像。

3.图像处理

利用计算机对采集的数据进行处理,经时间及组织衰减校正后进行图像重建,获得局部或全身断层图。采用迭代法重建断层图像,重建冠状、横断、矢状断层图像时应注意轴线对称,使软组织、骨皮质和骨髓腔等结构获得最佳显示。

三、注意事项

等待检查时和注射 ^{18}F-FDG 后患者应避免运动,注射药物时应避开病变肢体。

四、图像分析及结果判断

(一)正常图像

正常人在禁食状态下,大脑葡萄糖代谢非常旺盛,脑部有明显的放射性摄取,肝、脾可见显影,肾及膀胱因显影剂的排泄而显影,心肌一般不显影。

(二)图像结果判断

1.定性分析

绝大多数肿瘤可表现为放射性浓聚区,病灶常表现为放射性摄取不均匀,中心区放射性低而周边放射性高是伴有肿瘤坏死的征象。可采用目测法,由 2 名医师通过双盲法独立判断,骨骼病灶区的 ^{18}F-FDG 摄取明显高于周围正常组织时视为恶性病变。

长条形 FDG 摄取热区很可能与肌肉活动或血管有关。对于四肢肿瘤,不宜以肝 FDG 摄取作为参照器官。描述病损范围时,应分清与软组织、骨皮质或骨髓腔的关系。10 岁以内儿童的骨骺区域可呈热区。静脉瓣部位亦可产生热区。化疗后由于造血骨髓激活,故可使相应部位骨髓放射性增高。

2.定量分析

(1)瘤/本底比值(tumor background ratio,TBR),在横断层图像上,利用 ROI 技术计算病灶中心区与对侧相应部位的放射性比值,要避开病灶内坏死区。以 TBR>3 作为恶性病变的判断指标。

(2)标准摄取比值(standardized uptake values,SUV),为目前较常用的定量指标,对骨和软组织恶性病变的诊断阈值为 1.6～2。SUV 可作为良恶性鉴别、恶性程度分级及疗效监测的一个较实用的指标,但由于 SUV 受影响的因素较多,故对于其临床意义尚有些争议。

(3)葡萄糖代谢率(metabolic rate of glucose,MRGlu),利用动态采集图像数据,可以计算出 MRGlu。但目前 MRGlu 尚未被临床接受为常用指标。

五、临床应用

1.鉴别病变的良恶性

与其他肿瘤相比,骨与软组织肿瘤的研究相对较少,研究历史也不长,目前尚缺乏对大宗病例的研究,也较少见到与 CT、MRI 等方法的对比研究。从目前的文献来看,FDG-PET 鉴别骨与软组织肿瘤良恶性的灵敏度在 85% 左右,特异性欠佳。

对于中、高度恶性的肉瘤,FDG-PET 显像结合 SUV 等定量指标能较好地进行鉴别诊断。而低度恶性与良性病变则呈现较多重叠,难以鉴别。许多炎症、良性肿瘤和瘤样病变均可表现为假阳性。MRGlu 测定不仅方法复杂,临床难以常规使用,而且也未见能显著提高鉴别诊断效能的报告。总之,对 FDG-PET 图像做出分析判断时,需要结合临床和其他 X 线、CT、MRI 资料。

2.探测骨转移肿瘤

目前,^{99m}Tc-磷酸盐全身骨显像因其灵敏度高仍是探测骨转移肿瘤的首选检查,但常不能鉴别病灶的良恶性是其不足。在鉴别病灶性质方面,骨代谢 PET 显像有其长处,Dehdashti 等报道 20 例伴骨骼病变的患者进行 FDG-PET 检查,采用 SUV2 作为判别阈值,可正确鉴别出 14/15 恶性病变和 4/5 例良性病变。PET 除了具有鉴别病变的优点之外,还可同时探测其他软组织转移灶。反过来,若临床上先发现有骨转移病灶,PET 则有助于探测原发病灶。

3.评价治疗反应

骨与软组织肉瘤的治疗常采用综合性治疗方案。由于 FDG-PET 可直接反映肿瘤组织葡萄糖代谢的活性,故能区分有活性的肉瘤组织和肿瘤组织坏死,因而通过测定肿瘤病灶的葡萄糖代谢活性,即可评价化疗效果。临床应用时可采用 SUV、TBR 等简便的定量指标,如肿瘤病灶 FDG 摄取水平降低 40%,则其病灶内肿瘤组织坏死率大于 90%。应用 TBR 来区分化疗效果良好或不良的准确性大于 90%。

4.判断肿瘤复发

在骨肿瘤治疗中,由于肢体保留手术应用的日益增加,局部肿瘤复发的评价问题在临床上更多见。一些有金属植入物的患者不宜做 MRI、CT 检查会产生伪影,加上首次治疗(如手术、化疗、放疗等)产生的局部水肿、纤维化和瘢痕,常对放射学评价骨与软组织肿瘤局部复发造成困难。CT 和 MRI 的灵敏度为 58%~83%,特异性更低。而 PET 已显示出在这一方面应用的优越性,其探测软组织肉瘤局部复发的灵敏度为 91%,特异性为 88%。

5.评定肿瘤的恶性程度

对 FDG-PET 图像进行定量分析,可以得出肿瘤组织的葡萄糖代谢率(MRGlu)。这些定量指标被用于估价骨肉瘤的恶性程度。不同恶性程度的肉瘤 MRGlu 和 SUV 值之间有显著差异,高度恶性肉瘤 SUV 与 MRGlu 的相关性较好,而中、低度恶性的肉瘤 SUV 与 MRGlu 的相关则较差,在应用 SUV 间接评价肿瘤 MRGlu 时应格外注意。

第四节 关节显像

一、原理

关节显像是检查活动性关节疾病的灵敏方法,可以评价关节和关节附近的骨骼疾病,有助于骨关节病的早期诊断和鉴别诊断。当关节病的类型已明确时,关节显像可以显示病变的范围和大小,随访观察治疗反应。

关节的炎性过程、退行性变或骨性关节压力的改变,可使局部血流增加、成骨细胞活跃。此时通过静脉给予^{99m}Tc-MDP 或^{99m}TcO$_4^-$,新骨在形成中使^{99m}Tc-MDP 在局部聚集,而^{99m}Tc又可与关节腔渗出液中的蛋白相结合,从而使骨关节显影。

二、检查方法

(一)显像剂

目前关节显像常用的显像剂是^{99m}Tc-MDP 和^{99m}TcO$_4^-$,其次是^{99m}Tc-清蛋白,注射剂量均为 555～740 MBq(15～20 mCi)。^{99m}Tc-MDP 主要被炎性滑膜的未成熟的胶原纤维、关节软骨和邻近的骨组织摄取。由于^{99m}TcO$_4^-$能穿过滑膜表面扩散到滑膜腔内,故对滑膜炎症更为特异。

(二)操作方法

1.患者准备

不需要特殊准备,根据具体情况患者取仰卧位、俯卧位或特殊体位,一般采集前位和后位,检查部位、探头角度和影像采集帧数,原则上可根据临床要求而定。对不同部位的可疑阳性病变,采用不同的特殊体位显像以帮助定位、定性诊断。

2.显像方法

采集时,探头可配置低能通用型或低能高分辨率准直器,选择能峰 140 keV,窗宽 20%,矩阵为 128×128 或 256×256,采集足够计数,使骨影像显示清晰。对于足骨和手骨局部显像,有条件时也可应用针孔准直器。髋关节和儿童关节显像有条件时也可使用聚焦型准直器。

3.影像处理

使用 ROI 技术做时间-放射性曲线,定量测定,计算比值。

三、注意事项

同全身骨显像。

四、图像分析及结果判断

1.正常图像

关节处放射性摄取增高,大关节(如膝关节、肘关节、肩关节和髋关节等)部位影像清晰,骨骼边界光滑,轮廓完整,软骨不显影,关节间隙清晰,放射性明显高于附近骨骼,内部放射性层次匀称,松质骨摄取较少。

一般情况下,两侧关节放射性分布对称。但肩关节可能例外,优势手一侧的肩关节肩峰突起,放射性分布亦可能稍高于另一侧。手关节的正常活性水平,从腕关节开始,到腕掌关节、掌指关节、近端指间关节和远端指间关节逐渐降低,而且从第 1 至第 5 手指关节,活性水平也逐渐降低。青年人的关节活性明显高于老年人。儿童在生长期的骨骺呈规则的两侧对称的条状浓聚带,其关节周围的活性亦比成人大得多。正常情况下,$^{99m}TcO_4^-$ 显像可见关节部位的活性比邻近的肌肉部位更低,但小的关节部位显示局部活性增加。

2.异常图像

局部异常放射性浓聚是关节显像最常见的异常表现。分析关节影像时,两侧对比十分重要。在三时相或局部显像时,单侧放射性增高常为阳性结果。浓聚区出现的部位、数目、放射性活度及形态表现均有助于关节疾病的早期诊断和鉴别诊断。

五、临床应用

1.关节炎的早期诊断和鉴别诊断

类风湿性关节炎早期可见小关节部位多发的浓聚区,风湿性关节炎在各大关节部位可见放射性分布浓集区。髋关节髋臼部位出现弧形放射性浓聚影常提示为髋关节骨性关节炎。膝关节骨性关节炎的放射性浓聚区常出现在内翻或外翻畸形关节受力的一侧,并常伴有"热髌",在"三时相"检查中血流相和血池相常无异常。而化脓性关节炎"三时相"均为阳性。

2.关节疾病治疗后的疗效观察

关节炎为弥散性放射性分布增高,而不是局灶性的。治疗过程中,根据病变部位放射性分布增高的程度,可评价药物治疗的效果。半定量分析可以用于治疗前后及随访观察过程中的对比观察。

3.关节置换术后的随访

正常情况下,人工关节置入后,6～9 个月内局部放射性分布仍增高,如果在此之后见到人工关节周围的骨质放射性分布仍增高,则说明人工关节有松动和感染。骨显像对鉴别假体松动与假体感染有较大的帮助。关节置换术后,假体松动表现为假体远端或两端骨组织放射性增高,假体感染表现为假体周围弥散性放射性增加。

4.退行性关节病及滑膜炎的诊断

关节显像对关节炎和滑膜炎的探查是灵敏的,通常在 X 线检查出现异常前即可发现滑膜炎的存在,偶尔也能发现一些尚无症状的关节病变。即使患者临床症状已经明显改善,关节显像仍可获得阳性结果。对于一些临床上难以检查的关节病变,特别是骶髂关节炎,骶髂关节放射性比值可作为诊断依据,其正常值为 0.9～1.4,超过 1.4 为骶髂关节炎的证据,但此比值可随不同技术和仪器而改变,可作为参考。

5.其他

关节疾病,如痛风、钙化性滑膜炎,均可见关节部位放射性异常浓集。

第四十三章　数字 X 线设备维护

第一节　数字化 X 线机的故障与维修

数字化 X 线机是放射设备中的重要组成部分。由于数字化 X 线机有其自身特点,所以其维修也不同于常规 X 线设备,这是临床工程技术人员亟需掌握的维修技术。为了有效、快捷地进行故障的检修,临床工程技术人员需要具备一套通用故障寻找和维修的思想方法与手段。虽然数字化 CR、DR 具有智能自测系统,使检测工作简单并程序化,但仍需临床工程技术人员有具体问题具体分析的能力,掌握物理、化学、机械、计算机、测量理论及仪器操作等多方面知识,这些知识不仅需要通过理论学习来掌握,还需要大量的实践积累。

本节将从数字化 X 线机的通用维修方法入手,通过对典型故障的诊断和维修,系统地阐述故障现象的判断与分析、故障的定位与隔离、故障的测试及修复等技术,达到抛砖引玉的效果。

一、维修方法

(一)故障检修的方法

为了顺利地排除故障,恢复设备的正常运行,需要熟悉设备的结构及设计数据,熟悉各类故障的特点及产生原因,按照检修原则、注意事项合理地运用检修方法,这是做好维修工作的重要保证。

数字化 X 线机智能化水平和精密程度很高,故障通常可分为硬件故障和软件故障两大类。

1. 硬件故障

硬件故障分为两类:机械故障和电气故障。

(1)机械故障:是指机械部件所发生的故障。由该类机型的活动性质所决定,通常有四种情况。

1)机械转动件失灵或卡死。这是一种常见故障,大多是由于机件受潮而生锈、润滑不及时、杂物侵入未及时处理等原因造成。轻者增加摩擦,降低灵活度,使操作变得笨重,重者致使机件锈蚀或卡死而不能活动。

2)机械精度改变。由于机械磨损,机件在长期使用后会出现机械稳定度降低、运动过程中晃摆等现象。

3)机件弯曲、变形、破碎及断裂,主要由受力不均及位置不正而引起。

4)机械连接固定件松动或脱落,如连续件、螺钉、螺母等在机械活动中受力松动或脱落。后两种故障不仅影响机械的正常运行,而且可能导致严重后果,造成机器损坏,甚至出现危险,应特别注意及时维修。

(2)电气故障:指电气线路所发生的故障,同时要注意的是由于数字化 X 线机中采用了计算机及网络技术,因此硬件所导致的故障也归类为电路故障,按故障性质可分为开路故障、短路故障和损坏故障,按故障所在系统部分可分为低压电路故障和高压电路故障。

1)开路故障:开路有完全与不完全之分。完全开路是指电路中没有电流,不过这种故障多半是某些部件损坏导致的。不完全开路包括因接触不良、元件变质等引起的电路中电流明显低于正常值的现象。开路故障将会造成所控电路工作不正常,进而使某一局部甚至全部电路停止工作。

2)短路故障:由于导线绝缘被破坏或因绝缘性降低而被击穿造成不该连接的导线、元件间的碰接,元件变质漏电使电路中电流大大超过正常值等。这类故障危害极大,不仅会使局部电路工作不正常,而且会使导线、元件过热甚至烧毁或保险丝熔断,造成局部或整机停止工作。

3)损坏故障:元件在长期使用中,由于质量和自然寿命所致会发生损坏,造成开路或短路等现象,如电阻烧断、集成电路损坏、计算机软件被破坏、电容或晶体管击穿等。此外,也要注意元件老化的问题,即器件并没有完全损坏,可能只是表现为电阻的增大或减小、电容漏电、晶体管参数发生变化等。这种故障使电路参数发生不同程度的变化,造成某电路或整机工作异常,具有较强的隐蔽性,不太容易判断,只有通过细心检查、逐级测量、分析比较方能找出故障所在。

4)低压电路故障:发生在电源电路、灯丝初级电路、高压初级电路、控制电路等电路中各元件上的故障,如电源变压器、集成电路、旋转阳极启动器、继电器等工作在低电压部分的部件。

5)高压电路故障:发生在高压次级侧的电路或元件上的故障,如高压逆变器、组合 X 线机头或球管等工作在高电压部分的部件。

在检修时,应先根据故障现象判断是开路还是短路故障,是高压电路故障,还是低压电路故障,而后进行逐级检查,以减少试验次数,缩短检查时间。实践证明,这是一种行之有效的方法。

这类故障在数字化 X 线机中通常由计算机软件检测完成,按照代码进行检修。如果是电路板故障,通常无法修复,这是因为所有的电路集成度很高,电路板多为多层板,一旦损坏通常需更换。

(二)软件故障

数字化 X 线机最重要的部分是软件部分,软件分为基础软件和图像处理软件。

基础软件是常规 X 线机的控制软件,主要由计算机处理器或工作站完成,它能完成 X 线的检查、所有功能和所有软件的故障自检。

图像处理软件是数字化的最重要的标志,该软件能完成数字图像处理,并能数字化输出、数字化存储及传输。

二、故障产生的原因及故障特征

(一)故障产生的原因

1.正常损耗

正常损耗是由机械和电气元件的使用寿命所决定的。比如,X 线球管长期使用后,灯丝发射电子的能力会逐渐降低,阳极会由于老化而产生龟裂,使 X 线输出量大幅度下降。平板探测器使用到一定的次数后就会老化,图像质量降低。这些机械部件或电子元件的使用寿命难以用一确切的时间来衡量,主要取决于使用是否正确和维护是否得当,正确使用和合理维护就能延缓它们的老化过程,也就延长了使用寿命。

2.使用不当

使用不当会造成 X 线机直接损坏或间接损坏,从而影响工作。比如,当 X 线机选择的曝光条件超过了其能够承受的最大容量时,就会导致一次性过载而损坏机器,或机械运动过程中机械损坏,或在移动中将脚踏开关的连接线压断等。当连续工作造成的阳极累积热量超过其能够承受的最大值时,会导致灯丝烧断或机器过负荷而损坏,因此正确地使用 X 线机是设备安全的重要保证。

3.维护不当和维修不及时

日常的维护和定期的检修能及时地发现隐患,防患于未然。数字化 X 线机的机架没有定期润滑或检查,导致其锈蚀或失灵。组合机头定期检查是否漏油等。检查机房是否潮湿。电机变速器、轴承等均需定期维护,进行清洗,并添加润滑剂,否则就可能会影响活动的灵活度,甚至不能正常工作。

4.调整不当

数字化 X 线机的调整参数很多,因此无论是在常规模式,还是在服务模式下,正确的设置和调整都至关重要,如果机器调整不当就投入使用,不但不能充分发挥效用,甚至会造成机器的损坏。

5.机器质量不佳

机器质量不佳可能是某些元器件工艺不良或质量不佳导致使用时损坏,也可能是设计不合理或元器件的电性能及机械性能不符合使用要求而损坏。是否因质量问题引起元件的损坏应根据具体情况作细致的分析,因为有时是机器内部潜在故障未能及时被发现所引起,对这一点应特别加以注意,以防止故障进一步扩大。

6.软件系统影响

数字化 X 线机中采用的计算机操作系统是基于 UNIX 或 Windows,在使用过程中会有大量的数据运行,由于各种原因系统会出现错误或死机。该类型错误是该类设备最常见的。

(二)故障特征

X 线机发生故障的程度不同,其特征也就不同。硬件故障表现得比较绝对,故障特征明显,比如短路、开路及损坏等;而软件故障表现得比较模糊,故障特征不是很明显,比如元件老化、变质但未完全失效、接触不良等。熟悉故障的特征及表现形式,对于故障的判断和查找是很有帮助的。

1.突发并且现象持续的

有些故障突然发生后,现象明显。例如,当图像中出现波浪形条纹,或机械电机不能工作,或 X 线机高压部分绝缘材料被击穿时,会出现电流显著增大,并始终持续,只是程度会逐渐加重。

对这类故障,应尽可能少做实验,以免扩大故障,造成更大损失。此类故障多为损坏性故障。

2.偶发并且时有时无的

有些故障是偶然发生的,表现为时有时无,没有规律性,这类故障是最难判断和维修的,其原因主要是接触不良或软件的不稳定,这经常发生在接插件、开关、接触器、系统软件等器件上,接线或电路板的虚焊也会产生这种现象。软件类故障在数字化 X 线机上经常出现。

3.规律性的

有些故障是在某些特殊条件下发生的,表现为有一定的规律性。例如,X 线机低千伏工作正常,但到某千伏以上时球管就发生放电,降低条件后又能正常工作,这表明管套内的绝缘油耐压不够,需要更换。还有些在透视时工作正常,但切换到摄影时不产生射线;还有正常工作几个小时后,系统死机,重新启动正常,主要是软件原因导致的;还有遇热或受潮时出现故障现象等。

4.渐变性的

有些故障现象的程度随着时间延长和条件加大而加剧,直至完全不能工作。这主要是器件的老化、系统软件受到计算机病毒的感染所致,尤其是在电子器件或导线的绝缘能力降低时出现。

总之,数字化 X 线机的故障特征有多种,抓住这一表面现象,从电路的原理去分析判断、检查、测量,就能找出问题的实质,从而避免故障的扩大并使故障得到及时检修。

(三)检修原则

(1)检修人员应具有维修的专门知识和一定的维修经验,应能有效地利用数字化 X 线机的相关技术资料和数据,并应具有严肃认真的工作作风。

(2)应注意仔细观察,全面详细地弄清发生故障时的表现和工作状态,并能根据故障特征进行综合分析,制订出合理的检修计划,切忌盲目检修。

(3)检修后对机器进行必要的调整和实验,并填写比较详细的维修记录,记录中应包括检修对象、故障现象、检查结果及处理方法等。

(4)要按检修计划进行检查并视具体情况灵活掌握,遇新的情况,应先从电路原理上认真分析,修订计划,而后继续检查。

(5)检修时应注意拆卸的顺序,记录编号,以避免复原时增加不必要的麻烦,甚至造成新的故障。卸下的东西应分别放置,检修后及时装上,以免遗留机内引起电路故障,甚至高压放电,损坏 X 线球管和其他部件。

(6)在检修相对精度较高的电路时,必须注意接地,以防发生电击事故。在测试高压时,除使用专用的测试设备外,决不允许在高压电路内进行测试或检查。

(7)在解决软件问题时,应按照严格的程序进行,并且不能修改系统参数,以防损坏软件的完整性,同时要对程序和相关数据及时进行备份。

(8)重视防护,当必须进行曝光实验时,要有应有的防护措施。

(9)发生短路故障时,应避免重复实验,如高压击穿、机器漏电、电流过大等,如非试不可应选择低条件,一次将故障现象观察清楚,若反复实验,则会造成故障扩大或损坏器件。

(四)X 线机故障检查的常用方法

当数字化 X 线机出现故障时,检修时首先要做到的就是明确机器的哪部分出现故障,是什么类型的故障以及引起的原因。要迅速地明确故障并加以排除,需要有合理有效的检查手段,切忌只顾分析线路图,纯理论地寻找故障,也要避免盲目进行测试,而应从系统的、全面的角度分析和维修故障。

1.直观法

直观法也称感触法,即利用人的感官通过看、听、嗅及触摸等手段来确定故障所在。这种方法适用于表面故障的检查,如用眼观察 X 线管灯丝是否点燃,电路中有无打火与放电,元件及连接线有无损坏或脱落等;听系统工作有无异常声响,旋转阳极启动运转是否正常,高频发生器或球管内有无异常等;闻有无烧焦时的糊味。在机器断电后,用手触摸某些元件,如电阻、变压器、X线球管,应从其温升可以判断出电路是否正常。事实表明,绝大部分故障可以通过直观法,并用一般知识初步分析确定。

2.短接法

当断定某些控制回路应通但未导通时,可以用导线短接某段线路或某些控制接点,借以判断故障所在。此法只需要一条夹子,即可通过逐点短路的方法查出故障,是检查数字化X线机这类设备开路故障的有效手段。该法的运用应当注意,必须是在对整个系统的工作原理非常清楚的前提下,由有经验的工程人员采用,否则可能会导致故障扩大。

3.隔离法

隔离法即将电路分段,分成几部分逐个检查,排除相互影响。该法是对短路故障的检查,也是对疑难故障进行定位的有效方法。现在许多数字化X线系统是计算机控制的系统,所以故障的排除方法可从计算机显示屏中获取。因此,智能化、数字化X线系统的故障完全可采用隔离法迅速加以查明。

4.替代法

替代法又称置换法,一般只用型号相同、数字相近的元器件及电路板替代损坏的元器件及电路板进行检查的方法。这种方法适合在对电路中的某些元件或电路有怀疑,又无其他更好的替代方法鉴别其好坏的情况下使用。注意,在进行替换之前,必须对电路中的电路参数进行测定,只有在电路参数正常的情况下才能进行替代,避免损坏替代件,甚至扩大故障。本方法是几种方法中最有效的维修方法。

5.测量法

测量法也称为仪器仪表法,是借用测试仪器仪表、示波器等进行故障的检查。因为人的感觉器官只适用于检查具有比较明显表面现象的故障,而无法确定故障原因、性质位置,更无法对故障做出测量判断,所以要通过测试仪器仪表来检查。即使是有计算机自检功能的X线机也需借助仪器仪表。作为维修人员必须熟悉常用测量仪器仪表的使用,测试中正确测试数据,并根据测试结果做出分析,判断故障。测量法在现实维修中是必要手段,图像处理的测试和维修必须在数字式双踪示波器的测下才能进行。

上述五种故障检查方法只是许多维修方法的一部分,还有许多其他维修方法。所有方法并非孤立,一个故障的检修,可能用到其中的一种或几种甚至全部,只有在实际中运用,理论结合实际,才能准确快捷地排除故障。

三、数字化X线机的故障分析和维修

数字化X线机的故障分析和维修与其他设备有很大的不同,由于其计算机化程度高,因此在使用的过程中,出现一些故障都有错误代码显示或错误指示信息,可根据代码或错误指示信息作相应的处理,甚至有些还有解决方案或程序。许多故障可能是由于简单的原因或错误操作造成的,另外,重要的故障可能是软件类故障,因此处理该类故障时可重新安装软件。当出现故障时可对照故障现象及处理方法进行检修,对于自己无法处理的问题,请与维修工程师联系。

常见的故障主要是操作性故障、X线安全和自动增益系统故障、高压系统及电源系统故障、探测器和开关故障、计算机系统故障等。不同的生产厂商的机型或相同厂商的不同版本会有不同的错误代码，显示不同的错误信息，而且维修的具体步骤也不相同，本部分以岛津公司 CXDI-50 g 为例，详细讨论数字化 X 线机的维修步骤，从而学习数字化 X 线设备的维修方法和过程。

第二节　医用数字胃肠 X 线机维修

本节将从数字 X 线机的通用维修方法入手，通过对数字胃肠 X 线机常见故障的分析和检修，再结合典型故障的诊断和维修，系统阐述 X 线机故障现象的判断与分析、故障的定位与隔离、故障的测试技术及修复技术。

一、维修方法

同本章第一节。

二、NAX 系列数字胃肠 X 线机故障维修和设备维护

（一）故障分析与维修

1.故障和处理

设备在使用中，可能会出现一些故障，其中许多故障可能是由于简单的原因或误操作造成的，可以对照以下故障现象处理方法检查。常见故障是控制系统故障、计算机系统故障、影像系统故障、高压系统故障及其他部分故障。

2.限束器常见故障及处理方法

限束器是 X 线摄影装置的关键部件之一，承担着规范 X 线照射野的作用。如果按下限束器面板上的灯开关后，无光野投照到床面，请将床体后罩内延时板上的 XP1101 接插件与板断开，测量接插件 1、2 脚和 5、6 脚是否导通，如果导通则检查限束器延时板；如果断路，说明里面的灯泡已坏，请按以下方法更换限束器内的灯泡。

（1）首先，断开床体电源。

（2）拆下外罩、前罩的固定螺钉，取下外罩、前罩。

（3）通过旋转前面板上的两个调整旋钮，将纵向铅门调整到闭合状态，横向铅门打开到最大位置。

（4）通过前面板后侧空隙拆除遮光罩固定螺钉，取下遮光罩。

（5）用细的长柄一字形螺丝刀松开灯座上的两个灯泡固定螺钉，取下灯泡。

（6）按取出的灯泡尾线长度，将新灯泡的尾部铜导线剪短。

（7）将新灯泡装到灯座内，拧紧灯泡固定螺钉。

（8）按上述（2）（4）两步相反的操作顺序，依次将遮光罩、前罩、外罩安装回原位。

注意如下。

（1）在整体操作过程中，禁止徒手触及新灯泡的玻璃罩。

（2）在恢复装配的过程中，紧固各连接件。

3.计算机软件和硬件故障及处理

计算机系统属于医疗设备专用设备，若操作失误，最易引起故障，常见故障分为硬件故障（计算机启动异常）和软件故障（软件设置（字体、分辨率、刷新频率）、DICOM 设置、病毒影响）。

（二）整机维护和保养

在使用过程中，经常对系统进行必要的维护和保养有助于系统正常工作。

由于胃肠 X 线机在用户使用一定时间以后普遍存在机械故障问题，而很多问题都是由于机器长期使用得不到维护保养而引起的，所以下面给出维护保养细则。

1.机械维护保养

（1）球管变焦直线导轨：直线导轨应定期除尘、清洁，避免过多灰尘粘在导轨槽内，影响球管上下运动。除尘清洁以后要拧开滑轨块的注油孔注入适量油脂。

（2）大齿盘上开关板要定期除尘；旋转滚动槽要定期除尘、涂脂，防止灰尘粘结，影响床体运动的灵活性。

（3）大齿盘、小齿轮啮合：大齿盘、小齿轮都要定期清洁、涂脂，因为大齿盘与小齿轮啮合时相互之间有受力，长时间使用会引起大小齿轮之间的中心距变化，从而导致齿轮与齿条啮合不严，转动时产生异常声音，应定期检查调心。调心方法为：松开小齿轮背面连接减速机的螺钉，上下微调小齿轮的位置，直到大齿盘与小齿轮啮合紧密、无异常声音为止。

（4）机械维护，保养后直线导轨：要拧开注油孔注入适量油脂，后直线导轨要定期清洁、涂脂。

（5）点片：点片伸缩滑动架的两对相互啮合的齿轮需要定期清洁除尘，注油脂；点片后面的两对相互啮合的齿轮需要定期清洁除尘，注油脂。

（6）床板横向移动导轨：滑动架横向移动的一对相互啮合的齿轮条需要定期清洁除尘，注油脂。需定期检查四个轴承与滑轨之间的间隙是否合适，判断方法是：让滑动架沿着滑轨纵向移动，若四个轴承同时滚动即为合格，否则就要调整间隙。调整办法：松开轴承座调心螺钉，慢慢调整轴承间隙，直到合格，再将螺钉拧紧。

（7）影像系统移动驱动电机：长时间使用会引起过于松弛，导致张力不足，这时要调整安装板上的上下驱动位置，使皮带松紧适度。

2.整机维护和保养

（1）计算机使用过程中的注意事项

1）未经许可，用户不能自行打开计算机外壳。本计算机严禁做其他用途。

2）请不要在计算机内安装其他与机器无关的软件包，以防破坏系统软件及感染计算机病毒，严重者导致软件无法使用而停机。

3）不要随意退出操作软件的画面，更不要擅自修改计算机的设置。

4）请不要轻易使用 3.5 英寸磁盘，以免带入病毒。

5）虽然计算机的容量比较大，但是使用一段时间以后还是需要删除部分档案及图像，以释放硬盘的部分空间。在删除前一定要先做适当的处理，比如将一些有用的和比较典型的病例进行备份，以供日后查阅。删除后的图像是无法恢复的。

6）有时图像的处理功能不能使用时，请首先查看患者的 X 线号，选中后装载，所有的图像只有装载以后才能进行图像处理。

7)当进行电子点片存储图像时,一定要注意当前的 X 线号是否与当前的患者相一致,以免误诊。

8)若使用完 MO 盘片,要从驱动器中取出,切勿抹平。驱动器平时应置于关闭状态。

(2)环境

1)温度保持:检查室温保持在 15 ℃～35 ℃,在室外温度小于 0 ℃或者大于 35 ℃的情况下,建议夜间不要关闭空调。

2)湿度保持:检查室相对湿度保持在 45％～75％。当相对湿度超过 75％时,对机体和图像质量都会有影响,要求配备除湿机和湿度表。

在室外湿度大的情况下,建议即使在不使用设备的情况下,也将除湿机打开。在开机之前,如果湿度过大,建议先开除湿机,使湿度保持在允许的范围内半小时以上再开机。如果相对湿度低于 45％,建议使室内蓄水池蓄水,湿度达到要求后,再开机。

(3)清洁

1)地面清洁:应使用真空吸尘器,清洁时不要扬起灰尘。在需要使用水或液体清洁剂时,不要使水溅入机器内部。

2)床体和操作台的清洁:床板应保持清洁,建议每次诊断结束后进行消毒。床体和操作台的清洁可使用中性清洁剂,用布擦去污迹。不可使用强酸性或强碱性的清洁剂清洗。

(4)计算机部分

1)显示器:如果屏幕有污迹,请用干净的软布擦拭屏幕。如果用玻璃清洁液,请不要用含有抗静电溶液或类似添加物的任何类型清洁剂,因为可能损伤屏幕的涂覆层。不可用圆珠笔或螺丝刀等尖锐的物体去摩擦、触摸或敲打屏幕表面,因为可能会刮伤显像管。请用软布蘸温和的洗涤剂溶液擦拭清洁机壳、前面板和控制器。不可使用任何类型的砂纸、研磨粉或酒精、苯等溶剂。

2)主机箱、键盘及鼠标:主机箱可用软布擦拭外壳,不要让水或其他溶液溅入主机内,键盘可用软布清洁,不要将水或其他液体溅入键盘内。对于鼠标,可定期打开轨迹球,清理内部的脏物。

3)电缆:铺设在室内的电缆应定期检查,如果是电缆沟,应注意鼠害。

4)特别处理:在给患者做检查时会遇到很多特殊情况,如患者在检查过程中出现呕吐、出血、小便失禁等情况,应立即处理,及时关闭床体电源进行清理,防止脏物进入机体内部,若已进入,应打开相应的部位进行内部清除,防止机器产生故障。

三、HX150ET-A 高频发生器维修和维护

(一)故障诊断

(1)X 线控制系统的诊断:微机控制器可对整个高压发生装置的运行状态进行检测,如遇故障则点亮故障指示灯,同时显示故障代码、故障内容、复位方法及可能的故障原因。

(2)CPU 板结构及故障诊断信息:CPU 板是微机控制器的中心,其主要功能有:①球管阳极启动控制,包括阳极启动时间、运行电压的控制及启动过程检测;②机器状态显示,包括技术条件、焦点种类及当前机器运行状态的显示;③故障状态的诊断及显示:对整机运行状态进行检测,如遇故障则中断操作并显示相应故障代码;④透视参数设置、显示:透视 kV、透视 mA、

透视累积时间设置、显示；⑤摄影参数设置、显示：摄影 kV、摄影 mA、摄影 mAs 的设置、显示；⑥允许负荷计算：对设置的 RkV、RmA、Rms 进行容量计算，并与球管及发生装置最大容量进行比较，一旦超过最大容量则报警；⑦自动摄影参数计算：根据自动透视条件依关系式 RkV＝aFkV＋b 计算自动摄影 kV，并设置摄影 mA；⑧输入并存储系统初始化数据及管电流数据。

（3）逆变器结构及故障诊断信息：逆变器单元主要控制透视、摄影 kV 及 mA，逆变器 PC3 板上 LED 状态可用来诊断系统故障。

（二）维护

关于日常的维护这里不做详细的介绍，但维护对设备的使用具有重要意义，HX150ET-A 系统的常规维护主要有以下两方面：保险检查和球管检查，但要注意的是所有的检查都是在断电状态下由工程师完成的。

（1）更换保险丝：主机柜和操作台中使用的保险丝通常在 1～2 年内要更换一次。

（2）检查球管阳极启动及钨靶：闭合电源开关，设定适当参数，按下手闸第一挡，球管阳极开始运转，确认阳极运转声音是否正常，球管转动速度慢下来后确认阳极靶面是否正常。

第四十四章　MR 成像原理与设备维护

第一节　MR 图像伪影与故障

磁共振成像中的伪影有多种来源,如射频(radio frequency,RF)与梯度线圈、传送对偶电子中的 RF 穿透力、RF 噪声、RF 脉冲、涡流与梯度脉冲形状、T_2 同步化、数据采集、过滤、时相化、外磁场不均匀性、体内磁场不均匀性、化学位移、血流与身体运动、重建技术等。从工程技术上来讲,影响 MR 图像的因素有硬件、RF 脉冲、外磁场与梯度磁场。

一、硬件

与伪影有关的硬件包括产生噪声的电器、线圈、模数转换器、数模转换器及屏蔽。早期伪影为数据的噪声峰,常见原因为接触不良、模数转换错误、软件错误、磁盘书写错误等。MR 信号可视为理想信号与噪声叠加的产物,MR 图像也是如此。

数据截断伪影是由于信号过高,模数转换器的动态范围不足以处理如此高的信号所致。这种伪影常见于肥胖者,大量高信号的脂肪会在扫描区域形成片状高信号伪影。

线圈也是造成伪影的原因之一,通常认为全身的射频(RF)场都是均匀的,对大的发射线圈来说比较接近事实,但对小的表面线圈来说并非如此,它的 RF 穿透力有一定限度,往往贴近表面线圈的组织其信号强,分辨率好;而远离表面线圈的组织其信号变弱,分辨率差,甚至分辨率完全丧失造成伪影,这是扫描层内信号接收不均匀所致。即使线圈内的 RF 场均匀一致,线圈外的场强也不会等于零,后者的信息会返回到图像中造成包绕伪影。包绕伪影是指观察野之外的物体重叠在观察野之内。观察野之外的信号频率如果高于观察野之内信号频率的下限,会被计算机误认为低频信号,并置于图像的一端。这种伪影主要见于相位编码方向上。

有时伪影会出现在图像的中心点上,称为中心点伪影,为编码的信号抵消所致,若出现在相位编码方向上,也是因信号过高,超过了模数转换的动态范围而导致的。

另一种硬件造成的伪影是相位敏感检查机制的误差所致。正常时真实数据与成像数据的两个通道经相位敏感检查(phase sensitive detection,PSD)系统处理后达到平衡状态。这两个通道失去平衡即可造成伪影,视野内出现上下倒置的两个重叠图像。

二、射频脉冲

在自旋回波序列(spin echo,SE)中 90°脉冲的误差,会引起自旋密度与 T_1 的类似误差。同样,180°脉冲的误差也会引起 T_2 的误差。

RF 场的不均匀性既可因线圈引起,也可因 RF 场与人体的相互作用引起。学者们早已指出,大于 1.0 T 的高场 MR,容易发生 RF 场的穿透性问题。人体是一个导体,与 RF 场有相互作用,磁场条件下屏蔽作用也会发生。在人体的某些部位上述作用更为明显,例如脑脊液的导电性就比其他部位高。近年来的研究表明,人体导电性的局部差异与不均匀性会明显影响 RF 场的穿透性。对均一的圆桶来说,在线性极化发射中的 RF 幅度改变可引起局部信号减弱及黑点。断面为圆形或椭圆形长桶状的物体,在 21.3 MHz 的频率下即会发生屏蔽作用。RF 穿透性在椭圆形断面的物体中比在圆形断面的物体中均匀。

180°脉冲的小偏移可通过相位循环加以校正,但需要多次叠加,因而耗时较长,但却能提高信噪比。在多脉冲序列(如多回波序列与反转恢复序列)中要求较为理想的 180°脉冲。

RF 脉冲的发射谱增宽可引起部分容积效应。层厚扩大容易将选定层面以外的信息纳入其中。序列重复时间(repetition time,TR)也可影响层面的外形,如果 TR 太短,高斯形层面会变为多叶形或者变宽。

三、外磁场与梯度磁场

(一)磁场不均匀性与图像变形

外磁场不均匀,体素信息来自错误的频率,必然引起空间信息的登记错误。在正常情况下,频率位置呈线性排列,不会引起图像变形。有多种情况可使磁场不均匀,从而破坏上述线性排列,其中最常见的原因为金属异物,尤其是铁磁性物质。铁磁性物质也会破坏 MR 图像,它们只要使磁场均匀性改变几个 ppm,就足以造成图像变形。这种铁磁性改变可见于活体内,由物质交界区磁化率敏感性改变所致,如空气与组织界面、骨与组织界面、液体与组织界面等,在垂体、鼻窦、肺、肠腔与骨周围常见这种伪影。

对抗磁性物质与顺磁性物质来说,它们所造成的外磁场不均匀在$(1\sim10)\times10^{-6}$。显而易见,微量铁产生的作用就等于大量抗磁性物质产生的作用。例如,很薄一层眼影就可以产生明显的伪影,越过每个体素的梯度因明显失相而造成信号丢失。另外,跨越物体的梯度可分割许多体素,也会导致图像变形。

快速成像采用短 TR 与短回波(time echo,TE),对磁场的不均匀性特别敏感,受 T_2 的影响也很大,局部磁场不均匀使 T_2 的值太短,以至于无 MR 信号。例如,在肝脏快速梯度回波成像中,TR=50 ms,TE=17 ms,厚层为 10 mm,如果患者衣服内有一小铁块,贴近此铁的皮下就会产生一大片无信号区,图像就像是被咬了一口。

(二)数据采集效应

在 TE 时间内 RF 信号通常是对称的,可用不同的方法采集。如果将采集时间的点数从 256 减至 128,在读出梯度的情况下边缘效应将引起伪影。这种伪影常见于垂体、空气、脑脊液界面处。有时伪影酷似一个肿瘤。随着梯度场强的降低,边缘效应造成的伪影越来越重。

(三)化学位移

化学位移所造成的伪影主要有两种:一种是位置的偏移。在磁场中水与脂肪相差$(3.5\pm1)\times10^{-6}$。采用^{12}C 与^{31}P 可根据化学位移做代谢研究,但在质子成像中化学位移却是一种伪影。人体中存在着可以造成化学位移伪影的大量脂肪。正常人体 MRI 的视野为 45 cm,如果 Gx=0.67 mT/m,采样点位 256,在 1.0T 场强条件下,一个像素的偏移距离可为 4 个像素大小。如果脂肪偏移进入感兴趣区,如进入脊髓内,必然导致对比度与分辨力的降低。在高场强中必须增加梯度使化学位移保持在一个像素距离内,因而也会造成信噪比减弱。层面选择也采用梯度磁场,即使激励的水与脂肪容积不同,也会引起化学位移伪影。另一种是同一体素内既含有水,又含有脂肪,这种情况可在相对成像中造成两种信号的抵消,在交界处造成增强性伪影。例如,在脂肪与肌肉界面上因信号抵消而出现一条黑线。产生此现象的原因是交界区脂肪与肌肉(水)的部分容积效应。骨髓内也可出现信号抵消,每一容积内脂肪与电解质(水)

都混合在一起,其交界处脂肪与水两种物质的有效自旋密度相同,在脂肪与水混合的体素内无法精确地测定 T_1 值与 T_2 值,由此产生的伪影使脂肪的部位难以确定。

(四)相位偏移

相位信息在 MR 中起着重要的作用,在单扫描技术中可用于分辨脂肪与水,分辨活体内的敏感区域,比如测定血流、监测 RF 脉冲的准确性等。但是磁场的不均匀性会增加了该技术的难度。

第二节　MR 设备整机故障分析

MR 设备种类很多,根据其主磁场的产生方法可分为永磁型、常导型和超导型三种;根据其用途可分为介入型和通用型两种。从工程角度上讲,MR 设备都可看作是信号(包括产生、探测和编码)和图像(包括数据采集、图像重建和显示)两大功能模块的有机组合。

MR 设备中磁体、梯度线圈、射频线圈、控制计算机图像处理是不可缺少的部分,而实用的成像系统要复杂得多,例如,为加快图像的处理速度,系统中一般都有专用的图像处理单元;为实施特殊成像(如心电门控),还要有对有关生理信号进行处理的单元,图像的硬拷贝输出设备(如激光相机)等也是必备的。MR 设备还有许多附属设备,比如磁屏蔽体、射频屏蔽体、冷水机组、不间断电源、空调以及超导磁体的低温保障设施等。

实际上,MR 设备相互之间的联系错综复杂,一台 MR 设备的随机资料有很多,这些资料对于维护保养设备至关重要,然而面对这么多资料很难全部记忆在头脑里,采用框图结构来全面了解和熟悉设备是一套行之有效的办法。一旦设备发生故障,应根据故障现象结合原理框图进行分析、检查,逐步缩小范围,最后确定故障部件。

大型设备的维修讲究方法,如果不理解设备的工作原理,不懂设备的使用,就无法及时有效地排除障碍。

在维护 MR 设备之前,首先要全面系统地掌握 MR 设备的工作原理,熟练操作 MR 设备,全面了解 MR 设备的随机资料,以便在维修过程中随时查阅。

一、主计算机系统

在 MR 设备中,计算机(包括微处理器)的应用非常广泛,各种单片机、微处理器构成了MR 设备的控制网络,正是在这些计算机的控制下,整个系统的工作变得有条不紊,精确无误。微处理器存在于各个功能模块中,如何协调各部分之间的工作是主计算机的主要功能。

主计算机又叫主控计算机,它是用户和 MR 设备的测量系统之间的桥梁,其功能主要是控制用户与磁共振各子系统之间的通信,并通过运行扫描软件系统满足用户的应用要求。具体来说,主计算机应有扫描控制、患者数据管理、归档图像、评价图像以及机器检测等功能。此外,随着医学影像标准化的发展,主计算机还必须提供标准的网络通信接口。

为提高系统的运行效率,主计算机一般采用性能比较好的小型机,如 DEC 公司的VAX4 000、AlphaAXP,也可以用高档微机作为主计算机,如 SUN 公司的 ULTRA SPARC

10。近年来,随着微计算机的迅速发展,很多公司采用微计算机加 NT 操作平台或 Windows 操作平台作为主计算机,使得操作更加方便、有效。

主计算机的故障主要在硬件和软件两个方面。硬件故障通常由设备的故障诊断软件进行报错,但有些故障会使诊断程序无法运行,需用其他办法来进行故障诊断,比如,当键盘输入有问题时,可通过维护终端(便携电脑或网络登录)等办法启动诊断程序。

如碰到启动故障,则应根据故障提示或现象区别对待,一般随机资料会详细介绍主计算机的结构框图及启动过程,必要时可利用替换法更换相应的硬件,也可到同类机型上测试怀疑的硬件。软件故障也经常发生,有时故障现象同硬件故障没有明显的界限,一般通过重装程序即可排除。在 MR 系统中,主机还有些外部设备如 CI-ROM、MOD,这些设备相对比较独立,故障的判定比较容易。

二、射频子系统

射频子系统是 MR 系统中实施射频激励并接收和处理 RF 信号的功能单元。射频子系统不仅要根据扫描序列的要求发射各种翻转角的射频波,还要接收成像区域内质子的共振信号。一般来说,共振信号只有微伏的数量级,因而对射频接收系统灵敏度和放大倍数的要求都非常高。

从小功率射频波放大到可发射的大功率射频脉冲,其放大倍数达几十分贝(dB)乃至上百分贝,且要求射频脉冲的翻转角度很精确。对发射射频通道有严格的要求,必须保证射频通道良好耦合。

良好耦合是优质图像的保证。通道上可调电容、电阻、射频电缆的接触都会影响通道的耦合,在实际应用中,射频系统的故障率比较高,且往往发生整个射频接收回路的失调。引起失调的原因很多,包括发射通道耦合不良、接收线圈接触不良、调试电路有问题等。通常这些故障的最直接反映是图像有问题,它不是因硬件引起的,而是在通道耦合上出了问题。这种情况可通过对发射接收通道的调整,使仪器恢复到正常状态。

在接收电路上特别要强调虽然线圈在出厂时或安装阶段已进行了调试,并工作在最佳状态,但是在使用中对其频繁的操作活动,可引起线圈变形或接触不良,从而使线圈的工作状态变差,有时甚至引起线圈的损坏。

对于射频通道上的硬件调试、维修,要注意不可随意调节控制板上的电位器、电容等,而是按要求进行一步一步的调试。

三、梯度子系统

梯度子系统是只与梯度磁场有关的一种电路单元。它的功能是为系统提供线性度满足要求、可快速开关的梯度场,以便动态地修改主磁场,实现成像体素的空间定位。

梯度子系统由梯度线圈、梯度控制器、数模转换器、梯度放大器和梯度冷却系统等部件组成。

第三节　MR 设备单元电路与故障检修

一、线圈

MR 流程控制单元也是 MR 设备执行控制单元,它由 RF 脉冲发射/接收装置、RF 脉冲放大器、梯度磁场、梯度控制、梯度放大器等组成。

(一)发射线圈

永磁 MR 发射线圈和接收线圈是不同的两套系统。发射线圈的等效电路是 LC 串联谐振电路,与 RF 放大器调谐电路相匹配。发射线圈的等效电路输入阻抗应配有电容 C,C 为隔离电容,D 为去耦二极管,D 的导通与截止由偏置信号 15 V、1 500 mA 控制,RF 发射时 D 导通,接收信号时 D 截止。

为了提高 RF 磁场的效率和均匀性,设有 4 组发射线圈,并且两两正交形成正交线圈,每组发射线圈的功率为 1.25 kW,总功率为 5 kW,分上部线圈和下部线圈,每组发射线圈信号相差 90°。

(二)接收线圈

接收线圈分 3 类:①正变接收线圈,由马鞍型和螺旋管组合而成;②相控型线圈,由两个以上的正交接收线圈组成;③螺旋管型线圈。C 为隔离电容,Cr 和 cm 为谐振阻抗电容,Cv 为变容二极管,Cd 为去耦电容,Ld 为去耦线圈,D 为去耦二极管,由 D、Cd、Ld 共同构成去耦电路。当 RF 发射信号时,去耦电路工作,接收线圈形成并联谐振电路,此时去耦阻抗最大,其高阻特性使接收线圈开路。当 RF 发射信号停止时去耦电容不工作,接收线圈形成串联谐振电路,电流最大,感应信号最差。接收线圈和发射线圈必须阻抗匹配调谐,其决定了信噪比,一般用软件自动调谐。变容二极管 Cv 并联电路中程序会自动调节加在它两端的电压,改变 Cr 的容量大小,使之达到最佳调谐状态。3.0 T 磁共振设备有收发两用头部线圈、脊椎头部阵列线圈、颈椎体部线圈、乳腺相控阵线圈、肩部线圈等。

二、梯度磁场电源

在程序控制下,梯度磁场电源按照控制台送出的脉冲序列,为各个梯度线圈 X、Y、Z 提供工作电流。其由初级电源、涡流电路、直流功率放大器构成。

1.初级电源

6 个 48 V、600 W 直流电源串联,输出 280 V、3.6 kW DC,为 X、Y、Z 轴 3 个功率放大器供电。

2.梯度磁场控制

从控制台时序控制器(pulse sequence control,PSC)送出 18 位串行数据,由 CN101 输入,经 18 位 D/A 转换,形成相应的梯度波形,同时对上升时间相应设置涡流补偿时间。将时间常数和几个不同的梯度磁场调整时间送到功率放大器的各轴向视野角(field of vision,FOV)增益调节电路,若检测到功率错误信息,则发光二极管亮。

3.调整功率放大器控制电压以调整梯度磁场电源

控制电压与输出电流的关系为 20A/V,X、Y、Z 轴 3 个功率放大器相同,只是在电路中设置的开关不同。

三、3.0 T 磁共振设备电路与故障检修

(一)3.0 T 磁共振设备概况

3.0 T 磁共振设备控制系统由主控制装置(MRC)、磁体监督(MSUP)、扫描床(PTAB)、磁体(OR64)、图像重组系统(MRIR)、生理测量控制单元(PMU)、电源分配电路(LPD)、射频信号单元(RFSU)、水冷装置(SEP)、冷空气调节系统(ACS)、梯度功率放大器(GPA)、梯度柜(GRC)、控制柜(AGC)、系统隔离柜(SIC)、射频柜(RFC)、射频功率放大器(PEPA)、射频应用系统(RFAS)、射频基础结构(RFIS)等组成。

计算机控制系统由电源供应板(MRPC)、计算机主板(MPCU)、通信模块板(PCI)、监控射频梯度脉冲发生板(RFPG)、监测板(MC)、提前测量控制单元(AMC)等构成。

1.梯度功率放大器(GPA)

梯度功率放大器由电源、风扇、过滤器、电流交换器、梯度信号装置组成。

2.报警器

报警器由 LED 指示灯、紧急按钮、防磁、系统电源开关、报警清除、电源开关和钥匙组成。

3.水冷装置(SEP)

水冷装置(SEP)由控制盒、转动泵、水冷机、氦管、水管、电源接线、诊断接口、冷头电源、压缩机等组成。

4.扫描床(PTAB)

扫描床是对被检者进行定位、扫描,将被检者定位于磁体中心。

扫描床包括一个附在扫描床上的可移动床面,支架直接安装在磁体上,床面在磁体腔中可以水平移动,床面完全移出磁体时也可以做竖直移动。为了定位,扫描床的头端和足端要加以区分。

5.冷头

冷头是在磁体内进行制冷的装置。

(二)3.0 T 磁共振设备故障分析与检修

1.MR 射频柜故障检修

故障现象:扫描过程中停扫,提示:PFPAKZ180 W35 not ok。查射频柜提示:Systemerror message showing PABIAS CURRENT 61 state。扫描图像不能出现,进一步检查,详细错误提示:①Target PAbias currents. ②Not within amplifier PAbias voltage range. ③Failure of 15 kΩ 225W bleeder resistor low PAHV can make bias current to below the specified value.

故障分析及检修:分析上述提示可认为故障发生在射频柜中,功率放大器电源发生故障,打开射频柜检查,电源部分 15 kΩ、225W 电阻断裂损坏,更换电阻后机器恢复正常。

2.MR 水冷系统故障检修

故障现象:扫描过程中停扫,报水温太高,同时压缩机红灯亮报警。

故障分析及检修:分析故障现象,故障可能出现在 SEP 系统,查 SEP 线路图,测电源 380 V,有电压,而控制板 24 V AC 无发现,更换 F63A 保险后压缩机开关跳闸不能启动,查启动显示为 locked rotor err(旋转锁定不能工作),接通诊断接口出现 motor amps err(马达电流错误),说明压缩机已损坏,更换压缩机后机器恢复正常。

3. MR 梯度功率放大器系统故障检测

故障现象:扫描过程中停扫,提示:Gradient power amplifier error under voltage of power stage Z gradient power amplifier error GPA device fault(梯度功率放大器电源出错,Z轴梯度功率放大器电压故障)。

故障分析及检修:根据提示,故障可能发生在 GPA 系统。检查发现梯度磁场 X、Y、Z 轴电源供给处有 5 个空气开关,Z 轴下方有 2 个空气开关关闭,说明跳闸切断了 Z 轴方向的电源。查电源板 GPA7563955,发现电源板损坏。电源板的每个板上有 5 个黄灯亮,每个均有 400 V 交流,等于 2 000 V 直流功率放大器。Z 轴板上有错误灯亮,更换电源板后出现报错:CT~adient Power Amplifier error:Temperature of power stage Z too high retry after 10 minutes if the problem still persist please coll siemns service Error 77gXXmsg. mc(梯度功率放大器 Z 轴温度高)。

参 考 文 献

[1] 周康荣,陈祖望.体部磁共振成像[M].上海:上海医科大学出版社,2000.

[2] 曹来宾.实用骨关节影像诊断学[M].济南:山东科学技术出版社,2001.

[3] 张岐山,郭应绿.泌尿系超声诊断治疗学[M].北京:科学技术文献出版社,2001.

[4] 白人驹,张雪林.医学影像诊断学[M].北京:人民卫生出版社,2010.

[5] 耿道颖.颅脑影像鉴别诊断学[M].北京:人民军医出版社,2009.

[6] 金征宇.医学影像学[M].北京:人民卫生出版社,2010.

[7] 黄穗乔.中枢神经系统疑难病例影像诊断[M].北京:人民卫生出版社,2010.

[8] 吴恩惠,冯敢生.医学影像学[M].北京:人民卫生出版社,2008.

[9] 蒋玉新,王志刚.医学超声影像学[M].北京:人民卫生出版社,2010.

[10] 柳澄,王兴武.医学影像诊断学[M].北京:人民军医出版社,2006.

[11] 付建国,樊建中.医学影像诊断[M].武汉:湖北科学技术出版社,2008.

[12] 马大庆.影像诊断学[M].北京:北京大学出版社,2009.

[13] 杨滇.医学影像学学习指南[M].济南:山东大学出版社,2009.

[14] 于兹喜.医学影像检查技术学[M].北京:人民卫生出版社,2010.